Diversos tipos de imagens:
- Ilustrações anatômicas realistas e detalhadas para aprimorar a compreensão
- Representações esquemáticas de contextos funcionais
- Fotografias de anatomia de superfície
- Registro de técnicas de imagem.

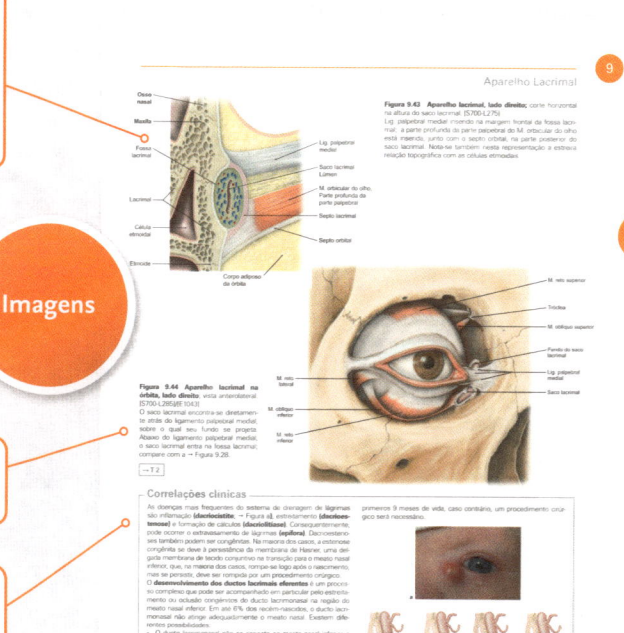

Imagens

Legendas detalhadas explicam as estruturas e as relações topográficas mais importantes.

O boxe **Correlação Clínica** mostra a estrutura comprometida, de modo a promover a fixação do conhecimento.

Planos de corte orientam a visualização das estruturas anatômicas.

Dica de estudo: estruturas importantes estão em **negrito**.

As **Tabelas** mostram as correlações.

Questões de autoavaliação

Questões de **provas de Anatomia** são apresentadas no fim do capítulo para verificação de aquisição do conhecimento.

O que você encontra na 25ª edição:

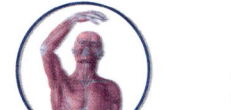

Volume 1 — Anatomia Geral e Sistema Muscular

1 Anatomia Geral
Orientação no Corpo → Superfícies → Desenvolvimento → Sistema Locomotor → Vasos Sanguíneos e Nervos → Técnicas de Imagem → Pele e Anexos Cutâneos

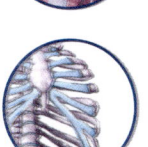

2 Tronco
Superfície → Desenvolvimento → Esqueleto → Técnicas de Imagem → Musculatura → Vasos Sanguíneos e Nervos → Topografia, Dorso → Mama → Topografia, Abdome e Parede Abdominal

3 Membro Superior
Superfícies → Desenvolvimento → Esqueleto → Musculatura → Vasos Sanguíneos e Nervos → Topografia → Cortes

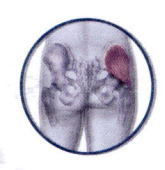

4 Membro Inferior
Superfícies → Esqueleto → Musculatura → Vasos Sanguíneos e Nervos → Topografia → Cortes

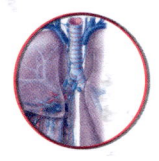

Volume 2 — Órgãos Internos

5 Órgãos do Tórax
Topografia → Coração → Pulmão → Esôfago → Cortes

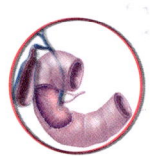

6 Órgãos do Abdome
Desenvolvimento → Topografia → Estômago → Intestino → Fígado e Vesícula Biliar → Pâncreas → Baço → Vascularização e Drenagem Linfática → Cortes

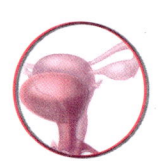

7 Pelve e Retroperitônio
Topografia → Rim e Glândulas Suprarrenais → Vias Urinárias → Reto e Canal Anal → Órgãos Genitais Masculinos → Órgãos Genitais Femininos → Cortes

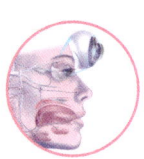

Volume 3 — Cabeça, Pescoço e Neuroanatomia

8 Cabeça
Visão Geral → Ossos e Articulações → Tecido Adiposo e Epicrânio → Musculatura → Topografia → Vasos Sanguíneos e Nervos → Nariz → Boca e Cavidade Oral → Glândulas Salivares

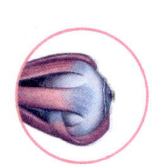

9 Olho
Desenvolvimento → Esqueleto → Pálpebras → Glândula lacrimal e Aparelho Lacrimal → Musculatura Ocular → Topografia → Bulbo do Olho → Via Óptica

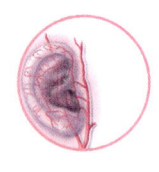

10 Orelha
Visão Geral → Orelha Externa → Orelha Média → Tuba Auditiva → Orelha Interna → Audição e Equilíbrio

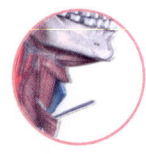

11 Pescoço
Visão Geral → Musculatura → Faringe → Laringe → Glândula Tireoide → Topografia

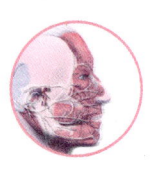

12 Encéfalo e Medula Espinal
Desenvolvimento → Considerações Gerais → Encéfalo → Meninges e Suprimento Sanguíneo → Áreas do Cérebro → Nervos Cranianos → Medula Espinal → Cortes

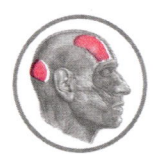

Quadros

Quadros de Músculos, Articulações e Nervos
Cabeça → Pescoço → Tronco → Membro Superior → Membro Inferior → Nervos Cranianos

F. Paulsen, J. Waschke

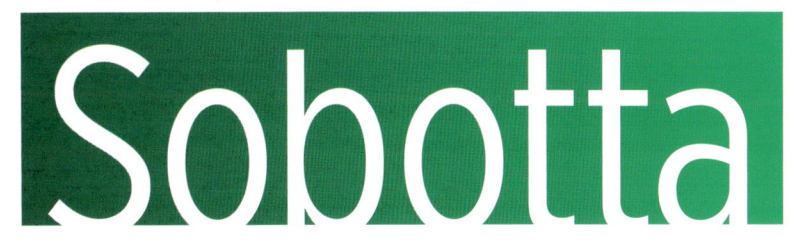

Sobotta

Atlas de Anatomia Humana

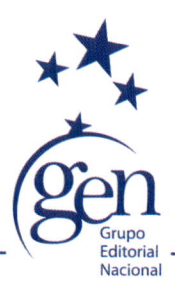

O GEN | Grupo Editorial Nacional – maior plataforma editorial brasileira no segmento científico, técnico e profissional – publica conteúdos nas áreas de ciências da saúde, exatas, humanas, jurídicas e sociais aplicadas, além de prover serviços direcionados à educação continuada e à preparação para concursos.

As editoras que integram o GEN, das mais respeitadas no mercado editorial, construíram catálogos inigualáveis, com obras decisivas para a formação acadêmica e o aperfeiçoamento de várias gerações de profissionais e estudantes, tendo se tornado sinônimo de qualidade e seriedade.

A missão do GEN e dos núcleos de conteúdo que o compõem é prover a melhor informação científica e distribuí-la de maneira flexível e conveniente, a preços justos, gerando benefícios e servindo a autores, docentes, livreiros, funcionários, colaboradores e acionistas.

Nosso comportamento ético incondicional e nossa responsabilidade social e ambiental são reforçados pela natureza educacional de nossa atividade e dão sustentabilidade ao crescimento contínuo e à rentabilidade do grupo.

Friedrich Paulsen e Jens Waschke (Editores)

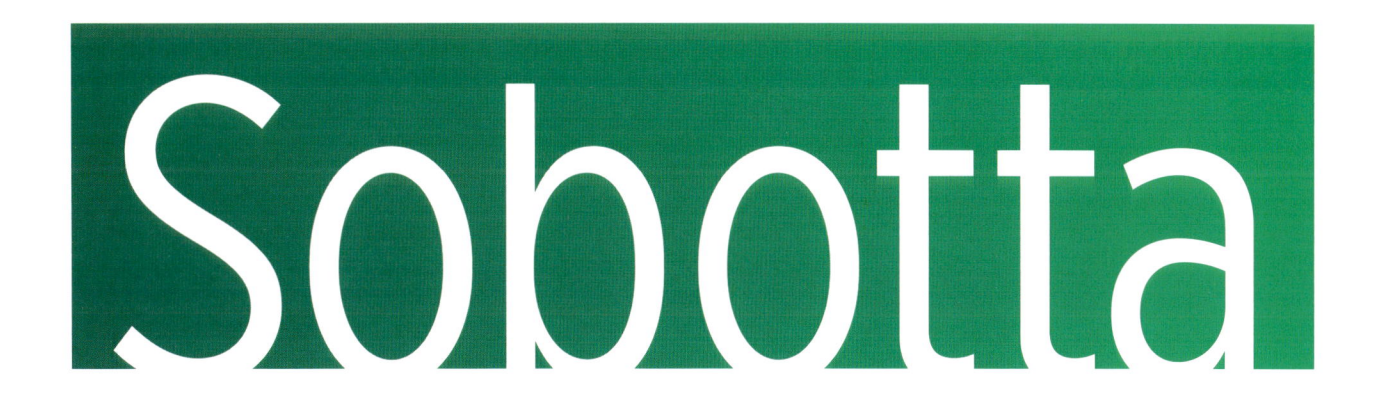

Sobotta

Atlas de Anatomia Humana

Cabeça, Pescoço e Neuroanatomia

25ª edição

Revisão Técnica
Marco Aurélio R. Fonseca Passos
Médico. Mestre em Anatomia pela Universidade Federal do Rio de Janeiro (UFRJ). Doutor em Ciências pela Universidade do Estado do Rio de Janeiro (UERJ). Chefe do Departamento de Anatomia da UERJ.

Tradução
Eliane Garcia Diniz
Maria de Fátima Azevedo
Mariana Villanova Vieira

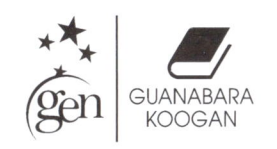

gen | GUANABARA KOOGAN

All rights reserved.
25. Auflage 2022
© Elsevier GmbH, Deutschland
Der Urban & Fischer Verlag ist ein Imprint der Elsevier GmbH.
This 25th edition of *Sobotta Atlas der Anatomie* by Friedrich Paulsen and Jens Waschke is published by arrangement with Elsevier GmbH, Urban & Fischer Munich.
ISBN: 978-3-437-44150-9
Esta 25ª edição de *Sobotta Atlas der Anatomie*, de Friedrich Paulsen e Jens Waschke, é publicada por acordo com Elsevier GmbH, Urban & Fischer Munich.

Os autores deste livro e a editora empenharam seus melhores esforços para assegurar que as informações e os procedimentos apresentados no texto estejam em acordo com os padrões aceitos à época da publicação. Entretanto, tendo em conta a evolução das ciências, as atualizações legislativas, as mudanças regulamentares governamentais e o constante fluxo de novas informações sobre os temas que constam do livro, recomendamos enfaticamente que os leitores consultem sempre outras fontes fidedignas, de modo a se certificarem de que as informações contidas no texto estão corretas e de que não houve alterações nas recomendações ou na legislação regulamentadora.

Data do fechamento do livro: 17/11/2022

Os editores e a editora se empenharam para citar adequadamente e dar o devido crédito a todos os detentores de direitos autorais de qualquer material utilizado neste livro, dispondo-se a possíveis acertos posteriores caso, inadvertida e involuntariamente, a identificação de algum deles tenha sido omitida.

Atendimento ao cliente: (11) 5080-0751
faleconosco@grupogen.com.br

Direitos exclusivos para a língua portuguesa
Copyright © 2023 by
GEN | Grupo Editorial Nacional S.A.
Publicado pelo selo Editora Guanabara Koogan Ltda.
Travessa do Ouvidor, 11
Rio de Janeiro – RJ – 20040-040
www.grupogen.com.br

Reservados todos os direitos. É proibida a duplicação ou reprodução deste volume, no todo ou em parte, em quaisquer formas ou por quaisquer meios (eletrônico, mecânico, gravação, fotocópia, distribuição pela Internet ou outros), sem permissão, por escrito, do GEN | Grupo Editorial Nacional Participações S/A.

Editoração eletrônica: Anthares

Ficha catalográfica

S659
25. ed.
v. 3

Sobotta: atlas de anatomia humana: cabeça, pescoço e neuroanatomia / Friedrich Paulsen, Jens Waschke; revisão técnica: Marco Aurélio R. Fonseca Passos; tradução: Eliane Garcia Diniz, Maria de Fátima Azevedo, Mariana Villanova Vieira.- 25. ed.- Rio de Janeiro: Guanabara Koogan, 2023.
il. ; 28 cm.

Tradução de: Sobotta atlas der anatomie
Apêndice
Inclui bibliografia e índice
ISBN 978-85-9515-953-2

1. Anatomia humana - Atlas. I. Paulsen, Friedrich. II. Waschke, Jens. III. Passos, Marco Aurélio R. Fonseca. IV. Diniz, Eliane Garcia. V. Azevedo, Maria de Fátima. VI. Vieira, Mariana Villanova.

22-80380
CDD: 611.00222
CDU: 611(084.4)

Gabriela Faray Ferreira Lopes- Bibliotecária- CRB-7/6643

Para informações atualizadas acessar: **www.elsevier.de**

O criador deste Atlas, Prof. Dr. Med. Johannes Sobotta, falecido em 1945, foi Professor e Diretor do Anatomischen Instituts der Universität Bonn.

Edições alemãs e anos de publicação:
1ª edição: 1904-1907, J.F. Lehmanns Verlag, München
2ª a 11ª edições: 1913-1944, J.F. Lehmanns Verlag, München
12ª edição: 1948 e as edições seguintes, Urban & Schwarzenberg, München
13ª edição: 1953, Editor H. Becher
14ª edição: 1956, Editor H. Becher
15ª edição: 1957, Editor H. Becher
16ª edição: 1967, Editor H. Becher
17ª edição: 1972, Editores H. Ferner e J. Staubesand
18ª edição: 1982, Editores H. Ferner e J. Staubesand
19ª edição: 1988, Editor J. Staubesand
20ª edição: 1993, Editores R. Putz e R. Pabst, Urban & Schwarzenberg, München
21ª edição: 2000, Editores R. Putz e R. Pabst, Urban & Fischer, München
22ª edição: 2006, Editores R. Putz e R. Pabst, Urban & Fischer, München
23ª edição: 2010, Editores F. Paulsen e J. Waschke, Urban & Fischer, Elsevier, München
24ª edição: 2017, Editores F. Paulsen e J. Waschke, Urban & Fischer, Elsevier, München

Edições autorizadas:
Árabe
Chinesa (edição em chinês simplificado/caracteres complexos)
Coreana
Croata
Espanhola
Francesa
Grega (nomenclatura em latim/grego)
Holandesa
Húngara
Indonésia
Inglesa (nomenclatura em latim/inglês)
Italiana
Japonesa
Polonesa
Portuguesa (nomenclatura em latim/português)
Russa
Tcheca
Turca
Ucraniana

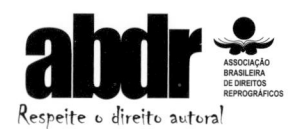

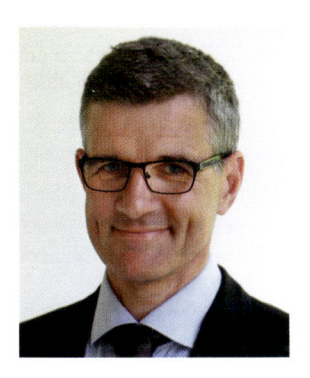

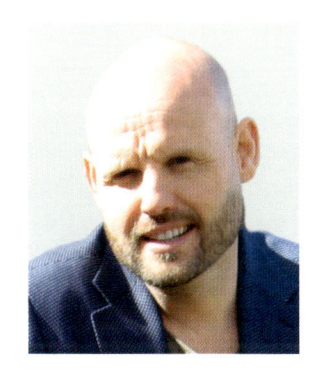

Prof. Dr. Friedrich Paulsen

Cursos de anatomia prática (dissecção) para os alunos

Friedrich Paulsen atribui grande importância ao ensino da anatomia por meio da dissecção de cadáveres. *"A dissecção é essencial não só para a compreensão tridimensional da anatomia, como também para a formação das bases práticas para muitas disciplinas da área da Saúde; nas aulas de dissecção, tem-se o primeiro contato com o corpo, os órgãos e os tecidos, e discute-se, na maioria dos casos, também pela primeira vez, o tema morte, suas causas clínicas e o processo de morrer. Tanto a anatomia quanto a maneira de lidar com situações especiais são aprendidas em grupo. Em nenhum outro momento haverá um contato tão próximo com os colegas e os professores."*

Friedrich Paulsen nasceu em Kiel, em 1965; após a escola secundária em Braunschweig, completou sua graduação em Enfermagem. Estudou Medicina na Christian-Albrechts-Universität (CAU) em Kiel. Após a residência na Uniklinik für Mund-, Kiefer- und Gesichtschirurgie e um período como médico assistente na Universitäts-HNO-Klinik, mudou-se, em 1998, para o Anatomische Institut da CAU, durante o "Ärzteschwemme", onde habilitou-se em 2001 na disciplina de anatomia com a orientação do Prof. Dr. Bernhard Tillmann. Em 2003, Paulsen foi convidado para ser professor C3 de Anatomia na LMU Munique e MLU de Halle-Wittenberg. Em Halle, ele fundou um centro de treinamento de anatomia clínica. Rejeitou um convite da Universität des Saarlandes e se tornou, em 2010, professor de anatomia e diretor do Instituto da Friedrich-Alexander-Universität de Erlangen-Nürnberg (FAU). Friedrich Paulsen é membro honorário da Anatomical Society (Grã-Bretanha e Irlanda) e da Societatea Anatomistilor (Romênia). Ele é secretário da Anatomical Society desde 2006, foi secretário geral da International Federation of Associations of Anatomy (IFAA) de 2009 a 2019 e foi presidente da European Federation of Experimental Morphology (EFEM), a principal organização de anatomistas europeus. Também é professor visitante no Departamento de Anatomia Topográfica e Cirurgia Operatória da Sechenov-University (Moscou/Rússia) e foi professor visitante na Wroclaw Medical University (Wroclaw/Polônia) e na Khon-Kaen University (Khon-Kaen/Tailândia). Foi agraciado com inúmeros prêmios científicos, incluindo o prêmio de pesquisa Dr. Gerhard Mann SICCA, o prêmio de pesquisa SICCA da SICCA-Forschungspreis des Berufsverbands der Augenärzte, na Alemanha, e a medalha comemorativa da Comenius-Universität, em Bratislava. Além disso, recebeu vários prêmios de ensino. Seus principais interesses de pesquisa são a superfície do olho, as proteínas e os peptídios nas lágrimas e no sistema lacrimal e o estudo das causas do olho seco.

Prof. Dr. med. Friedrich Paulsen

Prof. Dr. Jens Waschke

Mais clínica nas aulas

Para Jens Waschke, um dos principais desafios da anatomia moderna é combinar o seu ensino às necessidades da formação e da prática clínica. *"As aplicações clínicas apresentadas neste Atlas aos alunos de anatomia no primeiro semestre da faculdade mostram, ao mesmo tempo, a importância dessa disciplina para a futura prática clínica e a compreensão da anatomia humana, e não apenas o aprendizado das estruturas. Por outro lado, não apresentamos conhecimento específico, que é necessário apenas para alguns especialistas em determinados procedimentos complementares ou intervenções cirúrgicas, como é feito em outros livros modernos. Como no início de sua formação os estudantes não conseguem distinguir entre noções básicas necessárias e conhecimento especializado, isso demandaria muito tempo e perda do foco no que é essencial."*

Jens Waschke, nascido em 1974 em Bayreuth, estudou Medicina na Universität Würzburg e, em 2000, concluiu o doutorado em Anatomia. Após a residência em Anatomia e Medicina Interna, habilitou-se, em 2007, para a disciplina de Anatomia e Biologia Celular. Entre 2003 e 2004, envolveu-se com pesquisas em fisiologia por um período de nove meses na University of California, em Davis. A partir de 2008, foi titular da recém-fundada cátedra III na Universität Würzburg, antes de ser nomeado para a Ludwig-Maximilians-Universität de Munique. Lá, ele ocupa, desde 2011, no Instituto Anatômico, a cátedra I de Anatomia. Ele rejeitou propostas para trabalhar em Viena (MUW) e Hanover (MHH). Desde 2012, lidera a empresa de *software* quoWADIs-Anatomie junto com o Dr. Andreas Dietz. Em 2018, Jens Waschke tornou-se presidente da Anatomischen Gesellschaft e é membro do seu conselho até 2022. Também é membro honorário fundador da Anatomical Society of Ethiopia (ASE) e membro do Comitê de Especialistas do IMPP.

Em sua pesquisa, examina, principalmente, os mecanismos biológicos da célula que controlam a adesão entre as células e o fluxo de substâncias através das barreiras externas e internas do corpo humano. O foco de sua investigação são os mecanismos que conduzem a adesão de células rompidas em doenças como pênfigo (doença de pele caracterizada pela formação de bolhas), cardiomiopatias arritmogênicas e doença de Crohn. O objetivo é compreender melhor a adesão celular e descobrir novas abordagens terapêuticas.

Prof. Dr. med. Jens Waschke

Prefácio

No prefácio da primeira edição do Atlas, em maio de 1904, Johannes Sobotta escreveu: "Tantos anos de experiência em dissecção anatômica levaram o editor, na representação do sistema nervoso periférico e do sistema vascular, a proceder de modo que o aluno percebesse, nas ilustrações do livro, as partes relevantes apresentadas como ele está acostumado a vê-las na peça anatômica, ou seja, os vasos e os nervos da mesma região ao mesmo tempo. Além disso, o Atlas contém tanto texto como tabelas. Suas principais figuras incluem, além dos desenhos auxiliares e esquemáticos e as explicações das tabelas, uma apresentação curta e breve do texto para a orientação rápida de como usar o livro no laboratório de anatomia".

Assim como a moda, os hábitos de leitura e aprendizado dos estudantes também se modificam constantemente. As novas mídias e a disponibilidade de informações e atrações certamente são as principais razões pelas quais isso ocorre muito mais rapidamente hoje em dia. Esses avanços tecnológicos e, com isso, a exigência dos alunos para atlas e livros didáticos que eles desejam usar, bem como a disponibilidade digital do conteúdo, devem ser considerados pelos autores e editores. Discussões e pesquisas sistemáticas com os alunos servem para avaliar suas expectativas. Às vezes, no entanto, o mercado também é um indicador de mudança: livros didáticos detalhados para os cursos da saúde são muito apreciados pelos alunos, visto que atendem às suas necessidades didáticas, além de possibilitarem que sejam mais bem-sucedidos nos exames. Da mesma forma, as figuras de atlas como o Sobotta, cuja qualidade tem fascinado muitas gerações de médicos e profissionais ligados à medicina em todo o mundo, são consideradas pelo estudante muito complicadas e detalhadas. Essa percepção ocorre após a consideração sobre como os pontos fortes do Atlas, que na sua tradição secular com 25 edições é uma referência de acurácia e qualidade, podem ser adaptados aos conceitos didáticos modernos, sem perder sua originalidade.

Do ponto de vista didático, temos o já utilizado conceito do Atlas em três volumes, como Sobotta aplicou desde a primeira edição, mantendo-os divididos em: Anatomia Geral e Sistema Muscular (Volume 1), Órgãos Internos (Volume 2) e Cabeça, Pescoço e Neuroanatomia (Volume 3).

O conceito mencionado no prefácio da primeira edição, de correlação das figuras do Atlas com um texto explicativo, continua sendo praticado nesta edição; conceito atual e que utilizamos com modificações. Cada imagem é acompanhada por uma breve explicação, que é projetada para apresentar a figura aos alunos e elucidar por que determinada peça anatômica e a representação da região foram escolhidas. Os capítulos foram sistemáticos no que se refere à NKLM/NKLZ (Nationaler Kompetenzbasierter Lernzielkatolog Medizin [www.nklm.de]/Zahnmedizin [www.nklz.de]) e abrangem os atuais padrões de aprendizagem, adicionando e substituindo várias ilustrações. Grande parte dessas novas figuras é apresentada para que a aprendizagem das formas de irrigação sanguínea e inervação, particularmente relevantes, seja facilitada sob os aspectos didáticos. Além disso, muitas imagens já existentes foram revisadas, e as legendas foram reduzidas e marcadas com negrito, para facilitar o acesso ao conteúdo anatômico. Inúmeras referências à prática clínica devem fazer da "anatomia tediosa" uma anatomia clínica e viva, que possibilite ao iniciante visualizar a relevância da anatomia para sua futura atividade profissional. Os dados clínicos são uma prévia do que acontece na assistência à saúde. Conceitualmente, as páginas de introdução dos capítulos são novas, incluindo uma visão geral do conteúdo, os tópicos mais importantes, bem como um caso comum na prática clínica. Ao fim de cada capítulo, foram incluídas questões que costumam ser feitas em provas orais. Como na 24ª edição, cada capítulo inclui uma breve introdução à embriologia dos órgãos descritos.

Aprender Anatomia não é difícil, mas demanda tempo. Mais tarde, as horas de sacrifício serão proveitosas para o médico e para o paciente. A 25ª edição do Sobotta não tem apenas o objetivo de facilitar a aprendizagem, mas também tornar esse tempo de aprendizado interessante, de modo que, no período de estudo, assim como durante a atividade profissional, o Atlas seja constantemente consultado.

Erlangen e Munique, verão de 2022, exatos 118 anos após a publicação da primeira edição.

Friedrich Paulsen e Jens Waschke

Agradecimentos

O trabalho da 25ª edição do Sobotta foi mais uma vez muito prazeroso e aumentou nossa intensa identificação com o Atlas.

Um Atlas abrangente como o Sobotta exige hoje, mais do que nunca, um trabalho em equipe em conjunto com a coordenação de uma editora. Agradecemos muito pela ajuda e pelo apoio da editora de conteúdo Sonja Frankl, que já supervisionou várias edições do Sobotta e cuja vasta experiência contribuiu expressivamente; sem ela, não seria possível fazer um trabalho tão importante. Lembramos, com satisfação, das conferências mensais por telefone, nas quais a Dra. Beilmann e a Sra. Frankl nos ajudaram com o *design* das páginas e compreenderam, de forma notável, como unir duas diferentes personalidades em um estilo de trabalho consistente. Sibylle Hartl foi responsável, juntamente com a Dra. Beilmann, pela coordenação do projeto e por toda a produção. Nós a agradecemos muitíssimo. Sem a força e o suporte da Sra. Kathrin Nühse esta edição não teria sido possível. Outras pessoas envolvidas na edição e no sucesso do processo e a quem calorosamente agradecemos são: Sr. Martin Kortenhaus (edição), equipe da GmbH (imagem oficial e registro) e Nicola Kerber (diagramação).

Um agradecimento especial à nossa equipe de ilustração: Dra. Katja Dalkowski, Anne-Kathrin Hermanns, Martin Hoffmann, Sonja Klebe, Jörg Mair, que elaboraram várias imagens novas, além de revisarem as já existentes.

Agradecemos pela ajuda na criação de imagens clínicas ao PD Dr. med. Frank Berger, Institut für Klinische Radiologie der Ludwig-Maximilians-Universität de Munique; Prof. Dr. med. Christopher Bohr, Clínica e Policlínica de Otorrinolaringologia, Universitätsklinikum Regensburg – anteriormente UK-Erlangen/FAU; Dr. med. Eva Louise Bramann, Klinik für Augenheilkunde der Heinrich-Heine-Universität Düsseldorf; Prof. Dr. med. Andreas Dietz, diretor da Klinik und Poliklinik für Hals-Nasen-Ohrenheilkunde, Universität Leipzig; Prof. Dr. Arndt Dörfler, Institut für Radiologie, Neuroradiologie, Friedrich-Alexander-Universität Erlangen-Nürnberg; Prof. Dr. med. Gerd Geerling, Klinik für Augenheilkunde der Heinrich-Heine-Universität Düsseldorf; Dr. Med. Berit Jordan, Universitäts-Klinik und Poliklinik für Neurologie, Martin-Luther-Universität Halle-Wittenberg; Prof. Dr. Marco Kesting, médico e dentista, Mund-, Kiefer- und Gesichtschirurgische Klinik, Friedrich-Alexander-Universität Erlangen-Nürnberg; PD Dr. med. Axel Kleespies, Chirurgische Klinik, Ludwig-Maximilians-Universität München; Prof. Dr. med. Norbert Kleinsasser, Universitätsklinik für Hals-Nasen-Ohrenkrankheiten, Julius-Maximilians-Universität Würzburg; PD Dr. med. Hannes Kutta, HNO-Praxis Hamburg-Altona/Ottensen; Dr. Med. Christian Markus, Klinik für Anästhesiologie, Julius-Maximilians-Universität Würzburg; Sra. MTA Hong Nguyen e PD Dr. Martin Schicht, Institut für Funktionelle und Klinische Anatomie, Friedrich-Alexander-Universität Erlangen-Nürnberg; Jörg Pekarsky, Institut für Anatomie II, Funktionelle und Klinische Anatomie, Friedrich-Alexander-Universität Erlangen-Nürnberg; Dr. med. Dietrich Stövesandt, Klinik für Diagnostische Radiologie, Martin-Luther-Universität Halle-Wittenberg; Prof. Dr. Med. Jens Werner, Chirurgische Klinik, Ludwig-Maximilians-Universität München; Dr. Med. Dent. Tobias Wicklein, Erlangen, e Prof. Dr. Med. Stephan Zierz, diretor da Universitätsklinik und Poliklinik für Neurologie, Martin-Luther-Universität Halle-Wittenberg.

Por último, mas não menos importante, agradecemos às nossas famílias, que não só tiveram de compartilhar a nossa atenção com a 25ª edição do Sobotta, mas também permaneceram sempre ao nosso lado, aconselhando-nos diante dos problemas encontrados e nos apoiando com carinho.

Erlangen e Munique, verão de 2022

Friedrich Paulsen e Jens Waschke

Endereços dos editores

Prof. Dr. med. Friedrich Paulsen
Institut für Anatomie, Lehrstuhl Funktionelle und Klinische Anatomie
Friedrich-Alexander-Universität Erlangen-Nürnberg
Universitätsstraße 19
91054 Erlangen

Prof. Dr. med. Jens Waschke
Anatomische Anstalt der LMU München
Lehrstuhl Anatomie I – vegetative Anatomie
Pettenkoferstraße 11
80336 München

Representação realista como a maior prioridade

Sabine Hildebrandt,** Friedrich Paulsen, Jens Waschke

É inconcebível que um médico exerça sua profissão sem um profundo conhecimento anatômico. A compreensão detalhada da estrutura, das relações topográficas e vias de irrigação arterial, da drenagem venosa e linfática e da inervação de regiões e órgãos do corpo é fundamental para o diagnóstico, a terapia e o prognóstico de doenças. Os métodos de aquisição do conhecimento anatômico são, principalmente, visual, cognitivo e tátil e, em última análise, só pode ser aprendido de maneira otimizada via inspeção, palpação e dissecação do corpo humano. Imagens, desenhos e programas tridimensionais, que representam os elementos essenciais, ajudam a desenvolver no cérebro uma ideia tridimensional das condições do corpo humano, para armazená-la a longo prazo e associar os nomes às estruturas.

O princípio visual nem sempre foi aplicado ao ensino de anatomia. Os escritos dos grandes anatomistas da Antiguidade, como a escola de **Hipócrates de Kos** (460-370 a.C.) e **Galeno de Pérgamo** (131-200), eram textos sem ilustrações, uma vez que nenhuma representação realista em forma de livro era tecnicamente possível, nem eram realizadas dissecações de seres humanos.[1-4] Mesmo **Mondino di Luzzi** (1270-1326), que, como reformador da anatomia, introduziu a dissecação de cadáveres no ensino dessa ciência em Bolonha e escreveu o primeiro "livro" de anatomia em 1316, teve de desistir das ilustrações. Seu trabalho é uma coleção de 77 páginas que foi a base do treinamento médico por vários séculos.[1,4] Por uma questão de clareza, foram anexadas ilustrações individuais de outro compêndio médico contemporâneo, que eram de pouca utilidade prática devido à falta de detalhes e aos erros significativos.

O Renascimento enfatizou a importância de ser fiel à natureza. **Leonardo da Vinci** (1452-1519) enfatizou a representação visual do conteúdo anatômico e preparou anatomicamente os cadáveres para depois retratá-los em esboços.[5] Infelizmente, ele não completou seu trabalho de anatomia planejado, mas deixou como herança um grande número de desenhos anatômicos dos seus estudos. Assim, em 1543, **Andreas Vesalius** (1514-1564) publicou "*De humani corporis fabrica libri septem*", o primeiro livro a representar totalmente a anatomia baseada na dissecação de corpos humanos e ilustrada com inúmeras xilogravuras de alta qualidade, embora não fossem coloridas.[6,7] Essa prática mudou ao longo dos anos, e a qualidade da imagem atingiu seu primeiro ápice em um trabalho publicado pelo anatomista **Jean Marc Bourgery** (1797-1849) e seu ilustrador, **Nicolas Henri Jacob** (1782-1871). Bourgery e Jacob criaram, em conjunto, um atlas de anatomia de oito volumes ao longo de um período de mais de 20 anos, sendo provavelmente a primeira coautoria explícita entre anatomista e desenhista. A desvantagem dessa obra e daquela criada por Vesalius, no entanto, era que tais livros de grande formato eram tão caros e difíceis de manusear que eram, e ainda são, muito valorizados por médicos ricos e conhecedores de arte do seu tempo, até os dias atuais, mas inadequados para a formação básica em Medicina. O livro *Anatomy Descriptive and Surgical*, publicado por **Henry Gray** (1827-1861) em 1858, que continha ilustrações com base em dissecações, mas não era colorido, rapidamente se estabeleceu no mundo de língua inglesa como uma alternativa acessível para os estudantes.[8]

Por volta de 1900, **August Rauber** (1841-1917) publicou, com **Friedrich Wilhelm Kopsch** (1868-1955), **Carl Heitzmann** (1836-1896), **Carl Toldt** (1840-1920), **Werner Spalteholz** (1861-1940) e vários outros autores em diferentes editoras, livros de anatomia, que, como atlas manuais ou em combinação com um livro didático, tinham a pretensão de apresentar a anatomia de modo completo. No entanto, o anatomista **Johannes Sobotta** (1869-1945), que trabalhou em Würzburg, argumentou que eles eram muito detalhados e, portanto, inadequados para uso em estudos médicos. Além disso, em sua opinião, o preço era injustamente alto para a qualidade das ilustrações. Assim, o objetivo de Sobotta era "*produzir um atlas com ilustrações fiéis à natureza e adequado para uso por estudantes de medicina na sala de dissecação*".[9] Desde então, todos os editores do Atlas Sobotta seguiram esse princípio básico.

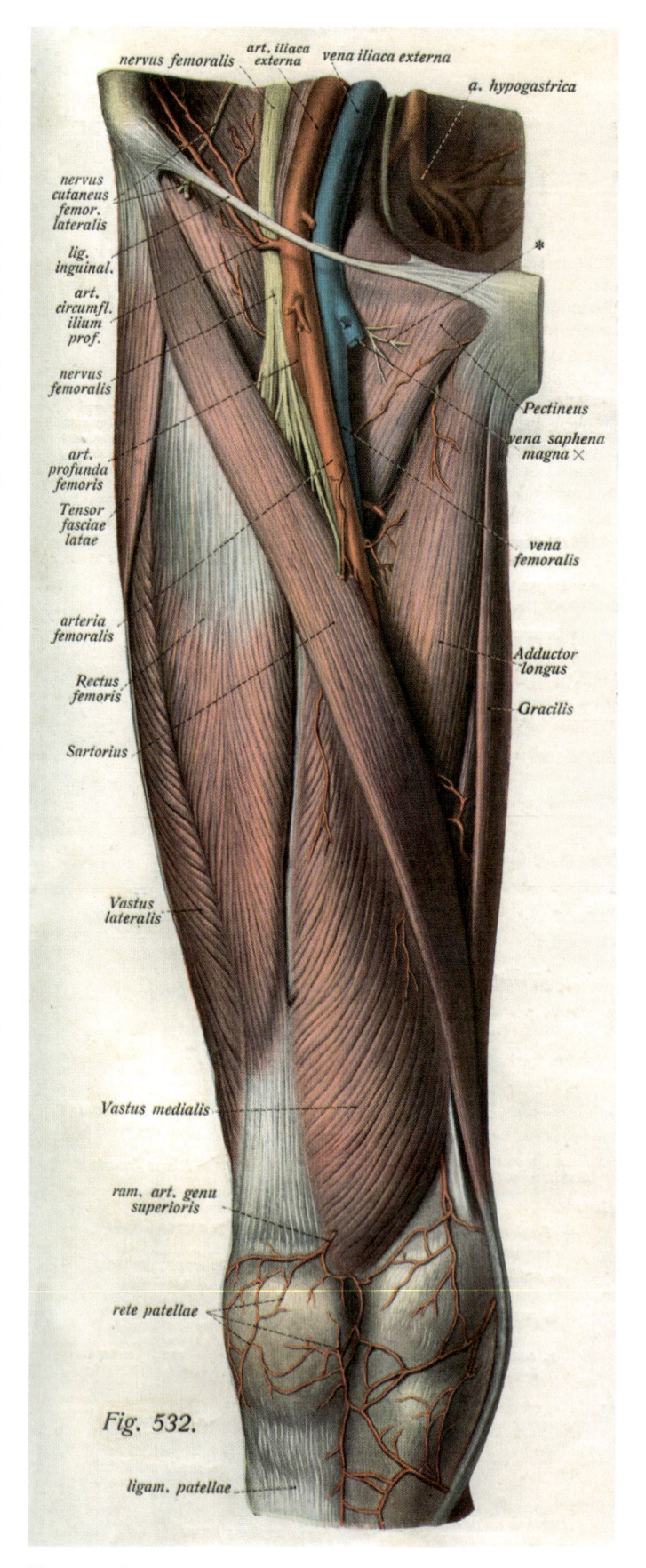

Figura 1 Desenho dos músculos anteriores da coxa com base em uma preparação (1ª edição do Atlas).

A primeira edição do Atlas, lançada em 1904, foi publicada por J. F. Lehmanns sob o título *Atlas de Anatomia Descritiva do Homem em 3 volumes* (*Atlas der deskriptiven Anatomie des Menschen in 3 Banden*) e continha 904 ilustrações, em sua maioria coloridas, que Johannes Sobotta criou em grande parte junto com o desenhista **Karl Hajek** (1878-1935), o qual desempenhou papel importante na qualidade e no sucesso da obra. De fato, o Atlas parece ter causado um efeito disruptivo após seu surgimento, o que propiciou grande avanço no desenvolvimento de livros e atlas de anatomia. Na época da primeira edição do Atlas, os músculos foram coloridos em muitos dos outros atlas mencionados, e as vias de irrigação, drenagem e inervação foram destacadas individualmente em cores. No entanto, uma coloração completa e realista de ilustrações inteiras de um local ou da parte de um membro só estava disponível no Atlas Sobotta e só se tornou possível com uma técnica de impressão implementada no mais alto nível. Incluímos aqui uma ilustração da primeira edição com base em uma preparação da coxa (→ Figura 1). Mesmo mais de 100 anos depois, essas imagens ainda parecem recentes e naturais; portanto, são atemporais.

Ao longo das edições seguintes, os editores acrescentaram muitas ilustrações, e as já existentes foram constantemente revisadas e adaptadas à percepção e à sensibilidade estética do momento. Infelizmente, não é possível citar de maneira adequada todos os artistas que fizeram do Atlas o que é hoje ao longo das suas 25 edições. Entretanto, artistas individuais devem ser destacados como representantes desse grupo. A partir de 1925, **Erich Lepier** (1898-1974) trabalhou como desenhista na Urban & Schwarzenberg, inicialmente para vários clínicos e depois para o anatomista Eduard Pernkopf. Após a Segunda Guerra Mundial e depois que a empresa Urban & Schwarzenberg assumiu a publicação do Atlas da Editora J. F. Lehmanns, Lepier também foi responsável por inúmeras ilustrações na obra.

Para as edições posteriores, a partir da 20ª, publicada em 1993, destaca-se **Sonja Klebe**, com quem os editores ainda hoje trabalham com muita confiança, conforme ilustrado na → Figura 2, usando uma representação da anatomia da cabeça.

Para edições posteriores, ilustrações de outros trabalhos anatômicos e clínicos publicados pela Editora Elsevier também foram incluídas no Atlas. Desde a virada do milênio, as ilustrações anatômicas nas obras de todas as editoras foram criadas principalmente de modo digital. Desde então, os avanços tecnológicos possibilitaram a criação de imagens anatômicas de maneira diferente de como costumava ser. Originalmente, como no Atlas Sobotta, novas ilustrações foram desenhadas exclusivamente com base em amostras anatômicas reais.

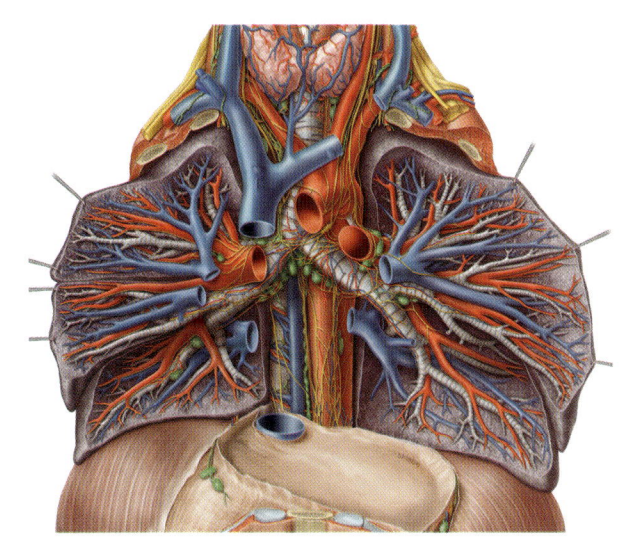

Figura 3 Desenho de um preparado anatômico de pulmão do **Atlas Pernkopf** (25ª edição do Atlas, → Figura 5.113). [S700-L238]/[T300]

As representações esquemáticas para simplificação foram derivadas em um princípio dedutivo. Atualmente, desenhos de linhas simples e esquemas são elaborados com programas de computador, incorporando as texturas de diferentes tecidos de acordo com um princípio indutivo, de tal maneira que o resultado é a impressão da representação anatômica genuína de uma amostra. Os resultados são impressionantemente claros, mas permanecem "falsos". A abordagem é muito atraente por razões organizacionais e econômicas: em contraste com o período anterior à Segunda Guerra Mundial, quase nenhum instituto de anatomia hoje tem os próprios ilustradores que possam criar as ilustrações com a mesma qualidade trabalhando com os anatomistas sobre as amostras, como foi possível anteriormente. Além disso, quase não há taxidermistas nos institutos de anatomia que possam encontrar tempo para produzir amostras anatômicas da mais alta qualidade. Os anatomistas contemporâneos não são mais apenas professores universitários e autores de livros didáticos, mas também cientistas que realizam pesquisas e dependem de fundos voltados para o alto desempenho. Devido a esses desenvolvimentos, dificilmente é possível para os anatomistas trabalhar junto com seus desenhistas por vários meses em uma única imagem a fim de otimizá-la. Com isso, esse tipo de representação de ilustrações está praticamente abandonado e quase não há ilustrações que possam competir com aquelas dos atlas de anos anteriores ou mesmo superá-las. Por isso, ilustrações como as do Atlas Pernkopf continuam a ser usadas como modelos no Atlas Sobotta, para que seu conteúdo e sua qualidade de representação sejam considerados insuperáveis, como mostra a → Figura 3 sobre a preparação dos pulmões. Os editores não conhecem ilustração comparável da estrutura pulmonar e das vias de irrigação e drenagem associadas, já que esta mostra todos os detalhes vasculares, incluindo as vias linfáticas.

No entanto, essa decisão de reproduzir ilustrações do Atlas Pernkopf só pode ser justificada com base em um exame consciente do contexto de injustiça[10] em que foram criadas – sob o nacional-socialismo e em memória de suas vítimas, cujos corpos são retratados aqui. Como isso se aplica a todos os modelos de atlas que já existiam e foram desenvolvidos durante tal período, esse histórico deve ser discutido com mais detalhes.[11]

O trabalho anatômico no ensino e na pesquisa, bem como na produção de novos materiais didáticos, incluindo os atlas, dependia e depende de um suprimento adequado de cadáveres. Na Alemanha, assim como no resto do mundo, tradicionalmente isso se baseava nos cadáveres de pessoas que morriam em instituições públicas e cujos familiares não os reivindicavam para sepultamento. Isso só mudou fundamentalmente na Alemanha e em alguns outros países no fim do século XX, quando os programas de doação de corpos se tornaram efetivos.[12,13] Antes, em sua maioria, eram cadáveres de instituições psiquiátricas e prisões, ou de pessoas que haviam cometido suicídio; historicamente, o primeiro suprimento anatômico legalmente regulamentado foi de pessoas executadas. Normas legais correspondentes foram repetidamente adaptadas pelos governos, inclusive no Terceiro Reich.[14,15] Com raras exceções,

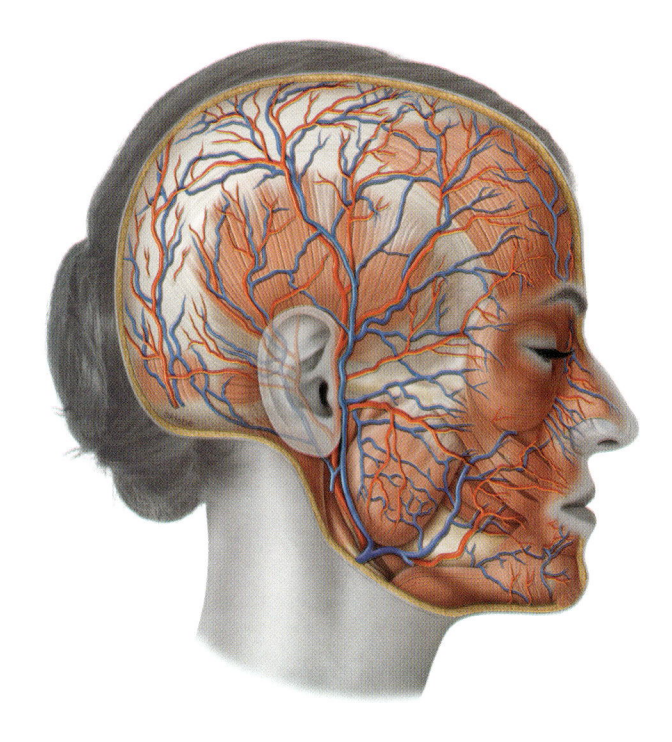

Figura 2 Desenho de Sonja Klebe mostrando o trajeto dos vasos na cabeça (25ª edição do Atlas, → Figura 8.83). [S700-L238].

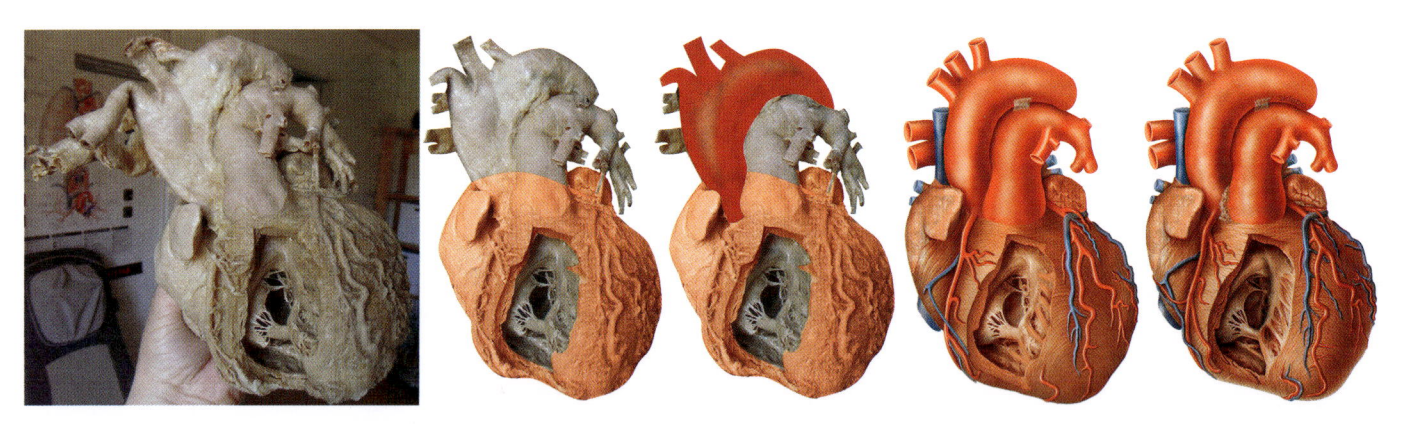

Figura 4 Desenvolvimento passo a passo de um desenho de Sonja Klebe da topografia do coração, a partir de um plastinado e fotos.
[L238]

a falta de cadáveres para ensino e pesquisa foi tema constante na história da anatomia. Isso mudou de modo significativo sob o nacional-socialismo. Nos primeiros anos após 1933, ainda existiam as habituais petições de anatomistas (mulheres anatomistas em cargos de liderança universitária não existiam antes de 1945) junto às autoridades responsáveis para melhorar o cuidado com os cadáveres. Entretanto, pouco tempo depois, seus pedidos se tornaram concretos, com a solicitação de acesso aos locais de execução e aos cadáveres de pessoas executadas, ou de entrega dos cadáveres de prisioneiros de guerra. Portanto, os anatomistas não eram apenas receptores passivos dos cadáveres das vítimas, eles os procuravam ativamente para ensino e, sobretudo, para pesquisa.[16]

No Terceiro Reich, entre os cadáveres das instituições psiquiátricas, estavam os de pessoas assassinadas como parte do programa de "eutanásia", conforme documentado por vários institutos de anatomia.[17,18] Entre os que haviam cometido suicídio, houve um aumento de judeus perseguidos a partir de 1933.[19] Devido às mudanças na legislação nacional-socialista e à perseguição dos chamados "inimigos do povo alemão", o número de prisioneiros aumentou, não apenas no sistema penal normal e nas prisões da Gestapo, mas principalmente na rede em constante expansão de campos de concentração e campos descentralizados para prisioneiros de guerra e trabalhadores forçados. Por causa da escalada da violência e das condições de vida desumanas, as taxas de mortalidade eram altas nessas instituições, e os corpos eram enviados para muitos institutos anatômicos. O número de execuções após julgamentos civis e militares também aumentou exponencialmente sob o nacional-socialismo, sobretudo durante os anos de guerra.[20] Todos os institutos anatômicos recebiam os corpos dos executados, sem exceção, independentemente da convicção política individual dos anatomistas que trabalhavam com esses corpos.

Embora mais de 80% dos anatomistas que permaneceram na Alemanha nacional-socialista tenham se juntado ao Partido Nacional-Socialista dos Trabalhadores Alemães (NSDAP, do alemão *Nationalsozialistische Deutsche Arbeiterpartei*), nem todos eram ideólogos nacional-socialistas tão convictos quanto o reitor vienense da faculdade de Medicina e professor de anatomia **Eduard Pernkopf** (1888-1955). Ele não só se aproveitou do acesso irrestrito a corpos de vítimas executadas do nacional-socialismo, principalmente para estudos científicos, como muitos de seus colegas fizeram; porém, junto com seus assistentes e um grupo de ilustradores médicos, criaram os próximos volumes de sua *Topographischen Anatomie des Menschen* (*Anatomia Topográfica do Homem*), que ele havia começado no início da década de 1930. É altamente provável que grande parte das imagens do atlas criadas durante os anos de guerra mostre vítimas do regime nacional-socialista, uma vez que o departamento de anatomia da Universidade de Viena teve acesso aos corpos de pelo menos 1.377 pessoas executadas na cidade de Viena pelo sistema prisional entre 1938 e 1945, mais da metade deles de condenados por alta traição.[21] Erich Lepier, como seus colegas ilustradores Karl Endtresser (1903-1978) e Franz Batke (1903-1983), deixaram sinais claros de sua afinidade política com o nacional-socialismo em assinaturas de imagens criadas durante a guerra. Lepier muitas vezes integrou uma suástica em suas letras e runas Endtresser e Batke SSR – características conspícuas que inicialmente não foram comentadas. Apesar disso, o trabalho recebeu grande popularidade entre anatomistas, cirurgiões e ilustradores médicos. As razões para isso foram os detalhes naturais, uma paleta de cores intensificada por um novo processo de impressão e a chamada representação "estratigráfica" de Pernkopf de uma região do corpo da superfície às profundezas em uma sequência de preparações. Após a guerra, Lepier copiou vários originais de Pernkopf para o Atlas Sobotta, substituindo as ilustrações de Karl Hajek. Curiosamente, as imagens muito detalhadas das cavidades do corpo com seus órgãos, que também representavam o sistema linfático, não foram reproduzidas. A falta de desenhos correspondentes em muitas edições do Atlas Sobotta pode ser explicada pelo fato de que a importância do sistema linfático para o diagnóstico e o tratamento de tumores malignos não foi plenamente pesquisada durante muito tempo. Uma vez que essa importante função do sistema linfático é agora bem conhecida, os editores contemporâneos consideram a inclusão das ilustrações de alta qualidade de Pernkopf como um bom exemplo de que o uso adicional de desenhos dessa obra se justifica.

Logo após a publicação da primeira edição americana do Atlas Pernkopf, em 1963/1964, surgiram questionamentos sobre o pano de fundo político da obra, mas estes não foram seguidos por estudos de autores americanos[22] até a década de 1980, antes de um debate público sobre a ética do uso do Atlas Pernkopf ocorrer no meio da década de 1990. As recomendações foram desde a retirada completa dele das bibliotecas até seu uso historicamente informado.[23] Urban & Schwarzenberg deixaram de publicar o trabalho, mas isso não encerrou seu uso, principalmente por cirurgiões.[24,25] Em 2016, como parte de uma investigação sistemática da anatomia sob o nacional-socialismo, surgiu uma nova investigação sobre o uso ético das imagens de Pernkopf em situações cirúrgicas especiais.[26] Essa questão teve uma resposta formulada com base na ética médica judaica, no *responsum* do rabino Joseph Polak, *Vienna Protocol* (*Protocolo de Viena*).[27-29] Um *responsum* é uma resposta acadêmica e legal tradicional a uma pergunta feita a um rabino. Polak concluiu que a maioria das autoridades certamente permitiria o uso das imagens de Pernkopf se elas ajudassem a salvar vidas humanas (de acordo com o princípio "*piku'ach nefesh*": a precedência do preceito de preservar a vida sobre todos os outros preceitos). No entanto, esse uso está vinculado à condição absoluta de que todo o mundo esteja ciente da procedência dessas imagens. Só assim os mortos recebem pelo menos parte da dignidade a que têm direito.

Com base no *Vienna Protocol* e na condição de que as vítimas do nacional-socialismo, cujos corpos são mostrados nas ilustrações do Atlas Pernkopf, sejam honradas, os editores da nova edição do Atlas Sobotta aqui apresentada consideram justificado apresentar algumas dessas imagens, que foram redesenhadas: **para tratar e salvar futuros pacientes por meio da melhor instrução visual anatômica possível, em memória das vítimas**.

Na 25ª edição, o número total de ilustrações cresceu para mais de 2.500. Ainda hoje, a prioridade continua a ser criar imagens com os vários desenhistas e artistas gráficos que se aproximem o máximo possível das preparações anatômicas reais. Esse objetivo é exemplificado na → Figura 4. Nela, foi feito um plastinado* a partir do coração de um corpo doado, que a ilustradora e desenhista Sra. Klebe usou, junto com fotografias de diferentes perspectivas, para criar uma nova ilustração. A profundidade espacial, que possibilita o aprendizado da anatomia tridimensional, é fruto do processo de exploração da artista, que não teria sido possível sem a própria visualização e "compreensão" da preparação.

Os editores gostariam de agradecer a todos os ilustradores, desenhistas e artistas que contribuíram, bem como à equipe editorial da Elsevier, sem a qual o Atlas não teria sido possível neste formato.

Boston, Erlangen e Munique, 2022
Sabine Hildebrandt,** Friedrich Paulsen e Jens Waschke

Referências bibliográficas

1. Persaud TVN. Early history of human anatomy. Springfield: Charles C Thomas, 1984.
2. Persaud TVN. A history of human anatomy: the post-Vesalian era. Springfield: Charles C Thomas, 1997: 298, 309.
3. Rauber A, Kopsch F. Anatomie des Menschen. 7. Aufl. Leipzig: Thieme, 1906.
4. Roberts KB, Tomlinson JDW. The fabric of the body. Oxford: Oxford University Press, 1992.
5. Clayton M, Philo R. Leonardo da Vinci Anatomist. London: Royal Collection Trust, 2017.
6. Garrison DH, Hast MH. The fabric of the human body (kommentierte Übersetzung des Werks von Andreas Vesalius). Basel: Karger, 2014.
7. Vollmuth R. Das anatomische Zeitalter. München: Verlag Neuer Merkur, 2004.
8. Hayes B. The Anatomist: A True story of Gray's Anatomy. Ballantine, 2007. ISBN 978-0-345-45689-2.
9. Sobotta, J. Atlas der Anatomie des Menschen. 1. Aufl. München: J. F. Lehmanns-Verlag, 1904–1907.
10. Arbeitskreis »Menschliche Präparate in Sammlungen« (2003): Empfehlungen zum Umgang mit Präparaten aus menschlichem Gewebe in Sammlungen, Museen und öffentlichen Räumen, in: Deutsches Ärzteblatt 2003; 100: A1960–A1965. Dort heißt es unter anderem: „Ergibt sich, dass der Verstorbene aufgrund seiner Abstammung, Weltanschauung oder wegen politischer Gründe durch staatlich organisierte und gelenkte Gewaltmaßnahmen sein Leben verloren hat oder besteht die durch Tatsachen begründete Wahrscheinlichkeit dieses Schicksals, ist dies eine schwere Verletzung seiner individuellen Würde. Wurde ein solcher Unrechtskontext im Einzelfall festgestellt, sind die Präparate aus den einschlägigen Sammlungen herauszunehmen und würdig zu bestatten, oder es ist in vergleichbar würdiger Weise damit zu verfahren." Dabei ist insbesondere bei Präparaten aus der NS-Zeit „einem differenzierten Umgang mit den einzelnen Präparaten – nach ausführlicher Recherche zur Provenienz – vor einer unterschiedslosen Entfernung aller zwischen 1933 und 1945 entstandenen Präparate aus Sammlungen eindeutig Vorrang zu geben." Für Präparate ungeklärter Herkunft und Datierung gelten folgende Empfehlungen: „Bestände, die nach einer ersten Begutachtung ungeklärter Herkunft und allem Anschein nach im 20. Jahrhundert entstanden sind, sollten zunächst separiert und einer eingehenden Überprüfung unterzogen werden. Wenn sich nach einer Untersuchung keine Eindeutigkeit der Zuordnung ergibt, sind diese Präparate grundsätzlich zu bestatten, es sei denn, es bestehen dem zuwiderlaufende übergeordnete Gesichtspunkte, die im Einzelfall darzulegen, zu dokumentieren und zu begründen sind."
11. Eine ausführliche Darstellung der Geschichte der Anatomie im Nationalsozialismus findet sich bei: Hildebrandt S. The Anatomy of Murder: Ethical Transgressions and Anatomical Science in the Third Reich. New York: Berghahn Books, 2016.
12. Garment A, Lederer S, Rogers N, et al. Let the Dead Teach the Living: The Rise of Body Bequeathal in 20th-century America. Academic Medicine 2007; 82, 1000–1005.
13. Habicht JL, Kiessling C, Winkelmann A. Bodies for anatomy education in medical schools: An overview of the sources of cadavers worldwide. Acad Med 2018; 93: 1293–1300.
14. Stukenbrock K. Der zerstückte Coerper: Zur Sozialgeschichte der anatomischen Sektionen in der frühen Neuzeit (1650–1800). Stuttgart: Franz Steiner Verlag, 2001.
15. Hildebrandt S. Capital Punishment and Anatomy: History and Ethics of an Ongoing Association. Clinical Anatomy 2008; 21: 5–14.
16. Noack T, Heyll U. Der Streit der Fakultäten. Die medizinische Verwertung der Leichen Hingerichteter im Nationalsozialismus. In: Vögele J, Fangerau H, Noack T (Hrsg.). Geschichte der Medizin – Geschichte in der Medizin. Hamburg: Literatur Verlag, 2006: 133–142.
17. Eine ausführliche Darstellung der Geschichte der Anatomie im Nationalsozialismus findet sich bei: Hildebrandt S. The Anatomy of Murder: Ethical Transgressions and Anatomical Science in the Third Reich. New York: Berghahn Books, 2016.
18. Czech H, Brenner E. Nazi victims on the dissection table – the anatomical institute in Innsbruck. Ann Anat 2019; 226: 84–95.
19. Goeschel C. Suicide in Nazi Germany. Oxford: Oxford University Press, 2009.
20. Zahlen zusammengestellt in Hildebrandt 2016 →17.
21. Angetter DC. Anatomical Science at University of Vienna 1938–45. The Lancet 2000; 355: 1445–57.
22. Weissmann G. Springtime for Pernkopf. Reprinted 1987. In: Weissmann G (ed.). They All Laughed at Christopher Columbus. New York: Times Books; Williams, 1988: 48–69.
23. Hildebrandt S. How the Pernkopf Controversy Facilitated a Historical and Ethical Analysis of the Anatomical Sciences in Austria and Germany: A Recommendation for the Continued Use of the Pernkopf Atlas. Clinical Anatomy 2006; 19: 91–100.
24. Yee A, Coombs DM, Hildebrandt S, et al. Nerve surgeons' assessment of the role of Eduard Pernkopf's Atlas of Topographic and Applied Human Anatomy in surgical practice. Neurosurgery 2019; 84: 491–498.
25. Yee A, Li J, Lilly J, et al. Oral and maxillofacial surgeons' assessment of the role of Pernkopf's atlas in surgical practice. Ann Anat 2021; 234: 1–10.
26. Vollständige Dokumentation zu dieser Anfrage und der Geschichte der Rezeption des Pernkopf Atlas sowie des „Vienna Protocol" in: Vol. 45 No. 1 (2021): Journal of Biocommunication Special Issue on Legacies of Medicine in the Holocaust and the Pernkopf Atlas, https://journals.uic.edu/ojs/index.php/jbc/article/view/10829 (letzter Zugriff: 27. November 2021).
27. Polak JA. Vienna Protocol for when Jewish or possibly-Jewish human remains are discovered. Wiener Klinische Wochenschrift 2018; 130: S239–S243.
28. Vienna Protocol 2017. How to deal with Holocaust era human remains: recommendations arising from a special symposium. „Vienna Protocol" for when Jewish or Possibly-Jewish Human Remains are Discovered. Im Internet: https://journals.uic.edu/ojs/index.php/jbc/article/view/10829/9795 (letzter Zugriff: 21. Oktober 2021).
29. Hildebrandt S, Polak J, Grodin MA, et al. The history of the Vienna Protocol. In: Hildebrandt S, Offer M, Grodin MA (eds.). Recognizing the past in the present: medicine before, during and after the Holocaust. New York: Berghahn Books, 2021: 354–372.

---

*N.T.: A plastinação é um método de preservação de amostras biológicas criado pelo Dr. Gunther von Hagens, em 1977. Esse método preserva as amostras em um estado muito próximo do aspecto em vida.

**Sabine Hildebrandt, MD. Pesquisadora Científica Associada. Professora Assistente de Pediatria, Harvard Medical School, Boston, EUA.

1. Lista de abreviaturas

Singular:
A. = Artéria
Lig. = Ligamento
M. = Músculo
N. = Nervo
Proc. = Processo
R. = Ramo
V. = Veia
Var. = Variação

Plural:
Aa. = Artérias
Ligg. = Ligamentos
Mm. = Músculos
Nn. = Nervos
Procc. = Processos
Rr. = Ramos
Vv. = Veias

♀ = feminino
♂ = masculino

Porcentagens:
Em vista das grandes faixas de variação das medidas individuais do corpo, os dados percentuais dos tamanhos são incluídos apenas como critérios gerais.

2. Denominações gerais das orientações e posições do corpo

Os seguintes termos descrevem a posição mútua dos órgãos e das partes do corpo, às vezes sem levar em conta a posição do corpo no espaço, bem como a orientação e a posição dos membros.
Esses termos devem ser considerados não apenas para a anatomia humana, mas também para a prática clínica e para a anatomia comparada.

Denominações gerais
anterior – posterior = frente – trás (p. ex., artérias tibiais anterior e posterior)
ventral – dorsal = para o abdome – para as costas
superior – inferior = acima – abaixo (p. ex., conchas nasais superior e inferior)
cranial – caudal = em direção à cabeça – em direção ao cóccix
direito – esquerdo = direcionado para o lado direito – direcionado para o lado esquerdo (p. ex., artérias ilíacas comuns direita e esquerda)
interno – externo = dentro – fora
superficial – profundo = próximo da superfície – longe da superfície (p. ex., músculos flexores superficiais e profundos dos dedos)
médio, intermédio = entre duas outras estruturas (a concha nasal média, p. ex., está localizada no ponto médio entre as conchas nasais superior e inferior)
mediano = localizado na linha mediana (fissura mediana anterior da medula espinal). Por meio de um corte sagital mediano, o corpo é dissecado em duas partes simetricamente iguais
medial – lateral = próximo ao meio do corpo – próximo ao lado do corpo (p. ex., fossas inguinais medial e lateral)

frontal = no plano da fronte, também que se projeta para a frente (p. ex., processo frontal da maxila)
longitudinal = no sentido do comprimento (p. ex., músculo longitudinal superior da língua)
sagital = no plano sagital
transversal = no plano transverso
transverso = que atravessa (p. ex., processo transverso da vértebra torácica)

Denominações de orientações e posições em relação aos membros
proximal – distal = próximo da raiz dos membros – próximo da extremidade dos membros (p. ex., articulações radiulnares proximal e distal)

Para os membros superiores:
radial – ulnar = no lado radial – no lado ulnar (p. ex., artérias radial e ulnar)

Para as mãos:
palmar – dorsal = para o lado da palma – para o lado do dorso da mão (p. ex., aponeurose palmar, músculo interósseo dorsal)

Para os membros inferiores:
tibial – fibular = no lado tibial – no lado fibular (p. ex., artéria tibial anterior)

Para os pés:
plantar – dorsal = para o lado da planta do pé – para o lado do dorso do pé (p. ex., artérias plantares lateral e medial, artéria dorsal do pé)

3. Uso de parênteses

( ): Os parênteses foram utilizados com diferentes objetivos:
– Para termos técnicos que também são apresentados em parênteses na Terminologia Anatômica (p. ex., M. psoas menor)
– Para termos técnicos que, embora não mencionados na Terminologia Anatômica, são utilizados na prática clínica (p. ex., nó de Henry, lâmina papirácea)
– Para informações sobre a descrição mais próxima da primeira referência, como R. espinal (A. vertebral).

4. Correlação de cores

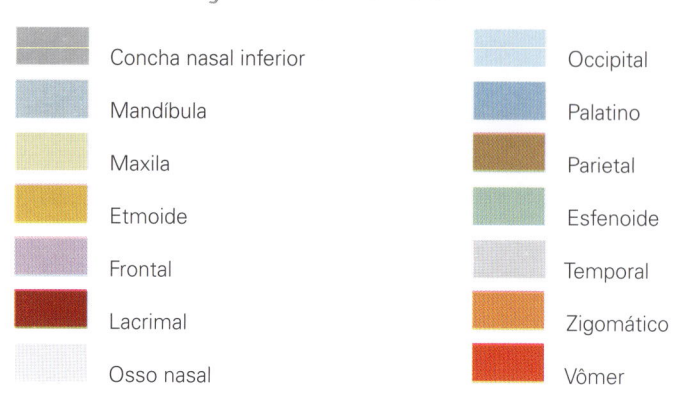

- Concha nasal inferior
- Mandíbula
- Maxila
- Etmoide
- Frontal
- Lacrimal
- Osso nasal
- Occipital
- Palatino
- Parietal
- Esfenoide
- Temporal
- Zigomático
- Vômer

No recém-nascido, os seguintes ossos cranianos são reunidos em uma cor:
- Osso nasal, temporal, mandíbula
- Maxila, osso incisivo
- Occipital, palatino

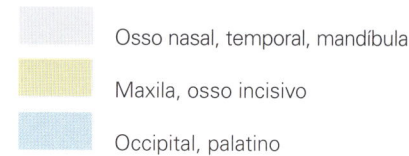

Créditos das imagens

A referência à respectiva fonte da figura encontra-se entre colchetes no fim do texto da legenda para todas as figuras da obra. Os caracteres especiais são entendidos da seguinte maneira:
[…]/[…] = após apresentação de
[…/…] = colaboração entre autor e ilustrador
[…~…] = modificado pelo autor ou ilustrador
[…-…] = trabalho combinado com o desenhista

Todos os gráficos e ilustrações que não estejam especialmente marcados são © Elsevier GmbH, Munique.
Os editores são muito gratos aos colegas clínicos mencionados a seguir por fornecerem imagens de ultrassonografia, tomografia computadorizada e ressonância magnética, bem como imagens endoscópicas e fotos coloridas de locais cirúrgicos e pacientes.

B500	Benninghoff-Archiv: Benninghoff A, Drenckhahn D. Anatomie, div. Bd. und Aufl. Elsevier/Urban & Fischer
B501	Benninghoff. Drenckhahn D, Waschke J. Taschenbuch Anatomie, div. Aufl. Elsevier/Urban & Fischer
C155	Földi M, Kubik S. Lehrbuch der Lymphologie. 3. A. Gustav Fischer, 1993
C185	Voss H, Herrlinger R. Taschenbuch der Anatomie. Gustav Fischer, 1963
E102-005	Silbernagl S. Taschenatlas der Physiologie. 3. A. Thieme, 2009
E107	Blechschmidt E. Die vorgeburtlichen Entwicklungsstadien des Menschen. S. Karger AG, 1961
E262-1	Rauber A, Kopsch F. Anatomie des Menschen. Band I. Thieme, 1987
E282	Kanski, J. Clinical Ophthalmology: A Systematic Approach. 5th ed. Butterworth-Heinemann, 2003
E288	Forbes C, Jackson W. Color Atlas and Text of Clinical Medicine. 3rd A. Elsevier/Mosby, 2003
E329	Pretorius ES, Solomon JA. Radiology Secrets Plus. 3rd ed. Elsevier/Mosby, 2011
E336	LaFleur Brooks, M.: Exploring Medical Language. 7th ed. Elsevier/Mosby, 2008
E339-001	Asensio JA, Trunkey DD. Current Therapy of Trauma and Surgical Critical Care. 1st ed. Elsevier/Mosby, 2008
E347-09	Moore KL, Persaud TVN, Torchia MG. The Developing Human. 9th ed. Elsevier/Saunders, 2013
E347-11	Moore KL, Persaud TVN, Torchia MG. The Developing Human. 11th ed. Elsevier/Saunders, 2020
E377	Eisenberg RL, Johnson N. Comprehensive Radiographic Pathology, Skeletal System. Elsevier/Mosby, 2012
E380	Eiff MP, Hatch RL. Fracture Management for Primary Care. 3rd ed. Elsevier/Saunders, 2012
E393	Adam A, Dixon AK. Grainger & Allison's Diagnostic Radiology. 5th ed. Elsevier/Churchill Livingstone, 2008
E402	Drake R, Vogl AW, Mitchell A. Gray's Anatomy for Students. 1st ed. Elsevier, 2005
E402-004	Drake R, Vogl AW, Mitchell A. Gray's Anatomy for Students. 4th ed. Elsevier, 2020
E404	Herring JA. Tachdijan's Pediatric Orthopaedics. 4th ed. Elsevier/Saunders, 2008.
E458	Kelley LL, Petersen C. Sectional Anatomy for Imaging Professionals. 2nd ed. Elsevier, 2007
E460	Drake R, et al. Gray's Atlas of Anatomy. 1st ed. Elsevier, 2008
E475	Baren JM, et al. Pediatric Emergency Medicine. 1st ed. Elsevier/Saunders, 2008
E513-002	Herring W. Learning Radiologie – Recognizing the Basics. 2nd ed. Elsevier/Saunders, 2012
E530	Long B, Rollins J, Smith B. Merrill's Atlas of Radiographic Positioning and Procedures. 11th ed. Elsevier/Mosby, 2007
E563	Evans R. Illustrated Orthopedic Physical Assessment. 3rd ed. Elsevier/Mosby, 2008
E602	Adams JG, et al. Emergency Medicine. Expert Consult. Elsevier/Saunders, 2008
E625	Myers E, Snyderman C. Operative Otolaryngology: Head and Neck Surgery. 3rd ed. Elsevier/Saunders, 2008
E633-002	Tillmann BN. Atlas der Anatomie. 2. A. Springer, 2010
E633-003	Tillmann BN. Atlas der Anatomie. 3. A. Springer, 2017
E684	Herrick AL, et al. Orthopaedics and Rheumatology in Focus. 1st ed. Elsevier/Churchill Livingstone, 2006
E708	Marx J, Hockberger RS, Walls RM. Rosen's Emergency Medicine. 7th revised ed. Elsevier/Mosby, 2009
E748	Seidel H, et al. Mosby's Guide to Physical Examination. 7th ed. Elsevier/Mosby, 2011
E761	Fuller G, Manford MR. Neurology. An Illustrated Colour Text. 3rd ed. Elsevier/Churchill Livingstone, 2010
E813	Green M, Swiontkowski M. Skeletal Trauma in Children. 4th ed. Elsevier/Saunders, 2009
E821	Pauwels F. Gesammelte Abhandlungen zur funktionellen Anatomie des Bewegungsapparates. Springer, 1965
E838	Mitchell B, Sharma R. Embryology. An Illustrated Colour Text. 1st ed. Elsevier/Churchill Livingstone, 2005
E867	Winn HR. Youmans Neurological Surgery. 6th ed. Elsevier/Saunders, 2011
E908-003	Corne J, Pointon K. Chest X-ray Made Easy. 3rd ed. Elsevier/Churchill Livingstone, 2010
E943	Kanski J. Clinical Ophthalmology. A Systemic Approach. 6th ed. Butterworth-Heinemann, 2007
E984	Klinke R, Silbernagl S. Lehrbuch Physiologie. 5. A. Thieme, 2005
E993	Auerbach P, Cushing T, Harris NS. Auerbach's Wilderness Medicine. 7th ed. Elsevier, 2016
E1043	Radlanski RJ, Wesker KH. Das Gesicht. Bildatlas klinische Anatomie. 2. A. KVM, 2012
F201-035	Abdul-Khaliq H, Berger F. Angeborene Herzfehler: Die Diagnose wird häufig zu spät gestellt. Dtsch Arztebl, 2011;108:31–2
F264-004	Hwang S. Imaging of Lymphoma of the Musculoskeletal System. Radiologic Clinics of North America, 2008;46/2:75–93
F276-005	Frost A, Robinson C. The painful shoulder. Surgery, 2006;24/11:363–7
F276-006	Marsh H. Brain tumors. Surgery. 2007; 25/12:526–9
F276-007	Hobbs C, Watkinson J. Thyroidectomy. Surgery 2007;25/11:474–8
F698-002	Meltzer CC, et al. Serotonin in Aging, Late-Life Depression, and Alzheimer's Disease: The Emerging Role of Functional Imaging. Neuropsychopharmacology, 1998; 18/:407–30
F702-006	Stelzner F, Lierse W. Der angiomuskuläre Dehnverschluss derterminalen Speiseröhre. Langenbecks Arch. klin. Chir. 1968;321:35–64
F885	Senger M, Stoffels HJ, Angelov DN. Topography, syntopy and morphology of the human otic ganglion: A cadaver study. Ann Anat, 2014;196:327–35
F1062-001	Bajada S, Mofidi A, Holt M, Davies AP. Functional relevance of patellofemoral thickness before and after unicompartmental patellofemoral replacement. The Knee, 2012;19/3:155–228
F1067-001	Lee MW, McPhee RW, Stringer MD. An evidence-based approach to human dermatomes. Clin Anat, 2008;21(5):363–73
F1082-001	Weed LH. Forces concerned in the absorption of cerebrospinal fluid. Am J Physiol, 1935;114/1:40–5
G056	Hochberg MC, et al. Rheumatology. 5th ed. Elsevier/Mosby, 2011
G123	DeLee JC, Drez D, Miller MD. DeLee & Drez's Orthopaedic Sports Medicine. 2nd ed. Elsevier/Saunders, 2003
G159	Forbes A. et al. Atlas of Clinical Gastroenterology. 3rd ed. Elsevier/Mosby, 2004
G198	Mettler F. Essentials of Radiology. 2nd ed. Elsevier/Saunders, 2005
G210	Standring S. Gray's Anatomy. 42nd ed. Elsevier, 2020
G211	Ellenbogen R, Abdulrauf S, Sekhar L. Principles of Neurological Surgery. 3rd ed. Elsevier/Saunders, 2012

G217	Waldman S. Physical Diagnosis of Pain. 2nd ed. Elsevier/Saunders, 2009	G1069	Loeweneck H, Feifel G. Bauch. In: Praktische Anatomie (begründet von von Lanz T, Wachsmuth W). Springer, 2004
G305	Hardy M, et al. Musculoskeletal Trauma. A guide to assessment and diagnosis. 1st ed. Elsevier/Churchill Livingstone, 2011	G1070	Debrunner HU, Jacob AC. Biomechanik des Fußes. 2. A. Ferdinand Enke, 1998
G322	Larsen WJ. Human embryology. 1st ed. Elsevier/Churchill Livingstone, 1993	G1071	Carpenter MB. Core Text of Neuroanatomy. 2nd ed. Williams & Wilkins, 1978
G343	Netter FH. Atlas of Human Anatomy. 5th ed. Elsevier/Saunders, 2010	G1072	Schultze O, Lubosch W. Atlas und kurzgefasstes Lehrbuch der topographischen und angewandten Anatomie. 4. A. Lehmanns, 1935
G435	Perkin GD, et al. Atlas of Clinical Neurology. 3rd ed. Elsevier/Saunders, 2011	G1073	Kubik S. Visceral lymphatic system. In: Viamonte Jr M, Rüttmann A (eds.). Atlas of Lymphography. Thieme, 1980
G463	DeLee JC, Drez D, Miller MD. DeLee & Drez's Orthopaedic Sports Medicine. Principles and Practices. 3rd ed. Elsevier/Saunders, 2010	G1076	Schiebler TH, Korf H-W. Anatomie. 10. A. Steinkopff bei Springer, 2007
G465	Tang JB, et al. Tendon Surgery of the Hand. 1st ed. Elsevier/Saunders, 2012	G1077	Zilles K, Rehkämper G. Funktionelle Neuroanatomie. 3. A. Springer, 1998
G548	Swartz MH. Textbook of Physical Diagnosis. 7th ed. Elsevier, 2014	G1078	Stelzner F. Die anorectalen Fisteln. 3. A. Springer, 1981
G568	Applegate E. J. The Sectional Anatomy Learning System-Concepts. 3rd ed. Elsevier/Saunders, 2009	G1079	Bourgery JM, Jacob NH. Atlas of Human Anatomy and Surgery. TASCHEN, 2007
G570	Wein AJ, et al. Campbell-Walsh Urology. 10th ed. Elsevier/Saunders, 2012	G1080	Tillmann B. Farbatlas der Anatomie: Zahnmedizin-Humanmedizin. Thieme, 1997
G617	Folkerth RD, Lidov H. Neuropathology. Elsevier, 2012	G1081	Purves D, et al. NeuroScience. 3rd ed. Sinauer Associates Inc, 2004
G645	Douglas G, Nicol F, Robertson C. Macleod's Clinical Examination. 13th ed. Elsevier/Churchill Livingstone, 2013	G1082	von Hagens G, Whalley A, Maschke R, Kriz W. Schnittanatomie des menschlichen Gehirns. Steinkopff, 1990
G704	Hagen-Ansert SL. Textbook of Diagnostic Sonography. 7th ed. Elsevier/Mosby, 2012	G1083	Braus H, Elze C. Anatomie des Menschen, Band 3. Periphere Leitungsbahnen II, Centrales Nervensystem, Sinnesorgane. Springer, 1960
G716	Pagorek S, et al. Physical Rehabilitation of the Injured Athlete. 4th ed. Elsevier/Saunders, 2011	G1084	Martini FH, Timmons MJ, Tallitsch RB. Anatomie. 1. A. Pearson, 2017
G717	Milla S, Bixby S. The Teaching Files- Pediatrics. 1st ed. Elsevier/Saunders, 2010	G1085	Brodmann K. Vergleichende Lokalisationslehre der Großhirnrinde in ihren Prinzipien, dargestellt aufgrund des Zellenbaues. J.A. Barth, 1909
G718	Soto J, Lucey B. Emergency Radiology- The Requisites. 1st ed. Elsevier/Mosby, 2009	G1086	Rohen JW. Anatomie für Zahnmediziner. Schattauer, 1994
G719	Thompson SR, Zlotolow A.: Handbook of Splinting and Casting (Mobile Medicine). 1st ed. Elsevier/Mosby, 2012	G1087	Spoendlin H. Strukturelle Organisation des Innenohres. In: Oto-Rhino-Laryngologie in Klinik und Praxis. Band 1. (Hrsg. Helms J, Herberhold C, Kastenbauer E). Thieme, 1994: 32–74
G720	Slutsky DJ. Principles and Practice of Wrist Surgery. 1st ed. Elsevier/Saunders, 2010	G1088	Nieuwenhuys R, Voogd J, van Huijzen C. Das Zentralnervensystem des Menschen. Ein Atlas mit Begleittext. 2. A. Springer, 1991
G721	Canale ST, Beaty J. Campbell's Operative Orthopaedics (Vol.1). 11th ed. Elsevier/Mosby, 2008	G1089	Berkovitz KB, et al. Oral Anatomy, Histology and Embryology. 5th ed. Elsevier/Mosby, 2017
G723	Rosenfeld JV. Practical Management of Head and Neck Injury. 1st ed. Elsevier/Churchill Livingstone, 2012	G1091	Kandel ER, Koester JD, Mack SH, Siegelbaum SA. Principles of Neuroscience. 6th ed. McGraw Hill, 2021
G724	Broder J. Diagnostic Imaging for the Emergency Physician. 1st ed. Elsevier/Saunders, 2011	H043-001	Mutoh K, Hidaka Y, Hirose Y, Kimura M. Possible induction of systemic lupus erythematosus by zonisamide. Pediatr Neurol, 2001;25(4):340–3
G725	Waldmann S, Campbell R. Imaging of Pain. 1st ed. Elsevier/Saunders, 2011	H061-001	Dodds SD, et al. Radiofrequency probe treatment for subfailure ligament injury: a biomechanical study of rabbit ACL. Clin Biomech, 2004;19(2):175–83
G728	Sahrmann S. Movement System Impairment Syndromes of the Extremities, Cervical and Thoracic Spines. 1st ed. Elsevier/Mosby, 2011	H062-001	Sener RN. Diffusion MRI: apparent diffusion coefficient (ADC) values in the normal brain and a classification of brain disorders based on ADC values. Comput Med Imaging Graph, 2001;25(4):299–326
G729	Browner BD, Fuller RP. Musculoskeletal Emergencies. 1st ed. Elsevier/Saunders, 2013	H063-001	Heller AC, Kuether T, Barnwell SL, Nesbit G, Wayson KA. Spontaneous brachial plexus hemorrhage-case report. Surg Neurol, 2000;53(4):356–9
G744	Weir J, et al. Imaging Atlas of Human Anatomy. 4th ed. Elsevier/Mosby, 2011	H064-001	Philipson M, Wallwork N. Traumatic dislocation of the sternoclavicular joint. Orthopaedics and Trauma, 2012;26(6):380–4
G749	Le Roux P, Winn H, Newell D. Management of cerebral aneurysms. Elsevier/Saunders, 2004	H081	Yang B, et al. A Case of Recurrent In-Stent Restenosis with Abundant Proteoglycan Component. Korean Circulation, 2003;33(9):827–31
G1060-001	Schünke M, Schulte E, Schumacher U. Prometheus. Allgemeine Anatomie und Bewegungsapparat. Band 1. 5. A. Thieme, 2018	H084-001	Custodio C, et al. Neuromuscular Complications of Cancer and Cancer Treatments. Physical Med Rehabilitation Clin North America, 2008;19(1):27–45
G1060-002	Schünke M, Schulte E, Schumacher U. Prometheus. Innere Organe. Band 2. 5. A. Thieme, 2018	H102-002	Armour JA, et al. Gross and microscopic anatomy of the human intrinsic cardiac nervous system. Anat Rec, 1997;247:289–98
G1060-003	Schünke M, Schulte E, Schumacher U. Prometheus. Kopf, Hals, Neuroanatomie. Band 3. 5. A. Thieme, 2018	H230-001	Boyden EA. The anatomy of the choledochoduodenal junction in man. Surg Gynec Obstet, 1957;104:641–52
G1061	Debrunner HU. Orthopädisches Diagnostikum. 4. A. Thieme, 1982	H233-001	Perfetti R, Merkel P. Glucagon-like peptide-1: a major regulator of pancreatic b-cell function. Eur J Endocrinol, 2000;143:717–25.
G1062	Liniger H, Molineus G. Der Unfallmann. J.A. Barth, 1974		
G1063	Vossschulte KF, et al. Lehrbuch der Chirurgie. Thieme, 1982		
G1064	Schmidt H-M, Lanz U. Chirurgische Anatomie der Hand. Hippokrates, 1992		
G1065	Tubiana R. The Hand, Vol. 1. Saunders, 1981		
G1066	Gegenbaur C, Göpfert E. Lehrbuch der Anatomie des Menschen, Band III/1: Das Blutgefäßsystem. W. Engelmann, 1913		
G1067	Baumgartl E. Das Kniegelenk. Springer, 1964		
G1068	Tandler J. Lehrbuch der systematischen Anatomie, 3. Band. Das Gefäßsystem. F.C.W. Vogel, 1926		

H234-001	Braak H. Architectonics as seen by lipofuscin stains. In: Peters A, Jones EG (eds.): Cerebral Cortex. Cellular Components of the Cerebral Cortex. Cellular Components of the Cerebral Cortex, Vol I. Plenum Press, 1984:59–104
J787	Colourbox.com
J803	Biederbick & Rumpf
K383	Cornelia Krieger, Hamburg
L106	Henriette Rintelen, Velbert
L126	Dr. med. Katja Dalkowski, Buckenhof
L127	Jörg Mair, München
L131	Stefan Dangl, München
L132	Michael Christof, Würzburg
L141	Stefan Elsberger, Planegg
L157	Susanne Adler, Lübeck
L190	Gerda Raichle, Ulm
L231	Stefan Dangl, München
L238	Sonja Klebe, Löhne
L240	Horst Ruß, München
L266	Stephan Winkler, München
L271	Matthias Korff, München
L275	Martin Hoffmann, Neu-Ulm
L280	Johannes Habla, München
L281	Luitgard Kellner, München
L284	Marie Davidis, München
L285	Anne-Katrin Hermanns, „Ankats Art", Maastricht, NL
L303	Dr. med. Andreas Dietz, Konstanz
L316	Roswitha Vogtmann, Würzburg
L317	H.-C. Thiele, Gießen
L318	Tamas Sebesteny, Bern, CH
L319	Marita Peter, Hannover
M282	Prof. Dr.med. Detlev Drenckhahn, Würzburg
M492	Prof. Dr. med. Peter Kugler, Würzburg
M502	Prof. Dr. med O. Trentz, Zürich
M519	Prof. Dr. G. A. Wanner, Zürich
M526	T.H.K. Schiedeck, Ludwigsburg
M580	Prof. Dr. med. W. Kriz, Heidelberg
M614	Prof. Dr. Wolfgang Rüther, Hamburg
M1091	Prof. Dr. Reinhard Pabst, Hannover
O534	Prof. Dr. Arnd Dörfler, Erlangen
O548	Prof. Dr. med Andreas Franke, Kardiologie, Klinikum Region Hannover
O892	Priv.-Doz. Dr. med. habil. L. Mirow, Landkreis Mittweida Krankenhaus GmbH
O1107	Dr. Helmuth Ferner, Privatklinik Döbling, Wien
O1108	Prof. Hans-Rainer Duncker, Gießen
O1109	August Vierling (1872–1938), Heidelberg
P310	Prof. Dr. med. Friedrich Paulsen, Erlangen
P319	Frau Dr. med Berit Jordan, Uniklinik Halle
P320	Prof. Dr. med. Frank Hanisch, Uniklinik Halle
P498	Prof. Dr. med. Philippe Pereira, SLK-Kliniken Heilbronn, Klinik für Radiologie
Q300	Pernkopf-Archiv: Pernkopf E. Atlas der topgraphischen und angewandten Anatomie des Menschen, div. Bd. und Aufl. Elsevier/Urban & Fischer
R170-5	Welsch U, Kummer W, Deller T. Histologie- Das Lehrbuch: Zytologie, Histologie und mikroskopische Anatomie. 5. A. Elsevier/Urban & Fischer, 2018
R234	Bruch H-P, Trentz O. Berchtold Chirurgie. 6. A. Elsevier/Urban & Fischer, 2008
R235	Böcker W, Denk H, Heitz P, Moch H. Pathologie. 4. A. Elsevier/Urban & Fischer, 2008
R236	Classen M, Diehl V, Kochsiek K. Innere Medizin. 6. A. Elsevier/Urban & Fischer, 2009
R242	Franzen A. Kurzlehrbuch Hals-Nasen-Ohren-Heilkunde 3. A. Elsevier/Urban & Fischer, 2007
R247	Deller T, Sebesteny T. Fotoatlas Neuroanatomie. 1. A. Elsevier/Urban & Fischer, 2007
R252	Welsch U. Atlas Histologie. 7. A. Elsevier/Urban & Fischer, 2005
R254	Garzorz N. Basics Neuroanatomie. 1. A. Elsevier/Urban & Fischer, 2009
R261	Sitzer M, Steinmetz H. Neurologie. 1. A. Elsevier/Urban & Fische, 2011
R306	Illing St, Classen M. Klinikleitfaden Pädiatrie.8. A. Elsevier/Urban & Fischer, 2009
R314	Böckers T, Paulsen F, Waschke J. Sobotta Lehrbuch Anatomie. 2. A. Elsevier/Urban & Fischer, 2019
R316-007	Wicke L. Atlas der Röntgenanatomie. 7. A. Elsevier/Urban & Fischer, 2005
R317	Trepel M. Neuroanatomie. 5. A. Elsevier/Urban& Fischer, 2011
R331	Fleckenstein P, Tranum-Jensen J. Röntgenanatomie. 1. A. Elsevier/Urban & Fischer, 2004
R333	Scharf H-P, Rüter A. Orthopädie und Unfallchirurgie. 2. A. Elsevier/Urban & Fischer, 2018
R349	Raschke MJ, Stange R. Alterstraumatologie- Prophylaxe, Therapie und Rehabilitation 1. A. Elsevier/Urban & Fischer, 2009
R388	Weinschenk S. Handbuch Neuraltherapie. Diagnostik und Therapie mit Lokalanästhetika. 1. A. Elsevier/Urban & Fischer, 2010
R389	Gröne B. Schlucken und Schluckstörungen: Eine Einführung. 1. A. Elsevier/Urban & Fischer, 2009
R419	Menche N. Biologie- Anatomie- Physiologie. 9. A. Elsevier/Urban & Fischer, 2020
R449	Hansen JT. Netter's Clinical Anatomy. 4th ed. Elsevier/Urban & Fischer, 2018
S002-5	Lippert H. Lehrbuch Anatomie. 5. A. Elsevier/Urban & Fischer, 2000
S002-7	Lippert H. Lehrbuch Anatomie. 7. A. Elsevier/Urban & Fischer, 2006
S008-4	Kauffmann GW, Sauer R, Weber WA. Radiologie. 4. A. Elsevier/Urban & Fischer, 2008
S100	Classen M, et al. Differentialdiagnose Innere Medizin 1. A. Urban & Schwarzenberg, 1998
S124	Breitner B. Chirurgische Operationslehre, Band III, Chirurgie des Abdomens. 2. A. Urban & Schwarzenberg, 1996
S130-6	Speckmann E-J, Hescheler J, Köhling R. Physiologie. 6. A. Elsevier/Urban & Fischer, 2013
S133	Wheater PR, Burkitt HG, Daniels VG. Funktionelle Histologie. 2. A. Urban & Schwarzenberg, 1987
S700	Sobotta-Archiv: Sobotta. Atlas der Anatomie des Menschen, div. Aufl. Elsevier/Urban & Fischer
S701	Sobotta-Archiv: Hombach-Klonisch S, Klonisch T, Peeler J. Sobotta. Clinical Atlas of Human Anatomy. 1st ed. Elsevier/Urban & Fischer
S702	Sobotta-Archiv: Böckers T, Paulsen F, Waschke J. Sobotta. Lehrbuch Anatomie, div. Aufl. Elsevier/Urban & Fischer
T127	Prof. Dr. Dr. Peter Scriba, München
T419	Jörg Pekarsky, Institut für Anatomie LST II, Universität Erlangen-Nürnberg
T534	Prof. Dr. med. Matthias Sitzer, Klinik für Neurologie, Klinikum Herford
T663	Prof. Dr. Kurt Fleischhauer, Hamburg
T719	Prof. Dr. Norbert Kleinsasser, HNO-Klinik, Universitätsklinikum Würzburg
T720	PD Dr. med. Hannes Kutta, Universitätsklinikum Hamburg-Eppendorf
T786	Dr. Stephanie Lescher, Institut für Neuroradiologie, Klinikum der Goethe-Universität, Frankfurt, Prof. Joachim Berkefeld, Institut für Neuroradiologie, Klinikum der Goethe-Universität, Frankfurt
T832	PD Dr. Frank Berger, Institut für Klinische Radiologie der LMU, München
T863	C. Markus, Uniklinik Würzburg
T867	Prof. Dr. Gerd Geerling, Universitätsklinikum Düsseldorf
T872	Prof. Dr. med. Micheal Uder, Universitätsklinikum Erlangen
T882	Prof. Dr. med Christopher Bohr, Universitätsklinikum Regensburg
T884	Tobias Wicklein, Erlangen
T887	Prof. Dr. med Stephan Zierz, Dr. Jordan, Uniklinik Halle
T893	Prof. Galanski, Dr. Schäfer, Abteilung Diagnostische Radiologie, Med. Hochschule Hannover
T894	Prof. Gebel, Abteilung Gastroenterologie und Hepatologie, Med. Hochschule Hannover
T895	Dr. Greeven, St.-Elisabeth-Krankenhaus, Neuwied
T898	Prof. Jonas, Urologie, Med. Hochschule Hannover
T899	Prof. Kampik, Prof. Müller, Augenklinik, Universität München

T900	Dr. Kirchhoff, Dr. Weidemann, Abteilung Diagnostische Radiologie, Med. Hochschule Hannover
T901	Dr. Meyer, Abteilung Gastroenterologie und Hepatologie, Med. Hochschule Hannover
T902	Prof. Pfeifer, Radiologie Innenstadt, Institut für radiologische Diagnostik, Universität München
T903	Prof. Possinger, Prof. Bick, Medizinische Klinik und Poliklinik II mit Schwerpunkt Onkologie und Hämatologie, Charité Campus Mitte, Berlin
T904	Prof. Ravelli (verstorben), ehem. Institut für Anatomie, Universität Innsbruck
T905	Prof. Reich, Klinik für Mund-Kiefer-Gesichtschirurgie, Universität Bonn
T906	Prof. Reiser, Dr. Wagner, Institut für radiologische Diagnostik, LMU, München
T907	Dr. Scheibe, Chirurgische Abteilung, Rosman-Krankenhaus Breisach
T908	Prof. Scheumann, Klinik für Viszeral- und Transplantationschirurgie
T909	Prof. Schillinger, Frauenklinik, Universität Freiburg
T910	Prof. Schliephake, Mund-Kiefer-Gesichtschirurgie, Universität Göttingen
T911	Prof. Schlösser, Zentrum Frauenheilkunde, Med. Hochschule Hannover
T912	cand. med. Carsten Schröder, Kronshagen
T916	PD Dr. Vogl, Radiologische Poliklinik, Universität München
T917	Prof. Witt, Klinik für Neurochirurgie, Universität München
T975	Dr. Noam Millo, Department of Radiology, Health Sciences Centre, University of Manitoba
T1129	Prof. Dr. med. Dr. med. dent. Marco Kesting, Erlangen
T1157	Priv. Doz. Dr. R. Fuhrmann, Bad Neustadt a. d. Saale
T1188	Prof. Dr. med. Horst-Werner Korf, Frankfurt
T1189	Prof. Dr. med. Esther Asan, Julius-Maximilians-Universität Würzburg
T1190	Prof. Dr. Dr. Robert Nitsch, WWU, Münster
T1191	Prof. Dr. Dr. Dr. Günter Rager, Fribourg
X338	Visible Human Data® Project, US National Library of Medicine
X389	Kummer B. Funktionelle Anatomie des Vorfußes. Verhandl Deutsch Orthop Ges. 53. Kongr. Hamburg 1966, Enke, 1987:482–93

Sumário

Cabeça

Visão Geral	4
Ossos e Articulações	9
Tecido Adiposo e Epicrânio	47
Musculatura	50
Topografia	56
Vasos Sanguíneos e Nervos	64
Nariz	72
Boca e Cavidade Oral	86
Glândulas Salivares	118

Olho

Desenvolvimento	132
Esqueleto	134
Pálpebras	136
Glândula Lacrimal e Aparelho Lacrimal	146
Musculatura Ocular	152
Topografia	156
Bulbo do Olho	166
Via Óptica	173

Orelha

Visão Geral	182
Orelha Externa	186
Orelha Média	190
Tuba Auditiva	202
Orelha Interna	206
Audição e Equilíbrio	212

Pescoço

Visão Geral	222
Musculatura	224
Faringe	234
Laringe	244
Glândula Tireoide	258
Topografia	264

Encéfalo e Medula Espinal

Desenvolvimento	284
Considerações Gerais	294
Encéfalo	298
Meninges e Suprimento Sanguíneo	320
Áreas do Cérebro	345
Nervos Cranianos	373
Medula Espinal	424
Cortes	459

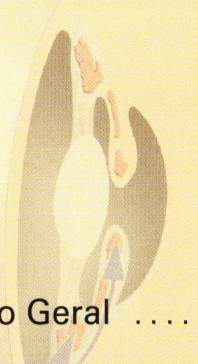

Cabeça

Visão Geral	4
Ossos e Articulações	9
Tecido Adiposo e Epicrânio	47
Musculatura	50
Topografia	56
Vasos Sanguíneos e Nervos	64
Nariz	72
Boca e Cavidade Oral	86
Glândulas Salivares	118

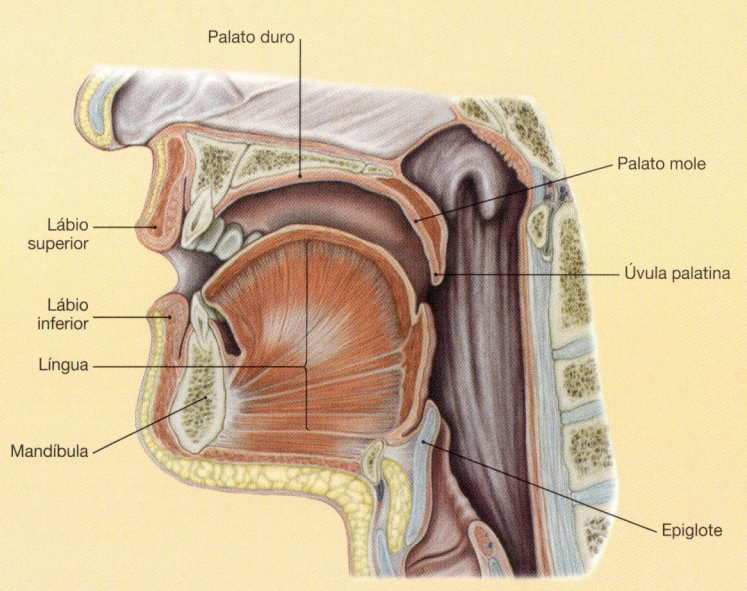

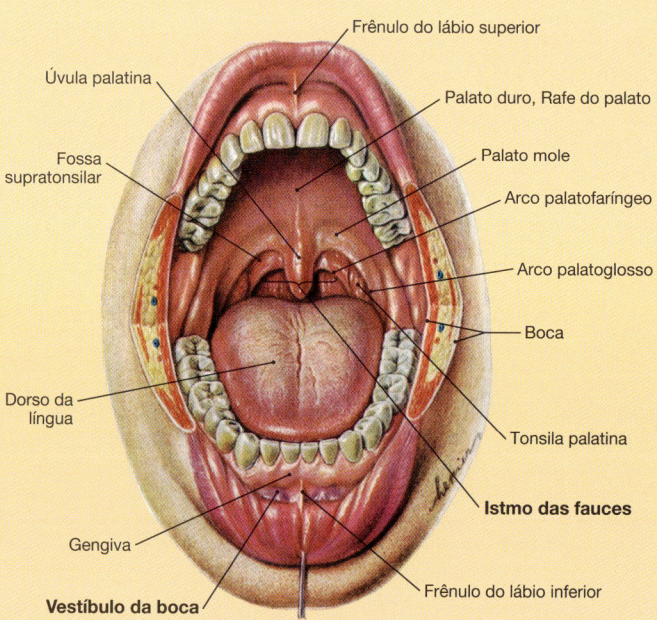

Visão geral

A **cabeça** é móvel e conectada ao tronco por meio do pescoço. Isso possibilita o ajuste dos órgãos do sentido aos estímulos ambientais, sem a necessidade de acompanhamento de todo o corpo. A base óssea da cabeça é o **crânio**, cuja parte posterior contém a **parte central do sistema nervoso**, como neurocrânio, e a parte anterior (viscerocrânio) contém os órgãos do sentido com funções muito diferentes. Na cabeça estão localizados os **olhos** (órgãos da visão), as **orelhas** (órgãos da audição e do equilíbrio), o **nariz** (órgão do olfato), assim como a **cavidade oral** e a **faringe** (órgãos do paladar). Com a cavidade nasal e a parte superior da faringe, tem início a via respiratória; a cavidade oral e a parte média da faringe são a parte inicial da via digestória. A cabeça é responsável, portanto, pela **ingestão de alimentos e orientação**. Juntamente com o nariz e os seios paranasais, a boca, a garganta e o aparelho mastigatório contribuem significativamente para o formato da face. Nos seres humanos, a boca também está envolvida na **articulação da fala e do canto**. Como músculos sem fáscias, os **músculos da expressão facial** são inseridos diretamente na pele da cabeça, permitindo que as exclusivas expressões da face promovam a comunicação com o meio ambiente. O limite entre a cabeça e o pescoço é constituído, da parte posterior para a anterior, pela protuberância occipital externa na parte posterior do crânio, pela inserção das orelhas e pela mandíbula.

Tópicos mais importantes

Após estudar e compreender os principais tópicos deste capítulo, segundo as diretrizes do Nationalen Kompetenzbasierten Lernzielkatalog Medizin (NKLM), você será capaz de:

- Descrever os ossos cranianos e o desenvolvimento do crânio
- Nomear as suturas e os fontículos, incluindo os tempos de fechamento
- Descrever a estrutura básica do crânio, seus ossos e suas interligações
- Associar o neurocrânio, o viscerocrânio, a calvária, a base do crânio e a fossa craniana às respectivas estruturas e explicar a sua constituição
- Denominar os pontos de passagem, estruturas, forames, fissuras e impressões essenciais das bases interna e externa do crânio
- Descrever a origem, a inserção e a inervação dos músculos da expressão facial
- Delinear a estrutura, o suprimento sanguíneo, a circulação linfática e a inervação do couro cabeludo
- Orientar-se nas diferentes regiões (face, região lateral da face), associá-las sistematicamente e descrever o curso topográfico dos vasos sanguíneos, vasos linfáticos e nervos das regiões, bem como visualizar de maneira tridimensional e indicar as estruturas anatômicas não visíveis do exterior, que se localizam profundamente na região lateral da face
- Indicar correlações clínico-topográficas significativas
- Indicar a origem, o curso, o tipo das fibras e a região de inervação dos 12 nervos cranianos (→ Capítulo 12)
- Descrever o desenvolvimento do nariz e dos seios paranasais
- Descrever a estrutura da parte externa do nariz, a estrutura óssea e cartilaginosa do esqueleto nasal, bem como os limites das cavidades nasais e sua expansão

- Descrever a irrigação sanguínea e a inervação de todo o nariz, considerando a sua relevância clínica
- Demonstrar o campo olfativo e suas ligações com a fossa anterior do crânio
- Retratar a localização, os limites ósseos, as desembocaduras e as relações topográficas dos seios paranasais
- Explicar o desenvolvimento da cavidade oral, do aparelho mastigatório, da língua, do palato e das glândulas salivares
- Descrever todas as estruturas da cavidade oral, sua irrigação e inervação, bem como o trajeto de nervos e vasos, a localização topográfica e as relações anatômicas das estruturas e dos órgãos entre si e em relação às regiões adjacentes, bem como as suas funções
- Explicar o desenvolvimento dos dentes e sua estrutura detalhada, incluindo as dentições
- Descrever a estrutura e a função da articulação temporomandibular (ATM), bem como a localização, a função, a irrigação sanguínea e a inervação dos músculos mastigatórios
- Reproduzir a estrutura, a localização, a função, a inervação, a irrigação sanguínea e a circulação linfática da língua, do palato e das glândulas salivares
- Explicar a irrigação sanguínea da tonsila palatina
- Demonstrar a topografia do assoalho da boca, incluindo os seus compartimentos, os músculos envolvidos, a irrigação sanguínea, a inervação e a circulação linfática.

Relação com a clínica

A seguir, é apresentado um estudo de caso que reforça a correlação entre os muitos detalhes anatômicos e a prática clínica mais atual.

Paralisia facial

História
No verão, um estagiário de 22 anos visita o seu médico de família, porque já há alguns dias não consegue mover o lado direito do rosto e tem problemas para ingerir líquidos. Além disso, do ângulo da boca escoa saliva continuamente. Ele também tem a sensação de ouvir mais alto no lado direito. Por outro lado, o paciente parece estar saudável. Nega febre, cefaleia ou dor no corpo, infecção gripal ou picada de carrapato recente. A história patológica pregressa é normal. O jovem não faz uso de medicação e não consome drogas ilícitas. Ingere bebidas alcoólicas apenas ocasionalmente e com moderação; não fuma. O histórico de saúde familiar também é normal.

Achados da avaliação
A visualização da face do paciente, quando este chega à sala de exames, sugere imediatamente o diagnóstico de paralisia facial. A metade direita da face está visivelmente "caída" (→ Figura a). No lado direito, o sulco nasolabial estava diminuído. Quando solicitado, o paciente não consegue franzir a testa no lado direito, sorrir, assobiar nem inflar a bochecha. A tentativa de fechar bem o olho demonstra lagoftalmia (o olho permanece aberto) e revela o fenômeno de Bell.

> *Fenômeno de Bell: no momento do fechamento da pálpebra, o bulbo do olho gira automaticamente para cima. A pálpebra não pode ser fechada, e a esclera branca ainda é visível.*

O médico testa a sensibilidade do rosto por meio de leve fricção na bochecha. Como o paciente não consegue franzir a testa no lado afetado, o médico chega ao diagnóstico preliminar: paralisia facial periférica (infranuclear) idiopática (sem causa conhecida).

> *Na paralisia facial central, a testa ainda pode ser franzida.*

Em seguida, o médico encaminha o paciente a um otorrinolaringologista.

O otorrinolaringologista também observa paralisia facial periférica completa no lado direito. A orelha externa e os tecidos moles faciais estão normais, assim como o meato acústico e a membrana timpânica. A secreção da glândula parótida não responde aos estímulos. A palpação do pescoço e da face não revela sinais de tumor ou de infecção.

Exames complementares
O otorrinolaringologista realiza audiometria, a qual não mostra evidências de perda de audição. Para a exclusão de outras causas mais graves (p. ex., tumor), ele solicitou ressonância magnética (RM) da cabeça, exame de sangue, eletroneurografia (ENG) e eletromiografia (EMG). Os resultados dos exames laboratoriais estão normais, podendo-se descartar herpes-zóster oftálmico, infecção por herpes-vírus simples (HSV) ou borreliose. A ENG e a EMG não revelaram sinais de dano do nervo pronunciado. Após a consulta com um neurologista, os sintomas neurológicos também puderam ser descartados. A RM mostrou edema moderado do N. facial [VII] no seu canal ósseo.

Diagnóstico
Paralisia facial periférica idiopática do lado direito.

> *Até 70% das paralisias faciais periféricas são idiopáticas.*

Tratamento
A administração de corticoide promoveu a normalização dos movimentos faciais já no terceiro dia. Infelizmente, o ramo frontal ainda não havia voltado ao seu funcionamento normal até esse momento.

Evolução
No acompanhamento ambulatorial, após 4 semanas, a mobilidade do rosto está completamente simétrica.

Laboratório de anatomia
Atente aos seguintes ramos do N. facial: N. petroso maior, corda do tímpano e N. estapédio.

De volta à clínica
Enquanto os músculos faciais se tornam mais móveis durante o tratamento com corticoide, o paciente percebe que o olho direito lacrimeja durante as refeições. Ele, portanto, procura novamente seu médico de família. Este explica que esse fenômeno é conhecido como "lágrimas de crocodilo", ou lacrimejamento gustativo. Essa síndrome de irritação inofensiva ocorre algumas vezes durante a regeneração de uma paralisia facial. O lacrimejamento dos pacientes afetados é mais acentuado em um lado durante as refeições. A causa é o crescimento de fibras gustatórias parassimpáticas regeneradas na glândula lacrimal, que provoca falsa interconexão e falha na inervação. Em casos de estresses psicológicos mais fortes podem ser feitas tentativas de tratamento com injeções de toxina botulínica.

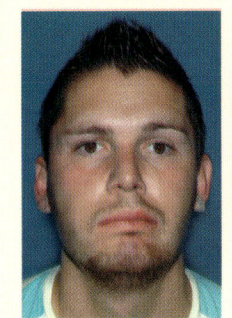

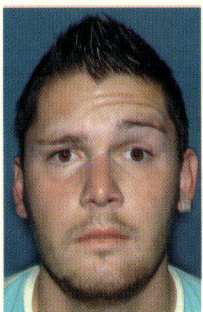

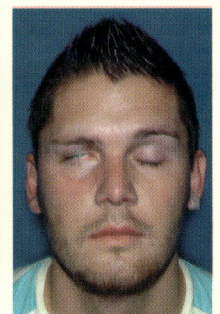

Figura a Esquerda: paciente na apresentação; Centro: paciente após o pedido para franzir a testa; Direita: paciente após o pedido para fechar os olhos. [S700-T887]

Visão Geral

Regiões da Cabeça e do Pescoço

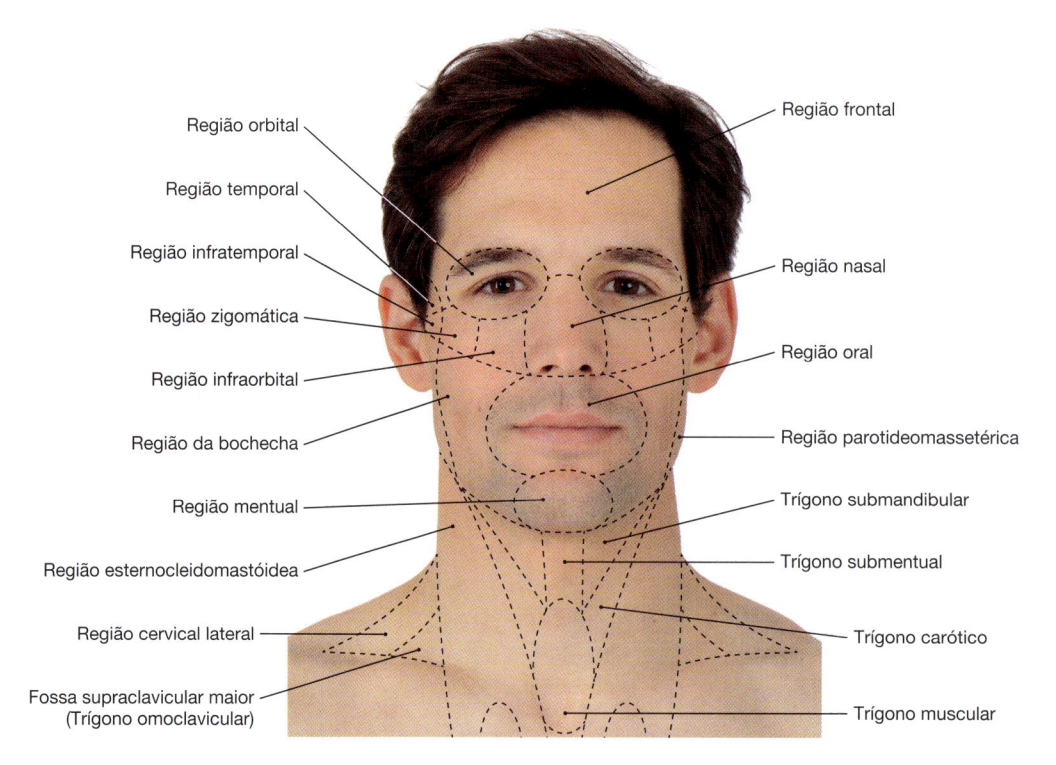

Figura 8.1 Regiões da cabeça e do pescoço; vista anterior. [S700-J803]

Na **cabeça**, são distinguidas as seguintes regiões topográficas:
- Região frontal
- Região temporal
- Região orbital
- Região nasal
- Região infraorbital
- Região zigomática
- Região oral
- Região da bochecha
- Região mentual
- Região parietal
- Região occipital
- Região parotideomassetérica.

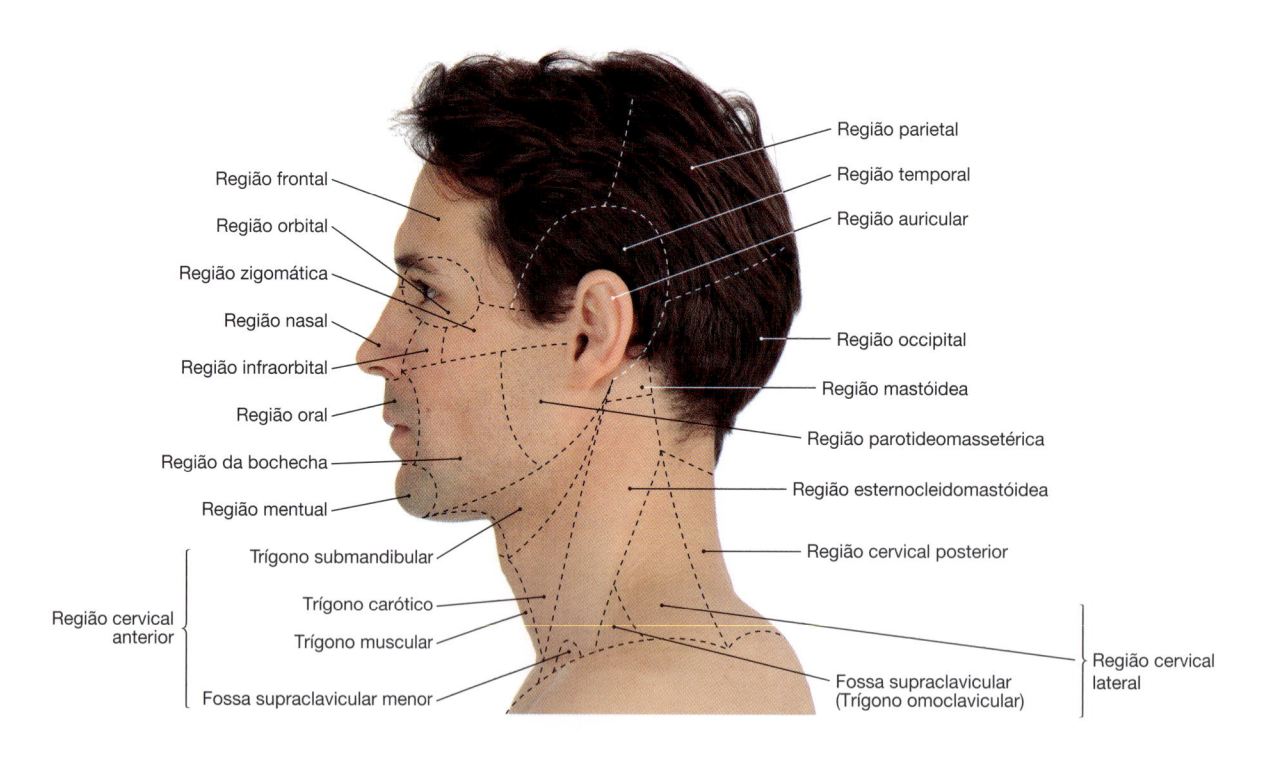

Figura 8.2 Regiões da cabeça e do pescoço; vista lateral. [S700-J803]

No **pescoço**, são distinguidas as seguintes regiões topográficas:
- Região cervical anterior, composta pelo trígono submentual, trígono submandibular, trígono carótico e trígono muscular
- Região esternocleidomastóidea, com a fossa supraclavicular menor
- Região cervical lateral, com o trígono omoclavicular
- Região cervical posterior.

Regiões da Cabeça e do Pescoço

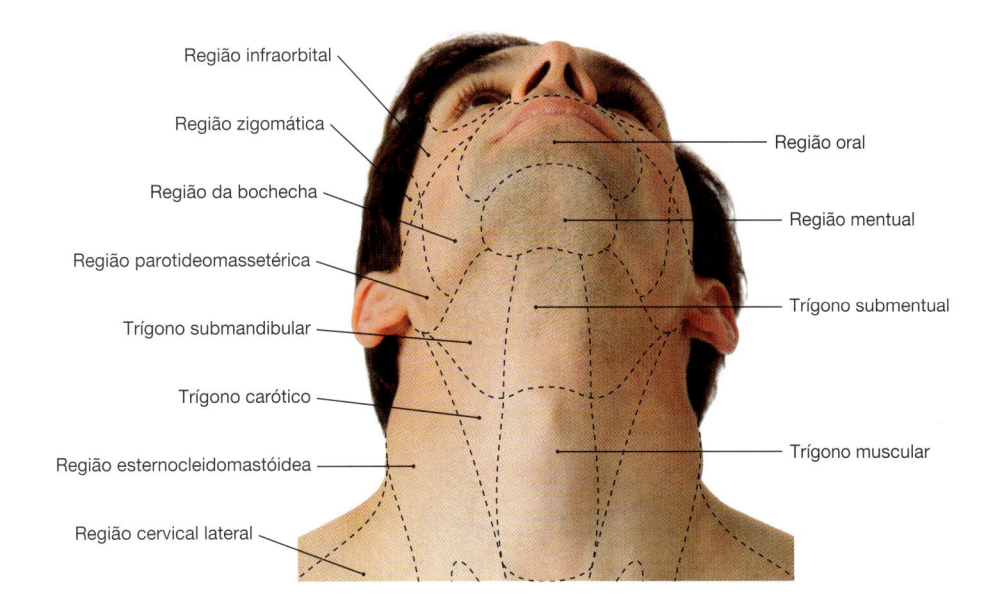

Figura 8.3 Regiões da cabeça e do pescoço; vista anterior, inferior.
[S700-J803]

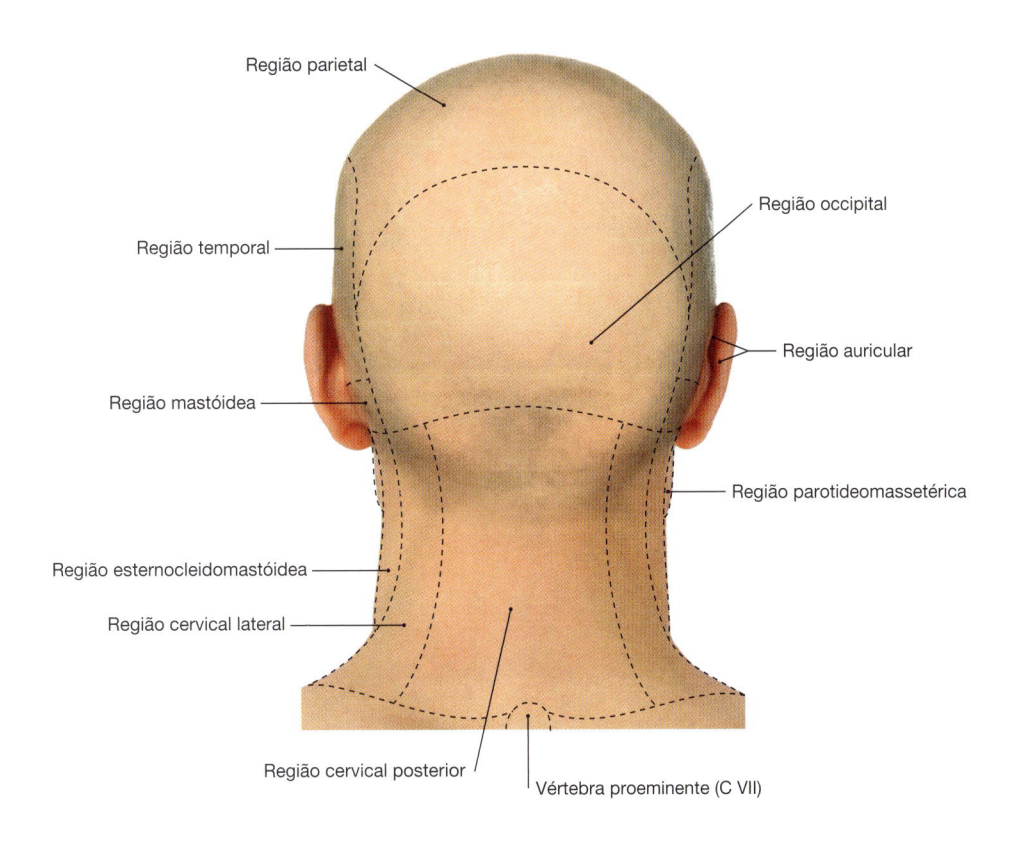

Figura 8.4 Regiões da cabeça e do pescoço; vista posterior.
[S700-J803-L271]
Na prática clínica, a região cervical posterior é, muitas vezes, denominada nuca.

Visão Geral

Morfometria e Proporções da Face

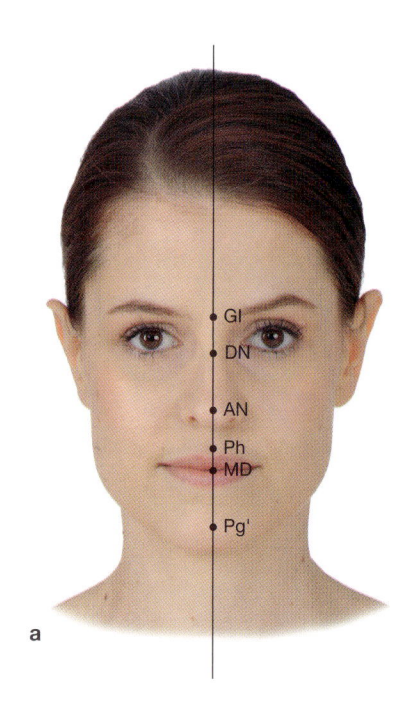

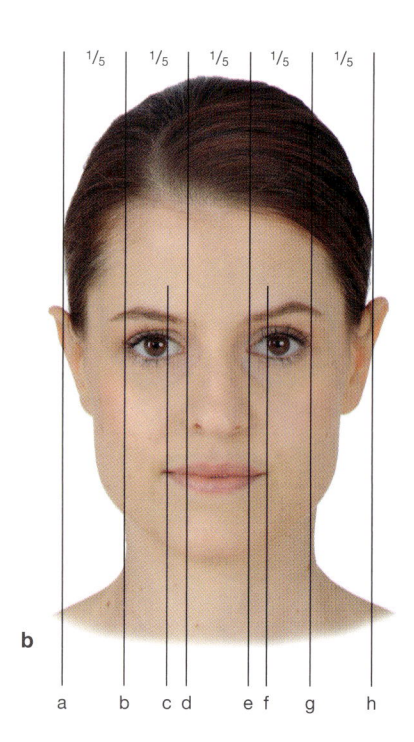

Figura 8.5a e b Morfometria e proporções da face; vista anterior; proporções verticais. [S700-J803]/[E1043]
a Em proporções ideais, uma linha vertical mediana imaginária na face atravessa a glabela (Gl), o dorso do nariz (DN), o ápice do nariz (AN), o filtro (Ph) e o pogônio (Pg') de tecidos moles. Atravessa também o ponto médio da arcada dentária (MD).

b Para a simetria ideal, a face pode ser dividida por linhas verticais em cinco grandes segmentos iguais. Essas linhas atravessam a margem mais exterior da orelha externa (a, h), bem como os ângulos laterais (b, g) e mediais (d, e) dos olhos. Os cantos da boca comumente são paralelos à margem medial da íris.

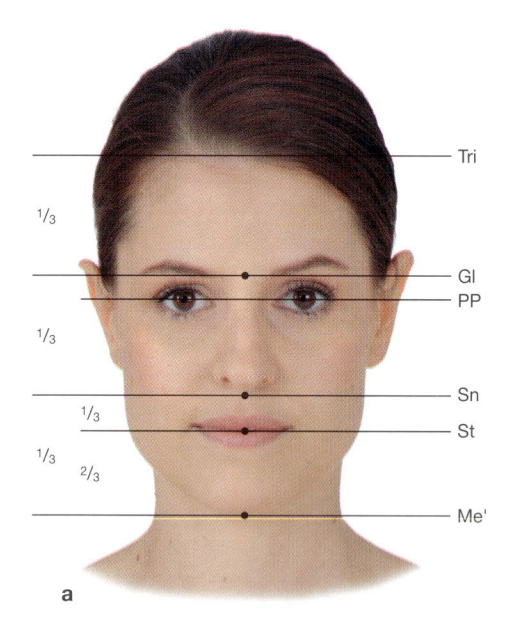

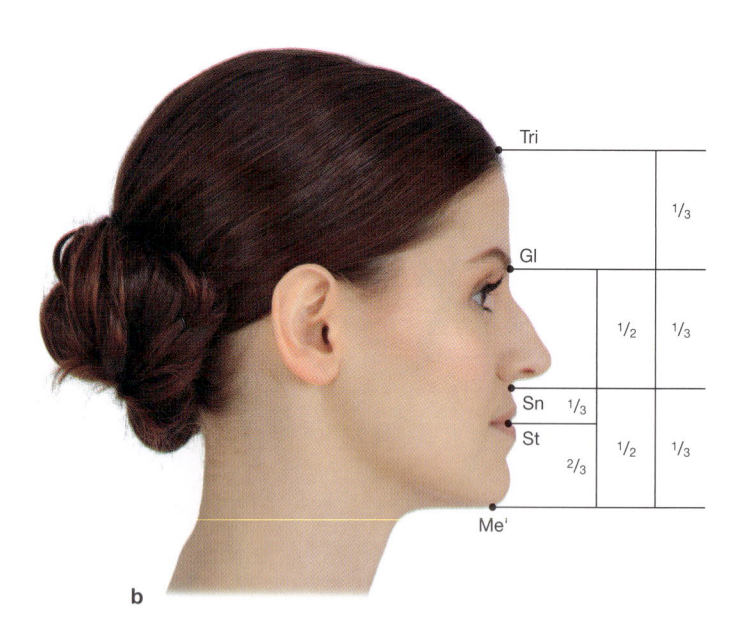

Figura 8.6a e b Morfometria e proporções da face; proporções transversais. [S700-J803]/[E1043]
a Vista anterior.
b Vista lateral.
Em perfeita simetria, a face pode ser dividida horizontalmente em três grandes segmentos iguais. Por distâncias iguais entre a linha de implantação do cabelo (tríquio, Tri) e a glabela (Gl), entre a glabela e o subnásio (Sn), e entre o subnásio e o mento (Me'), a face é dividida em superior, média e inferior.
A face inferior é também dividida pela rima da boca (St) em três terços. Um terço situa-se acima da rima da boca, enquanto a região do mento ocupa dois terços. A linha bipupilar (PP) pode ser usada para orientação transversal quando os olhos estão exatamente no mesmo nível.

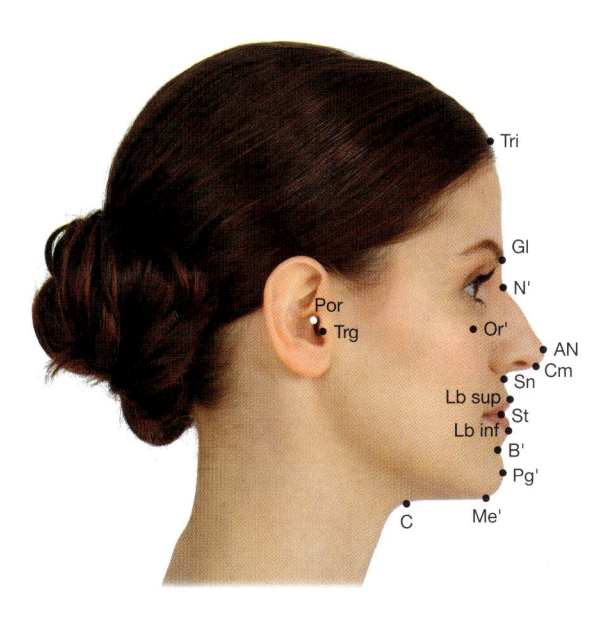

Figura 8.7 Pontos cefalométricos mais comuns da face; vista lateral. [S700-J803]/[E1043]

Abreviatura	Ponto de medição	Definição
Tri	Tríquio	Linha de implantação do cabelo
Gl	Glabela	Ponto de referência no frontal, logo acima da raiz do nariz, entre os supercílios
N'	Násio	Ponto mais baixo entre o nariz e a fronte
Or'	Ponto orbital	Ponto mais baixo da curvatura da margem infraorbital
AN	Ápice do nariz	Ponta do nariz
Cm	Columela	Ponte do nariz (parte membranácea do septo nasal)
Sn	Subnásio	
Lb sup	Lábio superior	Ponto mais anterior do lábio superior
St	Estômio	Ponto de fechamento do lábio
Lb inf	Lábio inferior	Ponto mais anterior do lábio inferior
B'	Ponto B	Ponto mais baixo da junção da prega labiomentual
Pg'	Pogônio	
Me'	Mento	Ponto mais inferior do contorno de tecidos moles do mento
C	Cervical	Ponto de transição entre o contorno submentual e o contorno do pescoço
Por	Pório	Abertura do meato acústico externo
Trg	Trago	Ponto na interseção de duas tangentes, uma passando pela margem anterior do trago e outra pela margem posterior do trago

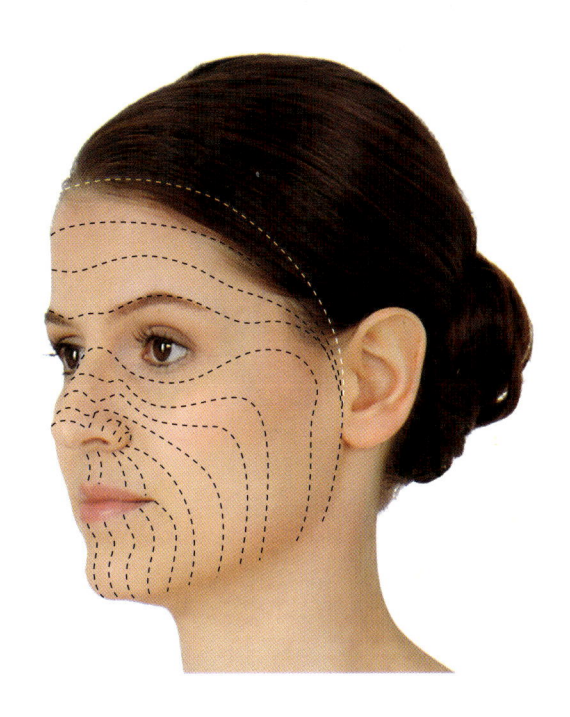

Figura 8.8 Linhas de tensão da pele facial; vista anterior direita. [S700-J803]/[E1043]

Em todos os procedimentos cirúrgicos na face com incisão da pele, as linhas de tensão devem ser observadas. Elas aparecem através do curso das fibrilas colagenosas e da localização dos músculos de expressão facial. Incisões ao longo das linhas e pregas cutâneas são oportunas, pois elas criam a menor tensão possível da pele e, portanto, causam menos cicatrizes.

Face

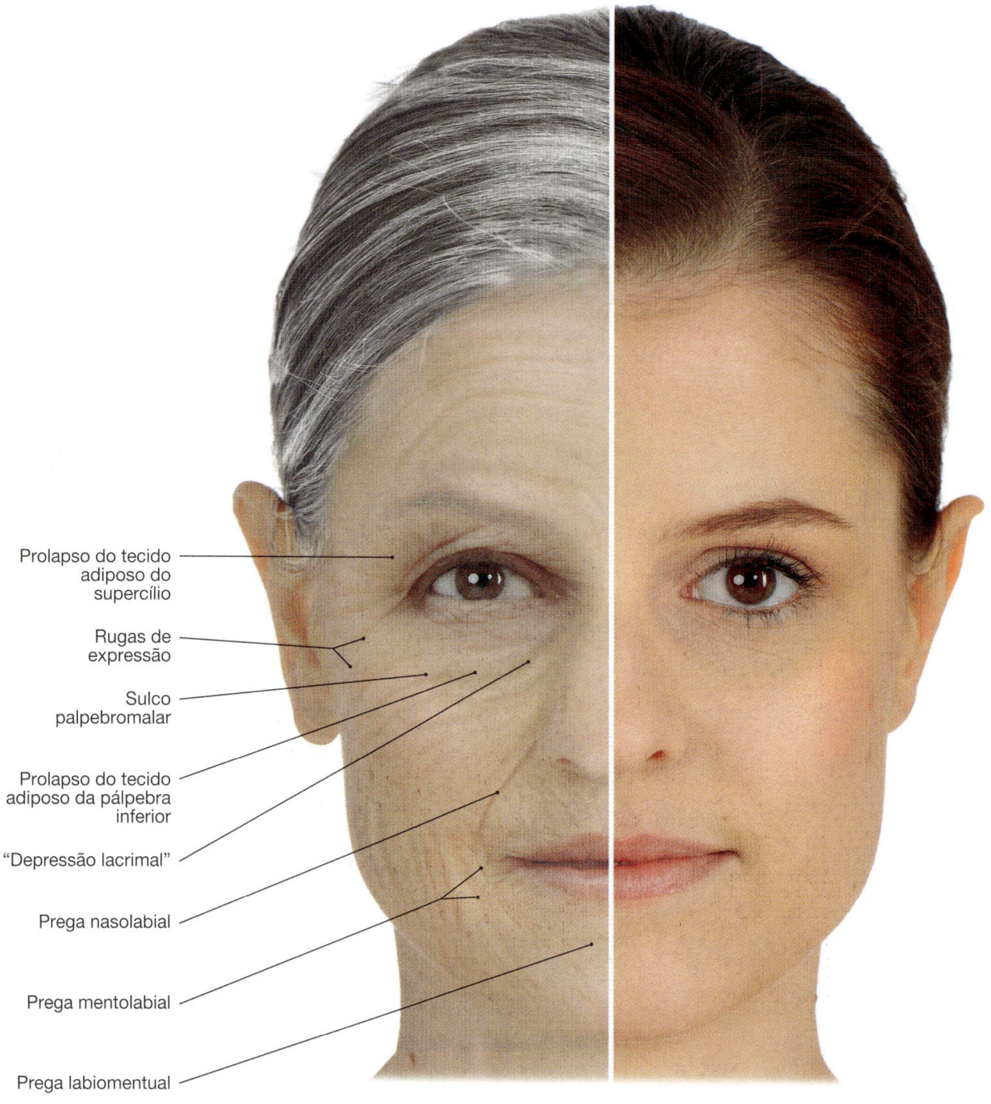
Prolapso do tecido adiposo do supercílio
Rugas de expressão
Sulco palpebromalar
Prolapso do tecido adiposo da pálpebra inferior
"Depressão lacrimal"
Prega nasolabial
Prega mentolabial
Prega labiomentual

Figura 8.9 Envelhecimento da face; vista anterior. [S700-J803-L271]/[E1043]
Com o envelhecimento, ocorrem alterações complexas não apenas da pele facial, mas também de todos os outros tecidos, como músculos, ossos ou os depósitos de gordura subcutâneos. Esses processos de envelhecimento, que são específicos para cada região da face, evoluem com velocidades individualmente diferentes e são influenciados por muitos fatores ambientais (p. ex., radiação UV, tabagismo). O processo de envelhecimento ocorre gradualmente e é visível na pele: formam-se cada vez mais pregas; com a força de gravidade, a pele pende, juntamente com a tela subcutânea. Isso é evidente principalmente nas pálpebras e nos cantos da boca.

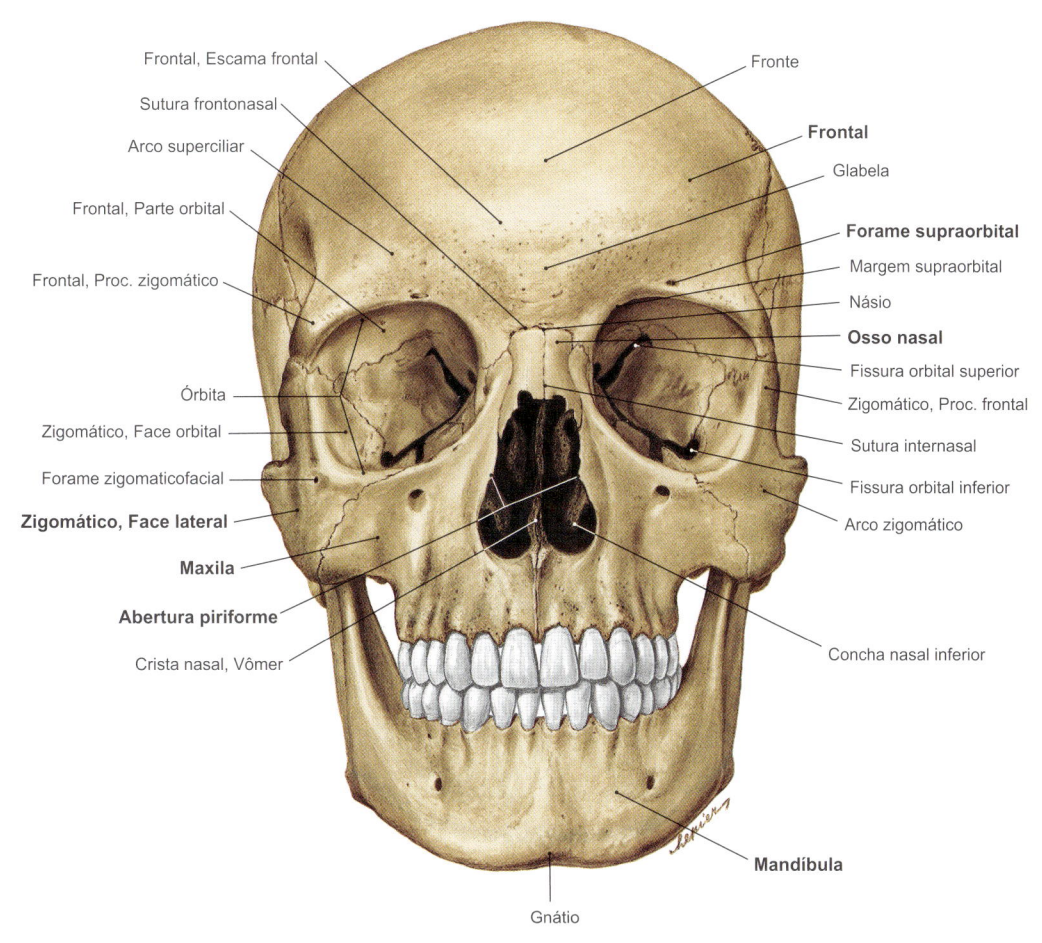

Ossos e Articulações

Crânio

Figura 8.10 Crânio; vista anterior. [S700]
De baixo para cima, observam-se a mandíbula, as duas maxilas, os ossos nasais entre a maxila e a órbita e, acima da órbita, o frontal.
O **frontal** é composto por quatro partes (→ Figura 8.28). Acima da margem supraorbital, observa-se, de ambos os lados, a projeção de um arco superciliar. Uma projeção do frontal estende-se medialmente e para baixo e molda uma parte da margem medial da órbita. Lateralmente, o Proc. zigomático estabelece contato com o Proc. frontal do zigomático. Ambos formam a margem lateral da órbita.
O **zigomático** forma uma grande parte das margens lateral e inferior da órbita.
Os dois **ossos nasais** mantêm contato com o frontal por meio da sutura frontonasal e entre si pela sutura internasal.

Estrutura e função

Os ossos cranianos formam o neurocrânio (em torno do encéfalo) (em azul na figura) e o viscerocrânio (base óssea da face) (em laranja na figura). Do ponto de vista morfológico, o crânio é dividido em calvária e base do crânio. Os ossos do **neurocrânio** são: (1) etmoide; (2) parte superior do osso frontal; (3) esfenoide; (4) temporal (par); (5) parietal (par); (6) occipital.
O **viscerocrânio** é formado por: (1) parte inferior do osso frontal; (2) maxila (par, também inclui o osso incisivo fundido com ela antes do nascimento); (3) osso zigomático (par); (4) mandíbula; (5) osso nasal (par); (6) concha nasal inferior (par); (7) osso lacrimal (par); (8) osso palatino (par); (9) vômer.

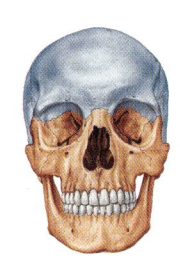

[S700-L127]

Correlações clínicas

Fraturas da região central mediana da face ocorrem mais frequentemente como consequência de acidentes automobilísticos. Segundo Le Fort, são classificadas da seguinte maneira (→ Figura):
- **Le Fort do tipo I:** fratura isolada do processo alveolar (maxila)
- **Le Fort do tipo II:** fratura da maxila na região do arco orbital médio, com possível envolvimento do etmoide, da região anterior da base do crânio e dos ossos nasais
- **Le Fort do tipo III:** separação de todo o viscerocrânio do neurocrânio

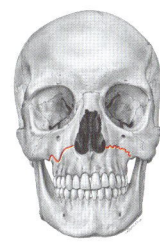

Le Fort do tipo I   Le Fort do tipo II   Le Fort do tipo III
[S700-L127]

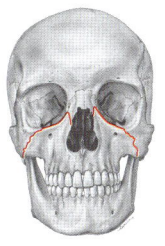

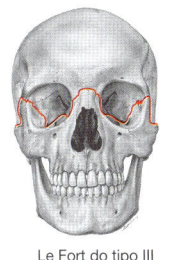

Ossos e Articulações

Ossos do Crânio

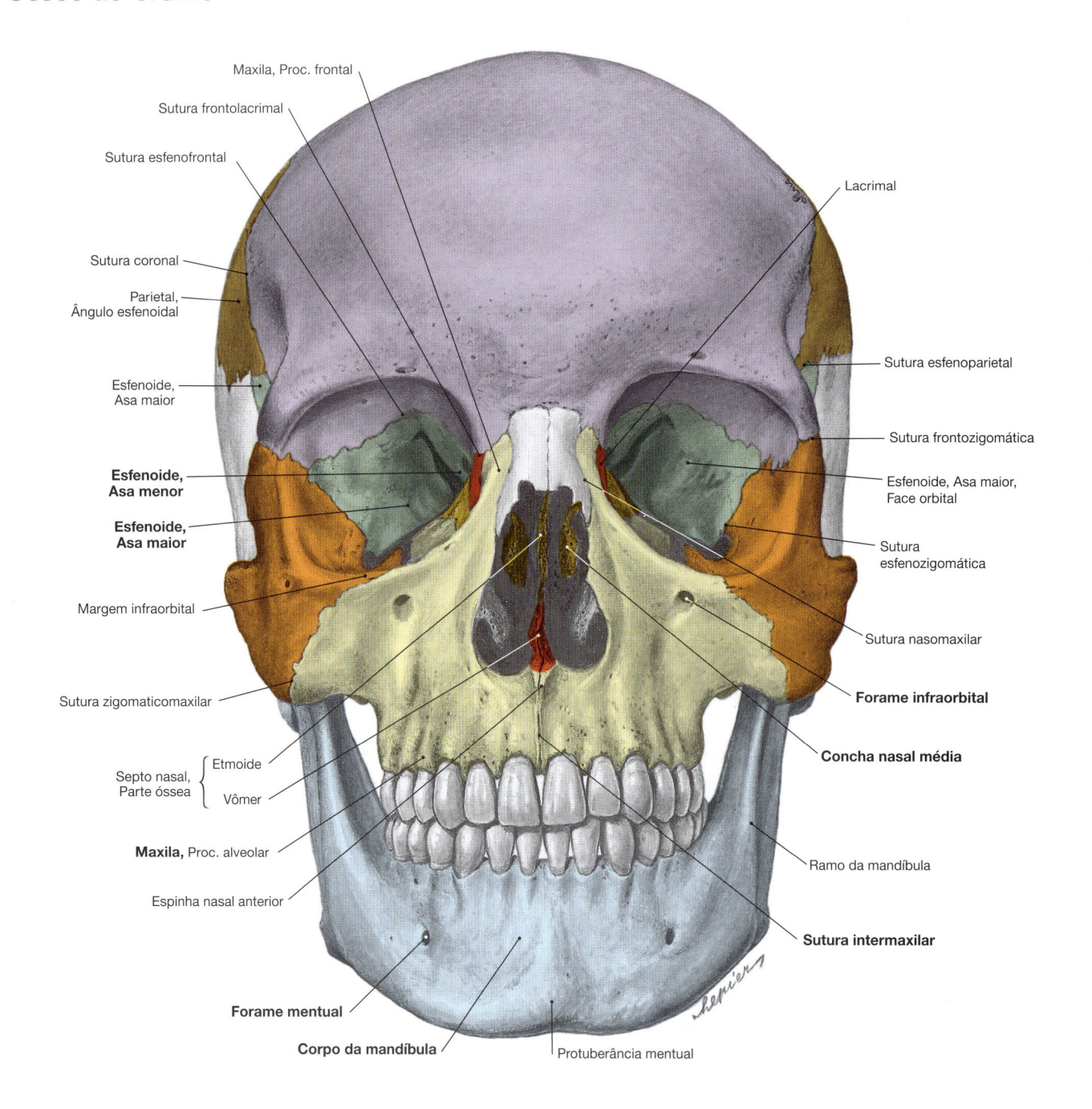

Figura 8.11 Ossos do crânio; vista anterior; ver correlação de cores na p. xii. [S700]

Entre a órbita e a cavidade oral encontra-se, em ambos os lados, a **maxila**. A maxila forma partes das margens inferior e medial da órbita e se limita, lateralmente, com o zigomático. O Proc. frontal da maxila mantém contato com o frontal. No corpo da maxila, abaixo da margem inferior da órbita, encontra-se o forame infraorbital. Na linha média, a espinha nasal anterior se projeta para frente. Abaixo está situado o Proc. alveolar, que forma a margem inferior da maxila e abriga os dentes.

A **mandíbula** é composta pelo corpo e pelos ramos da mandíbula, que se unem no ângulo da mandíbula. O corpo da mandíbula é formado pela parte alveolar, que abriga os dentes, e pela base da mandíbula, situada em posição subjacente à parte alveolar. A base da mandíbula projeta-se para a linha média como a protuberância mental. Além disso, observa-se o forame mentual.

Correlações clínicas

Fraturas do osso nasal ou da estrutura do nariz estão incluídas entre as mais frequentes na região da face. Podem ser distinguidas fraturas fechadas ou abertas do nariz, nas quais os ossos ficam expostos (lesões na pele e nas partes moles subjacentes). Além disso, o septo nasal e as conchas nasais podem ser lesionados. Fraturas da estrutura do nariz são típicas de acidentes automobilísticos, alguns tipos de lutas e artes marciais, como caratê e boxe, e numerosos tipos de esportes de contato.

Ossos do Crânio

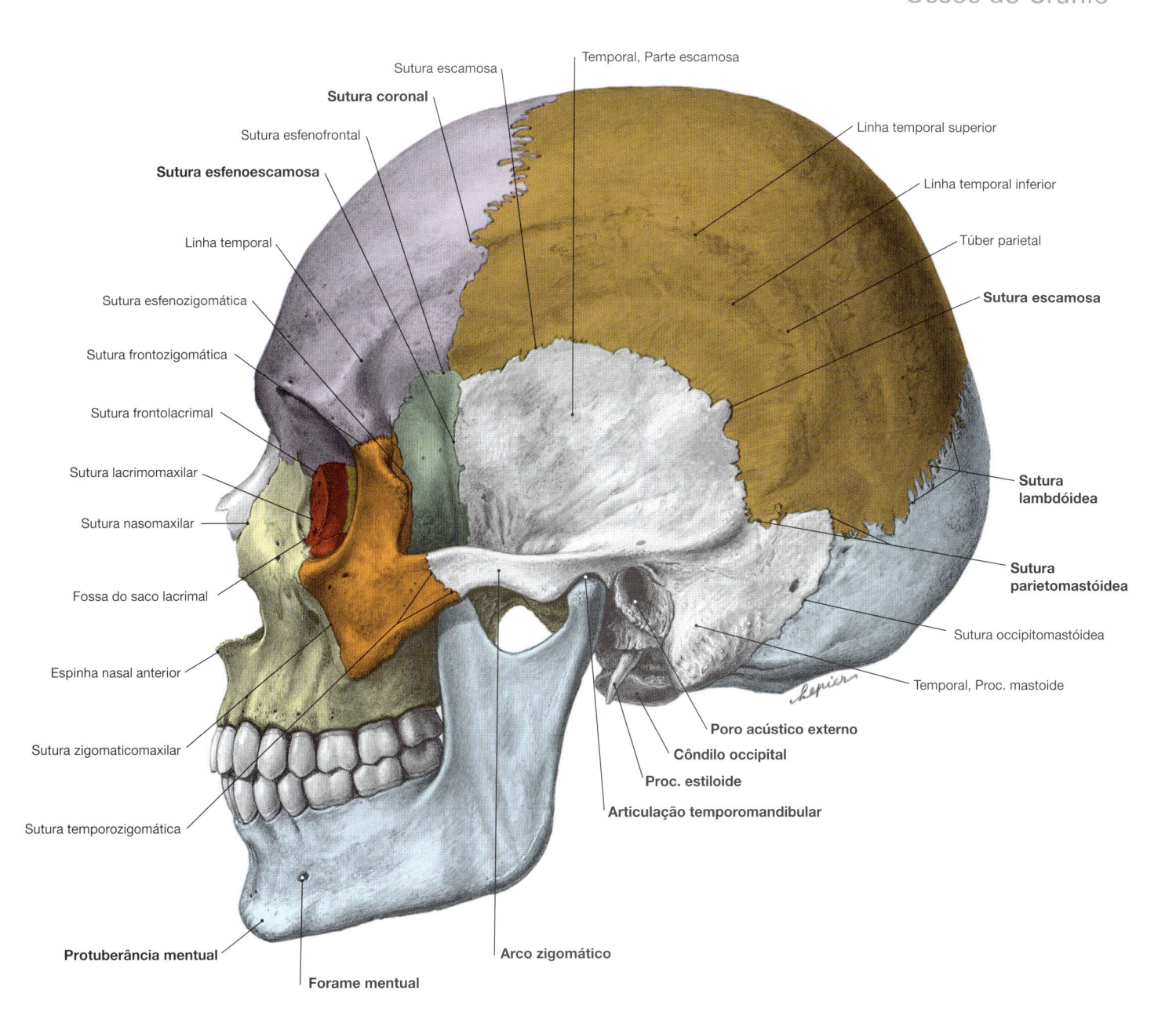

8

Figura 8.12 Ossos do crânio; vista lateral; ver correlação de cores na p. xii. [S700]

A vista lateral mostra partes dos ossos frontal, parietal, occipital, esfenoide, temporal e do viscerocrânio (ossos nasal, lacrimal, maxila e zigomático) e a parte lateral da mandíbula.

Na região do viscerocrânio, o **osso nasal** limita-se superiormente com o frontal e, posteriormente, com a maxila. Entre a maxila e o etmoide, o segmento superior do **lacrimal** forma a fossa do saco lacrimal. O Proc. alveolar da maxila abriga os dentes superiores. Medialmente, a **maxila** mantém contato com o frontal e, lateralmente, com o zigomático. Anteriormente, a espinha nasal anterior se projeta para a frente. O **zigomático** participa do contorno da região da bochecha.

A cabeça da mandíbula articula-se com o temporal na articulação temporomandibular (ATM).

Anterior e superiormente, o **frontal** estabelece contato com o **parietal** e com o **esfenoide** por meio da sutura coronal. O parietal limita-se com o occipital por meio da sutura lambdóidea. A maior parte da parede lateral do crânio é formada pela parte escamosa do temporal.

O temporal e o zigomático formam o arco zigomático, que cruza sobre a fossa temporal.

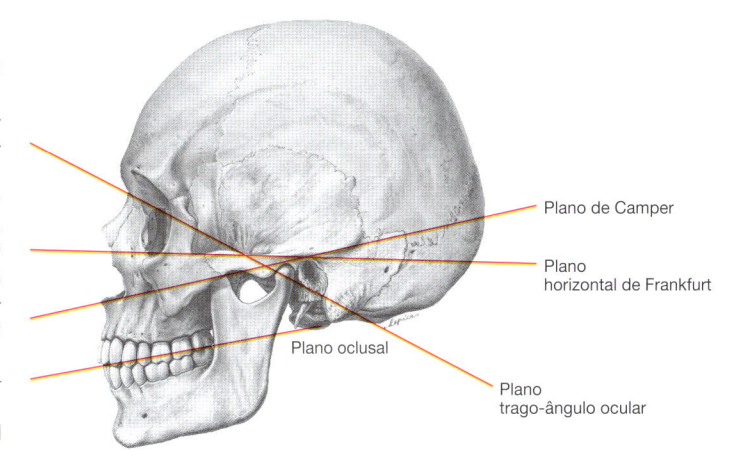

Figura 8.13 Planos de referência craniofaciais. [S700]

Plano horizontal de Frankfurt: da margem inferior da órbita até a margem superior do meato acústico externo.

Plano ou linha de Camper: linha imaginária que vai da espinha nasal anterior até o ponto mais alto do meato acústico externo.

Plano oclusal: paralelo ao plano de Camper.

Plano trago-ângulo ocular: linha imaginária que passa pelo canto nasal do olho e vai até o trago.

Ossos e Articulações

Ossos do Crânio

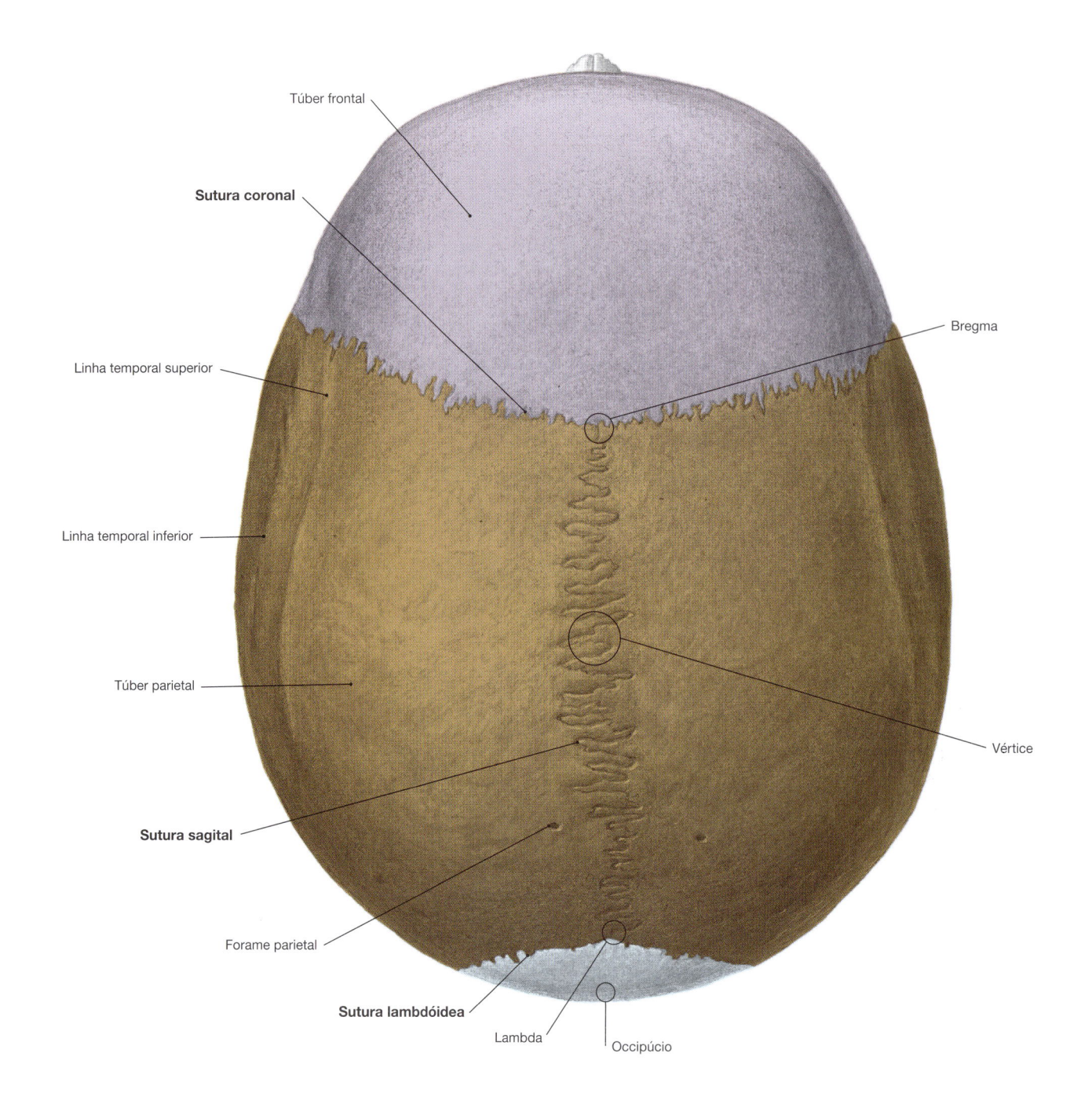

Figura 8.14 Ossos do crânio; vista superior; ver correlação de cores na p. xii. [S700]

Na calvária, são observados o frontal, os parietais e o occipital. O frontal e os parietais estão separados um do outro pela **sutura coronal**. Os dois parietais estão associados na **sutura sagital**. O occipital está unido aos dois parietais pela **sutura lambdóidea**. O ponto de contato entre as suturas coronal e sagital é denominado **bregma**, e o ponto de contato entre as suturas sagital e lambdóidea é denominado **lambda**. Na parte posterior dos parietais encontra-se o par de forames parietais, imediatamente laterais à sutura sagital, para a passagem das Vv. emissárias.

Correlações clínicas

Após traumatismos externos, é frequente a ocorrência de **fraturas do crânio**. São distinguidas **fraturas lineares**, que mostram nítidas linhas de fratura; **fraturas cominutivas**, com múltiplos fragmentos (no caso de afundamento, os fragmentos comprimem ou laceram a dura-máter e lesionam o parênquima encefálico); **diástases** (avulsões das suturas) e **fraturas da base do crânio**. A fratura acompanhada de laceração do couro cabeludo ou que se conecte com os seios paranasais ou com a orelha média é considerada uma fratura aberta e exige tratamento cirúrgico, uma vez que pode tornar-se infectada.

Ossos do Crânio

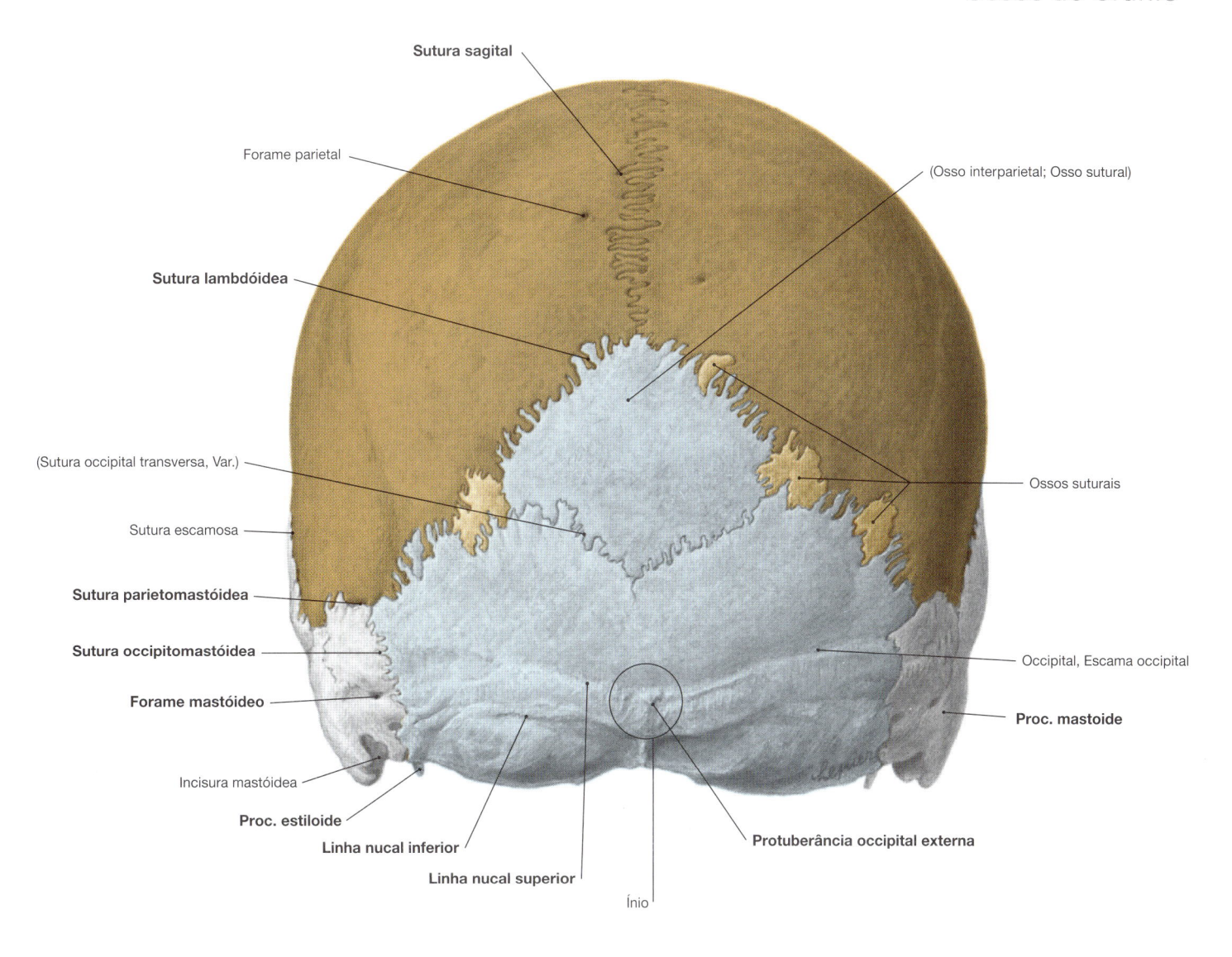

Figura 8.15 Ossos do crânio; vista posterior; ver correlação de cores na p. xii. [S700]

A vista posterior mostra os temporais, os parietais e o occipital. Lateralmente, observa-se, em ambos os lados, o **temporal**, com o Proc. mastoide. Na margem medial inferior do Proc. mastoide encontra-se a incisura mastóidea, uma endentação onde se insere o ventre posterior do M. digástrico.

Posteriormente observam-se os dois **parietais**, que se encontram na linha média na sutura sagital e se associam, posteriormente, ao occipital (sutura lambdóidea), e se limitam lateralmente com os temporais (suturas parietomastóideas).

Uma grande parte da face posterior do crânio é formada pelo **occipital**. A estrutura central é a escama occipital. Frequentemente, ossos suturais são encontrados na sutura lambdóidea como variantes do normal. O occipital apresenta a protuberância occipital externa, habitualmente de fácil palpação, como ponto de referência óssea. Nessa protuberância, o ponto mais proeminente posteriormente é o ínio. Lateralmente, a protuberância continua, para ambos os lados, em formato de arco, como a linha nucal superior, uma crista óssea que serve como local de inserção para a musculatura intrínseca da nuca (Mm. suboccipitais). Mais abaixo, também em formato de arco, seguem, cerca de 2 a 2,5 cm abaixo da protuberância occipital externa, as duas linhas nucais inferiores, que também são locais de inserção de músculos.

Ossos e Articulações
Ossos do Crânio

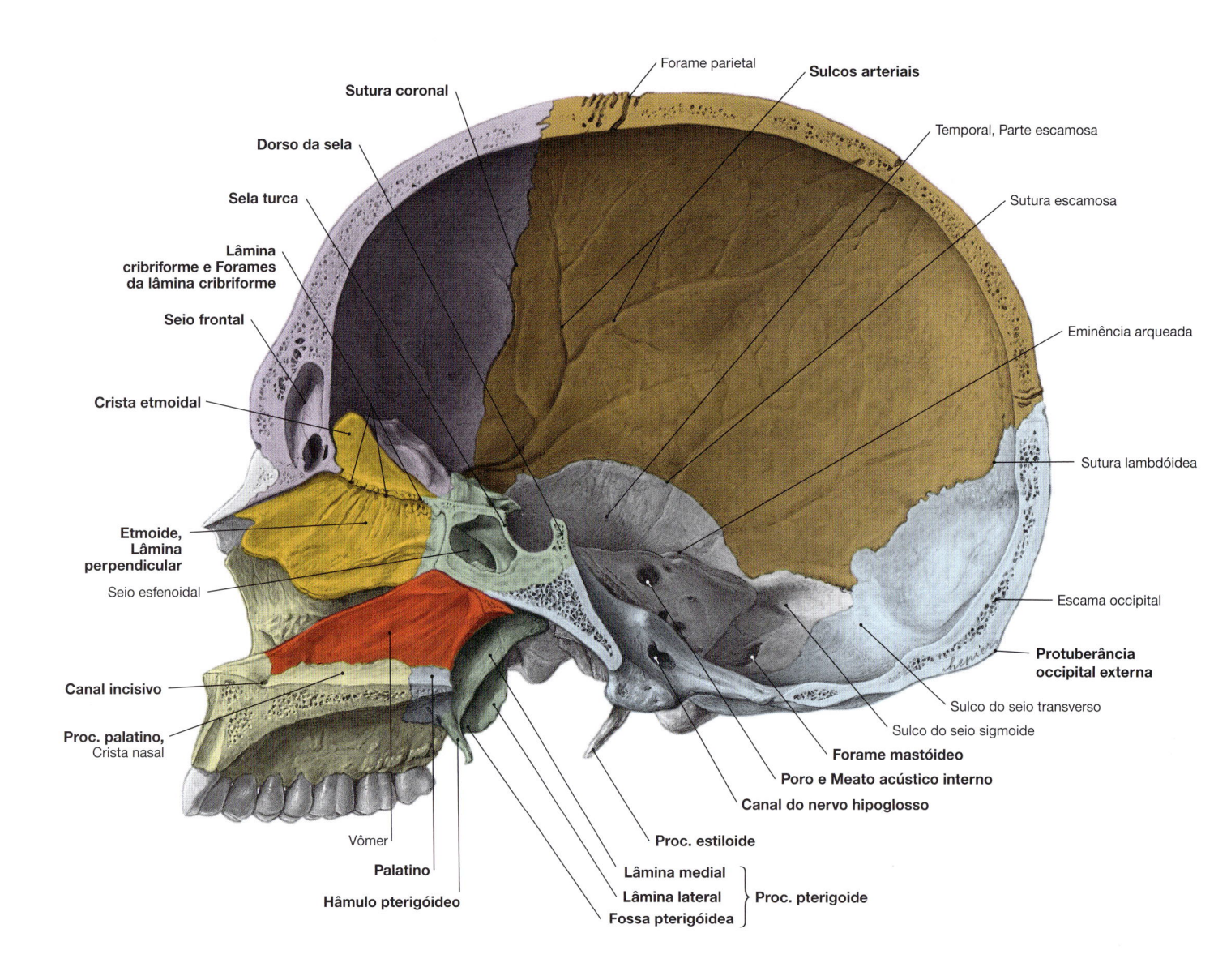

Figura 8.16 Ossos do crânio, lado direito; vista medial; ver correlação de cores na p. xii. [S700]
A cavidade do crânio inclui a calvária e a base do crânio, formada pelas fossas anterior, média e posterior do crânio. Ela contém o encéfalo e suas meninges, as partes proximais dos Nn. cranianos, os vasos sanguíneos e os seios venosos. Na face interna da cavidade do crânio observam-se os sulcos arteriais, produzidos pelo pulso da A. meníngea média. Na transição para o viscerocrânio, a lâmina perpendicular do etmoide e o vômer se associam como parte do septo nasal ósseo. O palato duro é formado pelo Proc. palatino da maxila e pelo palatino.

Ossos do Crânio

Crista frontal
Sulco do seio sagital superior
Fovéolas granulares
Sutura coronal
Sulco da artéria meníngea média
Sulcos arteriais e venosos
Lâmina interna
Lâmina externa
Sulco do seio sagital superior
Díploe
Sutura lambdóidea

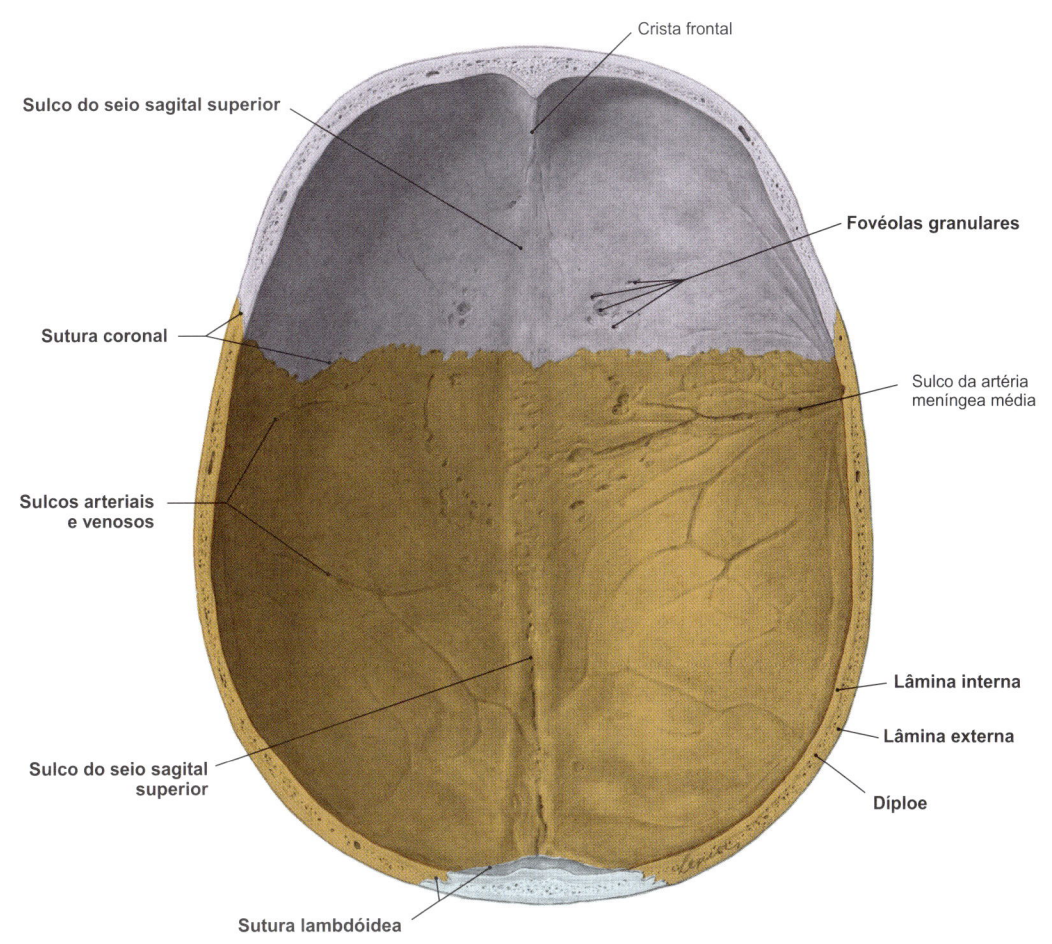

Figura 8.17 Ossos do crânio; vista interna; ver correlação de cores na p. xii. [S700]
Na face interna da calvária observa-se a sutura coronal entre o frontal e os parietais, e a sutura lambdóidea entre os parietais e o occipital. Além disso, a crista frontal – na face interna do frontal – é visível e serve como local de fixação para a foice do cérebro (prega da dura-máter formada por tecido conjuntivo denso modelado e que separa os hemisférios cerebrais). A crista frontal continua no sulco do seio sagital superior, mais largo e profundo posteriormente. Ele se estende através da sutura lambdóidea até o occipital.

Lateralmente, em toda a extensão do sulco do seio sagital superior, encontram-se pequenas depressões irregularmente dispostas (fovéolas granulares, semelhantes a "couves-flores", nas quais se localizam as granulações aracnóideas, também conhecidas como granulações de Pacchioni). No segmento lateral da calvária, numerosos sulcos arteriais e venosos são identificáveis.
Os **ossos da calvária** apresentam uma **estrutura** singular. Eles são compostos por uma lâmina externa mais espessa e uma lâmina interna mais delgada – ambas formadas por tecido ósseo compacto –, conhecidas como lâmina externa e lâmina interna, além de uma estreita camada de tecido ósseo esponjoso, denominada díploe.

Correlações clínicas

Forças externas podem causar **fraturas cranianas** (→ Figuras).
1. As **fraturas lineares** são linhas de fragmentação óssea distintas (1) que percorrem toda a espessura do crânio e geralmente não resultam em deslocamento ósseo.
2. As fraturas por impacto fechadas (2) são **fraturas deprimidas** com afundamento de vários fragmentos ósseos. A dura-máter também é frequentemente lesionada. Nesse caso, é indicado tratamento cirúrgico. Caso contrário, essas fraturas consolidam bem, sem necessidade de tratamento especial.
3. As fraturas por impacto expostas também pertencem às fraturas deprimidas e são definidas quando há lesão simultânea do couro cabeludo (3). Se a dura-máter subjacente também for lesionada, ela será chamada de lesão cerebral aberta. Em ambos os casos, a intervenção neurocirúrgica ou otorrinolaringológica (ORL) é necessária, dependendo de existir comprometimento da calvária ou dos seios paranasais e/ou da orelha, por causa do risco significativo de infecção.
4. As **fraturas diastáticas**, também conhecidas como "fraturas de crescimento" (4), ocorrem ao longo e através das suturas em lactentes e crianças pequenas e podem resultar em alargamento da sutura.
5. **Fraturas da base do crânio** (não mostradas).
Como a lâmina interna da calvária é muito fina, é frequentemente lesionada no caso de **fraturas por flexão**. Se os ramos da A. meníngea média que seguem no sulco da A. meníngea média da lâmina interna forem lesionados nesse tipo de fratura, pode ocorrer a formação de um **hematoma epidural** (→ Correlações clínicas sob a → Figura 12.74).

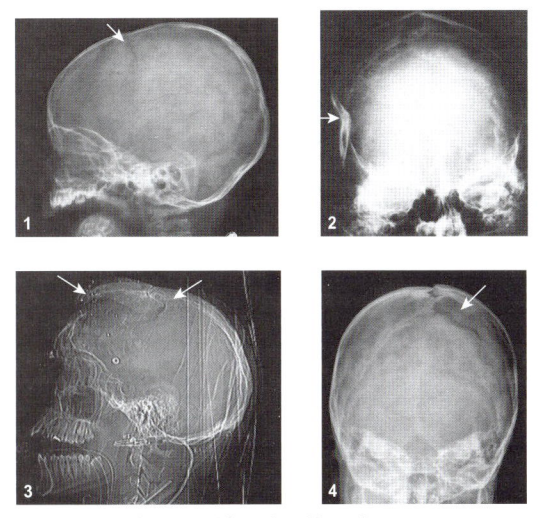

1 [G305], 2 [G198], 3 [G211], 4 [G305]

Ossos e Articulações

Base Interna do Crânio

Rótulos da figura (em torno da ilustração):

- Crista frontal
- Sulco do seio sagital superior
- Tubérculo da sela
- Impressões dos giros
- **Dorso da sela**
- **Proc. clinoide posterior**
- **Fissura orbital superior**
- **Esfenoide, Asa menor**
- **Forame redondo**
- Língula esfenoidal
- **Forame lacerado**
- **Forame oval**
- **Forame espinhoso**
- **Temporal, Parte escamosa**
- **Sulco do nervo petroso menor**
- Sulco do nervo petroso maior
- Face anterior da parte petrosa
- Margem superior da parte petrosa
- **Temporal, Parte petrosa**
- Sulco do seio petroso superior
- **Forame mastóideo**
- Fossa subarqueada
- Canal do nervo hipoglosso
- Protuberância occipital interna
- **Forame cego**
- Asa da crista etmoidal
- **Crista etmoidal**
- **Lâmina cribriforme e Forames da lâmina cribriforme**
- **Canal óptico**
- Sutura esfenofrontal
- **Fossa hipofisial**
- Proc. clinoide anterior
- Sulco carótico
- Sutura esfenoescamosa
- Sulco arterial
- Fissura petro-occipital
- Espinha do esfenoide
- Sulco do seio petroso inferior
- Fissura petroescamosa
- **Poro acústico interno**
- Margem superior da parte petrosa
- **Forame jugular**
- **Sulco do seio sigmoide**
- Canal condilar
- Sutura occipitomastóidea
- **Canal do nervo hipoglosso**
- Clivo
- Sulco do seio transverso
- **Forame magno**
- (Crista occipital interna)
- Sulco do seio sagital superior

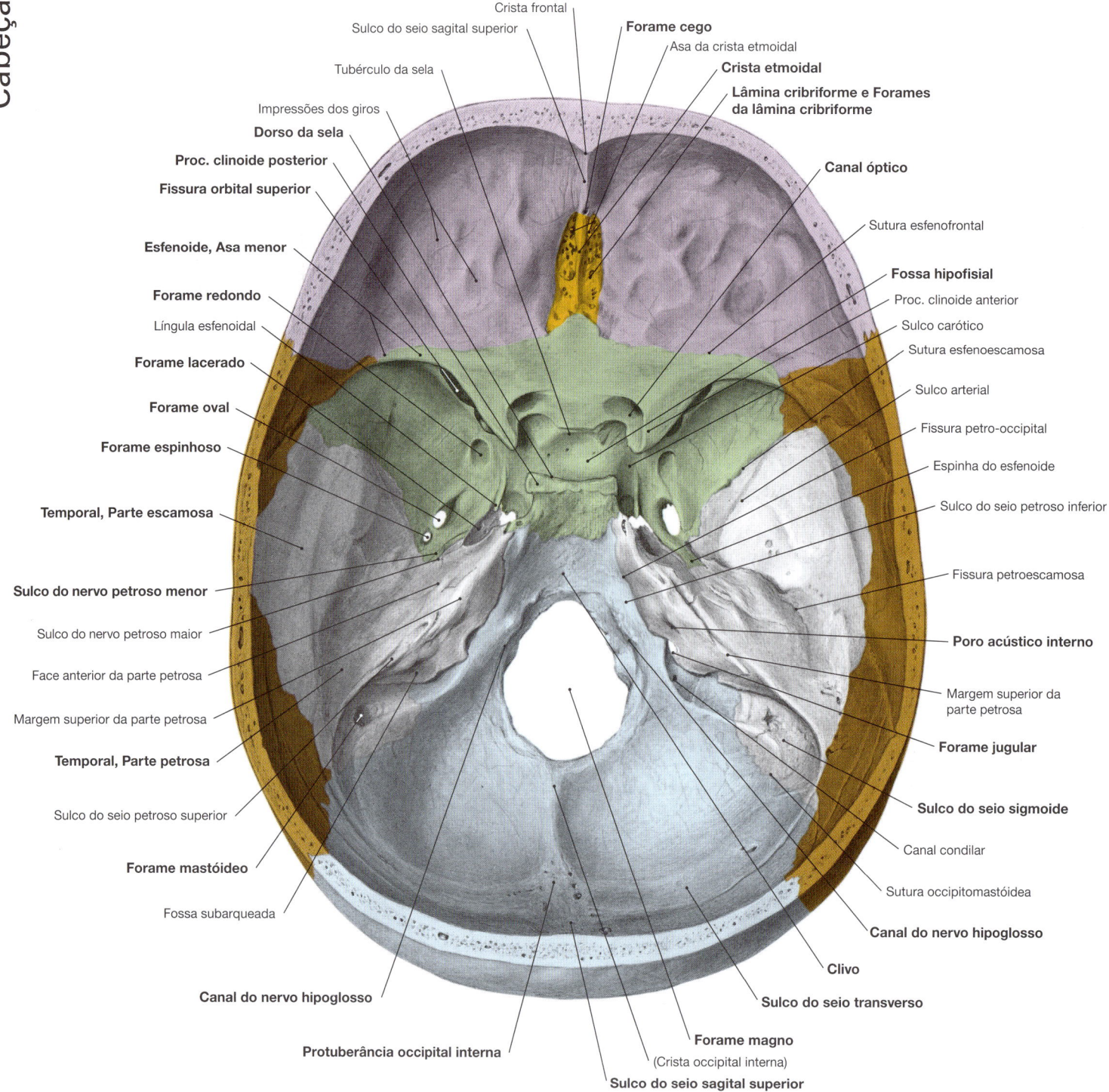

Figura 8.18 Base interna do crânio; vista superior; ver correlação de cores na p. xii. [S700]

As fossas anterior, média e posterior do crânio formam a base interna do crânio.

O frontal, o etmoide e o esfenoide participam da estrutura da **fossa anterior do crânio**. Ela se encontra sobre a cavidade nasal e as órbitas. Na fossa anterior do crânio são encontrados o forame cego, a crista etmoidal (local de ancoragem da foice do cérebro) e, em ambos os lados desta, a lâmina cribriforme. Posteriormente ao frontal e ao etmoide, o corpo e as asas menores do esfenoide formam o assoalho da fossa anterior do crânio. O corpo do esfenoide forma também o limite com a fossa média do crânio.

A **fossa média do crânio** é formada pelo esfenoide e temporais. Seu assoalho é elevado na linha média, representado por parte do corpo do esfenoide. As partes laterais formam depressões e são componentes da asa maior do esfenoide e da parte escamosa do temporal. Na fossa média do crânio, encontram-se, em cada lado, o canal óptico, a sela turca com a fossa hipofisial, a fissura orbital superior e os forames redondo, oval, espinhoso e lacerado. Posteriormente, a fossa média do crânio é formada pela face anterior da parte petrosa.

8 Base Interna do Crânio

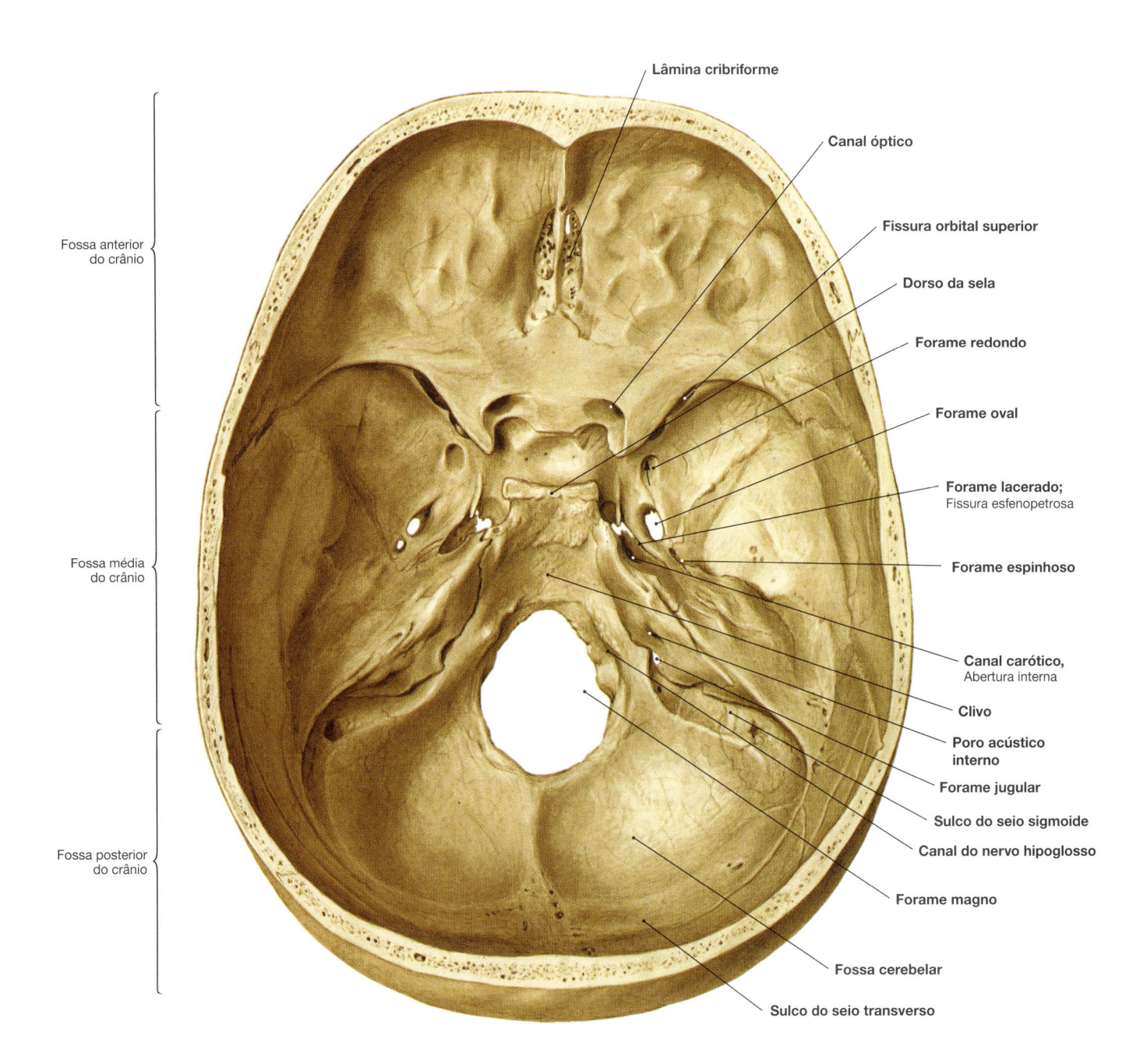

Figura 8.19 Base interna do crânio; vista superior. [S700]
Das três fossas do crânio, a **fossa posterior do crânio** é a maior. Ela é formada, principalmente, pelos temporais, pelo occipital e por partes menores do esfenoide e dos parietais.
Seu limite anterior forma, na linha média, o dorso da sela e o clivo. O clivo é uma superfície óssea inclinada desde o dorso da sela até o forame magno. Ele é composto por partes do corpo do esfenoide e pela parte basilar do occipital. Posteriormente, o limite da fossa posterior do crânio é formado, principalmente, pelo sulco do seio transverso. O maior local de passagem da fossa posterior do crânio é o forame magno.
Outras estruturas da fossa posterior do crânio são o canal do nervo hipoglosso, o poro acústico interno e o forame jugular. O sulco do seio sigmoide segue da região lateral em direção ao forame jugular. A depressão central da fossa posterior do crânio é a fossa cerebelar.

Ossos e Articulações

Base Externa do Crânio

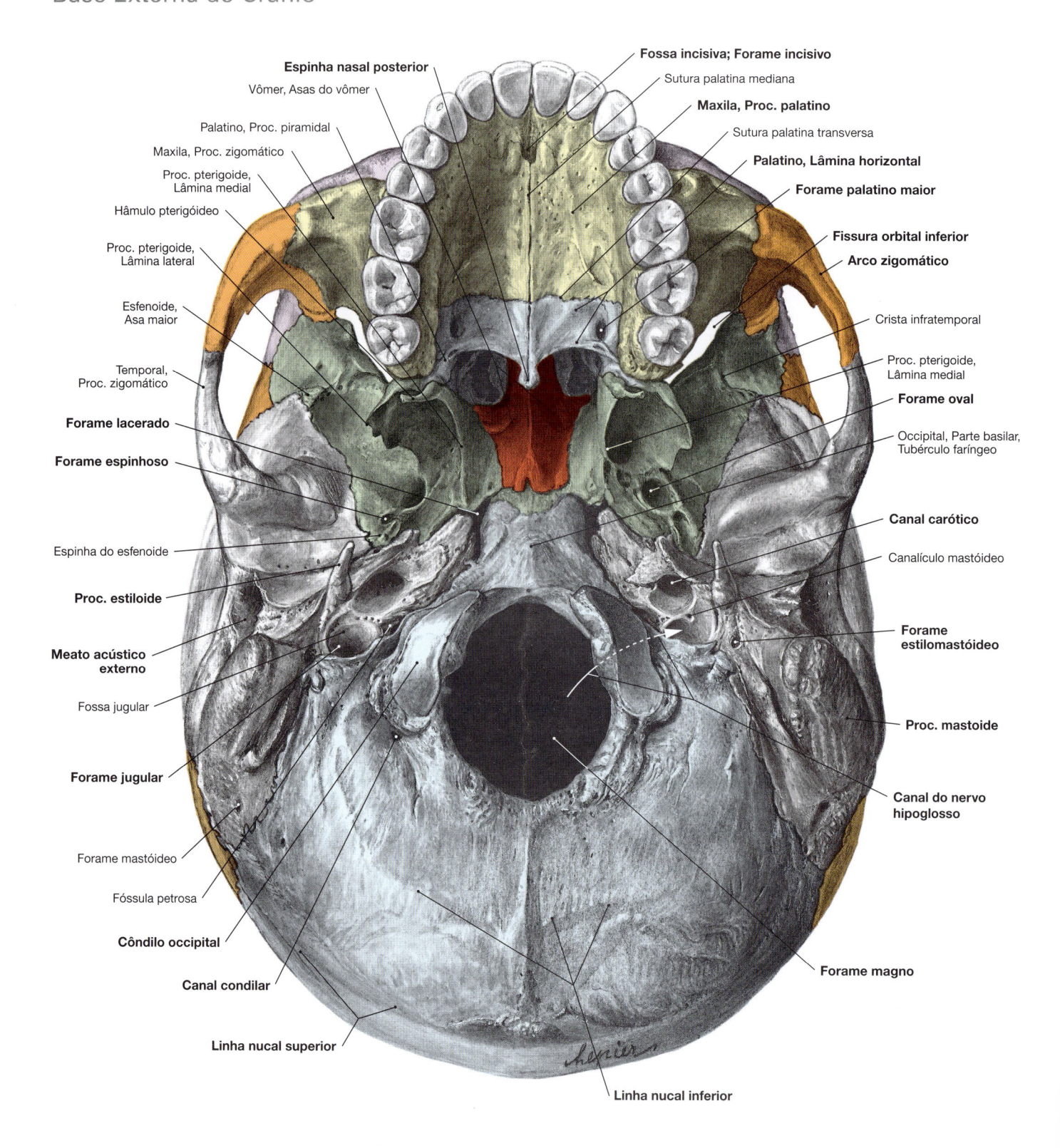

Figura 8.20 Base externa do crânio; vista inferior; ver correlação de cores na p. xii. [S700]

A base do crânio estende-se anteriormente até os dentes incisivos, lateralmente até os Procc. mastoides e o arco zigomático e, posteriormente, até as linhas nucais superiores. A base do crânio é dividida em três partes:
- Parte anterior, com os dentes superiores e o palato
- Parte intermediária, posteriormente ao palato, até a margem anterior do forame magno
- Parte posterior, da margem anterior do forame magno até as linhas nucais superiores.

Base anterior do crânio: inclui o palato duro (→ Figura 8.31).

Base média do crânio: a parte anterior da porção média é composta pelo vômer e pelo esfenoide; a parte posterior é formada pelos temporais e pelo occipital. O vômer, situado anteriormente e na linha mediana, superpõe-se ao esfenoide e contribui na formação da parte posterior do septo nasal ósseo.

O esfenoide é composto por um corpo central, pelo par de asas maiores e pelo par de asas menores (não perceptíveis na vista inferior). Imediatamente atrás do corpo do esfenoide, a parte posterior da base média do crânio se inicia com a parte basilar do occipital. A parte basilar estende-se até o forame magno. Neste local, o tubérculo faríngeo se projeta para a frente e oferece fixação à faringe na base do crânio (continuação, → Figura 8.21).

Base Externa do Crânio

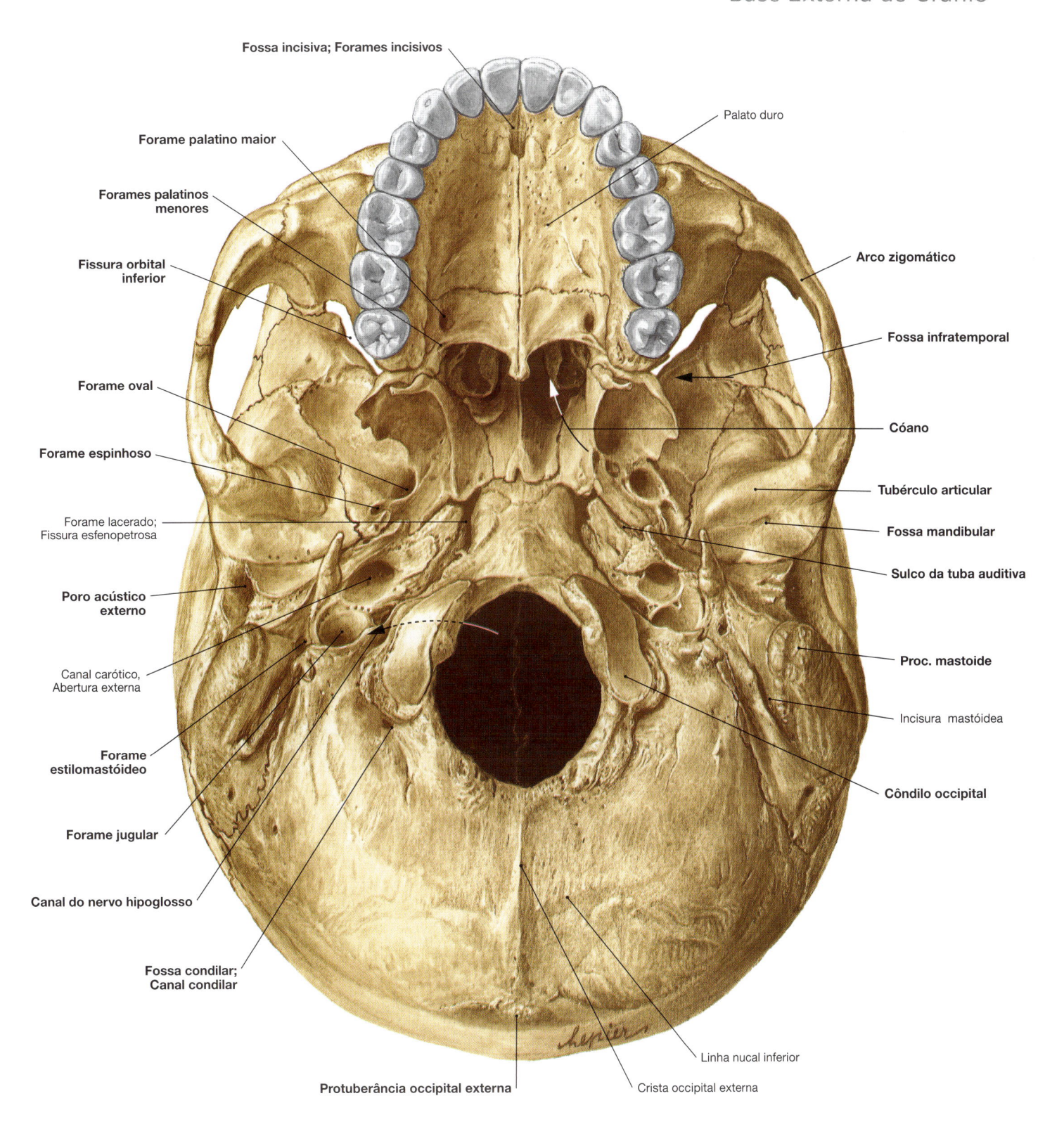

Figura 8.21 Base externa do crânio; vista inferior. [S700]

Base média do crânio (continuação da → Figura 8.20): no limite entre a asa maior do esfenoide e a parte petrosa do temporal encontra-se o sulco da tuba auditiva, que forma a entrada da parte óssea da tuba auditiva (→ Figuras 10.20 e 10.21). O canal ósseo continua da parte petrosa do temporal até a cavidade timpânica. Lateralmente, encontra-se a parte escamosa do temporal, que participa da formação da articulação temporomandibular. A fossa mandibular é parte da face articular da ATM (→ Figuras 8.58 e 8.66). Na margem anterior da fossa mandibular observa-se o tubérculo articular.

Base posterior do crânio: a parte posterior estende-se da margem anterior do forame magno até as linhas nucais superiores, sendo composta por partes do occipital e dos temporais. As partes laterais apresentam, de cada lado, um côndilo occipital para articulação com o atlas. Posteriormente a cada côndilo encontra-se a fossa condilar, que contém o canal condilar; acima, segue o canal do nervo hipoglosso. Lateralmente, está o forame jugular.

Ossos e Articulações

Locais de Passagem da Base Externa do Crânio

Labels on figure:
- Fossa incisiva; Forame incisivo
- Forame palatino maior
- Forames palatinos menores
- Fissura orbital inferior
- Forame oval
- Fissura esfenopetrosa; Forame lacerado
- Forame espinhoso
- Abertura externa do canal carótico
- Canalículo mastóideo
- Meato acústico externo
- Canalículo timpânico
- Forame estilomastóideo
- Forame jugular
- Canal do nervo hipoglosso
- Forame mastóideo
- Canal condilar
- Forame magno

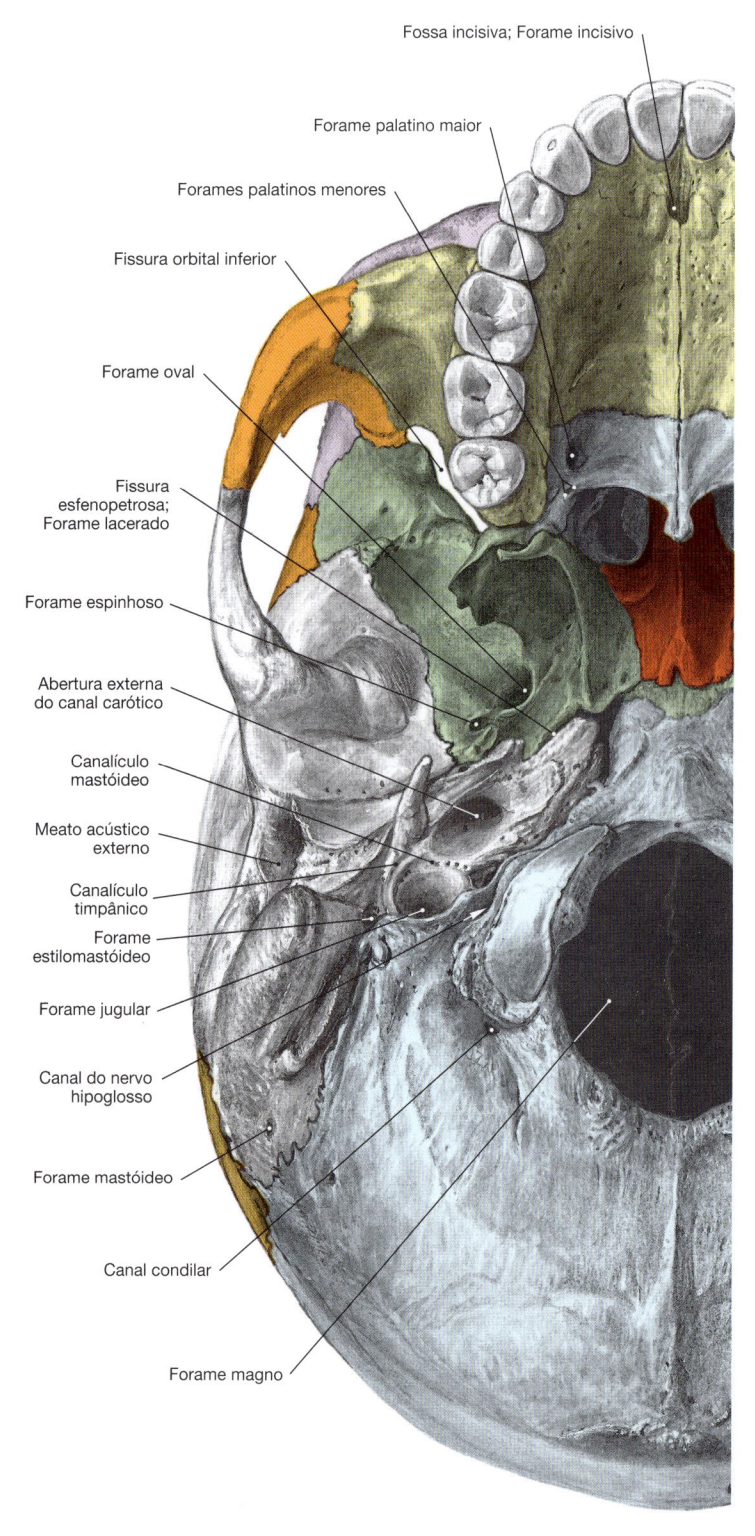

Figura 8.22 Base externa do crânio, com forames; vista inferior; ver correlação de cores na p. xii. [S700]

Forames da base externa do crânio e seus conteúdos	
Forame	**Conteúdo**
Forame incisivo	• N. nasopalatino (N. maxilar [V_2])
Forame palatino maior	• N. palatino maior (N. maxilar [V_2]) • A. palatina maior (A. palatina descendente)
Forames palatinos menores	• Nn. palatinos menores (N. maxilar [V_2]) • Aa. palatinas menores (A. palatina descendente)
Fissura orbital inferior	• A. infraorbital (A. maxilar) • V. oftálmica inferior • N. infraorbital (N. maxilar [V_2]) • N. zigomático (N. maxilar [V_2])
Forame redondo (→ Figura 8.18)	• N. maxilar [V_2]
Forame oval	• N. mandibular [V_3] • Plexo venoso do forame oval
Forame espinhoso	• R. meníngeo (N. mandibular [V_3]) • A. meníngea média (A. maxilar)
Fissura esfenopetrosa, forame lacerado	• N. petroso menor (N. glossofaríngeo [IX]) • N. petroso maior (N. facial [VII]) • N. petroso profundo (plexo carótico interno)
Abertura externa do canal carótico e canal carótico	• A. carótida interna, parte petrosa • Plexo venoso carótico interno • Plexo carótico interno (tronco simpático, gânglio cervical superior)
Forame estilomastóideo	• N. facial [VII]
Forame jugular	Região anterior: • Seio petroso inferior • N. glossofaríngeo [IX] Região posterior: • A. meníngea posterior (A. faríngea ascendente) • Seio sigmoide (bulbo superior da V. jugular) • N. vago [X] • R. meníngeo (N. vago [X]) • N. acessório [XI]
Canalículo mastóideo	• R. auricular do nervo vago (N. vago [X])
Canalículo timpânico	• N. timpânico • A. timpânica inferior
Canal do nervo hipoglosso	• N. hipoglosso [XII] • Plexo venoso do canal do nervo hipoglosso
Canal condilar	• V. emissária condilar
Forame magno	• Meninges • Plexo venoso vertebral interno (seio marginal) • Aa. vertebrais (Aa. subclávias) • A. espinal anterior (Aa. vertebrais) • Bulbo/medula espinal • Raízes espinais (N. acessório [XI])

Correlações clínicas

Nas **fraturas da base do crânio**, as fendas de fratura atravessam as aberturas da base do crânio. Consequentemente, os nervos e vasos sanguíneos, que passam através desses orifícios, podem ser lesionados. Déficits neurológicos e hemorragias são, portanto, frequentes, e é possível que surja uma abertura dos seios frontal e esfenoidal ou das células etmoidais (extravasamento de líquido cerebrospinal pelo nariz). Em fraturas laterais, é frequente o envolvimento do temporal (extravasamento de líquido cerebrospinal pela orelha externa).

8 Locais de Passagem da Base Interna do Crânio

Forames da base interna do crânio e seu conteúdo

Forames	Conteúdo
Lâmina cribriforme	• Nn. olfatórios (I) • A. etmoidal anterior (A. oftálmica)
Canal óptico	• N. óptico (II) • A. oftálmica (A. carótida interna) • Meninges; bainhas do nervo óptico

Fissura orbital superior	Região medial:
	• N. nasociliar (N. oftálmico [V$_1$])
	• N. oculomotor [III]
	• N. abducente [VI]
	Região lateral:
	• N. troclear [IV]
	Tronco comum do:
	  – N. frontal (N. oftálmico [V$_1$])
	  – N. lacrimal (N. oftálmico [V$_1$])
	• R. orbital (A. meníngea média)
	• V. oftálmica superior

Forame redondo	• N. maxilar [V$_2$]
Forame oval	• N. mandibular [V$_3$] • Plexo venoso do forame oval
Forame espinhoso	• R. meníngeo (N. mandibular [V$_3$]) • A. meníngea média (A. maxilar)
Fissura esfenopetrosa, forame lacerado	• N. petroso menor (N. glossofaríngeo [IX]) • N. petroso maior (N. facial [VII]) • N. petroso profundo (plexo carótico interno)
Abertura interna do canal carótico e canal carótico	• A. carótida interna, parte petrosa • Plexo venoso carótico interno • Plexo carótico interno (tronco simpático, gânglio cervical superior)
Poro e meato acústicos internos	• N. facial [VII] • N. vestibulococlear [VIII] • A. do labirinto (A. basilar) • Vv. do labirinto
Forame jugular	Região anterior: • Seio petroso inferior • N. glossofaríngeo [IX] Região posterior: • A. meníngea posterior (A. faríngea ascendente) • Seio sigmoide (bulbo superior da veia jugular) • N. vago [X] • N. acessório [XI] • R. meníngeo (N. vago [X])
Canal do nervo hipoglosso	• N. hipoglosso [XII] • Plexo venoso do canal do nervo hipoglosso
Canal condilar	• V. emissária condilar
Forame magno	• Meninges • Plexo venoso vertebral interno (seio marginal) • Aa. vertebrais (Aa. subclávias) • A. espinal anterior (Aa. vertebrais) • Bulbo/medula espinal • Raízes espinais (N. acessório [XI])

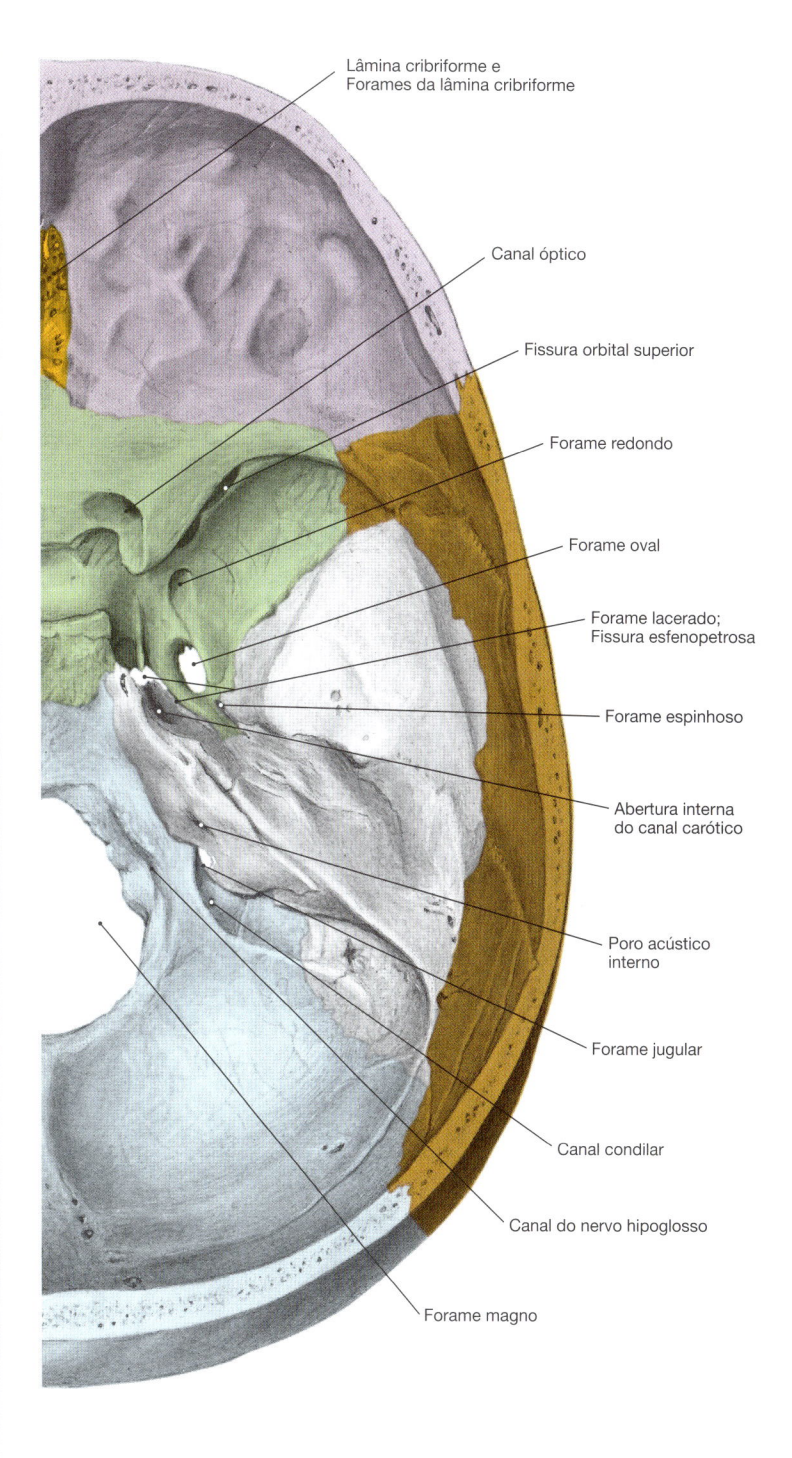

Figura 8.23 Base interna do crânio, com forames; vista superior; ver correlação de cores na p. xii. [S700]

Ossos e Articulações

Desenvolvimento do Crânio

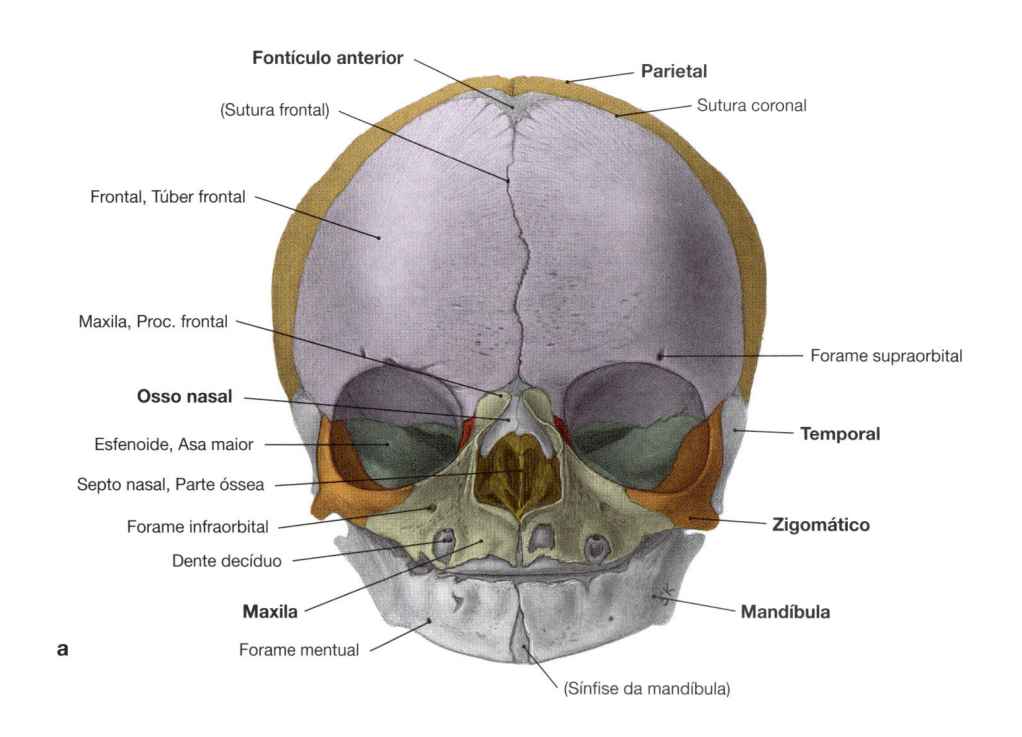

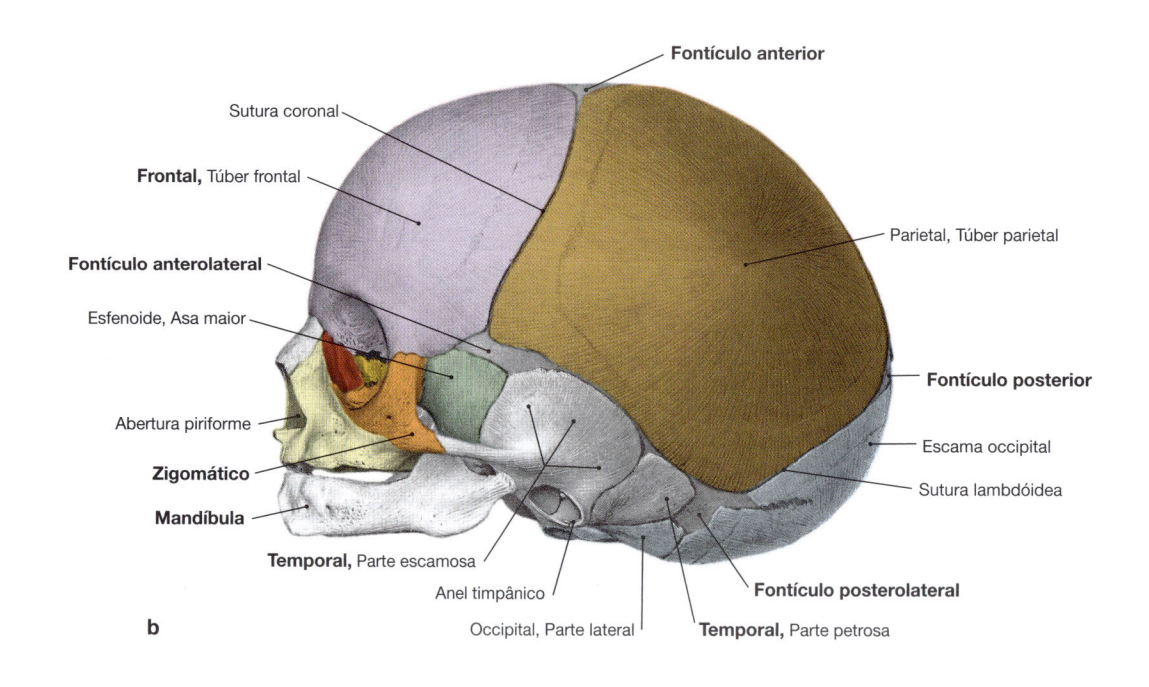

Figura 8.24a e b Crânio de um recém-nascido; ver correlação de cores na p. xii. [S700-L238]
a Vista anterior.
b Vista lateral.

O recém-nascido tem seis fontículos, dois ímpares (fontículos anterior e posterior) e dois pares (fontículos anterolaterais e posterolaterais). Após o **nascimento**, as suturas do crânio e os fontículos servem como estruturas de orientação para a avaliação da posição e condições cefálicas gerais. O fontículo posterior é a parte condutora da cabeça durante a apresentação occipital ao nascimento.

Juntamente com as suturas, os fontículos possibilitam que o crânio se deforme até certo ponto durante o trabalho de parto. O rápido crescimento após o nascimento causa diminuição rápida do tamanho dos fontículos, que, até o fim do 3º ano de vida, estão totalmente fechados.

Desenvolvimento do Crânio

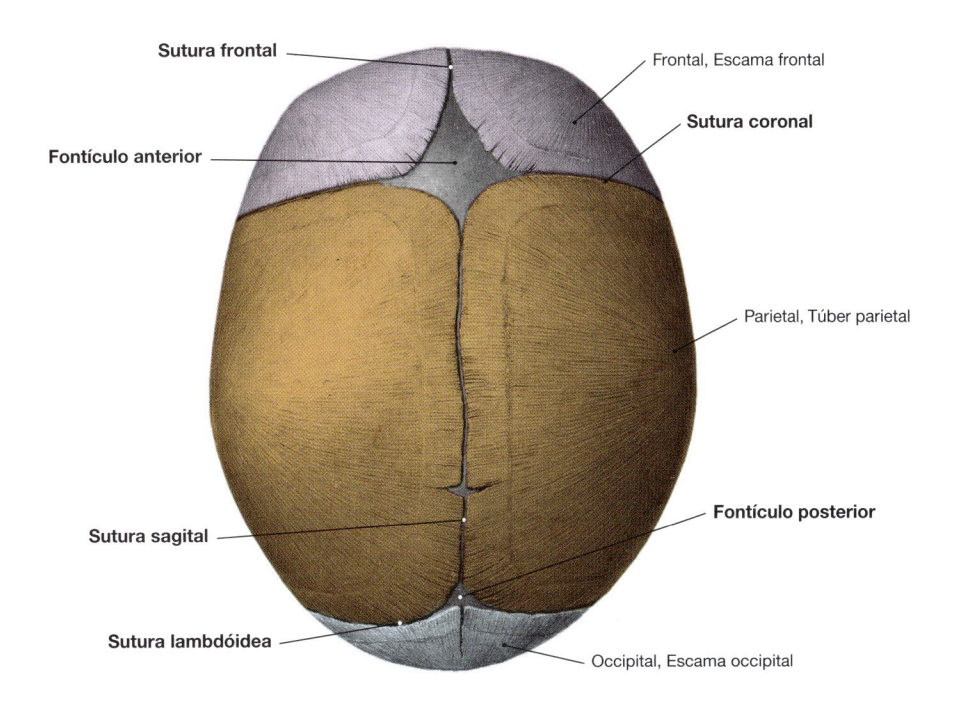

Figura 8.25 Crânio de um recém-nascido; vista superior; ver correlação de cores na p. xii. [S700]
Ao nascimento, os ossos do teto do neurocrânio (calvária) ainda estão separados uns dos outros por suturas (tecido conjuntivo mesenquimal). Em regiões nas quais mais de dois ossos se encontram, as suturas se alargam para formar fontículos. No decorrer da vida, a maioria das suturas, dos fontículos e das sincondroses se ossifica. As principais suturas são **lambdóidea**, **frontal**, **sagital** e **coronal**, que desaparecem até os 50 anos de vida (a sutura frontal se fecha entre o 1º e o 2º ano de vida).

Fontículos		
Fontículo	Número	Fechamento (mês de vida)
Fontículo anterior	1	Em torno do 36º
Fontículo posterior	1	Em torno do 3º
Fontículo anterolateral	Par	Em torno do 6º
Fontículo posterolateral	Par	Em torno do 18º

Ossos e Articulações

Desenvolvimento do Crânio

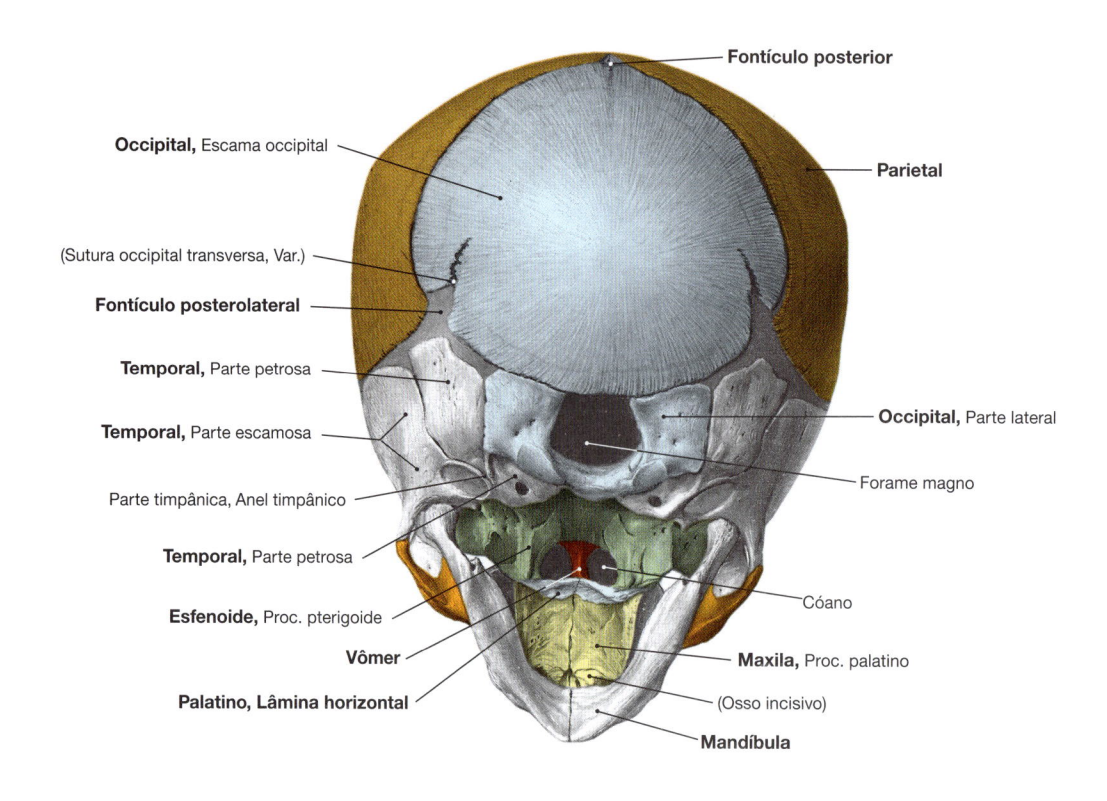

Figura 8.26 Crânio de um recém-nascido; vista posteroinferior; ver correlação de cores na p. xii. [S700]
O desenvolvimento do crânio ocorre, em parte, por ossificação intramembranácea e, em parte, por ossificação endocondral (→ Tabela). O mesênquima da cabeça atua como componente precursor, sendo derivado do mesênquima cefálico paraxial, do mesoderma pré-cordal, dos somitos occipitais e da crista neural. No período perinatal existem articulações cartilagíneas (sincondroses do crânio) entre alguns ossos do crânio.

Modos de ossificação dos ossos do crânio			
Modo	**Viscerocrânio**	**Neurocrânio**	**Ossículos da audição**
Ossificação intramembranácea	Mandíbula, com exceção do Proc. condilar; maxila; zigomático; palatino; osso nasal; vômer; lacrimal	Lâmina medial do Proc. pterigoide do esfenoide; parte escamosa do temporal; escama occipital; frontal; parietal	
Ossificação endocondral	Proc. condilar da mandíbula, etmoide, concha nasal inferior	Esfenoide, com exceção da lâmina medial do Proc. pterigoide; parte petrosa e parte timpânica do temporal; parte lateral e parte basilar do occipital	
Cartilagem de Meckel			Martelo, bigorna
Cartilagem de Reichert		Proc. estiloide do temporal	Estribo

Cranioestenoses

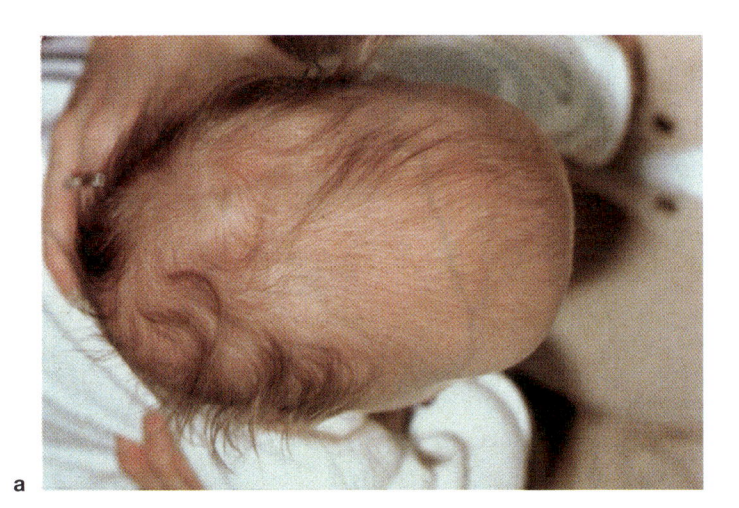

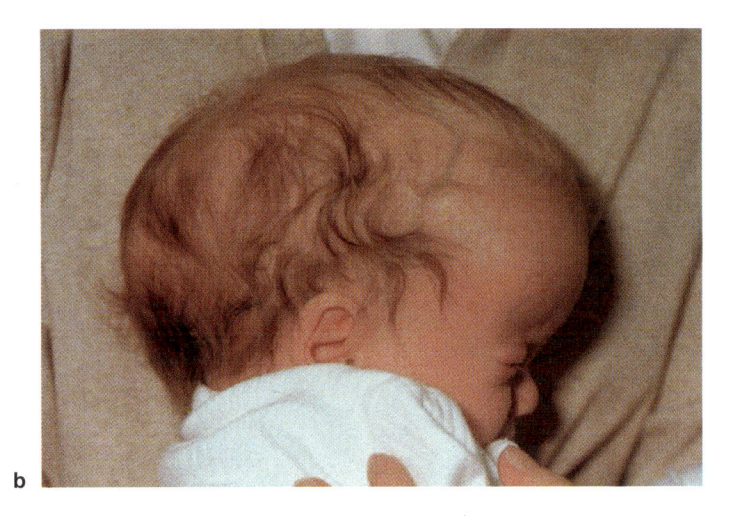

Figura 8.27a e b   Cranioestenoses; criança com escafocefalia.
[E347-09]
a Vista superior.
b Vista pelo lado direito.

Esta malformação é consequente ao fechamento precoce da sutura sagital. A calvária é exageradamente longa.

Correlações clínicas

Distúrbios do crescimento ósseo são denominados como disostoses. As **craniossinostoses** são malformações nas quais ocorre fechamento precoce de uma ou de várias suturas. O fechamento precoce da sutura sagital causa a expansão do crânio nas regiões frontal e occipital. O crânio torna-se alongado e estreito **(escafocefalia)**. O fechamento precoce da sutura coronal causa a formação de um crânio em torre **(acrocefalia)**. Se as suturas coronal e lambdóidea se fecharem precocemente em apenas um dos lados, ocorre uma craniossinostose assimétrica **(plagiocefalia)**. Em caso de **microcefalia**, não há crescimento do encéfalo. Como o crescimento do crânio se ajusta ao crescimento do encéfalo, todo o neurocrânio permanece pequeno. Crianças com microcefalia apresentam retardo mental.

Ossos e Articulações

Frontal e Etmoide

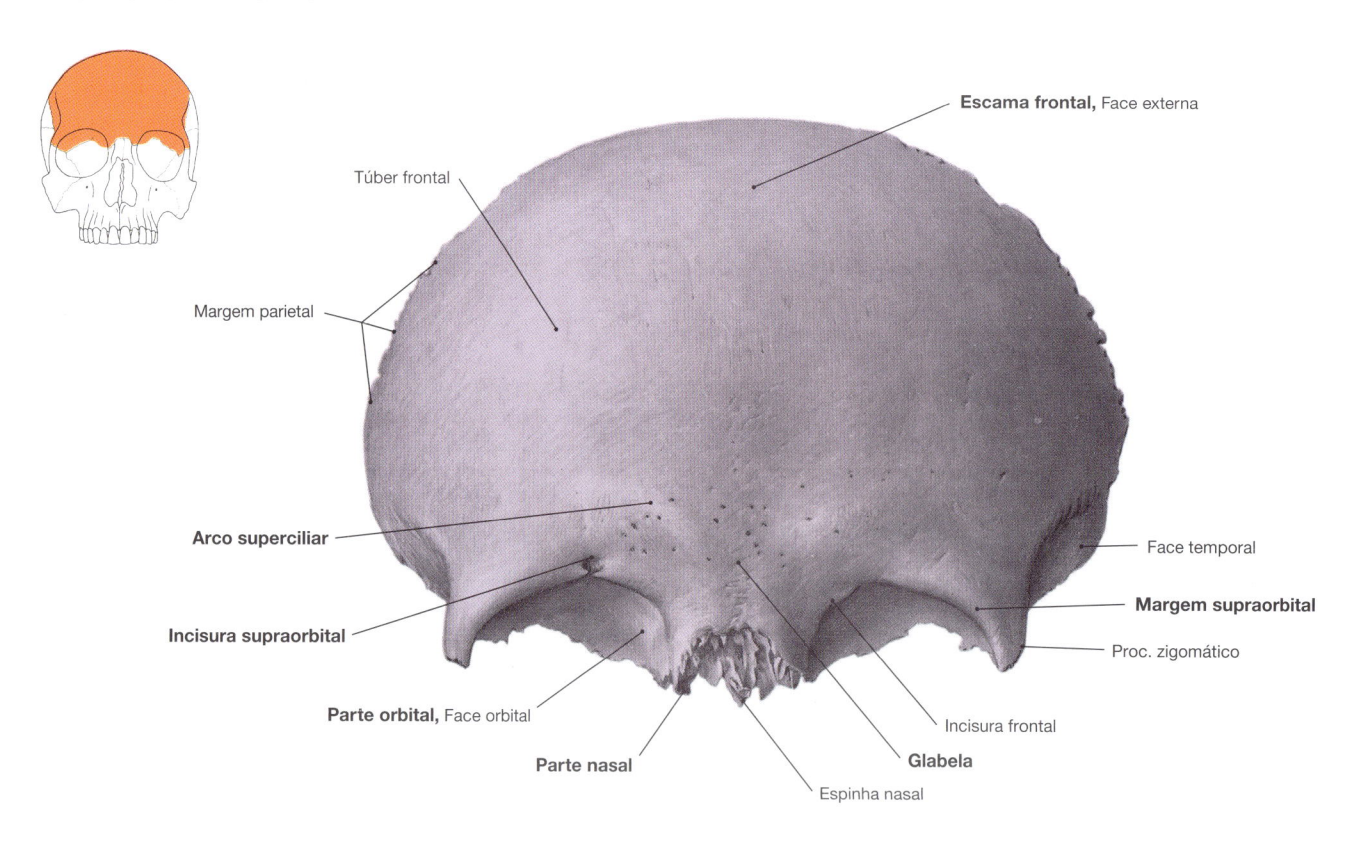

Figura 8.28 Frontal; vista anterior; ver correlação de cores na p. xii. [S700]

O frontal é o osso mais anterior da calvária. Ele forma partes das paredes das cavidades orbital e nasal. No frontal, ímpar, podem ser distinguidas **quatro partes**:
- A escama frontal (ímpar)
- Duas partes orbitais e
- A parte nasal (ímpar).

Acima da margem supraorbital, de cada um dos lados, um distinto arco superciliar se projeta, sendo, geralmente, mais proeminente no homem do que na mulher. Entre os dois arcos, o tecido ósseo na linha média é achatado e forma a glabela (região entre os supercílios). Na área medial da margem supraorbital existe, habitualmente, um forame supraorbital e, mais raramente, uma incisura frontal.

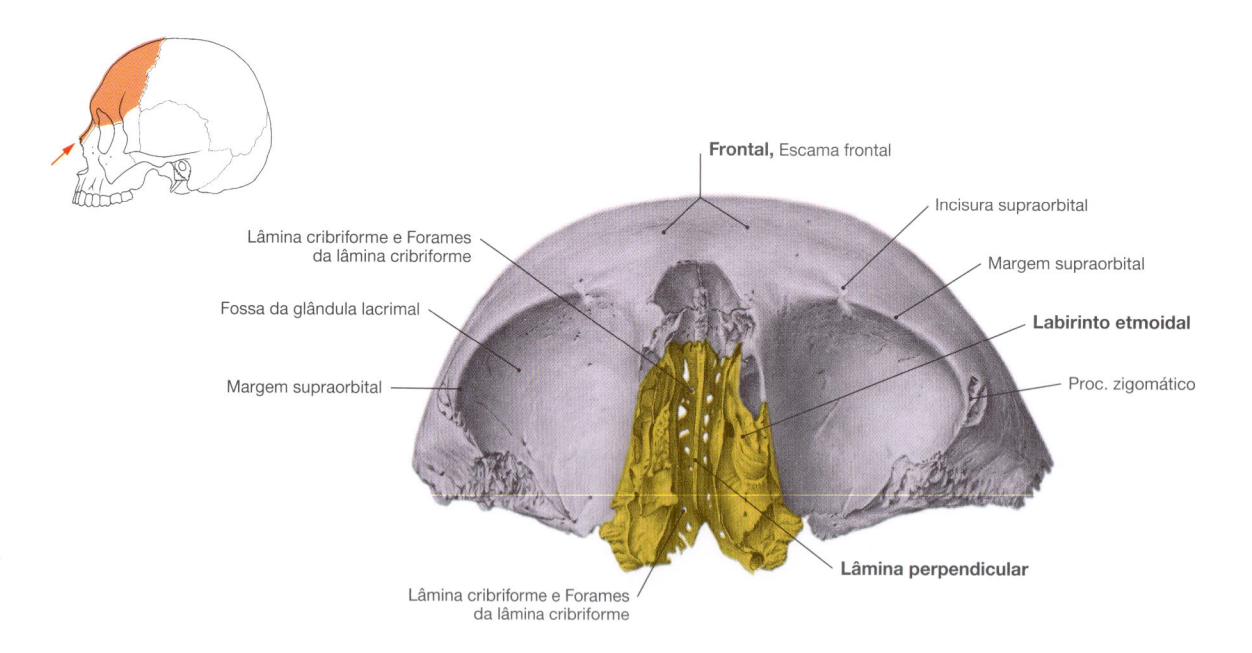

Rótulos da Figura 8.28: Escama frontal, Face externa; Túber frontal; Margem parietal; Arco superciliar; Incisura supraorbital; Parte orbital, Face orbital; Parte nasal; Espinha nasal; Glabela; Incisura frontal; Proc. zigomático; Margem supraorbital; Face temporal.

Figura 8.29 Frontal, etmoide e ossos nasais; vista inferior; ver correlação de cores na p. xii. [S700]

Na região medial, anterior e inferiormente, o etmoide e os ossos nasais, em contato com o frontal, formam partes do esqueleto do nariz. No interior do frontal encontra-se o seio frontal.

Rótulos da Figura 8.29: Frontal, Escama frontal; Incisura supraorbital; Margem supraorbital; Labirinto etmoidal; Proc. zigomático; Lâmina perpendicular; Lâmina cribriforme e Forames da lâmina cribriforme; Fossa da glândula lacrimal; Margem supraorbital.

Maxila e Palatino

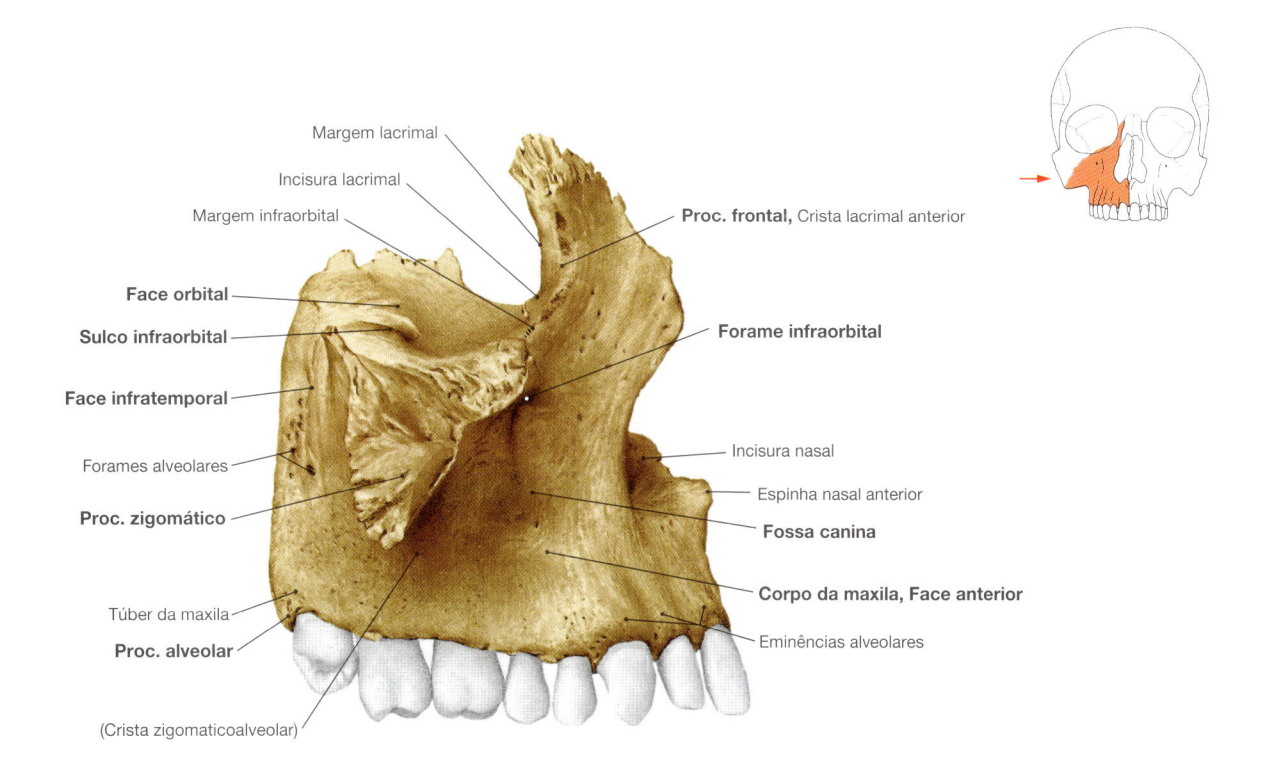

Figura 8.30 Maxila direita; vista lateral. [S700]
A maxila pode ser subdividida em corpo da maxila, Proc. frontal (em contato com o frontal), Proc. zigomático (forma o arco zigomático com o zigomático), Proc. palatino (parte anterior do palato ósseo, → Figura 8.31), e Proc. alveolar. Este último forma a margem inferior da maxila e contém os alvéolos dentais, que alojam as raízes dentais. As margens anteriores abauladas dos alvéolos dentários são denominadas eminências alveolares. No corpo da maxila, logo abaixo da margem orbital inferior, encontra-se o forame infraorbital.

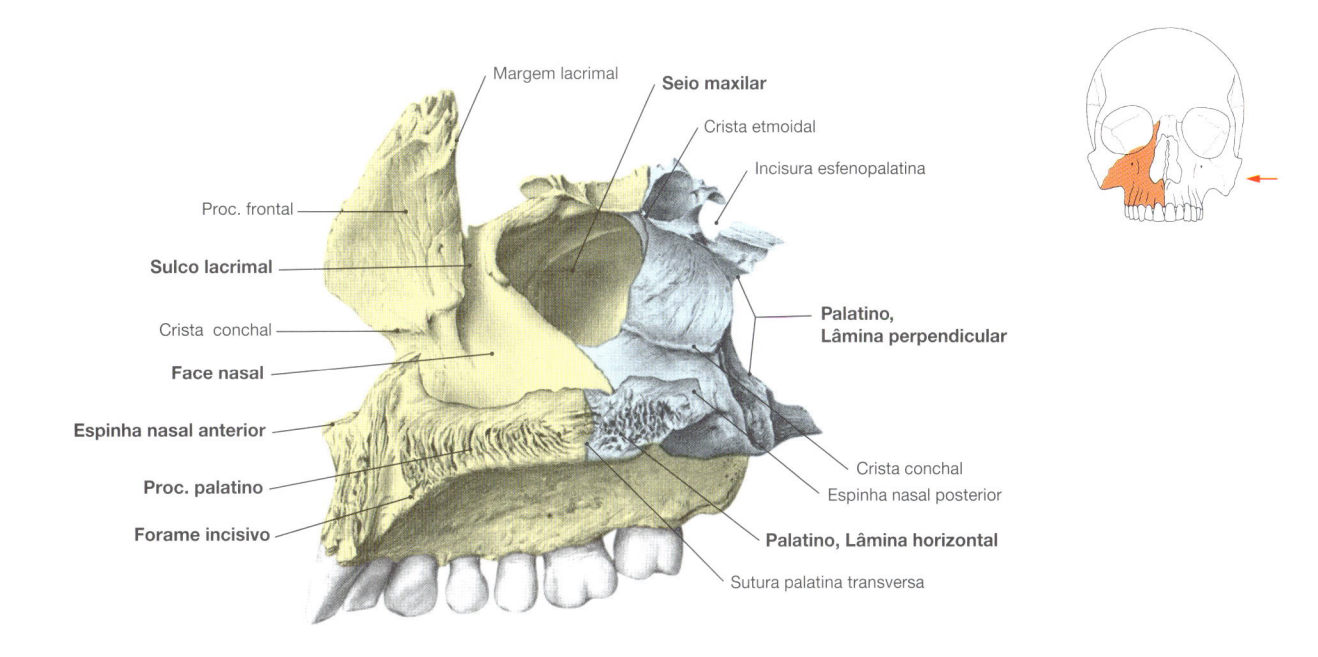

Figura 8.31 Maxila e palatino direitos; vista medial, com vista para o seio maxilar; ver correlação de cores na p. xii. [S700]

A maxila é seguida, posteriormente, pelo palatino, composto por duas lâminas; a **lâmina horizontal** forma a parte posterior do palato ósseo, e a **lâmina perpendicular** segue verticalmente para cima e delimita o seio maxilar posteromedialmente.

Ossos e Articulações

Cavidade Nasal

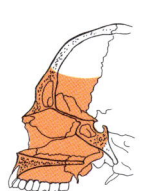

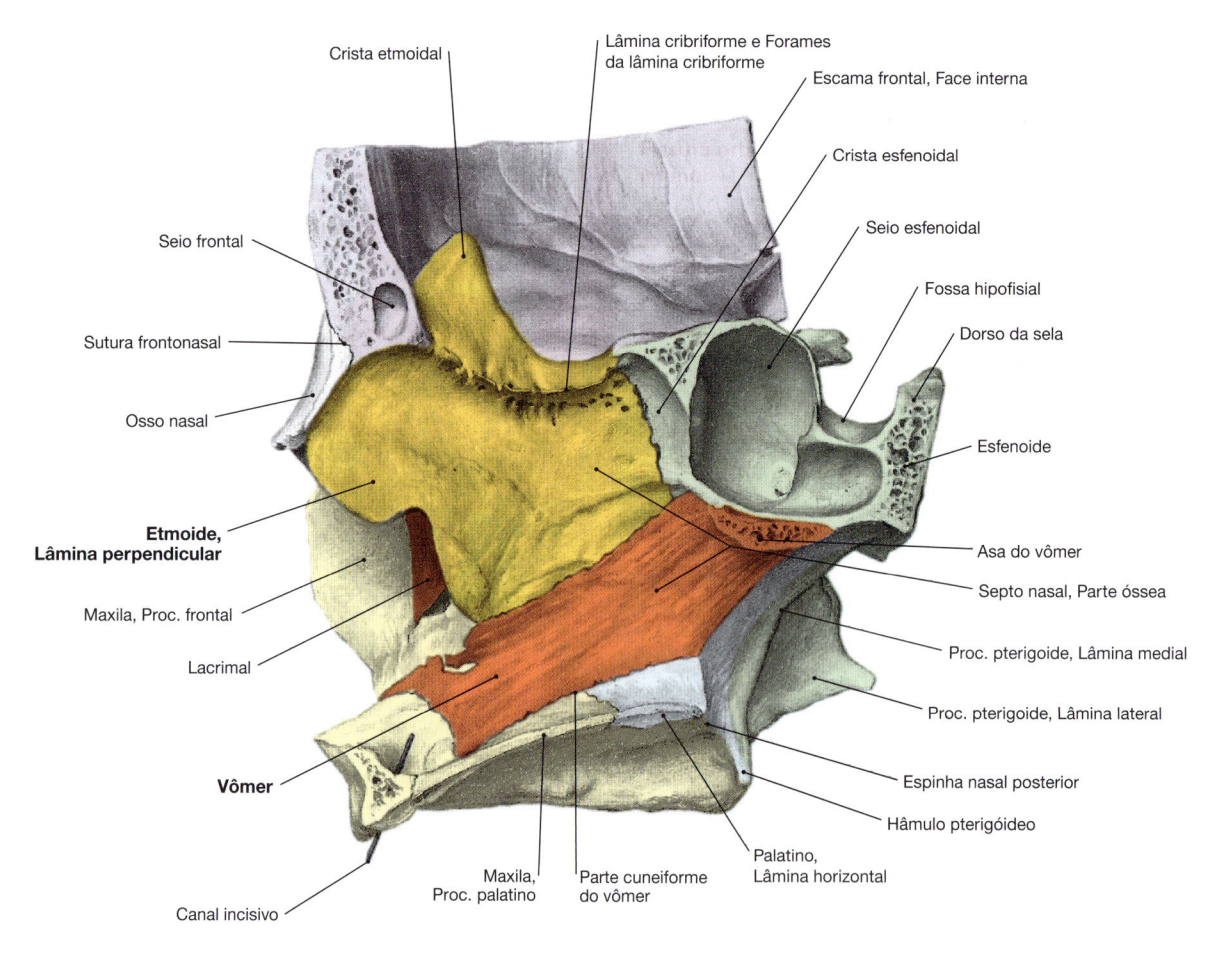

Figura 8.32 Septo nasal ósseo; vista lateral; ver correlação de cores na p. xii. [S700]

O septo nasal ósseo é formado pela lâmina perpendicular do etmoide e pelo vômer. O **etmoide** localiza-se entre o frontal e a maxila e se articula com os ossos nasais, lacrimais, esfenoide e palatinos. Superiormente, forma a crista etmoidal. A lâmina cribriforme, atravessada por numerosas perfurações, forma o teto da cavidade nasal e uma parte do assoalho da região anterior da cavidade do crânio. Superiormente, a lâmina perpendicular do etmoide se associa à crista etmoidal (*crista galli*); a lâmina perpendicular divide o labirinto ósseo do etmoide em metades direita e esquerda, e forma a parte superior do septo nasal ósseo.

O **vômer** forma a maior parte do esqueleto da parte óssea do septo nasal. O osso plano, em formato trapezoide, está em contato, superiormente, com a lâmina perpendicular do etmoide e, posteriormente, com o esfenoide, por meio da asa do vômer; inferiormente, ele se limita com o Proc. palatino da maxila e com a lâmina horizontal do palatino por meio da parte cuneiforme do vômer.

Correlações clínicas

Um **desvio de septo** pode ser causado por traumatismo, golpe ou queda sobre o nariz, ou devido a crescimento defeituoso dos ossos da face. Mais de 60% da população apresenta pelo menos um discreto desvio do septo nasal. Os desvios de septo nasal comprometem principalmente a respiração nasal. Neste caso, o ar inspirado não é aquecido, filtrado e umedecido adequadamente. O impedimento da respiração nasal causa aumento da respiração bucal, com roncos e/ou tendência aumentada ao desenvolvimento de infecções. Os seios paranasais deixam de ser bem ventilados, o que pode causar inflamações (sinusites) com secreção pós-nasal e inflamações da laringe e dos brônquios. Em idade muito avançada, devido à diminuição da oxigenação, podem se desenvolver doenças circulatórias.

Cavidade Nasal

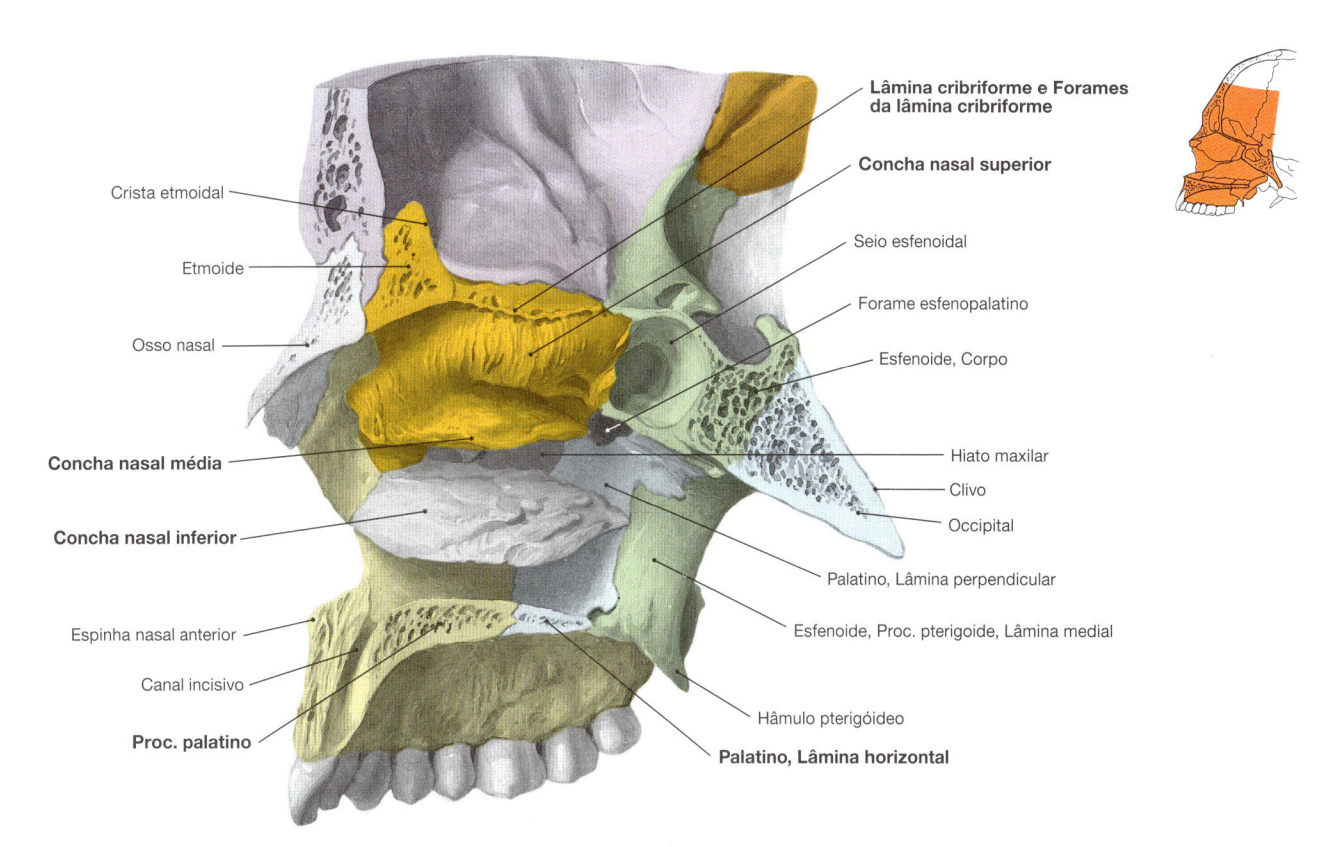

Figura 8.33 Parede lateral da cavidade nasal, lado direito; vista pelo lado esquerdo; ver correlação de cores na p. xii. [S700]
A vista da parede nasal lateral mostra superiormente (teto) a lâmina cribriforme do etmoide, que também apresenta a concha nasal superior e a concha nasal média. Entre as duas conchas nasais situa-se o meato nasal superior. Mais abaixo se localiza a concha nasal inferior como um osso independente.

Labels: Crista etmoidal; Etmoide; Osso nasal; Concha nasal média; Concha nasal inferior; Espinha nasal anterior; Canal incisivo; Proc. palatino; Lâmina cribriforme e Forames da lâmina cribriforme; Concha nasal superior; Seio esfenoidal; Forame esfenopalatino; Esfenoide, Corpo; Hiato maxilar; Clivo; Occipital; Palatino, Lâmina perpendicular; Esfenoide, Proc. pterigoide, Lâmina medial; Hâmulo pterigóideo; Palatino, Lâmina horizontal.

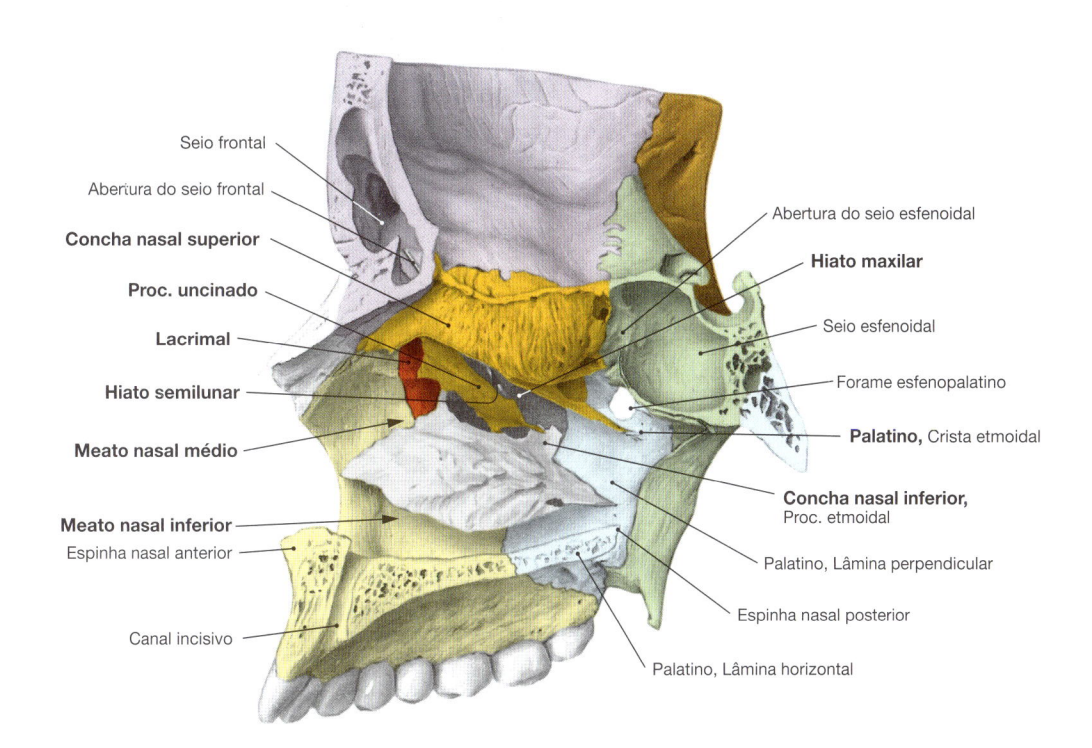

Figura 8.34 Parede lateral da cavidade nasal, lado direito; vista pelo lado esquerdo, após a retirada da concha nasal média; ver correlação de cores na p. xii. [S700]
Abaixo da concha nasal média, encontra-se uma delgada lâmina óssea – o **Proc. uncinado** – do etmoide. Esta lâmina fecha parcialmente a parede medial do seio maxilar. Existem numerosas aberturas acima e abaixo do Proc. uncinado. Uma delas é o hiato maxilar.

O assoalho e partes da parede lateral são formados pela **maxila** e pelo **palatino** (assoalho: lâmina horizontal; parede lateral: lâmina perpendicular). Na parede lateral encontra-se ainda o **lacrimal**, que forma uma parte do limite anterior do seio maxilar. A concha nasal inferior está fixada aos três ossos mencionados anteriormente e divide a parede nasal lateral em um meato nasal médio, situado acima, e em um meato nasal inferior, situado abaixo.

Labels: Seio frontal; Abertura do seio frontal; Concha nasal superior; Proc. uncinado; Lacrimal; Hiato semilunar; Meato nasal médio; Meato nasal inferior; Espinha nasal anterior; Canal incisivo; Abertura do seio esfenoidal; Hiato maxilar; Seio esfenoidal; Forame esfenopalatino; Palatino, Crista etmoidal; Concha nasal inferior, Proc. etmoidal; Palatino, Lâmina perpendicular; Espinha nasal posterior; Palatino, Lâmina horizontal.

Ossos e Articulações

Palato Duro

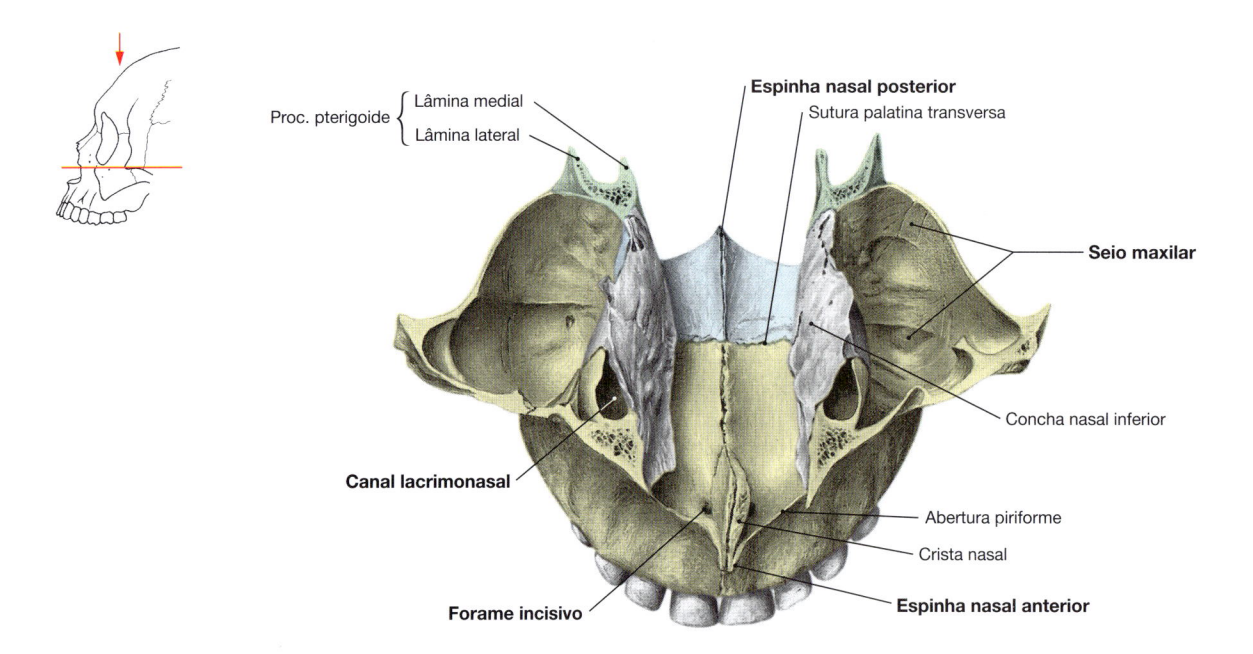

Figura 8.35 Palato duro, seio maxilar e concha nasal inferior; vista superior; ver correlação de cores na p. xii. [S700]

O palato duro é uma lâmina óssea horizontal formada pela maxila e pelo palatino. Ele separa as cavidades oral e nasal. Os forames incisivos estabelecem uma conexão entre elas. Na figura, observa-se o assoalho da cavidade nasal. Lateralmente se encontram os seios maxilares.

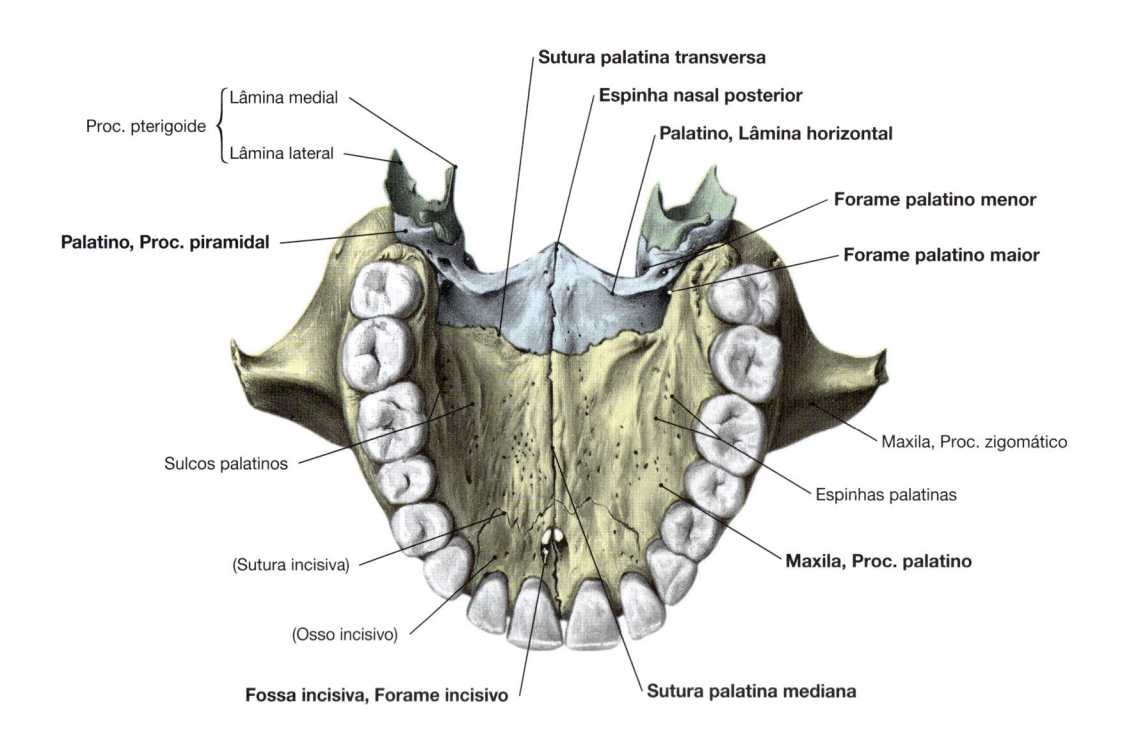

Figura 8.36 Palato duro; vista inferior; ver correlação de cores na p. xii. [S700]

O palato duro faz parte da **base anterior do crânio**. Os dentes estão ancorados em ambos os arcos alveolares da maxila. Os arcos circundam o palato duro anterior e lateralmente. Ele é composto, anteriormente, pelos Procc. palatinos das duas maxilas e, posteriormente, pelas lâminas horizontais dos palatinos. Os **Procc. palatinos** contatam-se, na linha média, por meio da sutura palatina e, posteriormente, têm contato com os dois palatinos pela sutura palatina transversa. As **lâminas horizontais** dos palatinos mantêm contato entre si, na linha média, por meio da sutura interpalatina (continuação da sutura palatina mediana).

Na região anterior, posteriormente aos dentes incisivos, encontra-se, na linha média, a **fossa incisiva**, que continua no forame incisivo e nos canais incisivos. Próximo à margem posterolateral do palato duro encontra-se, em cada lado, um **forame palatino maior**, que segue no canal palatino maior, além dos **forames palatinos menores**. Estes forames localizam-se no Proc. piramidal do palatino e continuam nos canais palatinos menores. Na linha média, a **espinha nasal posterior** projeta-se como o processo mais pontiagudo do palato duro em direção posterior.

Órbita e Fossa Pterigopalatina

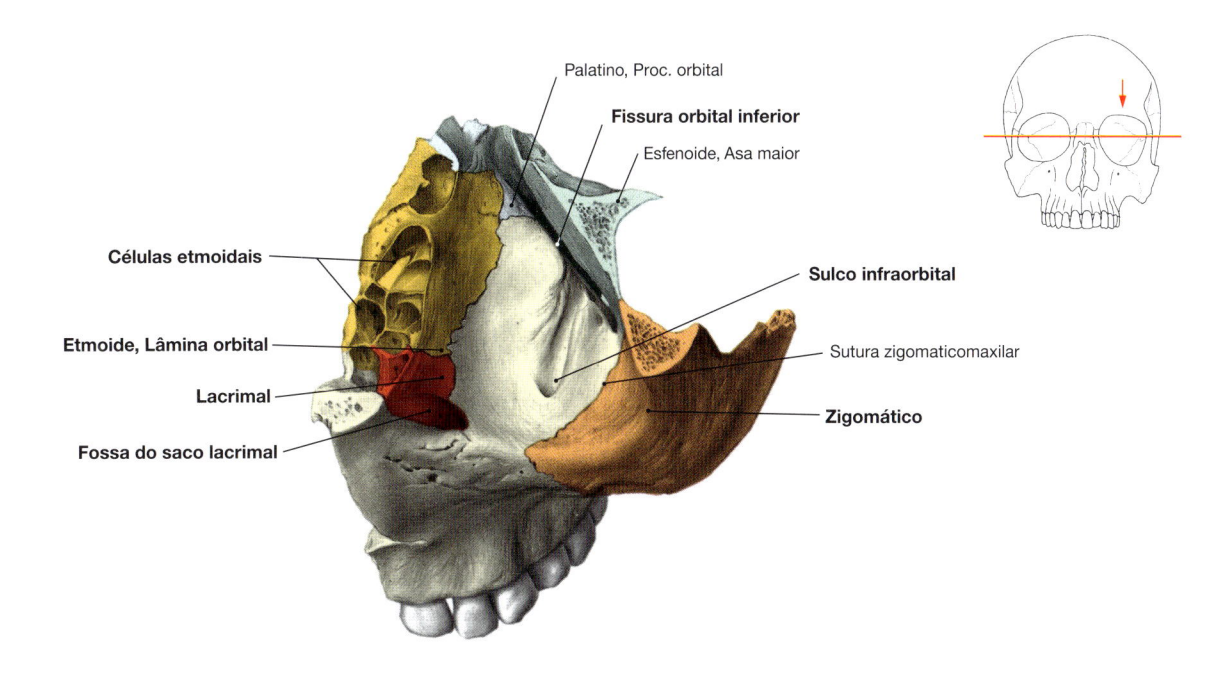

Figura 8.37 Assoalho da órbita (parte inferior da órbita), lado esquerdo; vista superior; ver correlação de cores na p. xii. [S700]
O assoalho da órbita forma o teto do seio maxilar. Nele se encontra o sulco infraorbital que, anteriormente, continua em um canal ósseo abaixo do assoalho da órbita, desembocando no forame infraorbital. Neste local seguem os vasos e o nervo infraorbitais. Lateralmente, o assoalho da órbita é formado pelo zigomático; medialmente participam o Proc. orbital do palatino, a lâmina orbital do etmoide e o lacrimal. Este último forma, juntamente com a maxila, a fossa do saco lacrimal, onde se encontra o saco lacrimal. Sobre a órbita, → Figuras 9.7 a 9.11.

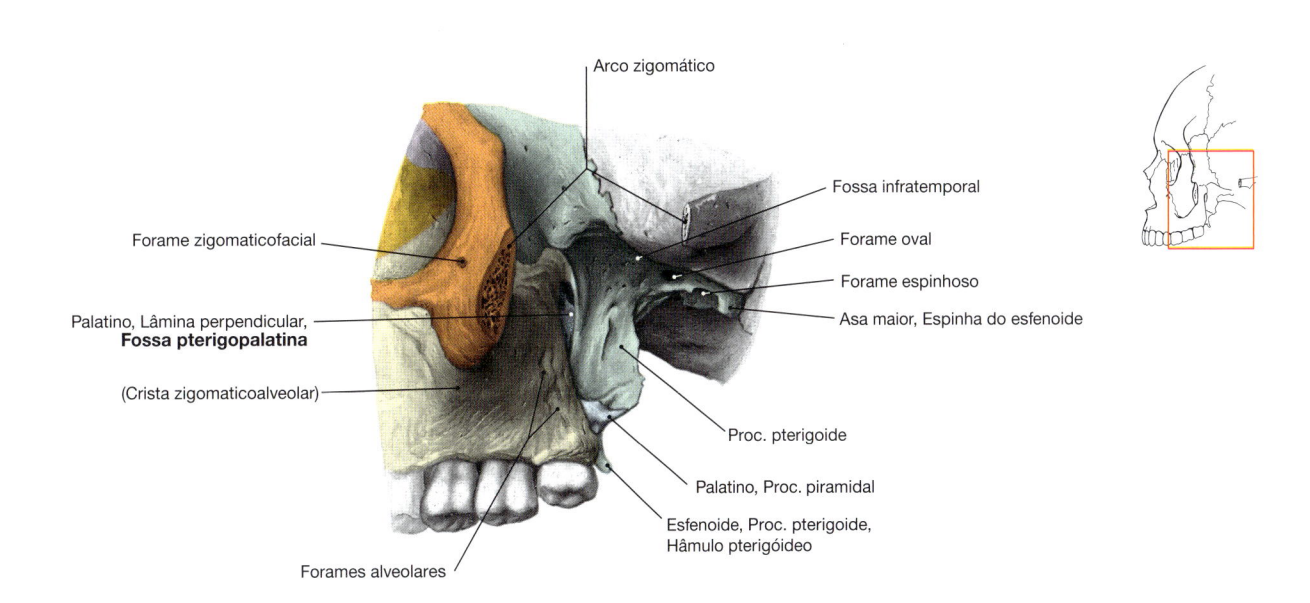

Figura 8.38 Fossa pterigopalatina esquerda; vista lateral; ver correlação de cores na p. xii. [S700]
A fossa pterigopalatina encontra-se no prolongamento medial da fossa infratemporal. Ela é delimitada pela maxila, pelo palatino e pelo esfenoide. A fossa pterigopalatina forma um **local de transição** entre a fossa média do crânio, a órbita e o nariz. Através dela se projetam numerosos vasos e nervos para suprir as estruturas desses espaços (→ Figuras 8.156 a 8.160).
O **acesso lateral à fossa pterigopalatina** representa uma via usual de acesso cirúrgico para a retirada de tumores desta região, p. ex., no caso de um fibroma nasofaríngeo.

Ossos e Articulações

Órbita

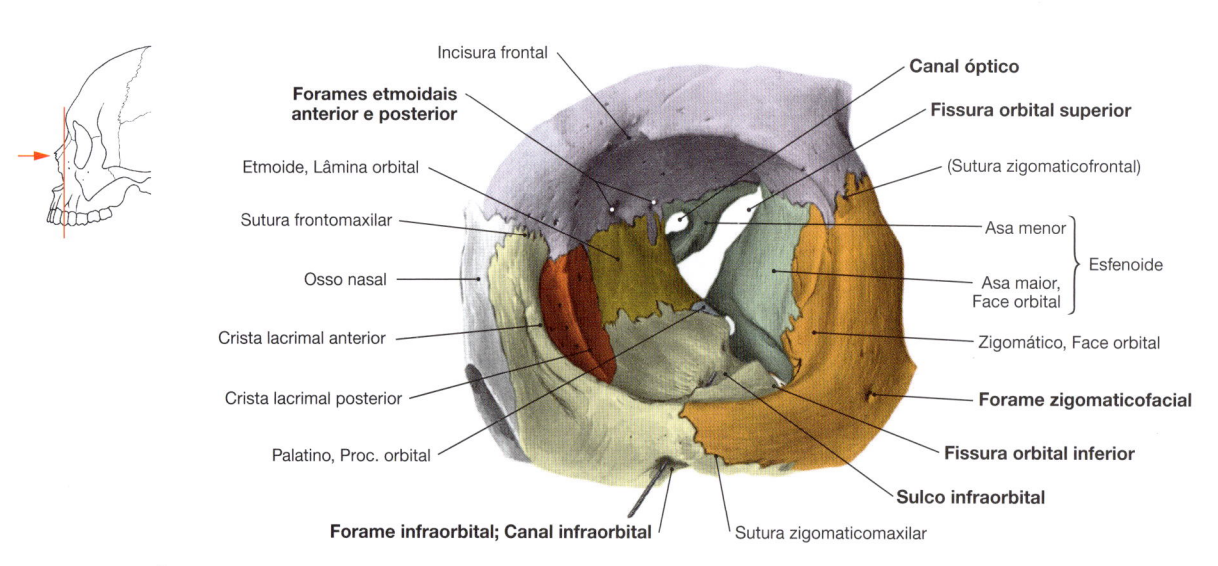

Figura 8.39 Órbita esquerda; vista anterior; a sonda se encontra no canal infraorbital; ver correlação de cores na p. xii. [S700]

A órbita é delimitada por frontal, etmoide, lacrimal, palatino, esfenoide, zigomático e maxila. Existem aberturas para a órbita através das fissuras orbitais superior e inferior, do canal óptico e dos forames etmoidais anterior e posterior. No assoalho da órbita, na parte posterior, encontra-se o sulco infraorbital, que continua, anteriormente, no canal infraorbital e desemboca, abaixo da margem inferior da órbita, como forame infraorbital. Lateralmente, há, em geral, um forame zigomaticofacial no zigomático. Sobre a órbita, → Figuras 9.7 a 9.11.

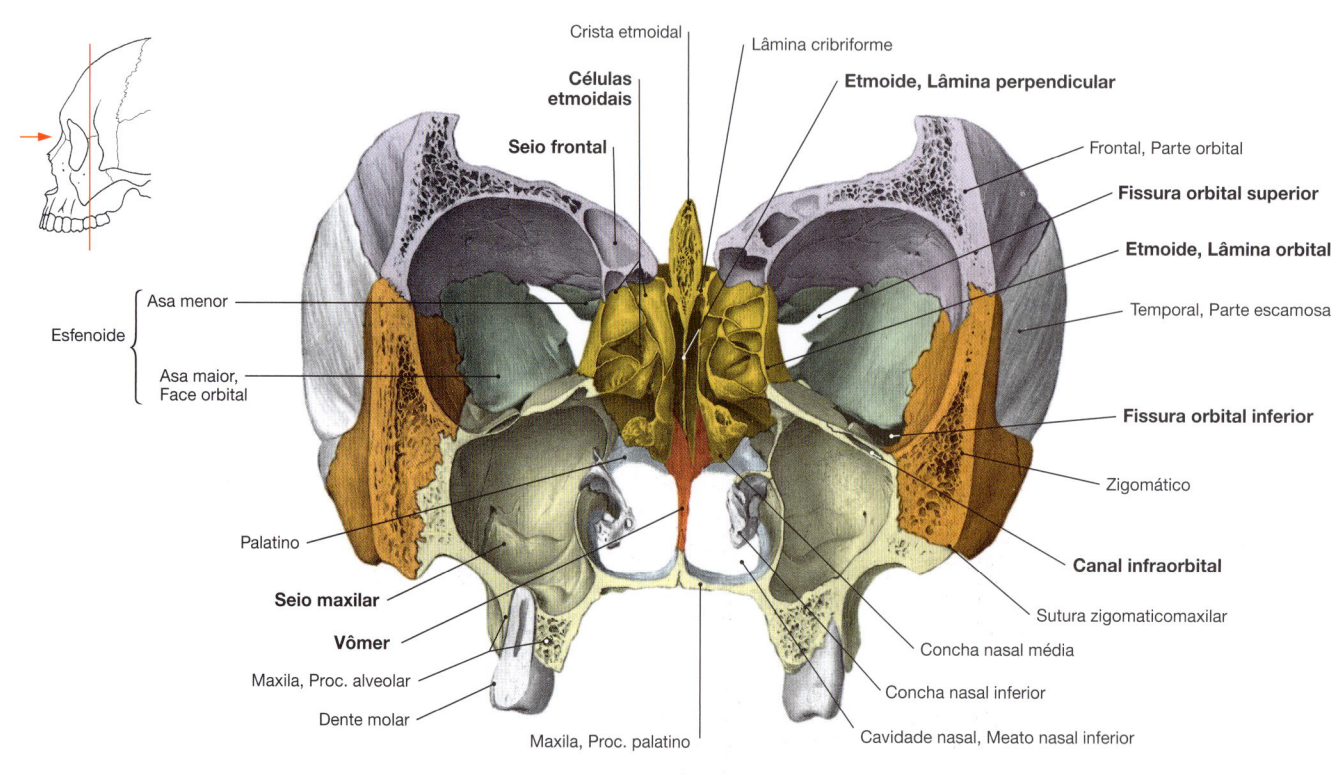

Figura 8.40 Viscerocrânio; corte frontal na altura das duas órbitas; vista anterior; ver correlação de cores na p. xii. [S700]

O etmoide, ímpar, apresenta as **células etmoidais** anteriores e posteriores. Imediatamente abaixo, a crista etmoidal se associa à lâmina perpendicular do etmoide, que divide o labirinto ósseo do etmoide em uma metade direita e uma metade esquerda, formando a porção superior do septo nasal ósseo. Posteriormente, o vômer se une a essa estrutura. As paredes laterais das células etmoidais são formadas pela delgada **lâmina orbital (lâmina papirácea)**, que forma uma grande parte da parede medial da órbita. Imediatamente abaixo da órbita está situado o seio maxilar. Em seu teto, que corresponde ao assoalho da órbita, encontra-se o canal infraorbital. O nível da lâmina cribriforme é observado nitidamente abaixo do teto da órbita. Sobre a órbita, → Figuras 9.7 a 9.11.

Correlações clínicas

Graças à ultrafina lâmina orbital (ou papirácea) do etmoide, entre a órbita e as células etmoidais, as **inflamações das células etmoidais** se propagam facilmente para a órbita e podem causar fleimão orbital. Na → Figura 8.40 observa-se a proximidade entre as raízes dos dentes molares e o seio maxilar. Inflamações dos segundos pré-molares ou dos primeiros molares podem causar inflamação no seio maxilar (sinusite maxilar).

Órbita

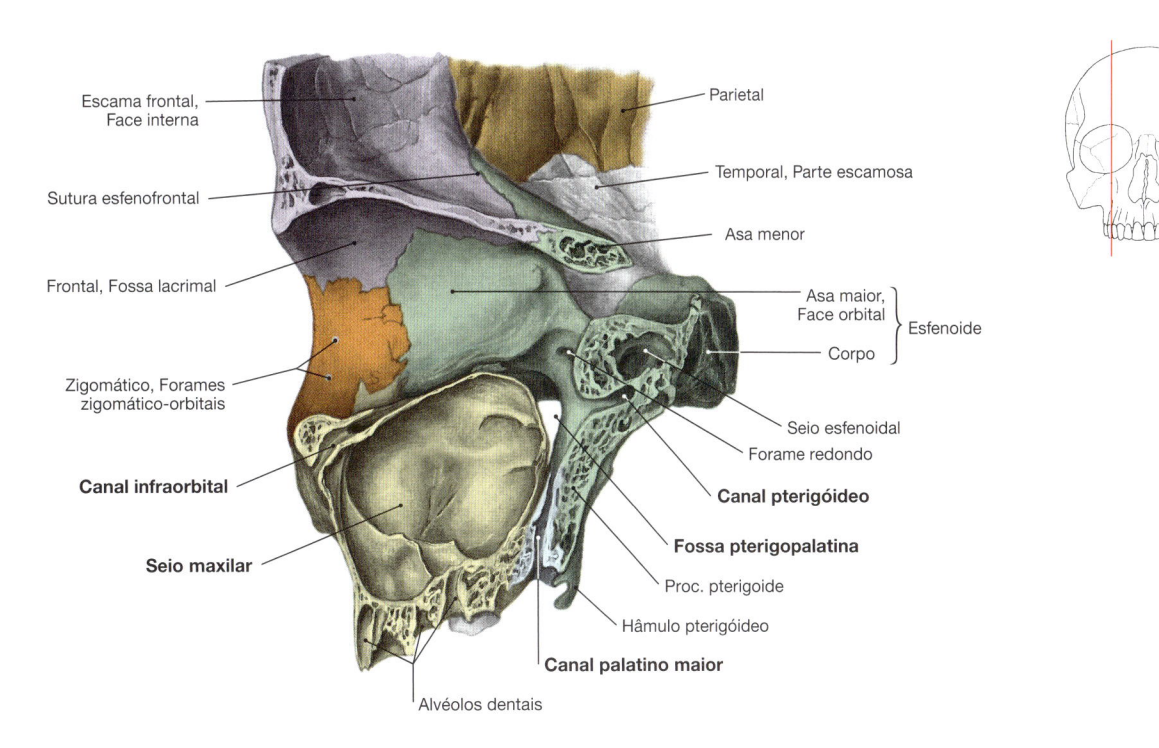

Figura 8.41 Parede lateral da órbita direita; vista medial; ver correlação de cores na p. xii. [S700]
A parede lateral da órbita é formada por zigomático, frontal, esfenoide e maxila. Pode-se identificar claramente no corte o canal infraorbital no terço anterior do assoalho da órbita, que corresponde ao teto ósseo muito delgado do seio maxilar. Posteriormente, o seio maxilar está associado à fossa pterigopalatina, que mantém, lateralmente, uma conexão com a fossa infratemporal, superiormente com a órbita e inferiormente com a cavidade oral, através do canal palatino maior. Posterior e superiormente, o canal pterigóideo desemboca na fossa pterigopalatina.

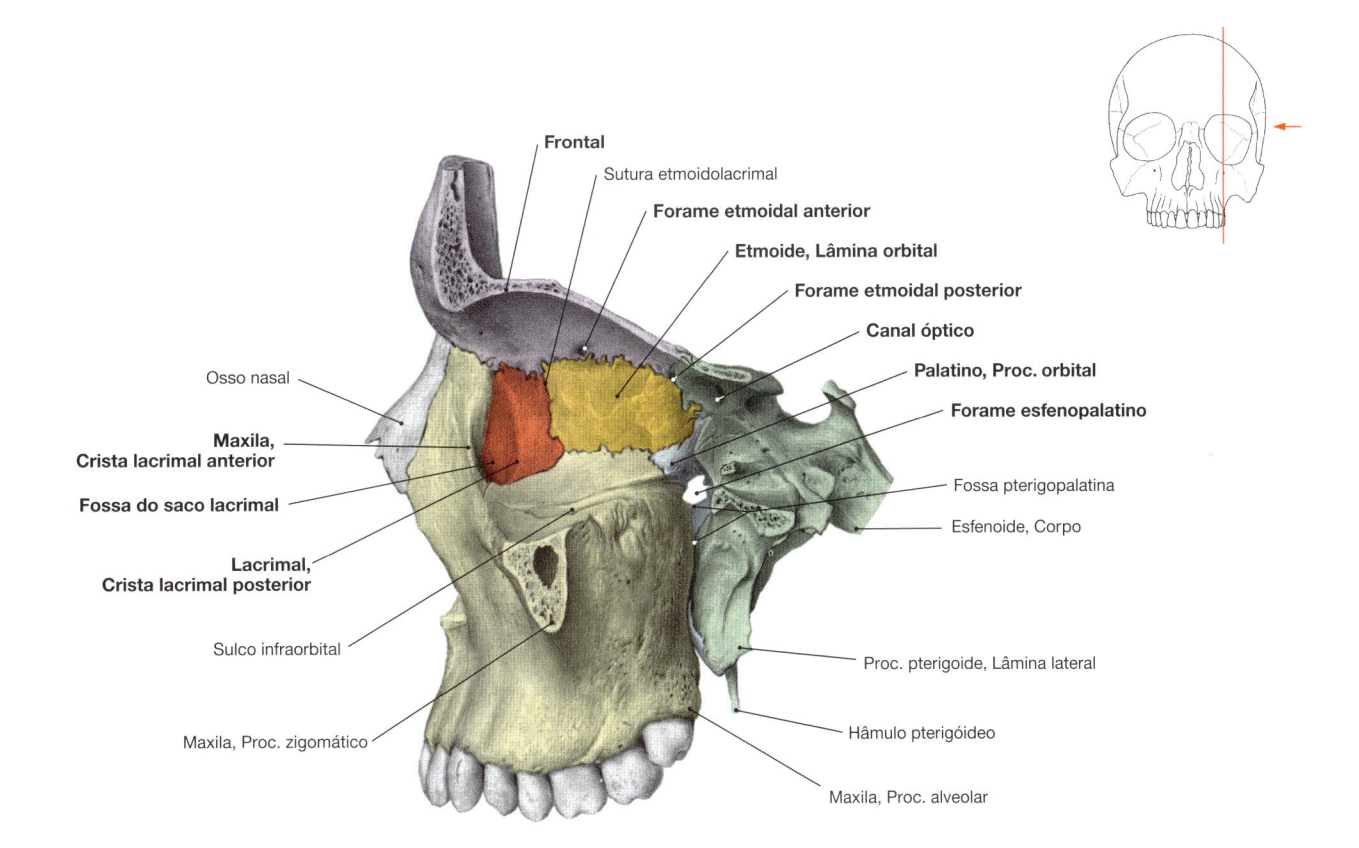

Figura 8.42 Parede medial da órbita esquerda; vista lateral; ver correlação de cores na p. xii. [S700]
A parede medial da órbita é formada, anteriormente, pelo lacrimal, pela maxila e pelo frontal; posteriormente, entre o frontal e a maxila, encontram-se a lâmina orbital do etmoide, o processo orbital do palatino e o esfenoide. A crista lacrimal anterior da maxila e a crista lacrimal posterior do lacrimal delimitam uma depressão (fossa do saco lacrimal) para o saco lacrimal. Na parede medial da órbita encontram-se os forames etmoidais anterior e posterior e o canal óptico. Um pouco acima da fossa pterigopalatina encontra-se o forame esfenopalatino.

Ossos e Articulações

Esfenoide

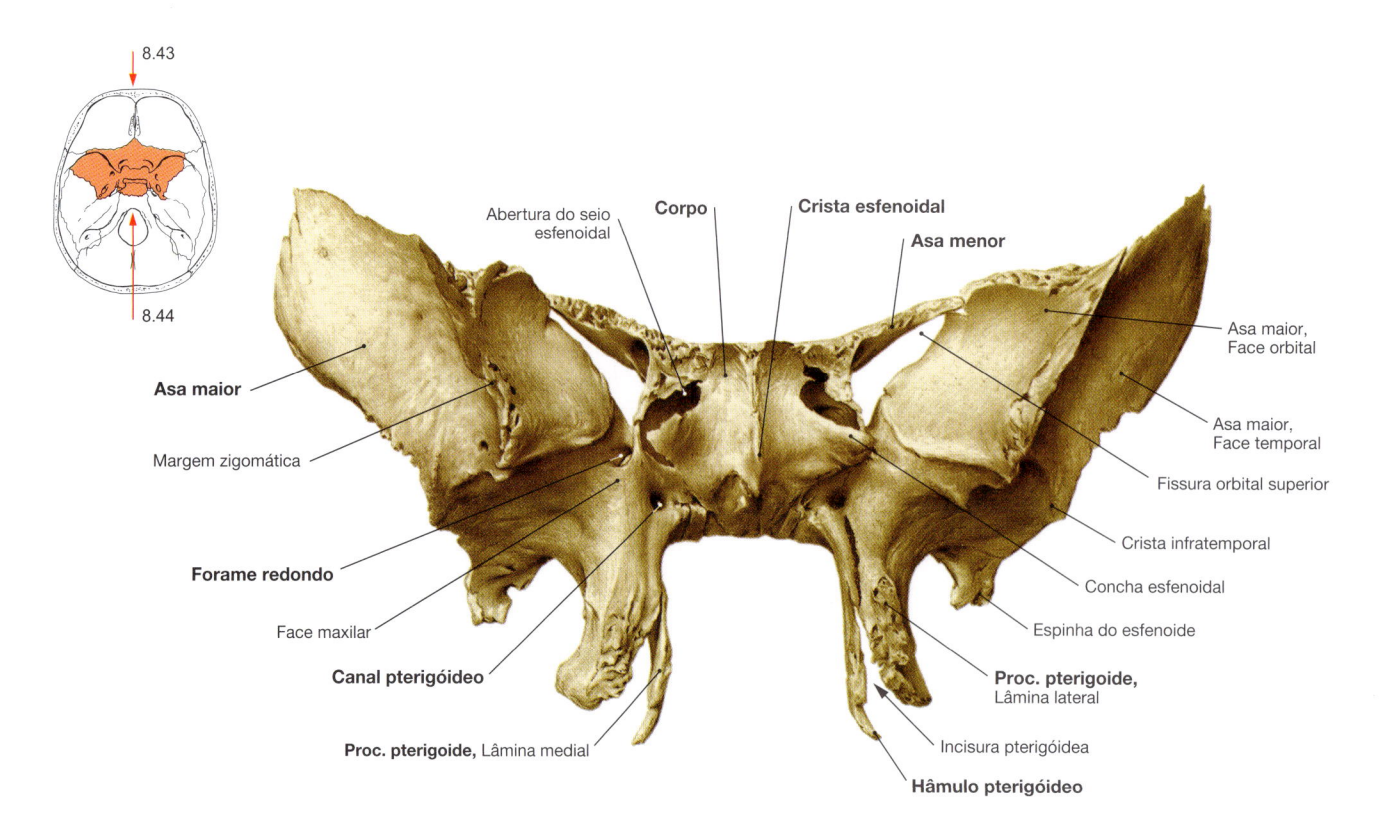

Figura 8.43   Esfenoide; vista anterior. [S700]
O esfenoide, ímpar, é um osso situado entre o viscerocrânio e o neurocrânio. Do corpo do esfenoide partem, lateralmente, dois pares de asas. Superiormente se encontram as **asas menores** e, inferiormente, as **asas maiores**. Para baixo, estão associados os **Procc. pterigoides**. No centro do esfenoide encontra-se o **seio esfenoidal**. A face anterior do corpo é dividida por meio de uma crista esfenoidal.

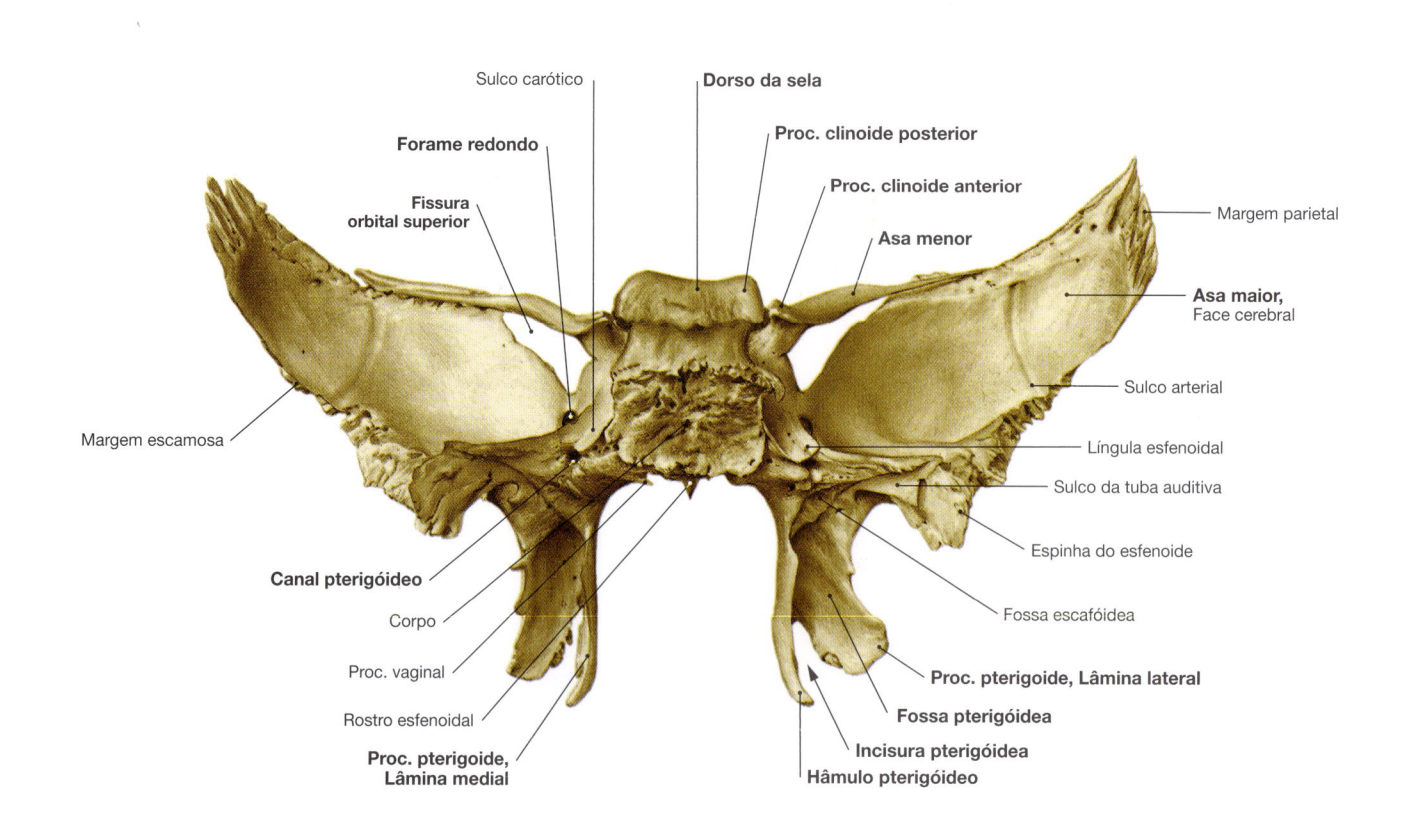

Figura 8.44   Esfenoide; vista posterior. [S700]
A asa menor e a asa maior do esfenoide delimitam a **fissura orbital superior**. O Proc. pterigoide divide-se, a cada lado, em uma lâmina medial (pequena) e uma lâmina lateral (grande), que incluem entre si a fossa pterigóidea e que estão separadas pela **incisura pterigóidea**. Na extremidade caudal, a lâmina medial termina no **hâmulo pterigóideo**. Sua base é atravessada pelo canal pterigóideo, que desemboca na fossa pterigopalatina.

Occipital e Esfenoide

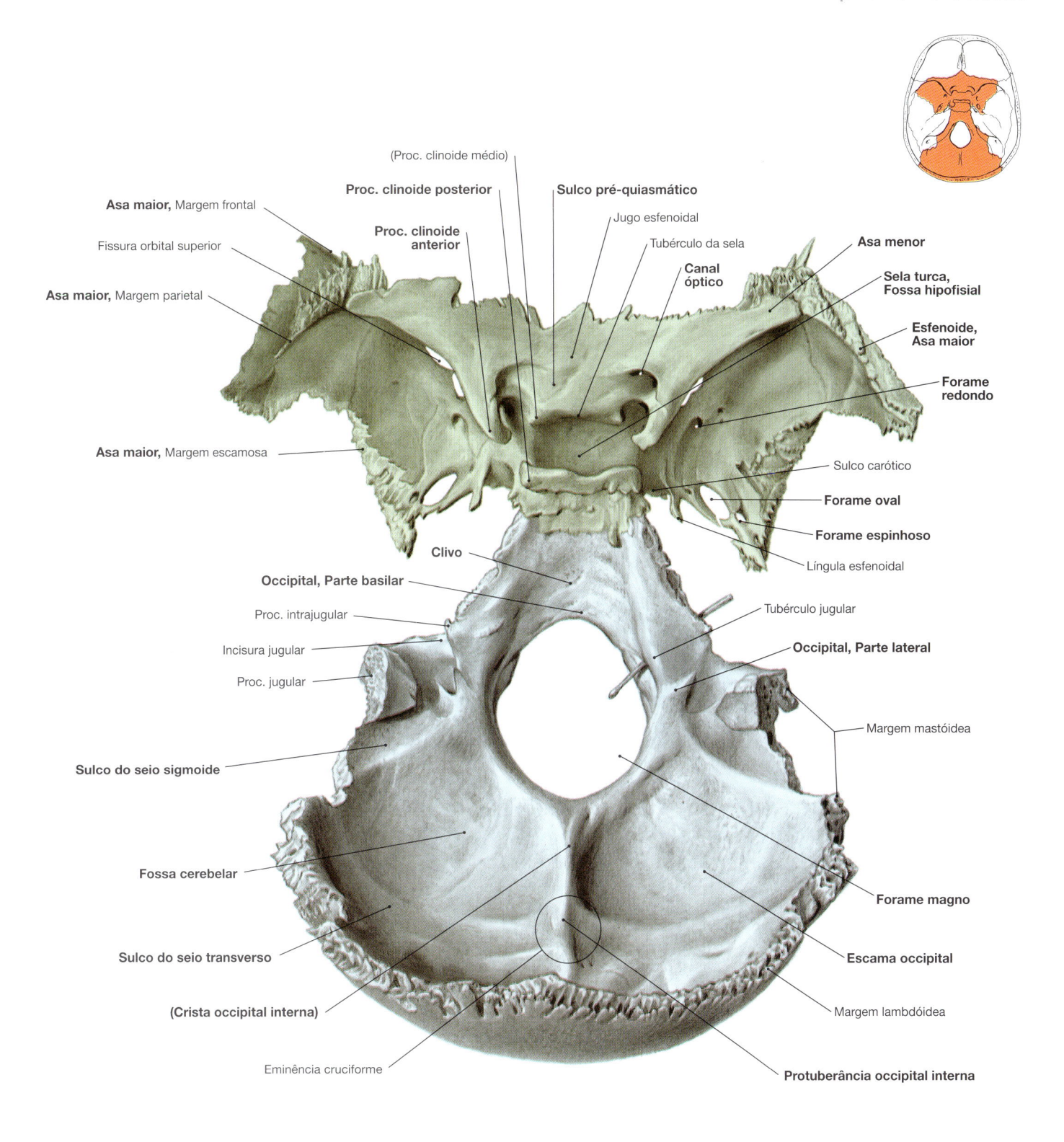

Figura 8.45 Esfenoide e occipital; vista superior; ver correlação de cores na p. xii. [S700]

O centro do **esfenoide** forma a **sela turca**, com a fossa hipofisial. O tubérculo da sela, que continua, de cada lado, com um Proc. clinoide médio, forma a margem anterior da fossa hipofisial. À frente do tubérculo da sela encontram-se o sulco pré-quiasmático e o jugo esfenoidal. O clivo forma a parte posterior da sela, cuja margem superior é elevada para o Proc. clinoide posterior. A asa menor é atravessada, em sua margem anterior, pelo canal óptico, na região da sela turca. Na asa maior encontramos, de ambos os lados, da região anterossuperior para a região posteroinferior, os forames redondo, oval e espinhoso.

O **occipital**, osso ímpar, é composto pela escama occipital, por duas partes laterais e por uma parte basilar. As quatro partes delimitam o **forame magno**. Na face interna da escama occipital, o sulco do seio sagital superior e os sulcos dos seios transversos se encontram na protuberância occipital interna. Além disso, observam-se ainda, na face interna, à direita e à esquerda, o sulco do seio sigmoide e o sulco do seio occipital. A escama occipital, na face interna e acima da protuberância occipital interna, forma a fossa cerebral, e abaixo desta, a fossa cerebelar. O corpo do esfenoide e a parte basilar do occipital formam o clivo.

Ossos e Articulações

Temporal

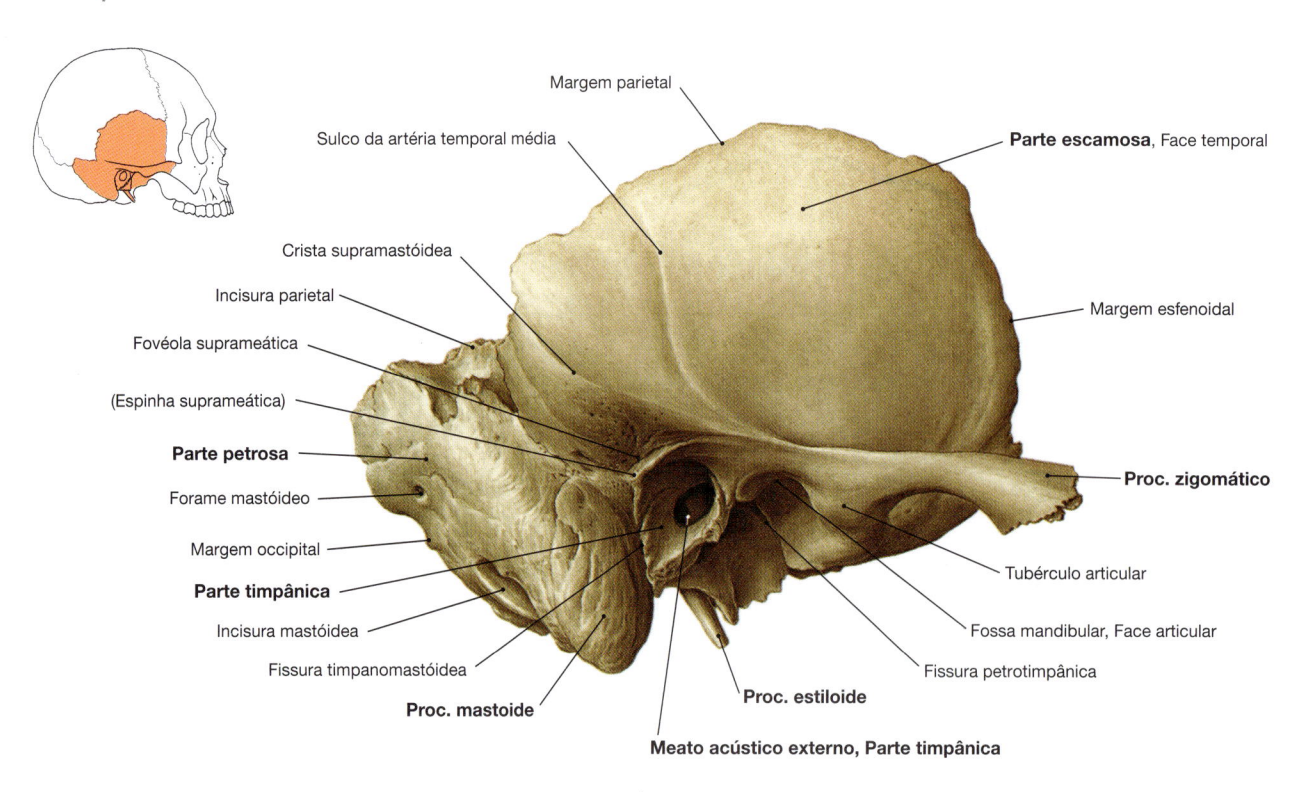

Figura 8.46 Temporal direito; vista lateral. [S700]
Os dois temporais pertencem tanto ao viscerocrânio quanto ao neurocrânio. Eles participam da formação da parede lateral e da base do crânio. Podem ser distinguidas a parte escamosa, a parte timpânica e a parte petrosa.
A **parte escamosa**, de estrutura plana semelhante a uma escama, limita-se com o parietal pela margem parietal. Anterior e superiormente ao meato acústico externo, o Proc. zigomático projeta-se para a frente.
A **parte petrosa** limita-se, posteriormente, com o parietal e o occipital. A abertura central externa é do meato acústico externo. Para trás e para baixo, encontra-se associado o Proc. mastoide. Na parte petrosa encontram-se a orelha média e a orelha interna (não visualizadas). Como acessos, são utilizados o meato acústico interno (→ Figura 8.23), o forame estilomastóideo (→ Figura 8.22) e o canal musculotubário (→ Figuras 10.28 e 10.40).
A **parte timpânica** forma a parede óssea do meato acústico externo. Ela se associa, com um formato anular, às partes escamosa e petrosa e delimita o meato acústico externo (meato acústico ósseo) anterior, inferior e posteriormente, estendendo-se internamente até a membrana timpânica (→ Figuras 10.14 e 10.22).

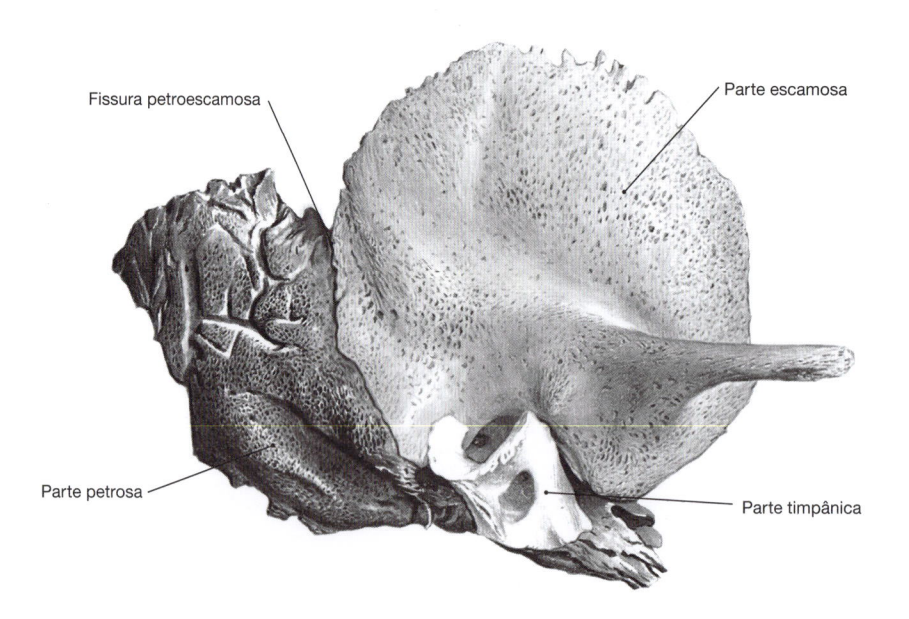

Figura 8.47 Temporal direito de um recém-nascido; vista lateral; representação esquemática; ver correlação de cores na p. xii. [S700]
A representação mostra as diferentes partes do temporal: escamosa, petrosa e timpânica.

Temporal

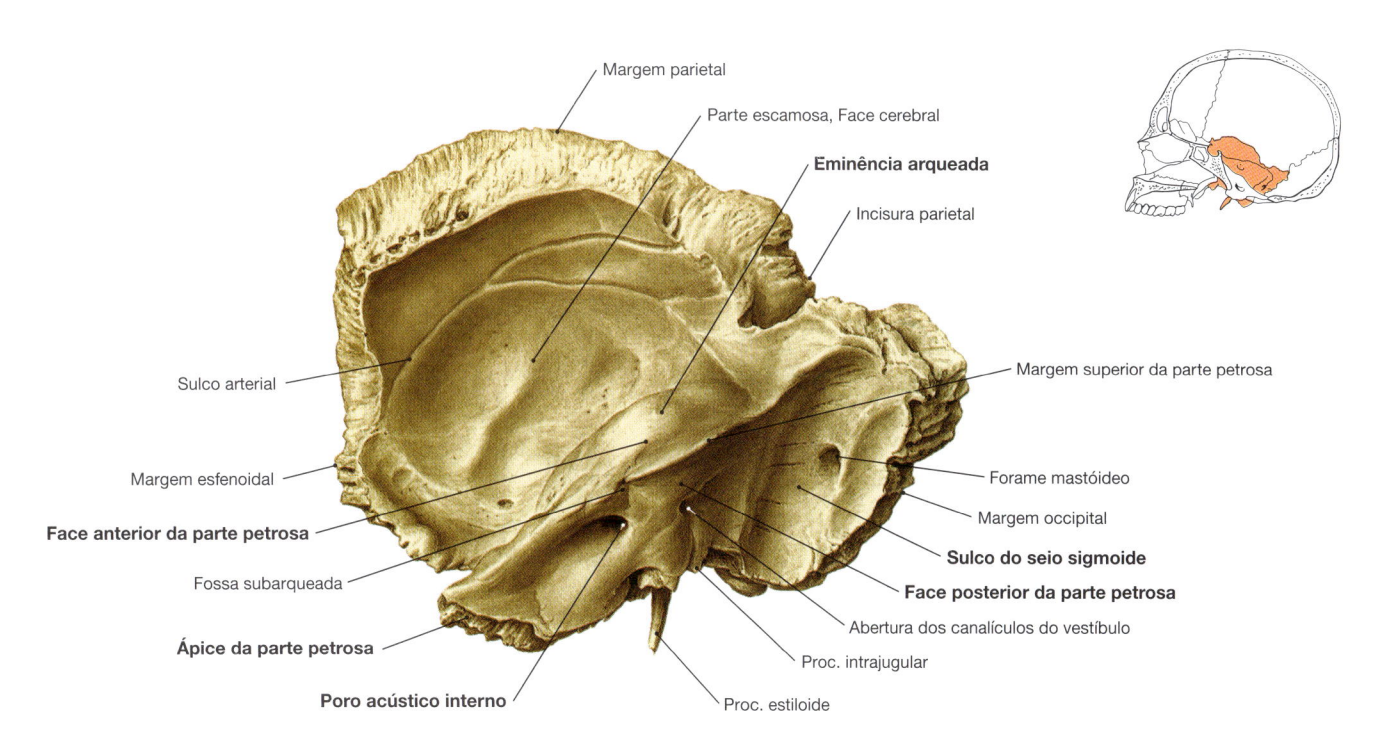

Figura 8.48 Temporal direito; vista interna. [S700]
A parte petrosa tem o formato de uma pirâmide, cujo ápice está orientado para a frente e medialmente, e cuja base está voltada para o Proc. mastoide. A face anterior, direcionada para a fossa média do crânio, projeta-se para a eminência arqueada; na face posterior encontra-se o **poro acústico interno**, que corresponde à abertura do meato acústico interno. A face posterior da parte petrosa é escavada devido ao sulco do seio sigmoide. Neste local, encontra-se também o **forame mastóideo**. Na face interna (face cerebral) da parte escamosa observam-se os sulcos da A. meníngea média.

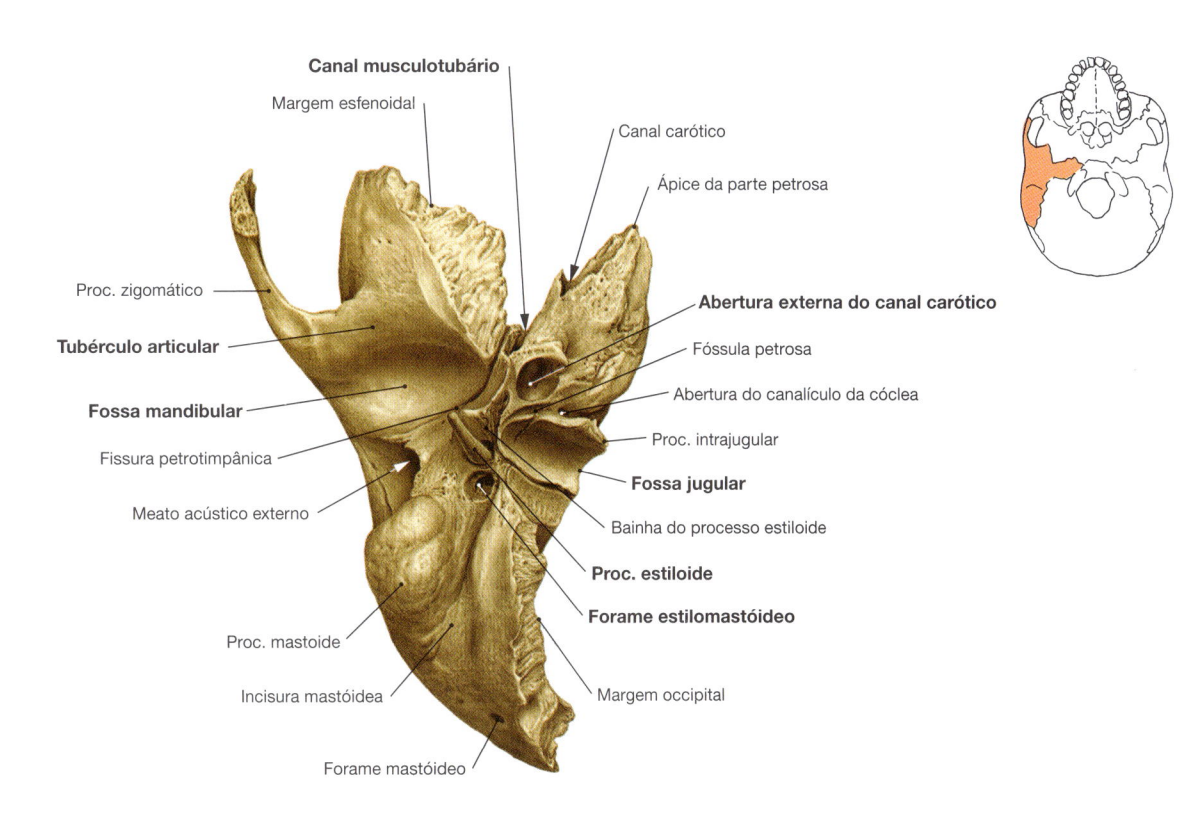

Figura 8.49 Temporal direito; vista inferior. [S700]
A face inferior do temporal aprofunda-se para formar a **fossa jugular**, que delimita o forame jugular na junção com o occipital. Na incisura entre a parte escamosa e a parte petrosa se origina o canal musculotubário. Além desse canal, observam-se a abertura externa do canal carótico e o Proc. estiloide. Lateral e posteriormente, abre-se o **forame estilomastóideo**. Imediatamente à frente do meato acústico externo, a parte escamosa forma a **fossa mandibular**, que se prolonga anteriormente com o tubérculo articular.

Ossos e Articulações

Mandíbula

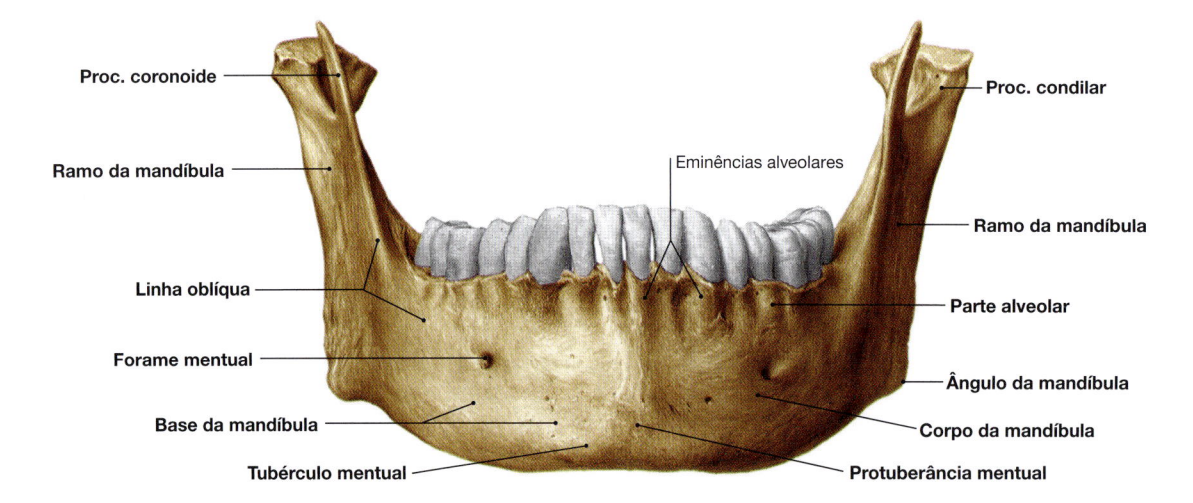

Figura 8.50 **Mandíbula;** vista anterior. [S700]
A mandíbula, um osso ímpar, é composta por um corpo (corpo da mandíbula) e dois ramos (ramos da mandíbula). Cada ramo se divide em um **Proc. coronoide** e um **Proc. condilar**. O corpo é composto pela base e pela parte alveolar, separada do Proc. coronoide pela linha oblíqua, com um trajeto oblíquo e em direção anterior. Anteriormente, na parte alveolar, situa-se o mento (queixo), com a protuberância mental, os tubérculos mentuais e os forames mentuais.

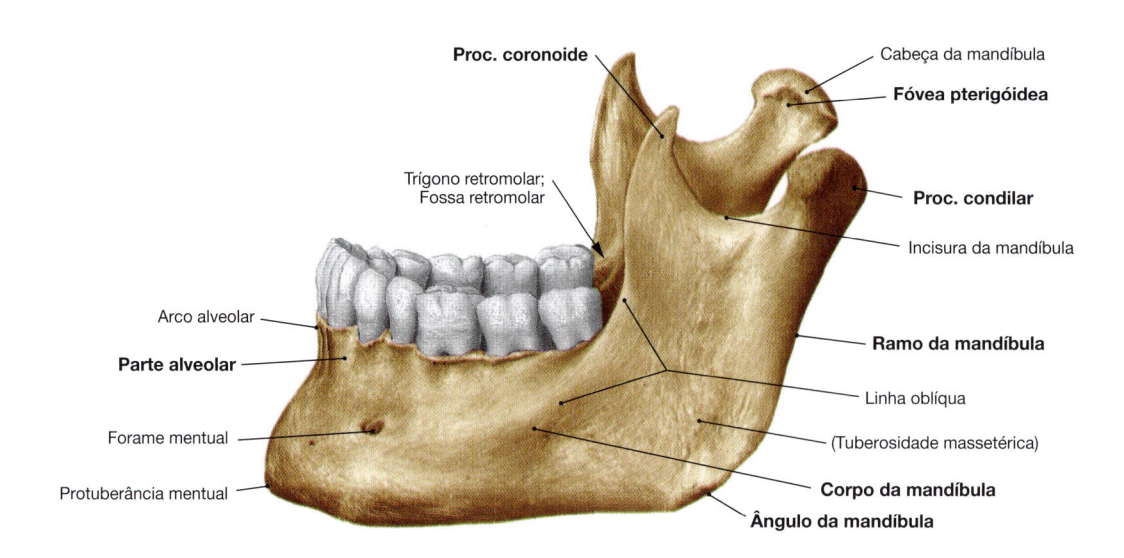

Figura 8.51 **Mandíbula;** vista lateral. O corpo da mandíbula e os ramos da mandíbula se unem no **ângulo da mandíbula**. [S700] O Proc. condilar apresenta a **cabeça da mandíbula**.

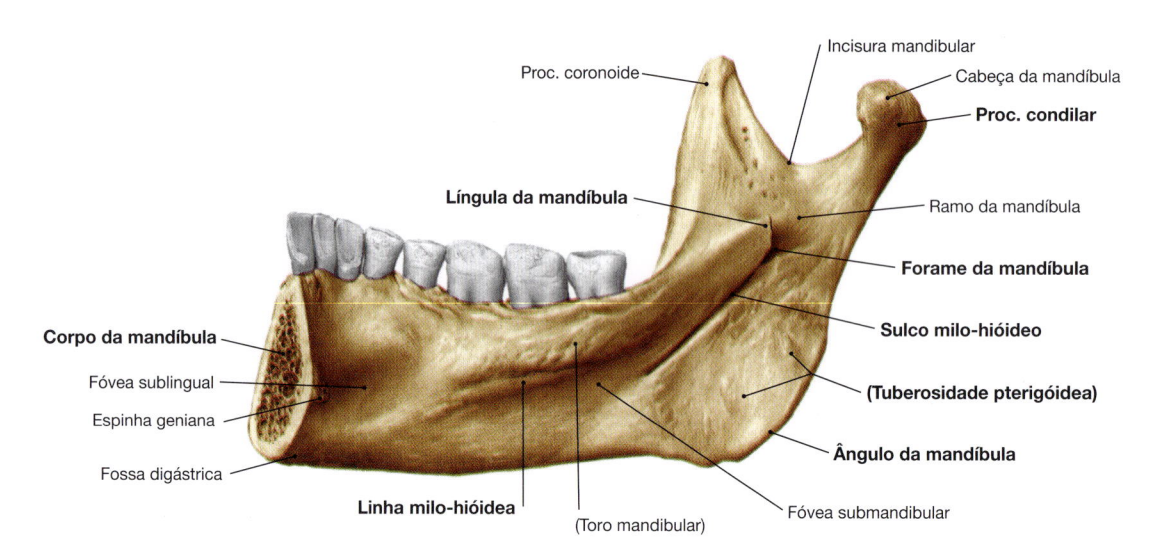

Figura 8.52 **Mandíbula;** vista da face interna de um arco mandibular. [S700]
Na face interna do ramo da mandíbula encontra-se o **forame da mandíbula**. À frente deste forame observa-se a **linha milo-hióidea**, que forma uma crista e serve como local de inserção para o M. milo-hióideo, marcando o plano do assoalho da boca.

Mandíbula

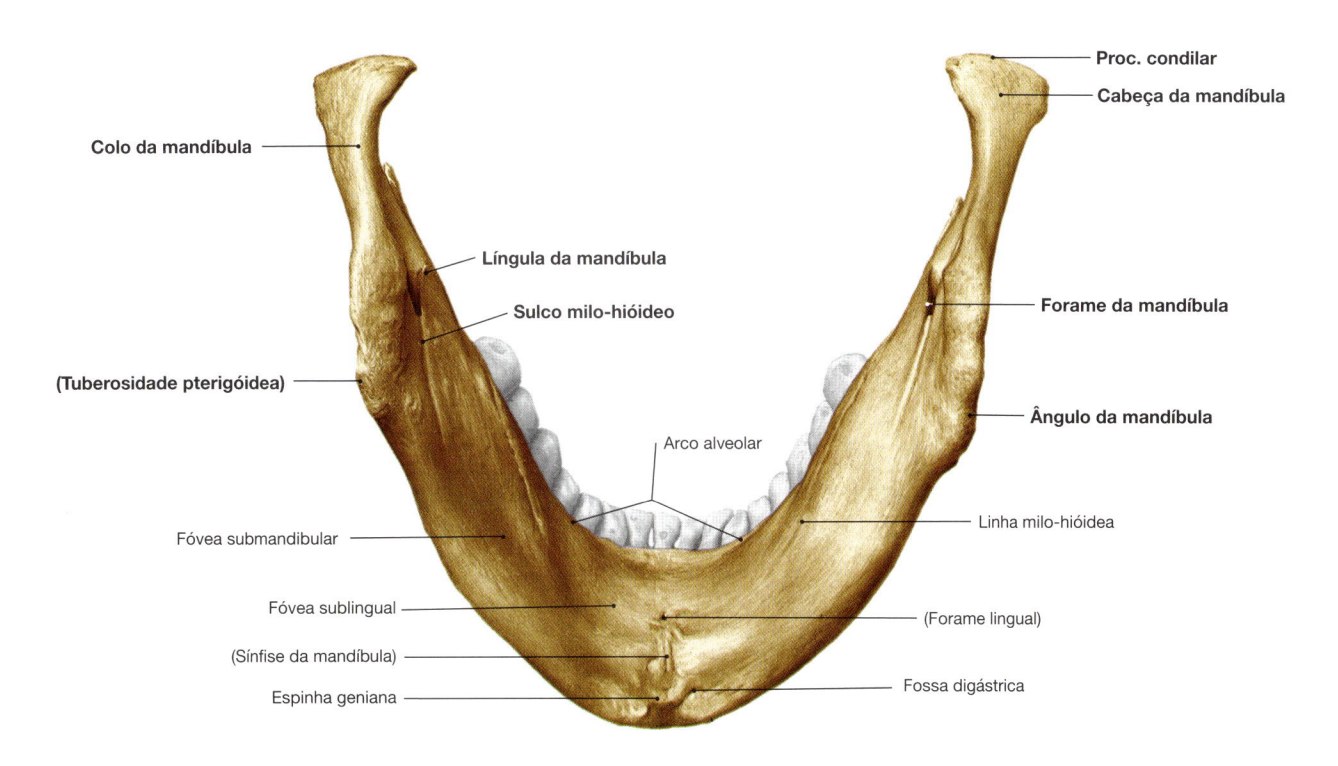

Figura 8.53 Mandíbula; vista inferior. [S700]
Na face interna da mandíbula, a espinha geniana se encontra próximo da linha média. Lateralmente e abaixo desta espinha, o osso se aprofunda para formar a fossa digástrica; também acima da espinha geniana observam-se outras duas depressões; a fóvea sublingual e a fóvea submandibular. Na face interna do ângulo da mandíbula encontra-se a **tuberosidade pterigóidea**.

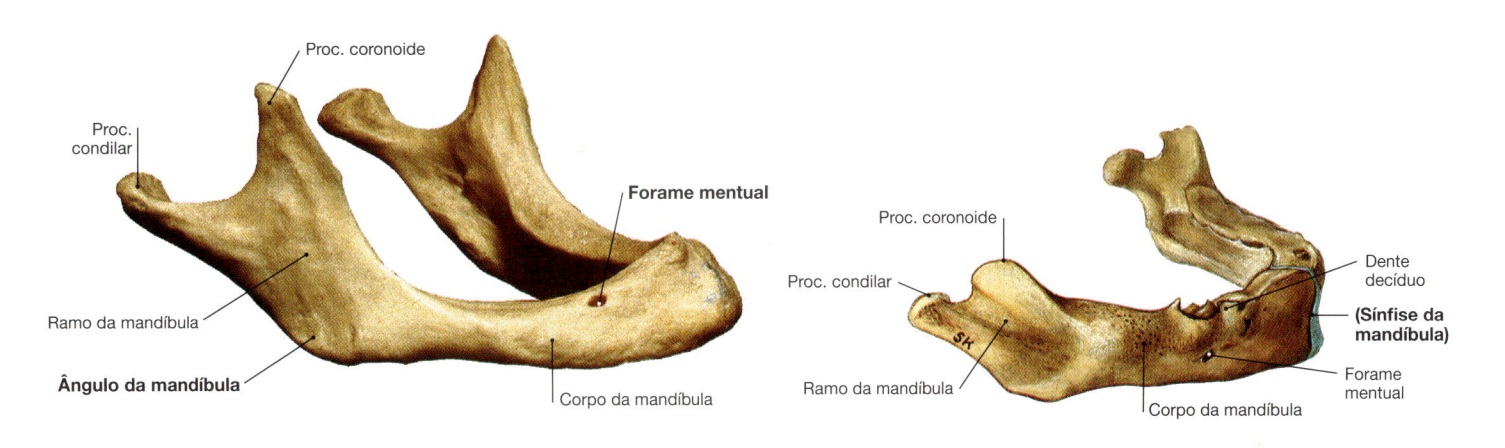

Figura 8.54 Mandíbula de um homem idoso. [S700]
A perda dos dentes – particularmente com o avançar da idade – causa **reabsorção da parte alveolar** da mandíbula. Ela pode ser tão intensa e progressiva que o forame mentual na mandíbula desdentada fica exposto em sua margem superior. O **ângulo da mandíbula** parece ser bem maior do que de uma mandíbula com dentes, devido ao processo de reabsorção.

Figura 8.55 Mandíbula de um recém-nascido. [S700]
No recém-nascido, ambos os segmentos da mandíbula ainda estão unidos por uma **sínfise da mandíbula**. O ângulo entre o corpo e o ramo da mandíbula ainda não é muito evidente.

Correlações clínicas

As **fraturas** da mandíbula ocorrem frequentemente, só sendo superadas pelas fraturas do osso nasal, em razão da sua localização exposta. A conformação em U explica as fraturas muito diferentes, particularmente na região dos dentes incisivos e na altura dos terceiros molares. O sangue derivado da mandíbula acumula-se no tecido conjuntivo frouxo do assoalho da boca, causando uma equimose que é característica da fratura. Quando próteses dentárias não são utilizadas, a **perda dos dentes** causa regressão da parte alveolar da mandíbula na região dos dentes ausentes. O ajuste de uma prótese dentária em uma parte alveolar muito involuída é muito difícil e frequentemente requer a reconstrução da estrutura óssea.

Ossos e Articulações

Articulação Temporomandibular

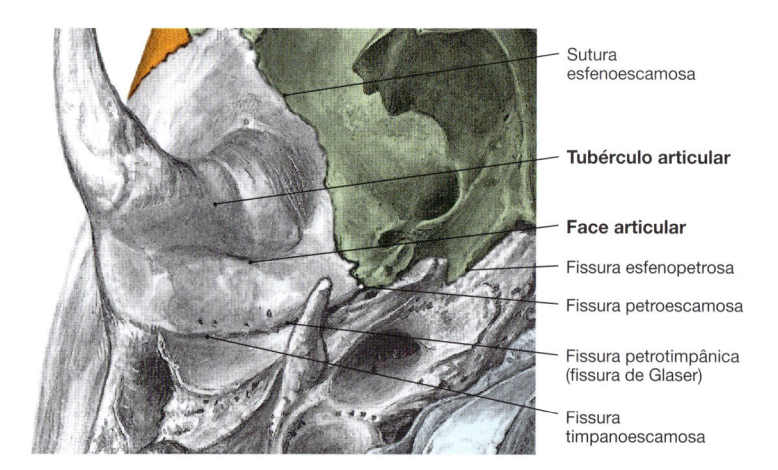

Figura 8.56 Cavidade articular e tubérculo articular da articulação temporomandibular, direita; vista inferior. Ver correlação de cores na p. xii. [S700]
Observa-se a face articular da fossa mandibular normalmente revestida por cartilagem articular hialina. Anteriormente está localizado o tubérculo articular, também revestido por cartilagem hialina. No terço posterior da fossa mandibular, a parte escamosa se conecta com a parte petrosa do temporal; medialmente, nesta região, o temporal entra em contato com o esfenoide. Como resultado, há nessa região **três fissuras**:
- Lateralmente, na parte externa, pode-se observar a fissura timpanoescamosa
- No meio está localizada a fissura petrotimpânica (fissura de Glaser).
- Medialmente encontra-se a fissura esfenopetrosa, na qual o corda do tímpano deixa a base do crânio.

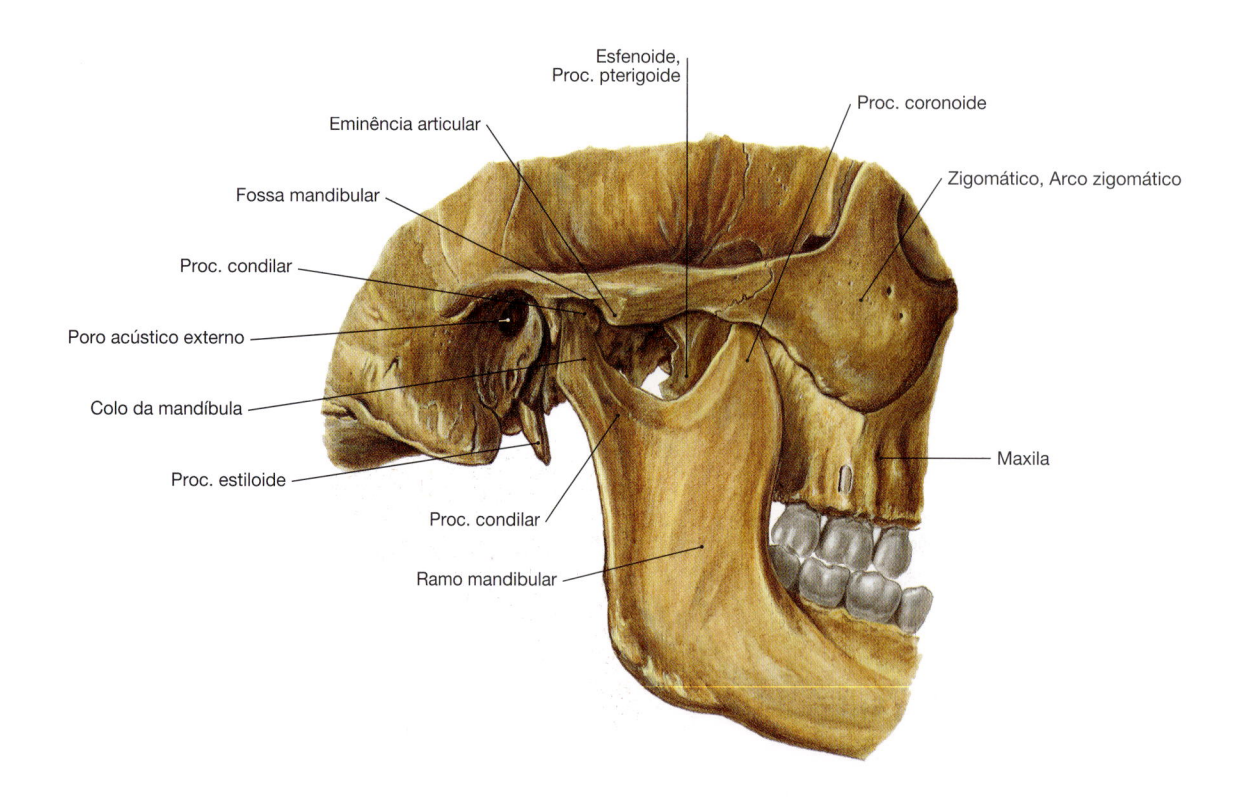

Figura 8.57 Articulação temporomandibular, direita; vista lateral. [S700-L285]
O Proc. condilar da mandíbula situa-se na fossa mandibular do temporal. Anteriormente ao côndilo encontra-se a eminência articular e posteriormente está a parte óssea do meato acústico externo. Acima da fossa mandibular está a fossa média do crânio.

Articulação Temporomandibular

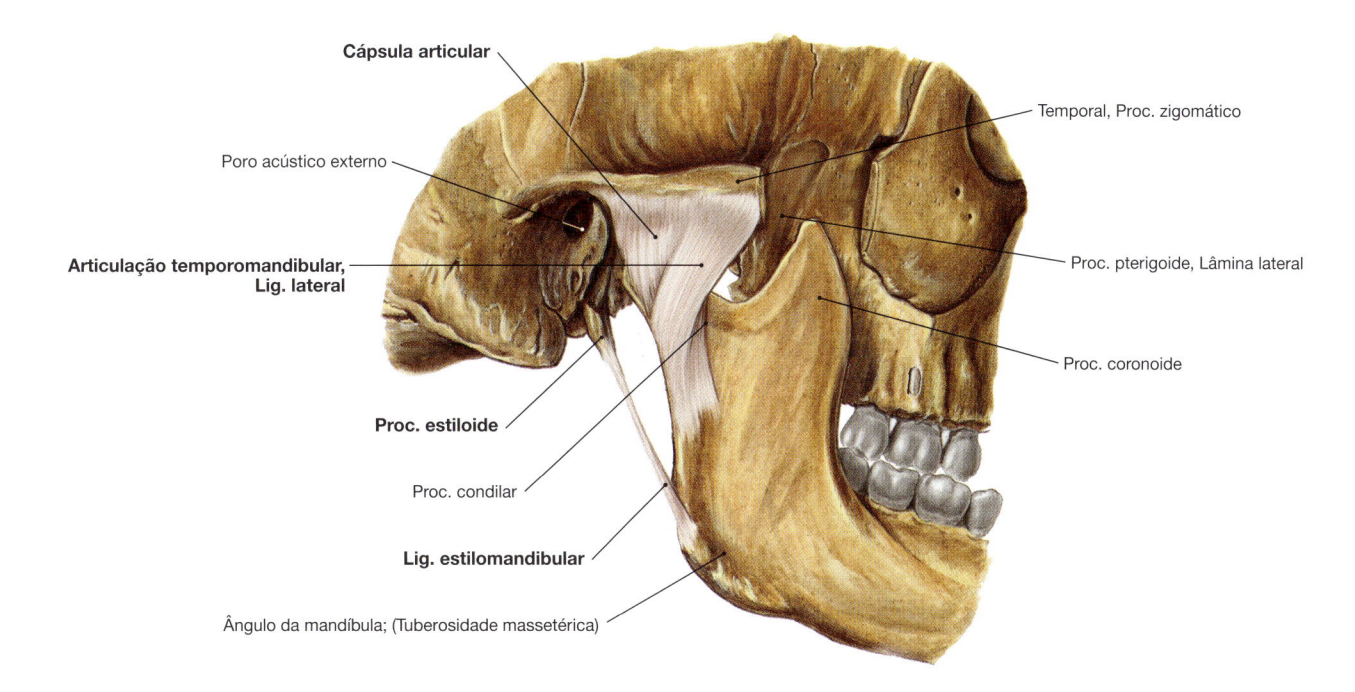

Figura 8.58 Articulação temporomandibular direita; vista lateral. [S700-L285]
A ATM é envolvida por uma ampla cápsula articular que se estende, em conformação afunilada, a partir do temporal em direção ao Proc. condilar. Lateral e anteriormente, a cápsula articular é reforçada pelo Lig. lateral, que se estende do arco zigomático, obliquamente para trás e para baixo, em direção ao colo da mandíbula. Na face interna da articulação (não representada), o tecido conjuntivo forma, de modo variável, o chamado Lig. medial. O Lig. lateral e o Lig. medial (caso presente) participam da estabilidade da articulação e impedem movimentos excessivos, sobretudo no sentido posterior. O Lig. lateral estabiliza também o côndilo da mandíbula. Do Proc. estiloide se estende o Lig. estilomandibular em direção à margem posterior do ramo da mandíbula. Habitualmente sua estrutura é delgada e limita, juntamente com o Lig. esfenomandibular, o movimento de abertura máxima da boca (→ Figura 8.60).

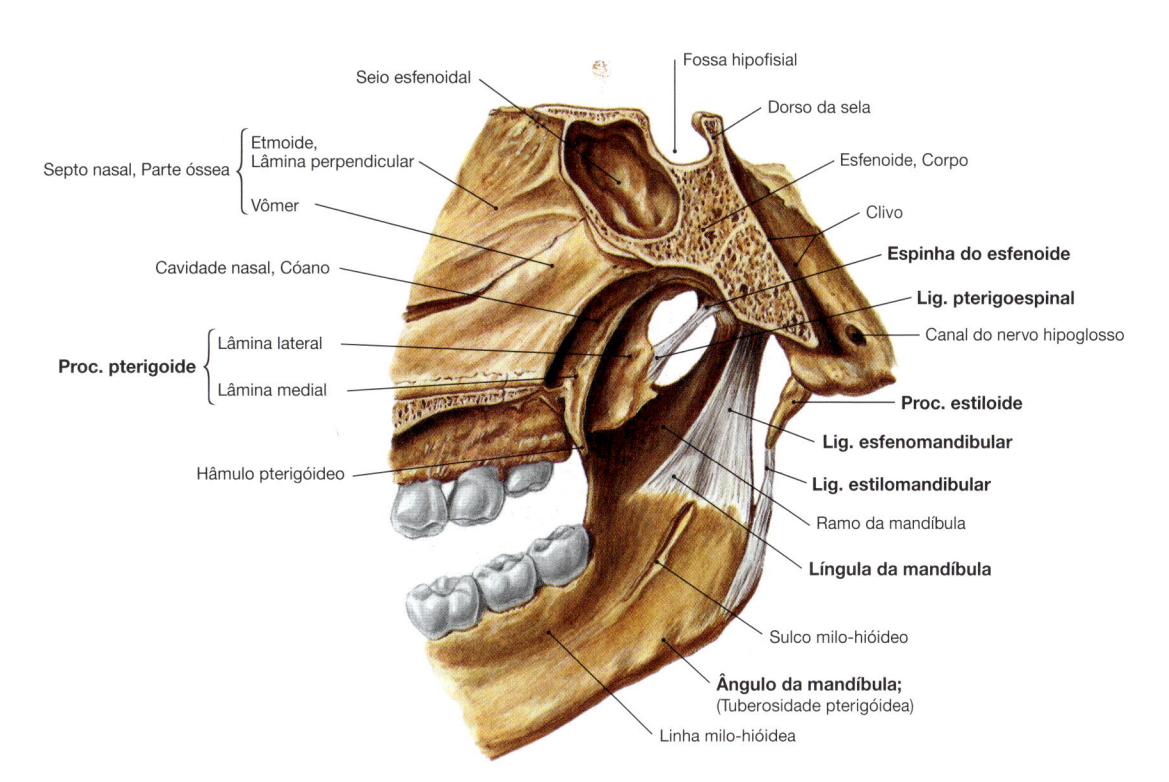

Figura 8.59 Lig. estilomandibular e Lig. esfenomandibular direitos; vista medial. [S700]
Os dois ligamentos influenciam a **cinemática** da ATM, mas não têm relação com a cápsula articular.
O robusto **Lig. esfenomandibular** origina-se da espinha do esfenoide e se estende entre os Mm. pterigóideos lateral e medial em direção à língula da mandíbula. Aí ele se insere, em formato de leque, sobre o forame da mandíbula. O **Lig. estilomandibular**, oriundo do Proc. estiloide, estende-se para o ângulo da mandíbula. Juntos, esses ligamentos limitam o **movimento de abertura máxima da boca**.
Sem relação com a ATM e sem influência sobre sua cinemática, o **Lig. pterigoespinal** segue da espinha do esfenoide até a lâmina lateral do Proc. pterigoide. O ligamento tem função **estabilizadora**.

Ossos e Articulações

Articulação Temporomandibular

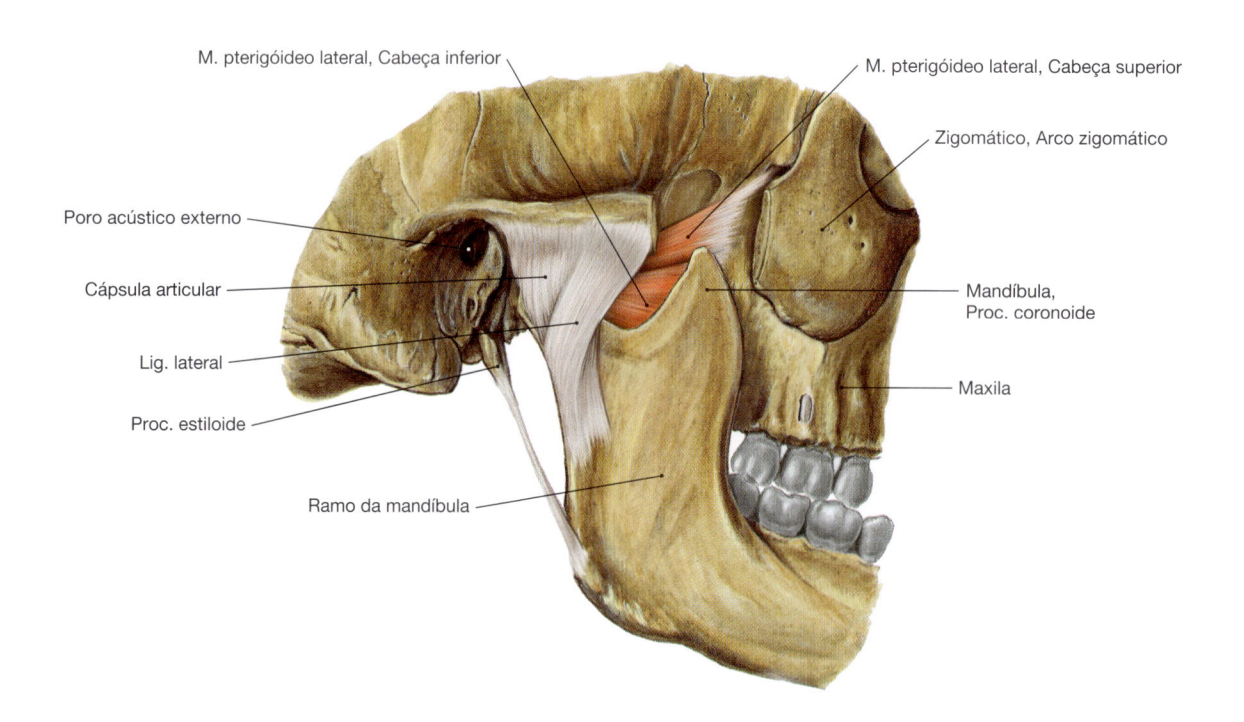

Figura 8.60 Articulação temporomandibular, direita. Vista lateral. [S700-L285]
O M. pterigóideo lateral é conectado diretamente à articulação temporomandibular. As suas duas partes musculares continuam até a parte anterior da cápsula articular. Com isso, elas seguem medialmente atrás do ligamento lateral.

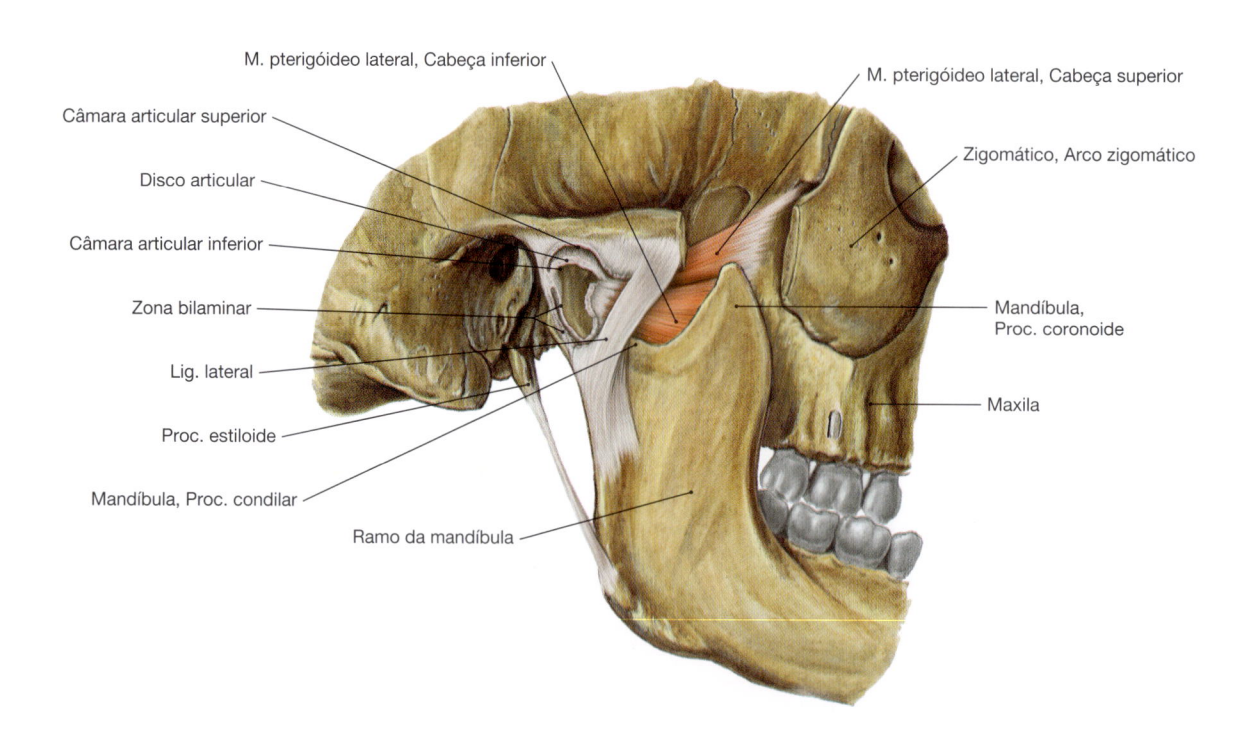

Figura 8.61 Articulação temporomandibular, direita; vista lateral. [S700-L285]
Após a remoção parcial da porção lateral da cápsula articular, bem como de parte do Lig. lateral, observa-se que a cabeça superior do M. pterigóideo lateral, que se origina na asa maior do esfenoide, penetra na parte anterior da cápsula articular da articulação temporomandibular, acima da parte inferior. Ela se insere tanto no disco articular da articulação temporomandibular quanto no Proc. condilar. A cabeça inferior do M. pterigóideo lateral origina-se na face externa da lâmina lateral do Proc. pterigoide do esfenoide, penetra frontalmente na cápsula articular abaixo do tendão de inserção da cabeça superior do M. pterigóideo lateral e se insere completamente no Proc. condilar.

Articulação Temporomandibular

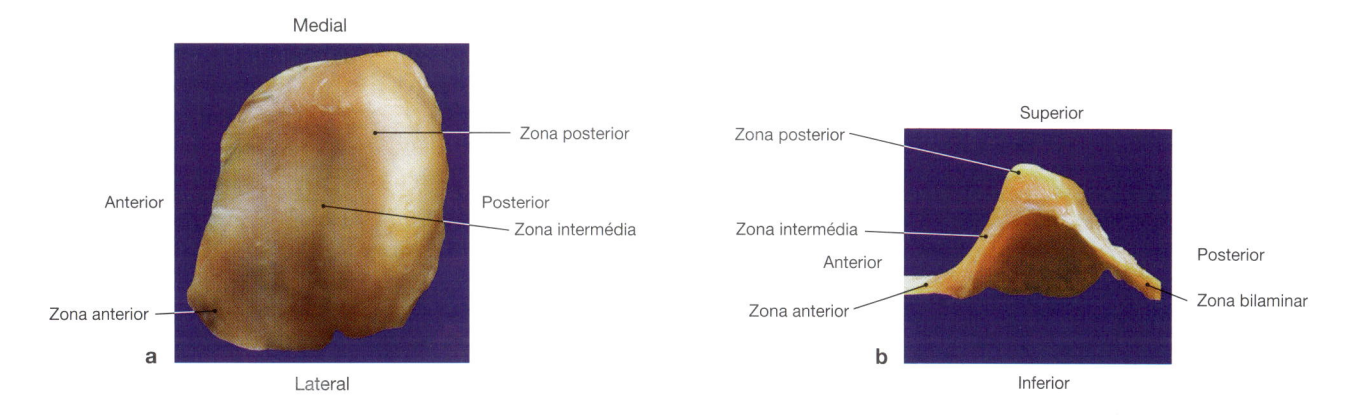

Figura 8.62a e b Disco articular da articulação temporomandibular. [S700]
a Vista superior.
b Vista lateral.

O disco articular é composto, da frente para trás, por uma faixa anterior (tecido conjuntivo), uma zona intermédia (cartilagem fibrosa), uma faixa posterior (tecido conjuntivo) e uma zona bilaminar (tecido conjuntivo). A zona intermédia é particularmente delgada na parte lateral. O disco articular é intercalado, de todos os lados, por uma cápsula articular.

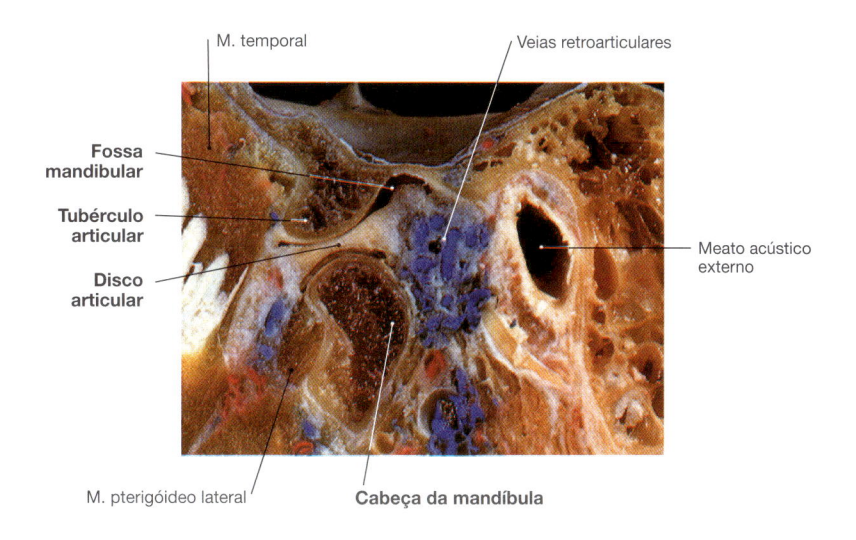

Figura 8.63 Articulação temporomandibular; corte sagital da região da articulação temporomandibular com as veias injetadas com um corante; vista lateral. [S700]
Observa-se a zona bilaminar entre o tubérculo articular e a cabeça da mandíbula. O tecido ósseo entre a fossa média do crânio e a fossa mandibular é delgado. Entre os feixes de fibras do tecido conjuntivo da zona bilaminar encontra-se um proeminente **coxim venoso retroarticular**. Existe uma grande proximidade com o meato acústico externo.

Correlações clínicas

Não raramente, traumatismos na mandíbula causam **fraturas do colo da mandíbula**. Elas podem ser intracapsulares ou extracapsulares e ocorrer com ou sem luxação. Além disso, podem ocorrer hemorragias a partir do coxim venoso retroarticular (→ Figura 8.63) e contribuir para o aparecimento de dor no meato acústico externo.
O tipo mais comum de luxação é a luxação anterior da cabeça da mandíbula (processo condilar) (→ Figura), mas luxações posterolaterais ou superiores também podem ocorrer em um ou ambos os lados.
Como a ATM é uma articulação sinovial (diartrose), todas as doenças que aparecem nas grandes articulações de membros, como, p. ex., artrose ou artrite reumatoide, também podem acometê-la. Em caso de **artrose da articulação temporomandibular**, os defeitos ocorrem, preferencialmente, na parte lateral do disco articular.

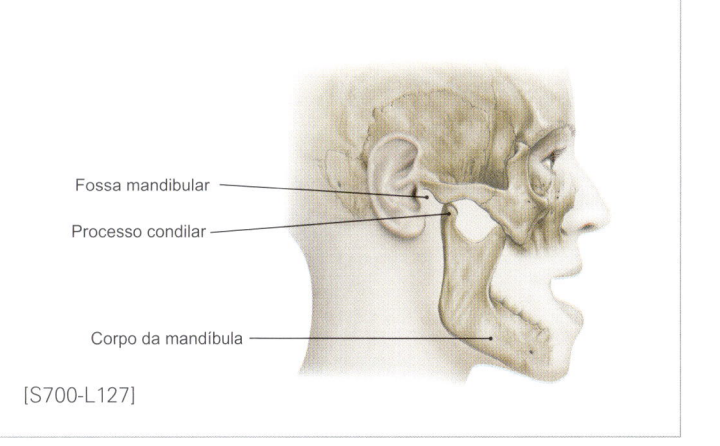

[S700-L127]

Ossos e Articulações

Articulação Temporomandibular

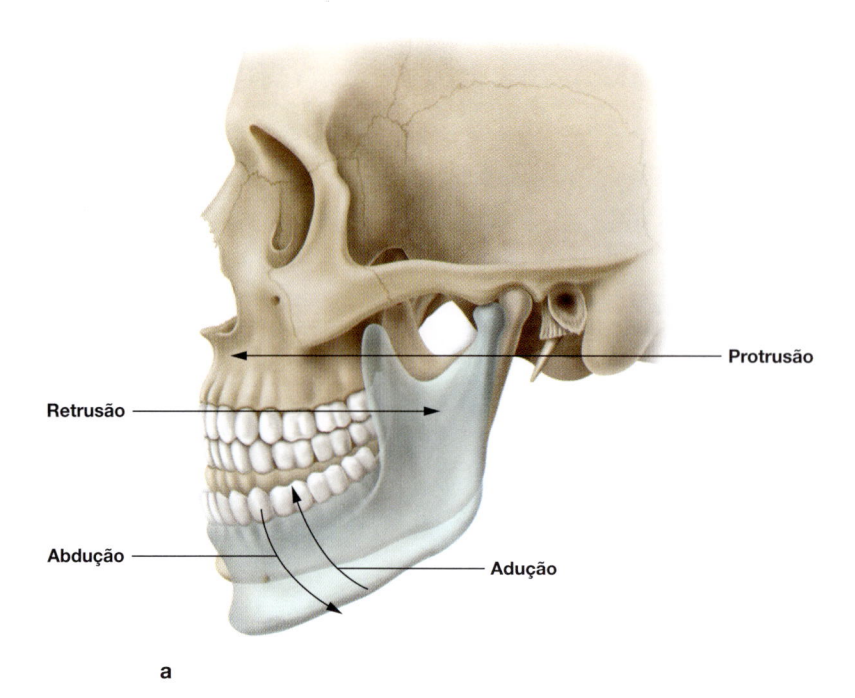

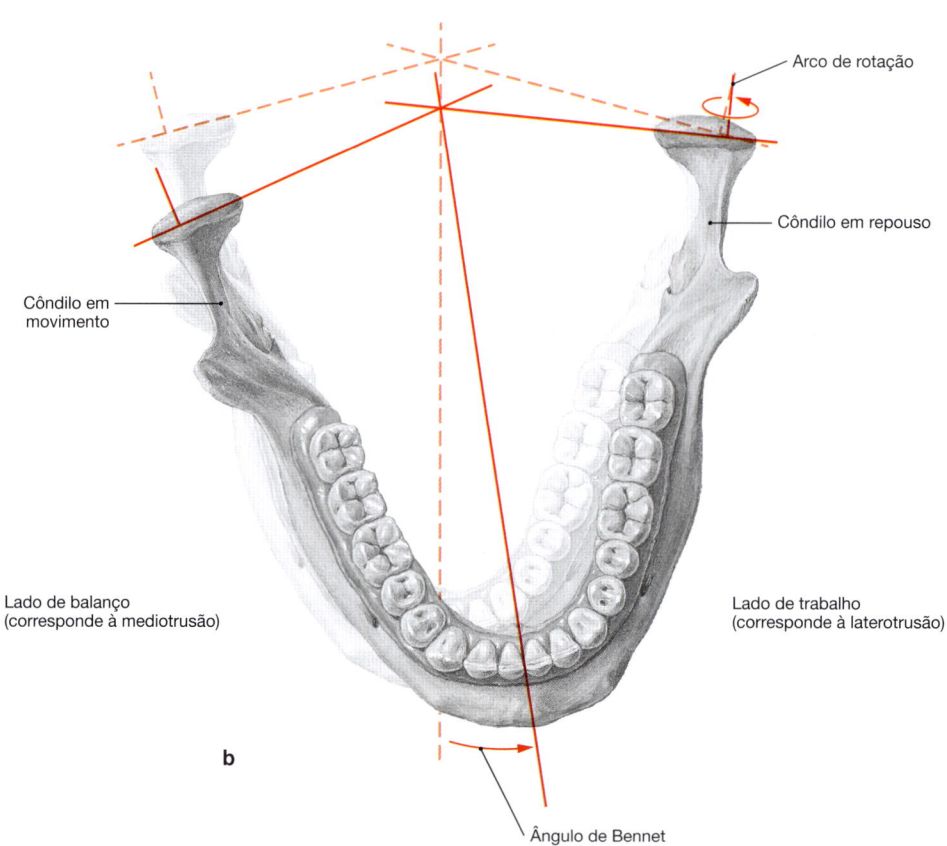

Figura 8.64a e b Movimentos da articulação temporomandibular, esquerda.

a Vista lateral. Movimentos separados de uma ATM não são possíveis, porque suas metades são acopladas mecanicamente. Durante a mastigação, as articulações temporomandibulares permitem duas funções principais: elevação (**adução**) e abaixamento (**abdução**) da mandíbula, bem como movimentos de trituração. Além da adução e da abdução, os tipos de movimento da mandíbula incluem o movimento para frente (**protrusão**), o movimento para trás (**retrusão**), assim como trituração (movimento lateral – **laterotrusão** e **mediotrusão**). Nesses movimentos, os músculos da mastigação participam de formas diferentes. [S700-L275]

b Movimentos de trituração da mandíbula, na articulação temporomandibular esquerda; vista de cima. A articulação temporomandibular é uma articulação bicondilar; os movimentos de um lado afetam também o outro lado. Nos movimentos de trituração, o **côndilo em repouso** gira (na figura, o côndilo esquerdo no **lado de trabalho**) em torno de um eixo quase vertical através da cabeça da mandíbula, enquanto o **côndilo em movimento** (na figura, o côndilo direito no **lado de balanço**) oscila ao mesmo tempo para a frente e para dentro (movimento de translação). O **ângulo de Bennet** indica a medida da oscilação da mandíbula. No lado de trabalho, a mandíbula realiza uma laterotrusão e, no lado de balanço, uma mediotrusão. [S700-L127]

Articulação Temporomandibular

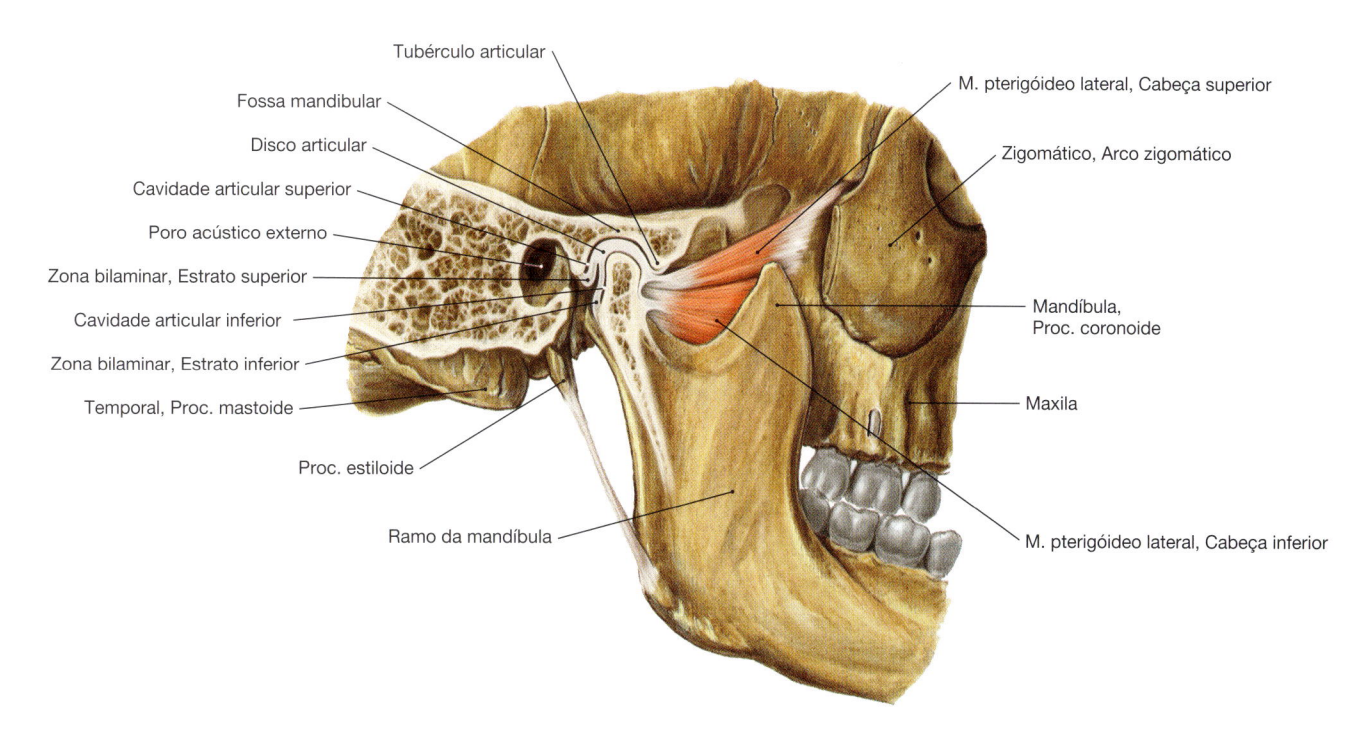

Figura 8.65 Articulação temporomandibular, direita; corte sagital, vista lateral. [S700-L285]
Na boca fechada, com a linha de dentes (em repouso) em posição adjacente, o Proc. condilar está localizado na fossa mandibular com o disco articular. Como o disco articular está ligado à cápsula articular em todos os lados, surgem uma grande câmara articular superior (entre a fossa mandibular e o disco) e uma pequena câmara articular inferior (entre o disco e o côndilo). Trata-se, portanto, de uma articulação com duas câmaras. Na parte posterior, pode-se ver a banda superior (estrato superior) e a banda inferior (estrato inferior) da zona bilaminar do disco articular. O estrato superior é curto e elástico. Ele segue para as fissuras petrotimpânica e timpanoescamosa e tem estreitas relações topográficas com o corda do tímpano do N. facial [VII] (→ Figura 8.95). O estrato inferior mais denso se insere inferior e posteriormente entre a cabeça e o colo da mandíbula.

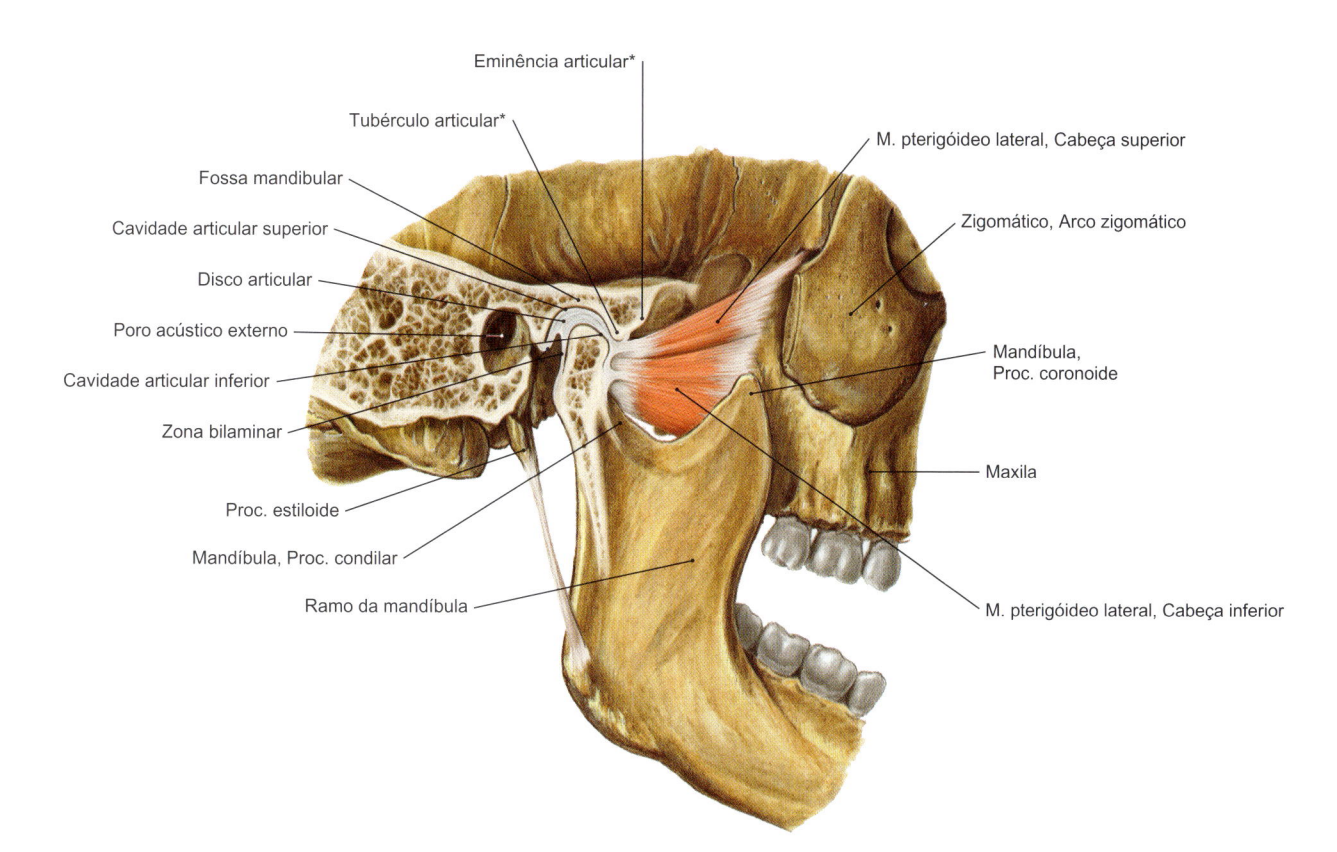

Figura 8.66 Articulação temporomandibular, direta; corte sagital, vista lateral. [S700-L285]
Com a abertura da boca de até 15°, ocorre a rotação do côndilo em torno do seu eixo transversal. Por meio da extensão do Lig. lateral e da tração da cabeça superior do M. pterigóideo lateral, o côndilo, com abertura da boca de 15°, é movido mais para frente no tubérculo articular.

* N.R.T.: Embora o termo eminência articular não conste na Terminologia Anatômica e seja usado com frequência, significando tubérculo articular, aqui o autor claramente diferencia os dois.

Ossos e Articulações

Articulação Temporomandibular, Técnicas de Imagem

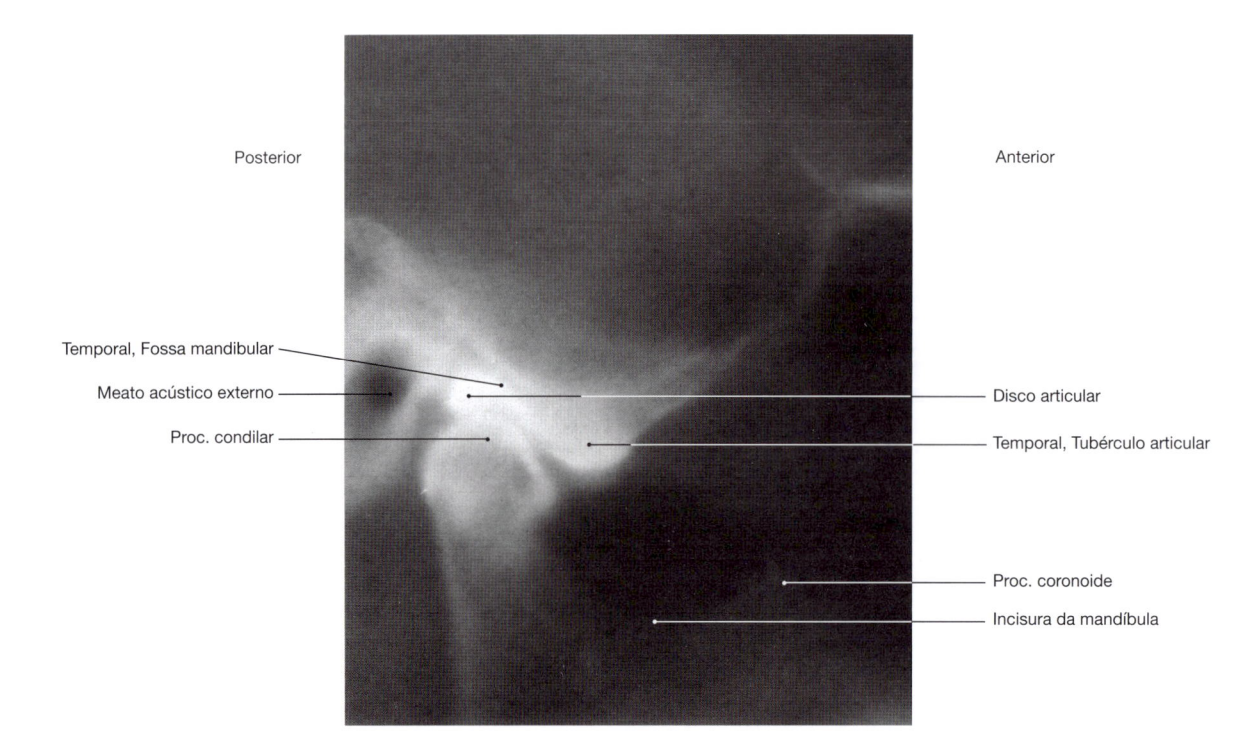

Figura 8.67 Articulação temporomandibular; tomografia convencional, corte sagital; boca fechada. [S700-T905]

Com a boca fechada e a musculatura da mastigação mais relaxada, o Proc. condilar se encontra na fossa mandibular.

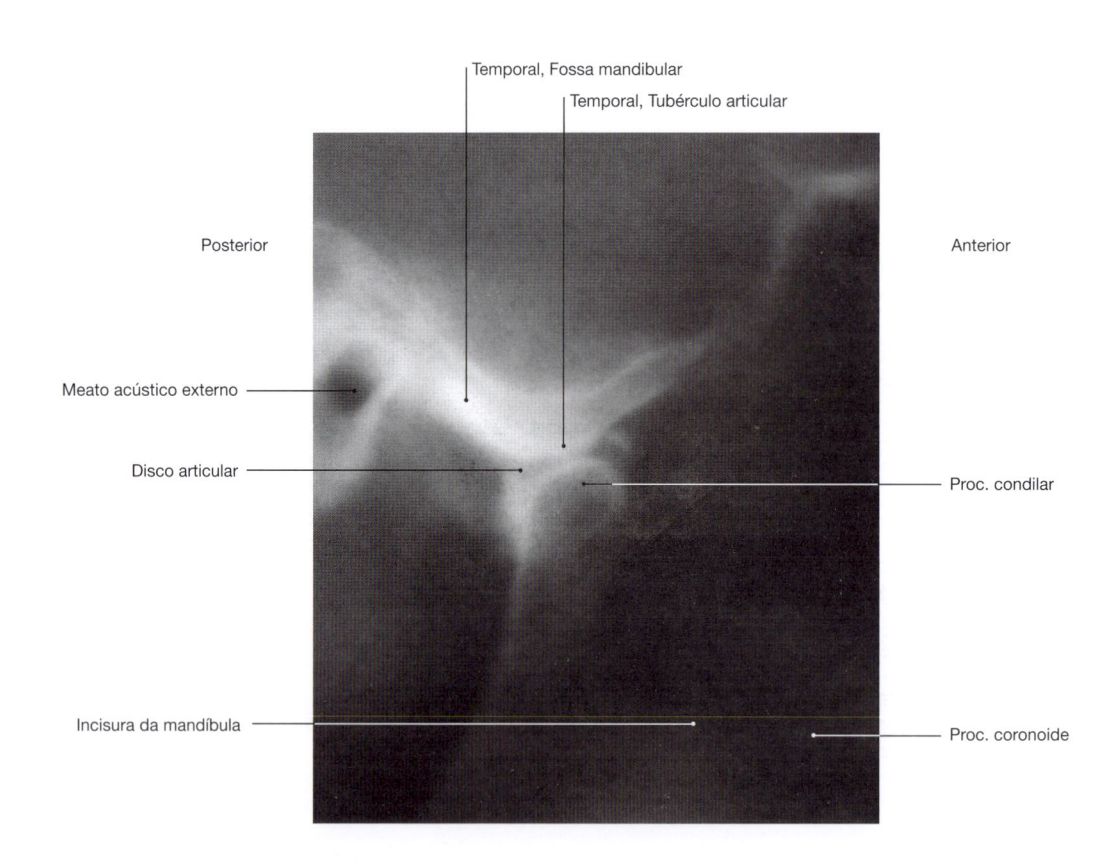

Figura 8.68 Articulação temporomandibular; tomografia convencional, corte sagital; boca aberta. [S700-T905]

Com a boca aberta, o disco articular e o Proc. condilar se movem para a frente sobre o tubérculo articular.

Tecido Adiposo e Epicrânio

Tecido Adiposo Subcutâneo

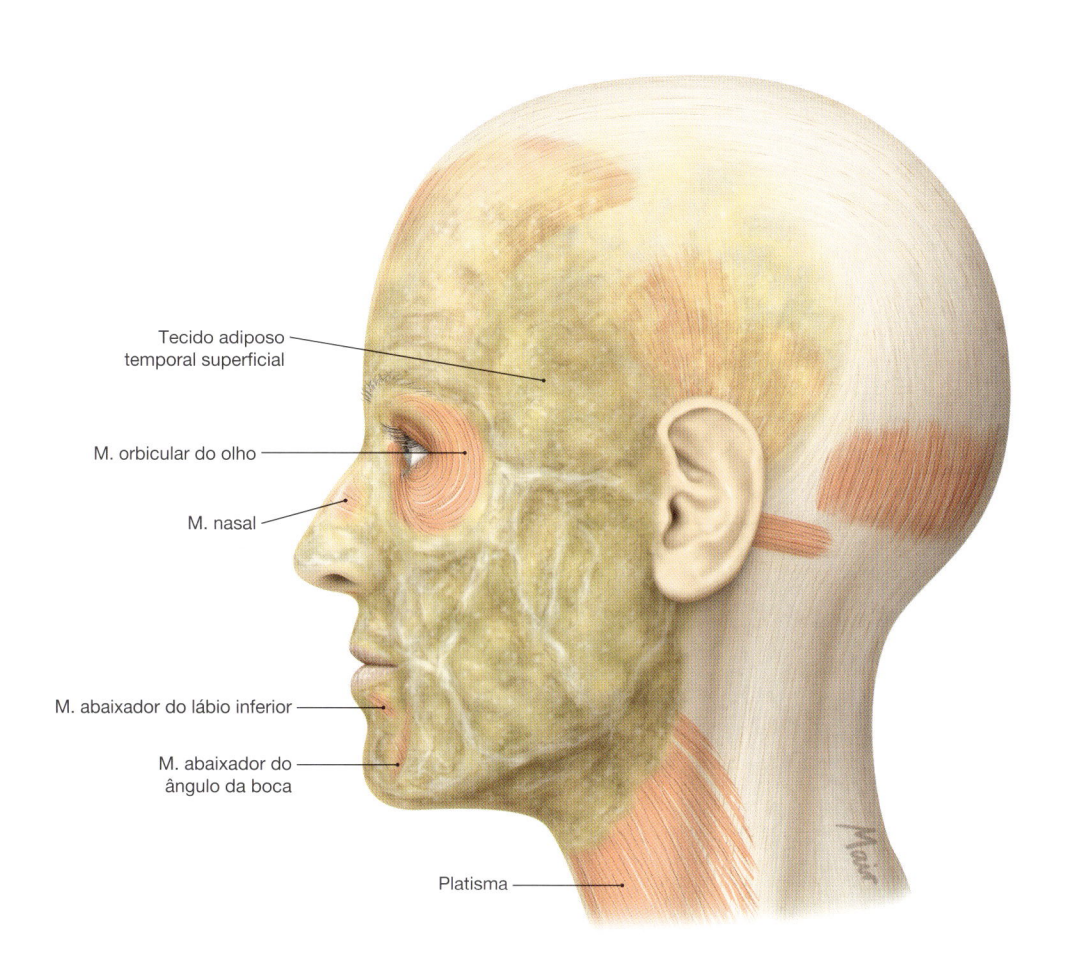

Figura 8.69 Camada de tecido adiposo subcutâneo da face; vista lateral. [S700-J803-L127]/[E1043]

Após a remoção da pele da face, pode-se observar a distribuição da camada de tecido adiposo subcutâneo superficial. As características do tecido adiposo variam significativamente para cada indivíduo, dependem muito do estado nutricional e contribuem para a individualidade da face. Apenas no M. orbicular do olho e na área do nariz há pouco tecido adiposo subcutâneo. O tecido adiposo é dividido em compartimentos por linhas de tecido conjuntivo (→ Figura 8.70). Os septos de tecido conjuntivo se estendem entre a pele, o tecido conjuntivo frouxo, os músculos da expressão e o sistema muscular aponeurótico superficial (SMAS), constituído pelas fáscias da glândula parótida (fáscia parotídea), do M. masseter (fáscia massetérica), do M. bucinador (fáscia bucofaríngea) e do M. temporal (fáscia temporal), e que forma uma camada de grande resistência. O SMAS se estende até o epicrânio.

Tecido Adiposo e Epicrânio

Compartimentos de Tecido Adiposo

- Compartimento de tecido adiposo nasolabial
- Compartimento de tecido adiposo zigomático medial
- Compartimento de tecido adiposo zigomático médio
- Compartimento de tecido adiposo zigomático laterotemporal
- Compartimento de tecido adiposo mandibular
- Compartimento de tecido adiposo mentual
- Compartimento de tecido adiposo submentual
- Compartimento de tecido adiposo cervical

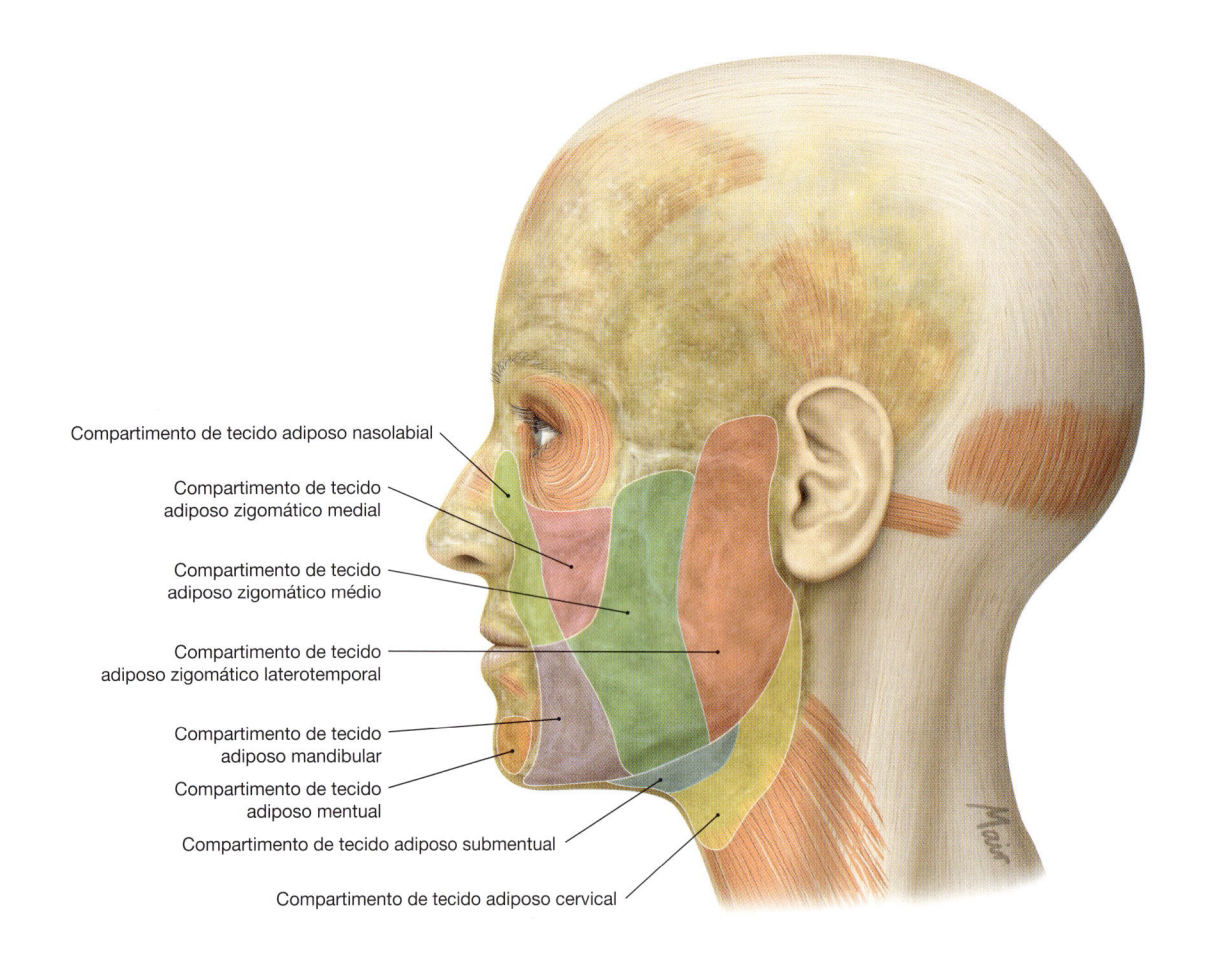

Figura 8.70 Compartimentos de tecido adiposo subcutâneo; vista lateral. [S700-J803-L127]/[E1043]
Representação do trajeto dos septos de tecido conjuntivo do "sistema muscular aponeurótico superficial" (SMAS), bem como a representação colorida dos diferentes compartimentos de tecido adiposo subcutâneo, abaixo do arco zigomático.

Correlações clínicas

O **SMAS (sistema muscular aponeurótico superficial)** tem grande importância na cirurgia plástica (***lifting* facial, ritidoplastia**). O SMAS pode ser preparado e separado das estruturas circundantes por meio de uma incisão cutânea curva anterior à orelha externa. A parte próxima da orelha pode ser, então, individualmente, bem reduzida, e as margens da incisão podem ser novamente suturadas à orelha externa por tração. A pele da face é, portanto, também reduzida (→ Figura).

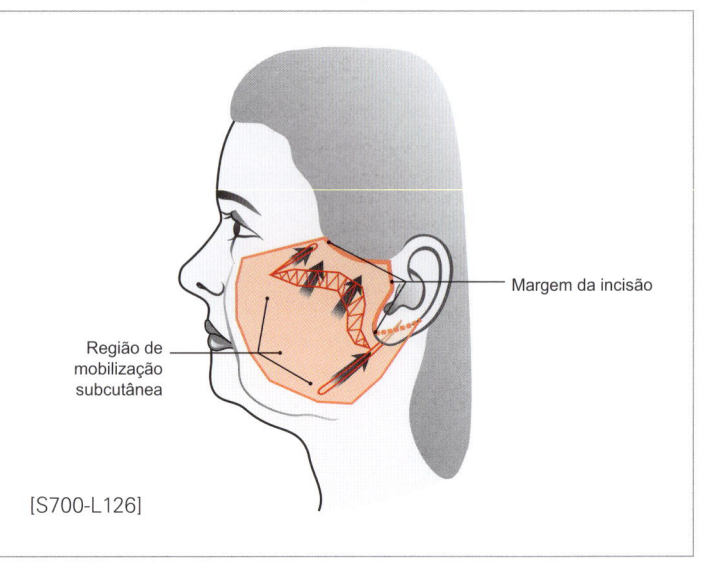

- Margem da incisão
- Região de mobilização subcutânea

[S700-L126]

Couro Cabeludo

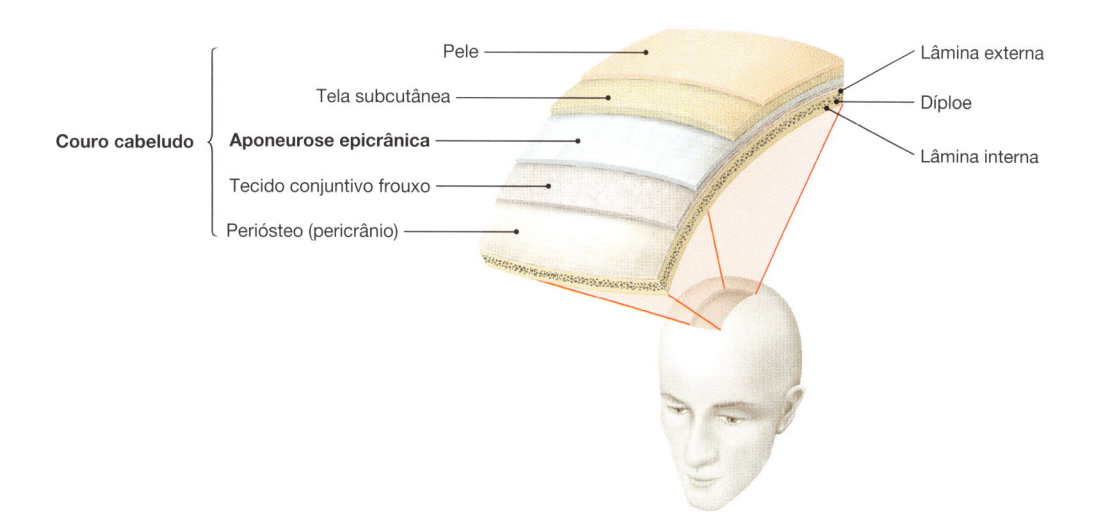

Figura 8.71 Estrutura do couro cabeludo; vista oblíqua anterossuperior. [S702-L127]
A unidade funcional de pele, tela subcutânea e aponeurose epicrânica, que está localizada na calvária, é denominada couro cabeludo. Consiste em cinco camadas:

- Pele
- Tecido conjuntivo denso, tela subcutânea
- Aponeurose epicrânica com M. epicrânico
- Tecido conjuntivo frouxo
- Pericrânio (periósteo da face externa do crânio).

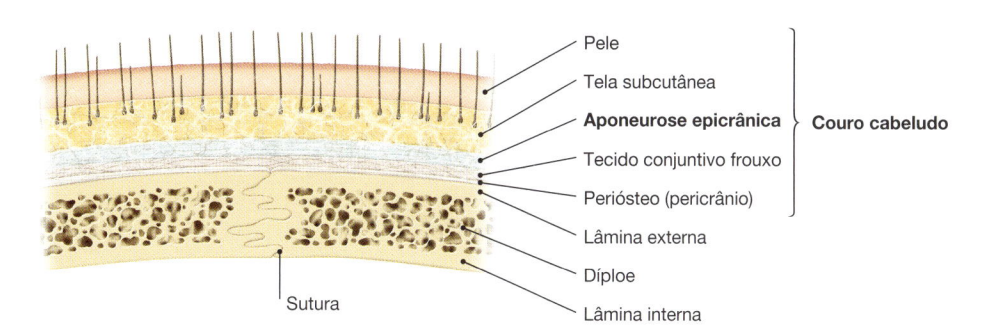

Figura 8.72 Estrutura do couro cabeludo; corte sagital. [S702-L127]
A espessura total do couro cabeludo é de cerca de 5 mm. A pele na região do couro cabeludo é áspera e contém muitas hastes capilares, glândulas sebáceas e glândulas sudoríparas. Na tela subcutânea estão localizadas as papilas, os folículos e as raízes capilares. Ela é constituída, na maior parte, por tecido conjuntivo denso, que ancora a pele na aponeurose epicrânica. Além disso, nela seguem vasos sanguíneos e nervos. Nas áreas sem pelos, a pele e a tela subcutânea são mais finas. A aponeurose epicrânica é um tendão extenso ao qual estão fixados o ventre frontal pareado e o ventre occipital do M. epicrânico (M. occipitofrontal), assim como o M. temporoparietal, que é variável em cada lado. A aponeurose epicrânica e a tela subcutânea estão firmemente ligadas uma à outra pelos retináculos. O tecido conjuntivo frouxo conecta a aponeurose epicrânica ao pericrânio. O pericrânio da calvária é unido firmemente à lâmina externa dos ossos cranianos e ao tecido conjuntivo das suturas cranianas.

Correlações clínicas

As cargas exercidas no crânio da criança pelo canal do parto, na ocasião do parto, são elevadas. Especialmente na área do occipúcio e do vértice do crânio, pode ocorrer edema seroso sanguinolento, chamado de **bossa serossanguínea (*caput succedaneum*)**. Uma hemorragia abaixo do periósteo (hemorragia subperiosteal) limita-se aos ossos individuais da calvária (**hematoma cefálico**), porque o periósteo é ligado muito firmemente à região das suturas cranianas.
Em casos em que uma pessoa prende seu cabelo comprido em máquinas rotativas, o couro cabeludo pode ser arrancado (**lesão por escalpelamento**). A segurança do trabalho exige, portanto, que aqueles que trabalham com tais máquinas usem proteção para a cabeça. Por meio de incisões coronais, a partir do periósteo, é possível realizar intervenções no cérebro, em que o couro cabeludo é descolado e puxado para frente e para trás (de uma orelha externa à outra). Após a cirurgia, o couro cabeludo é novamente deslocado para trás e suturado. Devido ao tecido conjuntivo denso, lesões dos vasos sanguíneos na tela subcutânea fazem com que os vasos sejam mantidos abertos e sejam mal retraídos. Portanto, os **sangramentos** após lesões são comumente pronunciados.

Musculatura

Músculos da Face

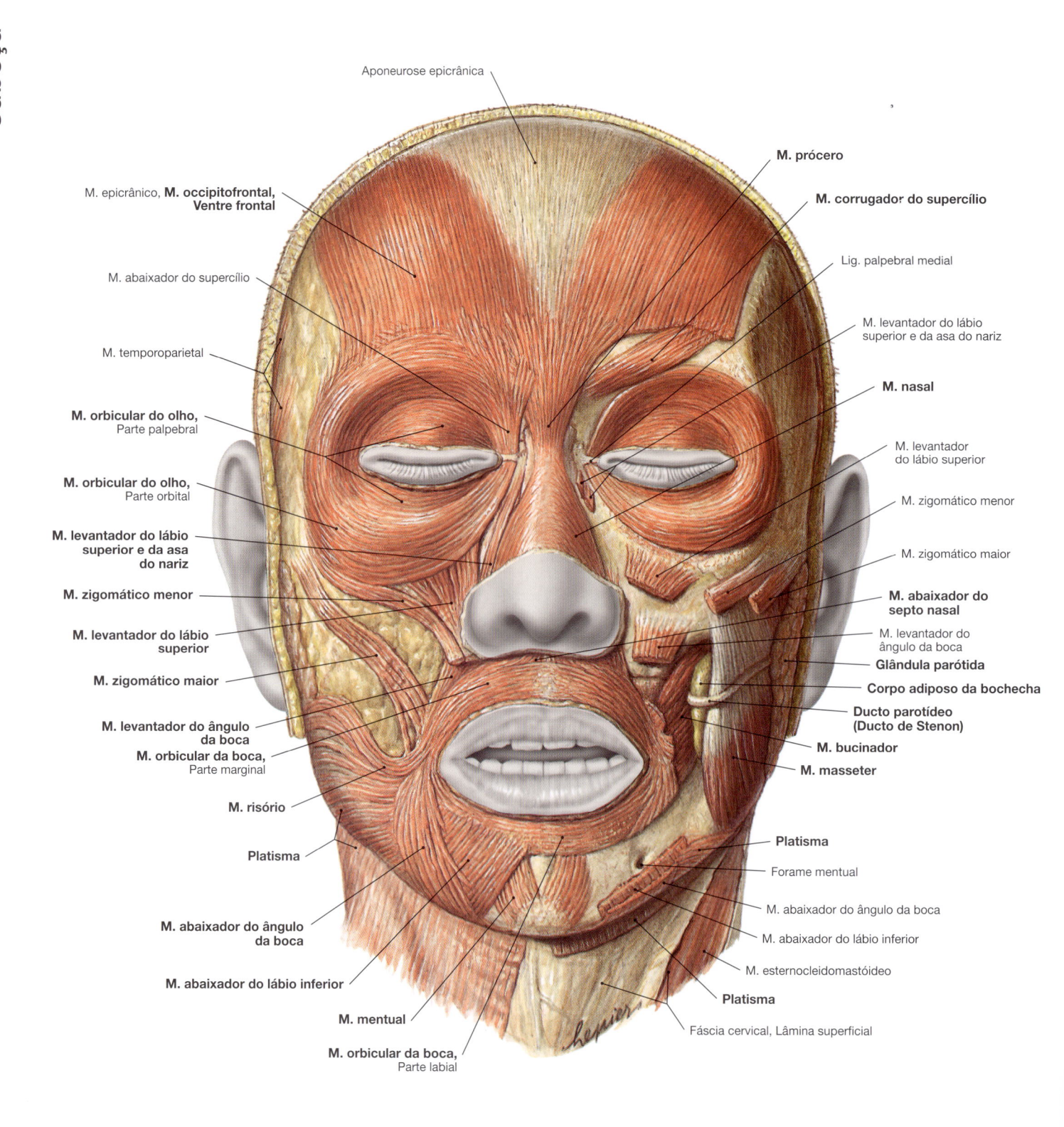

Figura 8.73 Músculos da face e músculos da mastigação; vista anterior. [S700]

Os músculos da expressão facial (ou músculos da mímica) são responsáveis, conforme o nome sugere, pela expressão facial do ser humano (fisionomia). Os músculos ao redor dos olhos têm importantes funções de proteção, enquanto os músculos da região da boca atuam na mastigação e deglutição dos alimentos e na articulação da fala.

Observam-se, de cada lado, o ventre frontal do M. occipitofrontal (M. epicrânico), as partes orbital e palpebral do M. orbicular do olho (parte lacrimal → Figura 9.26), o M. corrugador do supercílio, o M. prócero, o M. nasal, o M. abaixador do septo nasal, o M. levantador do lábio superior e da asa do nariz, o M. orbicular da boca (com parte labial e parte marginal), o M. bucinador, os Mm. zigomáticos maior e menor, o M. risório, o M. levantador do lábio superior, o M. levantador do ângulo da boca, o M. abaixador do ângulo da boca, o M. abaixador do lábio inferior e o M. mentual, além do platisma, que se irradia para o pescoço.

Entre os músculos da mastigação, observa-se, na metade esquerda da face, apenas o M. masseter, sobre o qual o ducto da glândula salivar parótida (ducto parotídeo ou ducto de Stenon) se estende em direção anterior e em cuja margem anterior esse ducto se dobra ao redor, quase em ângulo reto, de modo a penetrar no M. bucinador.

Entre o M. masseter e o M. bucinador encontra-se o corpo adiposo da bochecha (corpo adiposo de Bichat), que compõe o contorno da região da bochecha. Com exceção do M. bucinador, os músculos da mímica não têm fáscia. As fáscias sobre o M. bucinador, o M. masseter e a glândula salivar parótida foram retiradas.

→ T 1.1, T 1.3-T 1.6, T 6

Músculos da Face

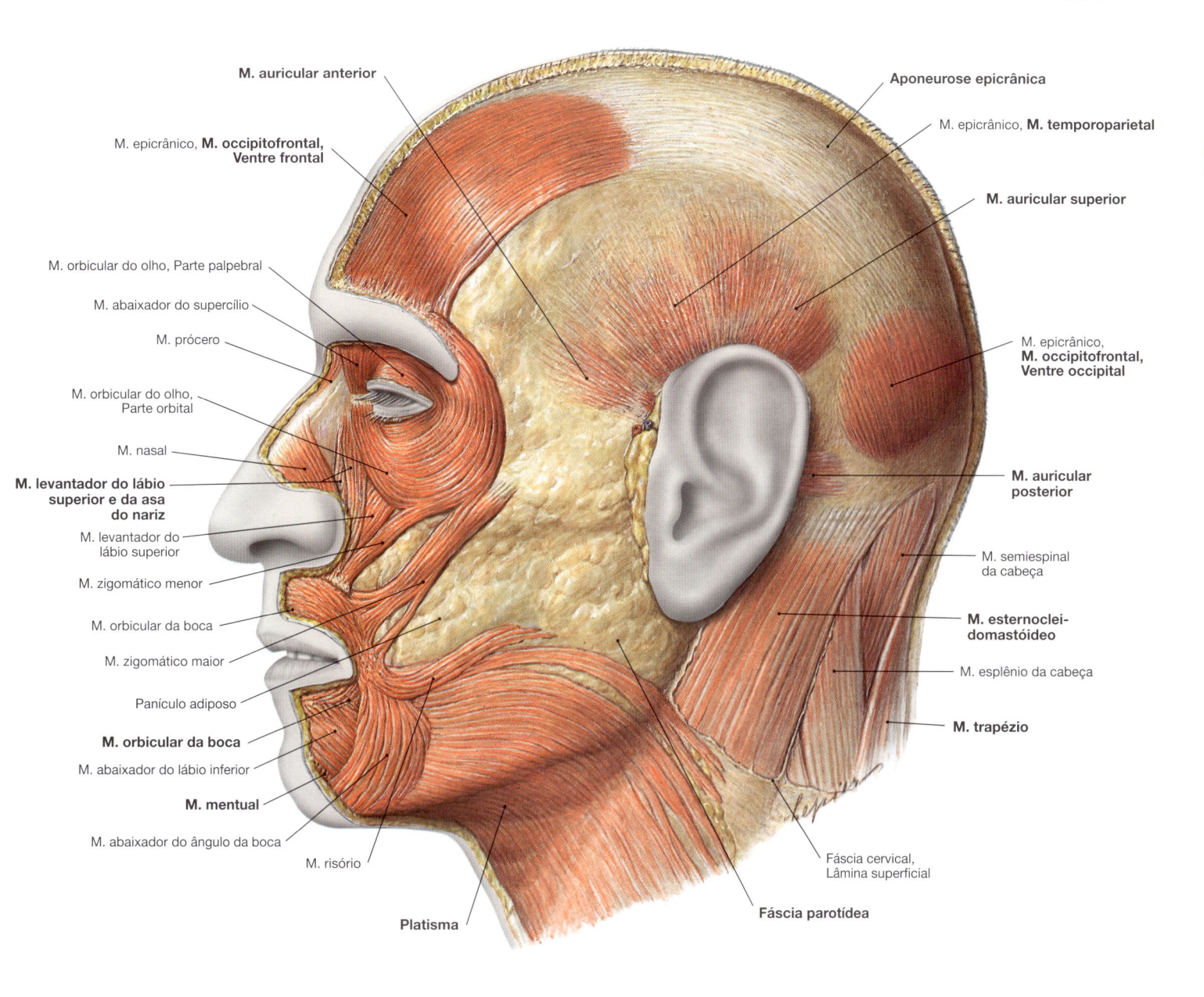

Figura 8.74 Músculos da face, lado esquerdo; vista lateral. [S700]
A vista lateral mostra, além dos músculos mencionados na → Figura 8.73, o ventre occipital do M. occipitofrontal (M. epicrânico), com a **aponeurose epicrânica** interposta entre o ventre frontal e o ventre occipital. Acima da orelha, encontra-se o M. temporoparietal (parte do M. epicrânico), também irradiado em meio à aponeurose epicrânica e que se origina da fáscia temporal. Além disso, observam-se outros músculos da expressão facial, como os Mm. auriculares anterior, superior e posterior. Na região da nuca são observadas partes do M. esternocleidomastóideo, do M. trapézio e de alguns músculos autóctones.

→ T 1

Correlações clínicas

As **paralisias do M. orbicular do olho**, devidas à lesão do N. facial [VII] (paralisia facial), fazem com que a pálpebra superior não possa mais ser fechada de forma ativa, permanecendo aberta durante o sono (**lagoftalmo** paralítico, → Figura 12.152). A pálpebra inferior não tem tônus e fica pendente, de modo flácido (**ectrópio paralítico**). O líquido lacrimal não pode mais ser conduzido pelo canalículo inferior e flui pela margem inferior da pálpebra com ectrópio (extravasamento de lágrimas ou **epífora**). A ausência do piscar de olhos causa o ressecamento da córnea, com desenvolvimento de inflamação (**queratite**) e opacificação da córnea.

O relaxamento da pálpebra inferior relacionado com a idade avançada é denominado **ectrópio senil**.

A **paralisia do M. orbicular da boca** (também devida à lesão do N. facial) está associada a distúrbios da articulação da fala. O ângulo da boca cai, de modo a ocorrer o extravasamento involuntário de saliva pela boca.

Musculatura

Músculos da Face e da Mastigação

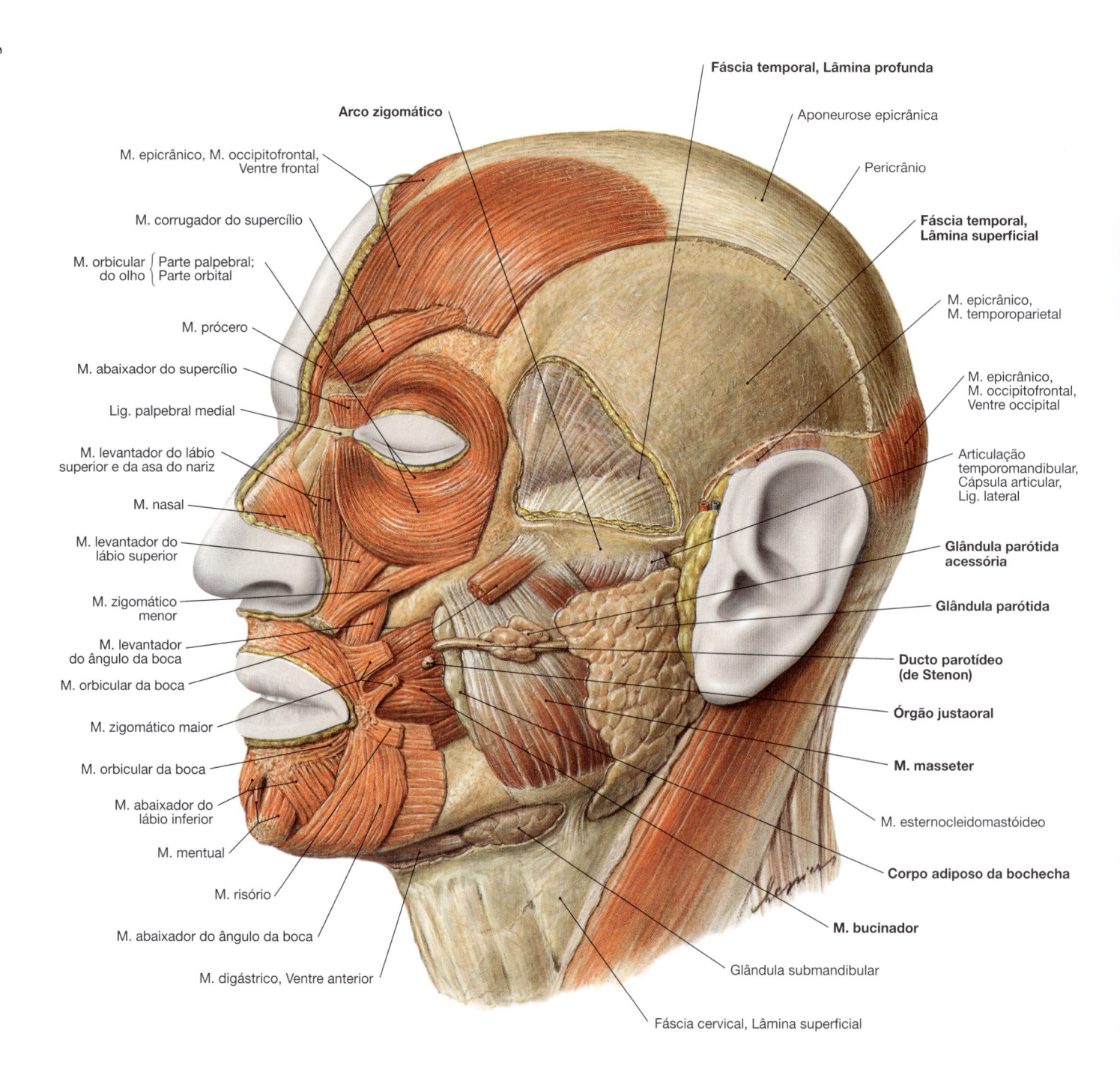

Figura 8.75 Músculos da face e músculos da mastigação; vista lateral oblíqua. [S700]

As fáscias sobre o M. bucinador e o M. masseter, a fáscia parotídea e parte do folheto superficial da fáscia cervical foram retiradas. Deste modo, observam-se os músculos correspondentes, a glândula salivar parótida, que se estende até o pescoço, além da glândula salivar submandibular.

O ducto principal da glândula salivar parótida (ducto parotídeo ou ducto de Stenon) sai da glândula a partir do polo anterior, segue horizontalmente para a frente sobre o **M. masseter** e, em seguida, quase em ângulo reto, se dobra para dentro na margem anterior do M. masseter, de modo a penetrar no **M. bucinador**. Entre o M. bucinador e o M. masseter se encontra o corpo adiposo da bochecha (corpo adiposo de Bichat). Sobre o ducto parotídeo localiza-se um tecido glandular acessório (glândula salivar parótida acessória). Próximo ao ponto onde o ducto parotídeo penetra no M. bucinador está localizado o órgão justaoral (*órgão de Chievitz). Trata-se de um órgão epitelial, com aproximadamente 5 × 3 mm na bochecha, que está integrado em tecido conjuntivo rico em nervos e células e circundado por uma bainha perineural. A função desse órgão não está plenamente elucidada, contudo, presume-se que registre alterações dinâmicas durante a mastigação, a deglutição, a sucção e a fala. Por isso, a pessoa não morde a parte interna da bochecha durante a mastigação.

Na região temporal, o M. parietoparietal do M. epicrânico foi retirado. Com isso, a lâmina superficial da fáscia temporal foi exposta.

Acima do arco zigomático, uma parte da lâmina superficial – juntamente com o corpo adiposo temporal subjacente – foi retirada, de modo que a lâmina profunda da fáscia temporal, com o M. temporal subjacente, possa ser vista por transparência.

→ T 1, T 6

Músculos da Face e da Mastigação

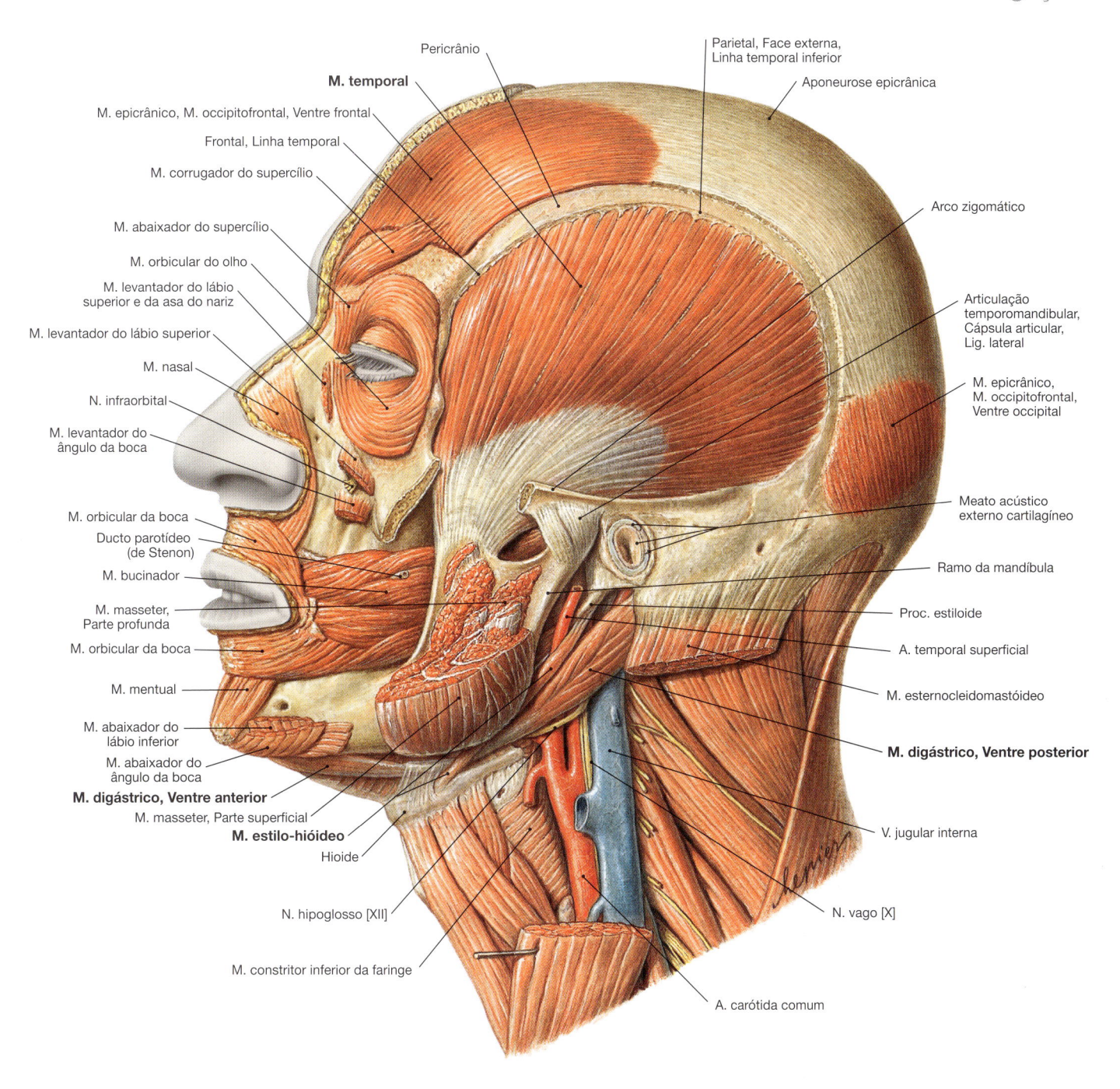

Figura 8.76 Músculos da face e músculos da mastigação, lado esquerdo; vista lateral. [S700]

Após a retirada das lâminas superficial e profunda da fáscia temporal, e após a retirada parcial do arco zigomático com partes do M. masseter, o **M. temporal** é exposto.

A região de origem do M. temporal ao longo da linha temporal inferior da face externa do parietal e da linha temporal do frontal está representada. As fibras musculares convergem para um tendão plano, que desaparece posteriormente ao arco zigomático na fossa infratemporal, estendendo-se até o Proc. coronoide.

→ T 1, T 6

Origens do M. temporal:
- Linha temporal inferior da face externa do parietal
- Face temporal do frontal
- Face temporal, parte escamosa do temporal
- Face temporal do zigomático
- Face temporal do esfenoide até a crista infratemporal.

A figura mostra, ainda, alguns músculos supra-hióideos (M. digástrico, com o ventre anterior e o ventre posterior, além do M. estilo-hióideo).

Correlações clínicas

Aumentos da glândula salivar parótida (p. ex., no caso de parotidite epidêmica [caxumba], → Correlações clínicas sob a → Figura 8.190) são geralmente muito dolorosos durante os movimentos mastigatórios, devido à proximidade da glândula com os músculos da mastigação e a fáscia comum (fáscia parotideomassetérica) com o M. masseter. As dores geralmente se estendem para o meato acústico externo (sensibilidade do trago).

No caso de emagrecimento mais intenso, p. ex., no estágio final de doenças neoplásicas malignas **(caquexia tumoral)** ou em um estágio progressivo da infecção pelo HIV, o corpo adiposo da bochecha (corpo adiposo de Bichat) – que dá à bochecha o seu contorno – desaparece; deste modo, o paciente apresenta bochechas encovadas.

Musculatura

Músculos da Mastigação

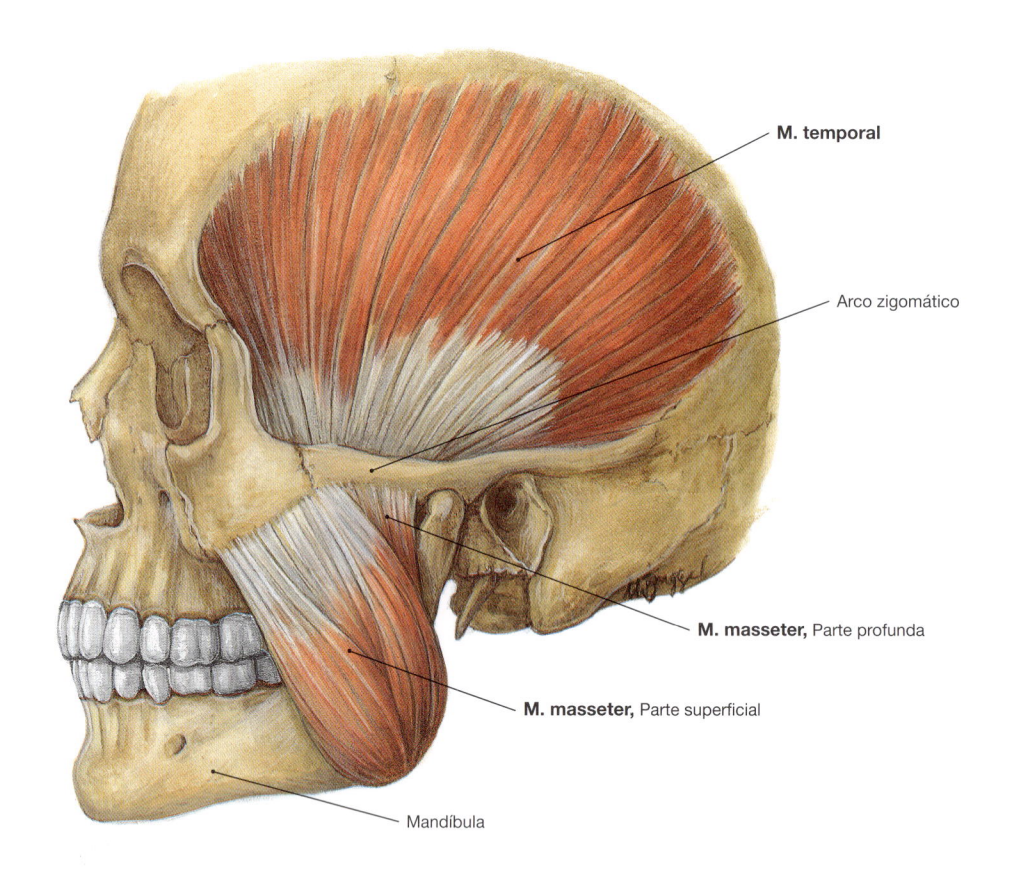

Figura 8.77 M. masseter e M. temporal esquerdos; vista lateral. [S700]

O M. masseter é composto por uma parte superficial e uma parte profunda.

→ T 6

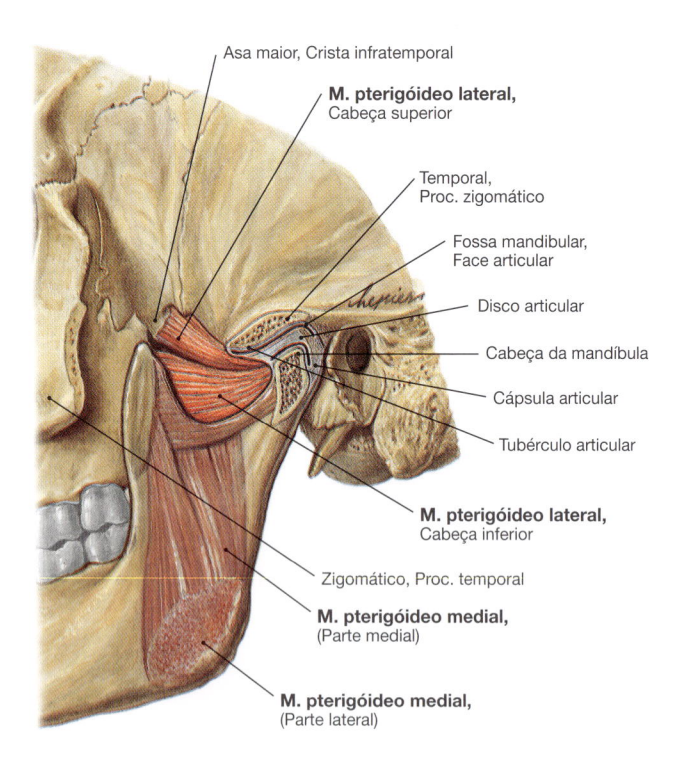

Figura 8.78 Articulação temporomandibular, M. pterigóideo medial e M. pterigóideo lateral, lado esquerdo; vista lateral. [S700]
O M. pterigóideo medial apresenta uma parte medial e uma parte lateral.

→ T 6

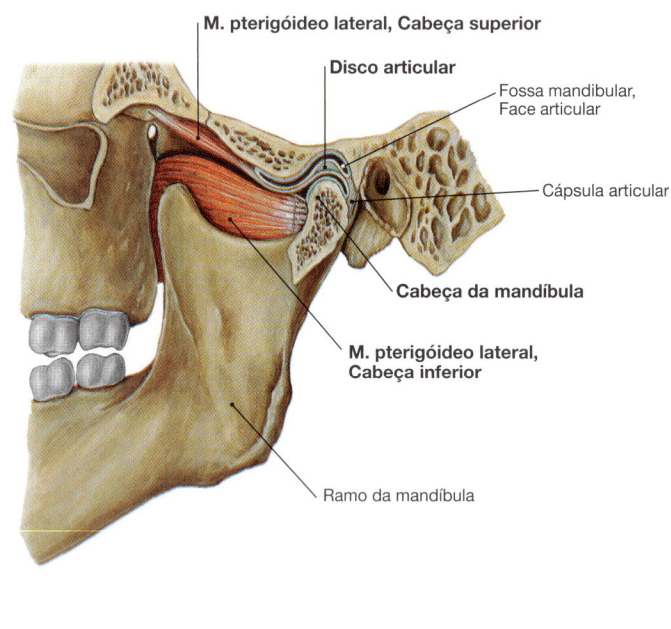

Figura 8.79 Articulação temporomandibular e sua relação com o M. pterigóideo lateral, lado esquerdo; vista lateral. [S700]
O M. pterigóideo lateral apresenta uma cabeça superior e uma cabeça inferior (→ Figura 8.78).

Músculos da Mastigação

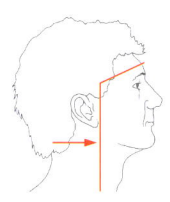

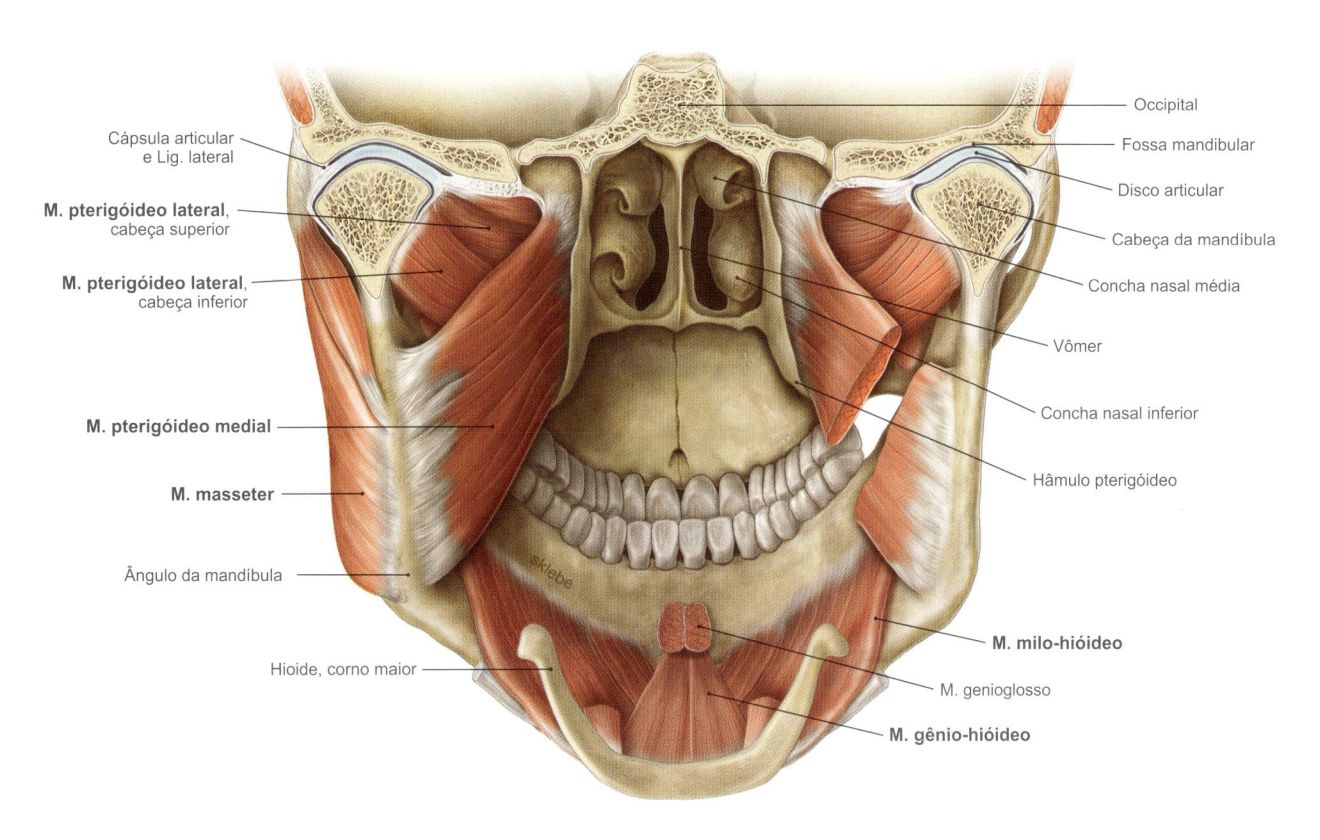

Figura 8.80 Músculos da mastigação; corte frontal na região da articulação temporomandibular; vista posterior. [S700-L238]

São observadas as inserções dos Mm. masseter e pterigóideo medial de ambos os lados dos ângulos da mandíbula. A mandíbula encontra-se pendente entre os músculos como um balanço (mostrado à esquerda).

→ T 6

Legendas:
- Cápsula articular e Lig. lateral
- M. pterigóideo lateral, cabeça superior
- M. pterigóideo lateral, cabeça inferior
- M. pterigóideo medial
- M. masseter
- Ângulo da mandíbula
- Hioide, corno maior
- Occipital
- Fossa mandibular
- Disco articular
- Cabeça da mandíbula
- Concha nasal média
- Vômer
- Concha nasal inferior
- Hâmulo pterigóideo
- M. milo-hióideo
- M. genioglosso
- M. gênio-hióideo

Correlações clínicas

O **trismo mandibular** manifesta-se como a incapacidade de abrir a boca. Ele é causado por abscessos nas lojas fasciais dos músculos da mastigação. O trismo deve ser diferenciado da **incapacidade de fechar a boca**, habitualmente causada por bocejos muito amplos ou abertura extrema da boca, mas que também pode ser a consequência de traumatismo.

Topografia

Nervos da Cabeça e do Pescoço

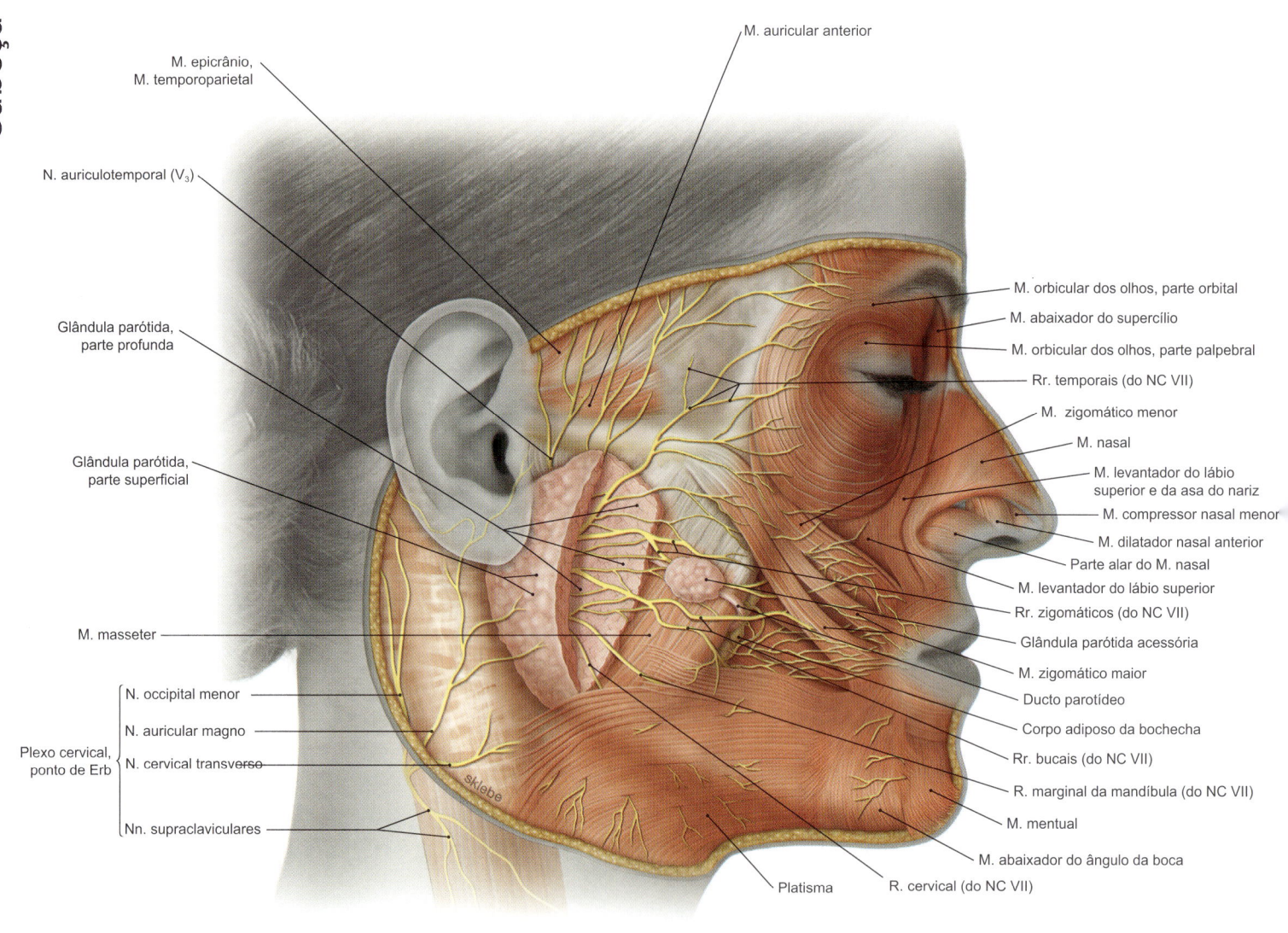

Figura 8.81 Vasos sanguíneos e nervos da cabeça e do pescoço, regiões laterais superficiais, lado direito; vista lateral. [S700-L238]
Os nervos superficiais são os ramos terminais do **N. facial [VII]**, que se originam do plexo parotídeo situado no interior da glândula salivar parótida (Rr. temporais, Rr. zigomáticos, Rr. bucais, Rr. marginais da mandíbula, R. cervical). O **N. auriculotemporal**, ramo do N. trigêmeo [V], ascende à frente da concha da orelha.

O pescoço e o occipúcio recebem inervação sensitiva dos ramos do **plexo cervical**, que se originam, em sua maior parte, do ponto de Erb, na face posterior do M. esternocleidomastóideo: N. cervical transverso, N. auricular magno, N. occipital menor e Nn. supraclaviculares.

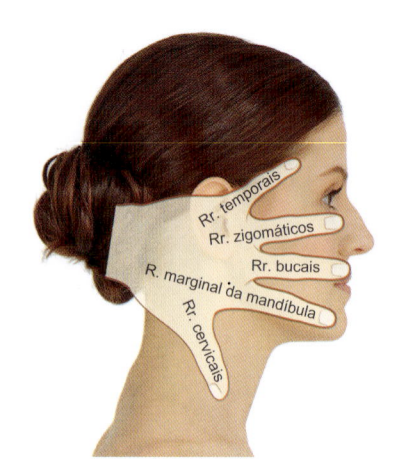

Figura 8.82 Ramos terminais do N. facial [VII], regiões superficiais laterais, lado direito; vista lateral. [S700-J803-L126]
A colocação da mão com os dedos afastados na região lateral da face possibilita a visualização dos ramos terminais superficiais do **N. facial [VII]**, que emergem do plexo intraparotídeo.

Vasos Sanguíneos da Cabeça

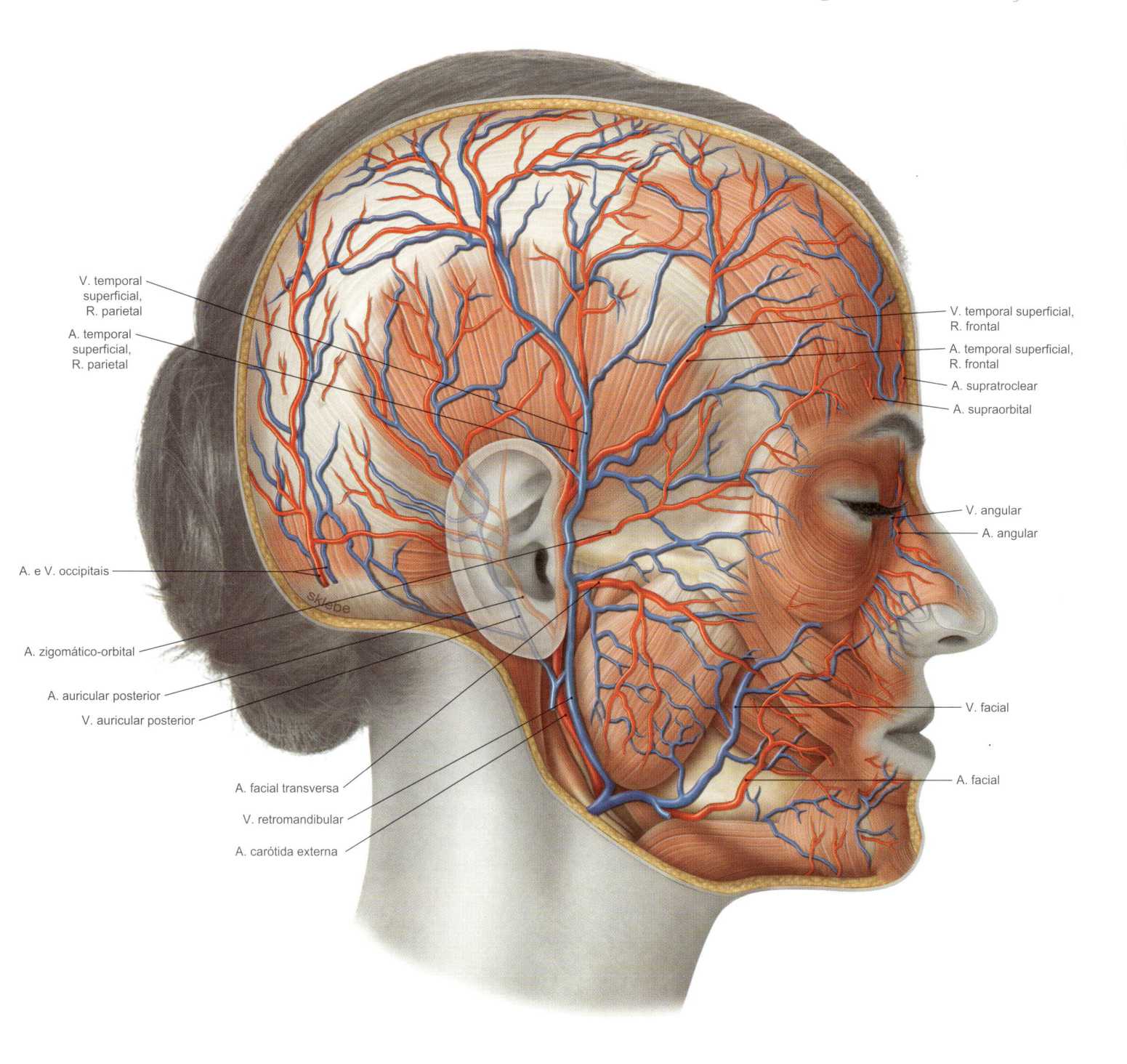

Figura 8.83 Vasos sanguíneos da cabeça, regiões superficiais laterais do lado direito; vista lateral. [S700-L238]
Após a remoção da glândula parótida, o trajeto dos ramos que emergem da **A. carótida externa** e das veias que drenam para a **V. retromandibular** tornam-se visíveis. Também se pode ver o trajeto da **A. e V. faciais** ao redor da face externa da mandíbula. Nesse ponto, o pulso arterial geralmente pode ser palpado. A. e V. faciais continuam logo abaixo do olho, para a A. e V. angulares, que se anastomosam com os ramos da A. oftálmica e da V. oftálmica superior, respectivamente, na órbita.

Correlações clínicas

Intervenções cirúrgicas e lesões perfurocortantes na região da glândula parótida podem resultar em **corte dos ramos intraparotídeos do N. facial [VII]**, com consequente paralisia dos músculos da expressão facial (paralisia facial de origem periférica).

Topografia

Nervos da Região Lateral da Cabeça

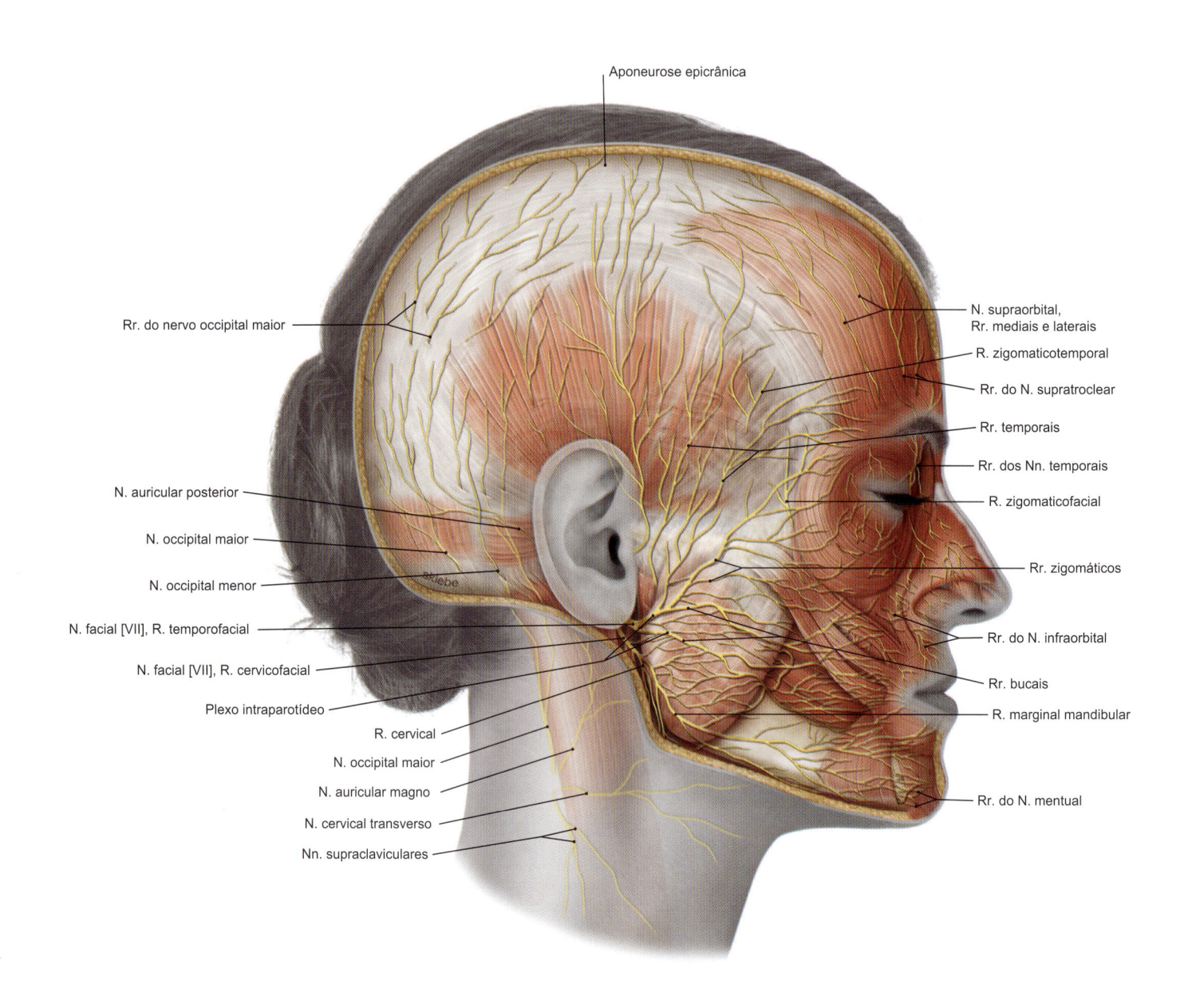

Figura 8.84 Nervos da cabeça, regiões superficiais laterais, lado direito; vista lateral. [S700-L238]
Após a remoção da glândula parótida, a origem dos ramos do nervo facial, que emergem do **plexo intraparotídeo**, é claramente visível. Os ramos terminais sensitivos do nervo trigêmeo [V] também podem ser vistos.

Vasos Sanguíneos e Nervos da Região Lateral da Cabeça

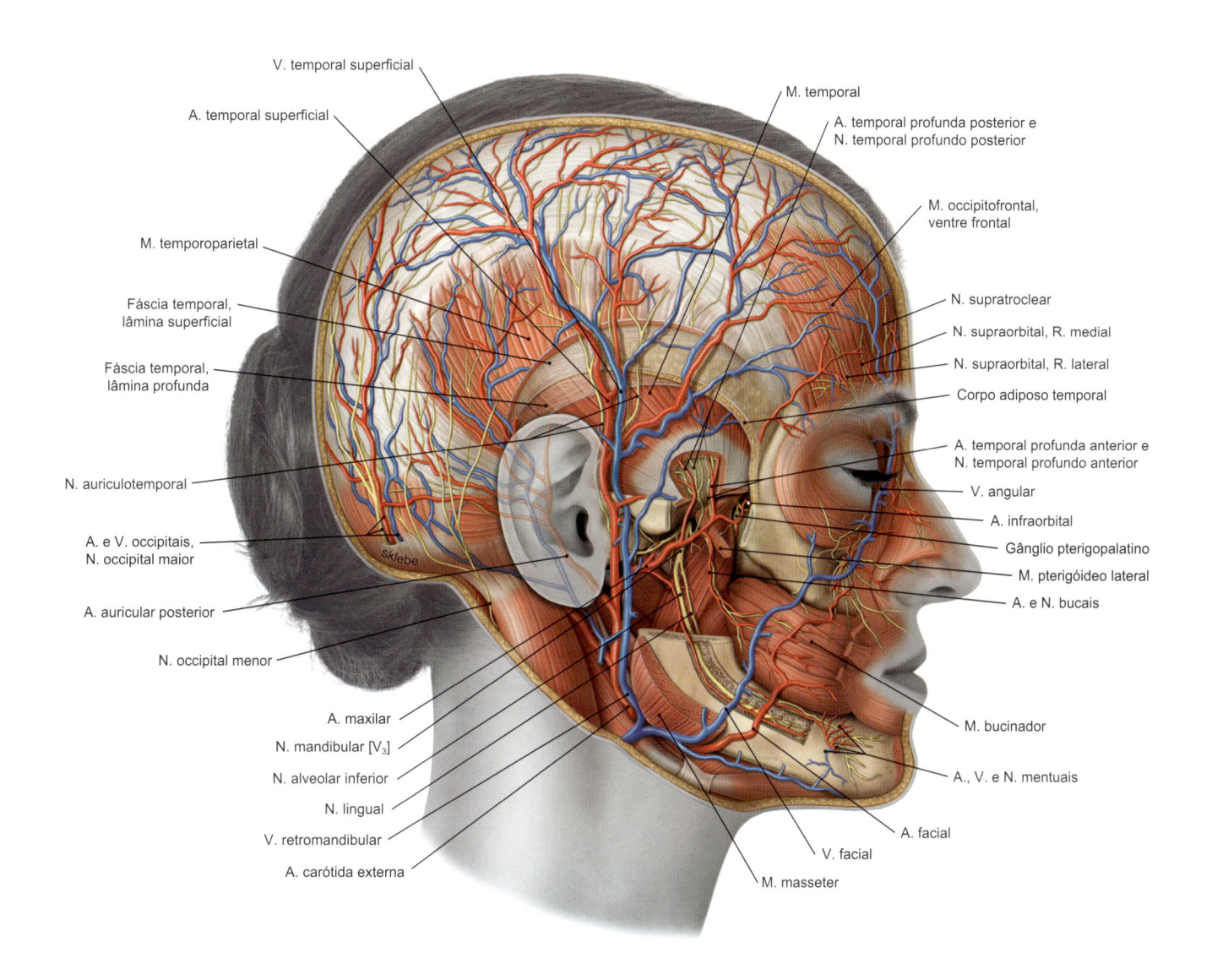

Figura 8.85 Vasos e nervos da cabeça, regiões profundas laterais, lado direito; vista lateral. [S700-L238]

Após a remoção da glândula parótida, na região lateral profunda da cabeça, observam-se as estruturas na **fossa retromandibular**. A **A. carótida externa** segue, juntamente com a V. retromandibular e o N. auriculotemporal, para a fossa retromandibular e se ramifica nas Aa. occipital, auricular posterior, maxilar e temporal superficial, bem como em numerosos pequenos ramos. O M. temporal está separado de sua fáscia até o nível da margem superior da orelha externa, a sua inserção no processo coronoide da mandíbula foi removida, e o tendão de inserção fenestrado para mostrar a entrada de Nn. temporais profundos e Aa. temporais profundas. Na parte sobrejacente do músculo, pode-se ver que o M. temporal é coberto por duas fáscias com tecido adiposo entre elas (corpo adiposo temporal).

Na região facial inferior, todos os músculos da expressão facial na mandíbula foram removidos; o canal da mandíbula, que segue dentro do osso, se estendendo do forame da mandíbula ao forame mentual, foi aberto e mostra o N. alveolar inferior e a artéria de mesmo nome, no seu interior. No forame mentual, o nervo torna-se o N. mentual.

O N. bucal (sensitivo), um ramo do nervo mandibular [V$_3$], é visível no M. bucinador.

Topografia

Artérias e Nervos da Região Lateral da Cabeça

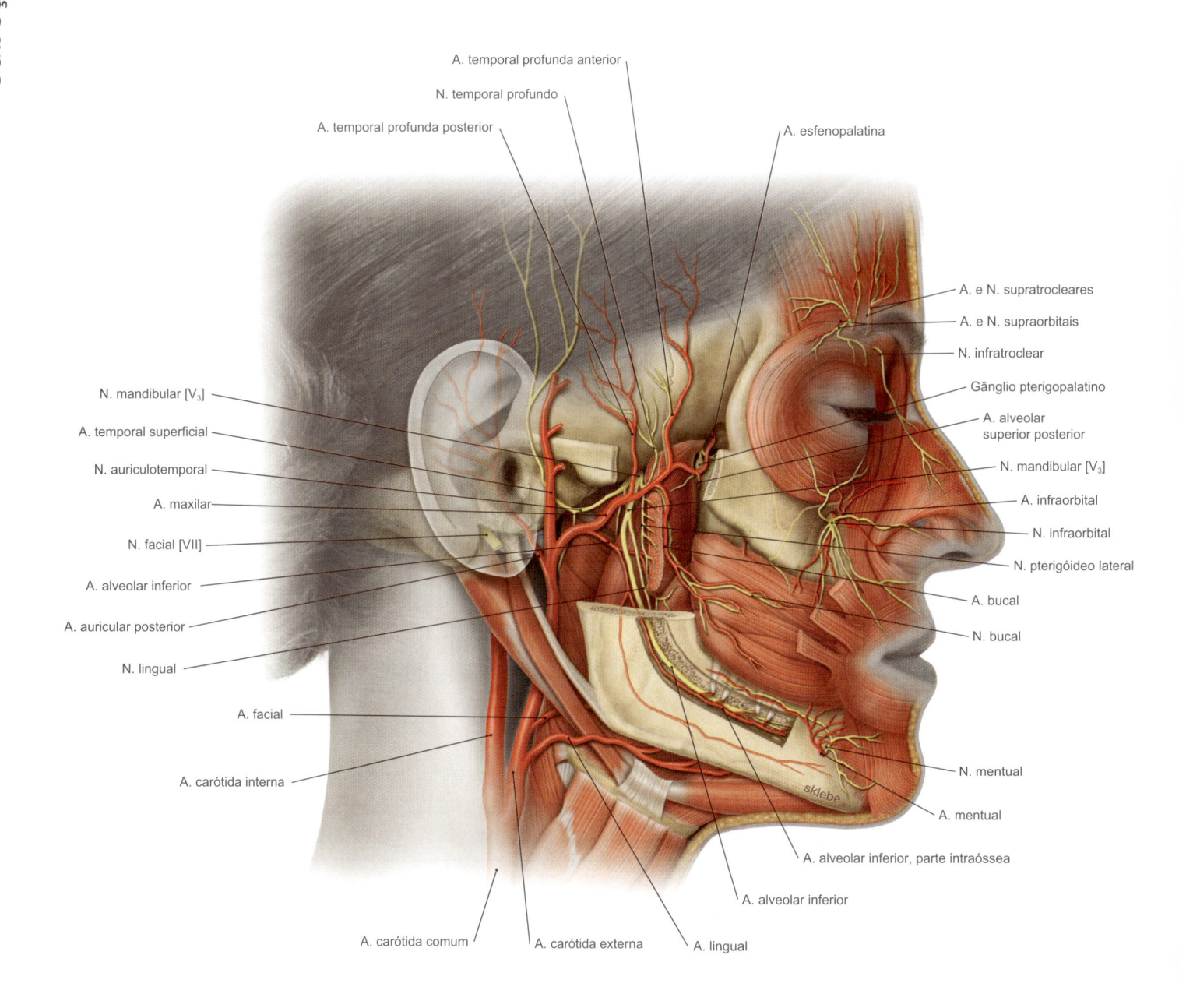

Figura 8.86 Artérias e nervos da cabeça, regiões laterais mais profundas, lado direito; vista lateral. [S700-L238]

Na maioria dos casos, a **A. maxilar** segue atrás do ramo mandibular e, raramente, lateral a ele (→ Figura 8.87). Continua entre os músculos da mastigação, irriga-os, emite ramos para o M. bucinador e a mandíbula e chega, com seus ramos terminais, à órbita, ao nariz, à maxila e ao palato. A **A. carótida externa** e seus ramos percorrem a fossa retromandibular. A A. facial foi removida sobre o corpo da mandíbula aberto.

Também podem ser observados os **ramos terminais sensitivos do N. trigêmeo [V]**, cada um dos quais surge de suas três partes:
- Nn. supraorbital e supratroclear (do N. oftálmico [V_1])
- N. infraorbital (do N. maxilar [V_2])
- N. mentual (do N. mandibular [V_3])

Além disso, parte dos ramos que emergem do N. mandibular [V_3] são mostrados, incluindo o N. alveolar inferior que segue na mandíbula.

Artéria Maxilar

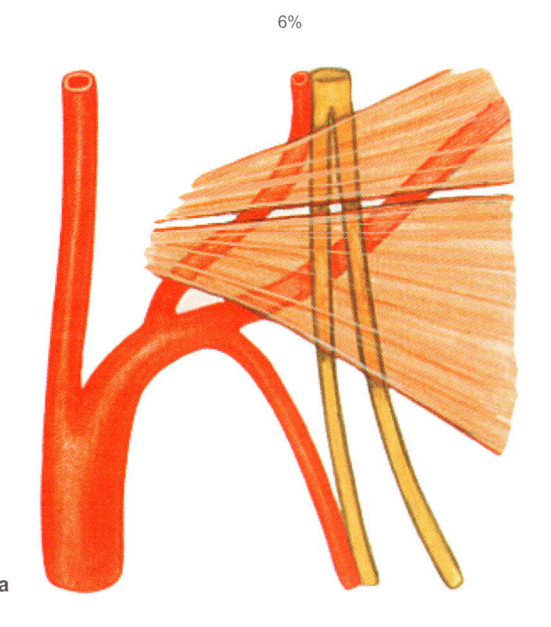

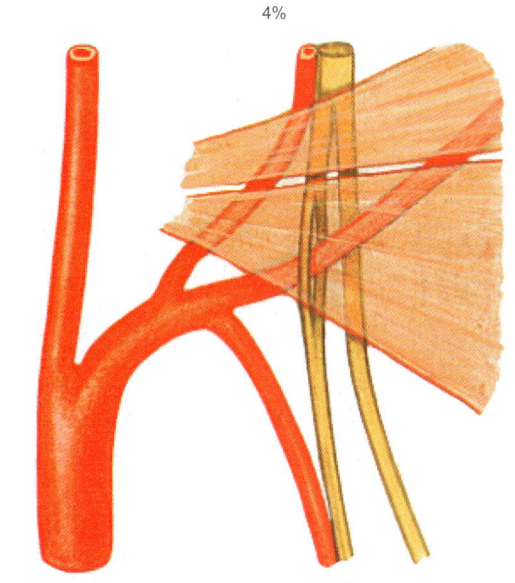

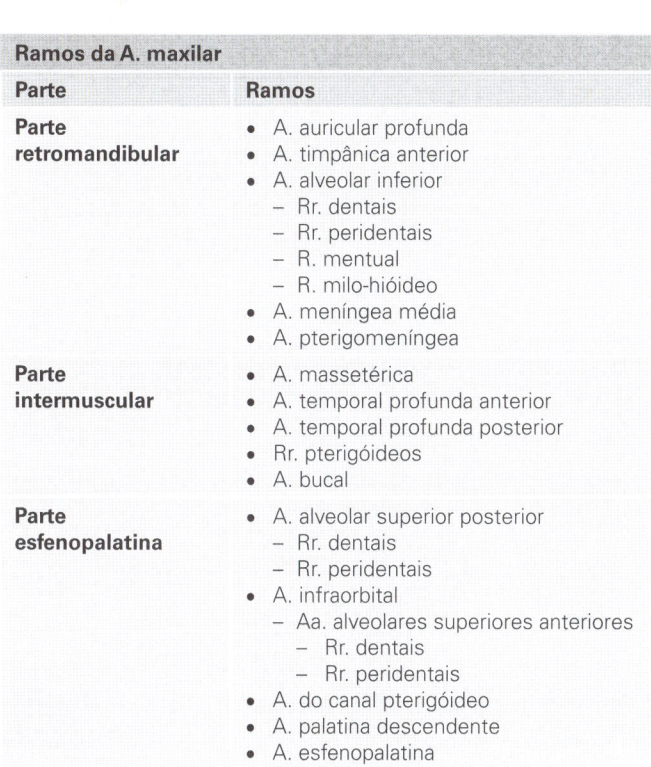

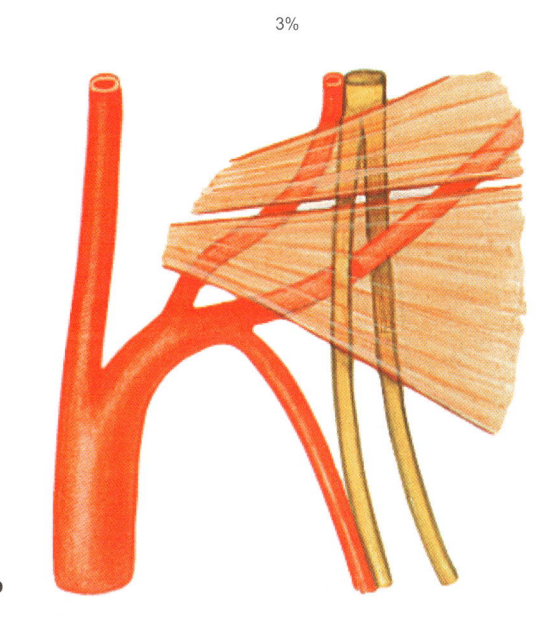

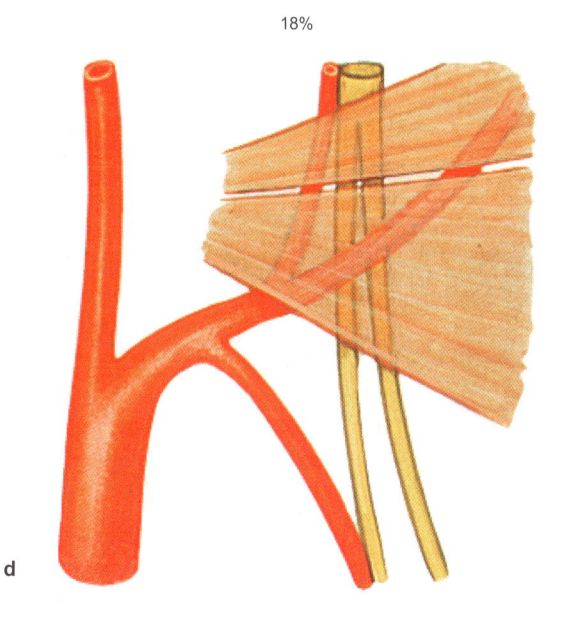

Ramos da A. maxilar	
Parte	**Ramos**

Parte retromandibular	• A. auricular profunda
	• A. timpânica anterior
	• A. alveolar inferior
	   – Rr. dentais
	   – Rr. peridentais
	   – R. mentual
	   – R. milo-hióideo
	• A. meníngea média
	• A. pterigomeníngea

Parte intermuscular	• A. massetérica • A. temporal profunda anterior • A. temporal profunda posterior • Rr. pterigóideos • A. bucal

Parte esfenopalatina	• A. alveolar superior posterior
	   – Rr. dentais
	   – Rr. peridentais
	• A. infraorbital
	   – Aa. alveolares superiores anteriores
	      – Rr. dentais
	      – Rr. peridentais
	• A. do canal pterigóideo
	• A. palatina descendente
	• A. esfenopalatina

Figura 8.87a-d Variações dos trajetos da A. maxilar. [S700]
a Trajeto da A. maxilar medialmente ao M. pterigóideo lateral e medialmente ao N. lingual e ao N. alveolar inferior.
b Trajeto da A. maxilar entre o N. lingual e o N. alveolar inferior.
c Trajeto da A. maxilar através de uma alça do N. alveolar inferior.
d Ramificação da A. meníngea média distalmente à saída da A. alveolar inferior.

Topografia

Vasos Sanguíneos e Nervos da Região Lateral da Cabeça

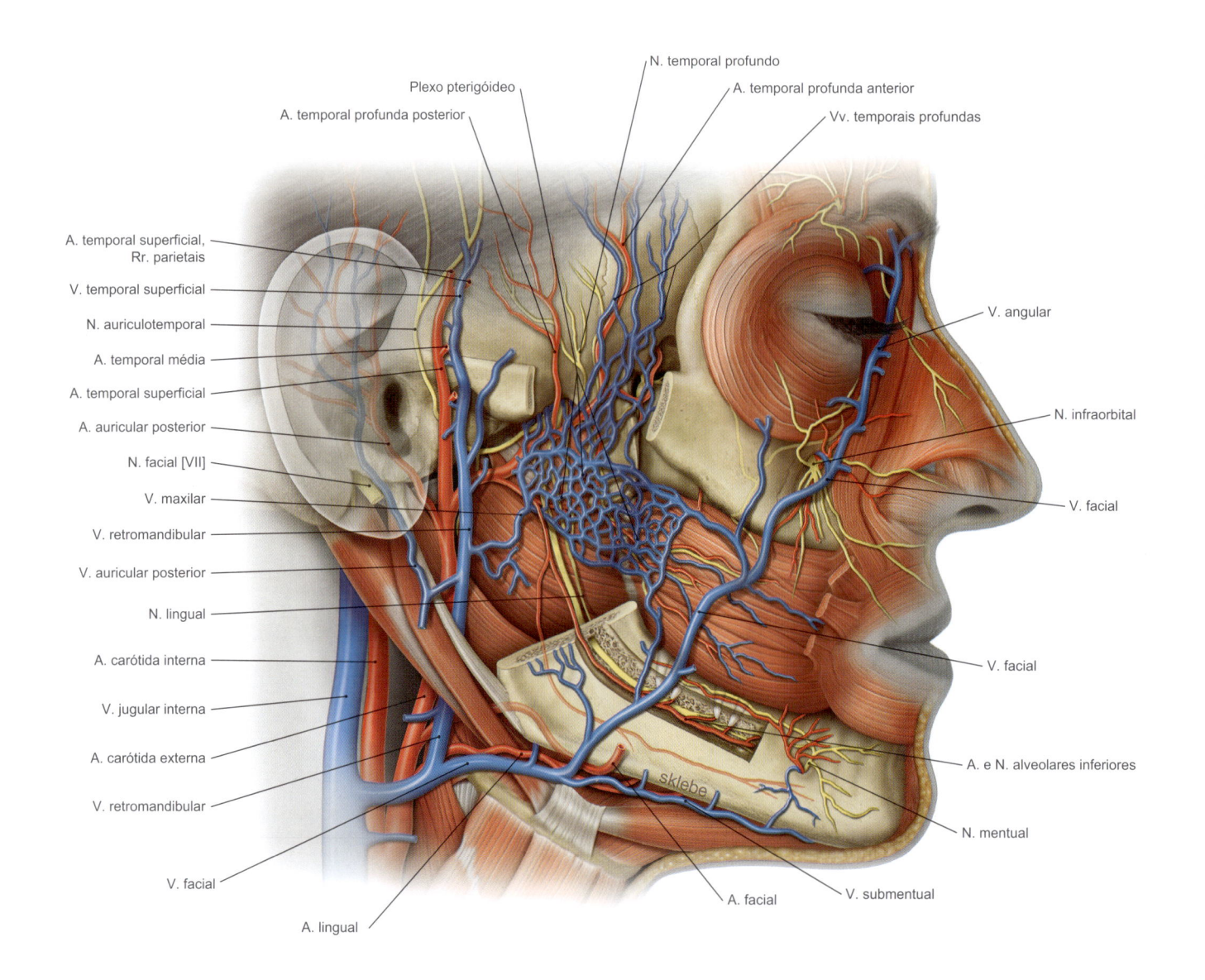

Figura 8.88 Vasos sanguíneos e nervos da cabeça, regiões laterais profundas, lado direito; vista lateral. [S700-L238]

Após a remoção da maior parte da glândula parótida, é possível observar, na região lateral profunda da cabeça, as estruturas na **fossa retromandibular**.

Entre os Mm. digástrico e estilo-hióideo ascendem as Aa. carótidas internas e externas. A **A. carótida externa** segue, juntamente com a V. retromandibular e o N. auriculotemporal, para a fossa retromandibular e se ramifica nas Aa. occipital, auricular posterior, maxilar e temporal superficial, bem como em numerosos pequenos ramos. Na região facial inferior, todos os músculos da expressão facial na mandíbula foram removidos; o canal da mandíbula, que segue do forame mandibular ao forame mentual, foi aberto e mostra o **N. alveolar inferior** e a artéria de mesmo nome no seu interior. No forame mentual, o nervo torna-se o **N. mentual**.

Abaixo da órbita, parte da A. facial foi removida. O **N. bucal** (sensitivo), um ramo do N. mandibular [V_3], é visível no M. bucinador.

O **N. facial [VII]** é visto como um tronco nervoso abaixo da orelha externa. Logo após sair do forame estilomastóideo, emite ramos para o M. digástrico, ventre posterior (R. digástrico) e o M. estilo-hióideo (R. estilo-hióideo), bem como para os músculos da expressão facial da orelha (N. auricular posterior) (não visível).

O sangue venoso na região dos músculos da mastigação é drenado pelo **plexo pterigóideo** e, em sua maior parte, é conduzido à V. maxilar. O plexo pterigóideo estabelece, ainda, conexões com a V. facial pela V. profunda da face e, também, com o seio cavernoso por meio da V. oftálmica inferior.

Nervo Mandibular [V₃]

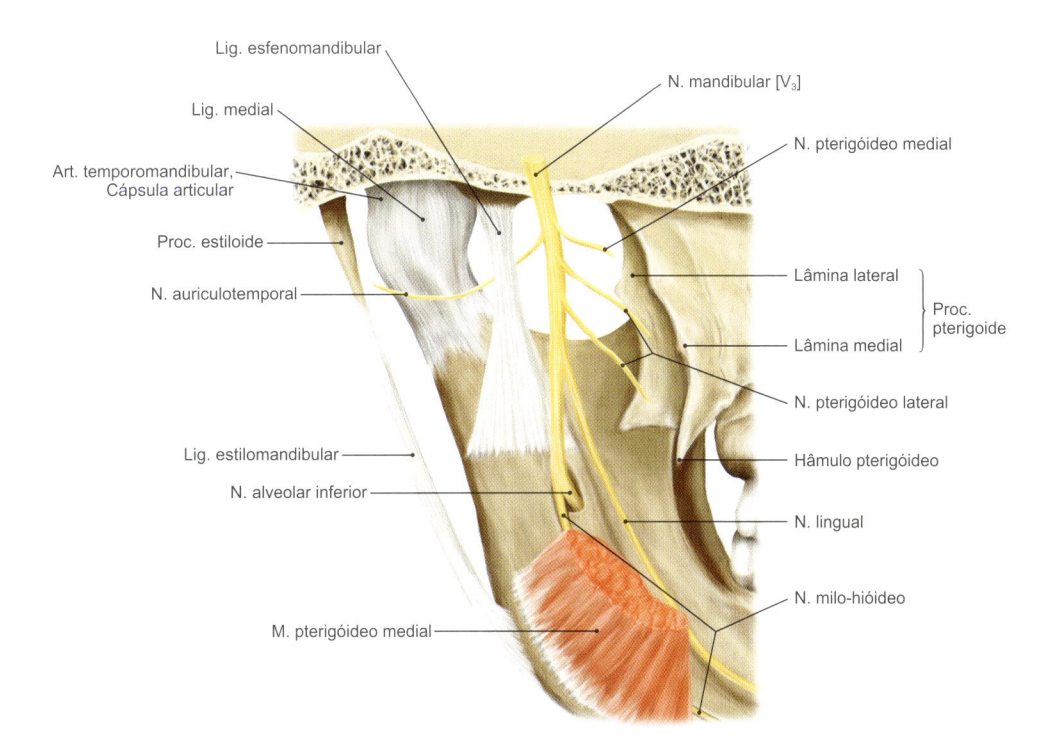

Figura 8.89 Ramificação do N. mandibular [V₃], lado direito; vista anterior. [S700-L284]/[E1043]
O N. mandibular [V₃] (→ Figura 12.141) normalmente se ramifica no **N. lingual** e no **N. alveolar inferior**, entre o Lig. esfenomandibular e a parte medial do M. pterigóideo medial. Em seguida, o N. alveolar inferior segue em direção lateral e entra lateralmente no canal da mandíbula a partir do Lig. esfenomandibular.

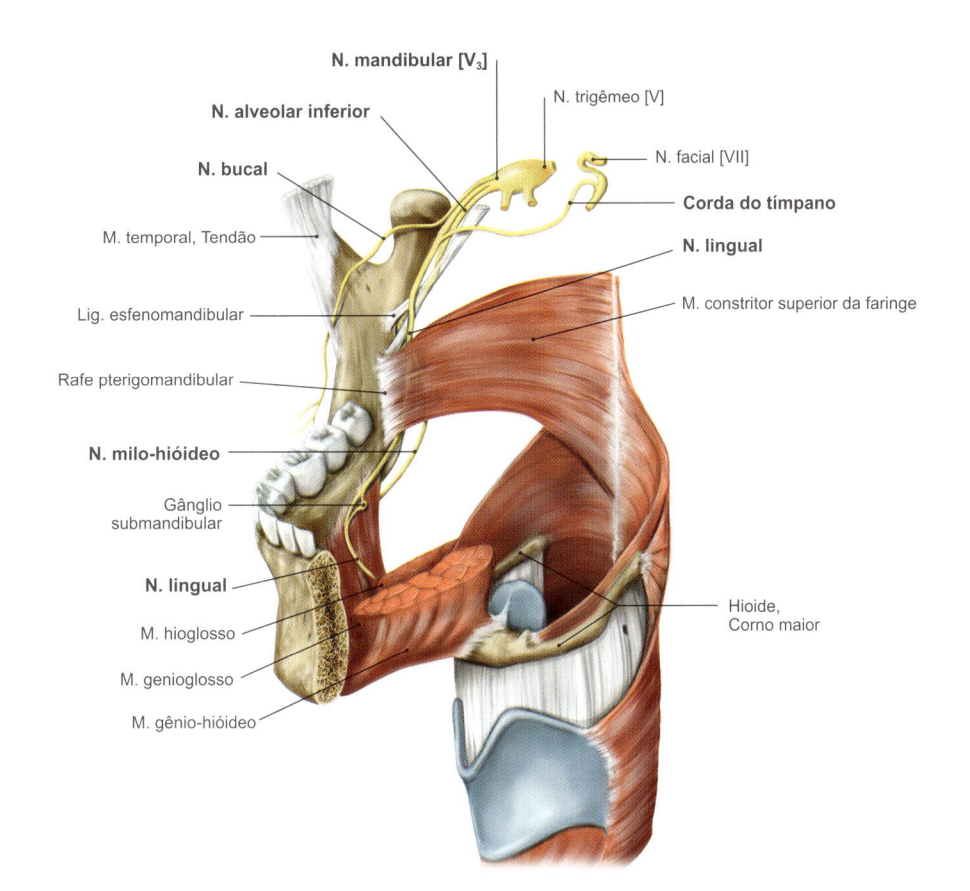

Figura 8.90 Ramificação do N. mandibular [V₃], lado direito; vista anterior e pelo lado esquerdo. [S700-L266]
O **N. lingual**, ramo do N. mandibular [V₃], segue lateralmente em direção à língua. Logo após a sua emergência do N. mandibular [V₃], ele se associa ao nervo corda do tímpano, originado do N. facial [VII], no canal do nervo facial, e conduz fibras parassimpáticas para o gânglio submandibular e fibras gustatórias para os dois terços anteriores da língua. Nesta figura observa-se uma "divisão alta" do N. mandibular [V₃], que se divide em N. alveolar inferior e N. lingual logo após a saída do gânglio trigeminal.

Vasos Sanguíneos e Nervos

Artérias da Cabeça

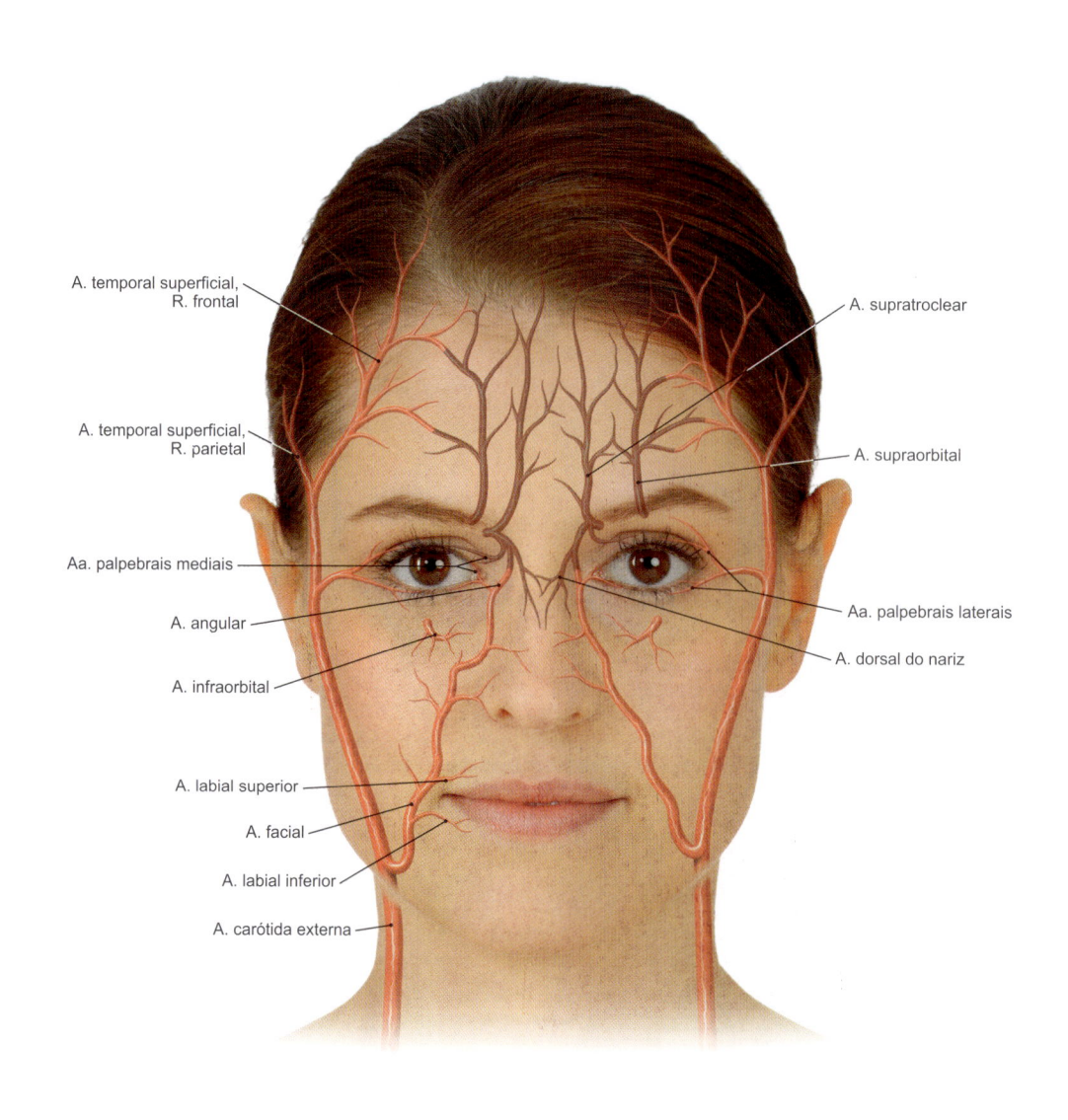

Figura 8.91 **Ramos da A. carótida externa** (vermelho) **e da A. carótida interna** (marrom) **na face**; vista anterior. [S700-J803-L127]

Entre os ramos da A. carótida externa e da A. carótida interna há inúmeras anastomoses.

Legendas:
- A. temporal superficial, R. frontal
- A. temporal superficial, R. parietal
- Aa. palpebrais mediais
- A. angular
- A. infraorbital
- A. labial superior
- A. facial
- A. labial inferior
- A. carótida externa
- A. supratroclear
- A. supraorbital
- Aa. palpebrais laterais
- A. dorsal do nariz

Vasos Sanguíneos da Cabeça

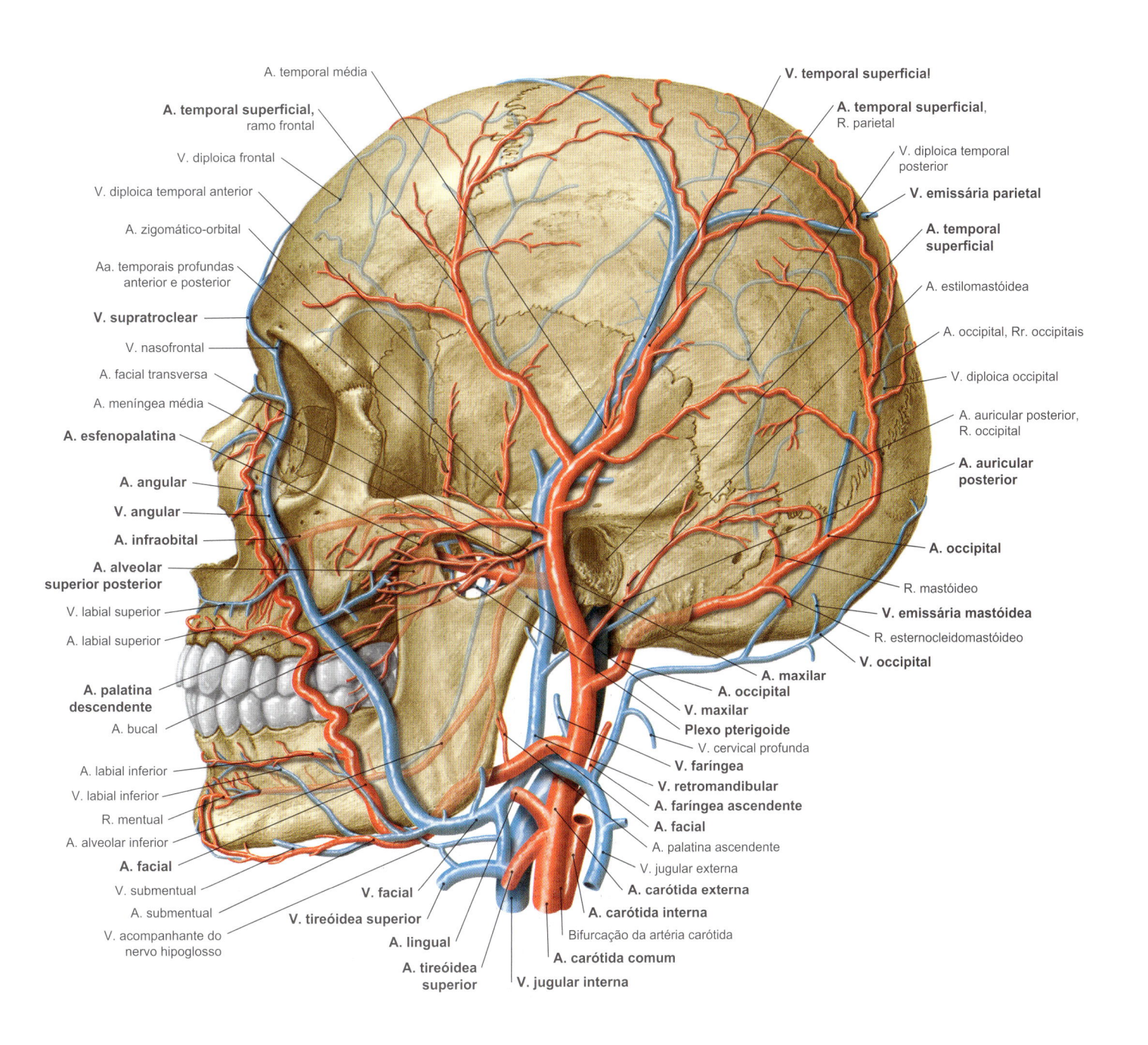

Figura 8.92 **A. carótida externa e V. jugular interna, lado esquerdo**; vista lateral. [S700-L127]

Os troncos principais dos vasos são próximos; o trajeto dos ramos, principalmente das veias, é muito variável.

Vasos Sanguíneos e Nervos

Artérias da Cabeça

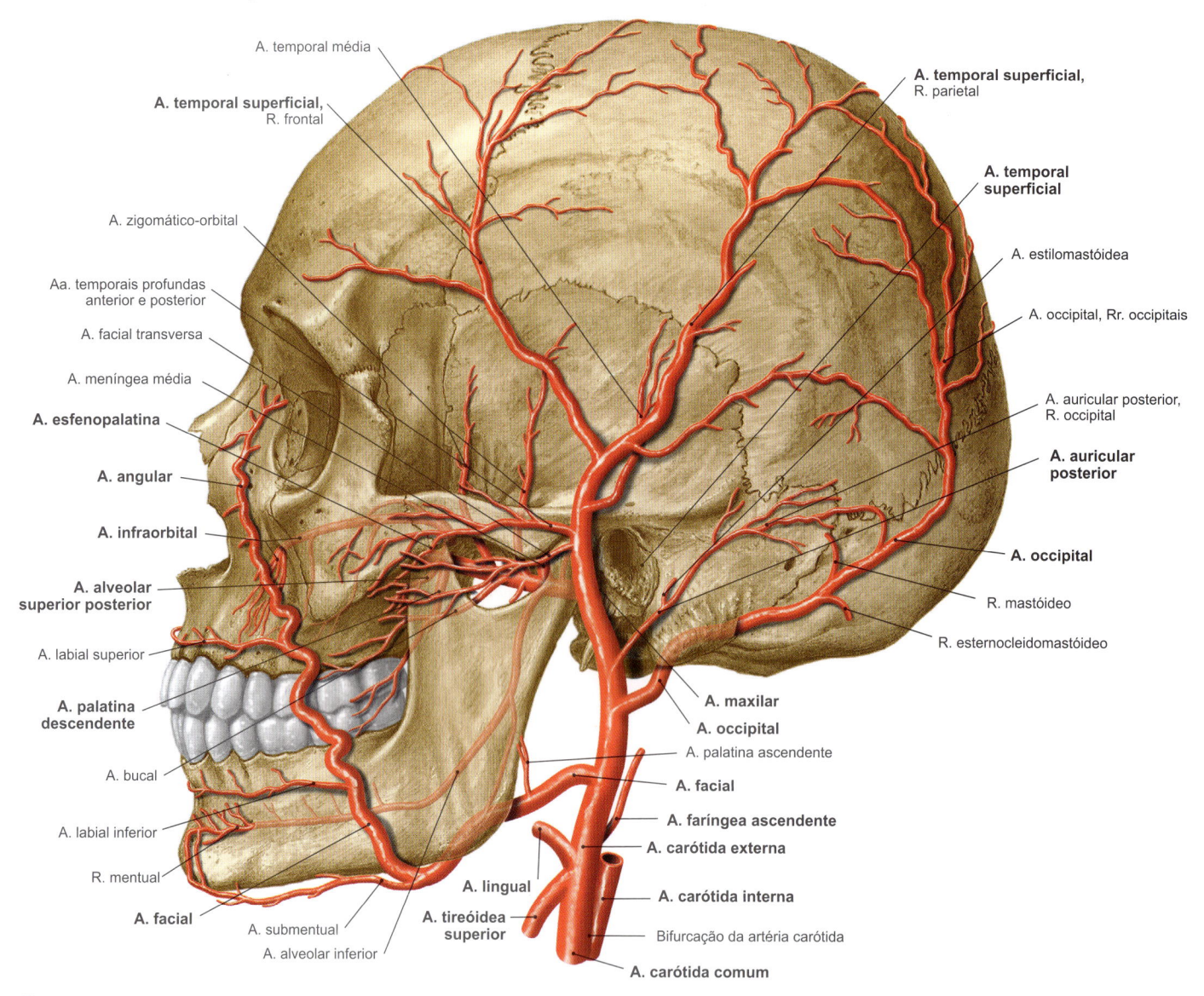

Figura 8.93 A. carótida externa lado esquerdo; vista lateral. [S702]. Após a sua emergência da A. carótida comum, a A. carótida externa **ramifica-se** de acordo com a sequência descrita na Tabela.

Ramos da A. carótida externa			

1. A. tireóidea superior
• R. infra-hióideo
• A. laríngea superior
• R. cricotireóideo
• R. esternocleido-mastóideo
• Rr. glandulares
	4. A. facial
	• A. palatina ascendente
	• R. tonsilar
	• A. submentual
	• Rr. glandulares
	• A. labial inferior
	• A. labial superior
	  – R. do septo nasal
	• R. nasal lateral
	• A. angular
		7. A. temporal superficial
		• R. parotídeo
		• A. facial transversa
		• Rr. auriculares anteriores
		• A. zigomático-orbital
		• A. temporal média
		• R. frontal
		• R. parietal
			8. A. maxilar (*continuação*)
			• A. alveolar superior posterior
			  – Rr. dentais
			  – Rr. peridentais
			• A. infraorbital
			  – Aa. alveolares superiores anteriores ⎫
			• A. palatina descendente ⎬ Parte pterigopalatina
			  – A. palatina maior
			  – Aa. palatinas menores
			  – R. faríngeo ⎭
			• A. esfenopalatina
			  – Aa. nasais posteriores laterais
			  – Rr. septais posteriores
			  – A. nasopalatina

2. A. faríngea ascendente
• Rr. tonsilares
• Rr. faríngeos
• A. timpânica inferior
• A. meníngea posterior
	5. A. occipital
	• R. mastóideo
	• R. auricular
	• Rr. esternocleido-mastóideos
	• Rr. occipitais
	• R. meníngeo (var.)
	• R. descendente
		8. A. maxilar
		• A. alveolar inferior
		  – R. mentual ⎫
		• A. meníngea média ⎬ Parte mandibular
		  – A. timpânica superior
		  – A. auricular profunda
		  – A. timpânica anterior ⎭
		• A. massetérica ⎫
		• Aa. temporais profundas posterior e anterior ⎬ Parte pterigóidea
		• Rr. pterigóideos
		• A. bucal ⎭
			Os ramos terminais da A. maxilar são a A. infraorbital, a A. esfenopalatina, a A. alveolar superior posterior e a A. palatina descendente.

3. A. lingual • Rr. dorsais da língua • A. sublingual • A. profunda da língua	**6. A. auricular posterior** • A. estilomastóidea – A. timpânica posterior • R. auricular • R. occipital • R. parotídeo		

Veias da Cabeça

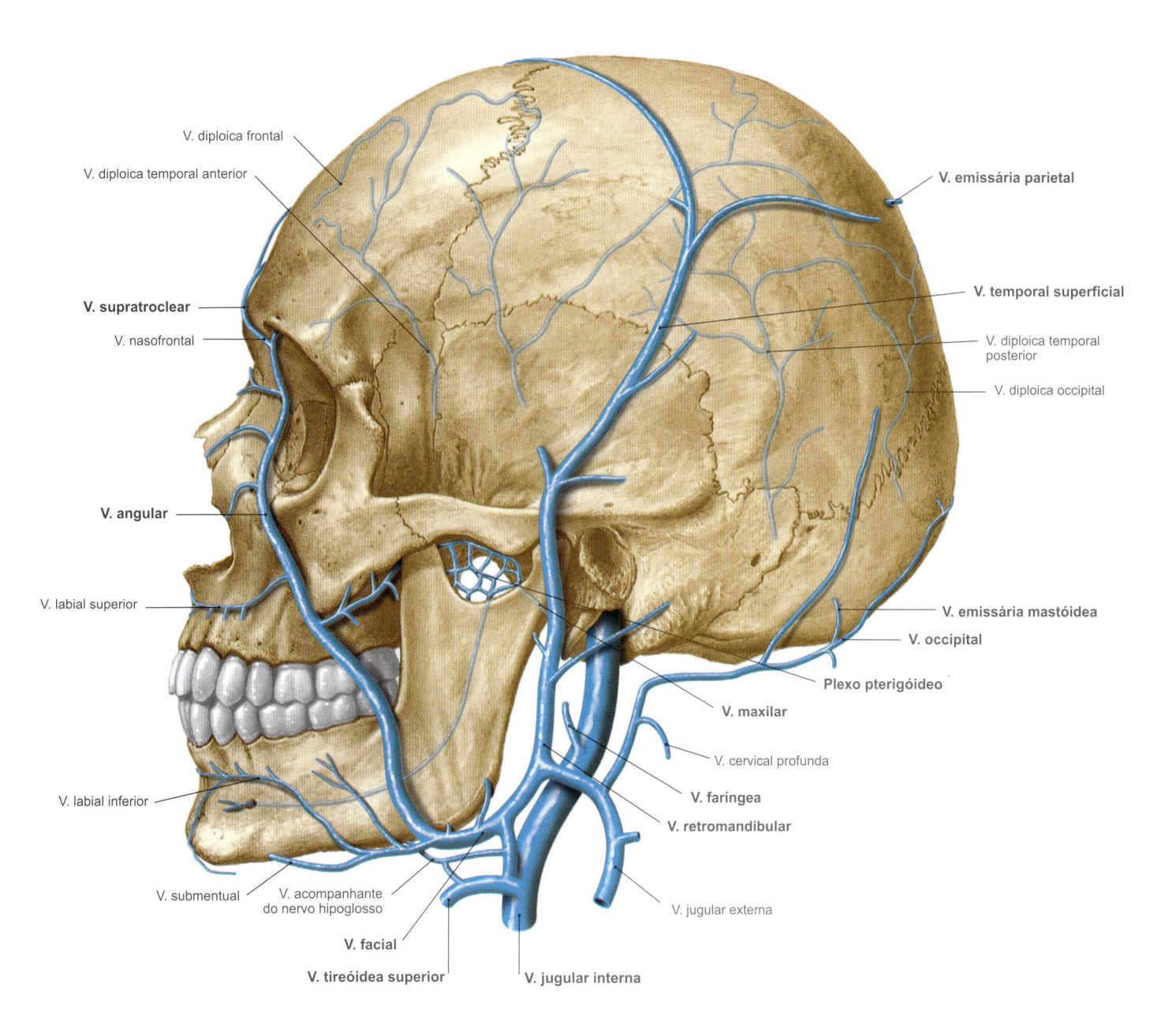

Figura 8.94 V. jugular interna esquerda; vista lateral. [S700]
A V. jugular interna se inicia como uma longa continuação do seio sigmoide na base do crânio. Ela drena o sangue do crânio, do encéfalo, da região da face e de regiões cervicais. Ela recebe tributárias da região externa da cabeça, tais como as Vv. facial, lingual, faríngea, occipital, tireóidea superior e tireóidea média, além das Vv. emissárias.

Correlações clínicas

O pulso da V. jugular (ou **pulso jugular**) fornece informações sobre a pressão venosa e permite avaliar a função do coração direito.
Em inflamações na região da face, especialmente no chamado "triângulo perigoso" ou "triângulo da morte" (→ Figura), que se estende dos cantos da boca sobre a ponte do nariz até a região entre as sobrancelhas, os microrganismos (p. ex., ao espremer uma espinha) podem se disseminar devido à direção de fluxo do sangue venoso com a ausência simultânea de válvulas venosas através das conexões das veias faciais nesta região com o seio venoso da duramáter (especialmente da V. angular) às veias intraorbitais (V. oftálmica superior), até o seio cavernoso. Neste local, podem deflagrar desde uma perigosa flebite do seio até trombose sinusal, meningite ou um abscesso cerebral.

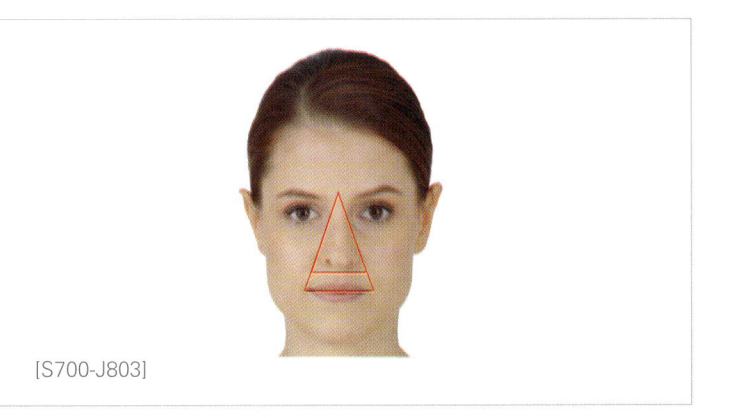

[S700-J803]

Vasos Sanguíneos e Nervos

Nervo Facial [VII]

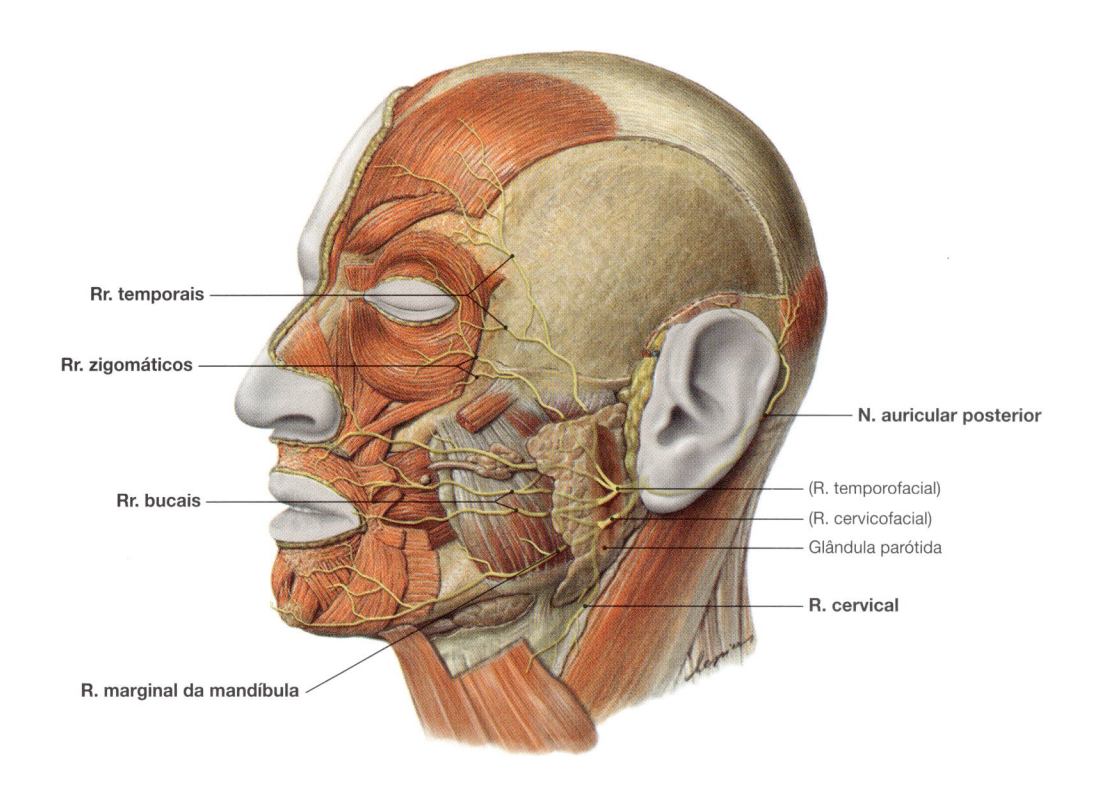

Figura 8.95 Ramos terminais do N. facial [VII] na face, lado esquerdo; vista lateral. [S700]
No interior da glândula salivar parótida, o N. facial [VII] (→ Figura 12.149) forma o plexo intraparotídeo que, por motivos de ordem prática, subdivide-se em um R. temporofacial (parte temporofacial) e um R. cervicofacial (parte cervicofacial). A partir de ambas as partes, se originam os ramos terminais do N. facial [VII]: Rr. temporais, zigomáticos, bucais, marginal da mandíbula e cervicais. Em direção posterior, logo atrás da concha da orelha, estende-se o N. auricular posterior, também como ramo terminal do N. facial [VII].

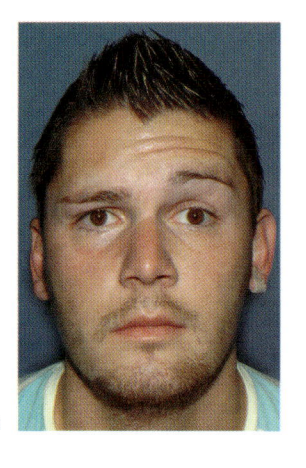

Figura 8.96a e b Lesão periférica do N. facial [VII], lado direito. [S700-T887]

a Após solicitar que o paciente levante o supercílio, apenas o lado esquerdo da fronte forma pregas (deficiência do M. occipitofrontal – indício de lesão periférica do N. facial).

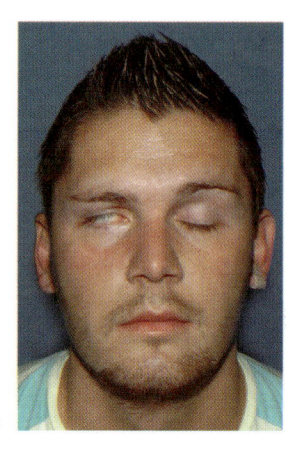

b Após solicitar que o paciente feche bem os olhos, isto não ocorre de forma bem-sucedida no lado lesionado (lagoftalmia). Durante o fechamento dos olhos, os bulbos dos olhos se viram automaticamente para cima. Como a pálpebra não mais se fecha, observa-se, no lado afetado, a esclera branca (fenômeno de Bell).

Correlações clínicas

Em caso de **lesão completa ou parcial periférica do N. facial** (→ Figura 12.152), o 2º neurônio motor dessa via nervosa é afetado; o local de lesão pode estar localizado, de modo geral, entre o núcleo do nervo facial e seus ramos periféricos. As causas podem ser, principalmente, inflamações virais ou lesões dos nervos durante cirurgias da glândula salivar parótida. A chamada **lesão central** (ou supranuclear) **do N. facial** [VII] baseia-se em uma lesão do 1º neurônio motor. Habitualmente as causas são hemorragias ou infartos na região do trato corticonuclear, na cápsula interna contralateral. Como a região de núcleos para os Rr. temporais do N. facial [VII] recebe influxos tanto contralaterais como ipsilaterais, os músculos da fronte e o M. orbicular do olho ainda podem se contrair em ambos os lados. No outro lado, entretanto, os músculos inervados pelos Rr. zigomáticos, bucais, marginal da mandíbula e cervicais são afetados (a chamada lesão inferior do N. facial).

Inervação Cutânea

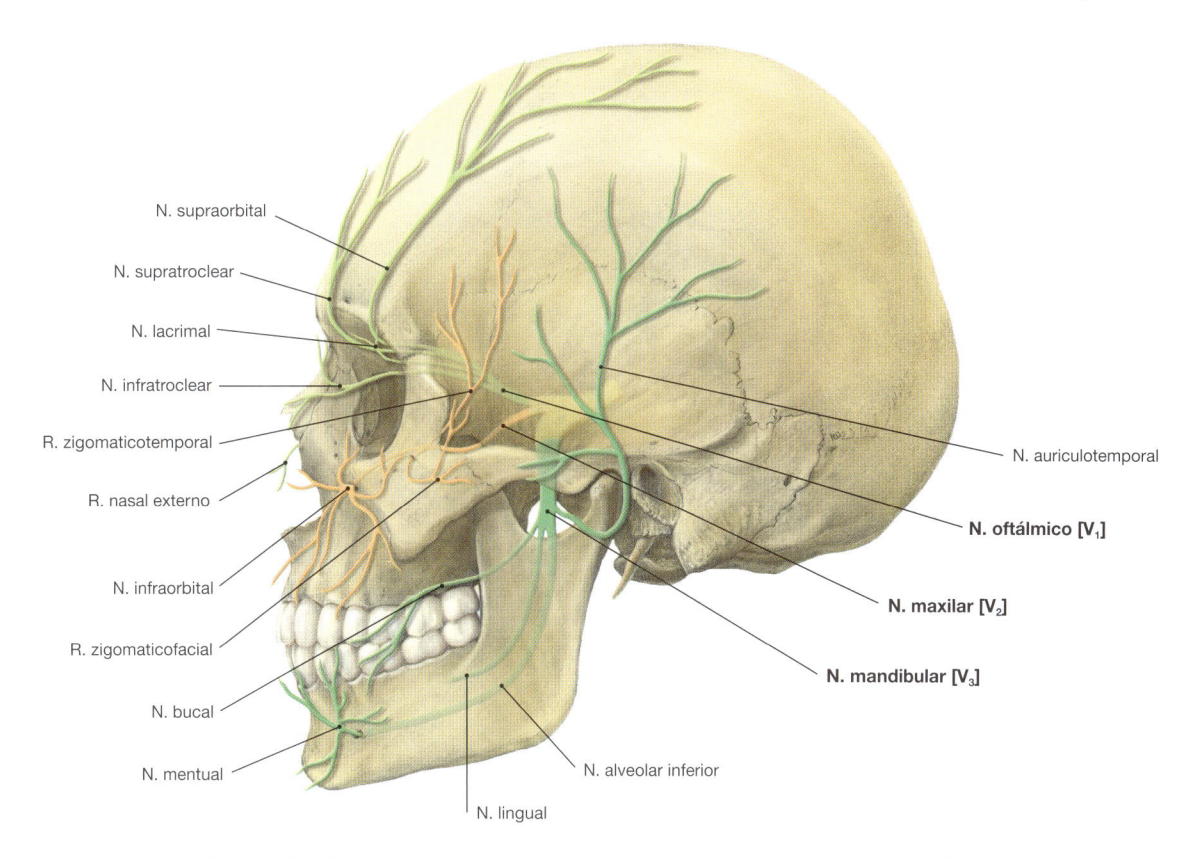

Figura 8.97   Ramos do N. trigêmeo [V], lado esquerdo; vista lateral. [S700-L284]
Os três grandes ramos derivados do N. trigêmeo – o N. oftálmico [V₁], o N. maxilar [V₂] e o N. mandibular [V₃] – dão origem a diferentes ramos após a sua emergência do crânio. Os ramos visíveis do **N. oftálmico [V₁]** são os Nn. supraorbital, supratroclear, lacrimal, infratroclear e o R. nasal externo. Do **N. maxilar [V₂]** originam-se, como ramos visíveis na figura, os Nn. infraorbital e zigomático, com seus Rr. zigomaticotemporal e zigomaticofacial; e do **N. mandibular [V₃]** originam-se os Nn. bucal, lingual, alveolar inferior e auriculotemporal. Após a passagem pelo canal da mandíbula, o ramo terminal do N. alveolar inferior forma o N. mentual.

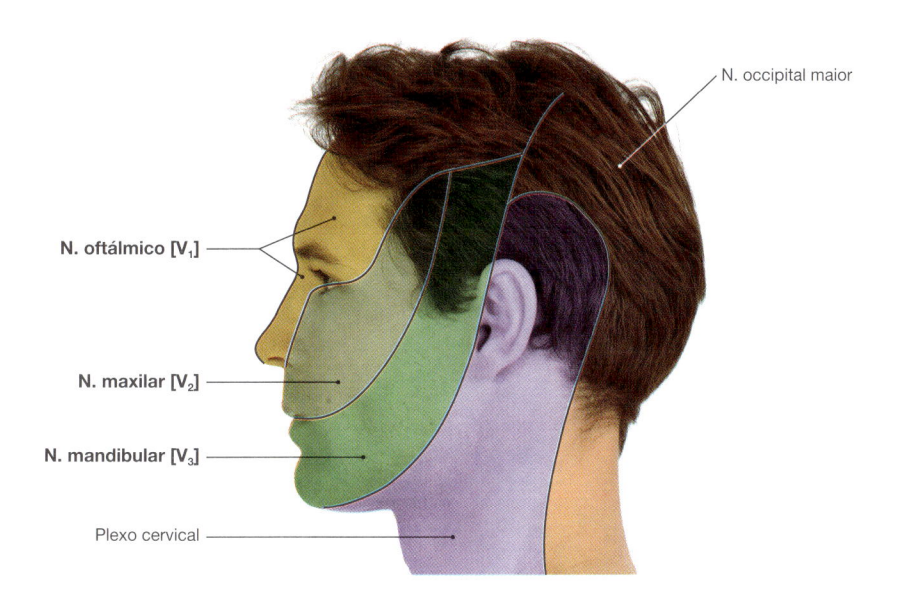

Figura 8.98   Inervação cutânea da cabeça e pescoço, à direita; vista lateral. [S700-J803]
A vista anterior é mostrada na → Figura 12.144.

Correlações clínicas

Durante o exame clínico dos nervos cranianos, o N. trigêmeo [V] é avaliado por compressão de seus três locais de saída que, normalmente, não são dolorosos: forame supraorbital/incisura supraorbital, forame infraorbital e forame mentual.
A **neuralgia do nervo trigêmeo** (*tic douloureaux*) é um transtorno complexo da raiz sensitiva do nervo trigêmeo, que causa dores significativas. Normalmente, a dor se origina de forma abrupta na região de inervação do N. mandibular [V₃] e do N. maxilar [V₂], e pode se manifestar de forma extremamente intensa. Frequentemente, ela é deflagrada por compressão das áreas de pele correspondentes na face.

Vasos Sanguíneos e Nervos

Vasos Linfáticos e Linfonodos da Cabeça

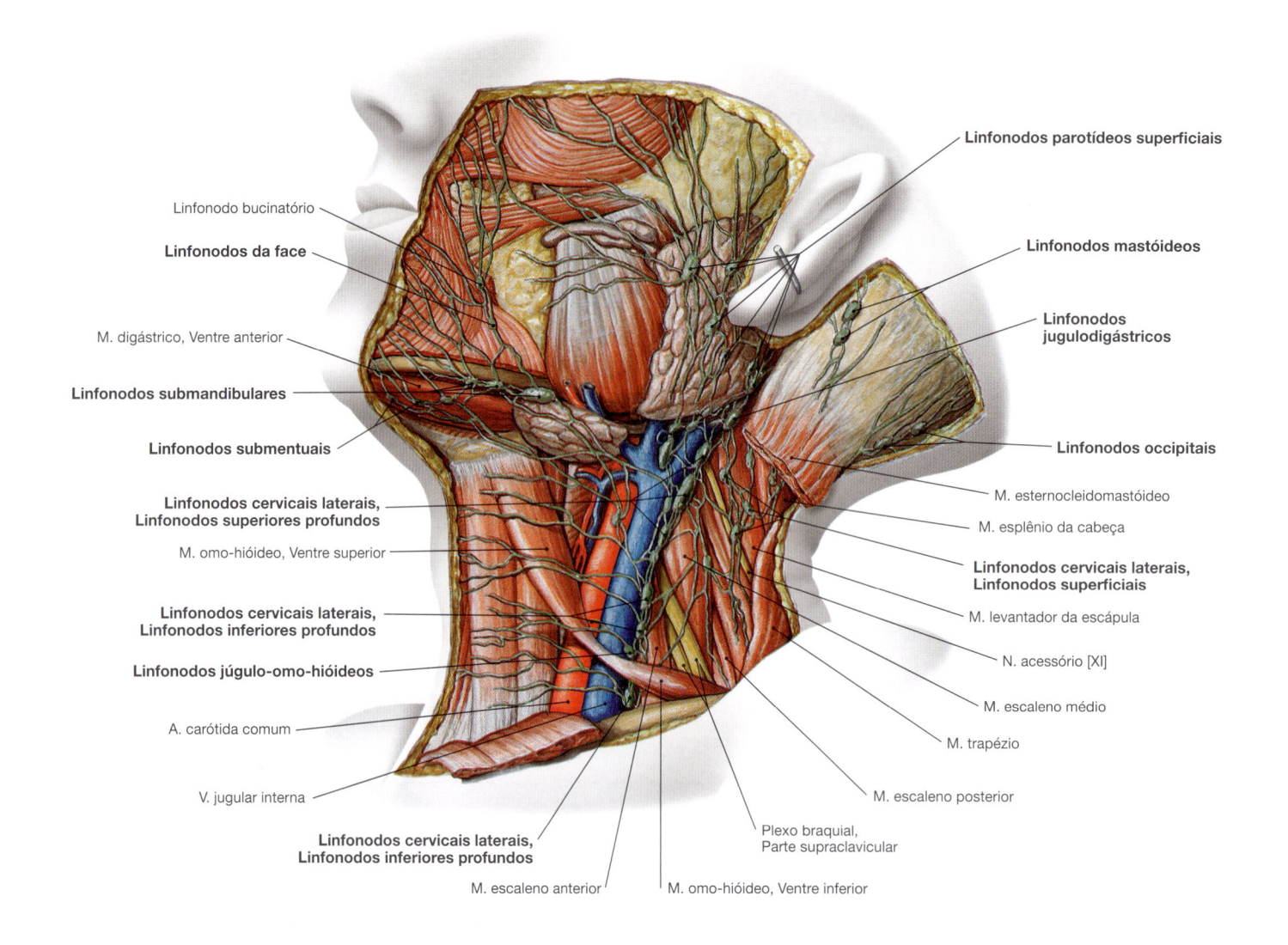

Figura 8.99 Vasos linfáticos superficiais e linfonodos da cabeça e do pescoço de uma criança, lado esquerdo; vista lateral. [S700]

A linfa da face, do couro cabeludo e da região occipital é drenada pelos linfonodos **regionais** submentuais, submandibulares, parotídeos, mastóideos e occipitais. Destas regiões, o fluxo linfático progride para os **linfonodos cervicais laterais superficiais** e para os **linfonodos cervicais laterais profundos superiores e inferiores** (→ Figura 11.93).

Um linfonodo cervical profundo importante é o linfonodo jugulodigástrico, situado entre a margem anterior do M. esternocleidomastóideo e o ângulo da mandíbula, na margem inferior da glândula salivar parótida.

Os linfonodos parotídeos estão subdivididos em **linfonodos parotídeos superficiais** e **linfonodos parotídeos profundos**. Estes últimos incluem os linfonodos pré-auriculares, infra-auriculares e intraglandulares. Pode haver, ainda, alguns **linfonodos faciais** (linfonodos bucinatório, nasolabial, malar, mandibular) e linguais.

Linfonodos da cabeça

- Linfonodos occipitais
- Linfonodos mastóideos
- Linfonodos parotídeos superficiais
- Linfonodos parotídeos profundos
  - Linfonodos pré-auriculares
  - Linfonodos infra-auriculares
  - Linfonodos intraglandulares
- Linfonodos faciais
  - Linfonodo bucinatório
  - Linfonodo nasolabial
  - Linfonodo malar
  - Linfonodo mandibular
- Linfonodos submentuais
- Linfonodos submandibulares
- Linfonodos linguais

Linfonodos do Pescoço

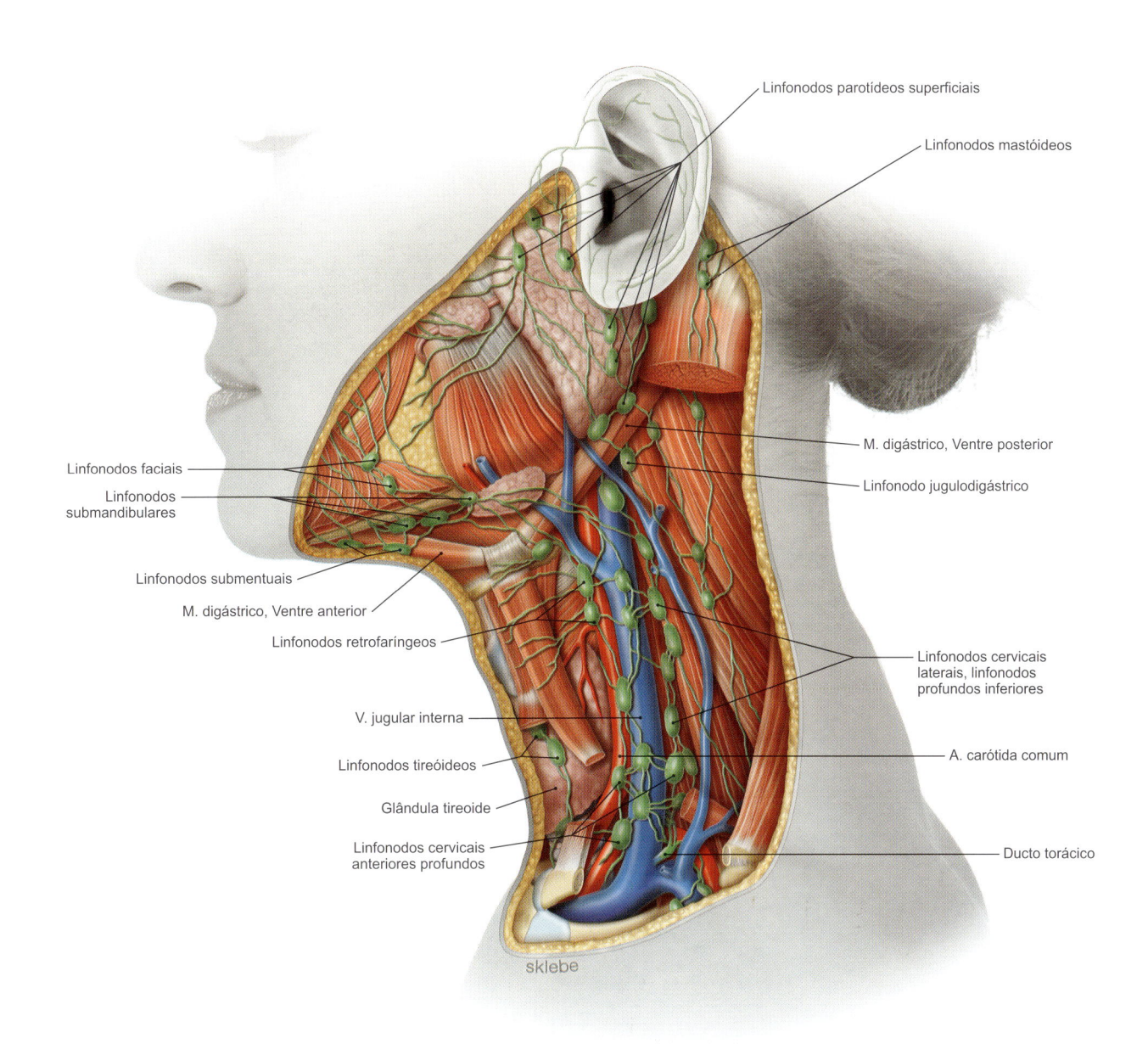

Figura 8.100 Vasos linfáticos superficiais e linfonodos da face e linfonodos profundos do pescoço, lado esquerdo; vista lateral. [S700-L238]

Como na criança (→ Figura 8.99), a linfa da face, couro cabeludo e região occipital é drenada regionalmente para os linfonodos submentuais, submandibulares, parotídeos, mastóideos e occipitais.

Tanto os linfonodos situados anteriormente no pescoço (cervicais anteriores) quanto os linfonodos situados lateralmente (cervicais laterais) estão divididos em superficiais e profundos.

Entre os linfonodos cervicais profundos **anteriores** estão os linfonodos infra-hióideos, com os linfonodos pré-laríngeos, tireóideos, pré-traqueais, paratraqueais e retrofaríngeos.

Entre os linfonodos cervicais profundos **laterais** estão um **grupo superior** (linfonodos profundos superiores), composto pelos linfonodos jugulodigástrico, lateral e anterior, e um **grupo inferior** (linfonodos profundos inferiores), composto pelos linfonodos júgulo-omo-hióideo, lateral e anteriores. Existem, ainda, os linfonodos supraclaviculares e os acessórios (associados ao N. acessório [XI]), com linfonodos retrofaríngeos.

Nariz

Esqueleto do Nariz

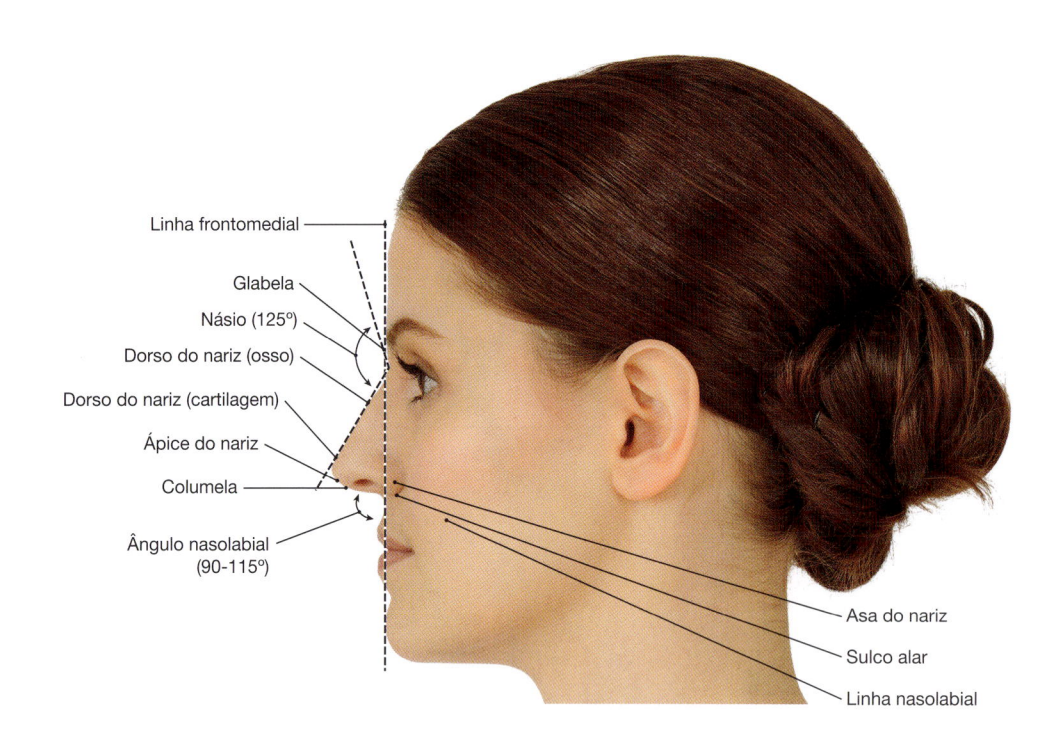

Figura 8.101   Parte externa do nariz com ângulos nasais estéticos e pontos de referência; vista da esquerda. [S700-J803]
A parte externa do nariz influencia consideravelmente o formato da face. São distinguidos:
- Raiz do nariz acima do filtro (sulco nasolabial)
- Dorso do nariz
- Asas do nariz direita e esquerda
- Ápice do nariz
- Parte membranácea do septo nasal (columela, parte móvel do septo)
- Narinas (par).

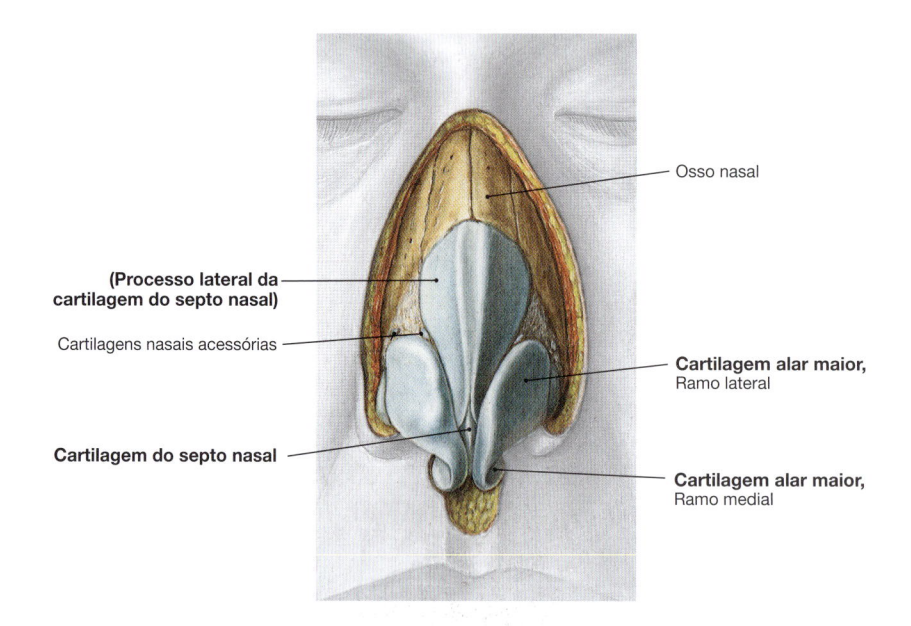

Labels: Linha frontomedial; Glabela; Násio (125°); Dorso do nariz (osso); Dorso do nariz (cartilagem); Ápice do nariz; Columela; Ângulo nasolabial (90-115°); Asa do nariz; Sulco alar; Linha nasolabial.

Figura 8.102   Esqueleto do nariz; vista anterior. [S700]
O esqueleto do nariz é composto por uma parte óssea e uma parte cartilagínea. A parte cartilagínea se encontra na abertura piriforme, composta pelo osso nasal e pela maxila, fixada a eles por tecido conjuntivo. Os elementos individuais são compostos por cartilagem hialina e estão unidos por tecido conjuntivo. O teto é formado pelos processos laterais da **cartilagem do septo nasal** ou **cartilagem triangular**; a asa do nariz é formada pela **cartilagem alar maior**, ou **cartilagem do ápice do nariz**, com um ramo lateral e um ramo medial. Além disso existem, de cada lado, duas **cartilagens alares menores**. Mediana e inferiormente, o esqueleto da parte cartilagínea do nariz é sustentado pela cartilagem do septo nasal.

Labels: Osso nasal; (Processo lateral da cartilagem do septo nasal); Cartilagens nasais acessórias; **Cartilagem alar maior,** Ramo lateral; **Cartilagem do septo nasal**; **Cartilagem alar maior,** Ramo medial.

8 Esqueleto do Nariz e Septo Nasal

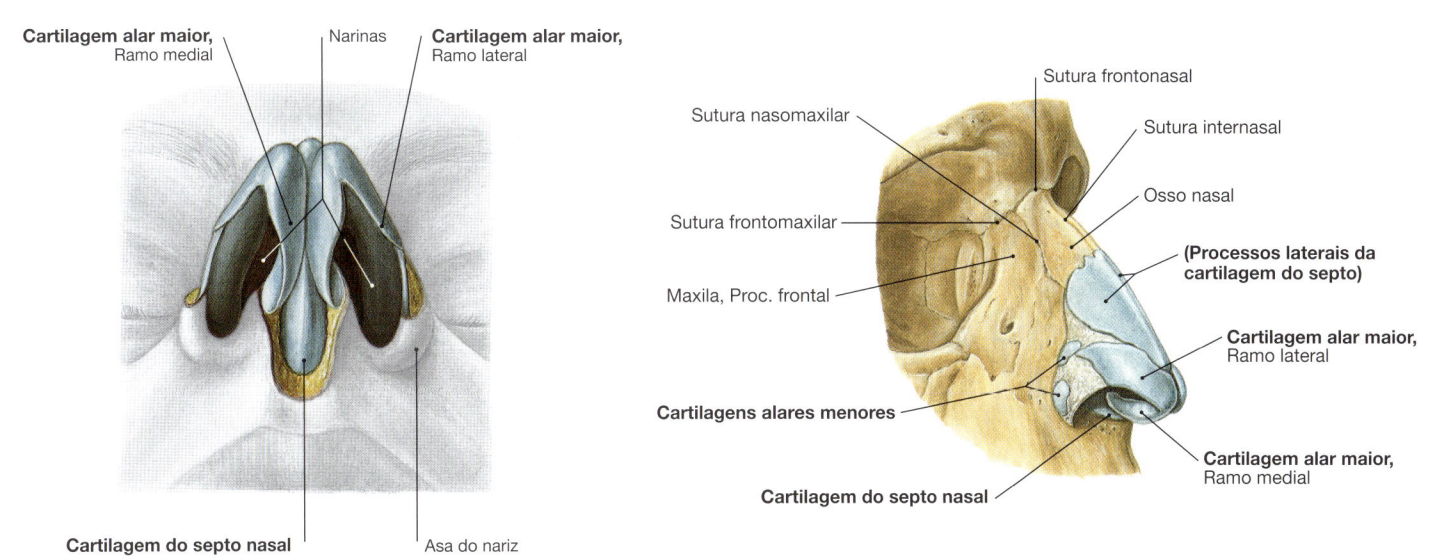

Figura 8.103 Cartilagens do nariz; vista inferior. [S700]
A vista inferior mostra as narinas, delimitadas pelos dois ramos das cartilagens alares maiores (ramos medial e lateral). Mediana e inferiormente observa-se a cartilagem do septo nasal.

Labels (Fig. 8.103): Cartilagem alar maior, Ramo medial; Narinas; Cartilagem alar maior, Ramo lateral; Cartilagem do septo nasal; Asa do nariz.

Figura 8.104 Esqueleto do nariz; vista anterior e pelo lado direito. [S700]
O esqueleto cartilagíneo do nariz está fixado à abertura piriforme por tecido conjuntivo. São observados os processos laterais da cartilagem do septo nasal, as cartilagens alares maiores e alares menores e a cartilagem do septo nasal. Nas regiões livres de cartilagens encontra-se tecido conjuntivo.

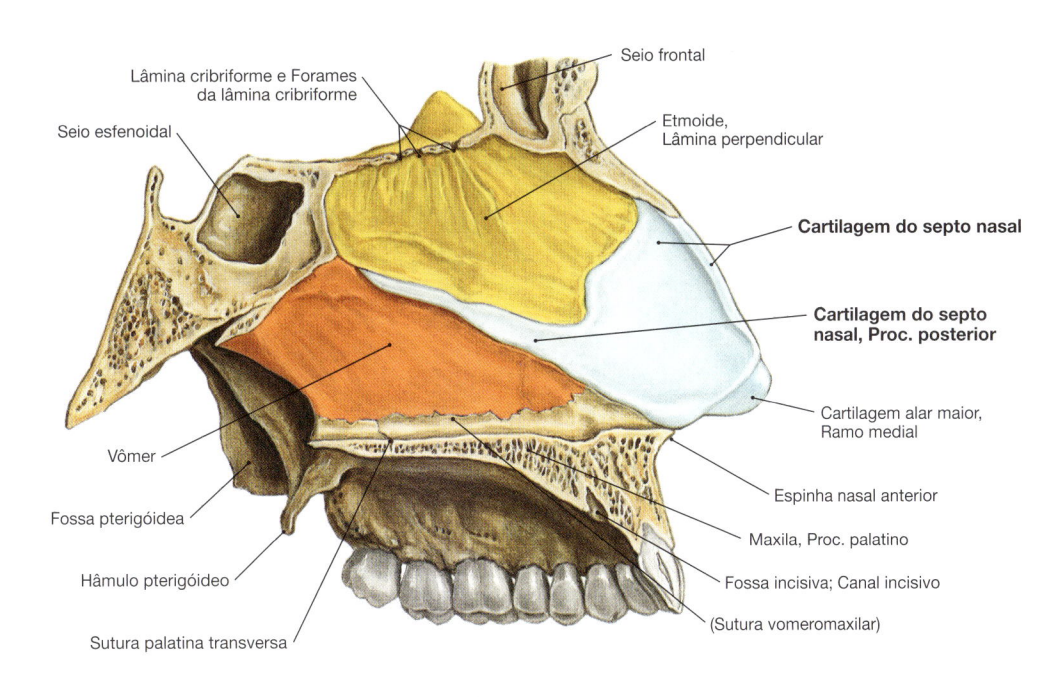

Labels (Fig. 8.104): Sutura frontonasal; Sutura nasomaxilar; Sutura internasal; Osso nasal; Sutura frontomaxilar; (Processos laterais da cartilagem do septo); Maxila, Proc. frontal; Cartilagem alar maior, Ramo lateral; Cartilagens alares menores; Cartilagem alar maior, Ramo medial; Cartilagem do septo nasal.

Figura 8.105 Septo nasal; vista pelo lado direito; ver correlação de cores na p. xii. [S700]
O septo nasal é formado anteriormente pela cartilagem do septo nasal, que se estende com um longo Proc. posterior entremeado à parte óssea do septo nasal (acima) – composto pela lâmina perpendicular do etmoide – e o vômer (abaixo).

Labels (Fig. 8.105): Lâmina cribriforme e Forames da lâmina cribriforme; Seio frontal; Seio esfenoidal; Etmoide, Lâmina perpendicular; Cartilagem do septo nasal; Cartilagem do septo nasal, Proc. posterior; Vômer; Cartilagem alar maior, Ramo medial; Fossa pterigóidea; Espinha nasal anterior; Hâmulo pterigóideo; Maxila, Proc. palatino; Fossa incisiva; Canal incisivo; (Sutura vomeromaxilar); Sutura palatina transversa.

Correlações clínicas

Na linguagem clínica, são comuns as seguintes expressões: a **columela** (parte anterior do septo nasal, entre o ápice do nariz e o filtro do lábio); o **rínio** (sobreposição das cartilagens laterais através do osso nasal); o **triângulo mole** (uma área de pele na margem superior da narina, em cuja proximidade o ramo medial se curva no ramo lateral; trata-se de um **campo sem cartilagem**, composto apenas por uma duplicação de pele); a **"área supratip"** (região do dorso do nariz logo acima do ápice do nariz); o **triângulo fraco** (corresponde à "área supratip", uma vez que, aqui, o dorso do nariz, logo acima do ápice do nariz, é formado apenas pelo septo nasal). Essas regiões são referidas como zonas de risco na cirurgia plástica.

No caso de um **hematoma do septo nasal** (p. ex., após fratura do nariz), é necessário o alívio imediato por meio de punção ou até mesmo incisão e tamponamento do nariz, uma vez que, normalmente, a cartilagem do septo nasal pode degenerar.

Nariz

Parede Lateral do Nariz

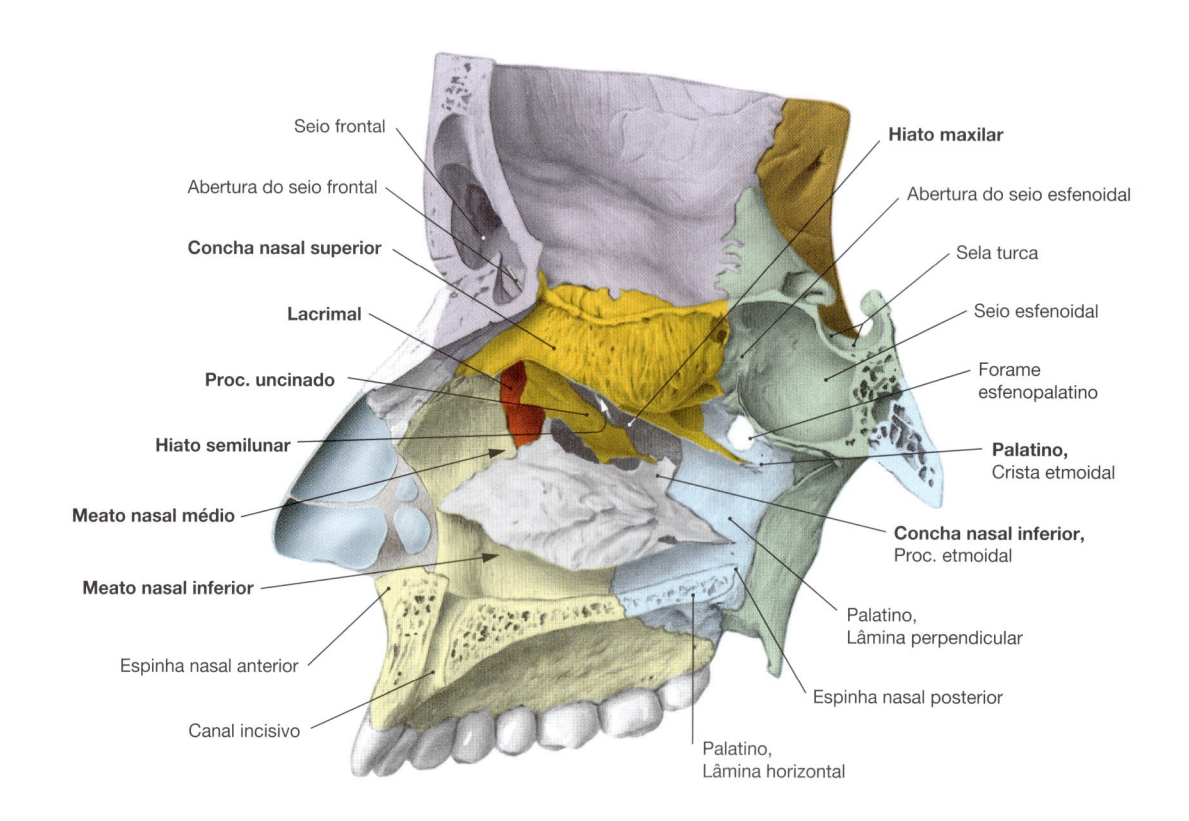

Figura 8.106 Estruturas ósseas da parede lateral do nariz, cavidade nasal sem concha nasal média; vista da esquerda; ver correlação de cores na p. xii. [S700]

A parede lateral da cavidade nasal tem uma estrutura complexa e variável. Aqui é mostrada a topografia predominante. Os ossos envolvidos na estrutura são:
- Anteriores:
  – Osso nasal
  – Face nasal da maxila
  – Lacrimal
- Médios:
  – Corpo maxilar com hiato maxilar
  – Etmoide com Proc. uncinado (uma fina lamela óssea), as paredes ósseas para as células etmoidais anteriores e posteriores e as conchas nasais superior e média. A concha nasal média não é mostrada (→ Figura 8.107)
  – Concha nasal inferior
- Posteriores:
  – Lâmina perpendicular do palatino
  – Lâmina medial do Proc. pterigoide do esfenoide.

Parede Lateral do Nariz

Concha nasal superior (4ª lamela basal)

Hiato semilunar

Proc. uncinado

Bolha etmoidal (2ª lamela basal)

Inserção e localização da concha nasal média (3ª lamela basal, vermelha)

Concha nasal inferior (1ª lamela basal)

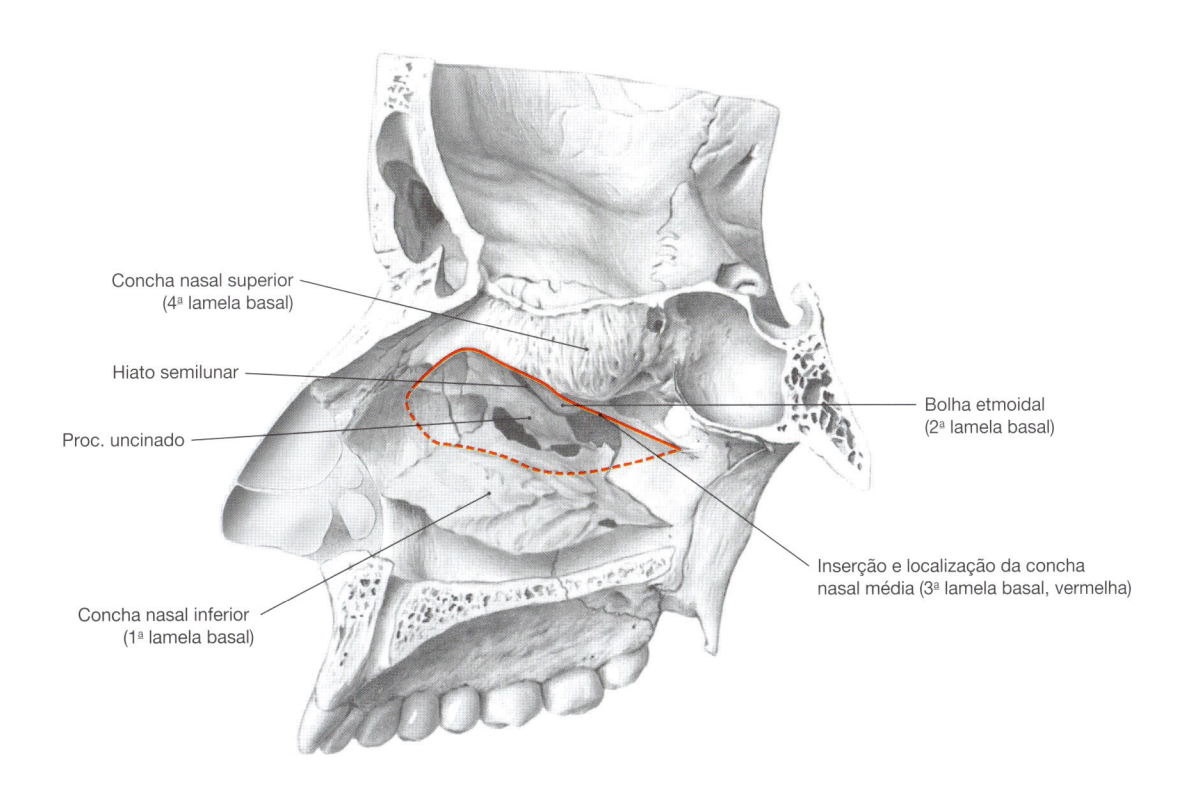

Figura 8.107 Estruturas ósseas da parede lateral do nariz, cavidade nasal sem concha nasal média; vista da esquerda. [S700]
A relativamente complexa anatomia no hiato semilunar e no seu entorno, abaixo da concha nasal média, é descrita como **complexo osteomeatal**. Nele o acesso para o hiato maxilar é parcialmente fechado, geralmente por três estruturas:
- **Processo uncinado:** uma lamela óssea fina do etmoide, que fecha parcialmente o hiato maxilar. Ele forma parte da parede medial do seio maxilar. No canto superior do Proc. uncinado permanece uma fissura plana em crescente, chamada de **hiato semilunar**. No Proc. uncinado encontram-se geralmente também aberturas, que normalmente são cobertas apenas por mucosa nasal, mas que também podem permanecer como aberturas. Elas são referidas como fontanelas anteriores e posteriores
- Anterior e inferiormente ao Proc. uncinado limitam-se o lacrimal e a concha nasal inferior
- Posterior e superiormente curva-se uma célula etmoidal anterior, geralmente pronunciada, anterior ao hiato maxilar, que é chamada de **bolha etmoidal**. Ela limita, ao mesmo tempo, o hiato semilunar posterior e superiormente.

Correlações clínicas

Em termos cirúrgicos, existem quatro **lamelas basais** na parede lateral do nariz. São lamelas ósseas que atravessam o etmoide como resíduos embriológicos. 1ª LB – Proc. uncinado; 2ª LB – bolha etmoidal; 3ª LB – concha nasal média; 4ª LB – concha nasal superior. As estruturas do **complexo osteomeatal** são clinicamente importantes não só em termos de ventilação, mas também são extremamente significativas para a drenagem dos seios paranasais. Na **cirurgia endonasal dos seios paranasais**, encontram-se aqui as vias de acesso cirúrgicas centrais, como, por exemplo, no tratamento da sinusite crônica ou de polipose nasal.

Nariz

Cavidade Nasal

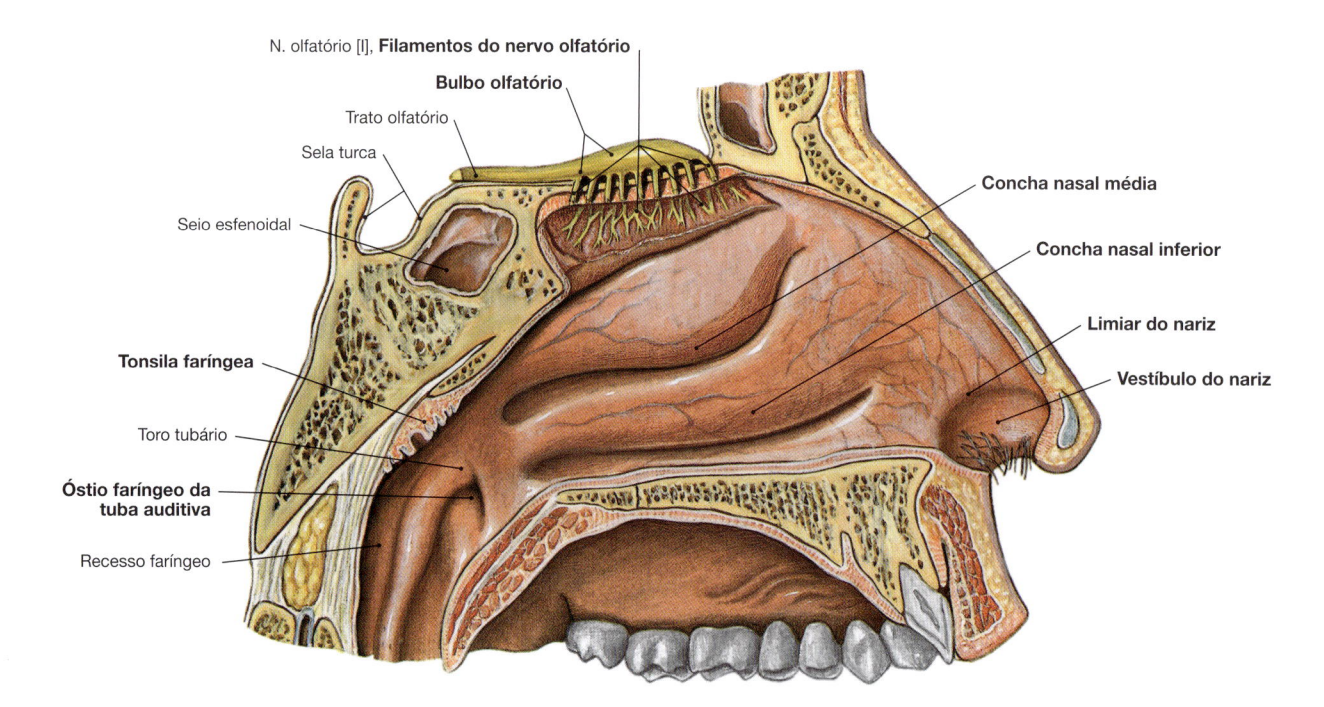

Figura 8.108 Parede lateral da cavidade nasal, lado esquerdo; vista pelo lado direito. [S700]

A parede lateral da cavidade nasal é ocupada, em grande parte, pela **concha nasal inferior** e pela **concha nasal média**. A concha nasal superior é pequena. Ela está relacionada com a área olfatória no teto da cavidade nasal. Por aqui passam os filamentos do nervo olfatório do bulbo olfatório através da lâmina cribriforme e se estendem até a mucosa adjacente, também na concha nasal superior.

O **vestíbulo do nariz** é recoberto por epitélio estratificado pavimentoso queratinizado, que se transforma em epitélio estratificado pavimentoso não queratinizado no limiar do nariz, até que este seja finalmente substituído por um epitélio pseudoestratificado ciliado e com células caliciformes. A extensão da concha nasal inferior conduz ao óstio faríngeo da tuba auditiva. Acima deste se localiza a tonsila faríngea, no teto da faringe.

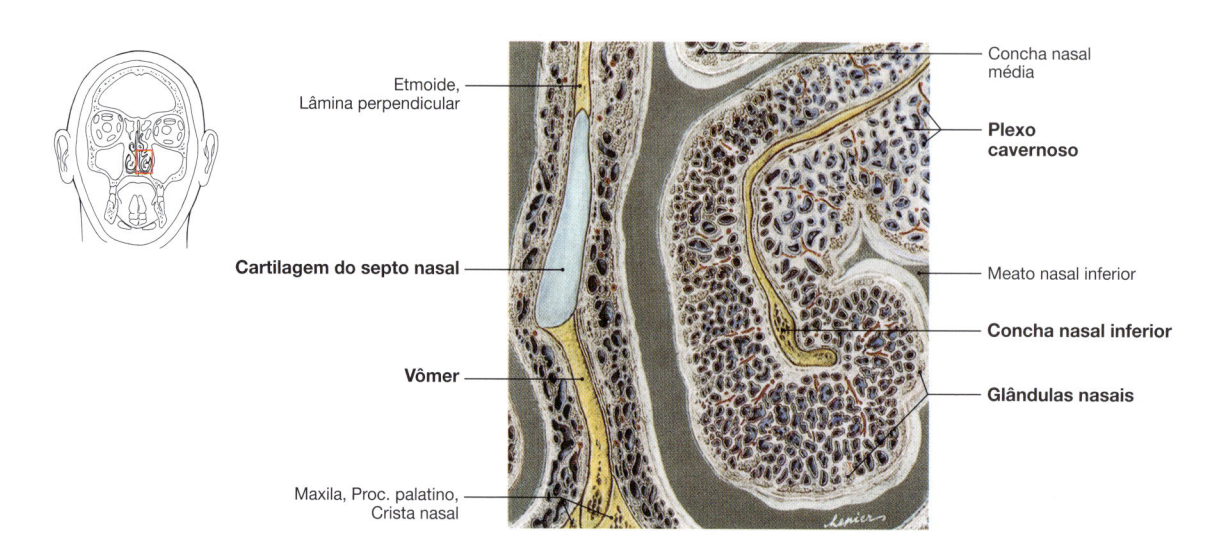

Figura 8.109 Concha nasal inferior, lado esquerdo; corte frontal na altura da parte inicial do Proc. posterior da cartilagem do septo nasal; vista anterior. [S700]

O corte mostra o delgado esqueleto ósseo da concha nasal inferior, recoberto por uma área de tecido erétil contendo o plexo cavernoso, formado por artérias e veias especializadas. Na superfície da concha nasal observa-se a mucosa do nariz, com o epitélio respiratório (epitélio pseudoestratificado ciliado com células caliciformes) e, abaixo deste, uma lâmina própria de tecido conjuntivo frouxo contendo glândulas serosas (glândulas nasais).

Correlações clínicas

Uma característica da mucosa do nariz é o proeminente plexo venoso (vasos de capacitância). Dependendo do estado de enchimento, cerca de 35% do volume da mucosa do nariz é composto por plexos vasculares. O tecido erétil de estrutura vascular apresenta-se mais desenvolvido nas conchas nasais inferior e média, e também no septo nasal, na região conhecida como área de Kiesselbach.

Em cerca de 80% de todos os indivíduos, identifica-se um chamado **ciclo nasal**: trata-se de alternância de intumescimento e detumescência da mucosa do nariz de ambos os lados por 2 a 7 horas, com proporção alternada da resistência do nariz durante a respiração na relação de 1:3, ainda que com resistência geral constante.

Seios Paranasais

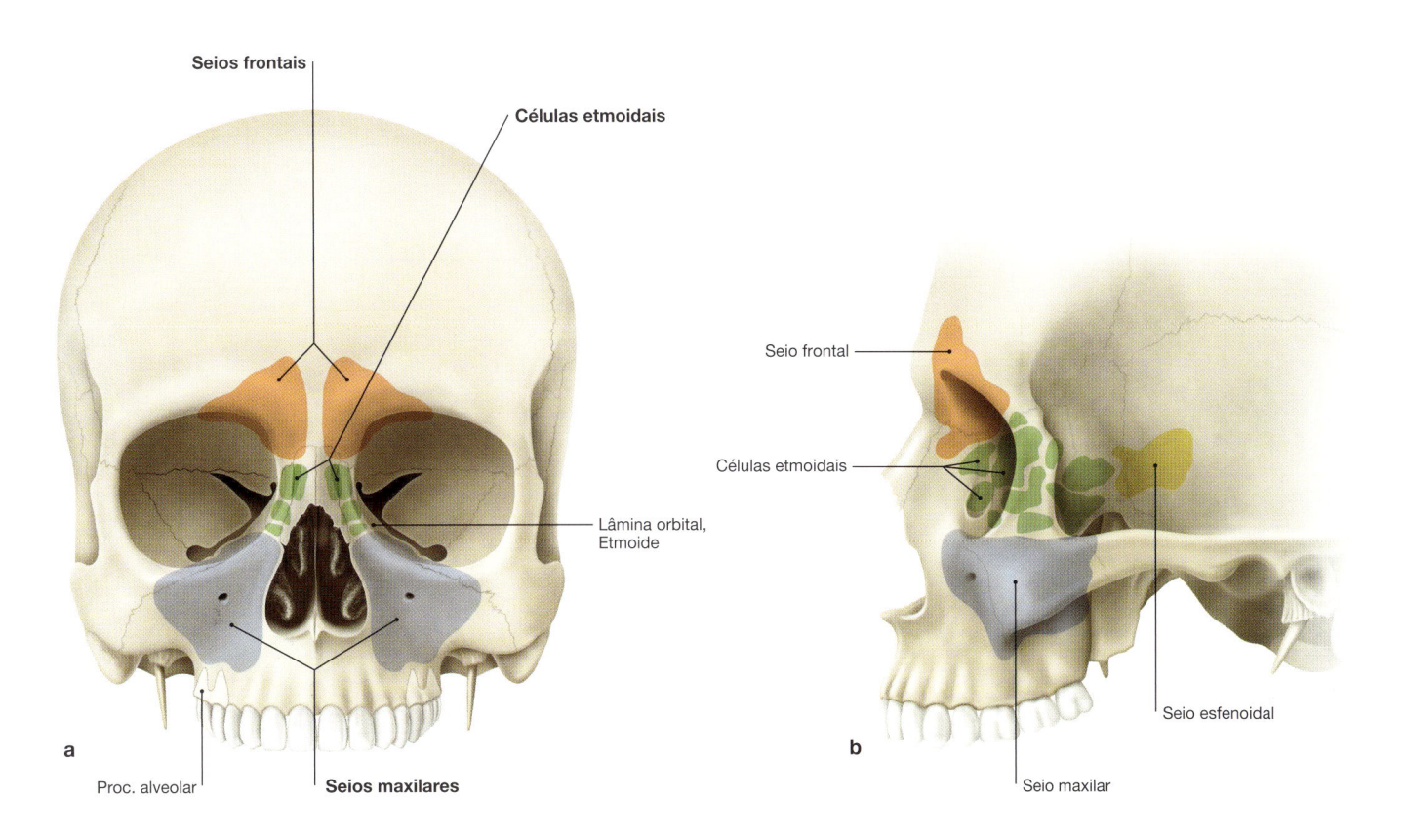

Figura 8.110a e b Projeção dos seios paranasais sobre o crânio. [S700-L275]
a Vista anterior.
b Vista lateral.

A estrutura dos seios paranasais é variável, podendo inclusive ocorrer a ausência de alguns.

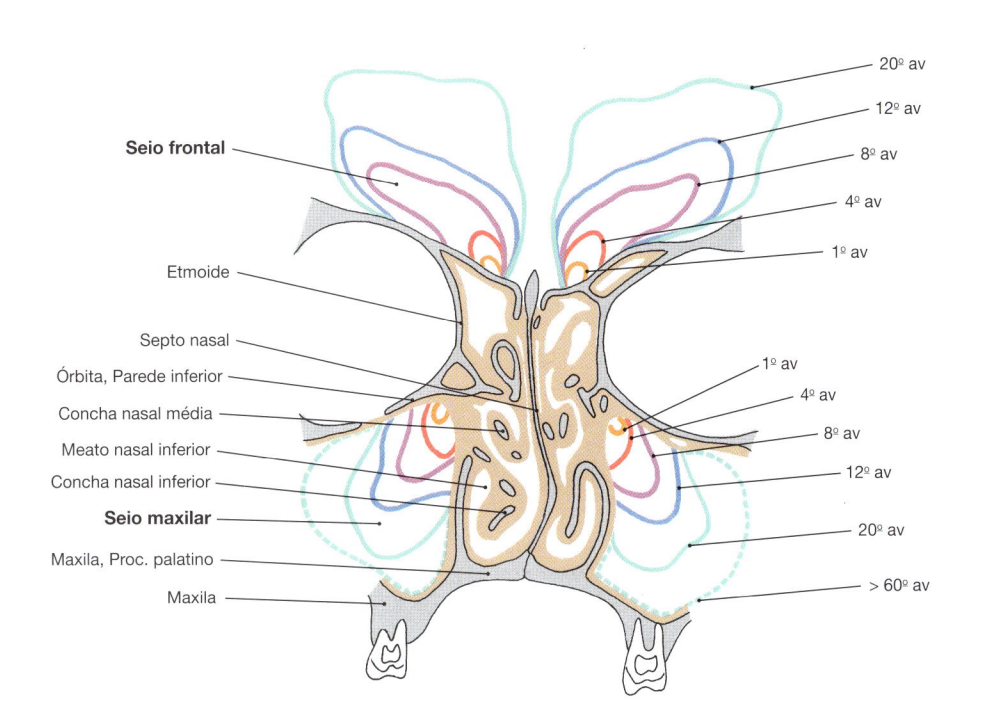

Figura 8.111 Desenvolvimento dos seios maxilar e frontal. av: ano de vida. [S700-L238]

A estrutura do seio frontal atinge a margem superior da órbita em torno do 5º ano de vida.

Nariz

Abertura dos Seios Paranasais

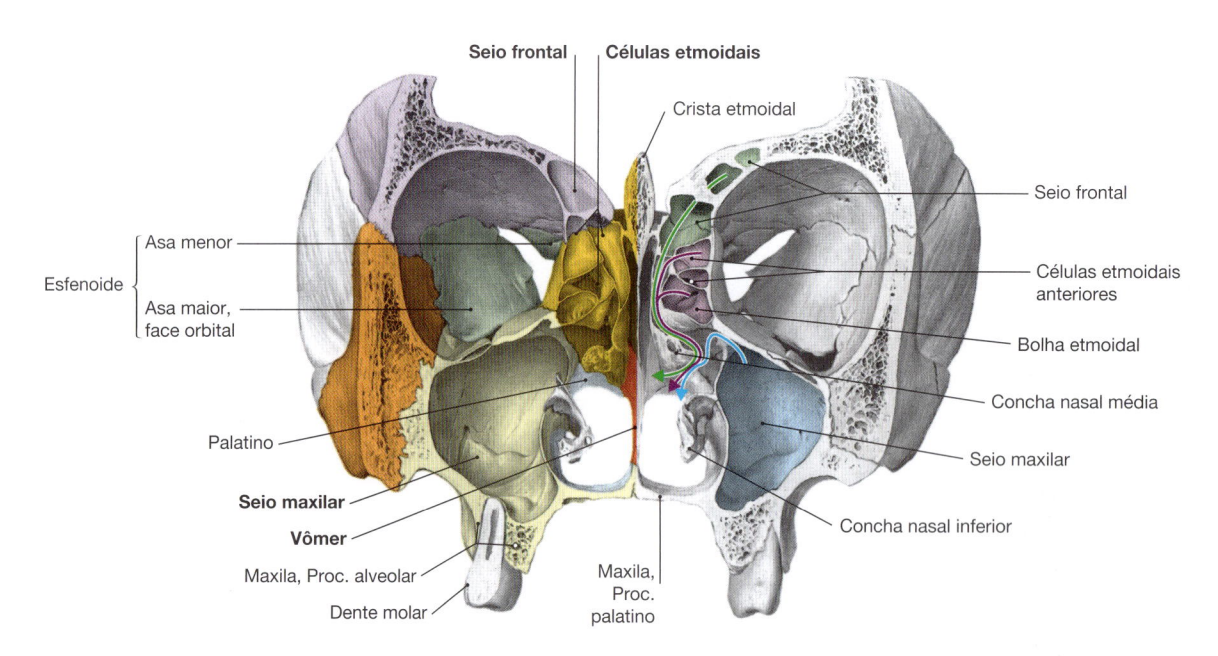

Figura 8.112 Topografia óssea (metade direita do crânio) e abertura dos seios paranasais (metade esquerda do crânio); corte frontal (coronal) do viscerocrânio; ver correlação de cores na p. xii. [S700]

O seio frontal (verde), as células etmoidais anteriores (roxo) e o seio maxilar (azul) confluem, através do hiato semilunar, no meato nasal médio. No lado direito do crânio, pode-se ver, no corte através maxila, a estreita relação entre a raiz do dente e o seio maxilar.

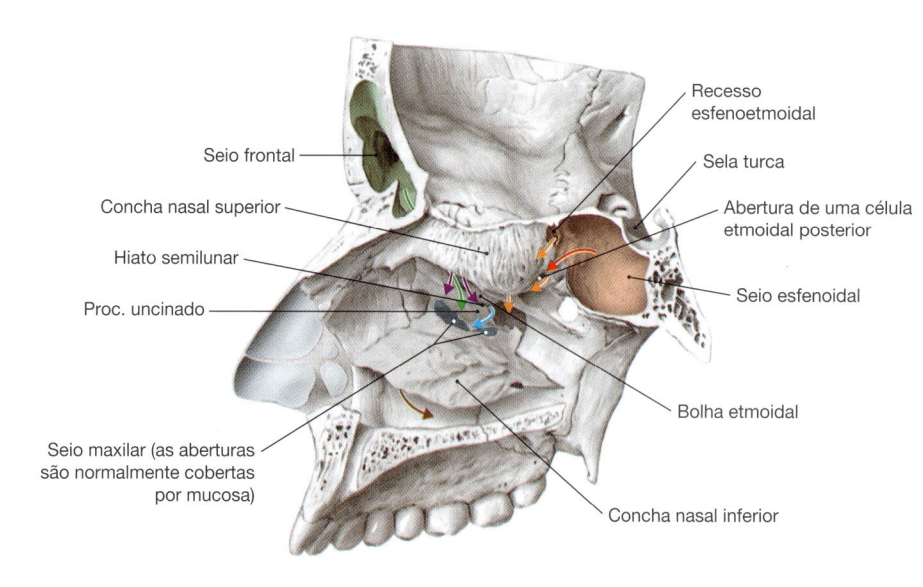

Figura 8.113 Abertura dos seios paranasais e do ducto lacrimonasal na parede nasal lateral; vista da esquerda. [S700]
Setas: marrom = ducto lacrimonasal; verde = seio frontal; roxa = células etmoidais anteriores; azul = seio maxilar; laranja = células etmoidais posteriores; vermelha = seio esfenoidal.
O seio esfenoidal tem estreita relação topográfica com a sela turca, na qual a hipófise está localizada. O ducto lacrimonasal abre-se sobre a prega lacrimal (válvula de Hasner) no meato nasal inferior. A concha nasal média não é mostrada. Com isso, pode-se ver o hiato semilunar. Acima dele está localizada a bolha etmoidal; abaixo, o Proc. uncinado. Atrás da concha nasal superior, encontra-se o recesso esfenoetmoidal com a confluência do seio esfenoidal (abertura do seio esfenoidal, seta vermelha).

Locais de abertura dos seios paranasais e do ducto lacrimonasal

Estrutura	Meato nasal inferior	Meato nasal médio	Meato nasal superior
Ducto lacrimonasal	x		
Seio frontal		x	
Células etmoidais anteriores		x	
Células etmoidais posteriores			x
Seio maxilar		x	
Seio esfenoidal			x

Correlações clínicas

O **seio esfenoidal** pode ocupar grande parte do esfenoide. Em procedimentos cirúrgicos do seio esfenoidal, em razão da substancial pneumatização, a A. carótida interna (tubérculo da artéria carótida interna) e o N. óptico [II] (tubérculo do nervo óptico) são postos em risco em função da proximidade com a parede lateral do seio.

Seios Paranasais, Radiografia

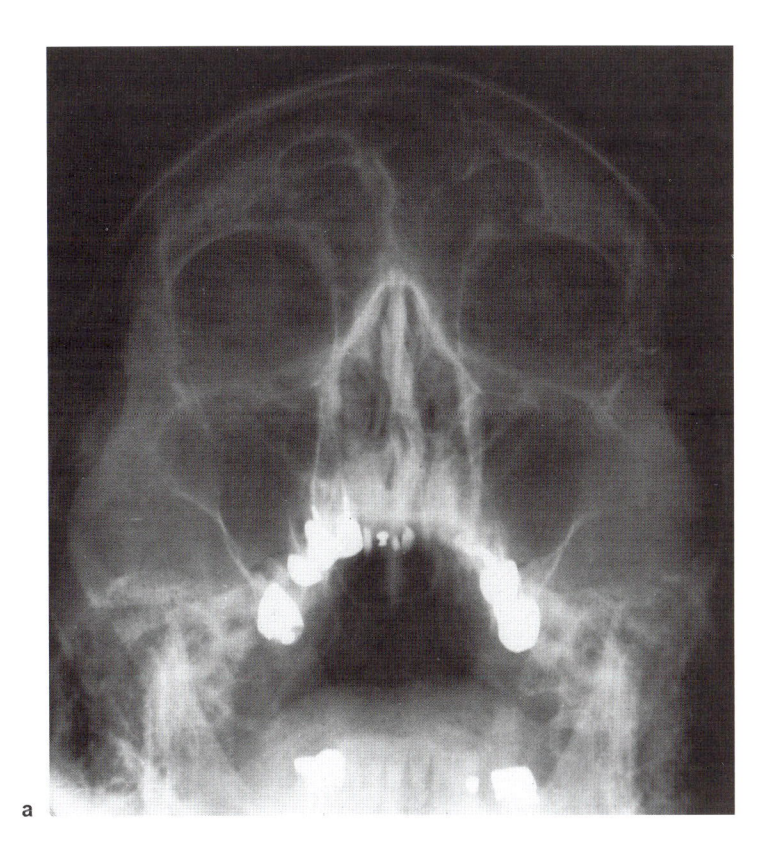

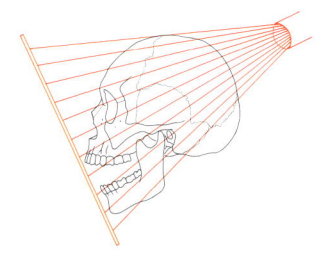

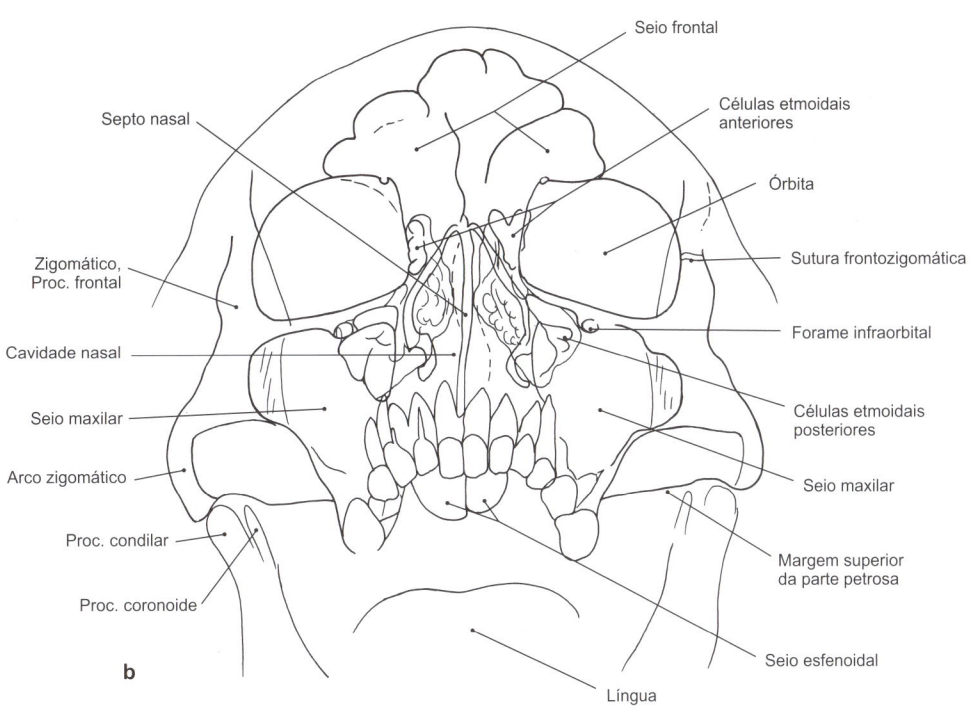

Figura 8.114a e b Seios paranasais; radiografia do crânio, incidência posteroanterior (PA), com a boca aberta. [S700-T895]

Rótulos: Seio frontal, Células etmoidais anteriores, Órbita, Sutura frontozigomática, Forame infraorbital, Células etmoidais posteriores, Seio maxilar, Margem superior da parte petrosa, Seio esfenoidal, Língua, Septo nasal, Zigomático, Proc. frontal, Cavidade nasal, Seio maxilar, Arco zigomático, Proc. condilar, Proc. coronoide.

Correlações clínicas

As radiografias convencionais são importantes para a rápida avaliação dos seios paranasais; entretanto, são cada vez mais raramente realizadas. Para a definição da indicação de uma cirurgia, foram substituídas pela tomografia computadorizada e pela ressonância magnética. As **sinusites** são doenças frequentes. Nas crianças, ocorre geralmente inflamação das células etmoidais, enquanto nos adultos o seio maxilar é mais frequentemente afetado. Inflamações das células etmoidais podem – através da delgada lâmina orbital do etmoide – atingir a órbita ou a região posterior das células etmoidais, ou envolver o seio esfenoidal sobre o canal óptico e causar lesão do nervo óptico.

Nariz

Topografia dos Seios Paranasais

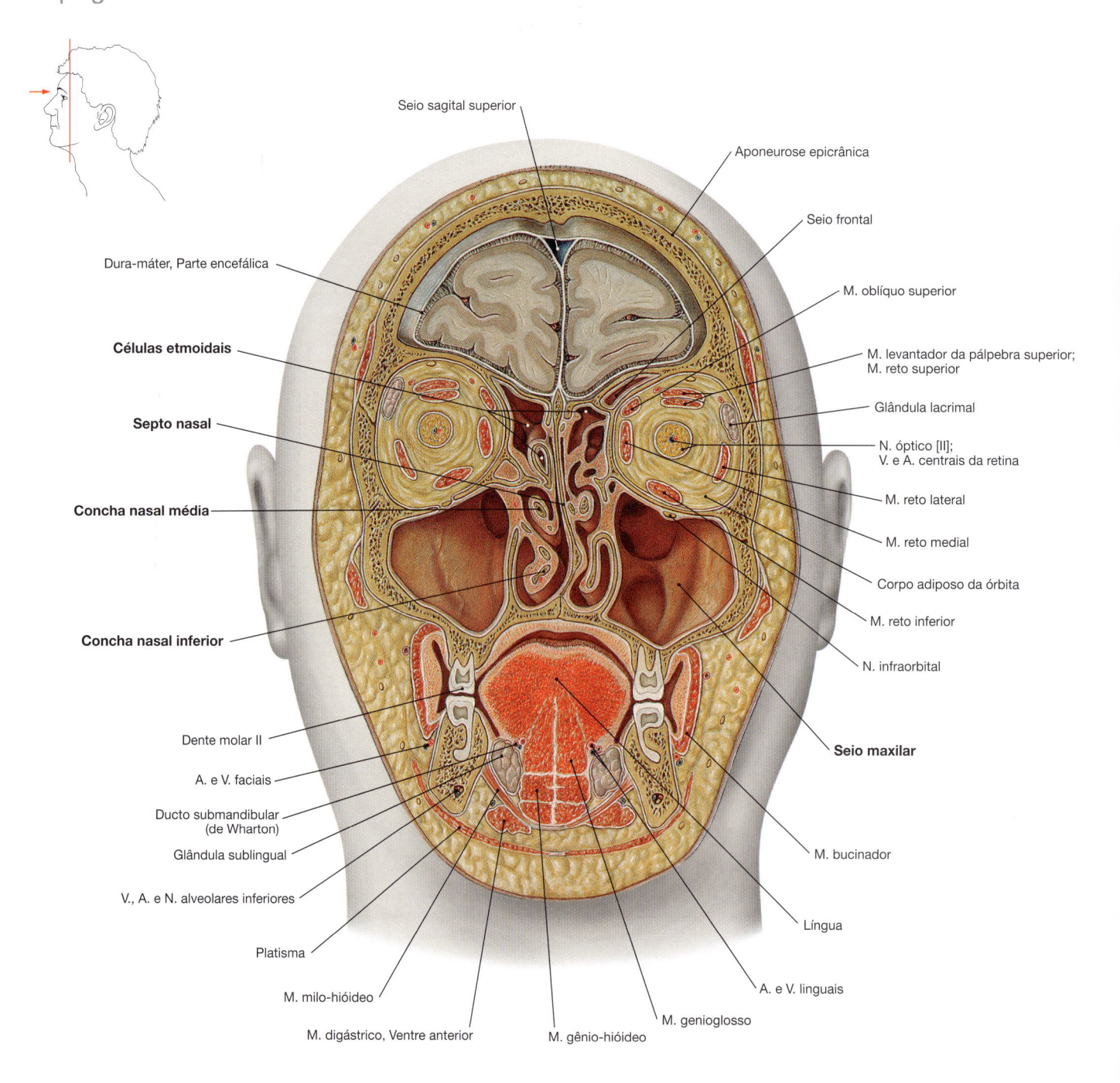

Figura 8.115 Corte frontal da cabeça na altura dos segundos dentes molares superiores; vista anterior. [S700]
O corte mostra as diferentes conformações laterais individuais dos seios paranasais seccionados. Os seios maxilares, em ambos os lados, apresentam diferentes conformações e são divididos em câmaras de modo variável. O septo nasal está deslocado para a esquerda (desvio de septo). Consequentemente, as conchas nasais inferior e média têm conformação mais robusta do lado direito do que do lado esquerdo. As células etmoidais apresentam uma estrutura diferente à direita e à esquerda. No lado esquerdo observa-se, ainda em posição supraorbital, um corte do seio frontal.

Correlações clínicas

No **desvio de septo nasal**, a respiração nasal pode estar tão intensamente impedida que o paciente se queixa de cefaleia, hiposmia ou até mesmo anosmia. A estrutura dos seios paranasais é extremamente variável, desde diferenças interindividuais e laterais até a ausência de algum dos seios **(aplasia)**.
Entretanto, alguns seios podem ter sua estrutura muito ampliada. Se o seio frontal se estender em direção occipital por sobre o teto da órbita **(recesso supraorbital)**, é considerado um seio frontal de risco. No caso de inflamação do seio frontal, podem ocorrer meningites, abscessos epidurais ou, até mesmo, abscessos cerebrais, em decorrência da disseminação através da delgada parede óssea na fossa anterior do crânio.

8 Topografia dos Seios Paranasais

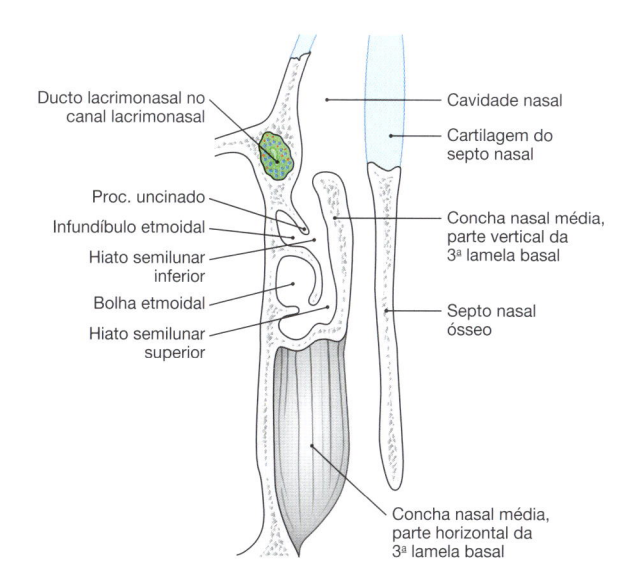

Figura 8.116 Topografia dos seios paranasais. Corte horizontal do septo nasal e do complexo osteomeatal do lado esquerdo do nariz, logo acima da concha nasal inferior. [S702-L126]
O ducto lacrimonasal tem, lateralmente, estreita relação topográfica com o seio maxilar, medial à cavidade nasal. Logo atrás da cabeça da concha nasal média, seguem, de anterior para posterior, o Proc. uncinado, o hiato semilunar e a bolha etmoidal.

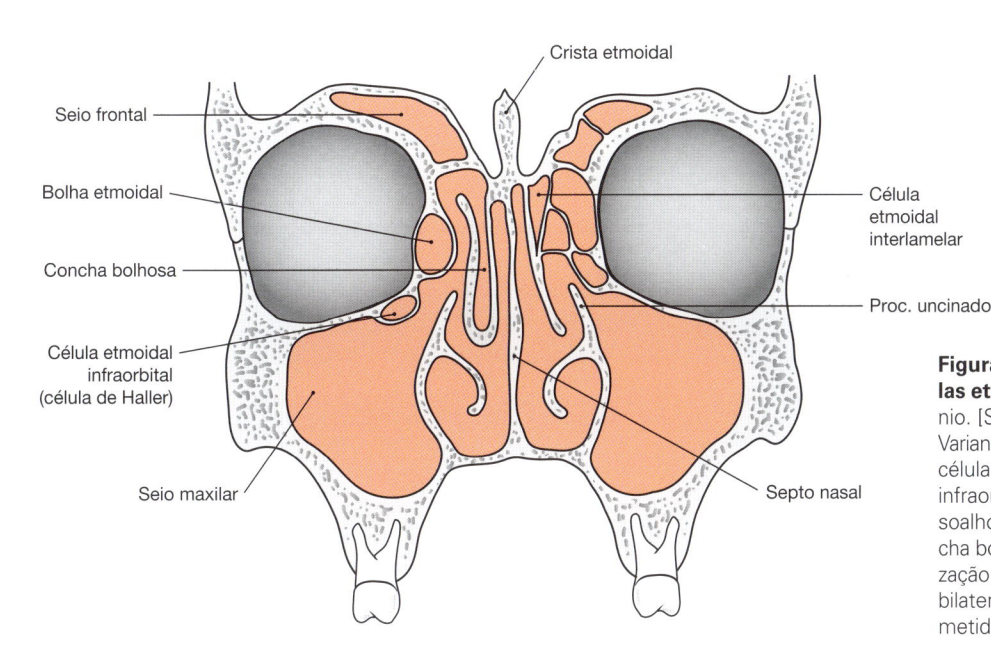

Figura 8.117 Topografia e variantes das células etmoidais; corte frontal através do viscerocrânio. [S702-L126]
Variantes anatômicas ocorrem com regularidade nas células etmoidais anteriores. Uma célula etmoidal infraorbital (célula de Haller) está localizada no assoalho da órbita, abaixo da bolha etmoidal; a concha bolhosa é uma variação originada da pneumatização da lâmina óssea e pode ser unilateral ou bilateral (geralmente a concha nasal média é acometida).

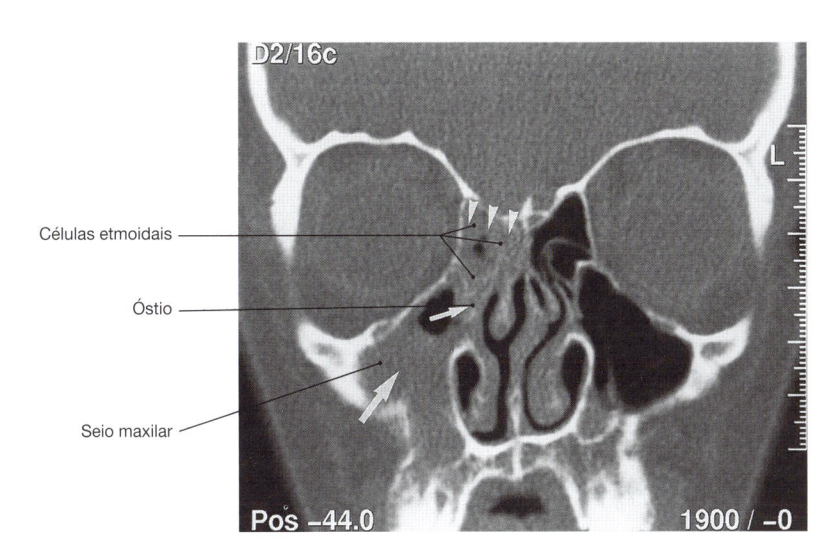

Figura 8.118 Sinusite crônica; tomografia computadorizada (TC), corte frontal dos seios paranasais [S700-T720].
O edema inflamatório da mucosa e do óstio do seio maxilar direito é mostrado por setas brancas, enquanto o edema das células etmoidais é indicado pelas pontas de seta brancas.

Correlações clínicas

No acesso endonasal da cirurgia dos seios paranasais, o meato nasal médio é a via para o tratamento de sinusites crônicas do seio frontal, do seio maxilar e das células etmoidais anteriores. **Inflamações unilaterais do seio maxilar** são frequentemente de origem odontogênica (sinusite maxilar odontogênica). Habitualmente, a inflamação se origina no segundo dente pré-molar ou no primeiro dente molar (→ Figura 8.40).

Nariz

Topografia dos Seios Paranasais

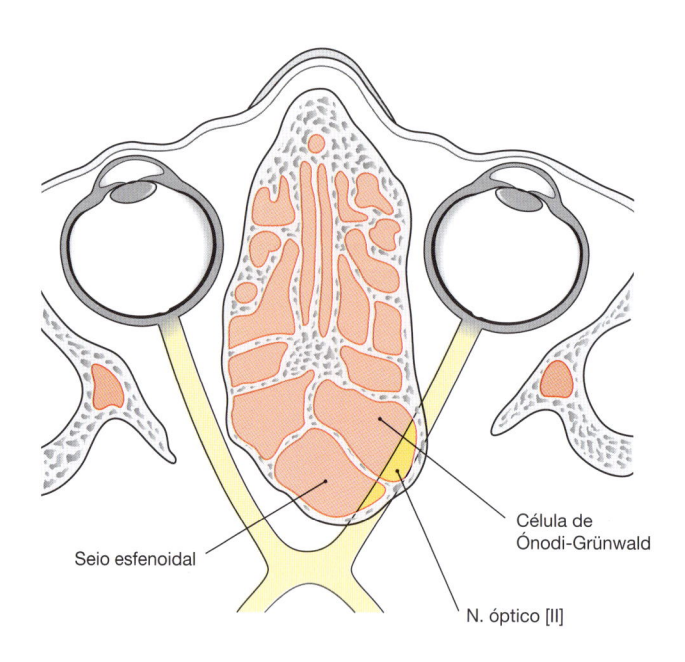

Figura 8.119 Topografia e variantes das células etmoidais; corte horizontal através do etmoide no nível do canal óptico. [S702-L126]

Quando uma célula de Ónodi-Grünwald é formada no seio esfenoidal, ela fica parcialmente sob as células da parte posterior do seio etmoidal. Com frequência existe uma correlação próxima com o N. óptico [II].

Seios paranasais – conceitos utilizados na clínica	
Átrio do meato médio	Região anterior ao meato nasal médio, acima da concha nasal inferior
Bolha etmoidal	Célula etmoidal mais anterior, acima do hiato semilunar, que, em poucos casos, pode estar ausente
Célula de Haller	Uma célula etmoidal que pneumatiza a parede inferior da órbita (célula infraorbital)
Célula de Ónodi-Grünwald	Uma célula etmoidal posterior que se projeta para trás sobre o seio esfenoidal
Complexo osteomeatal	Um termo genérico para a complexa anatomia no hiato semilunar e suas imediações
Crista nasal	Uma célula etmoidal anterior em frente e acima da inserção da concha nasal média
Fontanela	Abertura acessória na parede medial do seio maxilar
Hiato maxilar	Uma abertura de grandes proporções do seio maxilar para a cavidade nasal que está parcialmente ocluída pelo Proc. uncinado do etmoide e pela mucosa
Hiato semilunar	Uma fenda, em formato de foice, de até 3 mm de largura, entre a bolha etmoidal e a margem superior livre do Proc. uncinado; através do hiato semilunar se chega ao infundíbulo etmoidal
Infundíbulo etmoidal	Espaço delimitado pelo Proc. uncinado, pela lâmina orbital e pela bolha etmoidal
Lamelas basais	Lamelas que atravessam o etmoide como resíduos embriológicos. São distinguidas **quatro lamelas basais**: • 1ª lamela: Proc. uncinado • 2ª lamela: Bolha etmoidal • 3ª lamela: Concha nasal média • 4ª lamela: Concha nasal superior
Proc. uncinado	Uma delgada lamela óssea do etmoide, que forma uma parte da parede medial do seio maxilar e que delimita o hiato semilunar anterior e inferiormente
Recesso frontal	Um espaço que promove a união entre o seio frontal e a cavidade nasal propriamente dita (ducto nasofrontal, canal nasofrontal)
Sulco olfatório	Canal entre a inserção anterior da concha nasal média, a base do crânio e o teto nasal

Endoscopia e Artérias da Cavidade Nasal

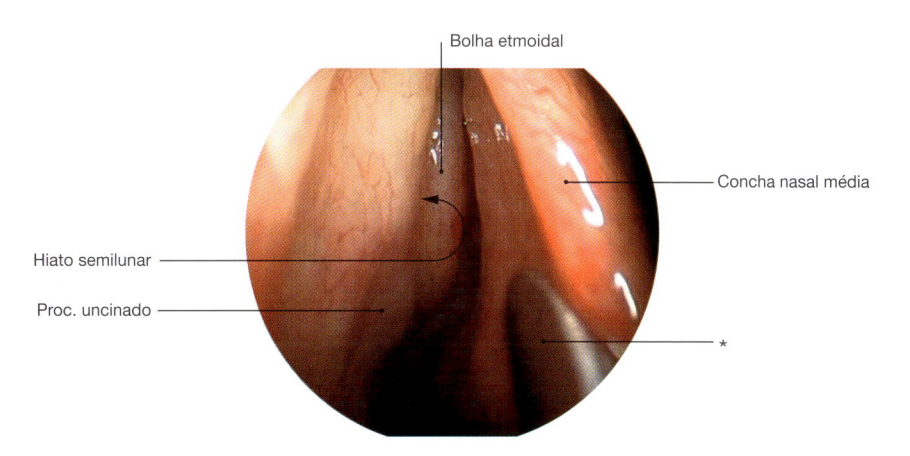

Figura 8.120 Cavidade nasal, lado esquerdo; rinoscopia transnasal, com uma inclinação de 30°. [S700-T720]

O examinador observa diretamente a concha nasal média.

* Espéculo nasal

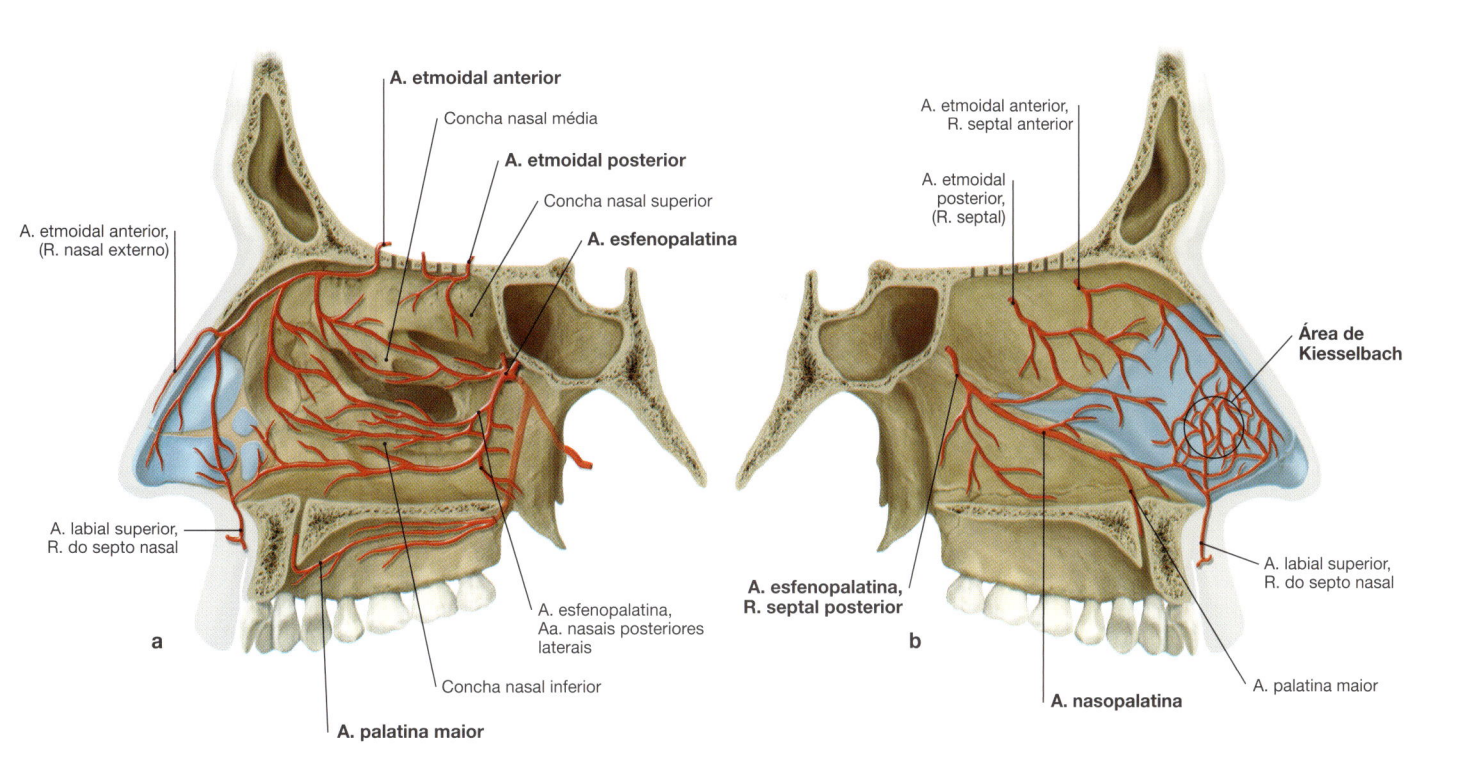

Figura 8.121a e b Artérias da cavidade nasal. [S700-L284]
a Parede lateral da cavidade nasal direita.
b Septo nasal da cavidade nasal direita.
O suprimento arterial do nariz provém de ramos da A. carótida externa e da A. carótida interna.
- A. carótida interna: a partir da A. oftálmica, saem as **Aa. etmoidais anterior** e **posterior**, passando pelas partes anterior e posterior do etmoide e atingindo a parede lateral do nariz e o septo nasal

- A. carótida externa: como um ramo terminal da A. maxilar, a **A. esfenopalatina** atinge a cavidade nasal através do forame esfenopalatino. Existem anastomoses dos vasos sanguíneos do lábio com a A. facial. No septo nasal, a A. esfenopalatina origina a **A. nasopalatina**, que atinge a cavidade oral através do canal incisivo e, neste local, se anastomosa com a A. palatina maior. A A. nasopalatina supre, juntamente com as Aa. etmoidais anterior e posterior, a área de Kiesselbach, um plexo vascular arteriovenoso.

Correlações clínicas

O local mais frequente de **sangramentos nasais** (epistaxes) é a área de Kiesselbach no septo nasal.
Fraturas da base do crânio na região da lâmina cribriforme podem ocasionar lacerações das Aa. etmoidais anterior e/ou posterior, com consequentes sangramentos nasais.

Quando um tamponamento nasal não controla hemorragias intensas, a A. esfenopalatina deve sofrer ligadura.

Nariz

Veias da Cavidade Nasal

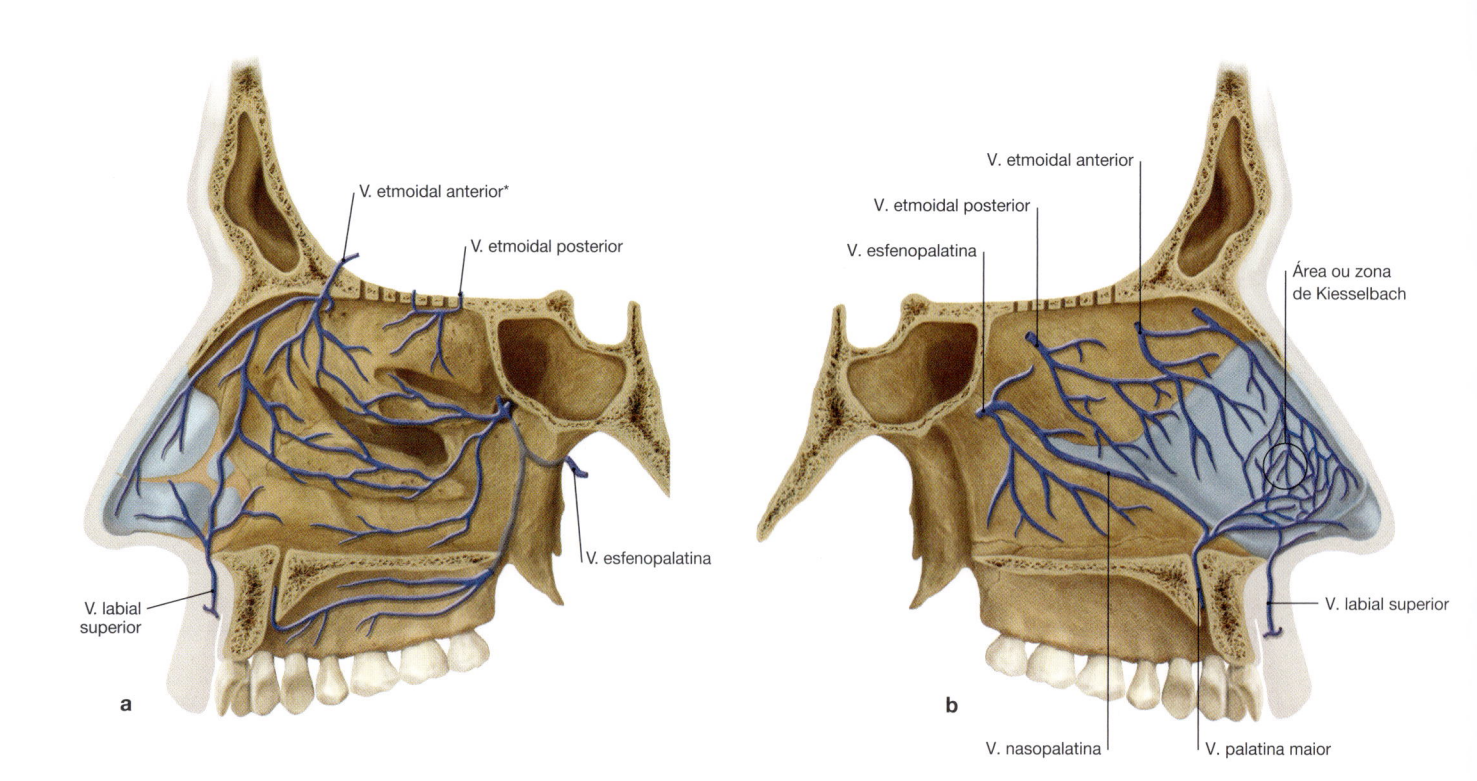

Figura 8.122a e b   Veias da cavidade nasal. [S700-L284]
a   Parede lateral da cavidade nasal direita.
b   Septo nasal da cavidade nasal direita.
O sangue é drenado pelas **Vv. etmoidais anterior** e **posterior** para o seio cavernoso na cavidade do crânio, através da **V. esfenopalatina** para o plexo pterigóideo na fossa infratemporal e através da ligação com as **Vv. labiais**, para a V. facial.

* Veias de conexão com o seio sagital superior através do forame cego (proeminente apenas na infância)

Nervos da Cavidade Nasal

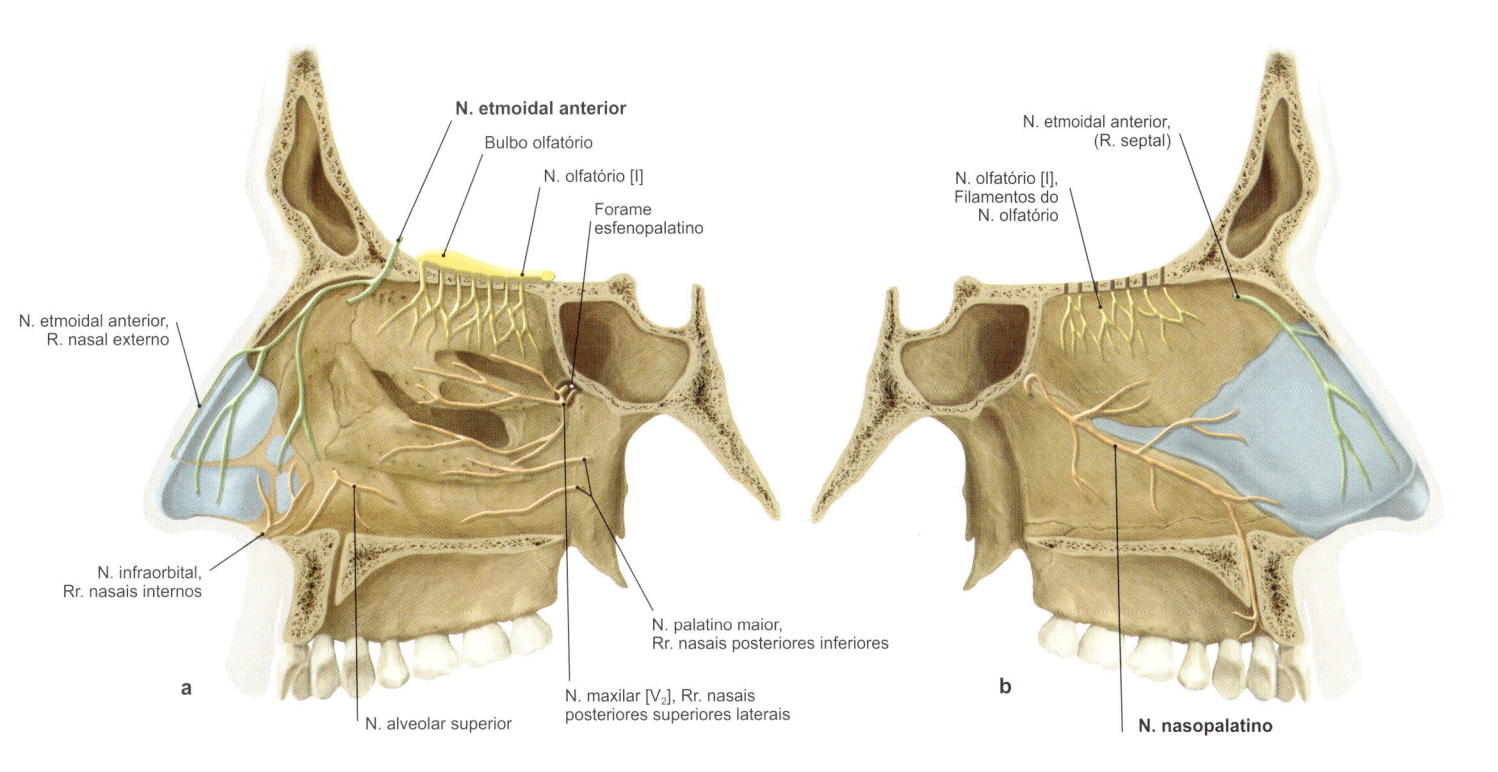

Figura 8.123a e b   Inervação da cavidade nasal. [S700-L284]
a   Parede lateral da cavidade nasal direita.
b   Septo nasal da cavidade nasal direita.
A inervação sensitiva da mucosa do nariz é feita pelos ramos do N. trigêmeo [V]: N. oftálmico [V₁] → N. etmoidal anterior e N. maxilar [V₂]

→ Rr. nasais, N. nasopalatino. A área olfatória é inervada pelo **N. olfatório [I]**. No septo nasal segue o **N. nasopalatino**, que se estende pelo canal incisivo e inerva a mucosa do palato duro na região da face posterior dos dentes incisivos até o dente canino.

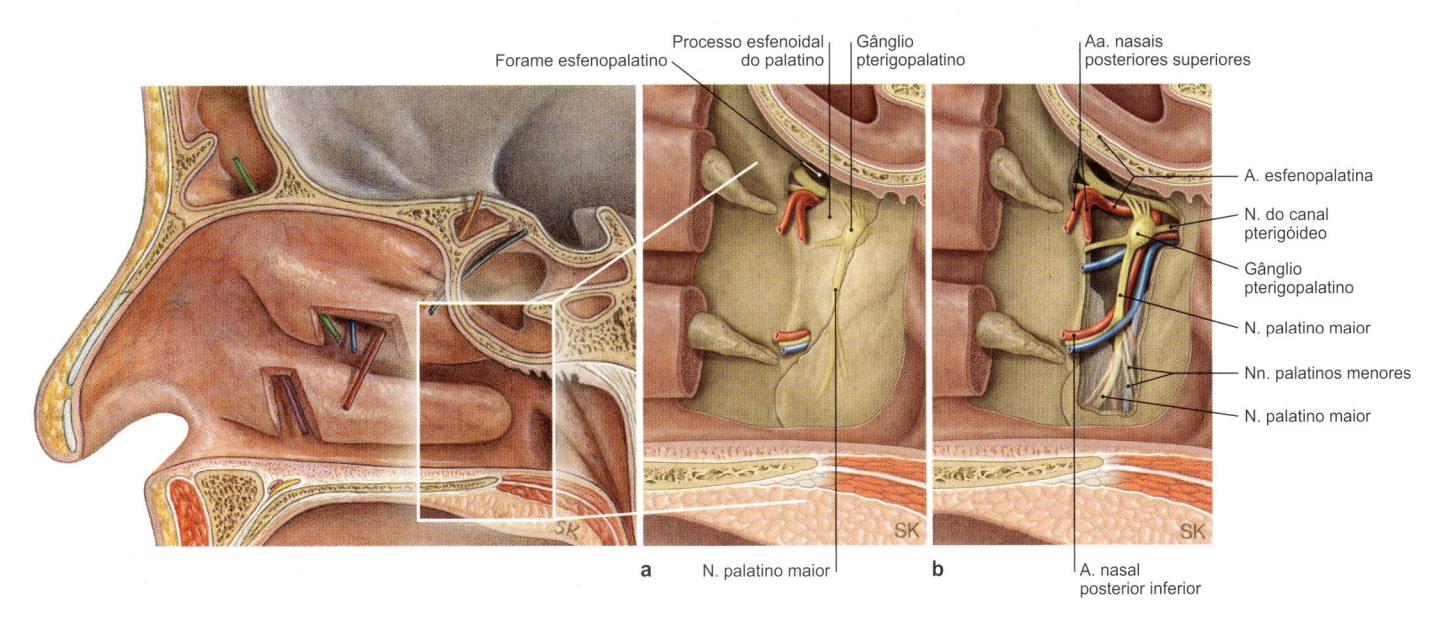

Figura 8.124a e b   Fossa pterigopalatina; vista medial, parede lateral da fossa nasal direita. [S700-L238]
a   Mucosa retirada, mostrando o gânglio pterigopalatino e o N. palatino maior transparentes.

b   Parede lateral da fossa pterigopalatina aberta. Na fossa pterigopalatina pode-se ver o gânglio pterigopalatino e as vias que seguem na fossa pterigopalatina.

Correlações clínicas

A mucosa do nariz recebe uma rica inervação sensitiva. Consequentemente, a manipulação do nariz pode ser extremamente dolorosa. No caso de traumatismo cranioencefálico pode ocorrer avulsão dos filamentos olfatórios, causando **anosmia** (perda total do olfato).

No caso da laceração da dura-máter, pode haver **rinorreia**. Há extravasamento de um líquido claro e transparente (líquido cerebrospinal) pelo nariz. O diagnóstico se baseia no achado de glicose no LCS (fita reagente). Nesse caso, devido ao risco de infecção, é necessário um procedimento cirúrgico.

8 Boca e Cavidade Oral

Boca

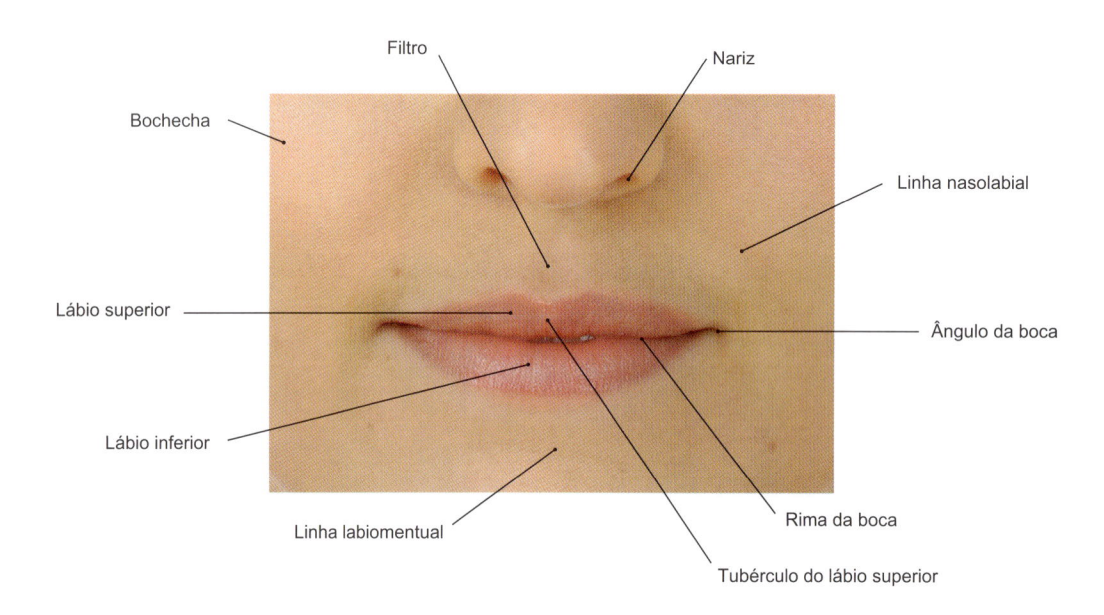

Figura 8.125 Rima da boca; vista anterior. [S700-J803]
A entrada da boca é fechada pelos lábios. Uma vez que o epitélio dos lábios é fino e não pigmentado, e papilas de tecido conjuntivo altamente capilarizadas se estendem até a proximidade, na superfície livre, o sangue nas papilas transluz pela pele e determina a coloração vermelha da boca (vermelhão do lábio). O lábio superior contém uma depressão localizada abaixo da columela do nariz, o filtro, que termina como tubérculo do lábio superior.

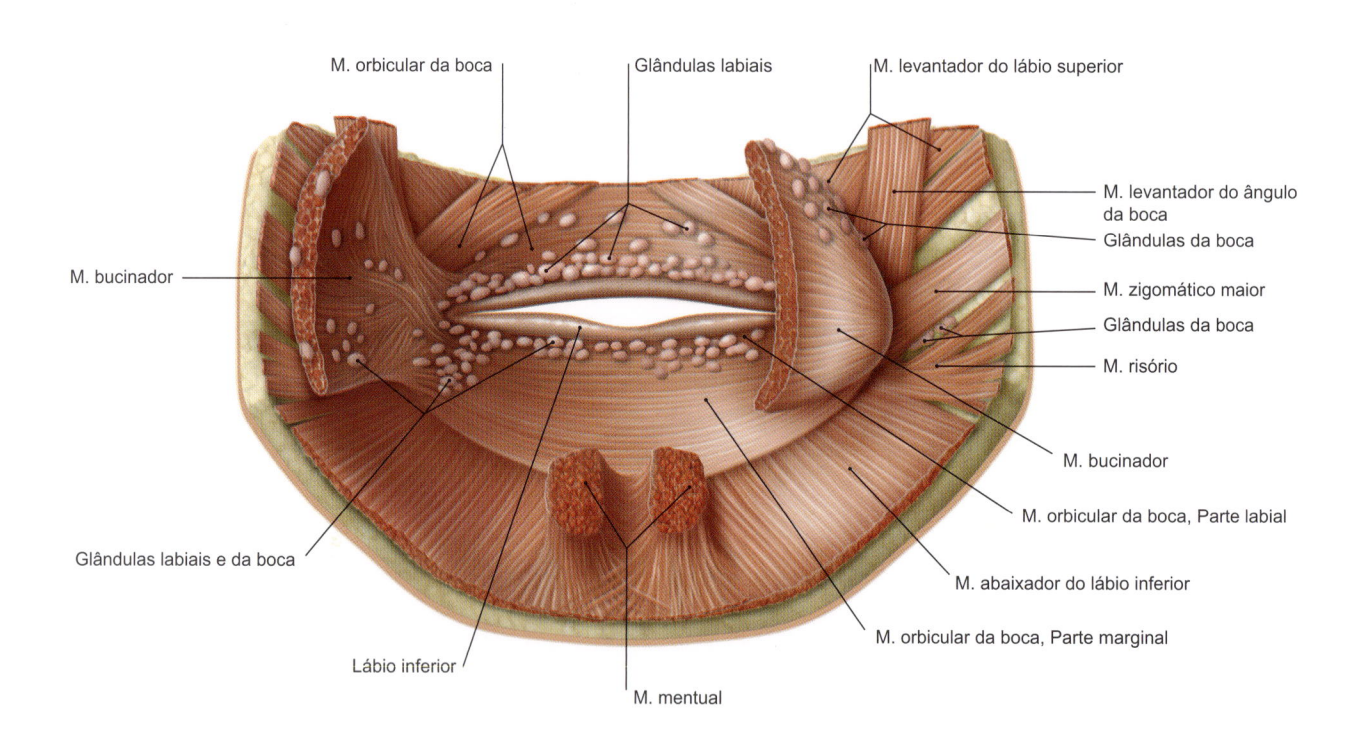

Figura 8.126 Músculos da região da boca; vista oral. A mucosa foi removida; pequenas glândulas salivares foram parcialmente preservadas. [S700-L275]
A base dos lábios é a parte labial do músculo da expressão facial (estriado) M. orbicular da boca. A sua parte marginal se curva, abaixo do vermelhão do lábio, para o exterior, sob a pele, e se ramifica com outros músculos da expressão. Na tela submucosa, encontram-se, abaixo do M. orbicular da boca, numerosas pequenas glândulas salivares seromucosas. Em contraste, as pequenas glândulas da boca e o M. bucinador produzem uma secreção mucosserosa.

→ T 1.5

Cavidade Oral

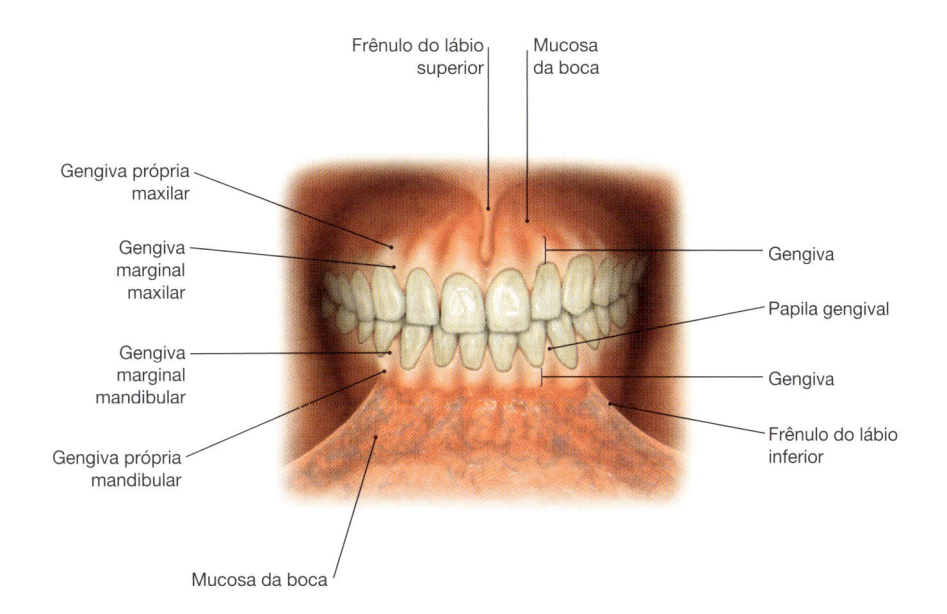

Figura 8.127 Vestíbulo da boca, com gengiva e mucosa da boca; vista anterior. [S702-L266]/[G1089]
A fixação dos lábios é feita por meio de tecido conjuntivo. O lábio superior é fixado por meio do frênulo do lábio superior, localizado na linha média; o lábio inferior é fixado pelo frênulo do lábio inferior par, que segue em ambos os lados da mucosa da boca, geralmente entre o canino e o primeiro pré-molar. Até o colo do dente, a gengiva segue como gengiva marginal, que é móvel, e forma, entre os respectivos dentes, o sulco gengival. A gengiva marginal é conectada à imóvel gengiva própria, que cobre o processo alveolar da maxila e da mandíbula. Ela transpõe a mucosa da boca.

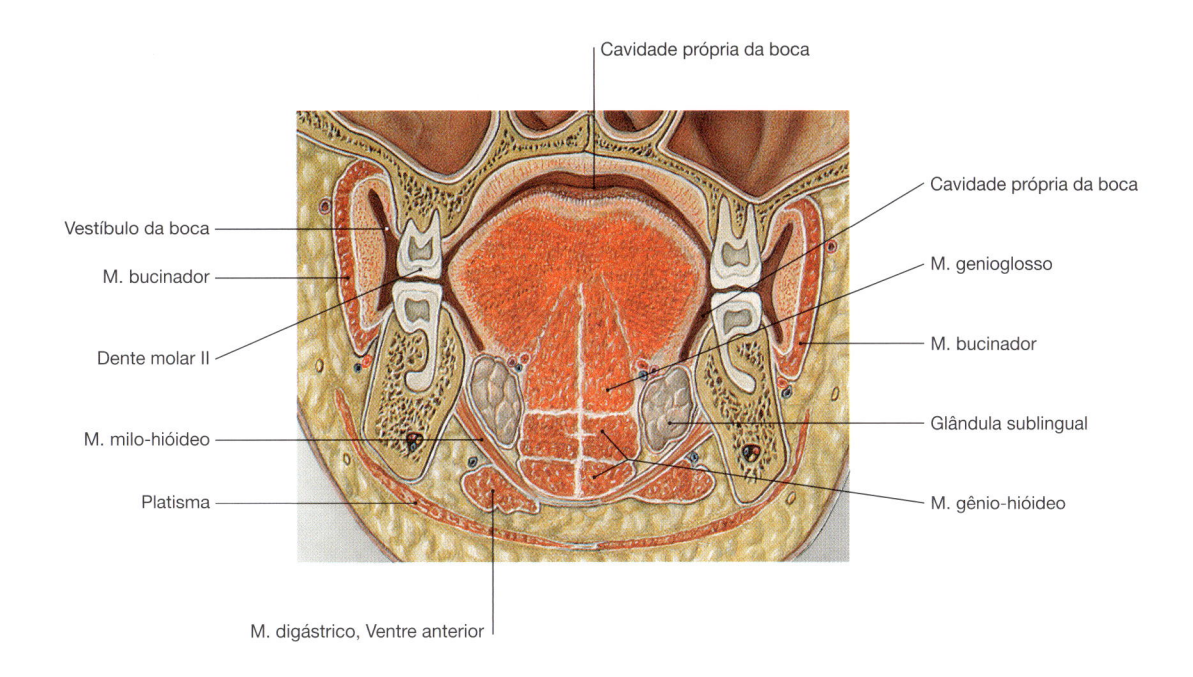

Figura 8.128 Corte frontal da cavidade oral na altura do segundo molar superior; vista anterior. [S700-L238]
O vestíbulo da boca é limitado anteriormente pelos lábios, lateralmente pelas bochechas e medialmente pelos processos alveolares e pelos dentes. A cavidade oral verdadeira é a cavidade própria da boca. Com a boca fechada, ela é quase completamente preenchida pelo corpo da língua. O seu teto é o palato, e a sua base é o assoalho da boca.

Correlações clínicas

Para criar uma impressão digital genética, como, por exemplo, no contexto do teste de paternidade ou para detectar infrações penais, é retirado um ***swab* da membrana mucosa da boca**. Com isso são obtidas células da membrana mucosa com um transportador de algodão estéril de dentro da bochecha, das quais o DNA pode ser extraído e depois analisado.
Distúrbios de queratinização com atipia celular e epitelial da mucosa da boca, que normalmente tem coloração rosa, aparecem como alterações esbranquiçadas da mucosa (**leucoplasia**). Se elas não se deslocam facilmente da mucosa, são consideradas **pré-cancerosas**, atribuídas a doenças pré-malignas da mucosa da boca, e requerem pronta avaliação histopatológica e, se necessário, remoção cirúrgica. Se as lesões esbranquiçadas forem, no entanto, passíveis de fácil remoção, trata-se, principalmente, de **infecções fúngicas** (comumente por *Candida albicans*), que podem ser tratadas com medicamentos.

Boca e Cavidade Oral

Cavidade Oral

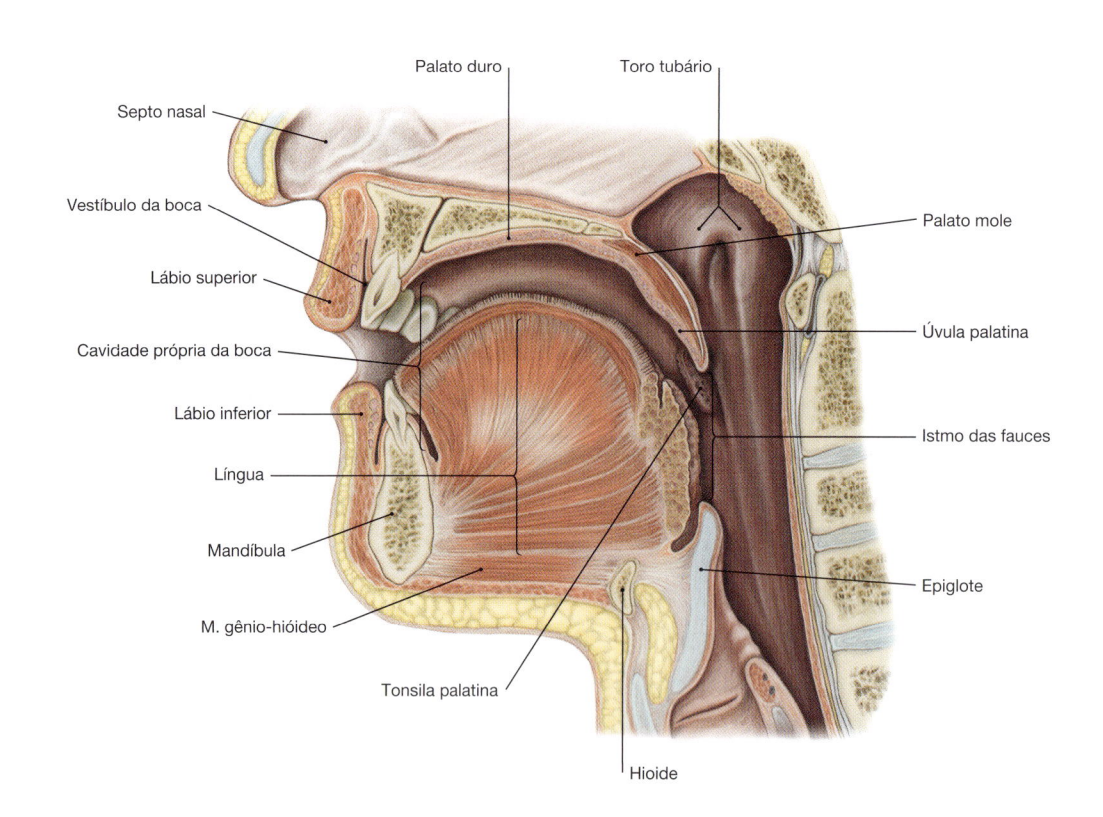

Figura 8.129 Cavidade oral, direita; vista esquerda. Corte mediano. [S700-L285]
A cavidade própria da boca é preenchida pelo corpo da língua. Ela é limitada anterior e lateralmente pelos dentes e superiormente pelos palatos duro e mole. Inferiormente, a língua está localizada no assoalho da boca. Partes da musculatura da língua são, anteriormente, ligadas à mandíbula.

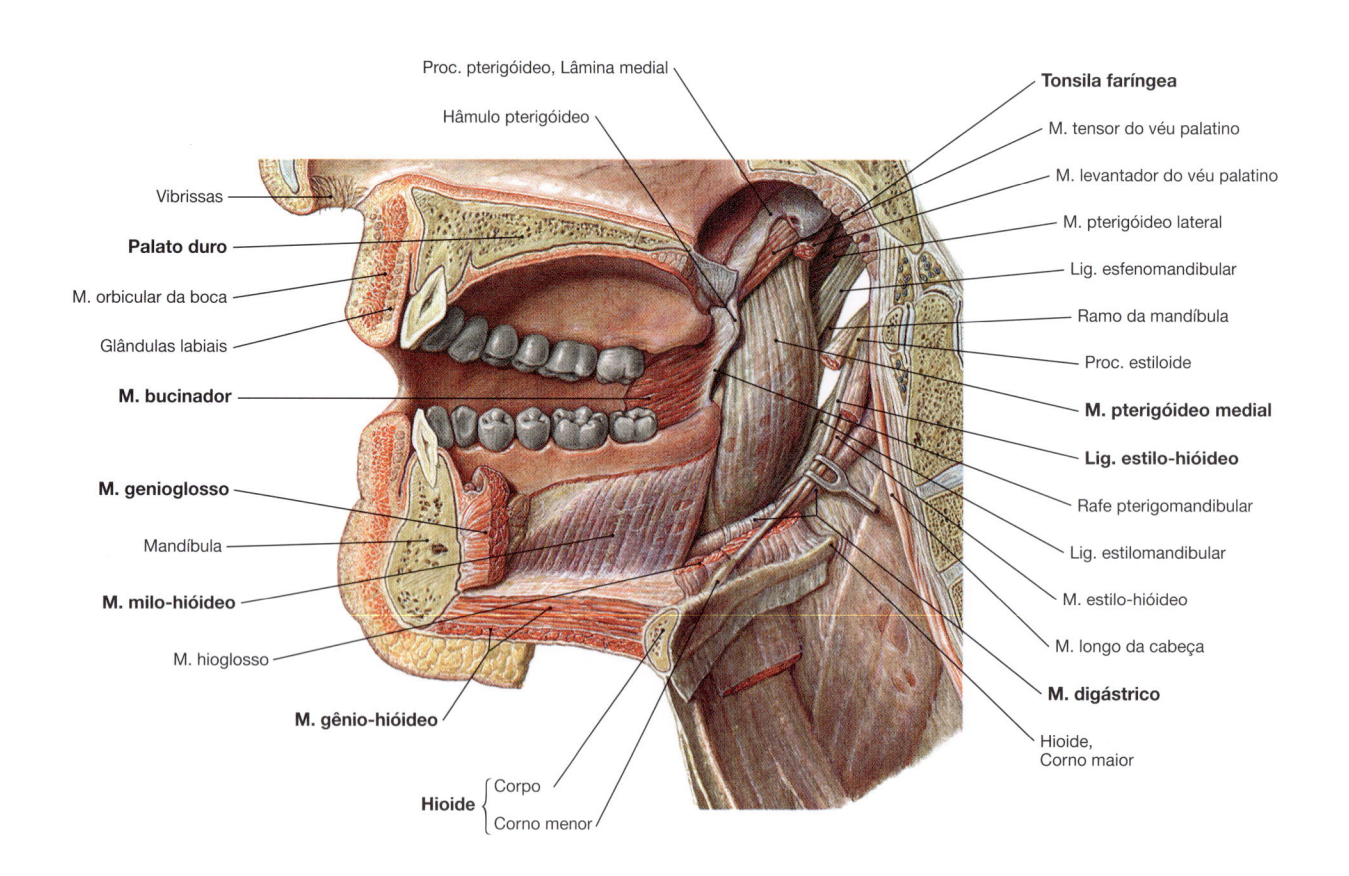

Figura 8.130 Cavidade oral, lado direito; vista pelo lado esquerdo. Corte mediano no nível do primeiro incisivo. [S700]
A cavidade própria da boca é limitada pelas bochechas, pelo palato e pelo assoalho da boca.

Cavidade Oral

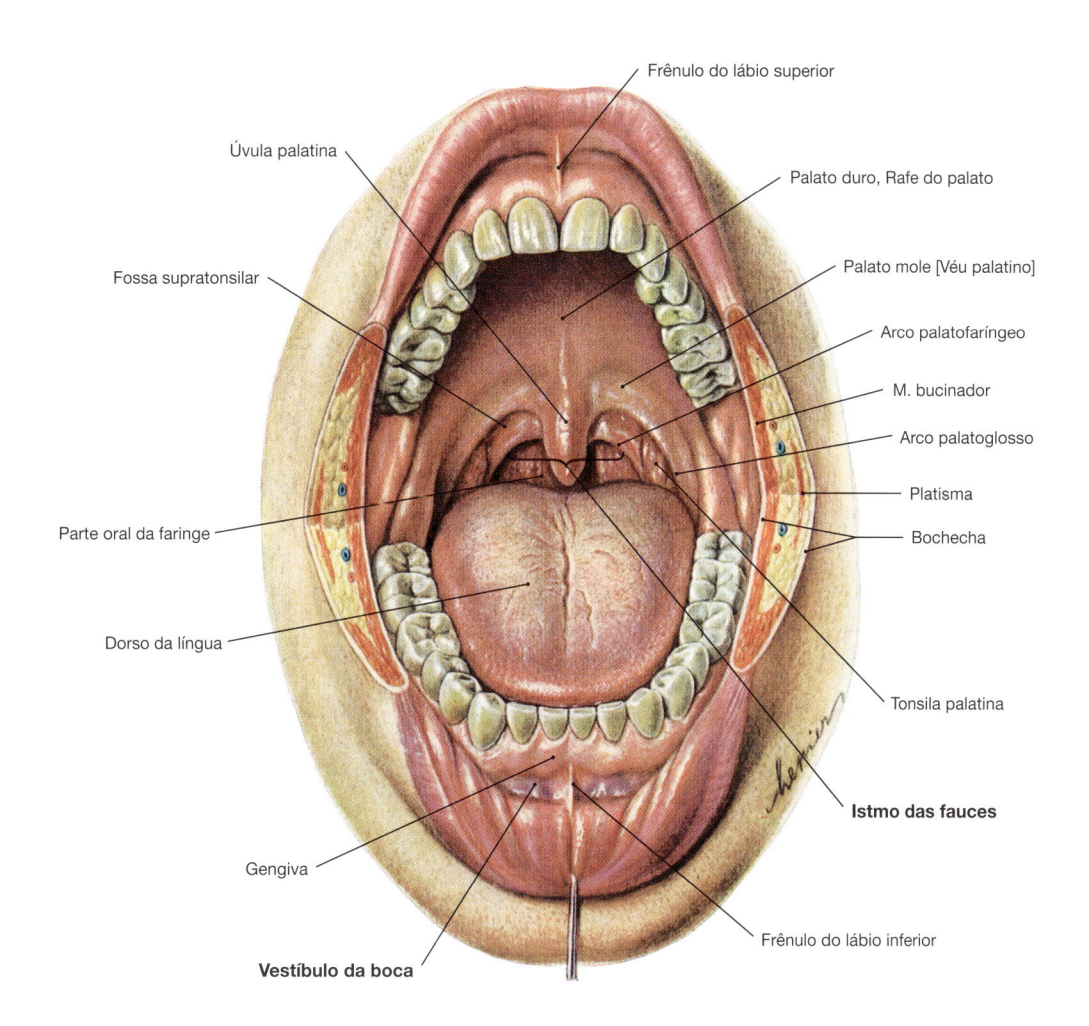

Figura 8.131 Cavidade oral; vista anterior; boca aberta. [S700]
A rima da boca é a abertura para o sistema digestório e para a cavidade oral. Esta cavidade se divide no vestíbulo da boca e na cavidade própria da boca. O **vestíbulo da boca** é delimitado externamente pelos lábios e pelas bochechas e internamente pelos processos alveolares e pelos dentes. Com os dentes em posição de oclusão existe, posteriormente aos últimos dentes, uma comunicação com a cavidade própria da boca (espaço retromolar). Na região do **istmo das fauces**, a cavidade oral continua com a parte oral da faringe (orofaringe). No vestíbulo da boca e na cavidade própria da boca desembocam os ductos excretores das numerosas glândulas salivares menores (500 a 1.000) e dos três pares de glândulas salivares maiores. O interior da cavidade oral é preenchido, em sua maior parte, pelo corpo da língua.

Boca e Cavidade Oral

Arcadas Dentárias

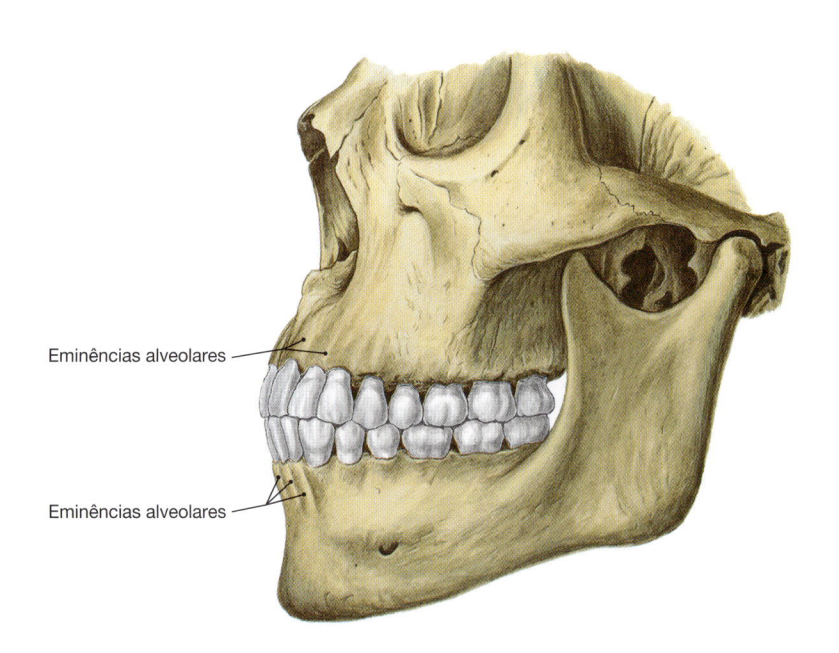

Figura 8.132 Arcadas dentárias superior (maxilar) e inferior (mandibular); crânio de um indivíduo de 28 anos; os dentes estão em posição de oclusão; vista lateral. [S700]

As raízes do dente criam protuberâncias verticais em forma de cume (eminências alveolares) no processo alveolar. Os dentes da maxila estão em **posição de oclusão** sobre os dentes da mandíbula. Eles são dispostos e movidos entre si de modo que a cúspide de um dente pode ser posicionada no recesso dos dois dentes do lado oposto (integração cúspides-fissuras). Na maxila, cada quadrante consiste em um incisivo central e um incisivo lateral menor, que, normalmente, têm cristas marginais pronunciadas. O canino tem a raiz mais longa e é unicúspide. Os dois pré-molares são bicúspides; o segundo (distal) é, geralmente, um pouco menor. O maior dente é o 1º molar. Ele é caracterizado por uma cúspide mesiopalatina. O 2º molar é equivalente ao 1º, mas menor. O 3º molar (dente serotino ou siso) tem a forma muito diferente e também pode estar ausente (não nasceu ou não irrompeu). Na mandíbula, os incisivos e os caninos são menores. Existem também dois pré-molares. O 1º molar tem, geralmente, cinco cúspides; o 2º molar, quatro; e o 3º molar (dente serotino) é, como na maxila, muito variável e pode também estar ausente.

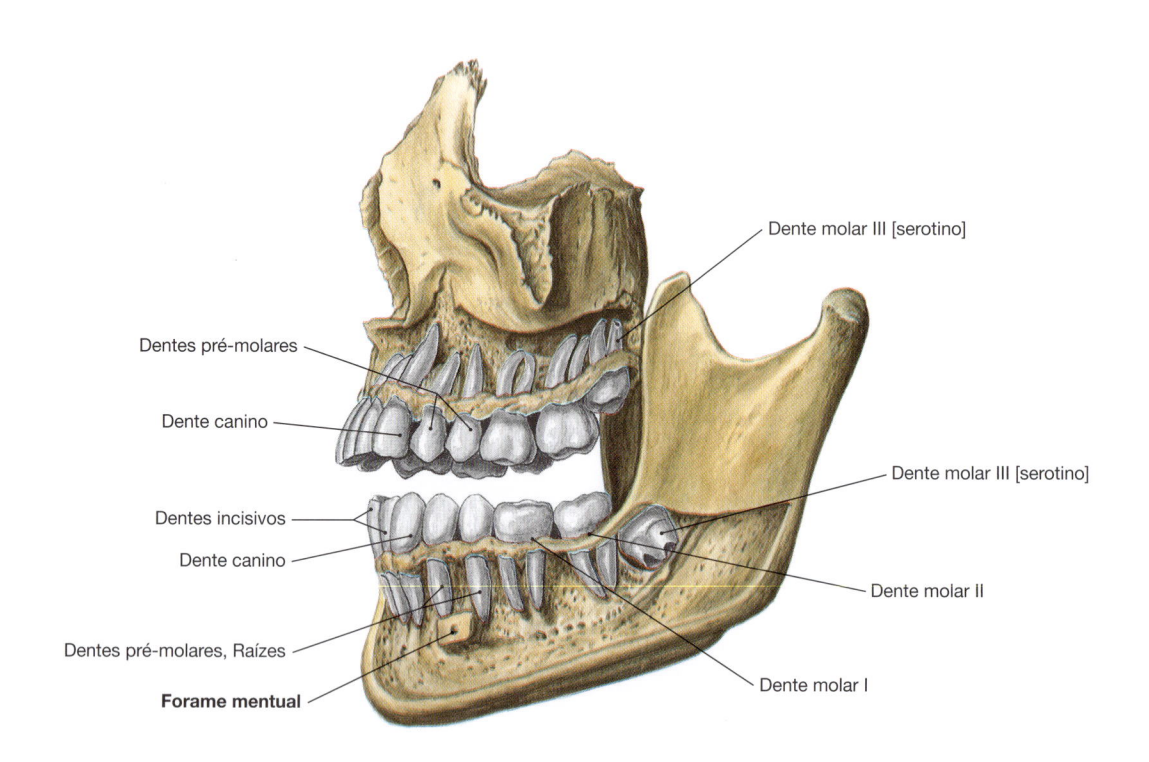

Figura 8.133 Maxila e mandíbula de um indivíduo de 20 anos. [S700]

Após a troca dos dentes da primeira dentição, a segunda dentição é composta por até 32 dentes permanentes. O terceiro dente molar (dente do siso) ainda não existe na boca (na mandíbula). Ele pode regredir ou até mesmo nem se desenvolver (aplasia). Em média, os dentes molares aparecem em meninas cerca de 7 meses antes do que em meninos. Em ambos os sexos, os dentes molares da mandíbula surgem mais cedo do que os da maxila. As raízes dos dentes decíduos requerem, ainda, de 16 a 26 meses para serem formadas; as raízes dos dentes permanentes estão completamente formadas somente após cerca de 1,7 a 3,5 anos.

Arcadas Dentárias

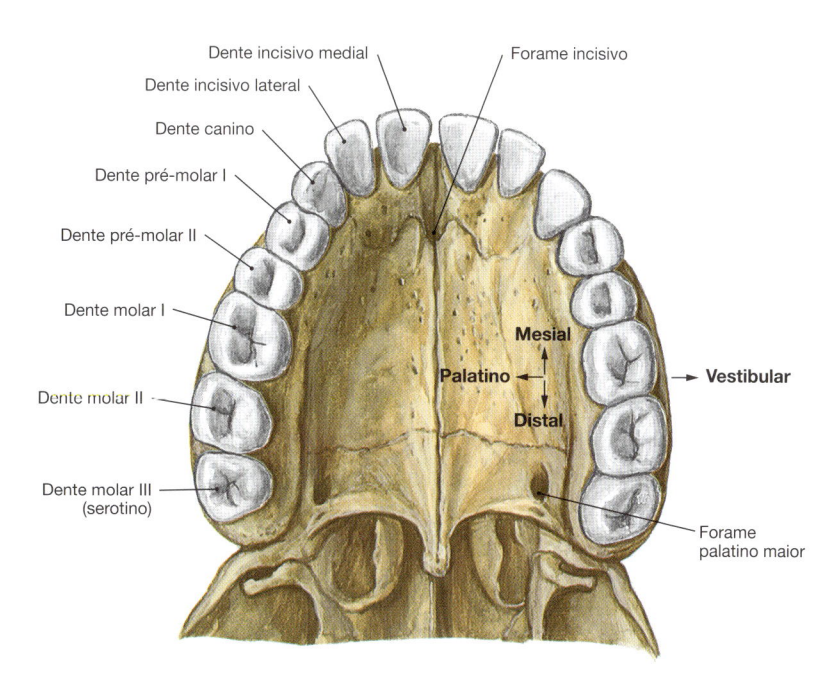

Figura 8.134 Arcada dentária maxilar [superior]. [S700]
Os dentes estão dispostos em duas fileiras, o arco dental maxilar (ou superior) e o arco dental mandibular (ou inferior), ancoradas na maxila e na mandíbula, respectivamente, formando a dentição. A espécie humana é **heterodôntica**; os dentes têm conformações diferentes e são denominados dentes incisivos, caninos, pré-molares e molares. Os dentes incisivos e caninos também são chamados de dentes frontais, e os dentes pré-molares e molares, de dentes laterais.

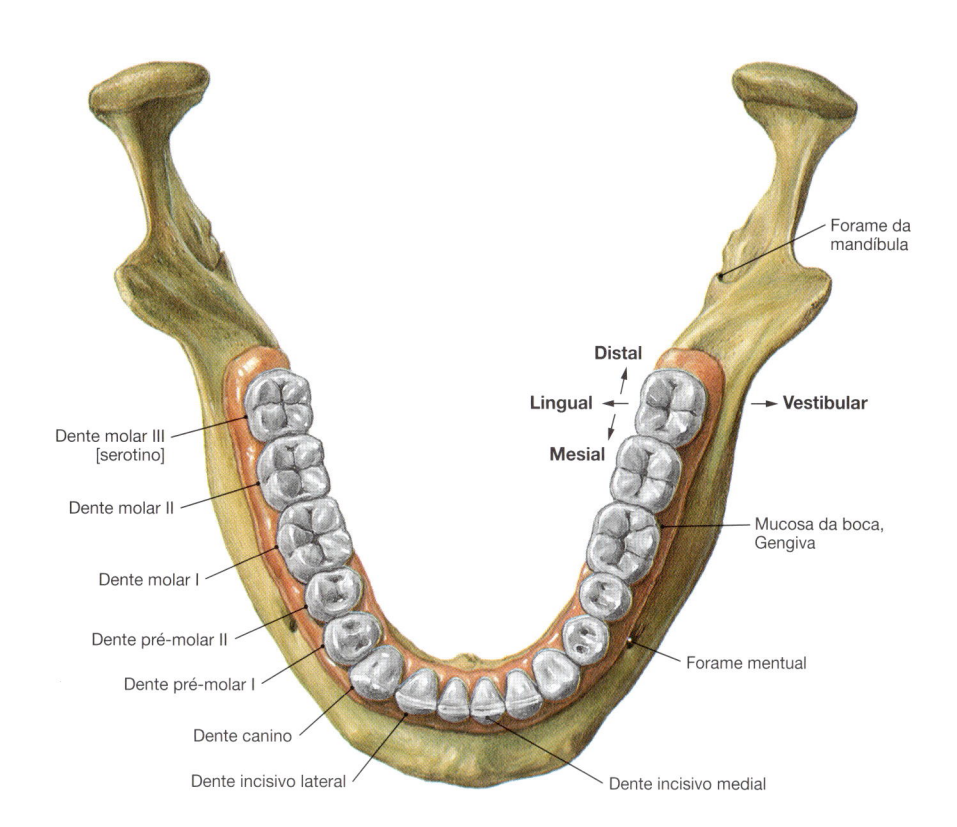

Figura 8.135 Arcada dentária mandibular [inferior]. [S700]
Os termos topográficos usados para descrever dentes no arco dental mandibular são os mesmos do arco dental maxilar, com apenas uma exceção. Para o termo topográfico "oral", no arco dental maxilar o termo utilizado é "palatino", enquanto no arco dental mandibular o termo a ser usado é "lingual". A **gengiva** é parte da mucosa da boca, recobre os processos alveolares e se estende sobre os septos ósseos interdentais. Ela ainda circunda o colo dos dentes e, na margem gengival, continua com a mucosa da boca. Contribui para a ancoragem dos dentes e para a estabilização de sua posição nos ossos alveolares (parte fixa da gengiva); como componente da mucosa da boca, forma o epitélio juncional, que se fixa à superfície do esmalte dentário.

Boca e Cavidade Oral

Estrutura dos Dentes

Figura 8.136 Dente incisivo. [S700-L126]
Em cada dente, são distinguidos a coroa, o colo e uma ou mais raízes. A **coroa do dente** é a parte visível do dente. Ela se estende além da gengiva e é recoberta pelo esmalte. A **raiz do dente** está situada no interior do alvéolo dental, uma depressão no Proc. alveolar da maxila ou da mandíbula, e é recoberta pelo cemento. Por meio do periodonto, a raiz é ancorada no osso alveolar. O **colo do dente** é a região de união do esmalte com o cemento. Neste local, a gengiva está fixada ao dente (junção dentogengival).

O ponto mais profundo da raiz do dente é o **ápice da raiz do dente**. A papila do dente (ou papila radicular) é atravessada pelo canal da raiz do dente no forame do ápice do dente, através do qual vasos sanguíneos e nervos entram e saem na cavidade pulpar, formada pela cavidade da coroa (ou câmara pulpar) e pelo canal da raiz do dente.

No interior da cavidade pulpar está situada a **polpa do dente**, um tecido conjuntivo rico em vasos sanguíneos, vasos linfáticos e nervos que supre o dente. Aqui podem ser diferenciadas uma polpa radicular e uma polpa coronal. O cemento, o periodonto, o osso alveolar e partes da gengiva são caracterizados em conjunto como parodonte.

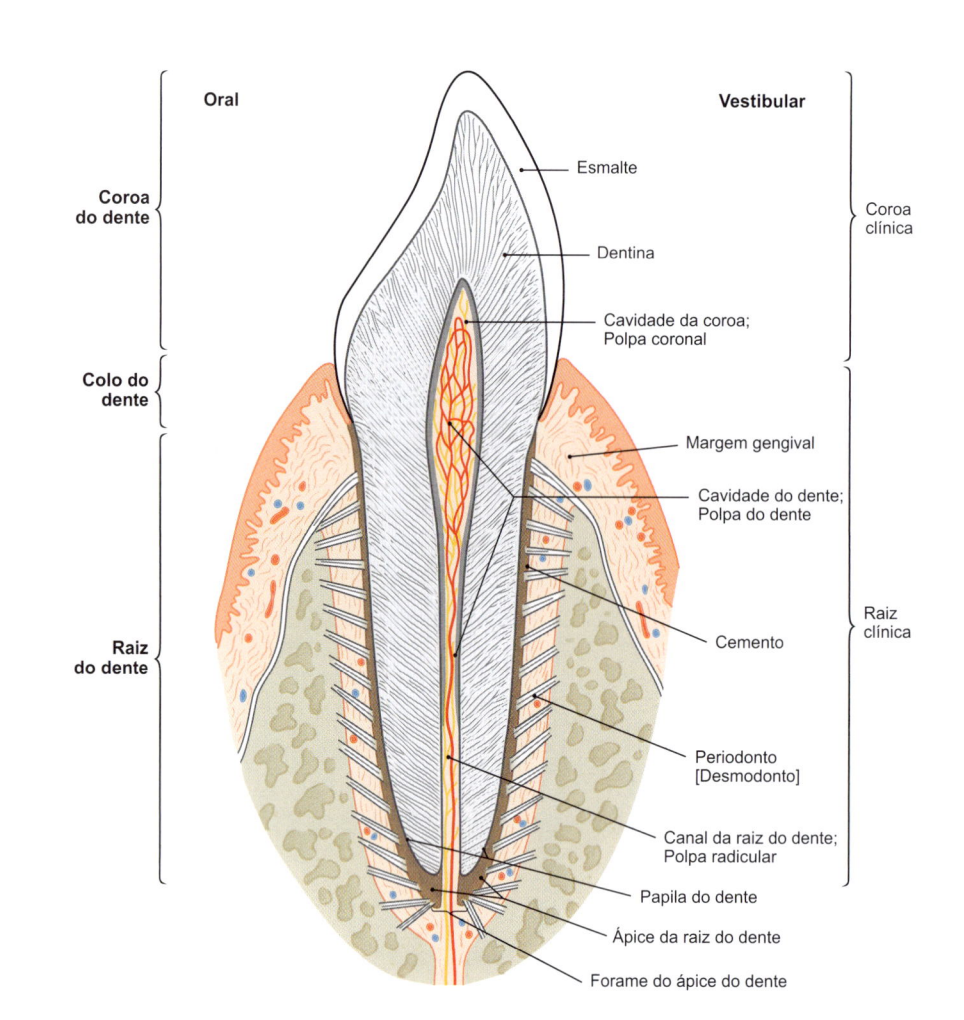

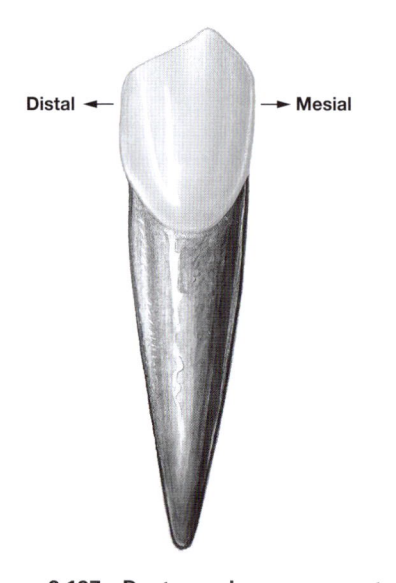

Figura 8.137 Dente canino permanente; exemplo de dente unirradicular. [S700]

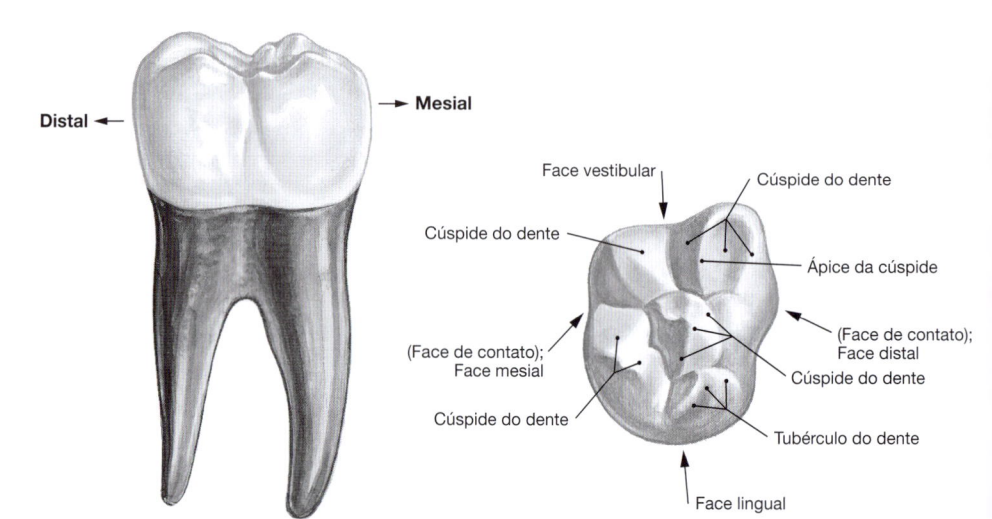

Figura 8.138 Segundo dente molar decíduo; exemplo de dente multirradicular. [S700]

Figura 8.139 Primeiro dente molar permanente [S700]. Face mastigatória de um dente molar, com a denominação das faces mastigatórias individuais.

Estrutura e função

Formato, terminologia de posição e regras para orientação

Para a designação das **faces dos dentes**, parte-se da linha mediana. A parte situada mais próxima da linha mediana é caracterizada como mesial, e a mais distante é denominada distal. As relações de acordo com a proximidade são representadas nos dentes como **faces**. O número, a espessura e o formato das raízes são determinados funcionalmente pela coroa do dente. Deste modo, a morfologia das raízes de cada dente da dentição decídua ("dentes de leite") e da dentição permanente é bastante diferente e variável. Os dentes unirradiculares são os dentes incisivos, caninos e pré-molares. Os dentes birradiculares são o primeiro dente pré-molar superior e os dentes molares inferiores. Os dentes trirradiculares são os dentes molares superiores.

8 Dentes Decíduos

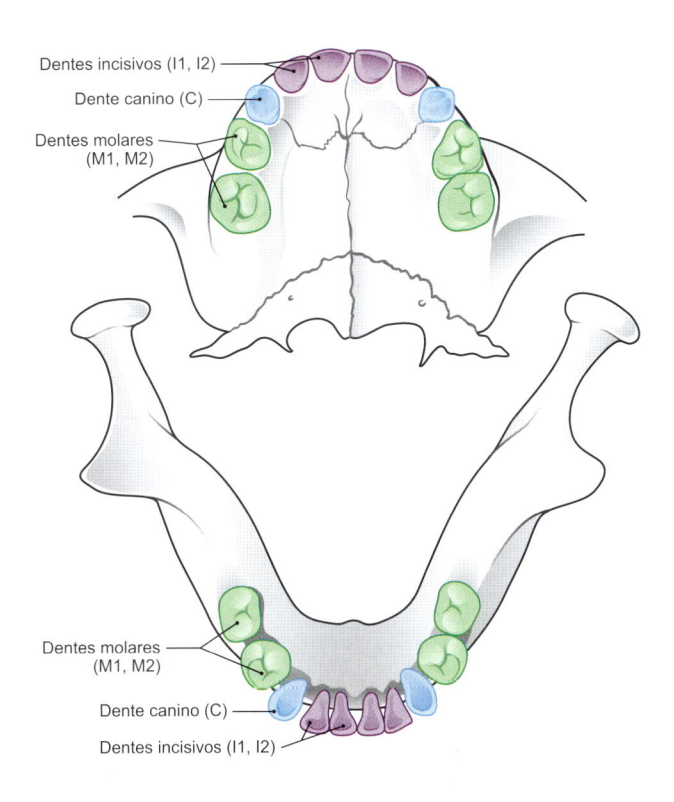

Figura 8.140 Dentição, 1ª geração, dentes decíduos; vista inferior da maxila e superior da mandíbula. [S700-L126]

Os dentes decíduos consistem em 4 × 5 = 20 dentes: 4 × 2 incisivos (roxo); 4 × 1 caninos, (azul); 4 × 2 molares (verde).

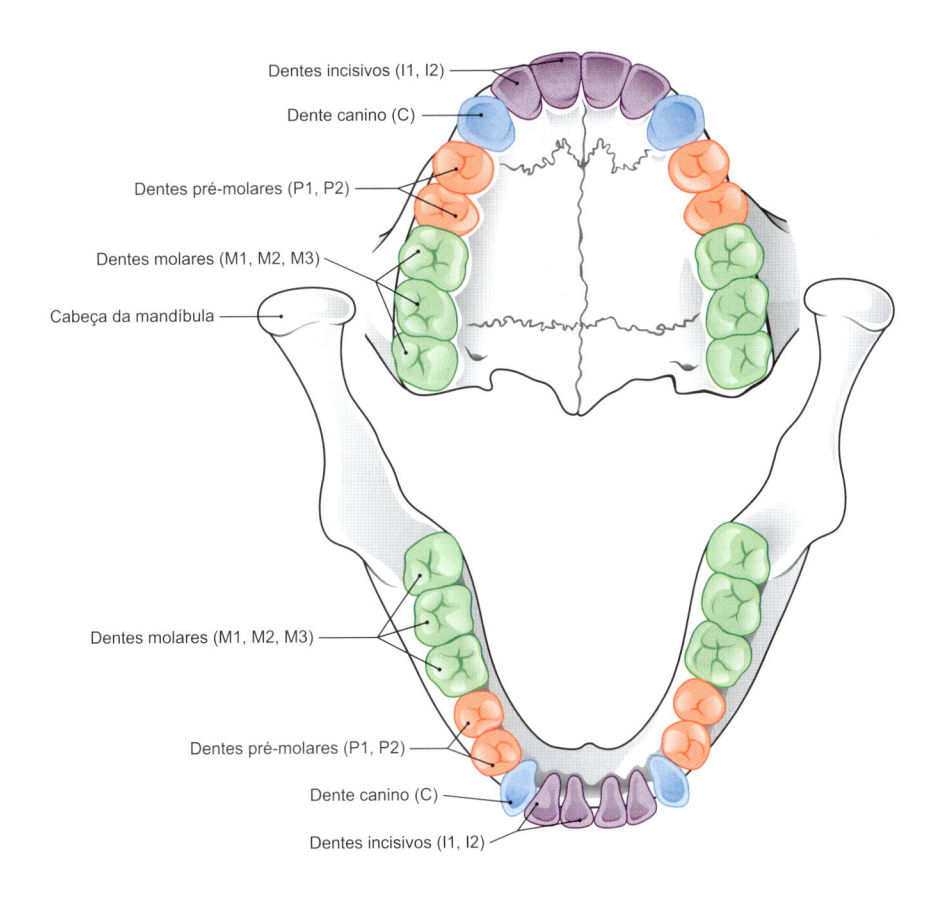

Figura 8.141 Dentição, 2ª geração, dentes permanentes; vista inferior da maxila e superior da mandíbula. [S700-L126]

A dentição permanente consiste em 4 × 8 = 32 dentes: 4 × 2 incisivos (roxo); 4 × 1 caninos (azul); 4 × 2 pré-molares (vermelho); 4 × 3 molares (verde).

Boca e Cavidade Oral

Dentes Decíduos

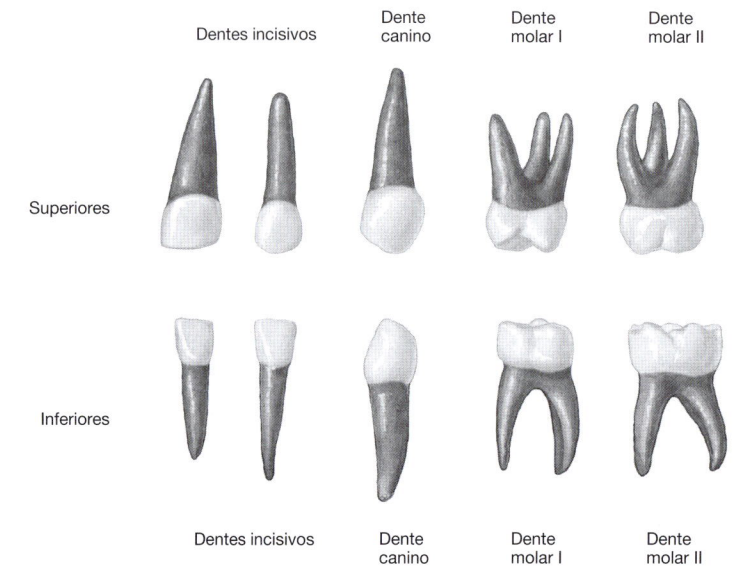

Figura 8.142 Dentes decíduos de uma criança de 3 anos; vista vestibular. [S700]

Os brotos dentários se desenvolvem antes do nascimento. A partir do sexto mês após o nascimento, os primeiros dentes decíduos irrompem na cavidade oral. Com 2 anos e meio, todos os 20 dentes decíduos geralmente erupcionam. Eles permanecem até a criança ter os primeiros dentes permanentes, por volta dos 6 anos.

Embora os decíduos sejam substituídos, eles devem ser sempre bem cuidados, porque são mais propensos a cáries devido ao esmalte mais fino e também são mais sensíveis do que os permanentes, devido à maior cavidade pulpar.

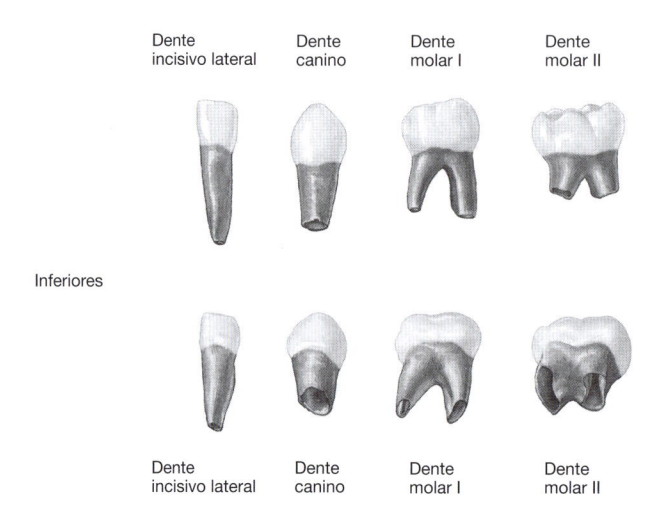

Figura 8.143 Dentes decíduos de uma criança de 2 anos; a fileira superior está em vista vestibular, e a fileira inferior está em vista inferior oblíqua. [S700]

Os dentes incisivos mediais não estão representados. Observa-se, nos dentes de uma criança de 2 anos, que a formação das raízes ainda não está concluída em muitos dentes. Isto ocorre, em sua maior parte, somente após a erupção dentária.

Correlações clínicas

Fórmula dentária

Na prática odontológica, uma fórmula dentária é internacionalmente utilizada (→ Figura). Com isso, os **quadrantes** são designados com um número. Os **dentes** das dentições permanente e decídua são numerados a partir da linha mediana, em sequência craniocaudal, de um a oito (dentição permanente) ou de um a cinco (dentição decídua). O número dos quadrantes é colocado na frente, seguido pelo número do dente. Deste modo, p. ex., a indicação 11 (diz-se "um-um") caracteriza o primeiro dente incisivo da dentição permanente no lado direito da maxila; o número 52 (diz-se "cinco-dois") representa o segundo dente incisivo da dentição decídua no lado direito da maxila.

Fórmula dentária dos adultos

Maxila

direita	18	17	16	15	14	13	12	11	21	22	23	24	25	26	27	28	esquerda
	48	47	46	45	44	43	42	41	31	32	33	34	35	36	37	38	

Mandíbula

Fórmula da dentição decídua

Maxila

direita	55	54	53	52	51	61	62	63	64	65	esquerda
	85	84	83	82	81	71	72	73	74	75	

Mandíbula

[S700]

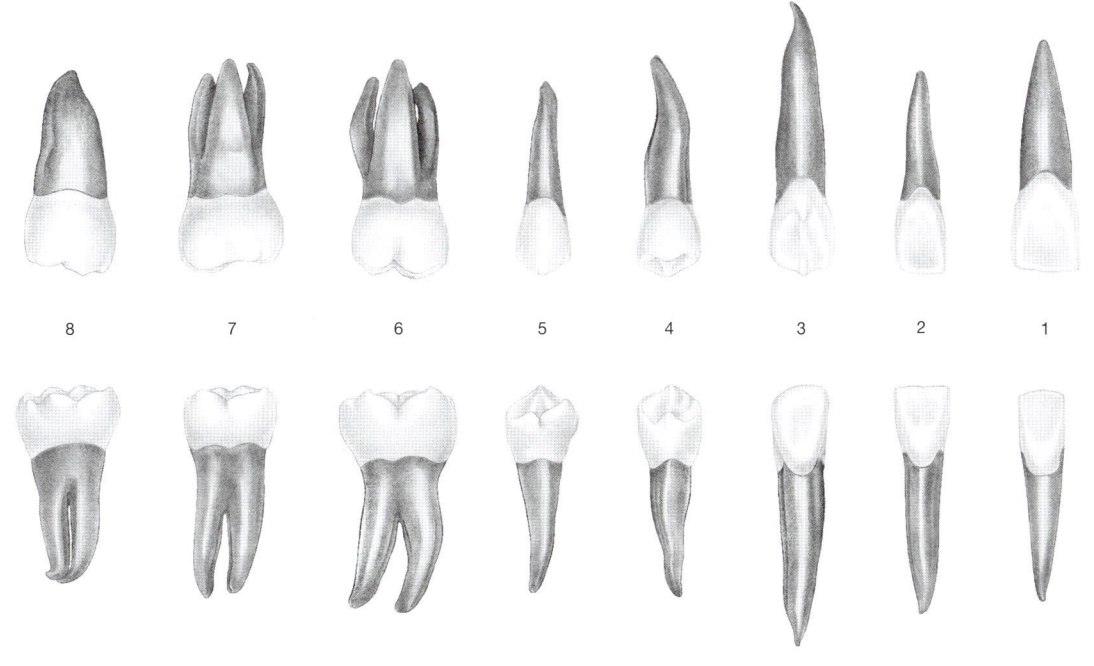

Dentes Permanentes

Figura 8.144 Dentes permanentes; vista oral. [S700]

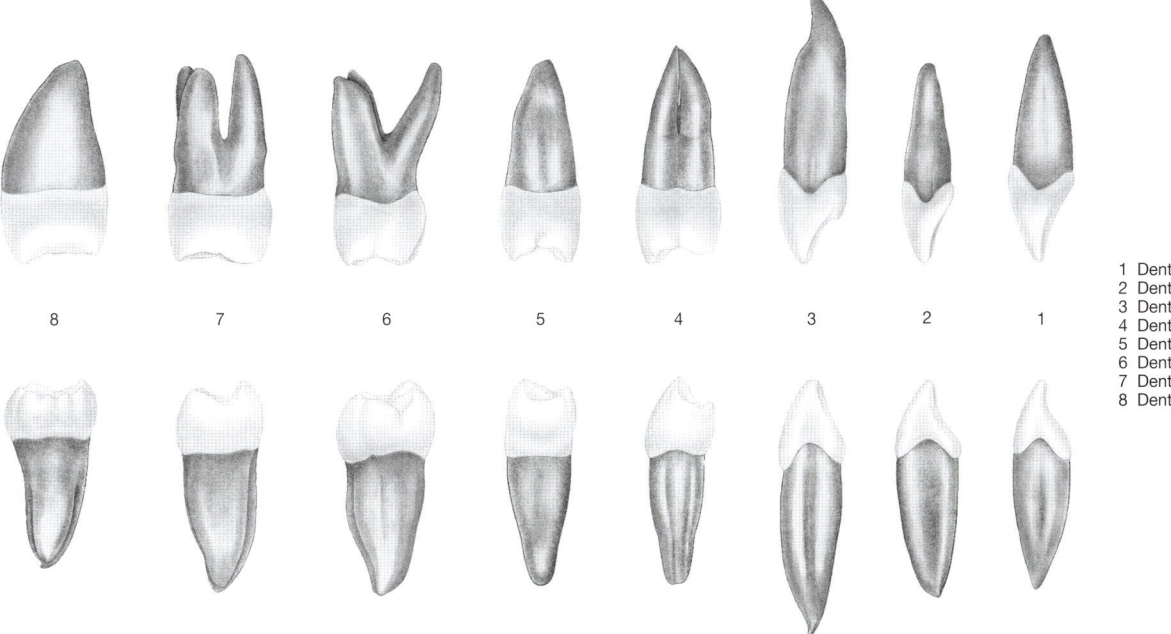

1 Dente incisivo I
2 Dente incisivo II
3 Dente canino
4 Dente pré-molar I
5 Dente pré-molar II
6 Dente molar I
7 Dente molar II
8 Dente molar III (serotino)

1 Dente incisivo I
2 Dente incisivo II
3 Dente canino
4 Dente pré-molar I
5 Dente pré-molar II
6 Dente molar I
7 Dente molar II
8 Dente molar III (serotino)

Figura 8.145 Dentes permanentes; vista distal. [S700]
A troca dos dentes começa por volta dos 6 anos, quando os primeiros dentes decíduos caem. Isso cria espaço para os dentes permanentes. Assim como os dentes decíduos, os dentes permanentes já existem desde o nascimento e amadureceram na mandíbula. Eles então entram gradualmente na cavidade oral. A raiz do dente decíduo é dissolvida lentamente por substâncias liberadas pelos novos dentes. Os dentes decíduos começam a oscilar gradualmente e, por fim, caem. Os dentes permanentes então tomam seu lugar.

Os dentes incisivos inferiores são geralmente os primeiros a irromper, os chamados **molares de 6 anos** e, portanto, são os primeiros molares permanentes posteriores (primeiros molares na dentição do adulto). Eles também têm uma função importante, porque estabilizam os dentes da maxila e da mandíbula em relação um ao outro e, assim, garantem uma boa posição de mordida. Isso é seguido pelos incisivos laterais e pelos molares. Finalmente, por volta dos 11 a 13 anos, os dentes caninos e os **molares de 12 anos** irrompem como segundos molares. Os últimos dentes da dentição permanente a irromperem são os dentes serotinos (terceiro molar) em torno dos 17 anos.

Correlações clínicas

Os dentes mais posteriores são denominados molares, e os dentes à sua frente são chamados de pré-molares. Como os dentes são os órgãos mais resistentes do corpo e, por isso, bastante duráveis, desempenham um importante papel na identificação de vítimas na **medicina forense**.

Boca e Cavidade Oral

Dentes Permanentes

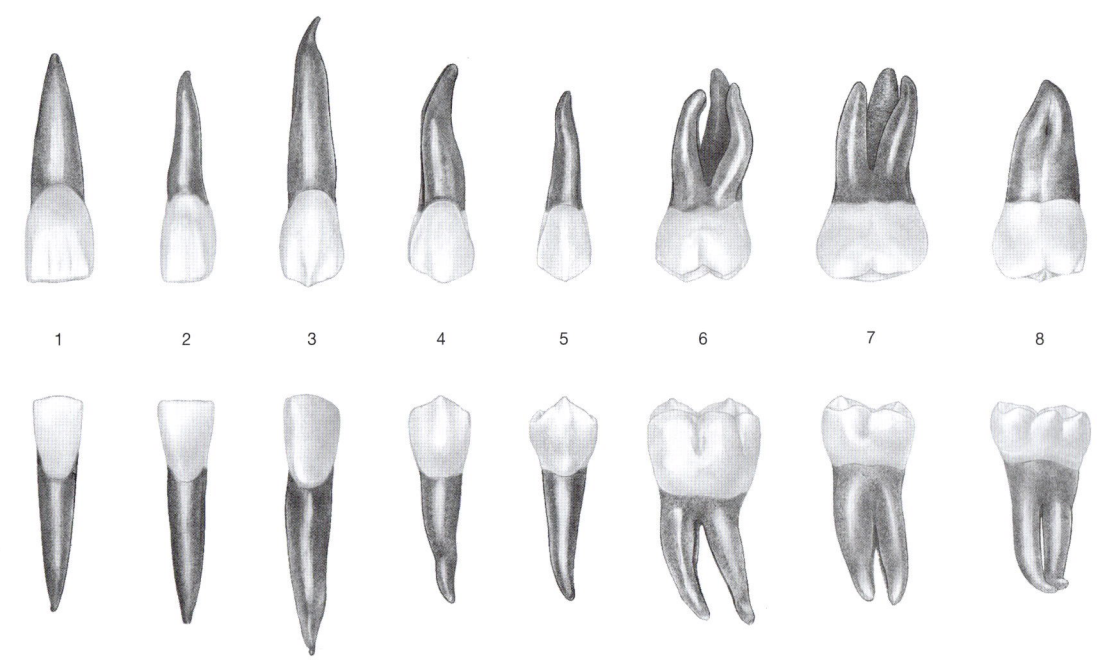

Figura 8.146 Dentes permanentes; vista vestibular. [S700]

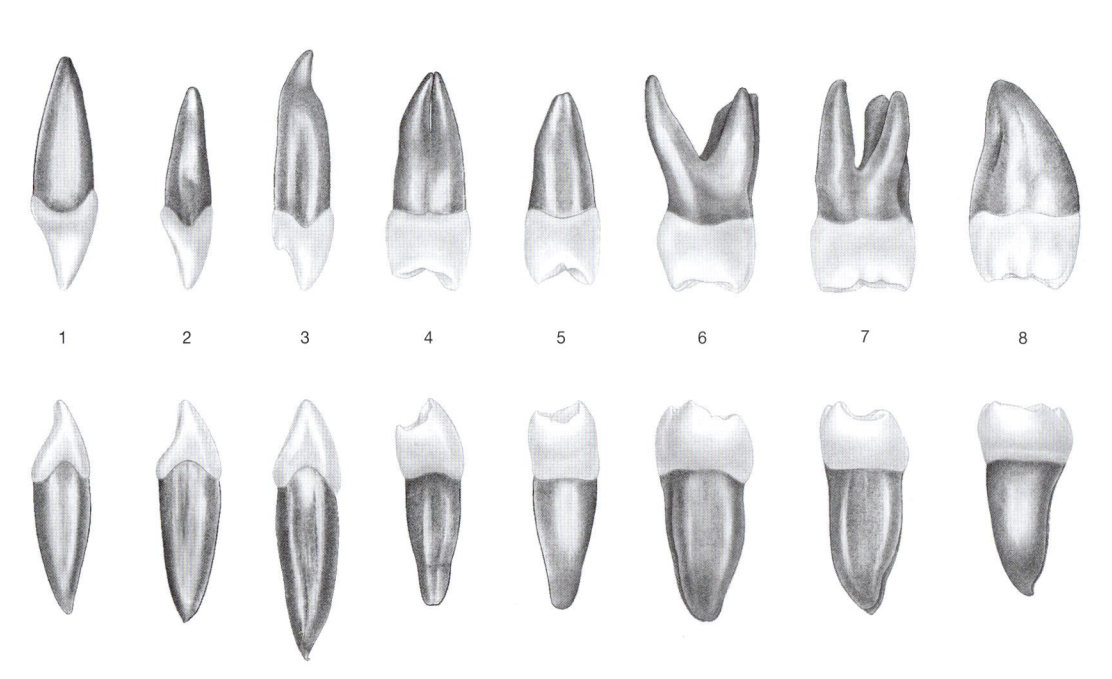

1 Dente incisivo I
2 Dente incisivo II
3 Dente canino
4 Dente pré-molar I
5 Dente pré-molar II
6 Dente molar I
7 Dente molar II
8 Dente molar III (serotino)

Figura 8.147 Dentes permanentes; vista mesial. [S700]

1 Dente incisivo I
2 Dente incisivo II
3 Dente canino
4 Dente pré-molar I
5 Dente pré-molar II
6 Dente molar I
7 Dente molar II
8 Dente molar III (serotino)

Correlações clínicas

- Fatores ambientais e genéticos podem influenciar o **desenvolvimento dos dentes**. As anomalias dentárias resultantes afetam o tamanho, o formato e o número de dentes
- A administração de **tetraciclinas** (antibióticos) durante o desenvolvimento dentário pode causar a deposição de pigmentos e defeitos no esmalte
- Alterações de cor e defeitos do esmalte também podem ser consequentes a doses excessivas de fluoreto **(fluorose dentária)**
- Defeitos do esmalte podem também ser causados pela deficiência de vitamina D **(raquitismo)**
- Resquícios da crista neural podem permanecer como corpos de Serre, enquanto remanescentes da bainha epitelial radicular podem permanecer como restos epiteliais de Malassez; de ambos os tipos de resquícios podem se originar cistos.

Períodos de Erupção dos Dentes

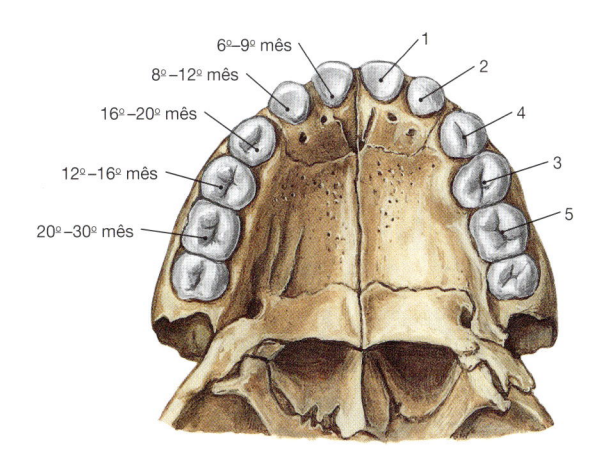

Figura 8.148 Maxila com dentes decíduos e os primeiros dentes permanentes; lado esquerdo: tempo médio de erupção em meses; lado direito: sequência da erupção. [S700]
Os dentes permanentes (da segunda dentição) e os dentes decíduos (da primeira dentição) passam pelos mesmos mecanismos de desenvolvimento, formando-se apenas em um diferente intervalo de tempo. Consequentemente, os períodos de erupção dentária e a sequência na qual os dentes decíduos aparecem na cavidade oral são individualmente muito diferentes. Com 30 meses, a dentição decídua está normalmente completa.

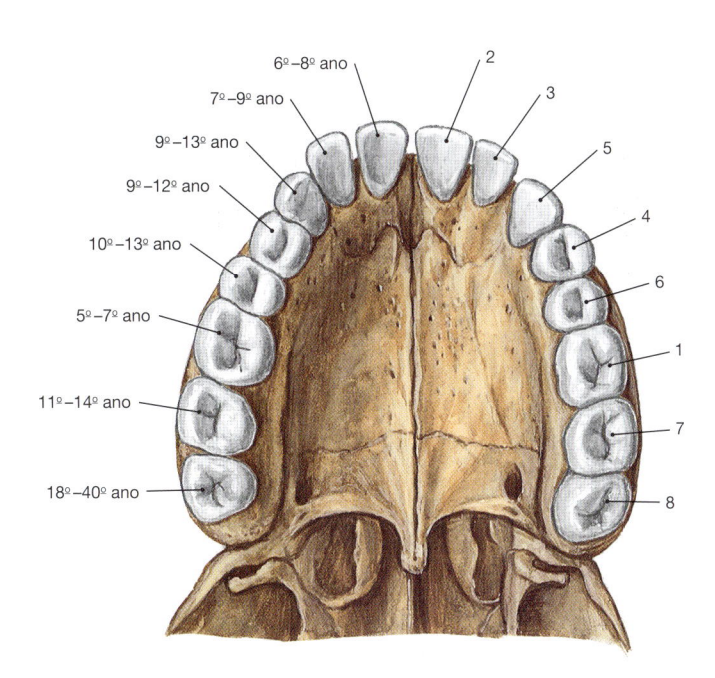

Figura 8.149 Maxila com dentes permanentes; lado esquerdo; tempo médio de erupção em anos; lado direito: sequência de erupção. [S700]

A dentição decídua (primeira dentição, com 20 dentes) é semelhante à dentição permanente (segunda dentição, com 32 dentes), com exceção dos molares. Os molares permanentes surgem sempre na mesma sequência; os primeiros molares com 6 anos, os segundos molares com 12 anos e os terceiros molares com 18 anos ou mais tarde.

Correlações clínicas

Periodontopatias são doenças do periodonto ou do aparelho de sustentação dos dentes. Uma forma degenerativa crônica, na qual ocorre a perda do periodonto, com frouxidão dos dentes (gonfíase) e progressiva perda dental, com atrofia dos processos alveolares, é a **periodontite**. A administração sistêmica de fluoreto durante a formação dos tecidos mineralizados dos dentes permanentes leva, em parte, à formação de **fluoroapatita**, em vez de hidroxiapatita. A fluoroapatita é dificilmente solúvel em ácidos e, com isso, aumenta a resistência a cáries.

Boca e Cavidade Oral

Desenvolvimento dos Dentes

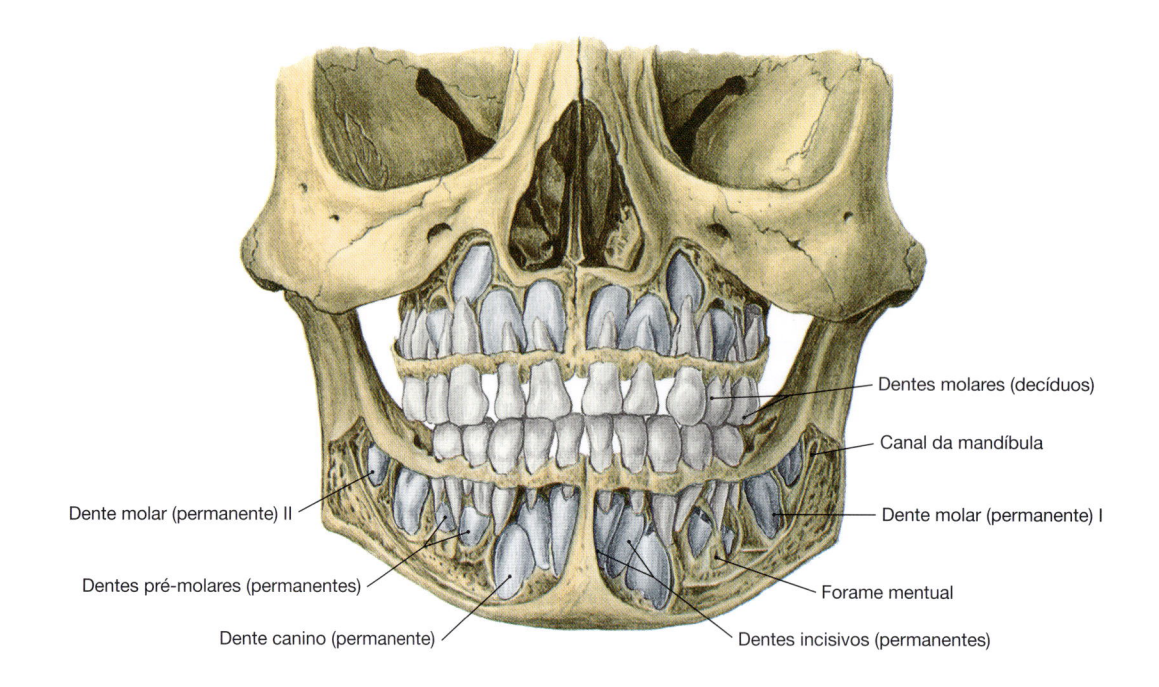

Figura 8.150 Maxila e mandíbula de uma criança de 5 anos; dentes decíduos e primórdios dos dentes permanentes. [S700]
A dentição do ser humano é difiodonte, ou seja, desenvolvem-se duas dentições: uma dentição decídua e uma dentição permanente. Inicialmente, desenvolvem-se 20 dentes decíduos na criança. O desenvolvimento e a erupção da primeira e segunda dentições são determinados cronologicamente com o crescimento do corpo. Em diferentes momentos, ocorre a reabsorção das raízes dos dentes decíduos.

Labels (Figura 8.150):
- Dentes molares (decíduos)
- Canal da mandíbula
- Dente molar (permanente) I
- Forame mentual
- Dentes incisivos (permanentes)
- Dente canino (permanente)
- Dentes pré-molares (permanentes)
- Dente molar (permanente) II

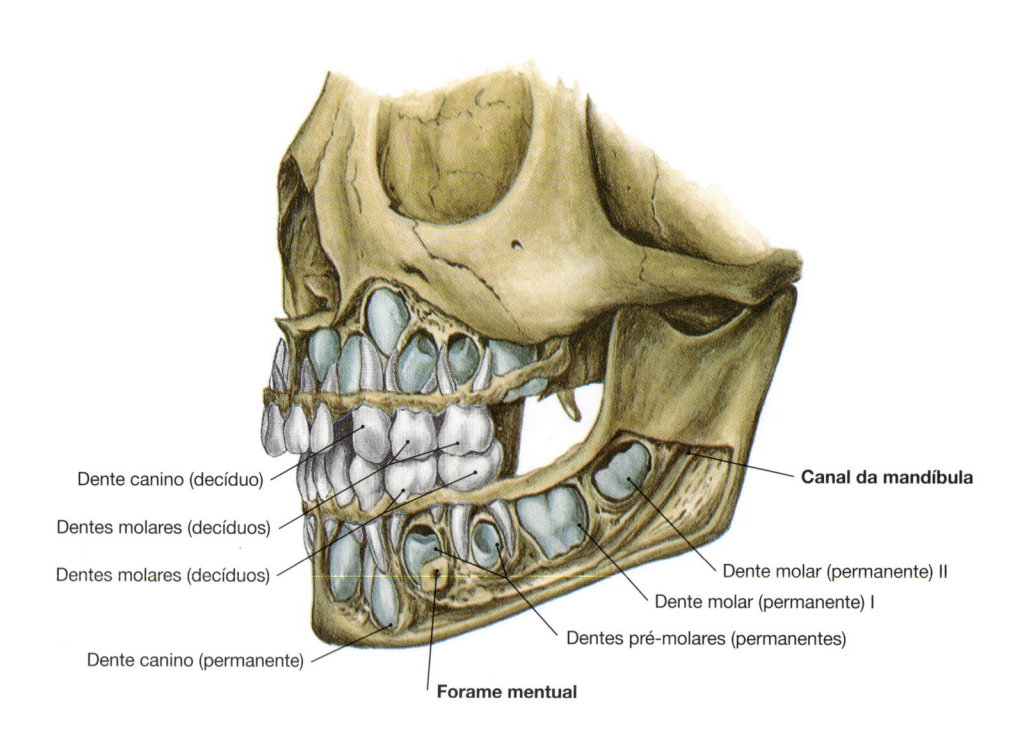

Figura 8.151 Maxila e mandíbula de uma criança de 5 anos; dentes decíduos e primórdios dos dentes permanentes, vista lateral. [S700]
A estrutura do terceiro dente molar (dentição permanente) não é mostrada.

Labels (Figura 8.151):
- Dente canino (decíduo)
- Dentes molares (decíduos)
- Dentes molares (decíduos)
- Dente canino (permanente)
- **Canal da mandíbula**
- Dente molar (permanente) II
- Dente molar (permanente) I
- Dentes pré-molares (permanentes)
- **Forame mentual**

Maxila e Mandíbula, Radiografia dos Dentes

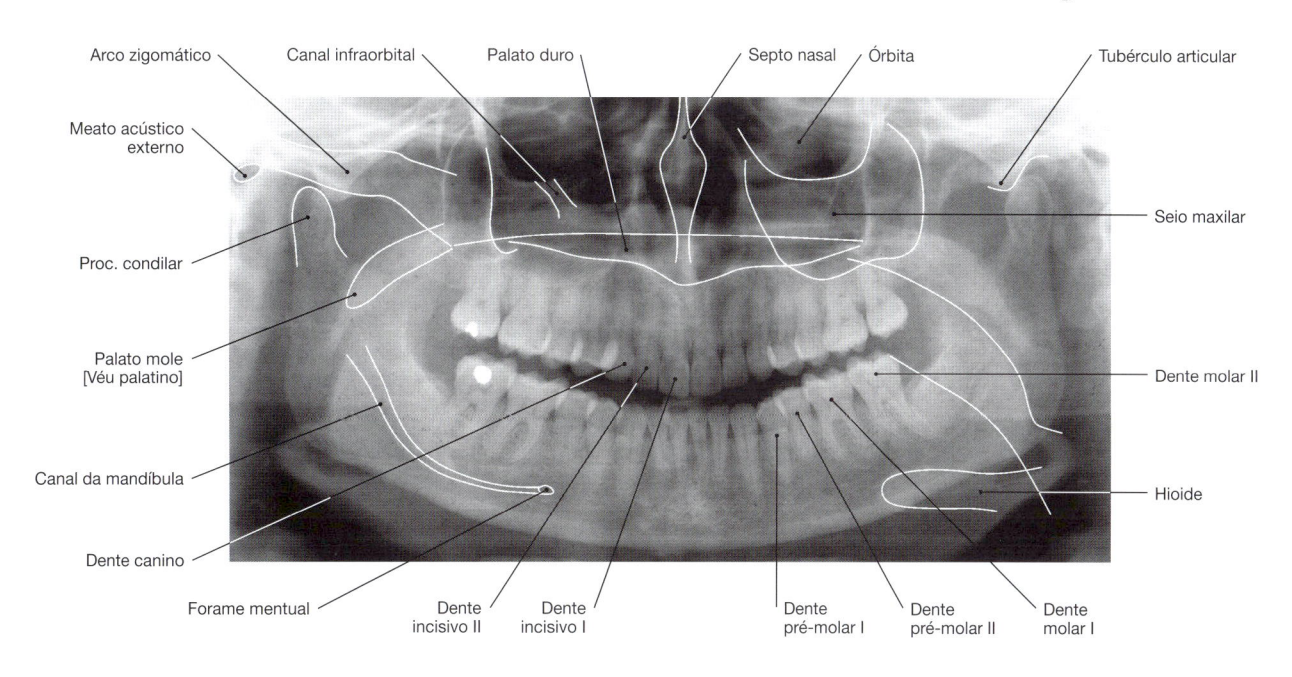

Figura 8.152 Maxila e mandíbula, sem dentes serotinos; radiografia panorâmica. [S700]

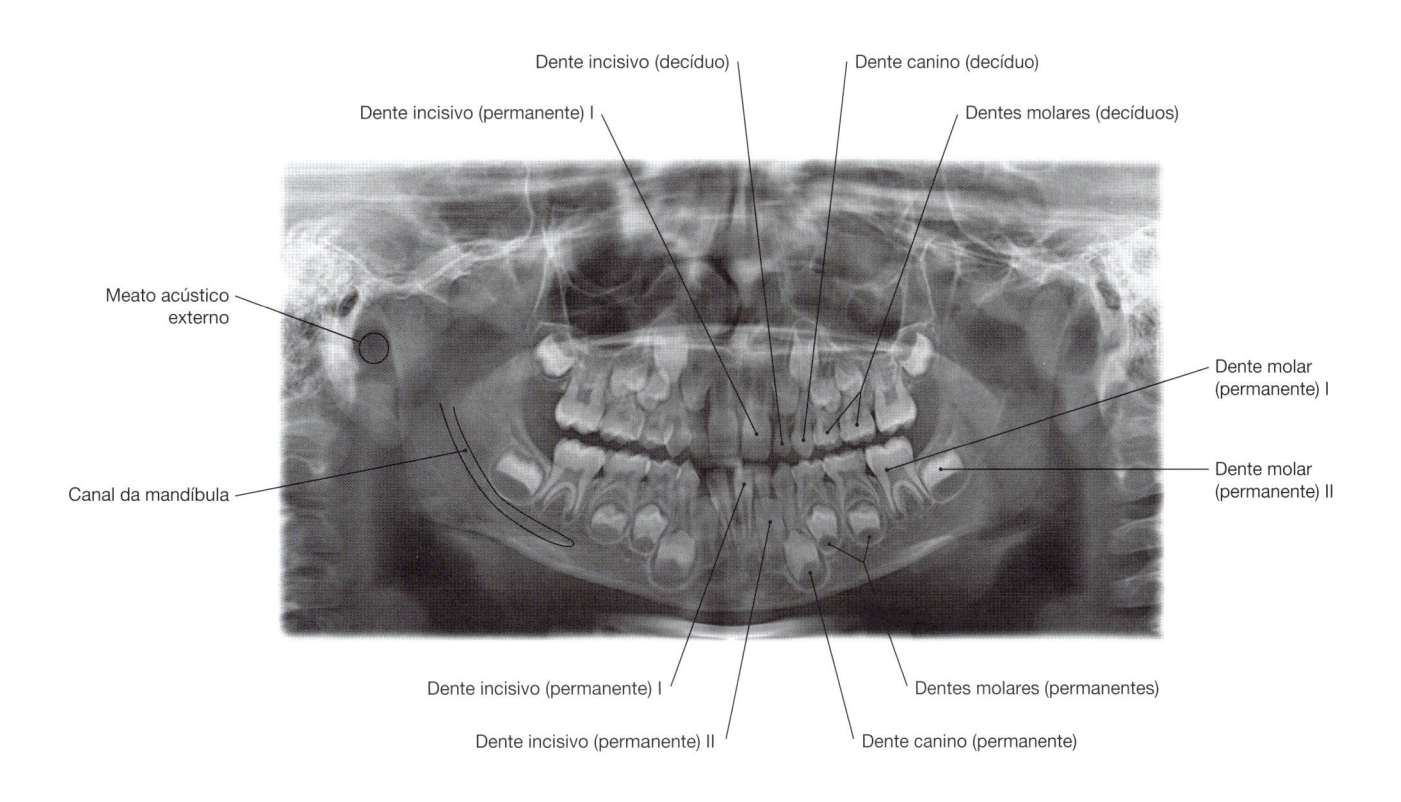

Figura 8.153 Maxila e mandíbula, criança de 5 anos; radiografia panorâmica. [S700-T884]

Boca e Cavidade Oral

Irrigação Sanguínea e Inervação dos Dentes

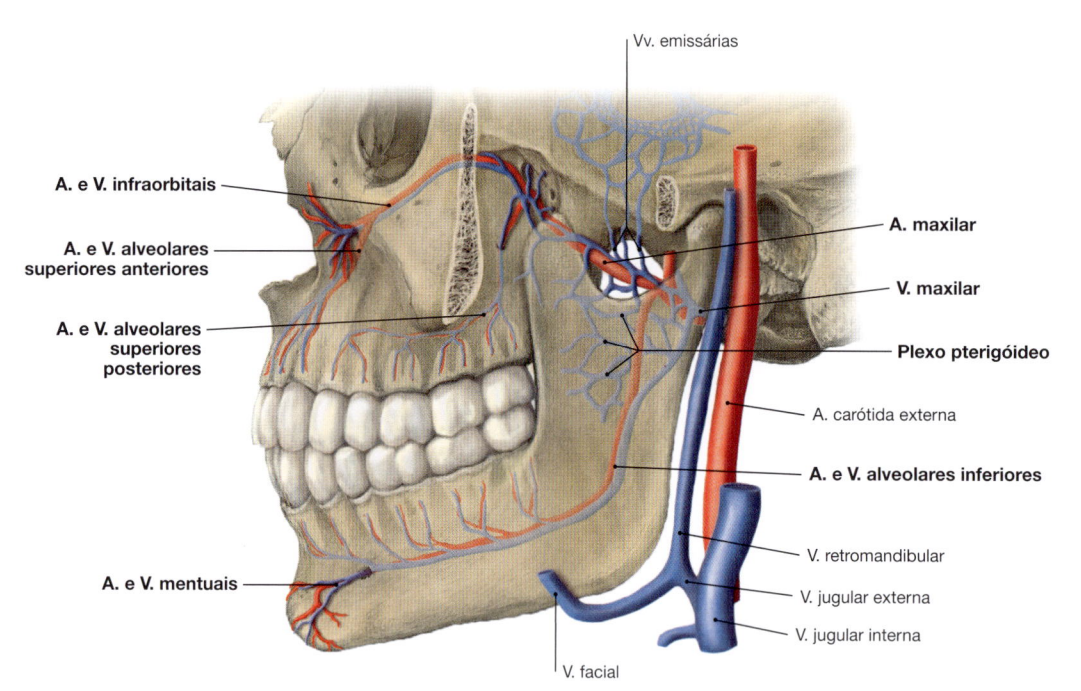

Figura 8.154 Suprimento vascular dos dentes. [S700-L284]
O suprimento arterial dos dentes laterais superiores provém da A. maxilar, através da **A. alveolar superior posterior**, enquanto o dos dentes frontais superiores provém da **A. infraorbital**. Os dentes e a gengiva da **mandíbula** são supridos pela **A. alveolar inferior**, que segue no canal da mandíbula. As veias que acompanham as artérias drenam o sangue para o **plexo pterigóideo**.

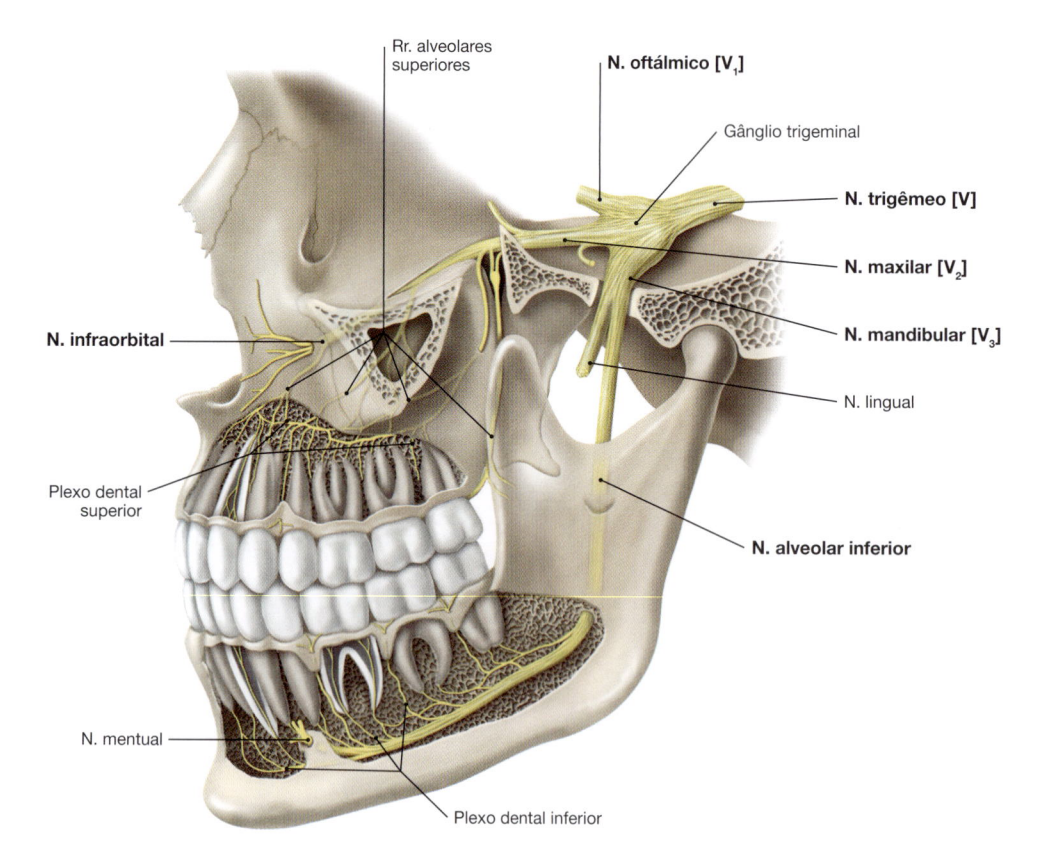

Figura 8.155 Inervação dos dentes, lado esquerdo; vista lateral. [S700-L275]
A inervação sensitiva dos dentes ocorre através do N. maxilar [V$_2$] e do N. mandibular [V$_3$], ramos do N. trigêmeo [V]. Os **dentes da maxila** recebem inervação sensitiva a partir do plexo dental superior, composto pelos Rr. alveolares superiores posteriores, médios e anteriores dos Nn. alveolares superiores, derivados do N. infraorbital. Os **dentes da mandíbula** são inervados pelo plexo dental inferior, formado pelo N. alveolar inferior e que se divide nos Rr. dentais inferiores. Além disso, a região dos dentes frontais na mandíbula é alcançada pelo N. mentual. A inervação da gengiva é ainda mais complexa do que a inervação dos dentes. (→ Figura 8.165).

Correlações Clínicas

Correlações clínicas

Em virtude do formato diferente do terceiro molar ou dente serotino (**dente do siso**) e da formação diferente da mandíbula, deve-se tomar uma decisão para cada paciente, se os dentes do siso podem ser alinhados ou devem ser extraídos (→ Figura a). Os ortodontistas usam **aparelhos ortodônticos** como uma ajuda temporária para alinhar e corrigir a posição dos dentes para uma mordida adequada e melhorar a saúde dental (→ Figura b).

a Radiografia panorâmica da maxila e da mandíbula de um adulto; 1: incisivo I, 2: incisivo II; 3: canino; 4: pré-molar I; 5: pré-molar II; 6: molar I; 7: molar II; 8: molar III (dente do siso).
b Aparelhos ortodônticos nos dentes superiores e inferiores em um adulto.
[S700-T1129]

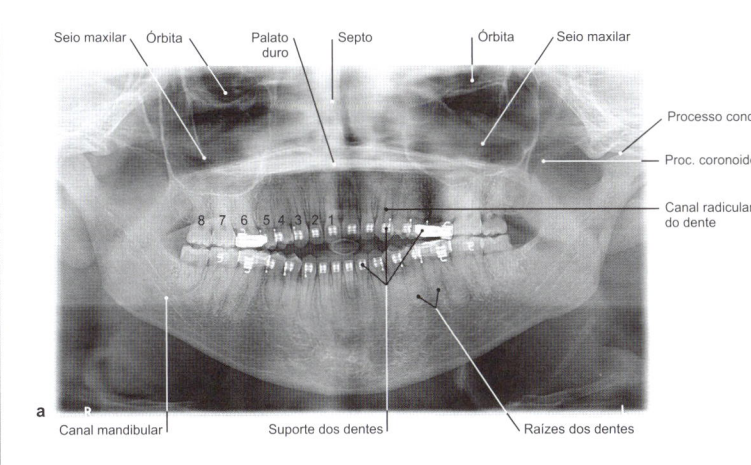

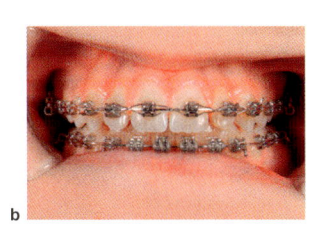

Correlações clínicas

Fraturas da mandíbula são comuns. A estrutura em forma de U da mandíbula explica os diferentes tipos de fraturas mandibulares, particularmente no nível dos caninos e do dente serotino (setas na → Figura). No local da fratura, o sangue extravascular se acumula no tecido frouxo do assoalho da boca e causa pequenos sangramentos puntiformes sob a pele (**equimoses**), um sinal típico de fraturas mandibulares.

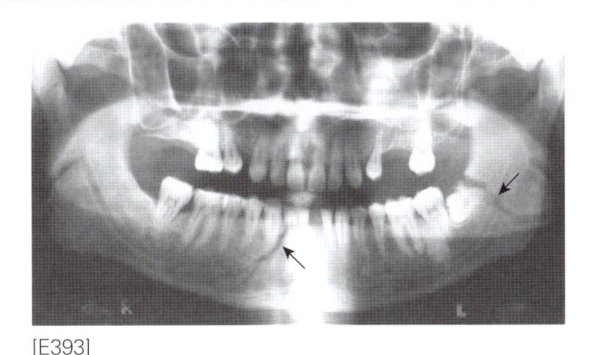

[E393]

Correlações clínicas

Em virtude da inervação variada dos dentes e da gengiva na maxila, para anestesia local, o dente a ser anestesiado deve ser infiltrado (**anestesia por infiltração**).

Para os dentes da mandíbula, pode ser realizada **anestesia de condução**. Consequentemente, o N. alveolar inferior é anestesiado um pouco antes de sua entrada no canal da mandíbula. A anestesia complementar do N. lingual provoca distúrbios sensitivos na região da respectiva metade da língua, com exceção do ápice da língua. O ramo terminal do N. alveolar inferior também é envolvido, de modo que a região do mento e partes do lábio inferior não apresentam mais sensibilidade.

A anestesia por infiltração local tem como alvo os ramos do N. infraorbital (de V_2) e do N. alveolar inferior (de V_3). O objetivo é anestesiar partes da gengiva, lábios, mento e língua de forma direcionada, uma vez que todos os ramos terminais do N. infraorbital e do N. alveolar inferior também serão anestesiados.

Abreviaturas: ASA = bloqueio alveolar superior anterior, B = bloqueio bucal, P = bloqueio palatino, AI = bloqueio alveolar inferior, IN = bloqueio incisivo, IO = bloqueio infraorbitário, ASM = bloqueio alveolar superior médio, NP = bloqueio nasopalatino, ASP = bloqueio alveolar superior posterior.

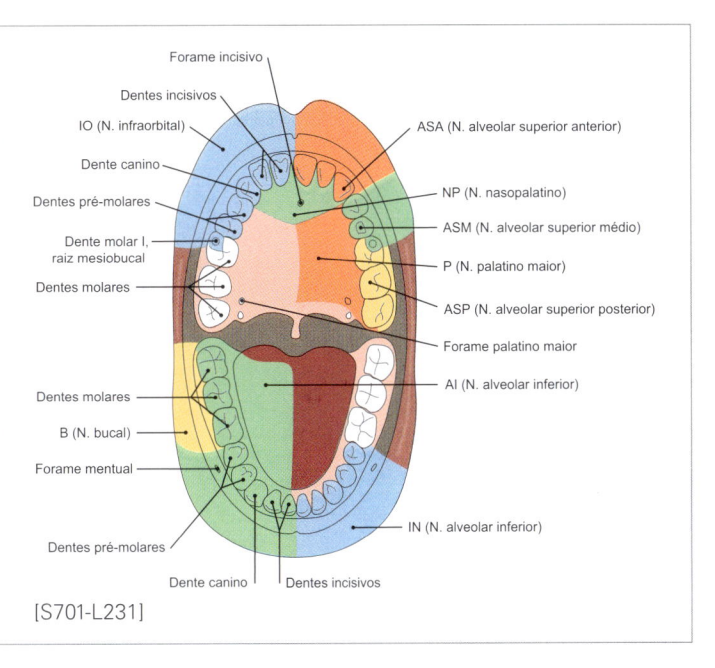

[S701-L231]

Boca e Cavidade Oral

Fossa Pterigopalatina e Gânglio Pterigopalatino

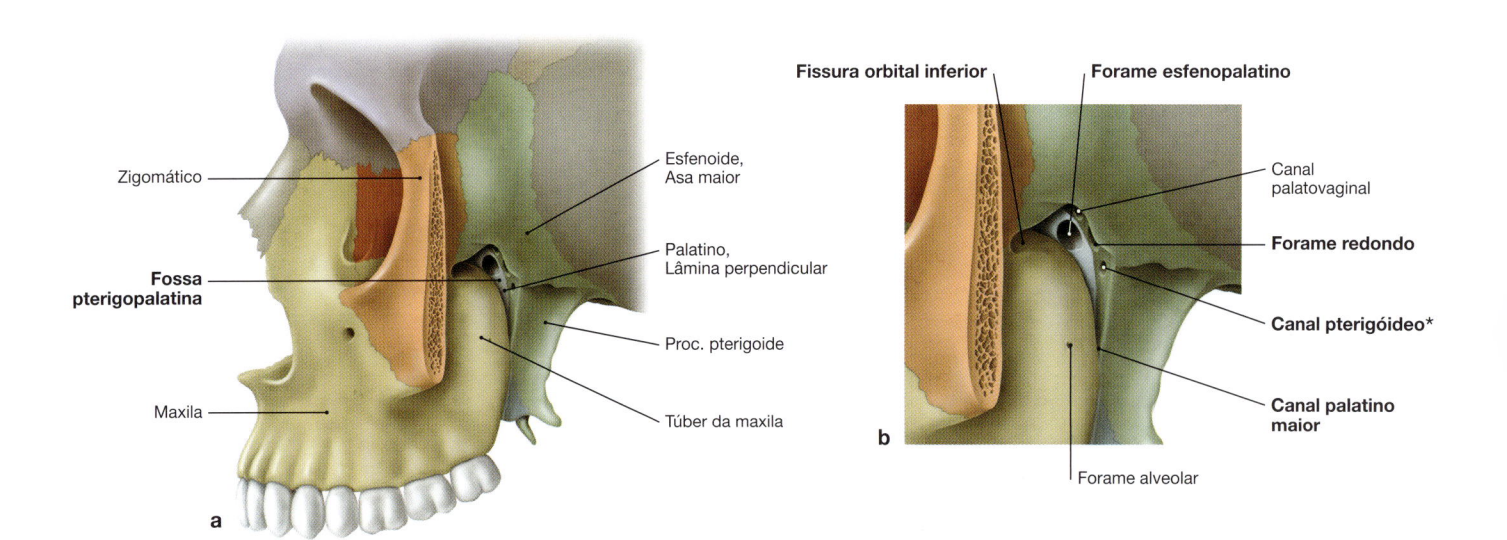

Figura 8.156a e b   Fossa pterigopalatina, lado esquerdo; vista lateral; ver correlação de cores na p. xii. [S700-L275]
a   Visão geral.
b   Ampliação da região.

A fossa pterigopalatina é uma região de conexões nervosas entre a fossa média do crânio, a órbita e o nariz. A maxila, o palatino e o esfenoide delimitam esta fossa. Ela é delimitada anteriormente pelo túber da maxila, posteriormente pelo Proc. pterigoide, medialmente pela lâmina perpendicular do palatino e superiormente pela asa maior do esfenoide. Em direção superior, ocorre a transição para a fissura orbital inferior. Posteriormente, a fossa se abre no espaço retrofaríngeo; lateralmente, ela se abre amplamente na fossa infratemporal.

* Canal vidiano (canal pterigóideo)

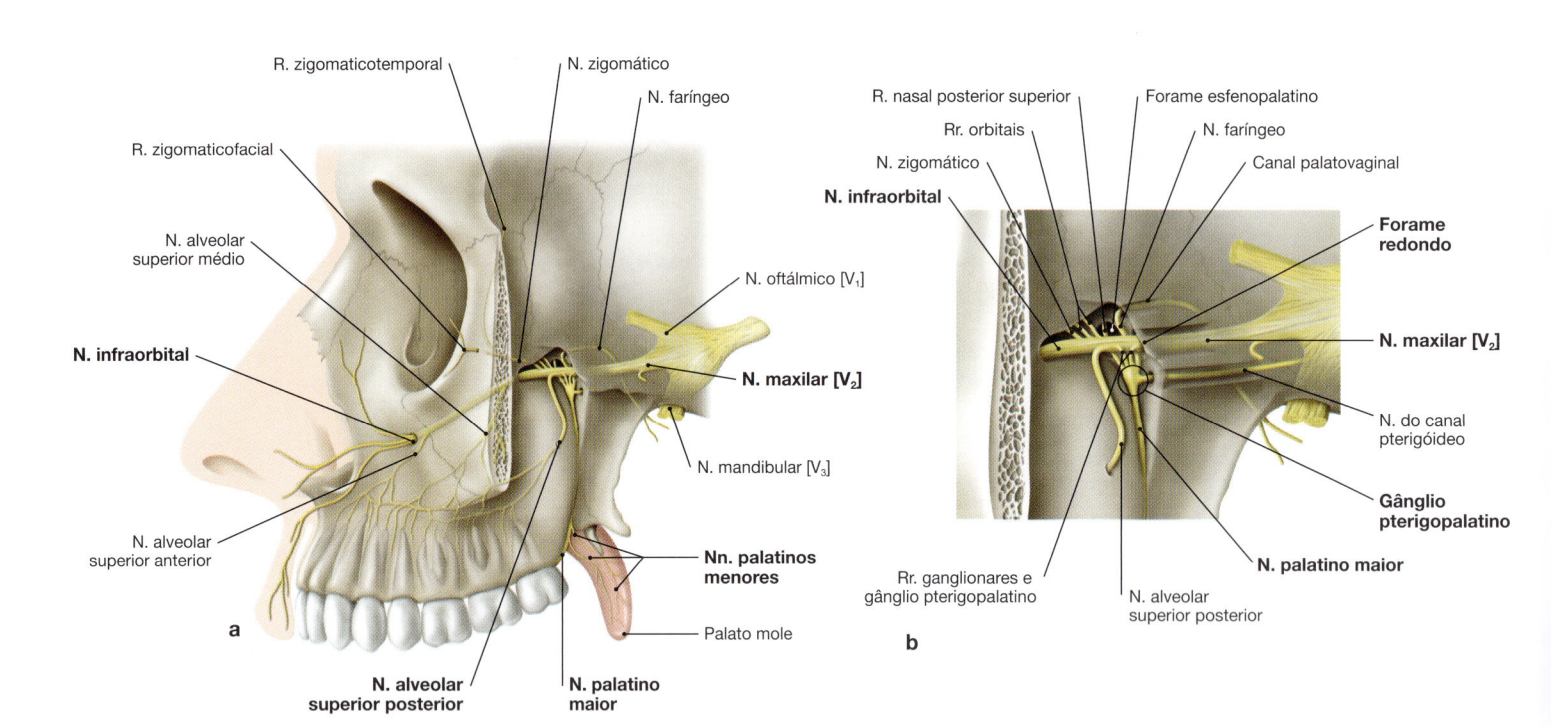

Figura 8.157a e b   N. maxilar [V$_2$], lado esquerdo; vista lateral. [S700-L275]
a   Ramos terminais.
b   Relação espacial com o gânglio pterigopalatino.

O N. maxilar [V$_2$] entra pelo **forame redondo**, através da base do crânio, na fossa pterigopalatina, e sai pela **fissura infraorbital**. Na fossa pterigopalatina originam-se os Rr. orbitais do N. zigomático e do N. alveolar superior posterior, e também Rr. ganglionares para o gânglio pterigopalatino.

O N. maxilar (V$_2$) emite ramos para o **gânglio pterigopalatino** (fibras nervosas sensitivas) e daí para os palatos duro e mole. Via N. facial [VII] (N. intermédio), N. petroso maior e N. do canal pterigóideo, fibras parassimpáticas atingem o núcleo salivatório superior e o gânglio pterigopalatino e passam de pré-ganglionares para pós-ganglionares. As fibras pós-ganglionares inervam as glândulas lacrimais, nasais e palatinas. As fibras simpáticas pós-ganglionares provêm do N. carótico interno (plexo carótico interno), formam o N. petroso profundo e atravessam o gânglio pterigopalatino para as glândulas lacrimais, nasais e palatinas.

Fossa Pterigopalatina

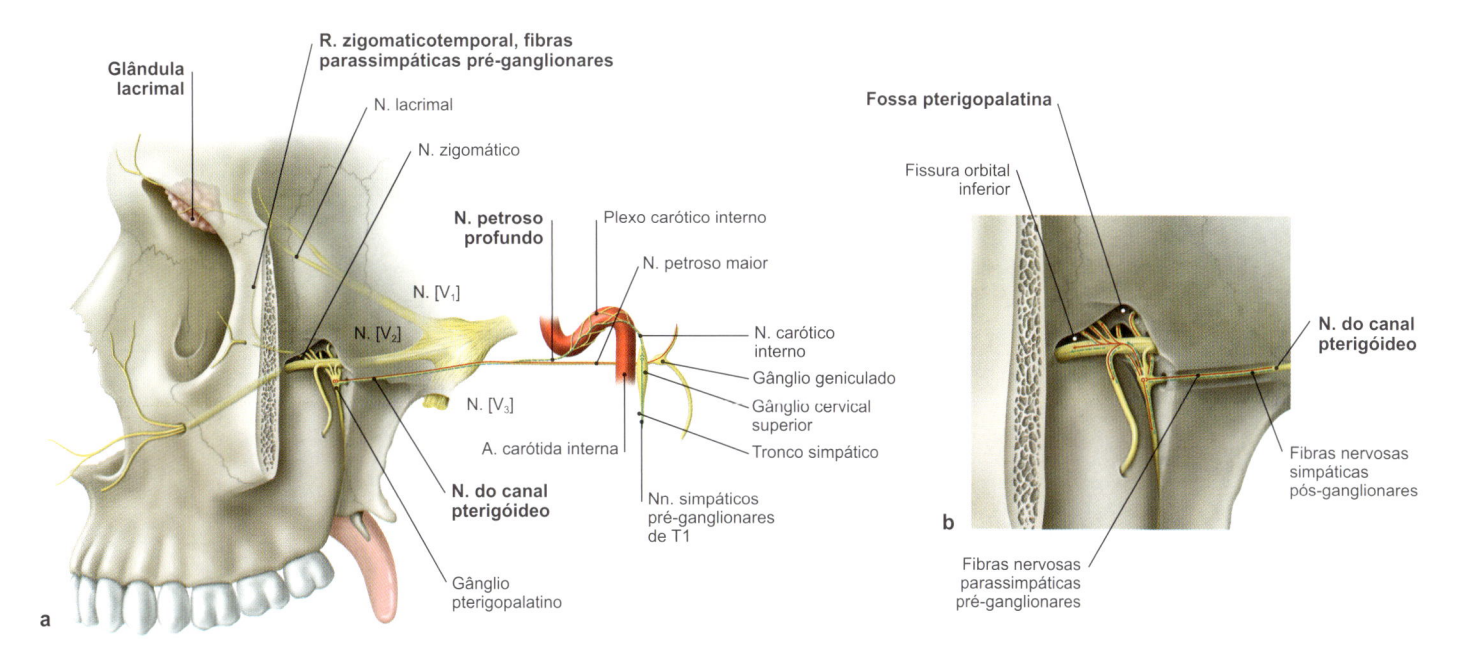

Figura 8.158a e b   N. do canal pterigóideo, lado esquerdo; vista lateral. [S700-L275]
a   Visão geral.
b   Nervos na fossa pterigopalatina.
As fibras **parassimpáticas pré-ganglionares** do N. facial [VII], que formam o N. petroso maior, seguem para o gânglio pterigopalatino e aí fazem conexões sinápticas com neurônios ganglionares, cujas fibras pós-ganglionares, em seguida, se projetam para as glândulas lacrimais, nasais e palatinas. As fibras **simpáticas pós-ganglionares** vêm do plexo carótico interno e se agregam para formar o N. petroso profundo, estendendo-se através do gânglio pterigopalatino sem estabelecer conexões sinápticas. Elas também atingem as glândulas lacrimais, nasais e palatinas.

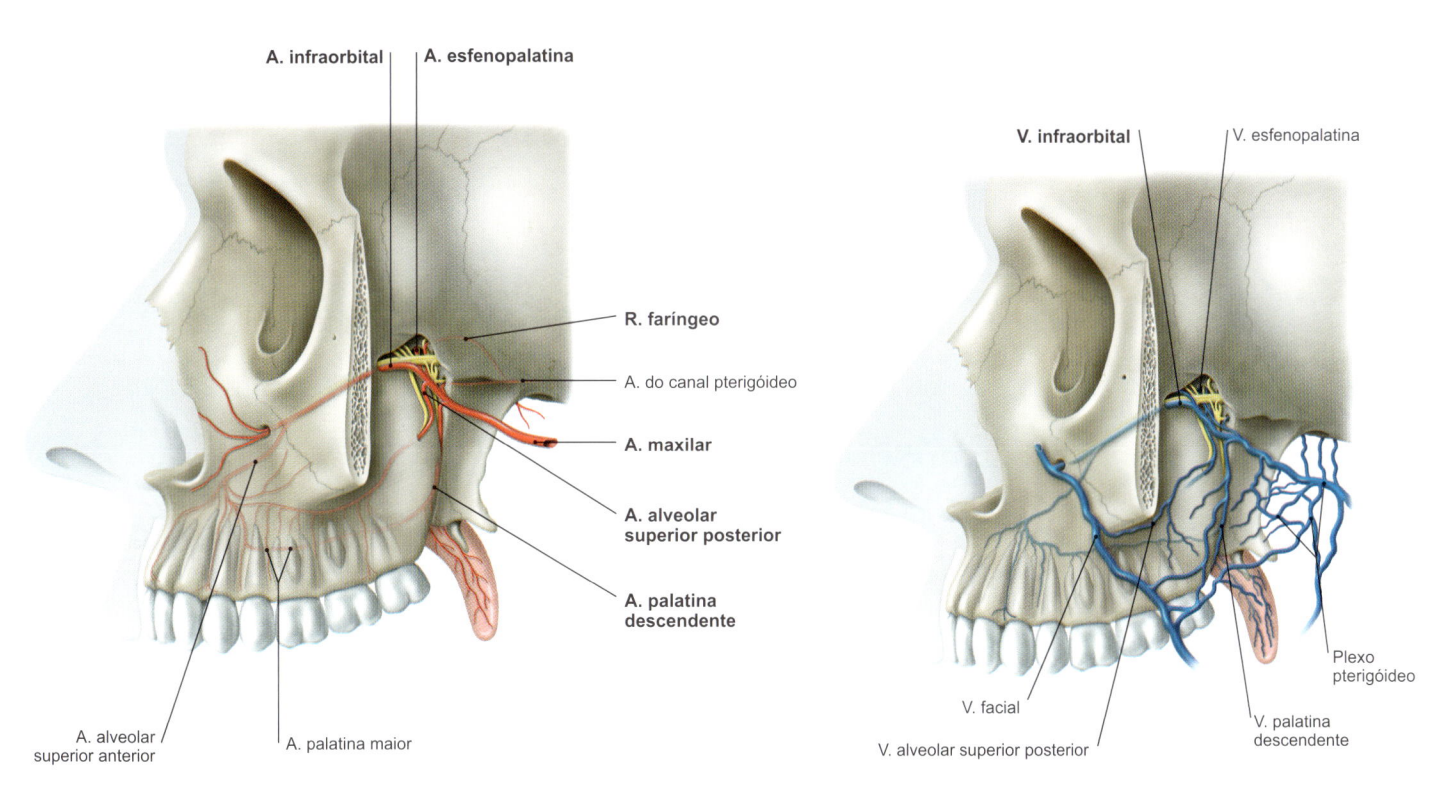

Figura 8.159   A. maxilar na fossa pterigopalatina, lado esquerdo; vista lateral. [S700-L275]
Na fossa pterigopalatina, a A. maxilar se divide em seus **ramos terminais**: Aa. infraorbital, esfenopalatina, alveolar superior e posterior, palatina descendente e R. faríngeo.

Figura 8.160   Veias da fossa pterigopalatina, lado esquerdo; vista lateral. [S700-L275]
A drenagem venosa ocorre a partir das Vv. infraorbital, esfenopalatina, alveolar superior posterior e palatina descendente e, em seguida, para o **plexo pterigóideo**, que se localiza na fossa infratemporal.

Correlações clínicas

Uma lesão das fibras parassimpáticas que saem do encéfalo como parte do N. facial [VII] e finalmente se estendem com ramos do N. oftálmico [V₁] para as glândulas lacrimais pode reduzir a produção de lágrimas e, com isso, provocar **xeroftalmia**.

Boca e Cavidade Oral

Palato e Músculos do Palato

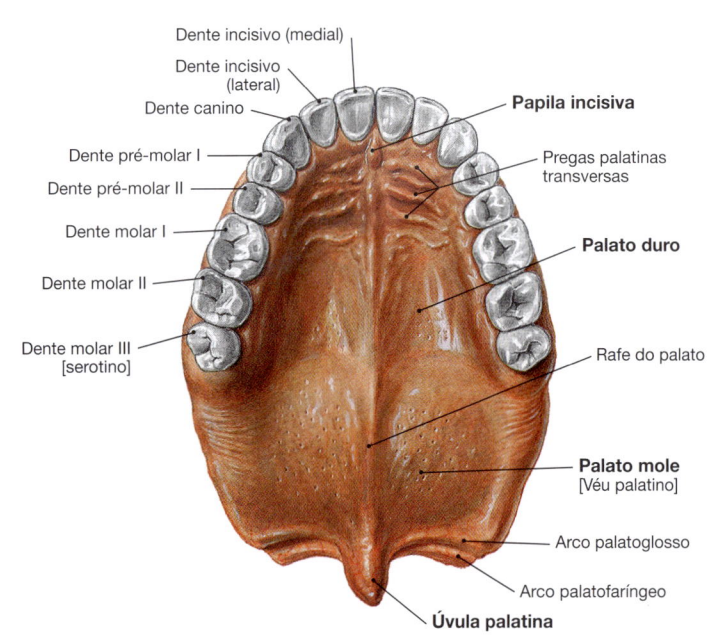

Figura 8.161 Palato duro e palato mole; vista inferior. [S700]
O palato forma o teto da cavidade oral e o assoalho da cavidade nasal. Deste modo, ele separa as cavidades oral e nasal. Anteriormente, ele é composto pelo palato duro e, posteriormente, pelo palato mole.
O **palato duro** está envolvido na articulação de consoantes e atua com a língua na espremedura de alimentos como ponto de apoio. Para tanto, de ambos os lados da linha média encontram-se várias pregas palatinas transversas da mucosa, também denominadas rugas palatinas. Elas atuam na trituração e na retenção dos alimentos.
O **palato mole** é flexível e, durante a deglutição, separa a parte nasal da faringe da via digestória, posicionando-se junto à parede posterior da faringe.

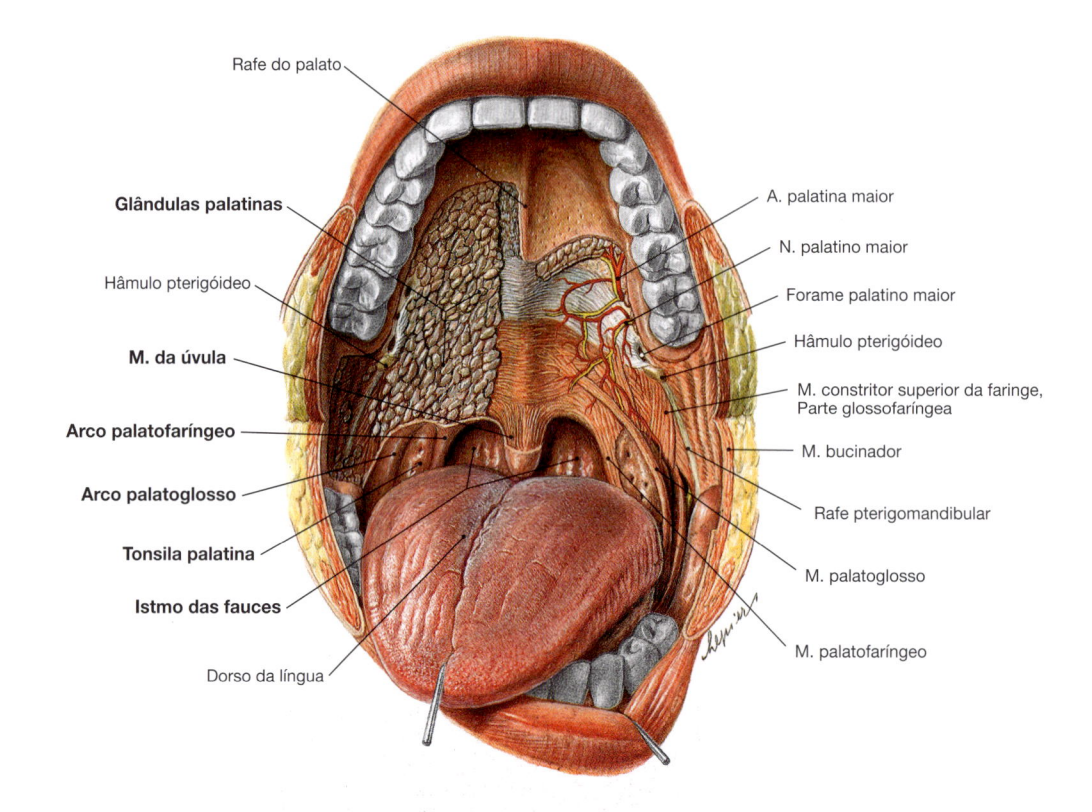

Figura 8.162 Cavidade oral e músculos do palato; vista anterior. [S700]
O palato duro é recoberto por uma espessa mucosa, fundida ao periósteo de modo a se tornar imóvel. Abaixo da mucosa – portanto, na tela submucosa – encontram-se, no palato, agregados de pequenas glândulas salivares (glândulas palatinas). O palato mole, que é móvel, estende-se posteriormente e, em sua extremidade, termina na úvula. A úvula é composta por musculatura estriada esquelética (M. da úvula) e glândulas salivares menores.

De cada lado, os **arcos palatinos** (arco palatoglosso e arco palatofaríngeo), cujas bases estruturais são músculos de mesmo nome (Mm. palatoglosso e palatofaríngeo), irradiam-se para o palato mole e para a úvula. Os arcos palatinos envolvem, de cada lado, a tonsila palatina. Por meio dos arcos palatinos, forma-se o **istmo das fauces**; trata-se da entrada de natureza muscular e móvel da faringe.

→ T 4

Correlações clínicas

A **formação de fendas no palato, na maxila e na face** pode se manifestar de forma muito diferente. As fendas resultam de proliferação insuficiente de mesênquima, com falha de fusão dos processos maxilares e nasais. A fenda labial (lábio superior) pode ser unilateral ou bilateral. Formas graves continuam mais para trás como **fendas labiomaxilopalatinas** (frequência de 1 em cada 2.500 nascimentos) e afetam mais frequentemente as meninas. **Fendas palatinas isoladas** formam-se quando as metades do palato secundário não se fundem uma com a outra ou com o palato primário. A forma menos grave é a **úvula bífida**. Essas fendas não são de causa genética, mas podem ser atribuídas à deficiência de ácido fólico na alimentação da mãe durante o período de gestação.

Desenvolvimento, Irrigação Sanguínea e Inervação do Palato

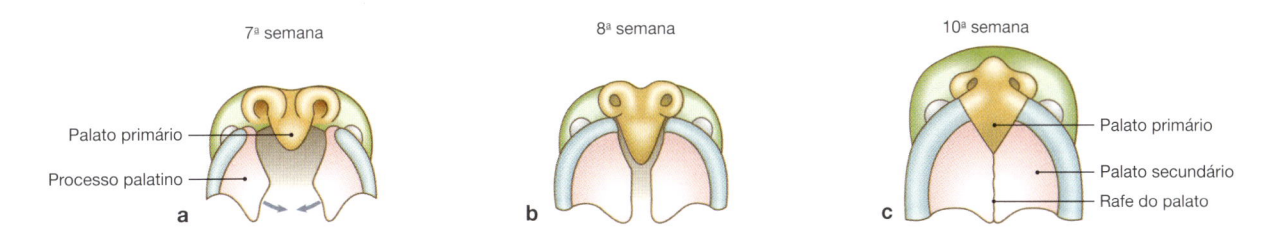

Figura 8.163a-c   Desenvolvimento do palato, separação dos espaços nasal e faríngeo. [E838]
A partir dos processos nasais mediais, origina-se, mais posteriormente, o segmento intermaxilar, do qual se formam o filtro do lábio superior, uma parte da maxila (com os quatro dentes incisivos) e uma parte do palato (denominada palato primário). O palato primário projeta-se da região anterior para o espaço nasofaríngeo. A parte principal do palato ósseo definitivo desenvolve-se a partir dos processos palatinos, originados dos processos maxilares. Na 7ª semana, a língua se desloca para baixo, os processos palatinos se alinham na posição horizontal, crescem um em direção ao outro de modo a separar as cavidades nasal e oral e se fundem na linha média, formando o palato secundário. Anteriormente, os processos palatinos se fundem com o palato primário.

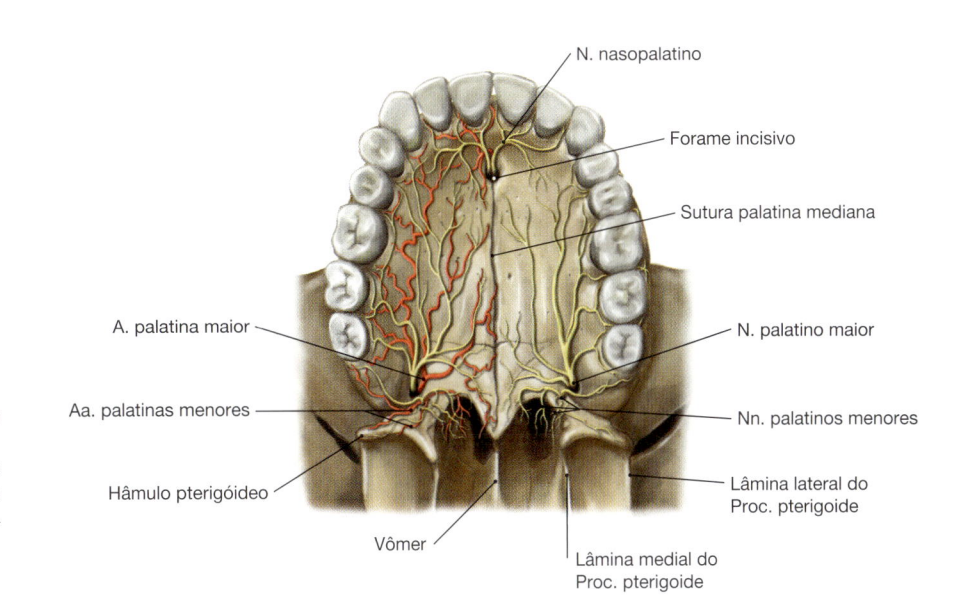

Figura 8.164   Irrigação arterial e inervação do palato; vista inferior. [S702-L266]
Os vasos sanguíneos e os nervos chegam ao palato, a partir do crânio, através do forame incisivo e dos forames palatinos maior e menor. Os nervos são ramos do N. maxilar [V_2].

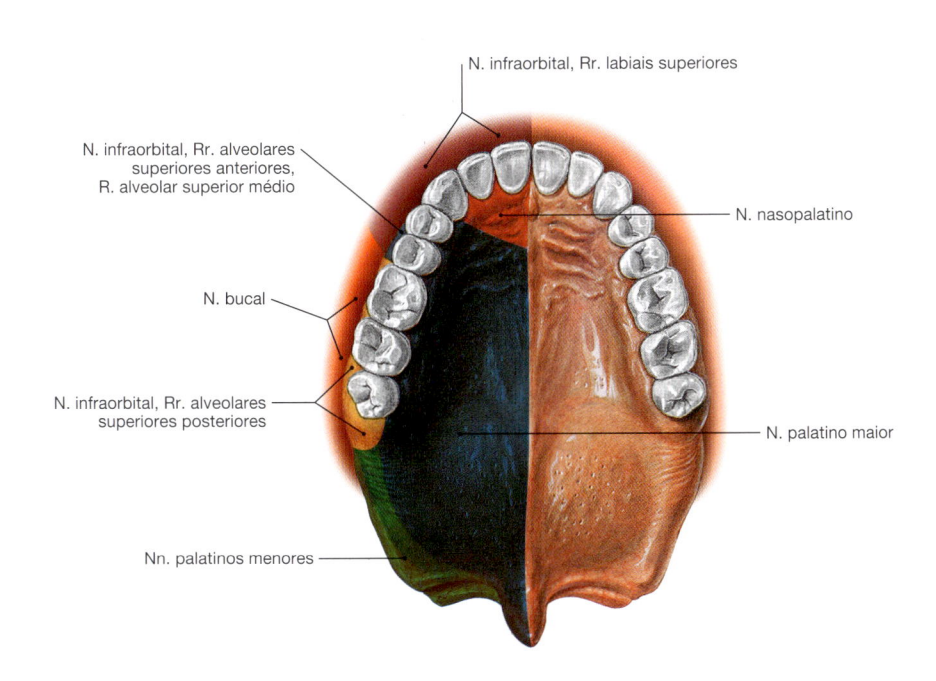

Figura 8.165   Inervação sensitiva da mucosa dos palatos duro e mole, bem como da gengiva e do vestíbulo da boca; vista inferior. [S700]
A inervação sensitiva da mucosa dos palatos, do lábio superior, das bochechas e da gengiva é suprida por ramos do N. trigêmeo [V]: N. maxilar [V_2] juntamente com o N. bucal do N. mandibular [V_3].

Boca e Cavidade Oral

Músculos do Palato

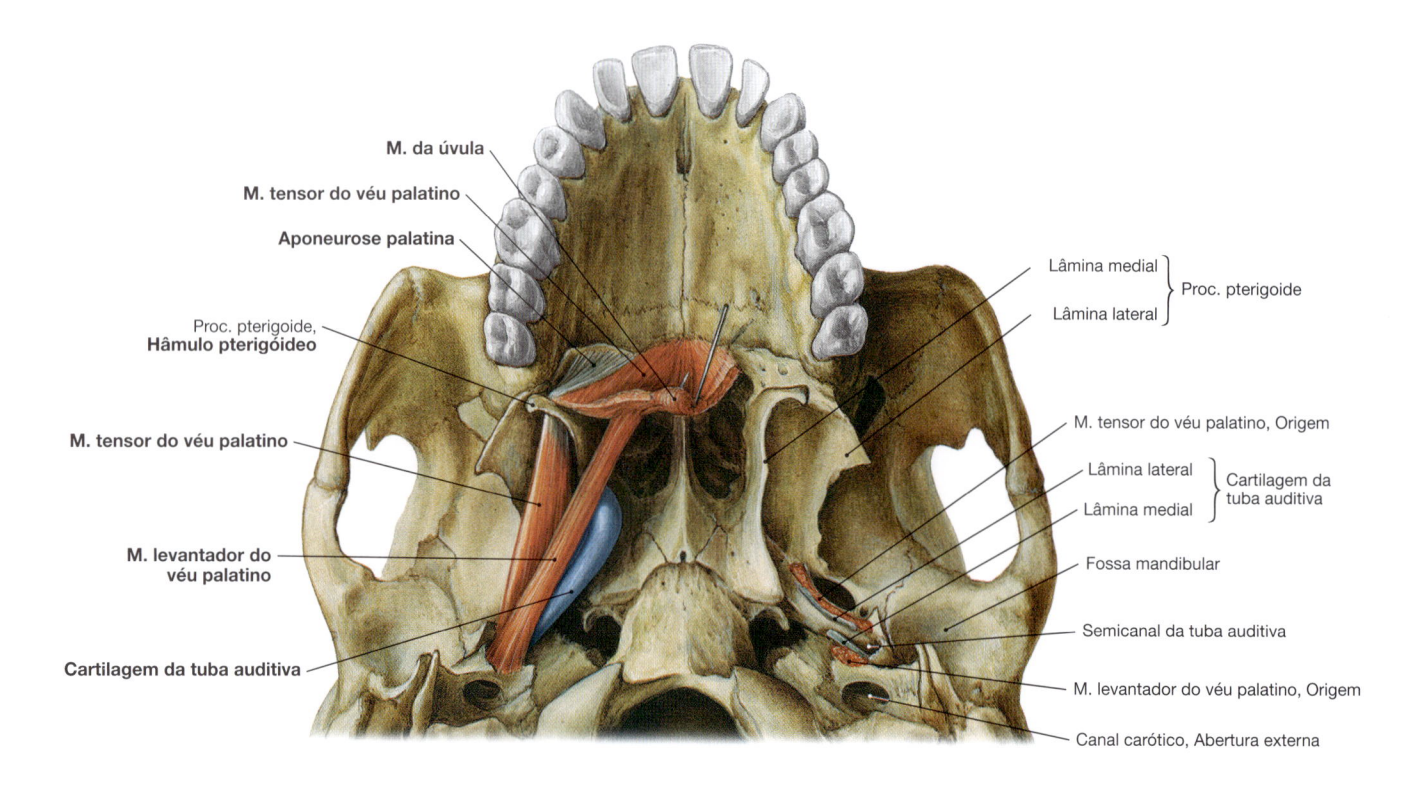

Figura 8.166   M. levantador do véu palatino, M. tensor do véu palatino e cartilagem da tuba auditiva; vista inferior. [S700]
O M. tensor do véu palatino e o M. levantador do véu palatino se irradiam em meio à **aponeurose palatina**. Ambos os músculos estão fixados à base do crânio. O M. tensor do véu palatino utiliza o hâmulo pterigóideo como um hipomóclio (superfície de deslizamento). Os músculos tensionam o palato mole para trás e para cima durante a contração e atuam no **fechamento entre as partes nasal e oral da faringe**, no processo de deglutição. Além disso, atuam na abertura da tuba auditiva (→ Figura 10.36).

→ T 4

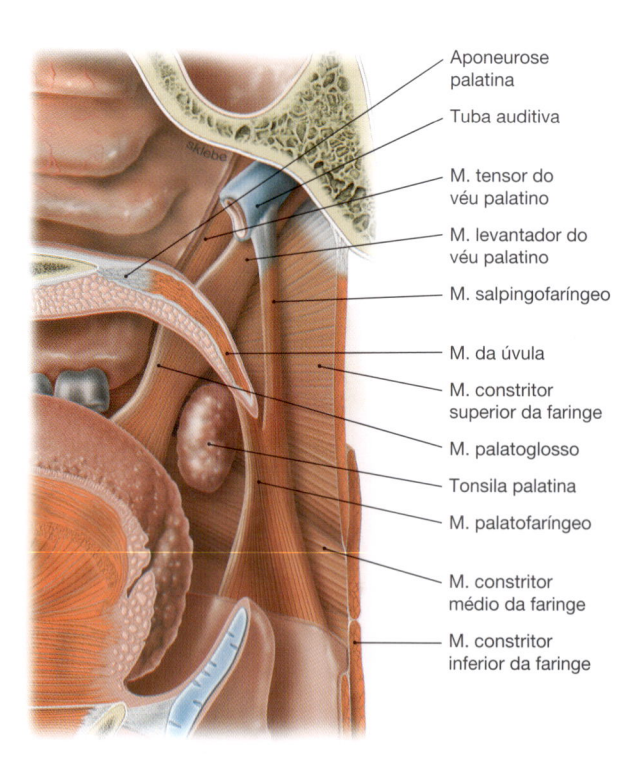

Figura 8.167   Músculos do palato mole, direita; vista da esquerda. [S702-L238]/[E633-003]
Além do M. tensor do véu palatino e do M. levantador do véu palatino, mostrados na → Figura 8.166, que são responsáveis pela elevação do palato mole, bem como pela abertura da tuba auditiva, o M. da úvula, que comprime as glândulas salivares da mucosa da úvula, o M. palatoglosso e o M. palatofaríngeo se irradiam para a **aponeurose palatina**. Os dois últimos músculos movem o palato mole para baixo durante a contração e são responsáveis, após deglutição, pela abertura **entre as partes oral e nasal da faringe**.

Tonsila Palatina, Localização e Irrigação

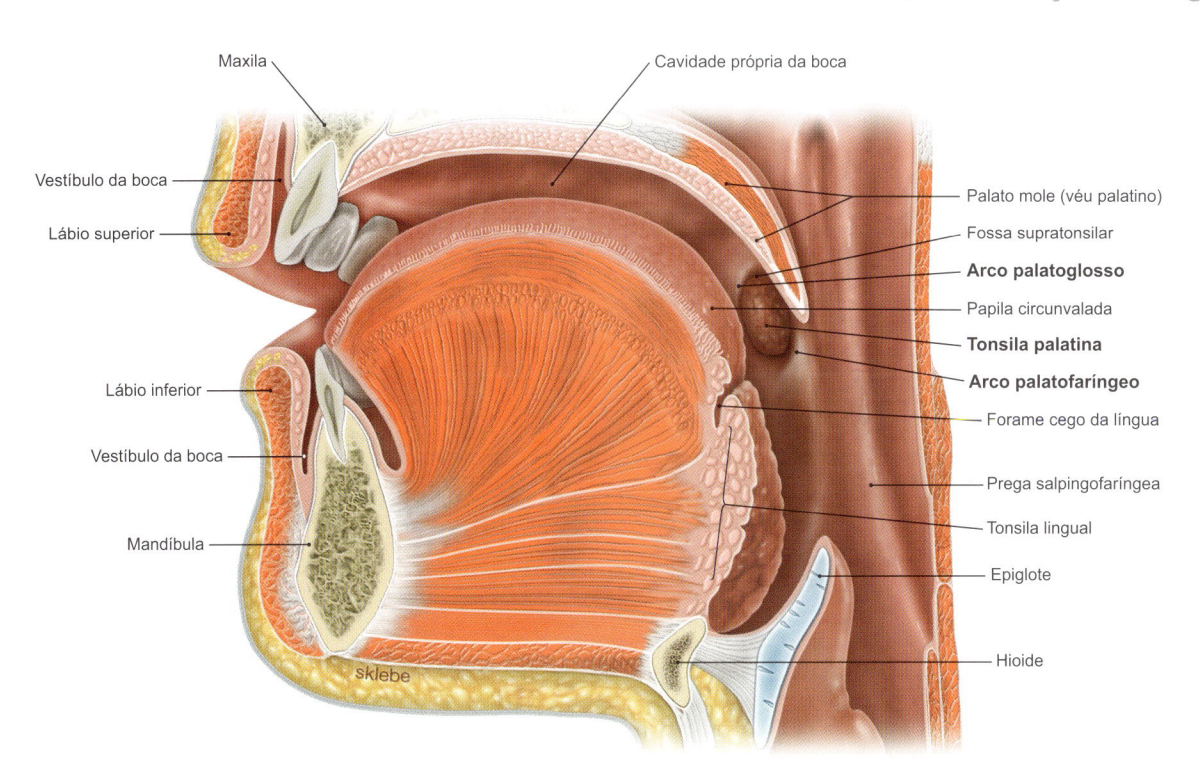

Figura 8.168 Língua na cavidade oral; vista medial de corte sagital da cavidade oral. [S700-L238]
Posteriormente ao sulco terminal, a raiz da língua se conecta com a tonsila lingual. A tonsila lingual é parte do anel linfático da faringe (de Waldeyer), ao qual também pertencem as tonsilas palatinas, situadas entre os arcos palatinos (arcos palatoglosso e palatofaríngeo).

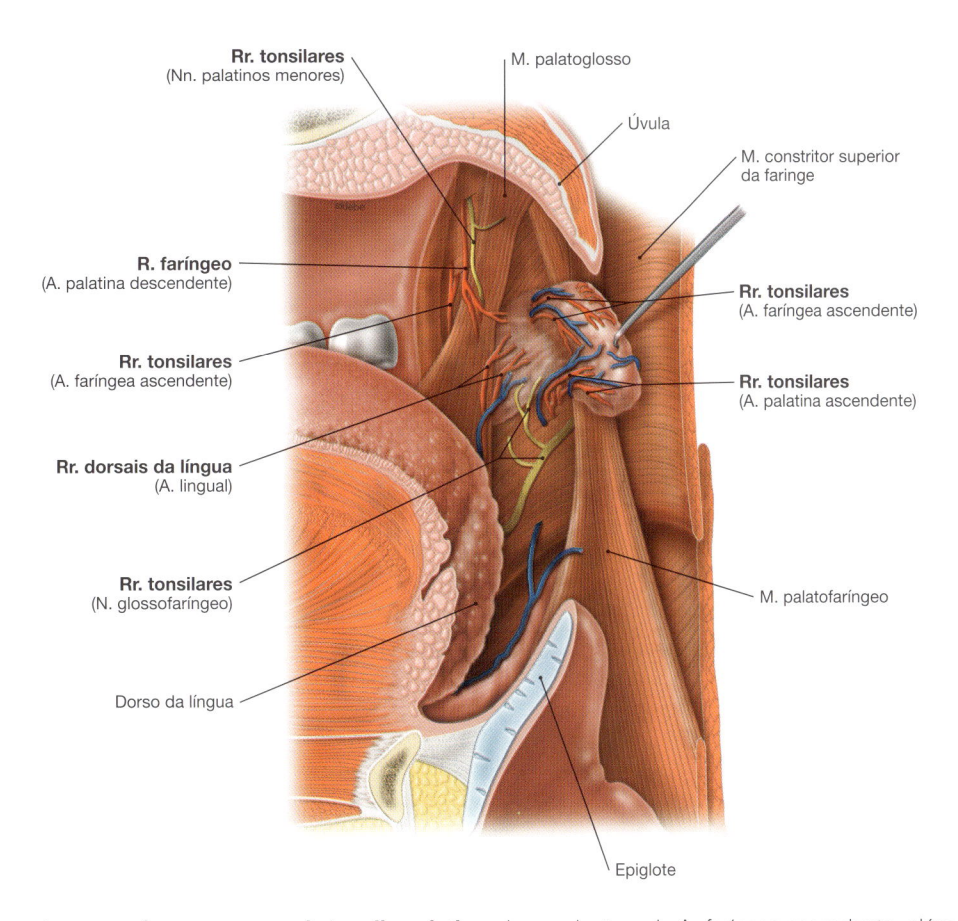

Figura 8.169 Suprimentos sanguíneo e nervoso da tonsila palatina, lado direito; vista medial. [S702-L238]
No suprimento sanguíneo da tonsila palatina, estão envolvidos os **Rr. tonsilares** da A. palatina ascendente, os Rr. faríngeos da A. palatina descendente e da A. faríngea ascendente, além dos Rr. dorsais da A. lingual. A inervação do leito tonsilar provém dos **Rr. tonsilares** dos Nn. palatinos menores e do N. glossofaríngeo [IX].

Boca e Cavidade Oral

Tonsila Palatina, Localização e Irrigação

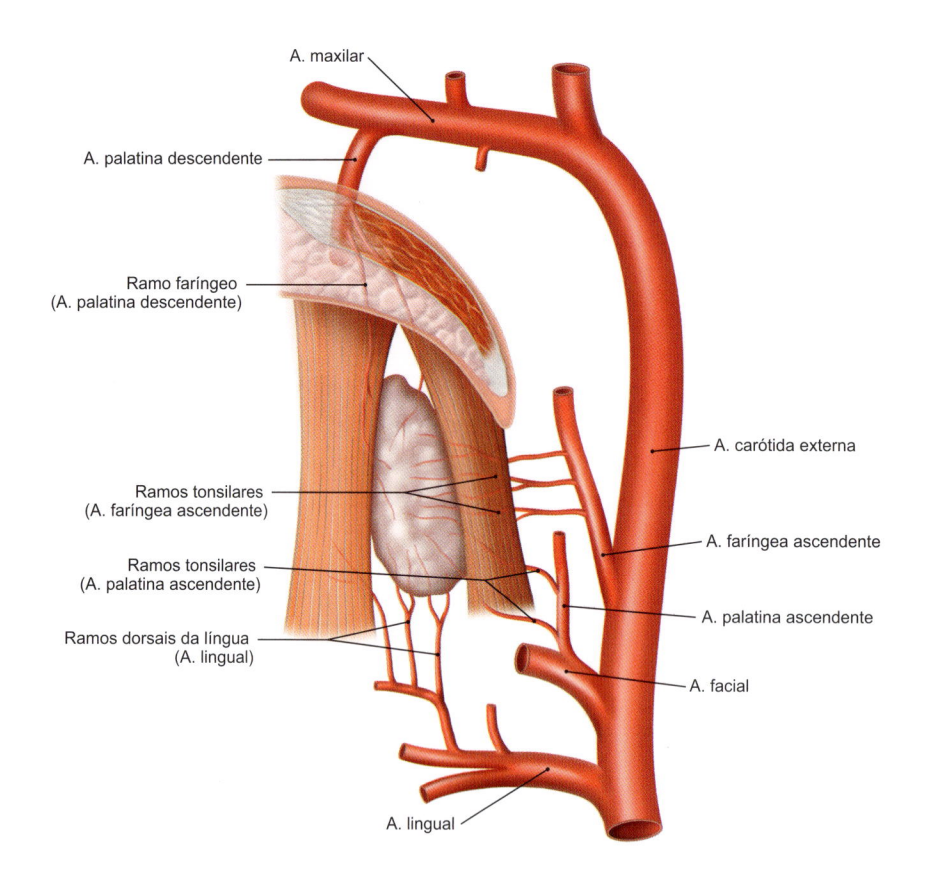

Fígura 8.170   Irrigação das tonsilas palatinas, lado direito; vista medial, esquema. [S700-L275]
A irrigação arterial da tonsila palatina provém de:
- R. faríngeo da **A. palatina descendente**, ramo da A. maxilar
- Rr. faríngeos da **A. faríngea ascendente**, ramo da A. carótida externa
- Rr. tonsilares da **A. palatina ascendente**, ramo da A. facial
- Rr. dorsais da língua da **A. lingual**, ramo da A. carótida externa.

Anel linfático da faringe (anel de Waldeyer)	
Definição	**Componentes**
Trata-se de um grupo de tecidos linfoepiteliais localizados na transição entre as cavidades oral e nasal e a faringe. Eles formam um anel em seu conjunto. O anel linfático da faringe atua na defesa imunológica e pertence ao tecido linfático associado à mucosa (MALT, *mucosa-associated lymphoid tissue*)	• Tonsila faríngea → Figuras 8.108 e 8.131 • Tonsilas tubárias → Figura 8.162 • Tonsilas palatinas → Figura 8.162 • Tonsila lingual • Cordões linfáticos da parede posterior da faringe

Correlações Clínicas

Correlações clínicas

As fáscias na região da faringe e do pescoço formam parcialmente espaços interconectados (compartimentos). Isso possibilita a propagação de infecção nesses compartimentos (→ Figura). No caso de amigdalite ou **tonsilite**, as bactérias conseguem entrar no espaço parafaríngeo (na região da garganta, → Figura 11.26). Dali, os microrganismos podem se espalhar para outros espaços da garganta e formar abscessos ou provocar sepse.

Frequentes inflamações recidivantes das tonsilas palatinas constituem indicação para remoção cirúrgica (**tonsilectomia**), um dos procedimentos mais realizados na área de otorrinolaringologia. Hemorragias pós-cirúrgicas associadas à tonsilectomia são possíveis até 3 semanas após a cirurgia (em raros casos até muito depois) e, por isso, muito temidas.

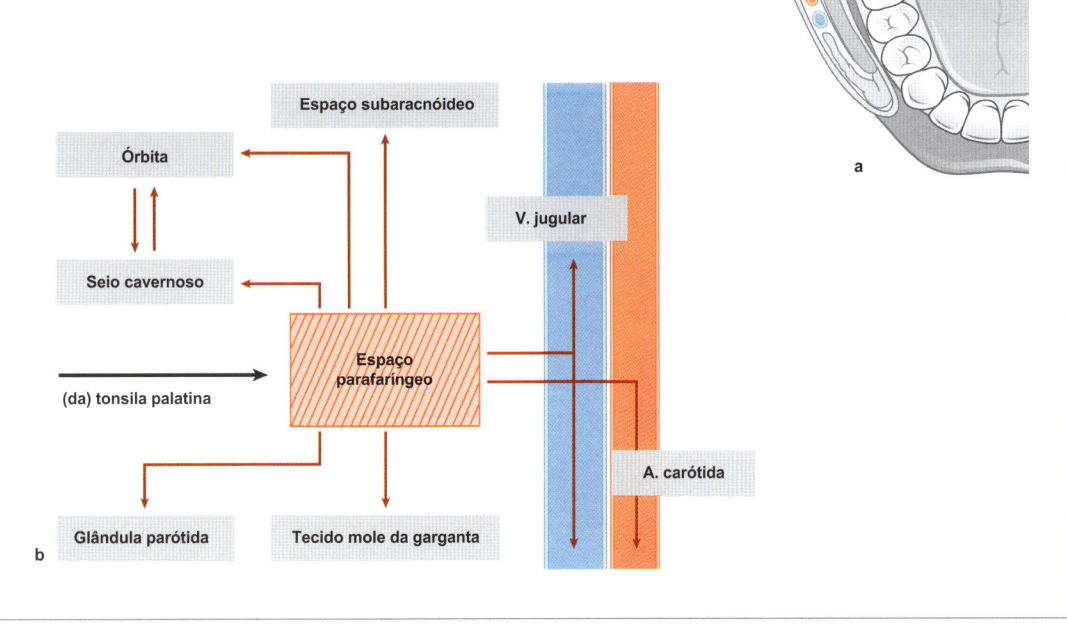

[S701-L126]/[G1060-003]

Boca e Cavidade Oral

Língua

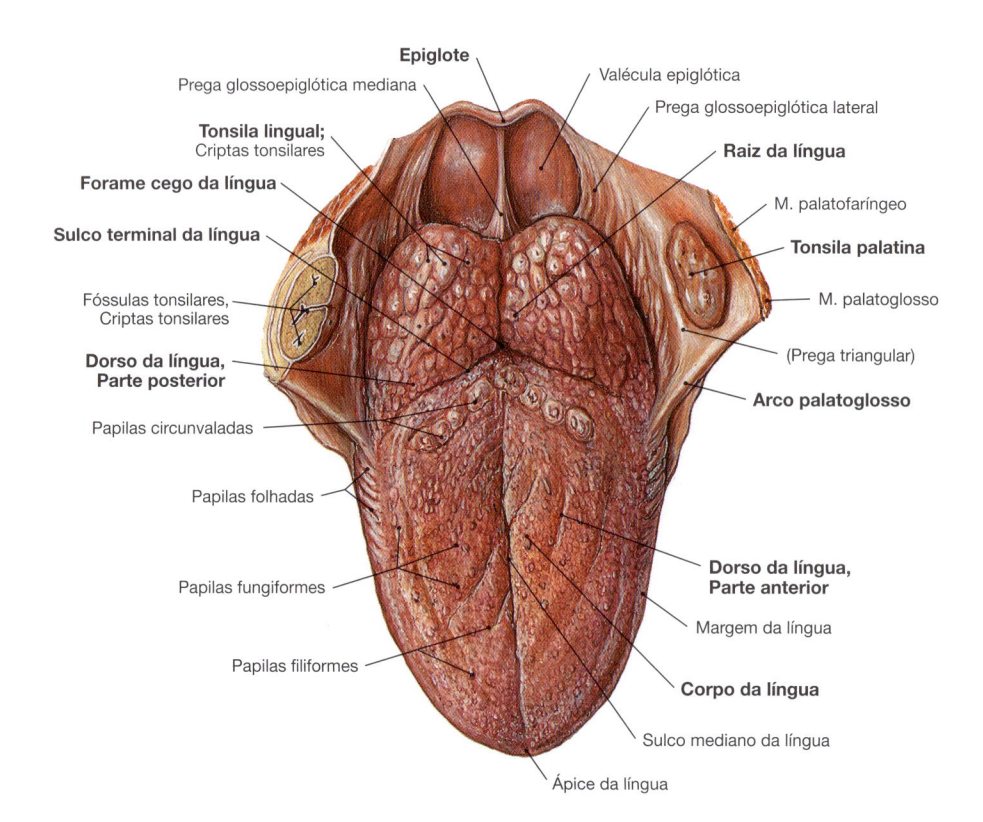

Figura 8.171 Língua; vista superior. [S700]
No **dorso da língua**, o sulco mediano divide a língua em metades direita e esquerda. O sulco terminal da língua (um sulco em formato de V) forma o limite entre o corpo e a raiz da língua, e divide-a em partes anterior e posterior. No vértice do sulco terminal da língua, o epitélio de revestimento superficial se aprofunda para formar o **forame cego da língua**. Este forame indica o local de onde a glândula tireoide se invaginou a partir do ectoderma do assoalho da boca, em seu trajeto até sua posição definitiva anteriormente à laringe (local de saída do ducto tireoglosso).

A mucosa da parte anterior é áspera, apresentando numerosas e pequenas papilas linguais (papilas filiformes, folhadas, fungiformes e circunvaladas), em parte visíveis macroscopicamente e que atuam nas sensações de tato e paladar.

A **raiz da língua** é recoberta pela tonsila lingual, circundada, lateralmente, pelos dois pares de arcos palatinos (arcos palatoglossos e palatofaríngeos) e, posteriormente, pela epiglote. Da raiz da língua se estende a prega glossoepiglótica mediana, única, e o par de pregas glossoepiglóticas laterais, em direção à epiglote, delimitando as valéculas epiglóticas.

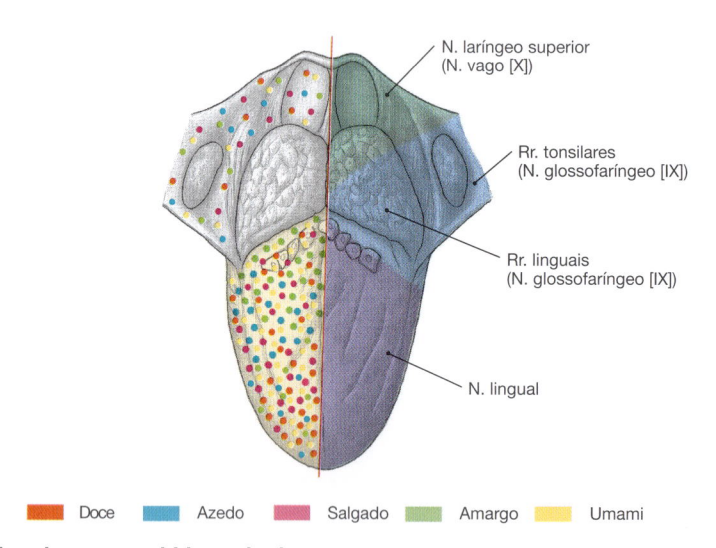

Figura 8.172 Inervação e tipos de sabores percebidos pelo dorso da língua. [S700-L238]
A inervação sensitiva ocorre no segmento anterior graças ao N. lingual, um ramo do N. mandibular [V_3], na região do sulco terminal da língua através dos Rr. linguais do N. glossofaríngeo [IX], e na base da língua através do N. laríngeo superior, um ramo do N. vago [X].
As impressões gustatórias dos **dois terços anteriores** da língua projetam-se através de ramos do N. facial [VII] (corda do tímpano, N. intermédio) em direção à parte superior do trato solitário no tronco encefálico; os corpos celulares dos neurônios que emitem essas fibras nervosas se encontram no gânglio geniculado. As impressões gustatórias do **terço posterior** da língua são conduzidas pelos Nn. glossofaríngeo [IX] e vago [X] em direção à parte inferior do trato solitário no tronco encefálico. Os corpos celulares dos neurônios que emitem essas fibras nervosas se encontram no gânglio inferior do N. glossofaríngeo [IX] ou do N. vago [X].
Em todas as regiões dos dois terços anteriores da língua, os cinco tipos de sabores podem ser percebidos, mas com intensidades diferentes. Deste modo, enquanto no ápice da língua se percebe mais o sabor doce, o sabor amargo é mais bem percebido na base da língua.

Músculos da Língua

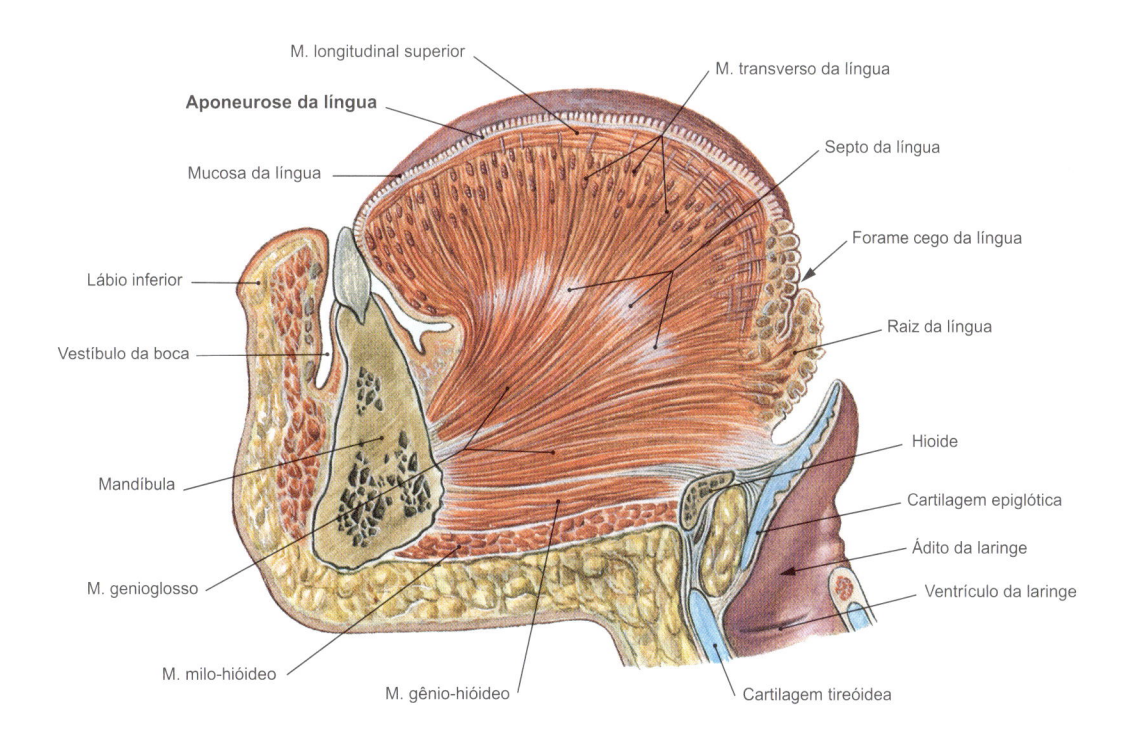

Figura 8.173 Língua e músculos da língua; corte mediano. [S700]
A língua é um corpo muscular com uma grande capacidade de deformação. Ela está envolvida essencialmente nas funções de mastigação e de deglutição, e possibilita a sucção e a fala. Além disso, é um importante instrumento tátil e é o local do órgão do paladar. Podem ser distinguidos músculos intrínsecos (musculatura própria) e músculos extrínsecos, que se originam do esqueleto e se irradiam para o corpo da língua.

Os músculos extrínsecos da língua alteram a posição da língua, enquanto os músculos intrínsecos da língua alteram o seu formato. A maior parte da musculatura lingual insere-se na **aponeurose da língua**, uma resistente lâmina de tecido conjuntivo sob a mucosa do dorso da língua.

→ T 3.1

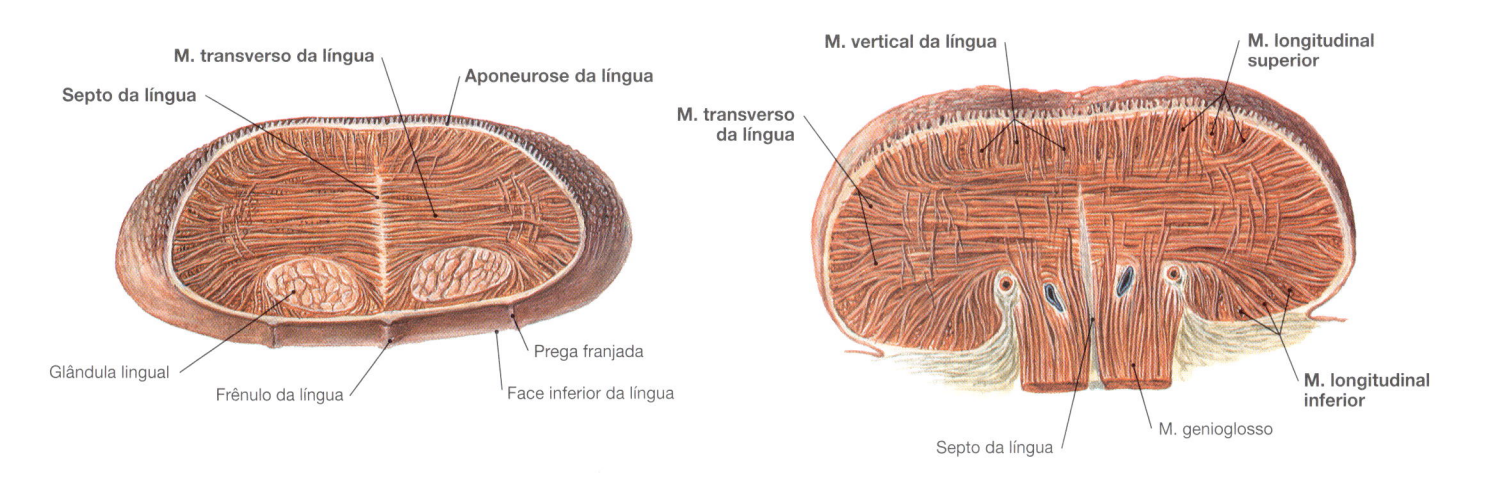

Figura 8.174 Língua, músculos intrínsecos; corte transversal do ápice da língua. [S700]
Os músculos intrínsecos da língua se entrelaçam nos planos do espaço. No plano mediano, o septo da língua divide o órgão em metades incompletas. A variedade de movimentos da língua se deve à ação de músculos agonistas e antagonistas. Na região do ápice da língua, encontra-se, em ambos os lados, uma glândula salivar menor (glândula lingual [de Nuhn e Blandin]).

→ T 3.1

Figura 8.175 Língua, músculos intrínsecos; corte transversal na altura do segmento médio. [S700]
Os músculos intrínsecos da língua têm origem e inserção na própria língua. Podem ser distinguidos os Mm. longitudinal superior, longitudinal inferior, transverso da língua e vertical da língua. Os músculos se entrelaçam de modo perpendicular uns sobre os outros, nos três planos do espaço. A intensa capacidade de deformação da língua possibilita funções como a mastigação, a sucção, o canto, a fala e o assobio. O M. genioglosso faz parte dos músculos extrínsecos da língua.

→ T 3.1

Boca e Cavidade Oral

Hioide e Músculos Hióideos

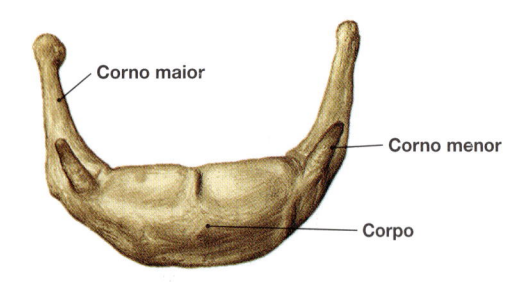

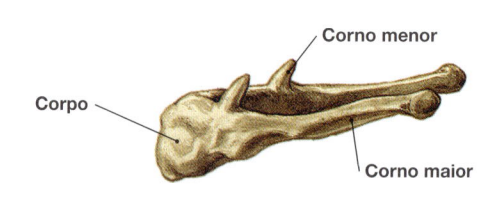

Figura 8.176   Hioide; vista anterossuperior. [S700]
O hioide, em formato de ferradura, é composto por um corpo, do qual partem um par de cornos maiores e um par de cornos menores.

Figura 8.177   Hioide; vista lateral. [S700]

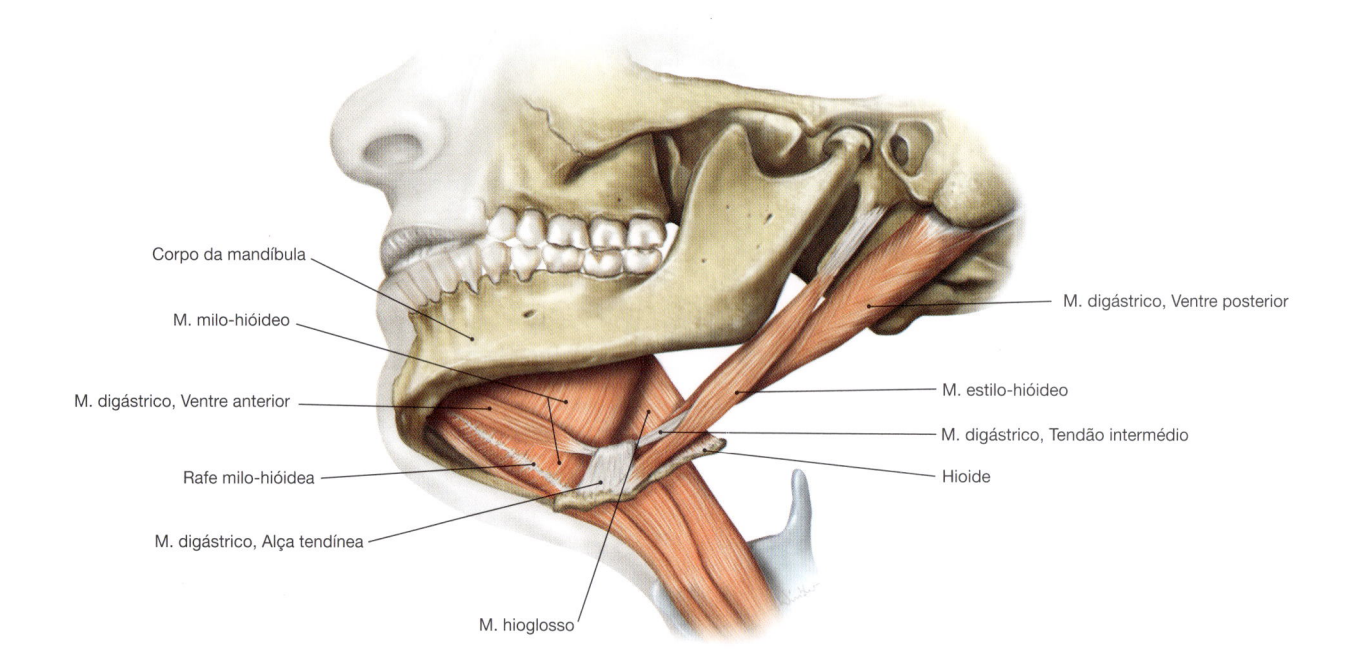

Figura 8.178   Região da boca; vista lateral e inferior. [S700-L266]
O assoalho da cavidade oral forma o **diafragma da boca**, de natureza muscular, composto pelos dois Mm. milo-hióideos. Além disso, os Mm. gênio-hióideos (não visualizados) e digástricos também estão envolvidos na estrutura do assoalho da boca. Como todos os músculos estão conectados direta ou indiretamente ao hioide, eles são – juntamente com os Mm. estilo-hióideos – denominados **Mm. supra-hióideos**. Do ponto de vista funcional, o assoalho da boca representa um suporte ajustável para a língua.

→ T 3.2, T 10

Correlações clínicas

Toques na base da língua, nos arcos palatinos ou na parede posterior da faringe deflagram o **reflexo da deglutição** ou o **do vômito**. Nestes reflexos, estão envolvidas as musculaturas da língua, da faringe, da laringe e do esôfago.
Reações alérgicas podem causar edema potencialmente fatal na mucosa do palato mole.
Inflamações da mucosa do palato, particularmente no palato mole, causam típicos distúrbios da deglutição, que podem ser intensos.
Distúrbios circulatórios do tronco encefálico estão frequentemente associados à paralisia da musculatura do palato, podendo comprometer a deglutição e a ventilação da tuba auditiva. No paciente afetado, pode ocorrer paralisia do véu palatino (lesão da região de núcleos do N. glossofaríngeo [IX] e do N. vago [X]). Devido à paralisia do M. levantador do véu palatino, o véu palatino pende para o lado afetado. A úvula desvia-se para o lado sadio. A língua frequentemente é um dos primeiros locais a sofrer **queimaduras químicas e térmicas**. Na margem da língua, ocorrem potenciais **lesões pré-cancerosas**, tais como hiperqueratoses ou leucoplaquias.

8 Assoalho da Boca e Músculos Supra-Hióideos

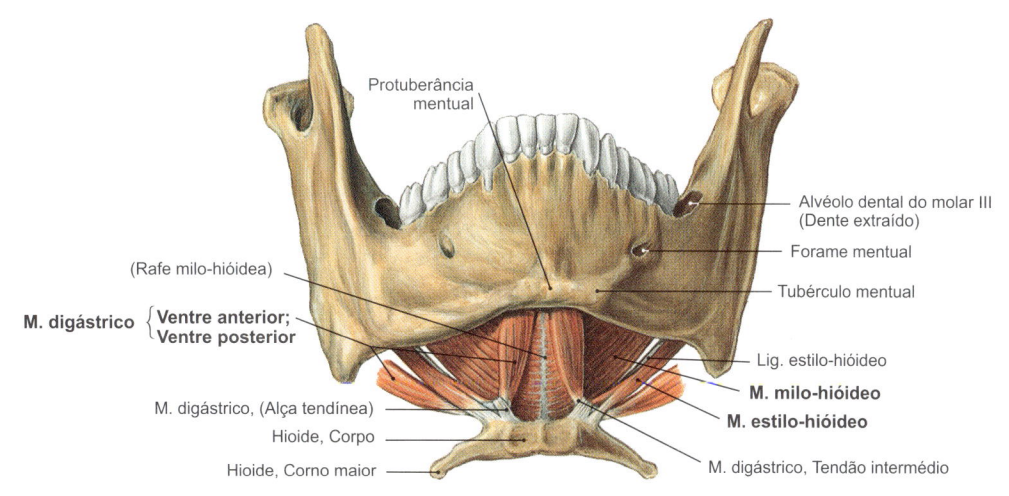

Figura 8.179 Mandíbula e Mm. supra-hióideos; vista anterior. [S700]
O assoalho da boca (diafragma da boca) é formado por músculos que fazem parte do grupo supra-hióideo. O músculo mais central do diafragma da boca é o **M. milo-hióideo**, que se expande para a frente, de ambos os lados, entre os dois ramos da mandíbula, e está unido na linha média pela rafe milo-hióidea. Abaixo deste músculo encontra-se o par de ventres anteriores do **M. digástrico**; cada um deles se une ao respectivo ventre posterior por meio de um tendão intermédio. O tendão intermédio está fixado ao hioide por uma alça de tecido conjuntivo. Como terceiro músculo supra-hióideo encontramos o **M. estilo-hióideo**, conectado ao hioide.

→ T 10

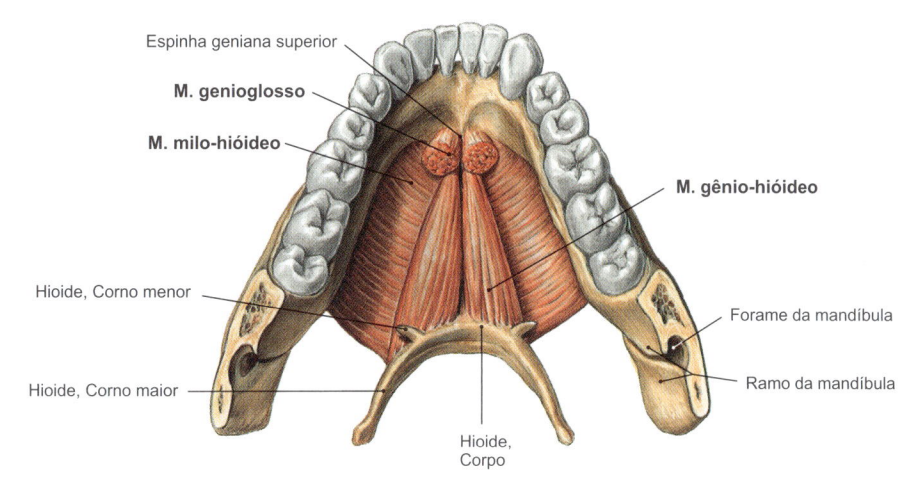

Figura 8.180 Mandíbula, Mm. supra-hióideos e hioide; vista superior. [S700]
Observa-se o diafragma da boca, formado pelos dois Mm. milo-hióideos. Os dois **Mm. gênio-hióideos**, pertencentes à musculatura supra-hióidea, seguem da face interna da mandíbula até o hioide, passando acima do M. milo-hióideo. O M. genioglosso situa-se sobre os Mm. gênio-hióideos e faz parte do grupo de músculos extrínsecos da língua, estando seccionado, um pouco após sua origem, na espinha geniana superior da mandíbula.

→ T 10

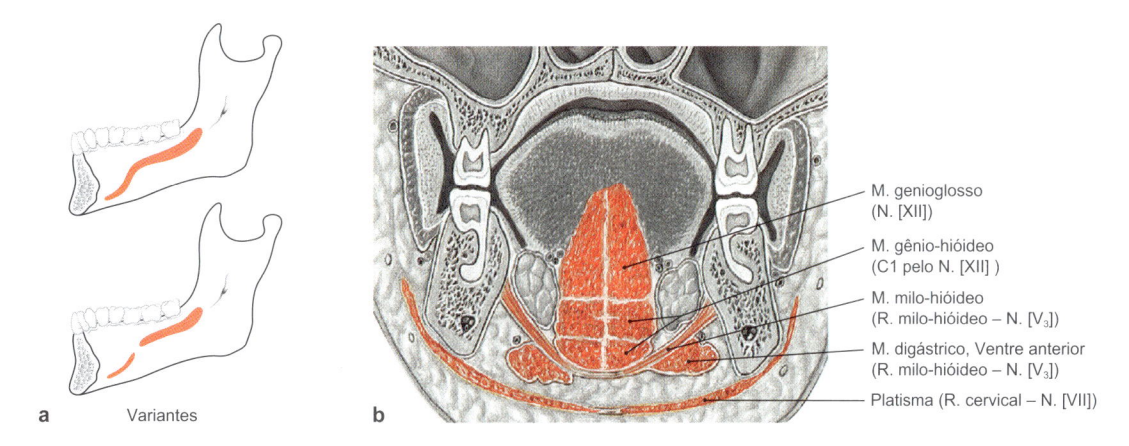

Figura 8.181a e b Linha milo-hióidea e estrutura do assoalho da boca.
a Variantes da linha milo-hióidea; vista medial da mandíbula em corte sagital. Representação de duas variantes do trajeto da linha milo-hióidea no interior da mandíbula. [S700-L126]

b Estrutura do assoalho bucal; vista frontal. De baixo/fora para cima/dentro estão em sequência: (1) platisma; (2) M. digástrico, ventre anterior; (3) M. milo-hióideo; (4) M. gênio-hióideo; (5) M. genioglosso. [S700-L238]/[G1080]

→ T 10

Boca e Cavidade Oral

Músculos da Língua

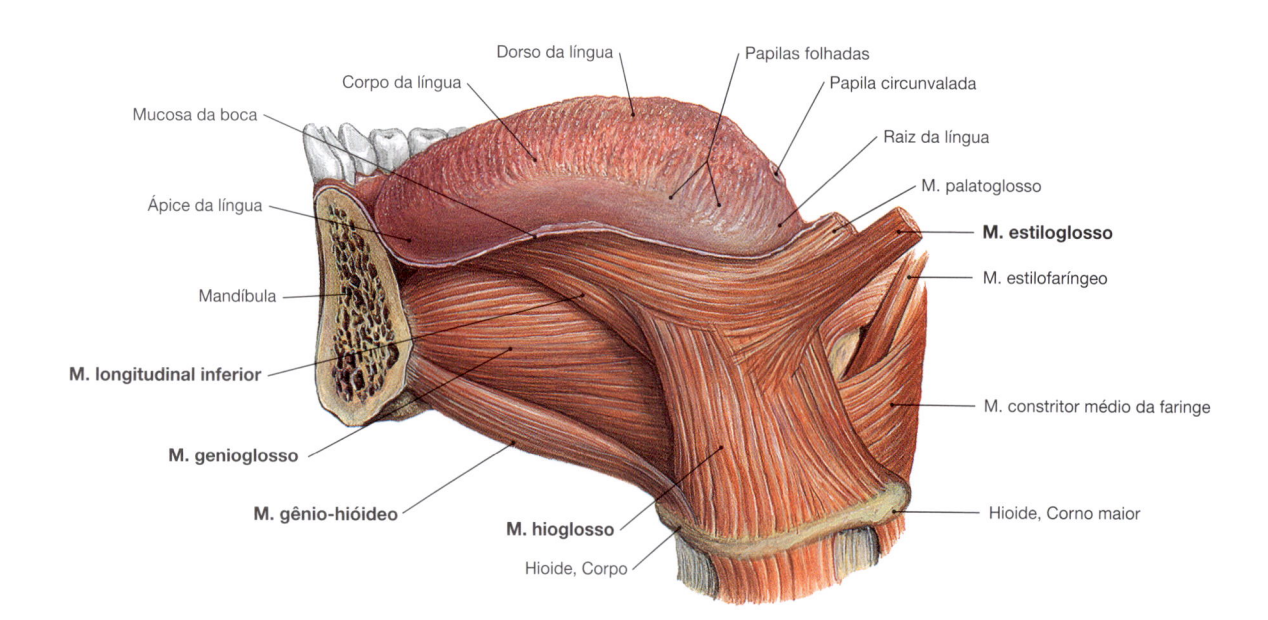

Figura 8.182 Língua, músculos extrínsecos; vista pelo lado esquerdo. [S700]
Os músculos extrínsecos da língua irradiam-se para o seu interior. São distinguidos os **Mm. genioglosso, hioglosso e estiloglosso**. Além desses, o M. palatoglosso também pertence ao grupo de músculos extrínsecos da língua. O M. hioglosso pode ser auxiliado funcionalmente por um M. condroglosso, que se origina do corno menor do hioide (→ Figuras 8.183 e 8.184).

→ T 3.2

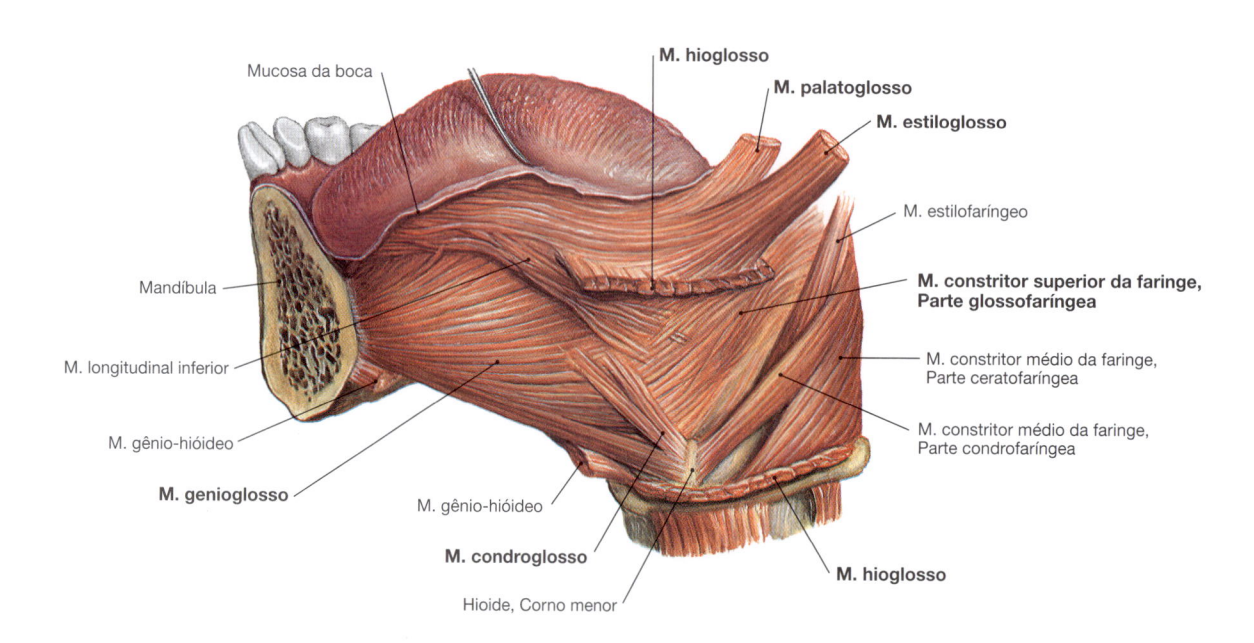

Figura 8.183 Língua, músculos extrínsecos; vista pelo lado esquerdo. [S700]
Abaixo do M. hioglosso, que foi retirado, observa-se o pequeno **M. condroglosso**, que se origina do corno menor do hioide e auxilia o M. hioglosso. Além dos músculos extrínsecos da língua, o M. palatoglosso e a parte glossofaríngea do M. constritor superior da faringe se irradiam posteriormente e para o interior da língua.

→ T 3.2

Correlações clínicas

A língua pode ser projetada para fora apenas quando o M. genioglosso está íntegro. Em caso de **perda de consciência** mais profunda, o M. genioglosso relaxa. Em decúbito dorsal, consequentemente, a língua desliza para o interior da faringe e pode bloquear a via respiratória. Por isso, como precaução, indivíduos inconscientes sempre devem ser colocados em decúbito lateral com suporte.

Músculos da Língua e da Faringe

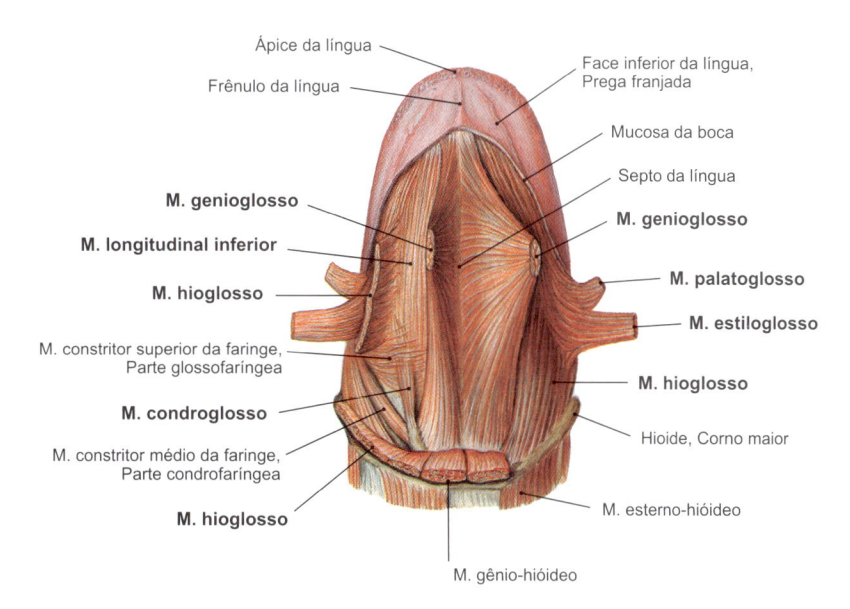

Figura 8.184 Músculos da língua; vista inferior. [S700]
O M. genioglosso foi seccionado em sua origem na mandíbula. Os Mm. estiloglosso e palatoglosso também estão seccionados. Lateralmente estão os Mm. hioglosso (seccionado no lado direito da língua) e condroglosso, adjacentes aos outros músculos extrínsecos da língua. Abaixo, o M. longitudinal inferior segue no corpo da língua (musculatura intrínseca da língua).

→ T 3.2

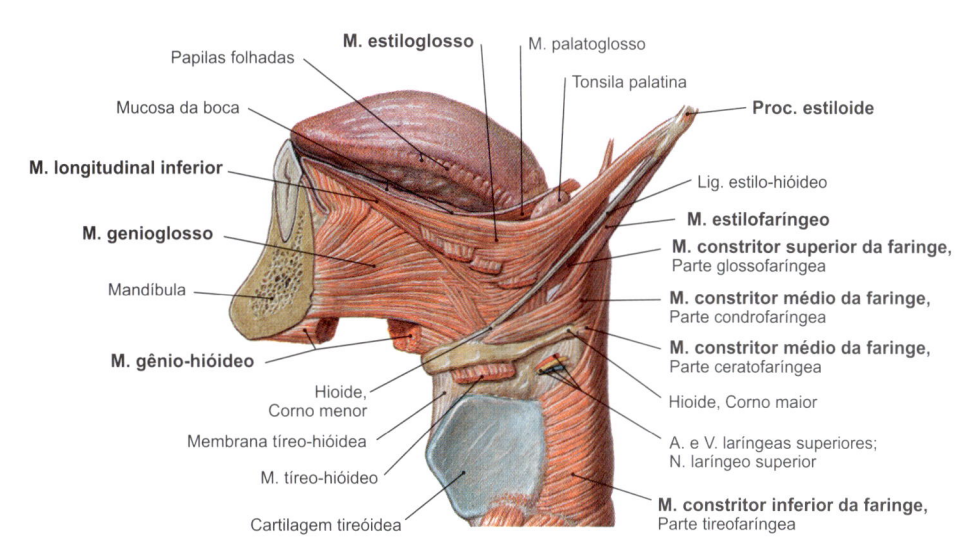

Figura 8.185 Músculos extrínsecos da língua e músculos constritores da faringe; vista lateral; o arco dental mandibular foi retirado. [S700]
Entre o M. estiloglosso e o M. estilofaríngeo está o Lig. estilo-hióideo. Abaixo deste encontram-se os músculos da faringe – o M. constritor superior da faringe, com a parte glossofaríngea, e o M. constritor médio da faringe, com as partes condrofaríngea e ceratofaríngea. Abaixo do hioide, localiza-se o M. constritor inferior da faringe, com a parte tireofaríngea.

→ T 3.2, T 6

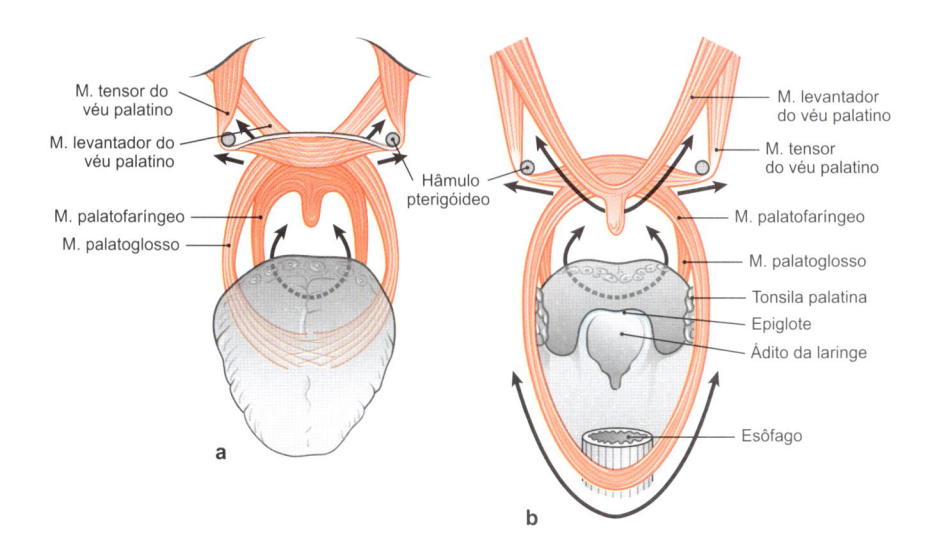

Figura 8.186a e b Sistema de alças musculares para a deglutição. [S700-L126]
a Vista anterior.
b Vista posterior.
O músculo palatoglosso forma um sistema de alças com os músculos internos da língua, o M. palatofaríngeo e os músculos do palato (M. tensor do véu palatino e M. levantador do véu palatino), que desempenha um papel importante na deglutição por estreitar o istmo das fauces (ver também Palato, → Figura 10.37, e Deglutição, → Figura 11.20).

→ T 4

Boca e Cavidade Oral

Vascularização e Inervação do Assoalho da Boca e da Língua

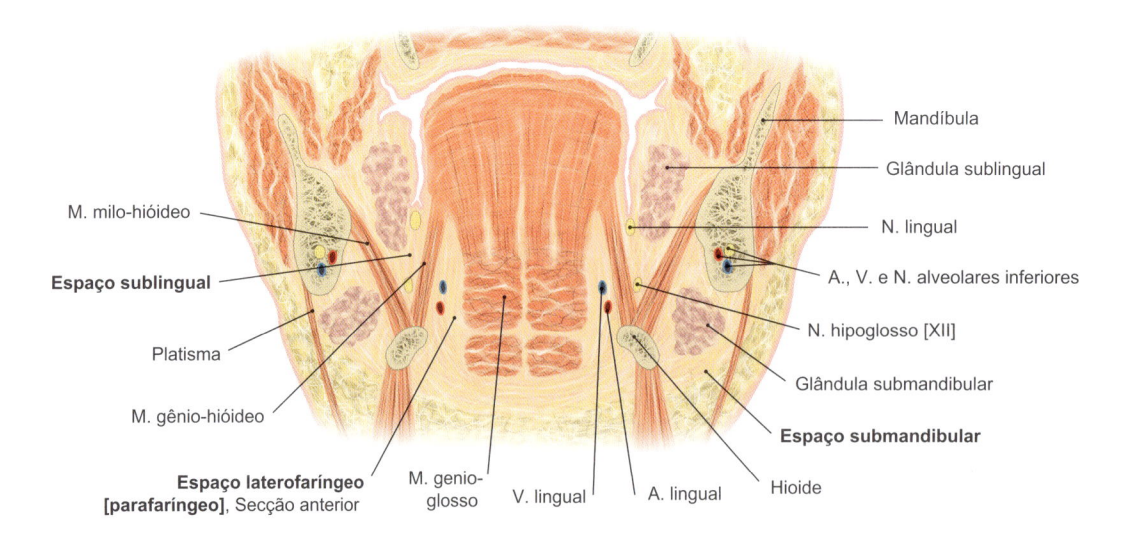

Figura 8.187 Compartimentos do assoalho da boca; corte horizontal da região do hioide. [S702-L127]
Os músculos do assoalho da boca estão separados por lacunas de tecido conjuntivo. Esses espaços, conhecidos como compartimentos do assoalho da boca, são o **espaço parafaríngeo**, no qual seguem as V. e A. linguais, o **espaço sublingual**, no qual está localizado o N. lingual, e o **espaço submandibular**, com a glândula submandibular. Todos os compartimentos do assoalho da boca têm, posteriormente, conexão com o feixe neurovascular do pescoço.

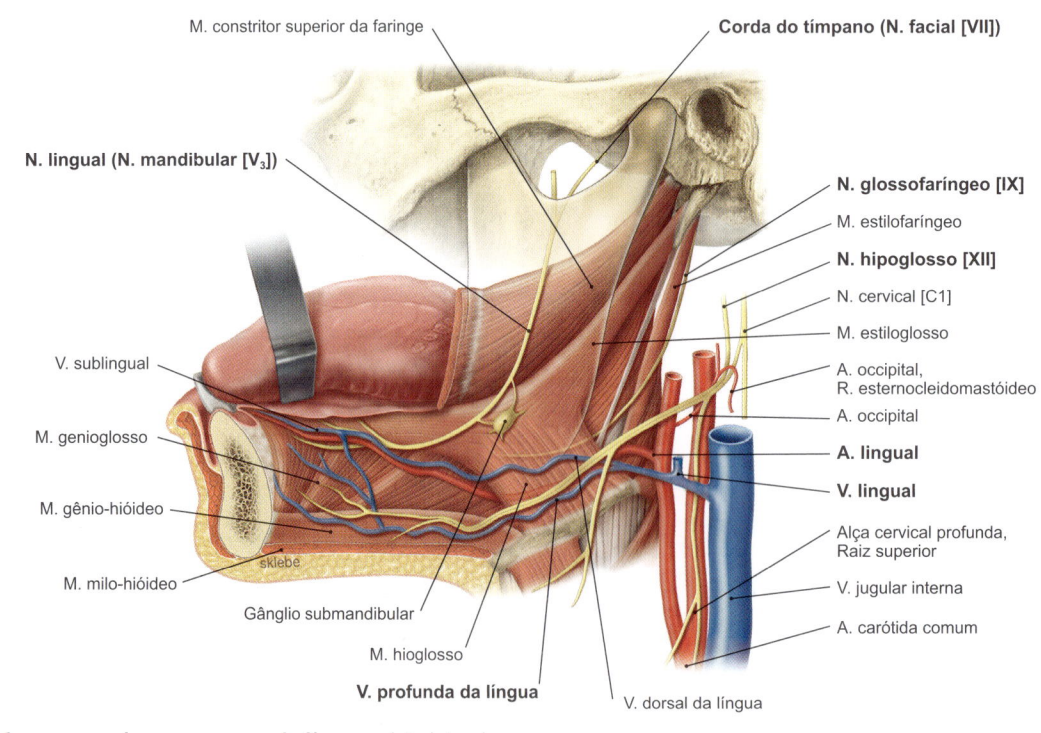

Figura 8.188 Vasos sanguíneos e nervos da língua; vista lateral; o arco dental mandibular foi retirado. [S700-L238]

Correlações clínicas

Quando abscessos do assoalho da boca se estendem posterior e caudalmente, seguindo os vasos sanguíneos e os nervos, para o mediastino, trata-se de uma situação potencialmente fatal. De modo geral, os processos inflamatórios nos tecidos moles da mandíbula se acompanham de linfadenopatia submentual e submandibular, que é palpável sob o mento e no trígono submandibular.

Lesões periféricas do N. hipoglosso [XII] (no exemplo da → Figura à direita) levam a desvio para o lado afetado (direito) quando a língua é colocada para fora. A atrofia muscular causou a formação de rugas na superfície da mucosa no lado paralisado.

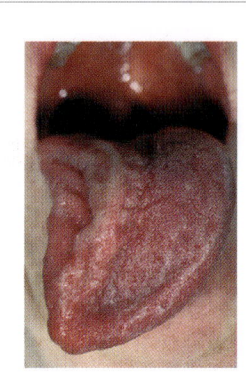

[G435]

Vasos Sanguíneos e Nervos da Língua

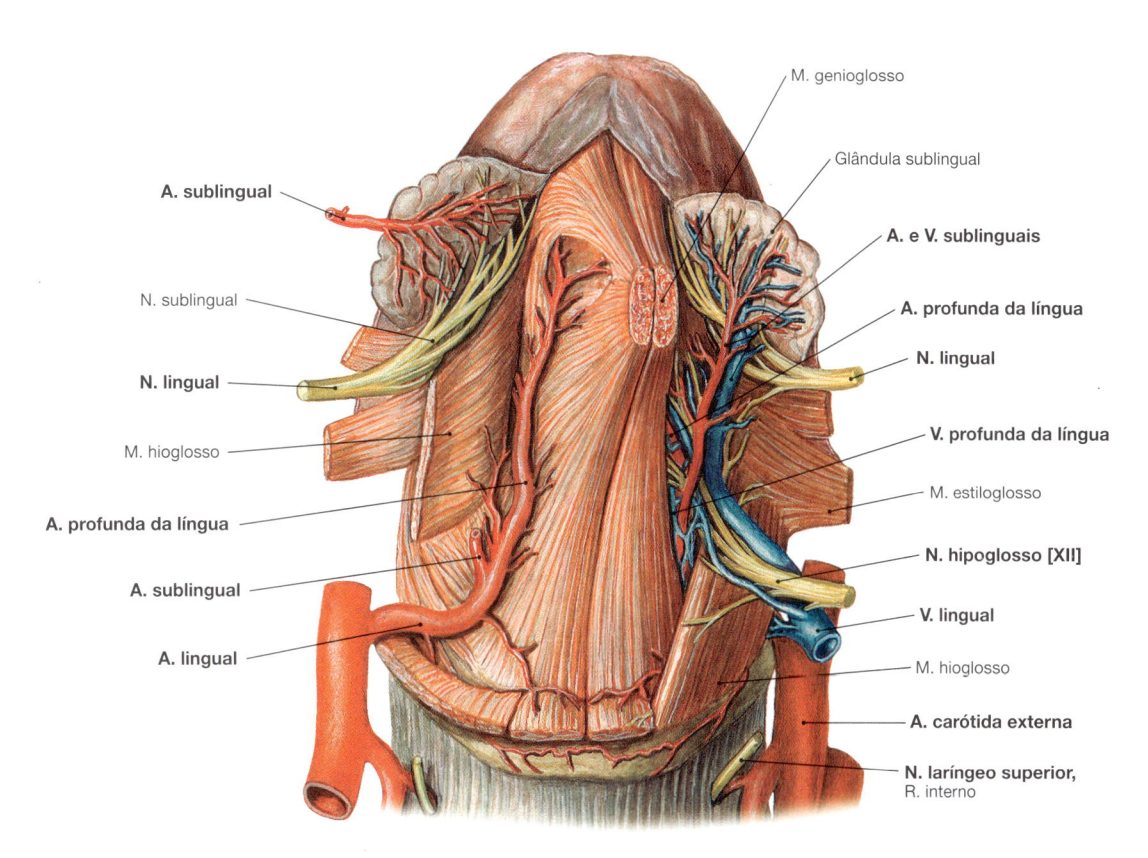

Figura 8.189 Vasos sanguíneos e nervos da língua; vista anterior e inferior. [S700]

O suprimento **arterial** da língua provém da A. lingual, ramo da A. carótida externa. Estes ramos correspondem à A. profunda da língua – que penetra profundamente em meio à musculatura da língua e supre, principalmente, os segmentos médio e anterior da língua – e à A. sublingual – que segue em direção à glândula salivar sublingual e ao diafragma da boca. Os ramos que se originam mais posteriormente – os Rr. dorsais da língua – podem manter conexões entre si, enquanto todos os outros ramos são separados uns dos outros pelo septo da língua e suprem apenas metade da língua.

A drenagem **venosa** é pela V. lingual. Ela se encontra externamente, sobre o M. hioglosso, e drena o sangue da língua para a V. jugular interna. A V. lingual drena o sangue das Vv. sublingual, profunda da língua e dorsais da língua, além da veia acompanhante do N. hipoglosso.

A inervação **motora** da língua provém do N. hipoglosso [XII], com exceção do M. palatoglosso, suprido pelo plexo faríngeo. A inervação sensitiva ocorre nos dois terços anteriores através do N. lingual, um ramo do N. mandibular [V$_3$]; na região do sulco terminal, através do N. glossofaríngeo [IX]; e na base da língua, através do N. laríngeo superior (ramo do N. vago [X]).

Ramos da A. lingual:
- (R. hióideo)
- Rr. dorsais da língua
- R. supra-hióideo
- A. sublingual
- A. profunda da língua.

Inervação da língua

Nervo	Tipo	Território inervado
N. lingual (ramo de V$_3$)	Sensitivo	Dois terços anteriores da língua
N. glossofaríngeo (IX)	Sensitivo	Terço posterior da língua
N. vago (X), N. laríngeo superior (ramo do NC X)	Sensitivo	Transição para a epiglote
Corda do tímpano (ramo do N. intermédio, ramo do NC VII)	Sensitivo, parassimpático	• Papilas fungiformes • Glândula submandibular, glândula sublingual, pequenas glândulas salivares da mucosa da boca
N. hipoglosso (XII)	Motor	Todos os músculos da língua, com exceção do M. palatoglosso
Plexo faríngeo (ramos do NC IX e do NC X)	Motor	M. palatoglosso

Correlações clínicas

Na mucosa da face inferior da língua encontra-se a **rede venosa subepitelial**. Por isso, medicamentos administrados por via sublingual são rapidamente absorvidos.

Glândulas Salivares

Glândula Salivar Parótida

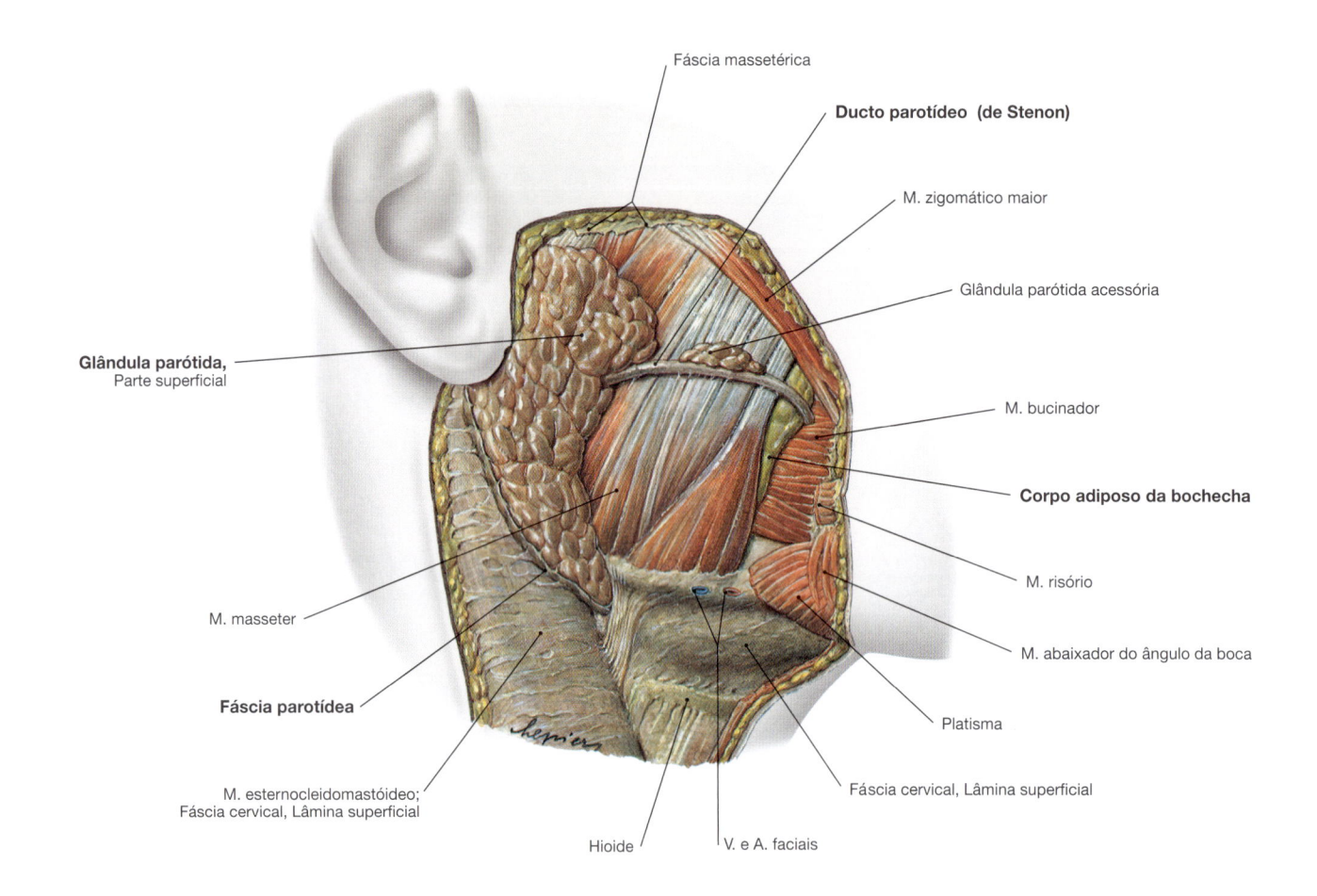

Figura 8.190 Glândula salivar parótida, lado direito; vista lateral. [S700]

A glândula salivar parótida (secreção puramente serosa) é a maior das grandes glândulas salivares. O volume e o comprimento são muito variáveis. A parte superficial da glândula encontra-se imediatamente em frente à orelha externa. Ela é recoberta por uma resistente fáscia de tecido conjuntivo (fáscia parotídea) (as margens do corte estão representadas).

A fáscia parotídea é a continuação da lâmina superficial da fáscia cervical. O ducto parotídeo sai pela margem anterior da glândula, segue horizontalmente para a frente e sobre a metade superior do M. masseter, em direção ao M. bucinador, atravessa o músculo e desemboca no nível do 2º dente molar superior, na papila do ducto parotídeo, no vestíbulo da boca. Sobre o ducto excretor principal encontra-se frequentemente tecido glandular acessório (glândula parótida acessória).

Correlações clínicas

Os tratamentos cirúrgicos de tumores da glândula salivar parótida podem causar **sudorese gustatória (síndrome de Frey)**. Na cirurgia, fibras nervosas simpáticas e parassimpáticas são seccionadas em meio ao parênquima glandular. Durante a regeneração pós-operatória das fibras, formam-se conexões de fibras parassimpáticas com glândulas sudoríparas da pele, previamente inervadas por fibras simpáticas. Como o neurotransmissor da parte simpática do sistema nervoso para a inervação das glândulas sudoríparas é a acetilcolina (como também ocorre na parte parassimpática), glândulas sudoríparas inervadas originalmente pela parte simpática são agora inervadas pela parassimpática. Durante ativação da parte parassimpática do sistema nervoso (p. ex., quando a pessoa sente fome e procura por algum alimento para comer), ocorre a ativação das glândulas sudoríparas. Formam-se, então, gotículas de suor sobre as bochechas (daí o termo sudorese gustatória).

A **parotidite epidêmica**, mais conhecida como caxumba, é muito dolorosa, uma vez que o parênquima glandular edemaciado não consegue se expandir no interior da fáscia do órgão.

Tumores malignos da glândula salivar parótida podem causar lesões periféricas do N. facial; em contraste, tumores benignos da glândula parótida não costumam lesionar o N. facial [VII].

Glândula Salivar Parótida, Corte Horizontal

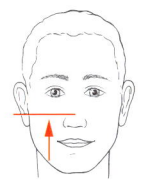

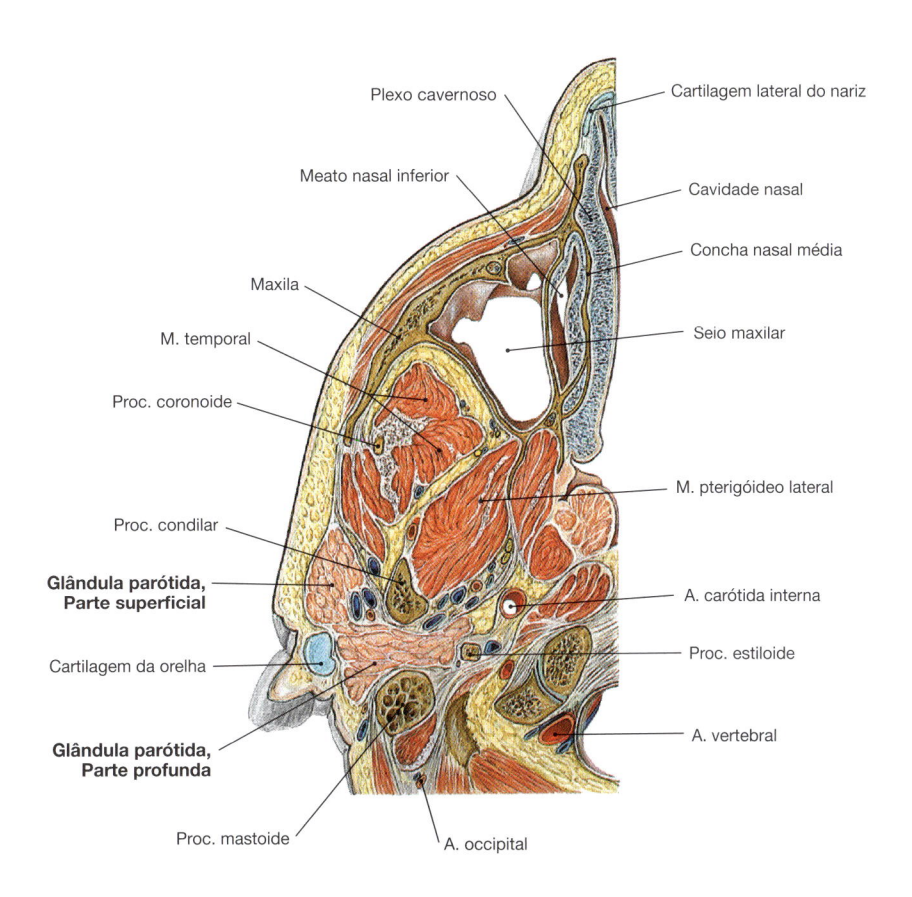

Figura 8.191 Glândula salivar parótida e músculos da mastigação; corte horizontal; vista inferior. [S700]
A glândula salivar parótida é composta por duas partes. A **parte superficial** encontra-se imediatamente em frente à orelha externa. Abaixo, a glândula continua com sua **parte profunda** (parte maior, não recoberta pela fáscia parotídea), na fossa retromandibular. No corte, entre a glândula salivar parótida e o seio maxilar, observam-se partes dos Mm. temporal e pterigóideo lateral.

Glândulas salivares

Nas proximidades da cavidade oral existem, em cada lado, três grandes glândulas salivares (glândulas salivares maiores) e numerosas glândulas salivares pequenas (glândulas salivares menores)

Glândulas salivares maiores	• Glândula salivar parótida → Figuras 8.73, 8.75, 8.99, 9.190 e 8.200 • Glândula salivar submandibular → Figuras 8.75, 8.194 a 8.200 • Glândula salivar sublingual → Figuras 8.115, 8.195 a 8.200
Glândulas salivares menores	• Glândulas labiais (lábios) → Figura 8.126 • Glândulas da boca ou jugais (bochechas) → Figura 8.126 • Glândulas linguais (língua) → Figuras 8.174, 8.198 a 8.200 • Glândulas palatinas (palato) → Figura 8.162 • Glândulas molares (ao redor dos dentes molares)

Glândulas Salivares

Desembocaduras das Glândulas Salivares

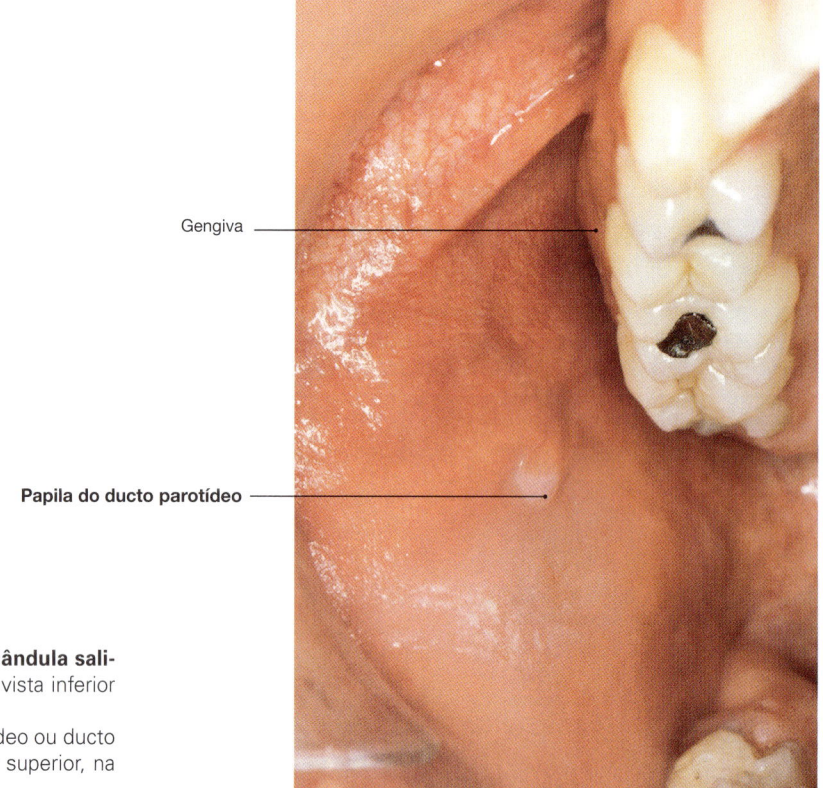

Figura 8.192 Desembocadura do ducto excretor da glândula salivar parótida (papila do ducto parotídeo), lado direito; vista inferior oblíqua. [S700-T910]
O ducto excretor da glândula salivar parótida (ducto parotídeo ou ducto de Stenon) desemboca no nível do segundo dente molar superior, na papila do ducto parotídeo, localizada no vestíbulo da boca.

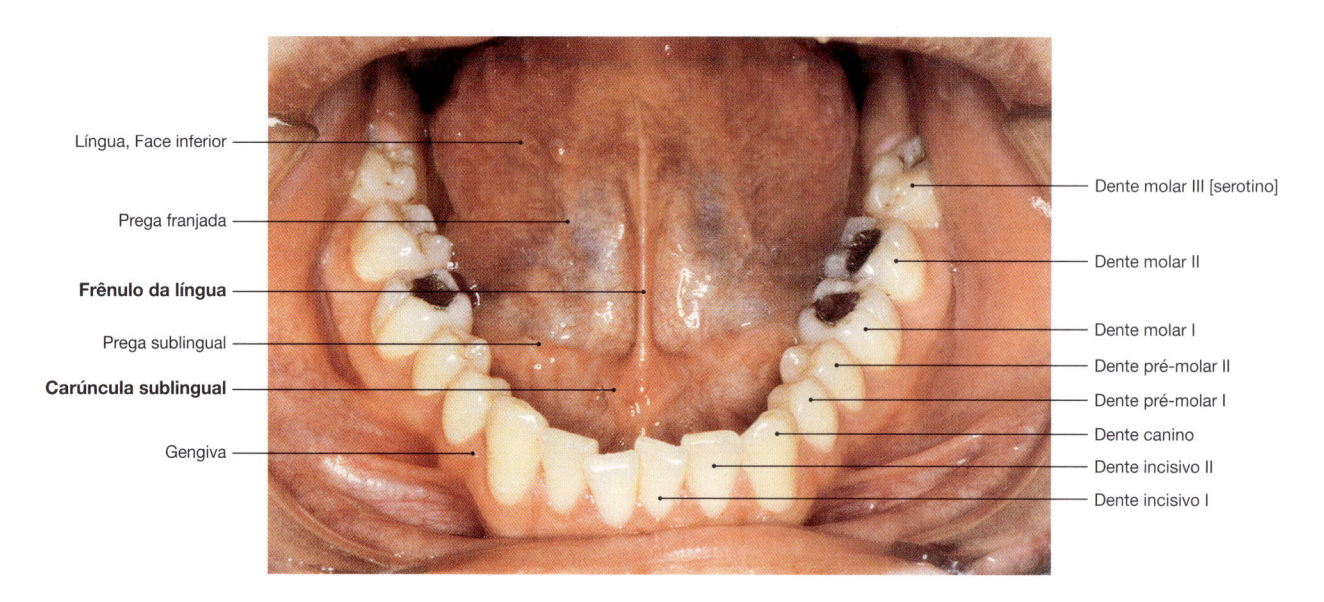

Figura 8.193 Desembocadura do ducto excretor da glândula salivar submandibular (carúncula sublingual); vista anterossuperior. [S700-T910]
O ducto excretor da glândula salivar submandibular (ducto submandibular ou ducto de Wharton) segue sobre o diafragma da boca (→ Figuras 8.196 e 8.197), funde-se com o ducto excretor principal da glândula salivar sublingual (ducto sublingual maior) e desemboca na carúncula sublingual, ao lado do frênulo da língua e posteriormente aos dentes incisivos inferiores, na cavidade própria da boca.

Correlações clínicas

Malformações no sistema de ductos excretores, principalmente do ducto submandibular, podem ocasionar o quadro clínico da **rânula** (cistos de retenção preenchidos com saliva).

Nas doenças renais, substâncias destinadas a serem excretadas na urina podem ser excretadas na saliva. Depósitos calcários derivados da saliva formam tártaro, particularmente na face lingual dos dentes incisivos inferiores, ou cálculos salivares (ou **sialólitos**) nos ductos excretores das glândulas salivares maiores, com dor à salivação, obstrução do ducto glandular e edema da glândula (como um tumor). A radioterapia para tumores da região de cabeça e pescoço ou a exposição radioativa pode causar a **síndrome da "boca seca"**, com dificuldade de deglutição e na fala. **Inflamação** das glândulas salivares pode ocorrer de modo agudo ou crônico.

Glândulas Salivares Submandibular e Sublingual

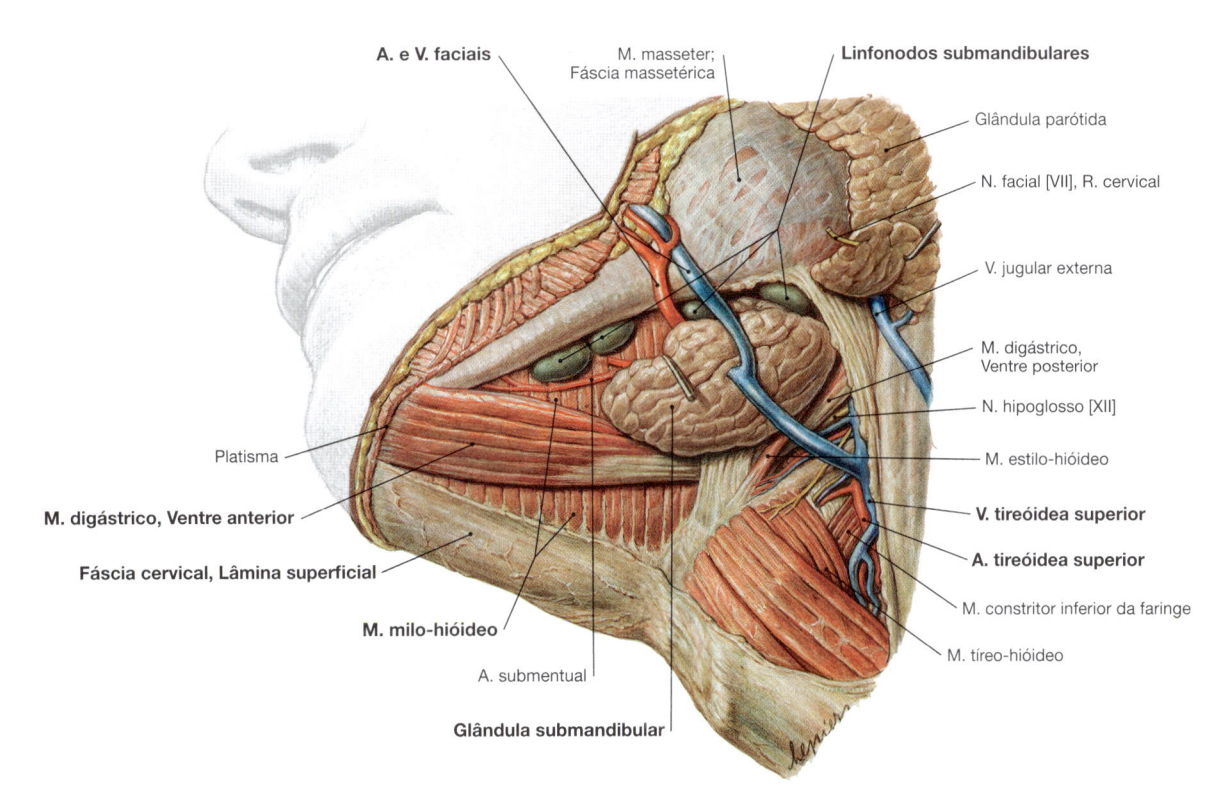

Figura 8.194 Glândula salivar submandibular, lado esquerdo; vista lateral oblíqua e inferior. [S700]
A glândula salivar submandibular encontra-se no trígono submandibular. Ela apresenta uma fáscia própria, fixada na loja da lâmina superficial da fáscia cervical (→ Figuras 11.9 e 11.10). A glândula tem relação topográfica direta com A. e V. faciais.

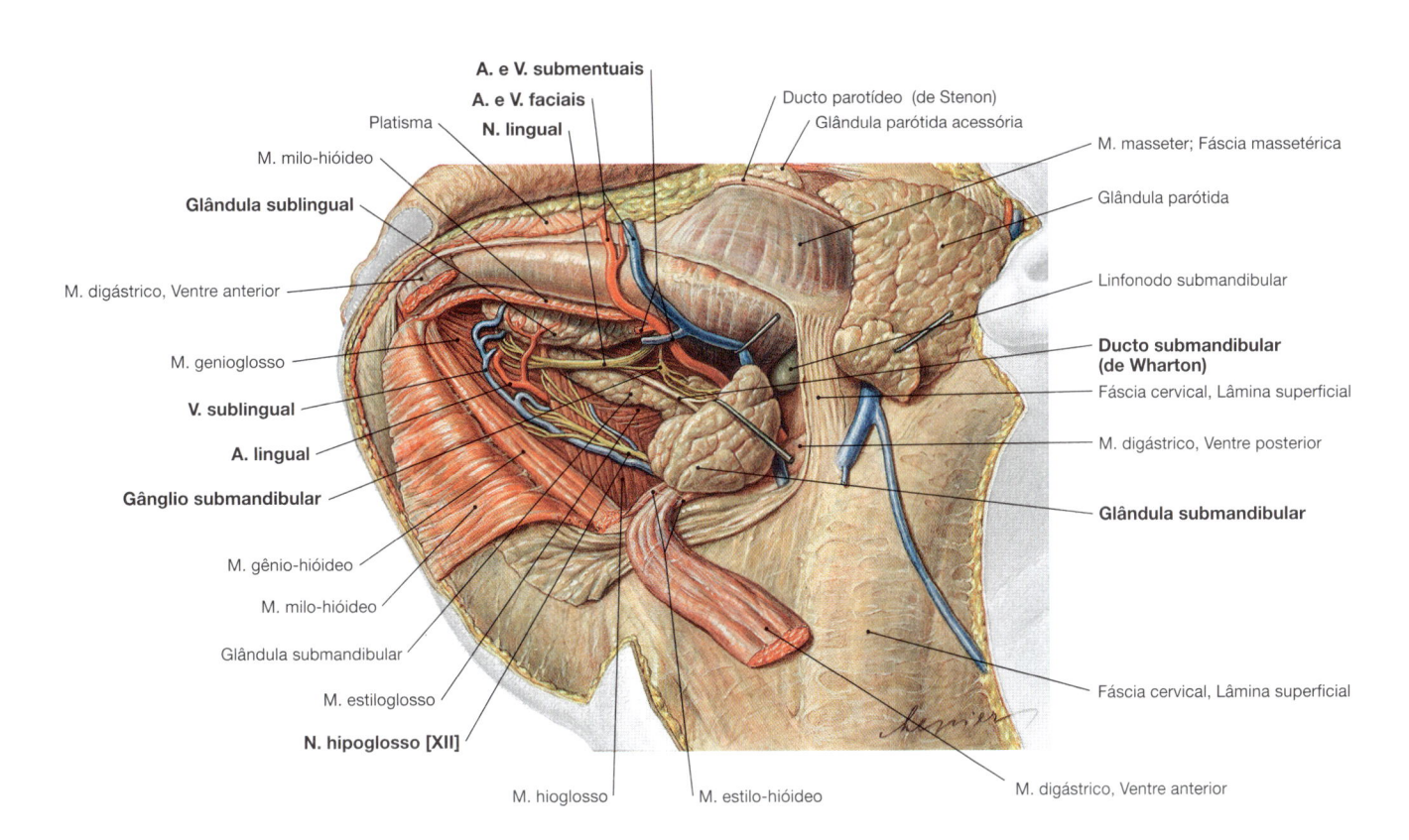

Figura 8.195 Glândula salivar submandibular e glândula salivar sublingual, lado esquerdo; vista lateral inferior. [S700]
A parte superficial da glândula salivar submandibular foi deslocada para trás, e o M. milo-hióideo foi seccionado próximo à mandíbula e rebatido em direção medial. Abaixo do músculo retirado, observam-se a parte profunda da glândula submandibular e a glândula salivar sublingual, situada paralelamente ao corpo da mandíbula.

O suprimento **arterial** das glândulas provém das Aa. facial, submentual e lingual. O sangue **venoso** é drenado através da V. sublingual e da V. submentual para a V. facial, ou diretamente para a V. jugular interna. Os **linfonodos regionais** são os linfonodos submentuais e submandibulares.

Glândulas Salivares

Glândulas Salivares Submandibular e Sublingual

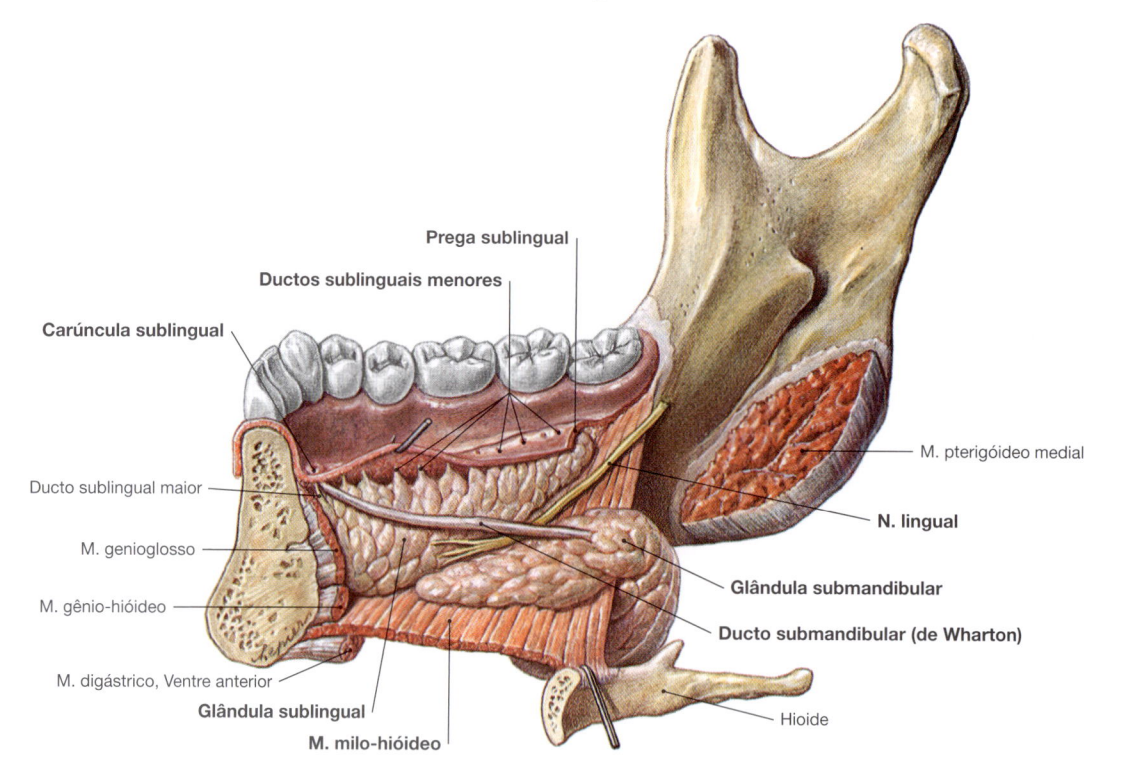

Figura 8.196 Glândula salivar submandibular e glândula salivar sublingual, lado direito; vista medial. [S700]
A glândula salivar sublingual encontra-se sobre o M. milo-hióideo, lateralmente ao M. genioglosso. Às vezes, ela ultrapassa o diafragma da boca. O corpo da glândula projeta-se para a túnica mucosa do assoalho da cavidade oral, formando a prega sublingual, na qual desembocam numerosos pequenos ductos excretores (ductos sublinguais menores), da parte posterior da glândula. A parte inferior da glândula submandibular circunda, em formato de gancho, a margem posterior do M. milo-hióideo e continua por cima do músculo no ducto submandibular. O N. lingual estende-se entre a glândula salivar submandibular e a glândula salivar sublingual, abaixo do ducto submandibular, em direção à língua.

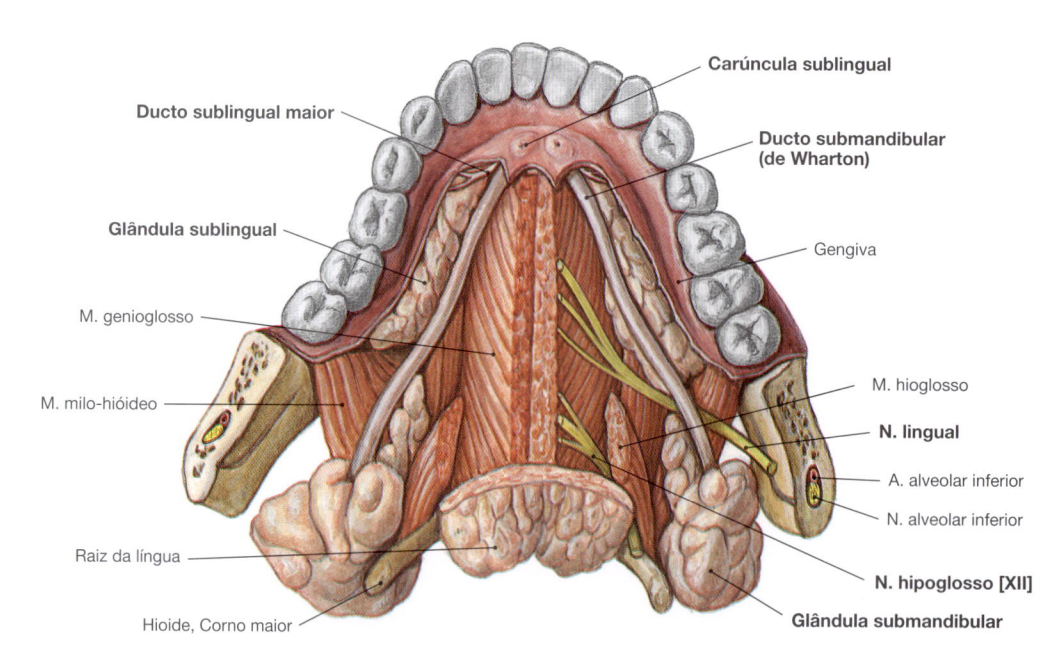

Figura 8.197 Glândula salivar sublingual e glândula salivar submandibular; vista superior. [S700]
Na parte anterior da glândula salivar sublingual existe um grande ducto excretor próprio **(ducto sublingual maior)** que passa sobre o M. hioglosso e se une com o ducto submandibular, desembocando, juntamente com este ducto, na carúncula sublingual. O N. hipoglosso [XII] alcança a língua entre o M. hioglosso e o M. genioglosso.

Correlações clínicas

O sistema de ductos excretores da glândula salivar submandibular é mais frequentemente afetado por cálculos salivares **(sialólitos)**. Os sais minerais existentes na saliva concentrada se precipitam em estruturas cristalinas e podem se deslocar como sialólitos ao longo dos ductos excretores da glândula salivar. Durante as refeições, a glândula se torna rapidamente edemaciada e dolorosa (→ Correlações clínicas sob a → Figura 8.193).

Vasos e Nervos da Língua e da Laringe

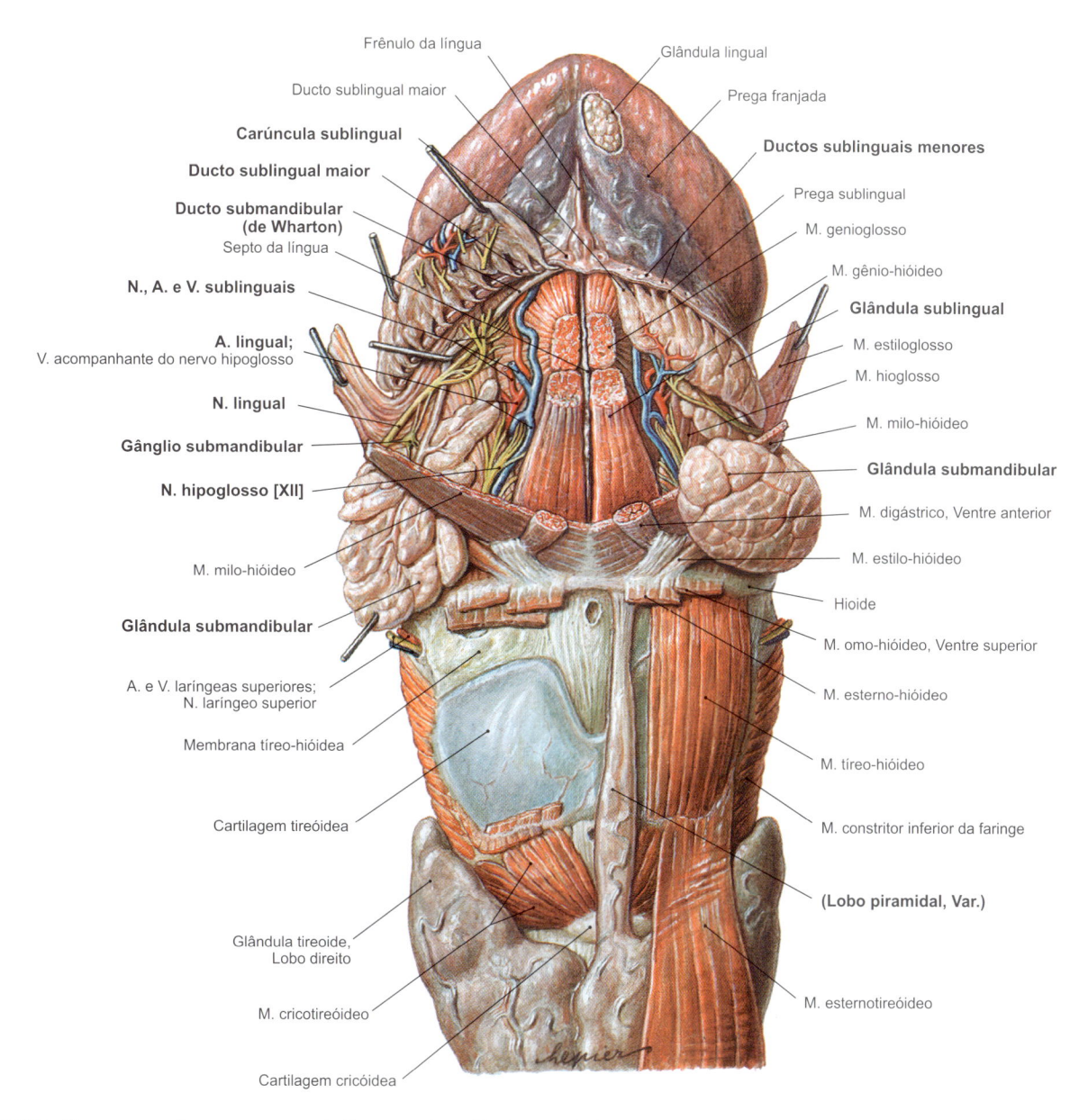

Figura 8.198 Vasos sanguíneos e nervos da língua e das glândulas salivares maiores; vista anteroinferior. [S700]
A vista inferior da língua (levantada) mostra uma rede venosa subepitelial abaixo da língua. À direita, a glândula salivar sublingual está rebatida para cima e expõe o N. lingual, com trajeto abaixo desta glândula, além do ducto submandibular (ducto de Wharton). O N. hipoglosso [XII] entra um pouco mais profundamente na língua. Um frequente resquício do desenvolvimento da glândula tireoide é o lobo piramidal, anterior à laringe, que pode chegar até o hioide.

Figura 8.199 Glândula salivar lingual (anterior), glândula de Nuhn e Blandin; vista anteroinferior. [S700-L126]
A glândula lingual (anterior) é uma glândula salivar par na região da ponta da língua. Sua secreção seromucosa é secretada via ductos curtos nas criptas do epitélio lingual na parte inferior da língua, próximo ao frênulo da língua.

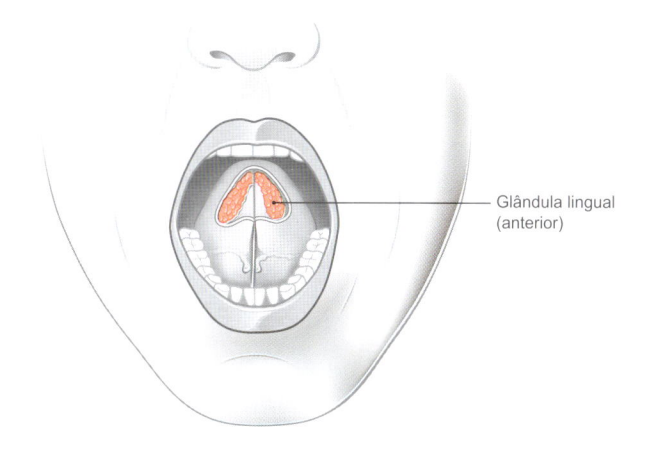

Glândulas Salivares

Inervação Parassimpática das Glândulas da Cabeça

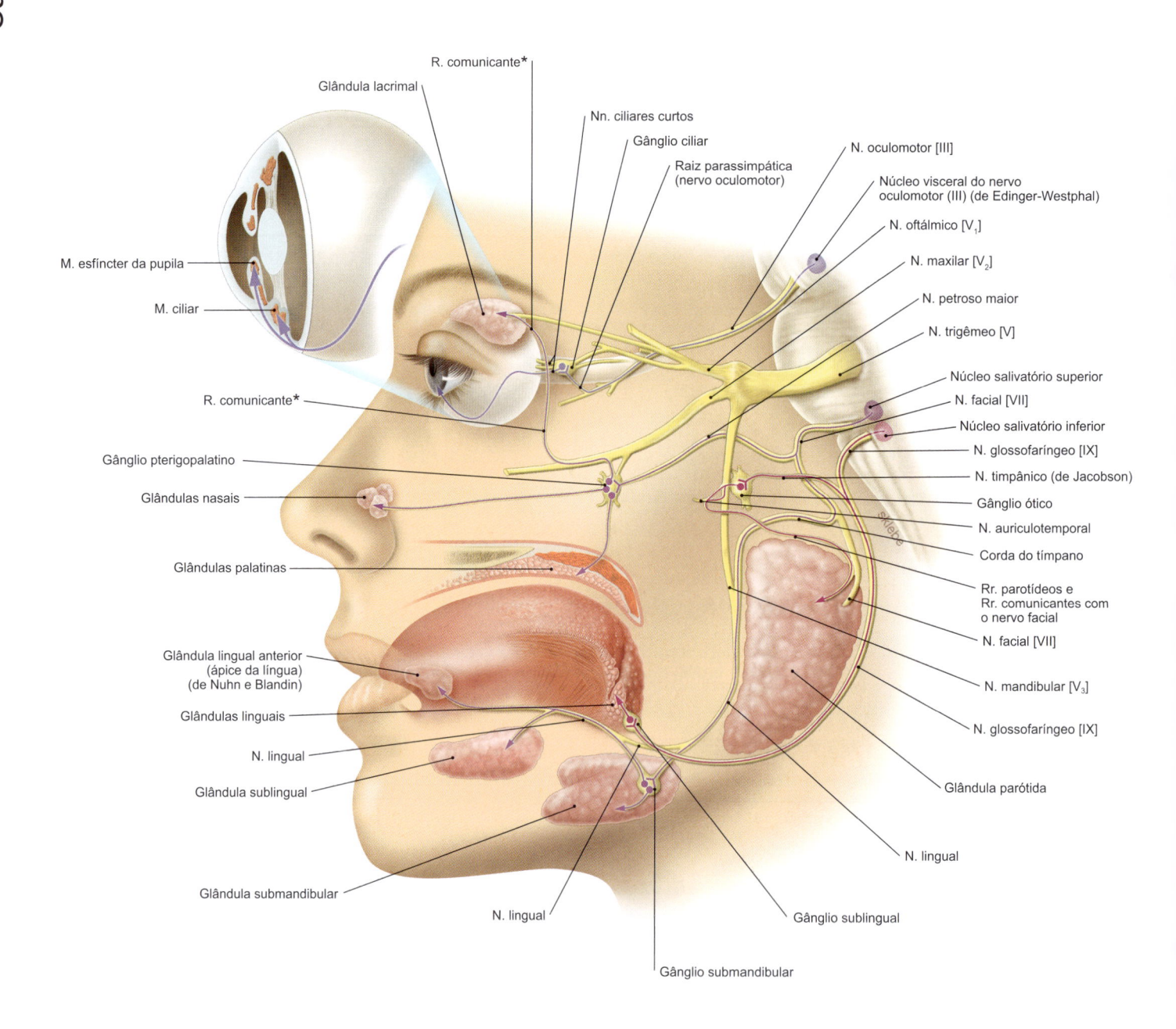

Figura 8.200 Inervação das glândulas da cabeça, com gânglios autônomos da cabeça; representação esquemática. [S700-L238]

As fibras nervosas parassimpáticas originam-se nos núcleos salivatórios superior e inferior. Fibras **pré-ganglionares parassimpáticas** seguem com diferentes nervos em direção aos gânglios da cabeça (ótico, submandibular, sublingual, pterigopalatino e ciliar). Nestes gânglios, as fibras fazem contatos sinápticos com neurônios ganglionares, cujas fibras pós-ganglionares atingem suas estruturas-alvo (glândulas) por meio de curtas vias de conexão. As fibras **pré-ganglionares simpáticas** para a cabeça originam-se do corno lateral da medula espinal e, em sua maior parte, fazem conexões sinápticas em neurônios do gânglio cervical superior. As fibras **pós-ganglionares** formam plexos em torno das artérias (p. ex., A. carótida interna) e atingem suas estruturas-alvo com os vasos sanguíneos ou agregam-se em nervos locais.

* Anastomose para as glândulas lacrimais

Gânglio Ótico

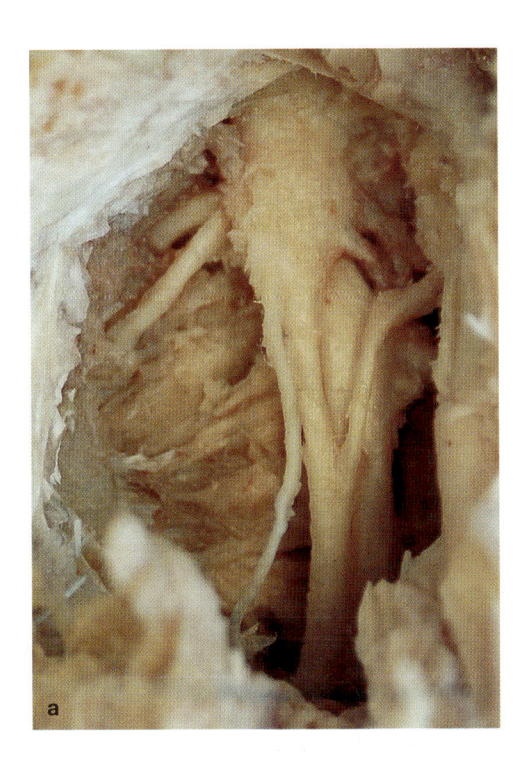

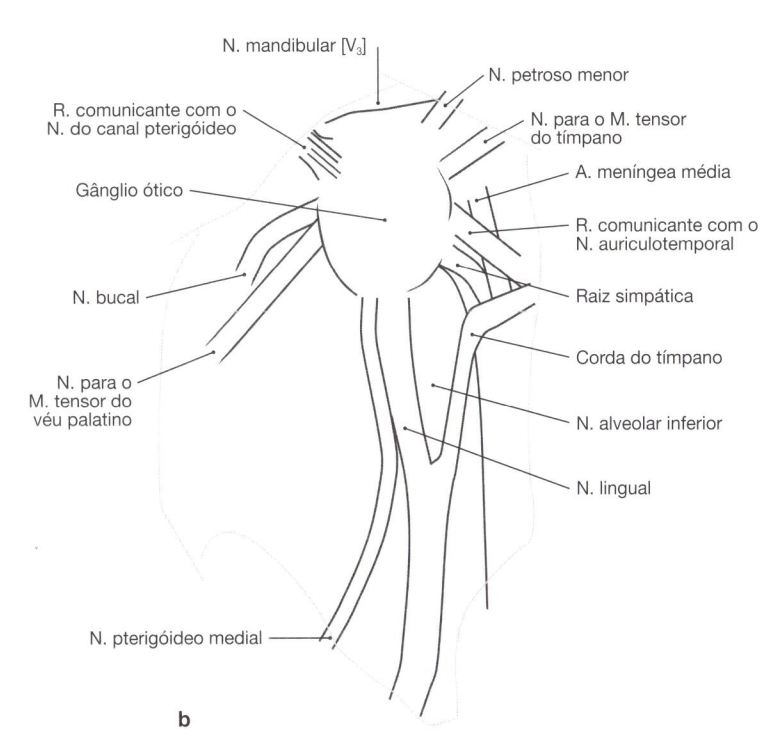

8

Figura 8.201a e b Gânglio ótico esquerdo com seus ramos. [F885]
a Fotografia.
b Desenho esquemático correspondente.

O gânglio ótico parassimpático está localizado diretamente abaixo do forame oval na fossa infratemporal na base do crânio. Está em estreita relação topográfica com o N. mandibular [V_3], a A. meníngea média, o M. tensor do véu palatino e a parte cartilagínea da tuba auditiva. Através dos gânglios, seguem fibras motoras, simpáticas e parassimpáticas. As fibras motoras e simpáticas passam sem fazer sinapse, e as fibras parassimpáticas são comutadas de pré-ganglionares para pós-ganglionares. Elas alcançam o gânglio pelo N. petroso menor e o deixam pelo R. comunicante com o N. auriculotemporal, um ramo do N. mandibular (V_3). Após um curto trajeto no N. auriculotemporal, as fibras nervosas dentro da glândula parótida conectam-se às fibras do N. facial (VII), que saem novamente após um curto trajeto para atingir o parênquima glandular (ramo comunicante com o nervo facial). As fibras parassimpáticas inervam não somente a glândula parótida secretora, mas também as glândulas da boca. As fibras motoras se originam do N. pterigóideo medial (a partir de [V_3]) e suprem, como o ramo do N. para o M. tensor do tímpano, bem como do N. para o M. tensor do véu palatino, após a passagem pelo gânglio ótico, o M. tensor do véu palatino. As fibras simpáticas envolvem fibras pós-ganglionares que fazem sinapse logo no gânglio cervical superior e seguem, pelo plexo carótico externo, até o gânglio ótico. Após a passagem pelo gânglio ótico, elas alcançam a glândula parótida e as glândulas da boca.

Glândulas Salivares

Gânglio Pterigopalatino

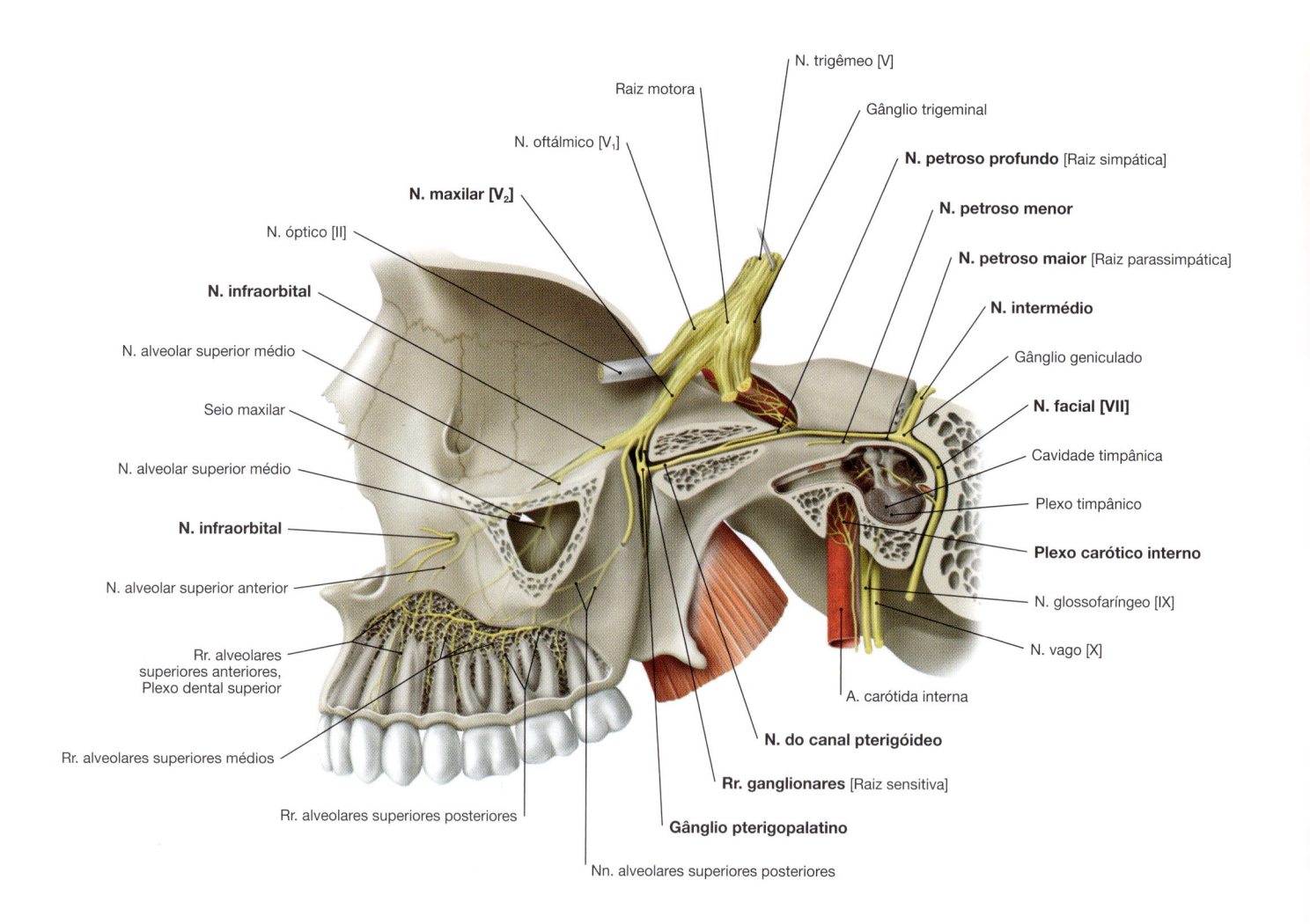

Figura 8.202 Gânglio pterigopalatino. [S700-L275]
Através dos Rr. ganglionares do N. maxilar [V₂] seguem fibras nervosas sensitivas, pelo gânglio pterigopalatino, em direção ao palato mole e ao palato duro. Através do N. facial [VII] (N. intermédio), do N. petroso maior e do N. do canal pterigóideo, fibras parassimpáticas derivadas do núcleo salivatório superior atingem o gânglio pterigopalatino e, neste local, essas fibras pré-ganglionares fazem sinapses com neurônios ganglionares, que emitem fibras pós-ganglionares. As fibras pós-ganglionares parassimpáticas inervam as glândulas lacrimais, nasais e palatinas. Fibras simpáticas pós-ganglionares originam-se do N. carótico interno (plexo carótico interno) e se agregam para formar o N. petroso profundo, que se estende através do gânglio pterigopalatino também para as glândulas lacrimais, nasais e palatinas.

Questões de autoavaliação

Para testar se você assimilou o conteúdo deste capítulo, apresentamos a seguir questões preparatórias úteis para exames orais de Anatomia.

Considere a estrutura do crânio:

- Quais ossos delimitam a órbita, quais são seus pontos de entrada e saída e o que entra e sai dela?
- Quais ossos limitam a cavidade nasal?
- Que espaços do crânio contêm ar? Como eles são ventilados?
- Como é formada a calvária?
- O que se entende por fontículos e quando eles se fecham?
- Descreva a estrutura da articulação temporomandibular
- Descreva a dentição decídua (número e tipos de dentes)
- O que caracteriza o temporal?

Considere a estrutura da face:

- Como é formado o M. orbicular do olho? Quais são as funções de cada parte do músculo?
- Quais músculos da face contêm fáscia, e quais não contêm? Descreva as suas funções
- Descreva o trajeto do N. facial [VII] após atravessar o forame estilomastóideo
- Quais músculos mastigatórios você conhece, como eles são irrigados e inervados? Que outros músculos são inervados pelo nervo que supre os músculos da mastigação?
- Descreva a formação e as anastomoses da V. facial
- Como é formada a aponeurose epicrânica?
- Quais estruturas as doenças da glândula parótida colocam em risco?
- O que é o órgão justaoral, onde ele está localizado e qual deve ser a sua função?
- Para onde é drenada a linfa da região facial?

Considere a estrutura do nariz:

- Como é formado o esqueleto do nariz?
- Como ocorre a irrigação sanguínea para o nariz? Como as artérias chegam ao nariz?
- O que é o hiato semilunar, por quais estruturas ele é limitado, e que estruturas normalmente o atravessam?
- O que é a área de Kiesselbach?

Considere a estrutura da cavidade oral:

- Quais estruturas terminam na cavidade oral?
- Como é limitada a cavidade oral?
- Descreva a inervação da língua

- Quais papilas existem na língua?
- Quais músculos da língua você conhece? Como eles são inervados?
- Qual(is) estrutura(s) está(ão) localizada(s) entre os arcos palatoglosso e palatofaríngeo?
- Quais artérias suprem a tonsila palatina?
- Como os dentes são inervados? Onde os dentistas devem injetar um anestésico local para intervenções nos dentes da maxila e da mandíbula?
- Que outras estruturas são afetadas quando os dentes da maxila são anestesiados por injeção de um anestésico local anteriormente ao forame mandibular?
- Como é desenvolvido o palato?
- Quais músculos estão envolvidos na movimentação do palato mole?
- Que problemas ocorrem em casos de fenda palatina?

Considere a estrutura da fossa pterigopalatina:

- Quais estruturas passam através da fossa pterigopalatina?
- O que faz sinapse no gânglio pterigopalatino?
- Quais ossos limitam a fossa pterigopalatina?
- Denomine as relações topográficas da fossa pterigopalatina.

Considere a estrutura do assoalho da boca:

- Quais músculos formam o assoalho da boca?
- Como os músculos são inervados?
- Quais músculos estão envolvidos na abertura da boca?

Considere a localização e a estrutura das glândulas salivares:

- Quais partes constituem a glândula parótida?
- Qual(is) estrutura(s) te(ê)m relação topográfica com a glândula parótida?
- Descreva o trajeto do ducto parotídeo
- Onde desemboca a glândula sublingual?
- Mostre os pontos de confluência do ducto submandibular
- Onde se originam as fibras simpáticas e parassimpáticas para a inervação das glândulas salivares maiores?
- Quantas e quais são as glândulas salivares menores, e onde elas se localizam?
- Como as glândulas salivares são irrigadas?

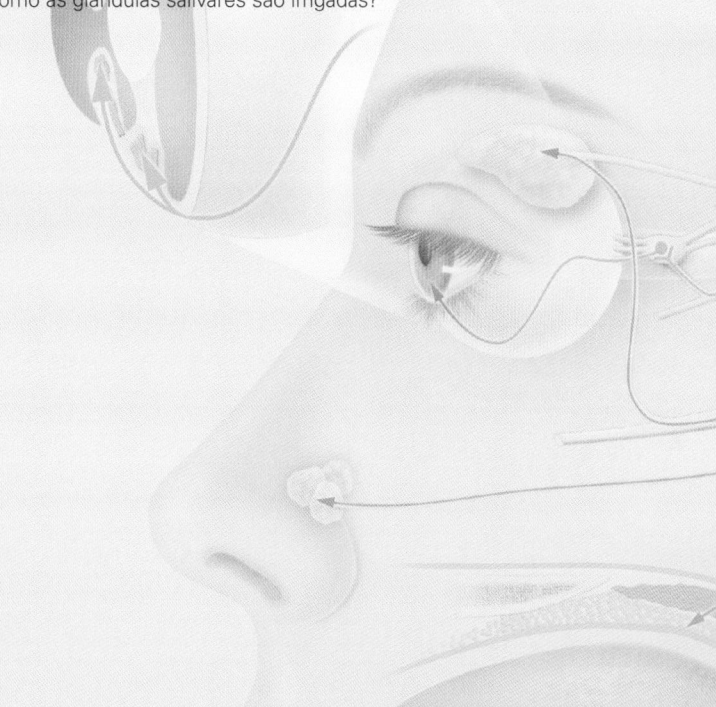

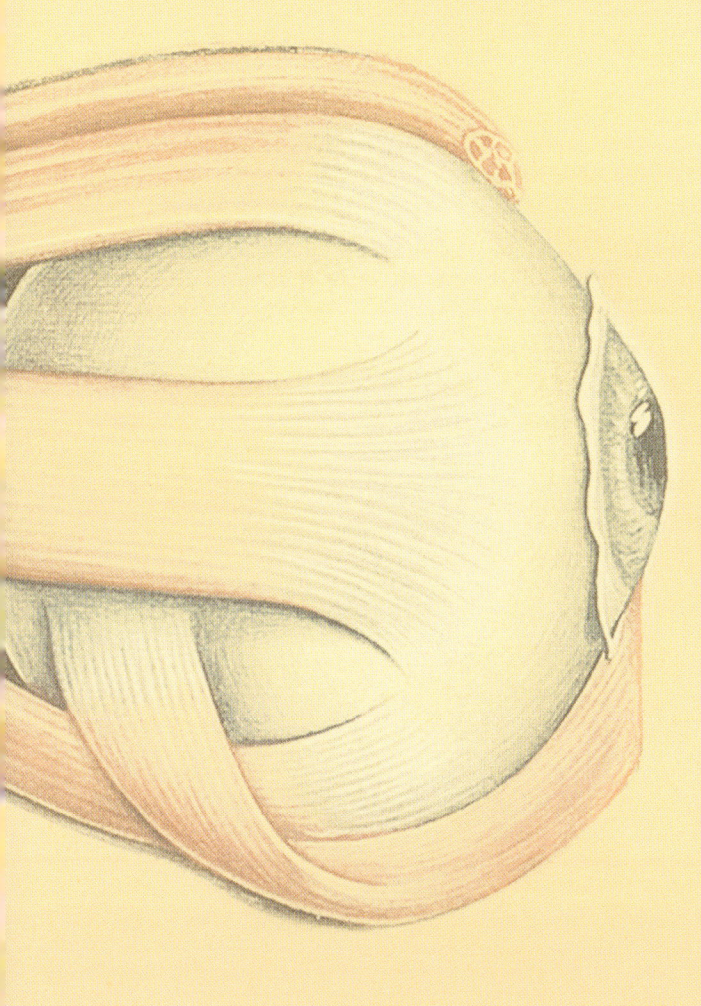

Olho

Desenvolvimento 132

Esqueleto 134

Pálpebras 136

Glândula Lacrimal e Aparelho Lacrimal ... 146

Musculatura Ocular 152

Topografia 156

Bulbo do Olho 166

Via Óptica 173

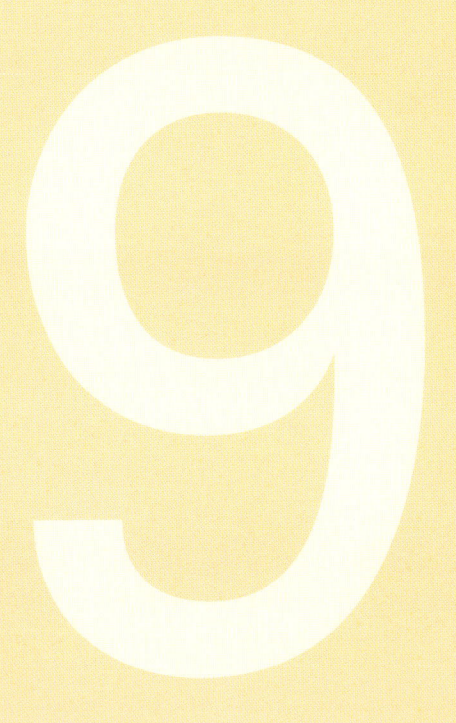

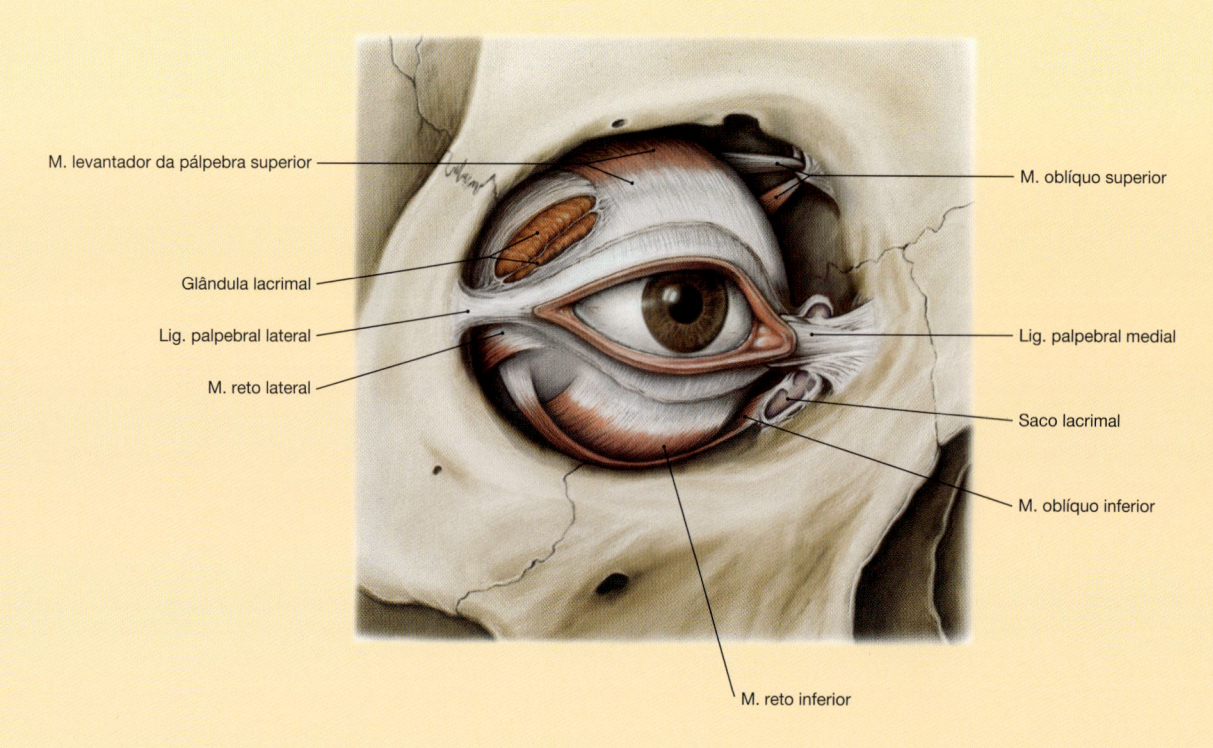

Visão geral

Os olhos são, com frequência, denominados as "janelas da alma" e para muitas pessoas são o órgão sensitivo mais importante. São constituídos pelo **bulbo do olho** com o aparelho óptico, bem como estruturas oculares acessórias, tais como os **músculos extrínsecos do bulbo do olho**, as **pálpebras**, a **túnica conjuntiva** e o **aparelho lacrimal**. O bulbo do olho tem um diâmetro médio de 24 mm, é envolvido por uma **cápsula de tecido conjuntivo** (bainha do bulbo) e está imerso no **corpo adiposo da órbita**, juntamente com estruturas auxiliares (exceto as pálpebras), na **órbita**. O bulbo do olho pode ser movimentado em todas as direções graças às ações dos seis músculos extrínsecos do bulbo do olho (quatro retos e dois oblíquos). O bulbo do olho é formado por três camadas. A camada externa é a **túnica fibrosa externa**, que consiste na esclera e na córnea. A córnea é transparente e forma a janela para o mundo exterior, através da qual o objeto visual atinge o interior do olho. A túnica fibrosa é seguida pela **túnica vascular (intermédia)** ou úvea, constituída pela íris, pelo corpo ciliar e pela corioide. Internamente encontra-se a **túnica interna** denominada retina. Nela estão situados os receptores, que registram e transmitem a impressão visual. O interior do bulbo do olho é dividido em **câmara anterior**, **câmara posterior** e **câmara postrema**. A delimitação entre estes espaços contém a lente (também denominada cristalino). A câmara anterior contém o humor aquoso, e a câmara postrema é preenchida pelo **corpo vítreo**.

Tópicos mais importantes

Após estudar e compreender os principais tópicos deste capítulo, segundo as diretrizes do Nationalen Kompetenzbasierten Lernzielkatalog Medizin (NKLM), você será capaz de:

- Entender o desenvolvimento do olho a partir dos três tecidos originários (neuroectoderma mesencefálico, ectoderma superficial da cabeça e mesênquima da cabeça), derivando disso as características resultantes das respectivas estruturas oculares
- Identificar a estrutura da órbita e descrever seus elementos, bem como as estruturas que entram e saem
- Explicar o conteúdo da órbita e dividir a órbita em porções e níveis diferentes
- Descrever as relações topográficas da órbita em relação a estruturas adjacentes
- Explicar a composição de estruturas auxiliares, tais como as pálpebras, a túnica conjuntiva, o aparelho lacrimal com glândulas lacrimais e vias de drenagem lacrimal, do ponto de vista funcional
- Descrever a função dos músculos extrínsecos do bulbo do olho e sua fixação na órbita, bem como descrever e diferenciar o suprimento sanguíneo e a inervação do bulbo do olho e da órbita
- Citar os componentes individuais do bulbo do olho e descrever suas funções.

Relação com a clínica

A seguir, é apresentado um estudo de caso que reforça a correlação entre os muitos detalhes anatômicos e a prática clínica mais atual.

Fratura orbital explosiva (*blow-out*)

História
Um estudante com 24 anos joga *squash* com seu amigo no primeiro dia de férias. Durante o jogo, ele não conseguiu se esquivar em tempo hábil da bola, que rebateu na parede. A bola de *squash* acertou o centro do olho direito desse homem (→ Figura a). A dor intensa o levou a tampar o olho direito com a mão imediatamente. Seu amigo ligou para o atendimento de emergência e buscou uma bolsa de gelo reutilizável no restaurante da quadra de *squash*, que o estudante colocou sobre o olho direito.

Achados da avaliação
Durante o exame, o médico socorrista notou que o olho direito parecia ter afundado na órbita (enoftalmia). As estruturas palpebrais não estavam apenas edemaciadas, mas também havia ocorrido sangramento para dentro dos tecidos moles (hematoma periorbital à direita). Embora o estudante ainda conseguisse enxergar com o olho direito, ficou praticamente impossibilitado de seguir o dedo do socorrista em todas as direções. O estudante também relatou visão dupla e ausência de sensibilidade na face direita, abaixo do olho.

Exames complementares
O paciente foi levado à clínica oftalmológica da universidade. Lá, foi submetido a uma tomografia computadorizada (TC) do crânio. A TC mostrou uma fratura do assoalho da órbita, com deslocamento do conteúdo orbital para a cavidade maxilar direita (→ Figura b). O N. infraorbital, o M. oblíquo inferior e o M. reto inferior estavam deslocados de suas posições normais. As cavidades paranasais e os ossos da face, no entanto, estavam intactos. Outros exames oculares de rotina não indicaram descolamento de retina ou outras lesões dentro do bulbo do olho. A acuidade visual era de 100%.

Diagnóstico
Fratura orbital explosiva (*blow-out*) à direita com comprometimento do N. infraorbital e compressão dos músculos extrínsecos do bulbo do olho inferiores.

Tratamento
O paciente foi preparado para a reconstrução cirúrgica do assoalho da órbita na manhã seguinte. Isso é necessário porque todas as fraturas do assoalho da órbita acompanhadas de sintomas como visão dupla, distúrbios da sensibilidade e enoftalmia devem ser operadas o mais rápido possível, para que não ocorra infecção ascendente da órbita a partir do seio maxilar colonizado por bactérias e/ou perda visual secundária por compressão do N. óptico, ou formação permanente de imagens duplas em decorrência de atrofia da musculatura ocular. Como parte da cirurgia, as partes moles foram inicialmente reposicionadas, e os fragmentos ósseos recolocados. A seguir, foi feita a reconstrução do assoalho da órbita com material homólogo (p. ex., dura-máter liofilizada). Outra opção seria a reconstrução com materiais aloplásticos, p. ex., material de osteossíntese plástico ou metálico.

Evolução
A evolução pós-operatória foi sem intercorrências. Depois de uma semana, as imagens duplas praticamente desapareceram. Os tecidos moles da região externa do olho apresentavam discreto edema e coloração amarelo-esverdeada.

Laboratório de anatomia
Fraturas isoladas do assoalho da órbita (do tipo *blow-out*) são relativamente raras quando relacionadas ao número total de fraturas do terço médio da face.

> *Acidentes desportivos, de trânsito e laborais, bem como assaltos e agressões são as causas mais comuns de fraturas orbitais isoladas.*

Uma fratura da órbita ocorre com maior frequência em combinação com outras fraturas. A complexidade das estruturas ósseas da face, bem como os vasos sanguíneos, vasos linfáticos e nervos, deve ser considerada, o que é importante principalmente para o exame físico, para determinar a extensão exata da lesão. Recomenda-se principalmente a visualização dos ossos que constituem a órbita e as estruturas vizinhas nos ossos do crânio no laboratório anatômico.

> *Note as finas paredes ósseas durante a dissecção da órbita.*

É importante sempre ter em mente as muitas estruturas existentes em um espaço exíguo.

De volta à clínica
Com o impacto da bola de *squash*, o bulbo do olho foi pressionado para dentro da órbita, cujo formato é afunilado. Com isso, geralmente ocorrem lesões dos vasos nos tecidos moles do olho e das pálpebras; mais raramente ocorrem lesões dos nervos. Às vezes, o N. óptico pode ser comprimido em seu canal ósseo (canal do nervo óptico). O N. infraorbital (que passa sobre a fissura orbital inferior e o forame infraorbital para chegar à região das bochechas) é o mais frequentemente afetado. Por esse motivo, o exame da sensibilidade da pálpebra inferior, da face e do lábio superior é importante.

Três das quatro paredes orbitais se delimitam com os seios paranasais. A contusão do bulbo do olho pela bola levou à fratura do assoalho da órbita do estudante.

> *O assoalho da órbita é, também, o teto do seio maxilar. Nele passa o N. infraorbital.*

Isso levou ao "aprisionamento" do M. oblíquo inferior e do M. reto inferior na fenda da fratura. Isso explica a visão dupla durante o exame inicial. Em uma fratura da parede medial da órbita, que é formada em grande parte pela lâmina orbital (também denominada lâmina papirácea) do etmoide, pode ocorrer a entrada de ar a partir das células etmoidais para o tecido adiposo orbital e sob a pele palpebral (enfisema gasoso). Nesse caso, seria possível escutar discreta crepitação à palpação da pálpebra. Até a correção do defeito, é proibido assoar o nariz, e é prescrito descongestionante nasal. Nas fraturas do terço médio da face sempre é necessário verificar se existe fístula liquórica. Nesse caso, ocorre extravasamento de líquido claro (líquido cerebrospinal) pelo nariz. Uma ligação aberta entre a órbita e a cavidade nasal adjacente sempre exige o tratamento com antibiótico em decorrência do risco de infecção.

> *A lâmina orbital também é denominada papirácea na prática clínica, porque é praticamente possível enxergar através dela.*

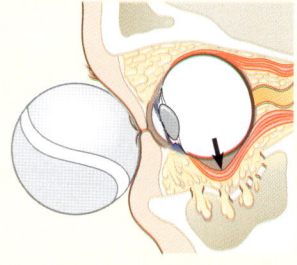

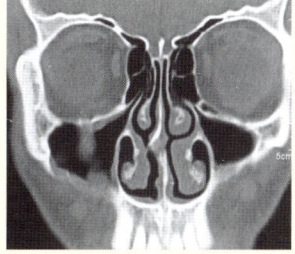

a b

Figura a   Circunstâncias do acidente: a bola atinge o bulbo do olho e ocorre uma fratura do assoalho da órbita com deslocamento do conteúdo orbitário para dentro da cavidade maxilar. [S700-L126]

Figura b   TC coronal do crânio: fratura do assoalho da órbita à direita, com deslocamento do conteúdo orbitário para dentro da cavidade maxilar. [R349]

Desenvolvimento

Desenvolvimento, 4ª a 5ª Semana

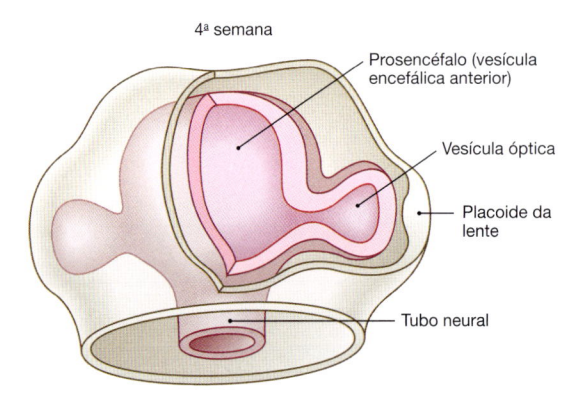

Figura 9.1 Desenvolvimento do olho, 4ª semana. [E838]
Na 4ª semana, as vesículas ópticas evaginam, a partir da região do diencéfalo, localizada no prosencéfalo. As vesículas ópticas migram cada vez mais para fora e induzem a formação de um placoide da lente no ectoderma superficial adjacente.

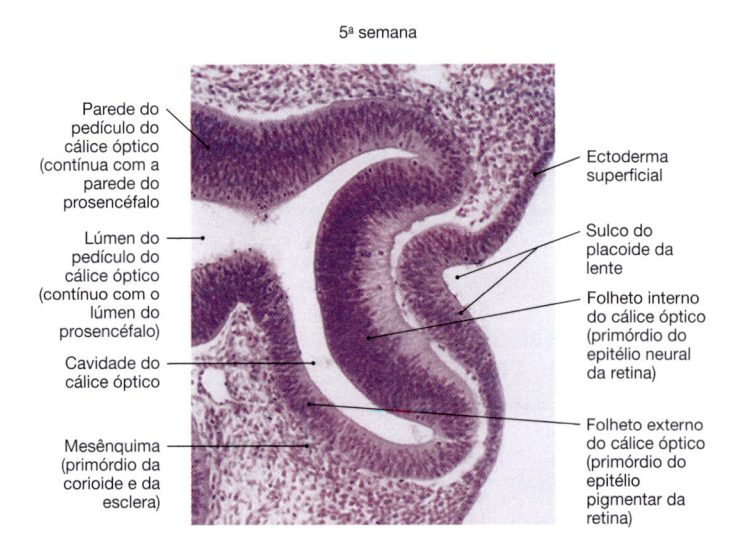

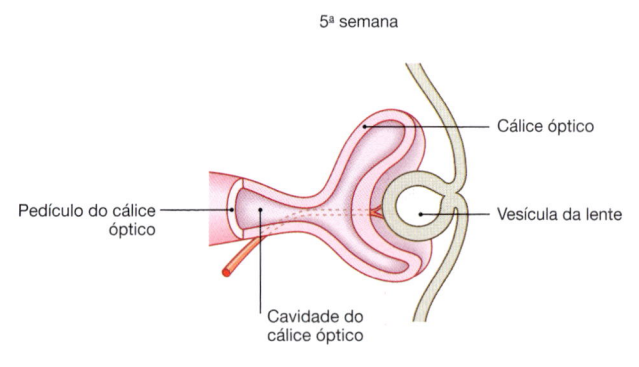

Figura 9.2 Desenvolvimento do olho, 5ª semana; corte histológico sagital. [E347-09]
A figura mostra a vesícula óptica já invaginada, formando o cálice óptico e estabelecendo um íntimo contato com o placoide da lente. A cavidade ventricular entre os dois folhetos do cálice óptico (precursor da retina) e o pedículo do cálice óptico (precursor do N. óptico [II]) é relativamente ampla.

Figura 9.3 Desenvolvimento do olho, 5ª semana. [E838]
A vesícula da lente invagina-se a partir do ectoderma superficial e é envolvida pela vesícula óptica, de modo que o cálice óptico, derivado da vesícula óptica, se forma ao redor da vesícula da lente. Por meio de um pequeno ducto, o antigo sulco óptico, o cálice óptico se mantém ligado ao diencéfalo.

Estrutura e função

Desenvolvimento do olho

O desenvolvimento do olho começa no início da 4ª semana com uma evaginação da vesícula óptica, a partir da região do diencéfalo, no prosencéfalo. Após um curto período, o polo anterior da vesícula óptica se invagina para formar o cálice óptico. A partir do folheto externo do cálice, forma-se o estrato pigmentoso da retina, no segmento posterior do olho, enquanto, anteriormente, se formam, do folheto externo, os epitélios do corpo ciliar e da íris. O folheto interno diferencia-se na retina. No ponto de contato entre o cálice óptico e o ectoderma superficial, a vesícula da lente se destaca e se desloca para baixo. A partir do ectoderma ainda se formam os epitélios da córnea e da conjuntiva. As demais partes das túnicas média e externa do bulbo do olho são de origem mesenquimal. O primórdio da lente é, inicialmente, recoberto por uma rede de vasos sanguíneos (derivada, entre outros, da A. hialóidea) que, futuramente, irá degenerar. O segmento proximal da A. hialóidea se transforma na A. central da retina.

Desenvolvimento, 6ª a 8ª Semana

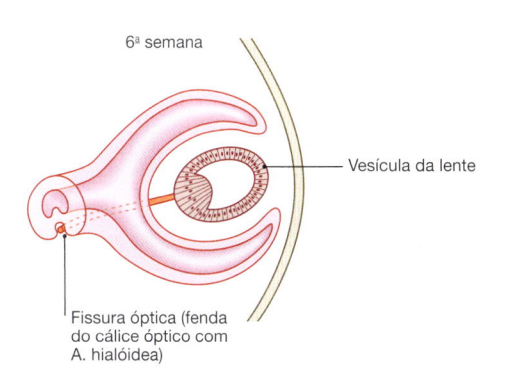

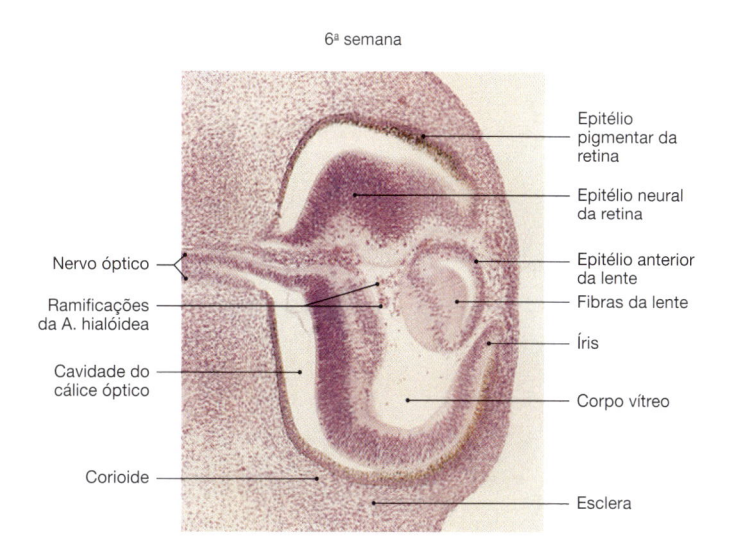

Figura 9.4 Desenvolvimento do olho, 6ª semana. [E838]
No ponto mais profundo do cálice óptico desenvolve-se um sulco alongado, a fenda do cálice óptico (ou fissura óptica). Nela se formam vasos sanguíneos, envolvidos pelas primeiras fibras nervosas do futuro N. óptico [II]. Durante o desenvolvimento, vasos sanguíneos como A. e V. hialóideas suprem o interior do cálice óptico. No 7º mês, os vasos sanguíneos regridem no cálice óptico; no N. óptico, os vasos ainda permanecem como A. e V. centrais da retina.

Figura 9.5 Desenvolvimento do olho, 6ª semana; corte histológico sagital. [E347-09]
Na 6ª semana, as fibras da lente se formam, devido ao alongamento das células epiteliais, na parede posterior da vesícula da lente.

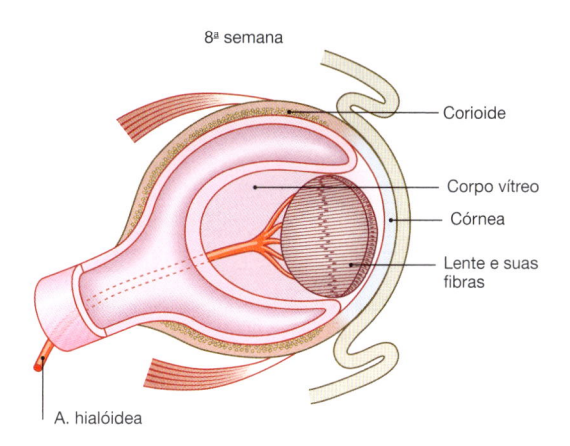

Figura 9.6 Desenvolvimento do olho, 8ª semana. [E838]

Através da fissura do cálice óptico, células mesenquimais migram e formam o corpo vítreo, uma substância gelatinosa com fibras bem delgadas. O corpo vítreo fornece ao bulbo do olho a sua consistência firme.

Correlações clínicas

Distúrbios do desenvolvimento do olho são relativamente raros. A incidência de cegueira congênita é de 20 casos em cada 100.000 nascidos vivos. Com frequência, está associada a outros déficits (de natureza mental). Pode haver persistência de vestígios da A. hialóidea, a partir da papila do N. óptico, para o interior do corpo vítreo ou mesmo se estender até a lente do olho e opacificá-la. A opacificação da lente pode resultar da **persistência da A. hialóidea**, fora isso sem importância clínica. A **ciclopia** é caracterizada pela fusão mais ou menos completa dos olhos (→ Figura). Ela constitui uma das malformações faciais e oculares. A ausência congênita de todas as estruturas do olho é denominada **anoftalmia**.

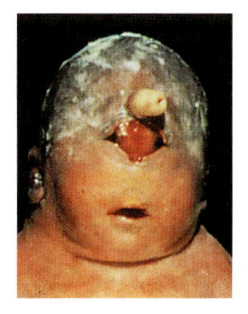

Recém-nascido do sexo masculino com ciclopia. A ciclopia é a malformação da face e dos olhos, na qual um processo nasal, semelhante a uma probóscide, se forma acima de um único olho, resultante da fusão dos primórdios ópticos. [E347-09]

Esqueleto

Órbita

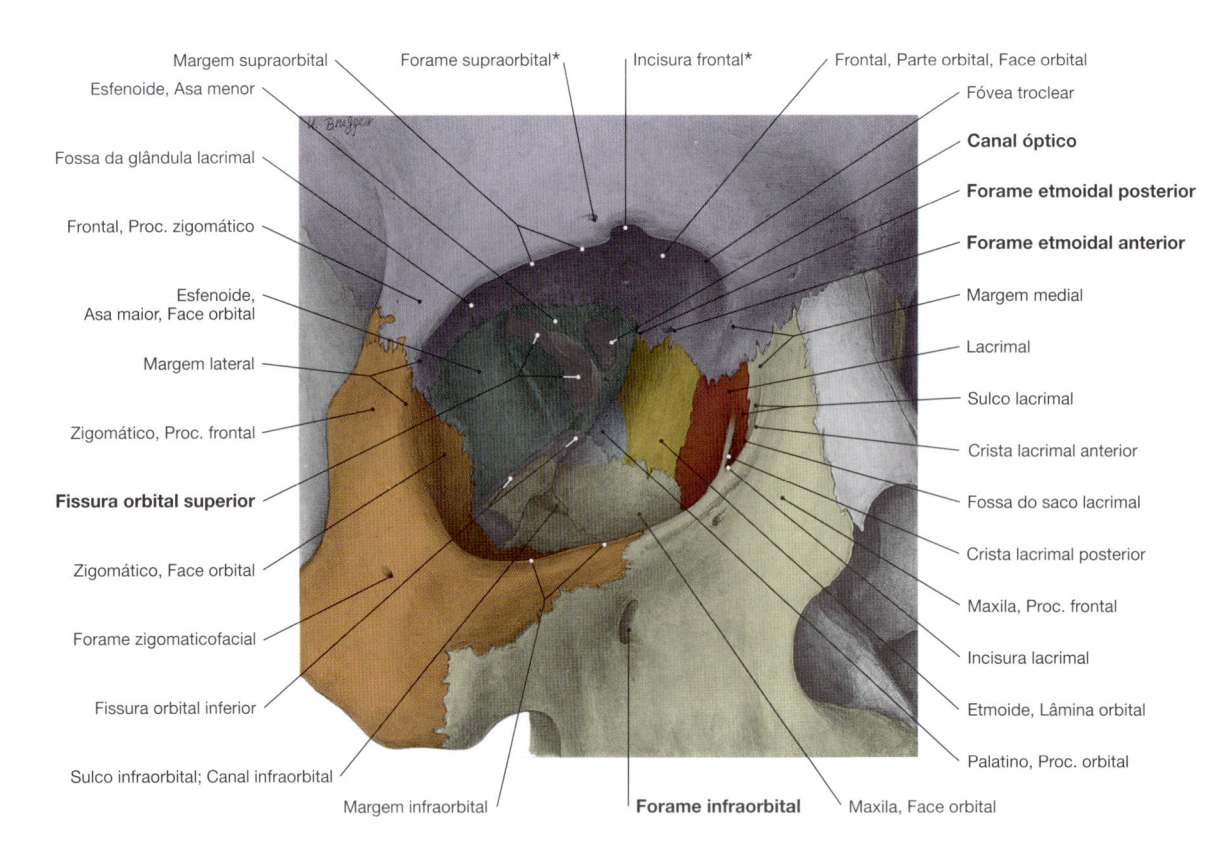

Figura 9.7 Órbita direita; vista anterior oblíqua; ver correlação de cores na p. xii. [S700]
As paredes da órbita são formadas por sete ossos (frontal, etmoide, lacrimal, palatino, maxila, esfenoide e zigomático). A parede lateral limita-se com a fossa temporal, e a parede medial tem relação com as células etmoidais e com a cavidade nasal. Na parte posterior existem íntimas relações topográficas com a fossa média do crânio, com o canal óptico e com a fossa pterigopalatina.

* Esses locais podem ser caracterizados como forames ou incisuras.

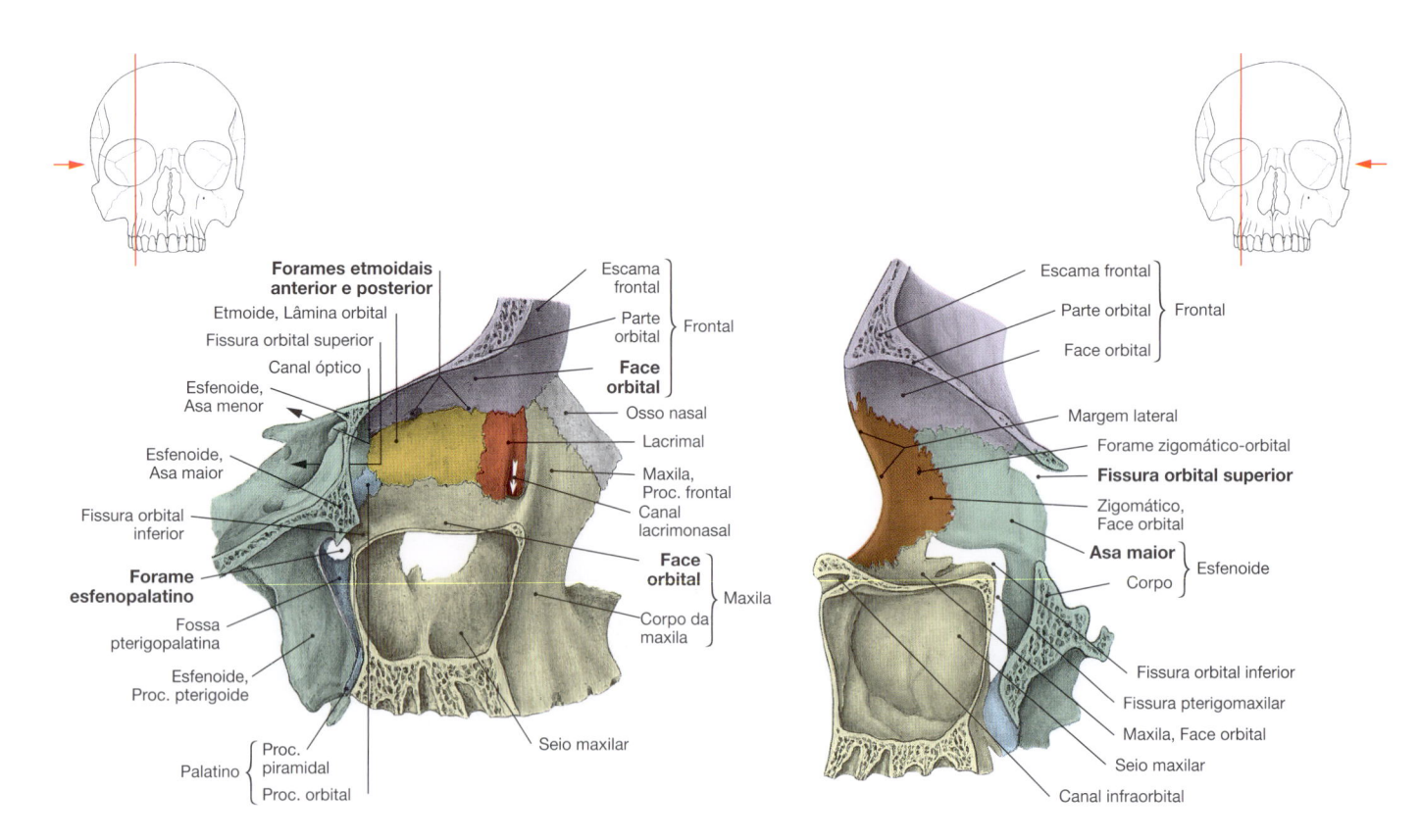

Figura 9.8 Parede medial da órbita, lado direito; vista lateral; ver correlação de cores na p. xii. [S700]

Figura 9.9 Parede lateral da órbita, lado direito; vista medial; ver correlação de cores na p. xii. [S700]

Órbita

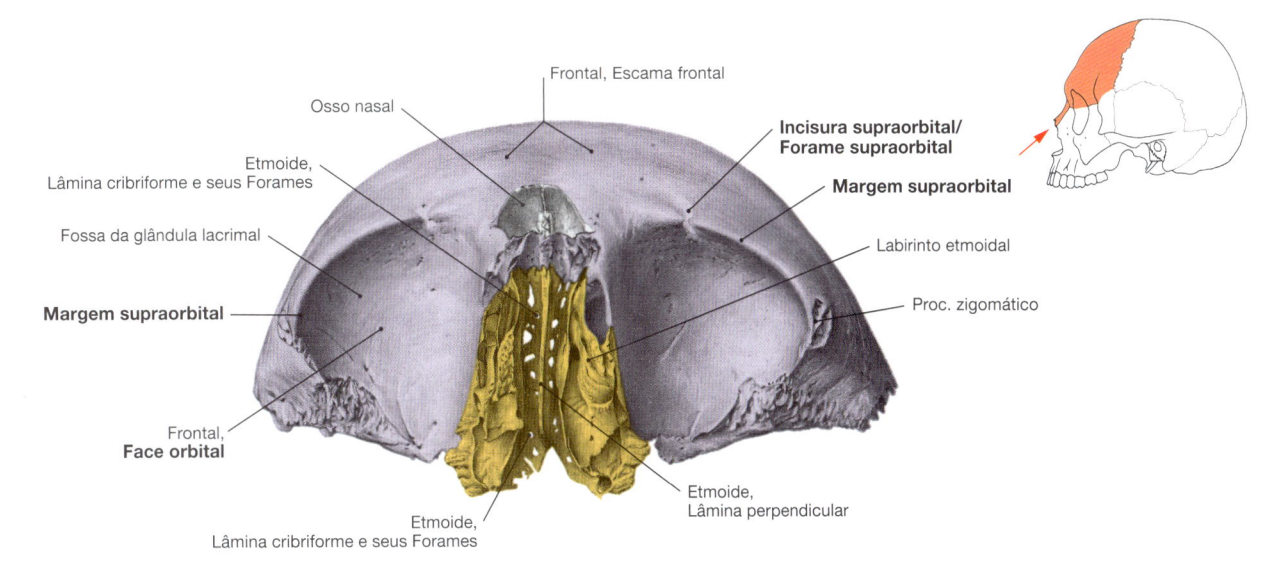

Figura 9.10 Parede superior da órbita; vista inferior; ver correlação de cores na p. xii. [S700]
O teto da órbita é simultaneamente o assoalho da fossa anterior do crânio e de partes do seio frontal. Todos os ossos do labirinto etmoidal são extremamente delgados e podem ser facilmente fraturados durante uma intervenção cirúrgica.

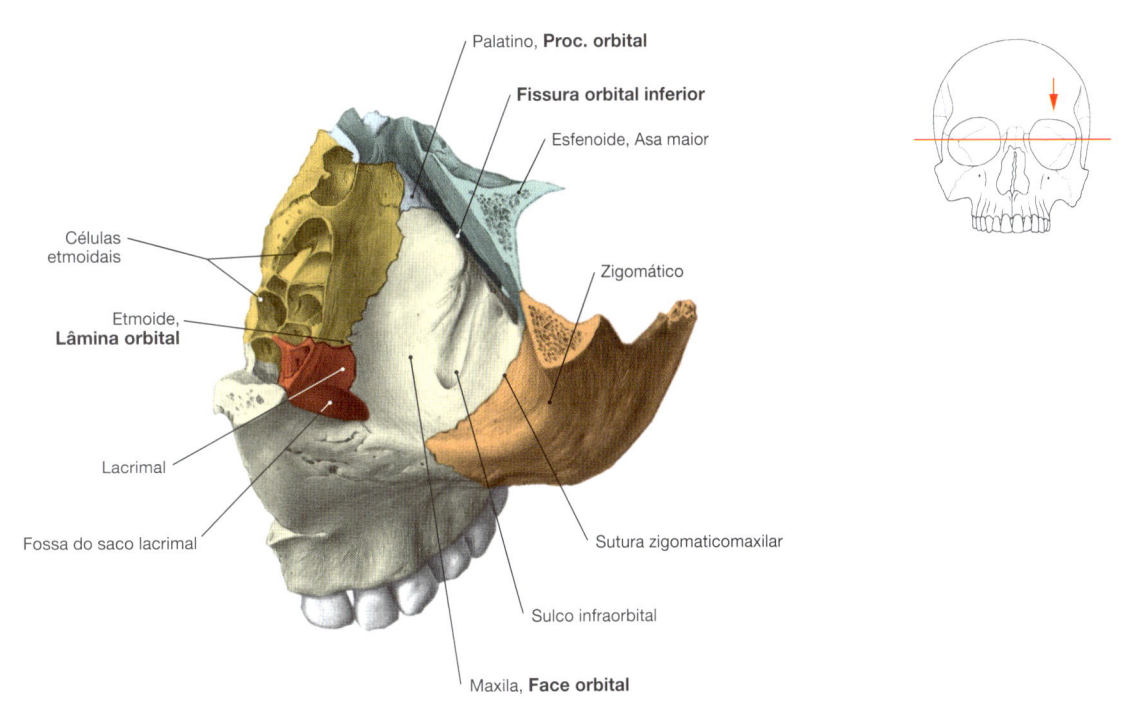

Figura 9.11 Parede inferior da órbita, lado esquerdo; vista superior; ver correlação de cores na p. xii. [S700]
A parede inferior da órbita é, simultaneamente, a parede superior do seio maxilar. Em sua parte posterior, encontra-se o sulco infraorbital, que continua, na parte anterior, com um canal ósseo através da maxila e desemboca no forame infraorbital (não visualizado), abaixo da órbita.

Correlações clínicas

Embora a parede óssea medial da órbita seja muito fina (por isso a antiga denominação lâmina papirácea), durante um traumatismo não penetrante do bulbo do olho (p. ex., quando uma bola de tênis atinge centralmente a órbita), pode ocorrer uma fratura da parede inferior da órbita (a chamada **fratura explosiva**, → Figura). Com isso, estruturas intraorbitais (Mm. reto inferior e oblíquo inferior) podem ser encarceradas na fenda da fratura ou completamente deslocadas para o interior do seio maxilar (**hérnia orbital**). Devido à restrição da mobilidade do bulbo do olho, podem ocorrer diplopia (visão dupla), enoftalmia ou paresia do olhar para cima. Quando há envolvimento do N. infraorbital, que segue no assoalho da órbita, ocorrem **distúrbios da sensibilidade** na pele da região maxilar.

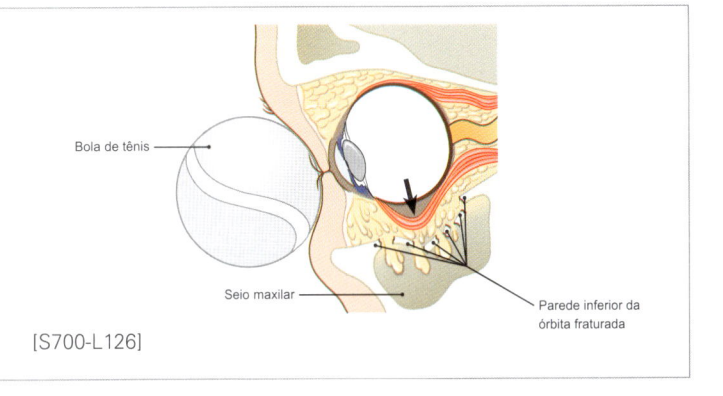

[S700-L126]

9 Pálpebras

Pálpebras e Região Externa do Olho

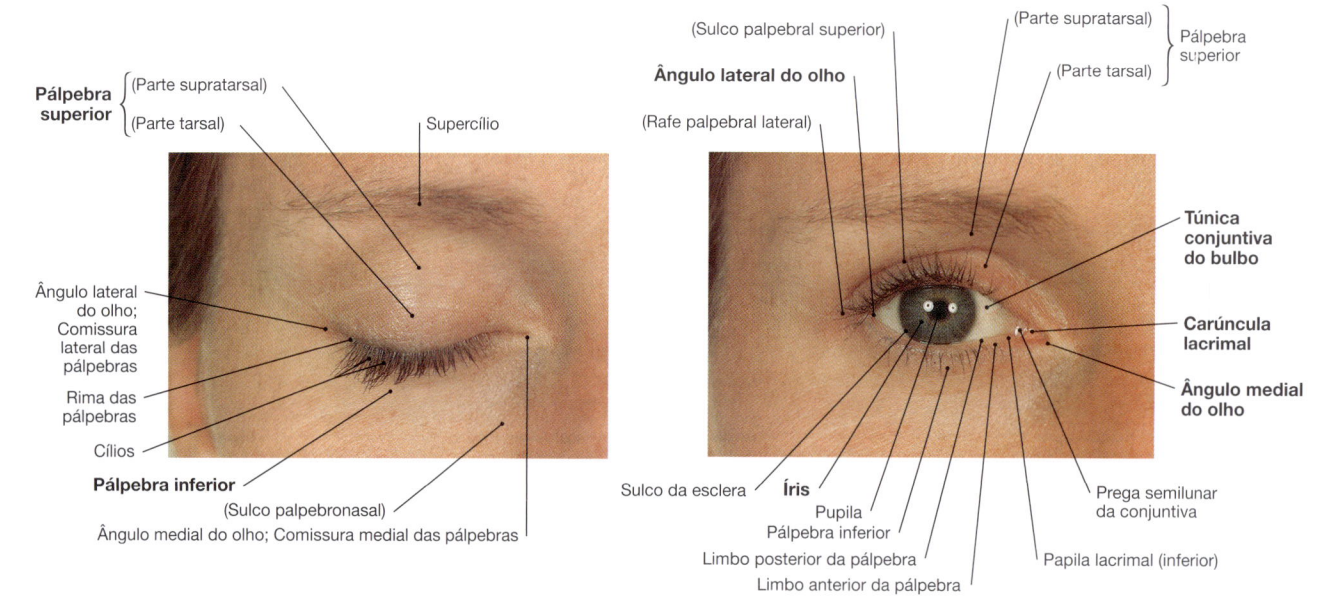

Figura 9.12 Olho direito, com a rima das pálpebras fechada. [S700]
Em média, o ser humano pisca de 20 a 30 vezes por minuto. A cada fechamento das pálpebras, uma película de líquido lacrimal é distribuída sobre a superfície ocular. Com isso, a contração do M. orbicular do olho ocorre lentamente da região temporal para a região nasal, de modo a promover um movimento de limpeza na direção do ângulo medial do olho. Estímulos mecânicos (p. ex., um golpe abrupto de ar, partículas de pó, insetos) acionam o reflexo de fechamento das pálpebras, que atua na proteção da superfície ocular.

Figura 9.13 Olho direito, com a rima das pálpebras aberta. [S700]
A largura da rima das pálpebras normal varia, no adulto, entre 6 e 10 mm, e a distância entre os ângulos lateral e medial do olho, entre 28 e 30 mm.

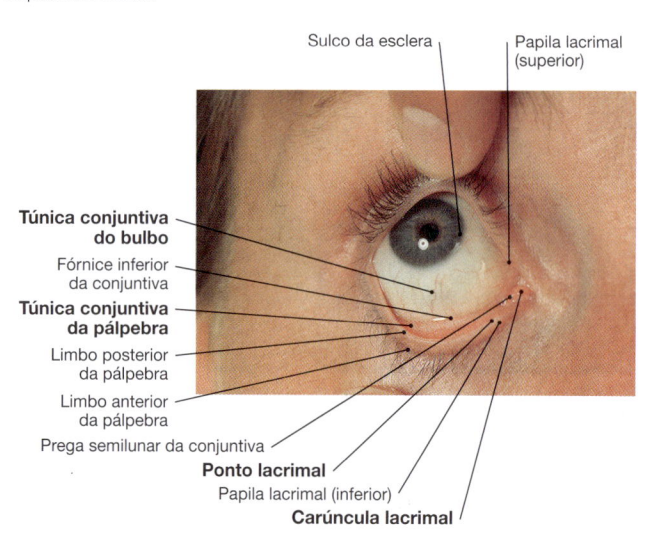

Figura 9.14 Olho direito, com as pálpebras superior e inferior levantadas. [S700]
Com exceção da córnea, o bulbo do olho – na região da superfície ocular e na face da pálpebra voltada para o bulbo do olho – é recoberto pela túnica conjuntiva, uma túnica mucosa muito vascularizada, porém delgada e transparente.

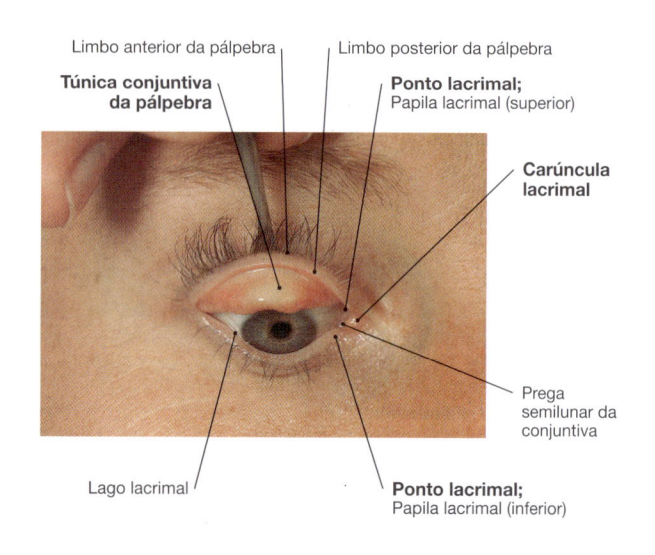

Figura 9.15 Olho direito, com a pálpebra superior evertida (com ectrópio provocado). [S700]
Na região da face interna da pálpebra, encontra-se a túnica conjuntiva da pálpebra; sobre o bulbo do olho, ela é chamada túnica conjuntiva do bulbo, e na região das pregas de reflexão dos dois folhetos da túnica conjuntiva formam-se os fórnices da conjuntiva. Também é conhecido como saco conjuntival. No fórnice inferior da conjuntiva, podem ser aplicados medicamentos.

Correlações clínicas

Várias doenças estão associadas a **estreitamento** ou **dilatação da rima das pálpebras**. Uma lesão da parte simpática da divisão autônoma do sistema nervoso causa paralisia do M. tarsal superior e, consequentemente, estreitamento da rima das pálpebras. Uma lesão do N. oculomotor se manifesta como ptose (queda) da pálpebra superior em virtude da paralisia do M. levantador da pálpebra superior. Por outro lado, uma lesão do N. facial causa paralisia do M. orbicular do olho e dilatação da rima das pálpebras.

A **inflamação** da túnica conjuntiva (conjuntivite) é muito frequente em usuários de lentes de contato.
Em pacientes com anemia, a túnica conjuntiva aparece esbranquiçada, devido à redução da coloração dos vasos sanguíneos, secundária à redução da contagem de hemácias. Deste modo, o exame do fórnice inferior da conjuntiva, pela tração da pálpebra inferior para baixo com o dedo do examinador, oferece um meio auxiliar simples de diagnóstico.

Pálpebras e Região Externa do Olho

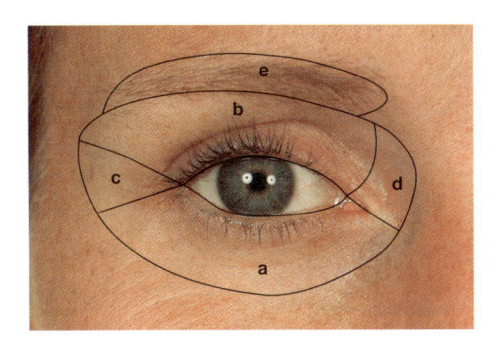

Figura 9.16 Regiões cutâneas próximas ao olho, à direita. [S700]/[E1043]
A pálpebra e a região ocular são elementos centrais da face. Elas moldam a aparência externa do indivíduo. A redução da elasticidade da fina pele palpebral na idade avançada, aliada à maior expectativa de vida, leva cada vez mais pessoas a cirurgias palpebrais plásticas estéticas. As regiões oculares são diferenciadas segundo características estruturais:
a   Região subpalpebral.
b   Região palpebral superior.
c   Região cantal temporal (ângulo lateral do olho).
d   Região cantal nasal (ângulo medial do olho).
e   Região da sobrancelha.

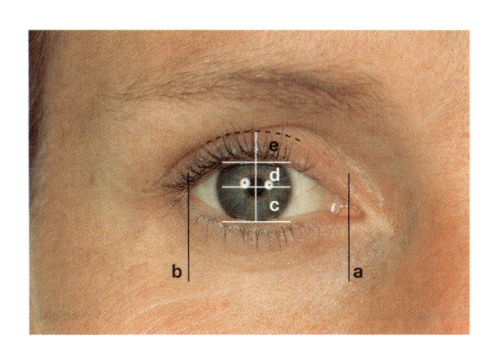

Figura 9.17 Largura palpebral e largura da fenda palpebral no olho, à direita. [S700]/[E1043]
A "largura palpebral" é a distância entre as duas linhas verticais que atravessam o ângulo palpebral nasal (**a**) e o ângulo palpebral temporal (**b**). A largura palpebral tem, em média, 28 a 30 mm. As distâncias dos cantos palpebrais inferior (**c**) e superior (**e**) do centro da pupila (**d**) são denominadas "distâncias médias de reflexo". Essas distâncias fornecem a "altura palpebral" ou largura da fissura palpebral, que tem em média 10 a 12 mm. A distância entre o canto palpebral superior e a prega palpebral superior mede, em média, de 9 a 12 mm (em mulheres) e 7 a 9 mm (em homens), mas pode variar acentuadamente e, muitas vezes, é encoberta pelo arco supraciliar.

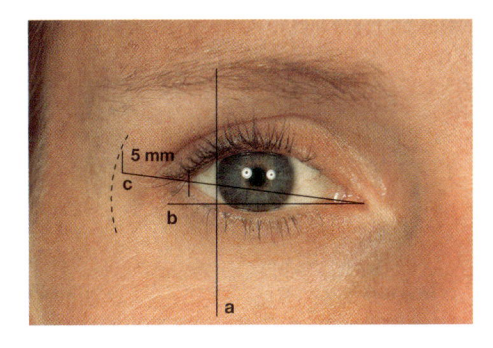

Figura 9.18 Proporções oculares, à direita. [S700]/[E1043]
O ângulo palpebral nasal (ângulo medial do olho) situa-se um pouco mais baixo do que o ângulo palpebral temporal (ângulo lateral do olho). Isso é evidenciado pelo ângulo formado entre uma linha horizontal (**b**) através do ângulo palpebral nasal e uma linha de ligação (**c**) entre o ângulo palpebral temporal e o palpebral nasal. A distância entre o ângulo palpebral temporal e o canto superior da órbita é de aproximadamente 5 mm. O ponto mais elevado da arcada palpebral situa-se normalmente no terço lateral do olho e é representado por uma linha vertical (**a**).

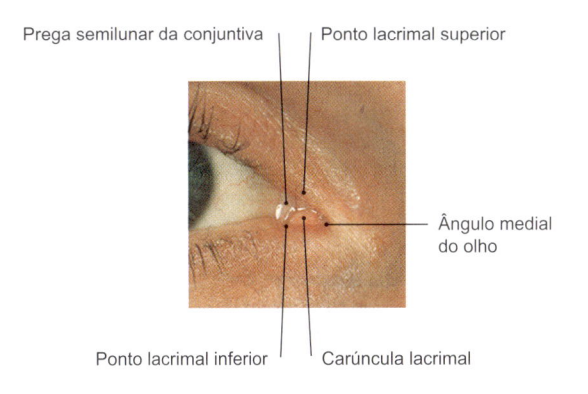

Figura 9.19 Ângulo palpebral nasal, ângulo medial do olho, à direita. [S700]/[E1043]
No ângulo palpebral nasal, ângulo medial do olho (epicanto medial, comissura medial das pálpebras) existe uma pequena dobra de tecido conjuntivo com formato de meia-lua, a prega semilunar conjuntival, também chamada de terceira pálpebra. No ser humano e na maioria dos primatas, ela representa o rudimento da membrana nictitante, que em muitos animais vertebrados pode cobrir o olho de modo semelhante a óculos de proteção. Além disso, no ângulo medial do olho encontra-se a carúncula lacrimal. Essa também deve ser considerada uma parte modificada da conjuntiva, na qual existe tecido adiposo. Na mucosa que a cobre existem células caliciformes e glândulas mucosas intraepiteliais. A poucos milímetros do ângulo palpebral nasal, abrem-se, nas margens palpebrais das pálpebras superior e inferior, os pontos lacrimais superior e inferior. Eles representam a entrada das vias lacrimais de drenagem (→ Figura 9.40 e seguintes). O ponto lacrimal inferior no adulto situa-se a cerca de 6,5 mm de distância do ângulo palpebral interno; o ponto lacrimal superior fica a apenas cerca de 6 mm de distância. Com isso, durante o fechamento palpebral, ambos os pontos lacrimais não entram em contato. A abertura dos pontos lacrimais é levemente direcionada para trás.

Pálpebras

Estrutura

Figura 9.20 Pálpebra superior; fotomicrografia de um preparado histológico; coloração de Azan; corte sagital; pequeno aumento. [S700]
A pálpebra é subdividida em um folheto externo e um folheto interno. O folheto externo inclui o M. orbicular do olho, de natureza estriada esquelética, com sua parte palpebral. O folheto interno inclui a túnica conjuntiva da pálpebra, o tarso com as glândulas tarsais ou de Meibomio (glândulas sebáceas modificadas) incluídas em sua estrutura, além das fibras musculares (músculo de Riolan ou fascículo ciliar), que se irradiam para o tarso, derivadas da parte palpebral do M. orbicular do olho, na região da margem da pálpebra.

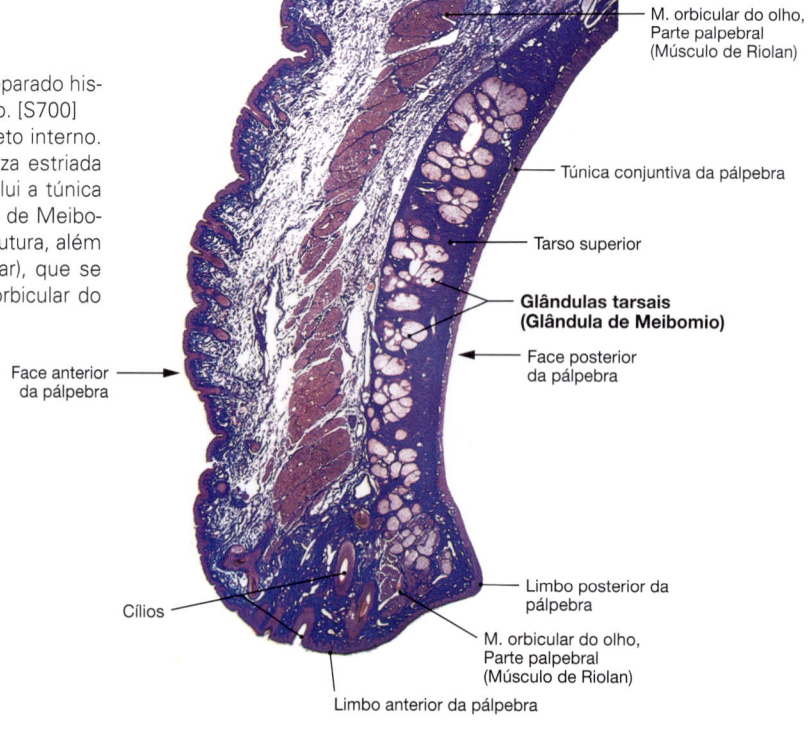

Figura 9.21 M. orbicular do olho direito; vista frontal, apenas a metade nasal do músculo está representada. [S700-L285]/[E1043]
A abertura da órbita e o septo orbital são envolvidos pela parte orbital do M. orbicular do olho, de trajeto circular. A parte palpebral do músculo continua-se nas pálpebras. O músculo, assim, forma a base muscular das pálpebras superior e inferior e tem a função de fechar a pálpebra. Sua parte mais interna forma o músculo de Riolan na região da margem palpebral das pálpebras superior e inferior (→ Figura 9.20).

→ T 1.3

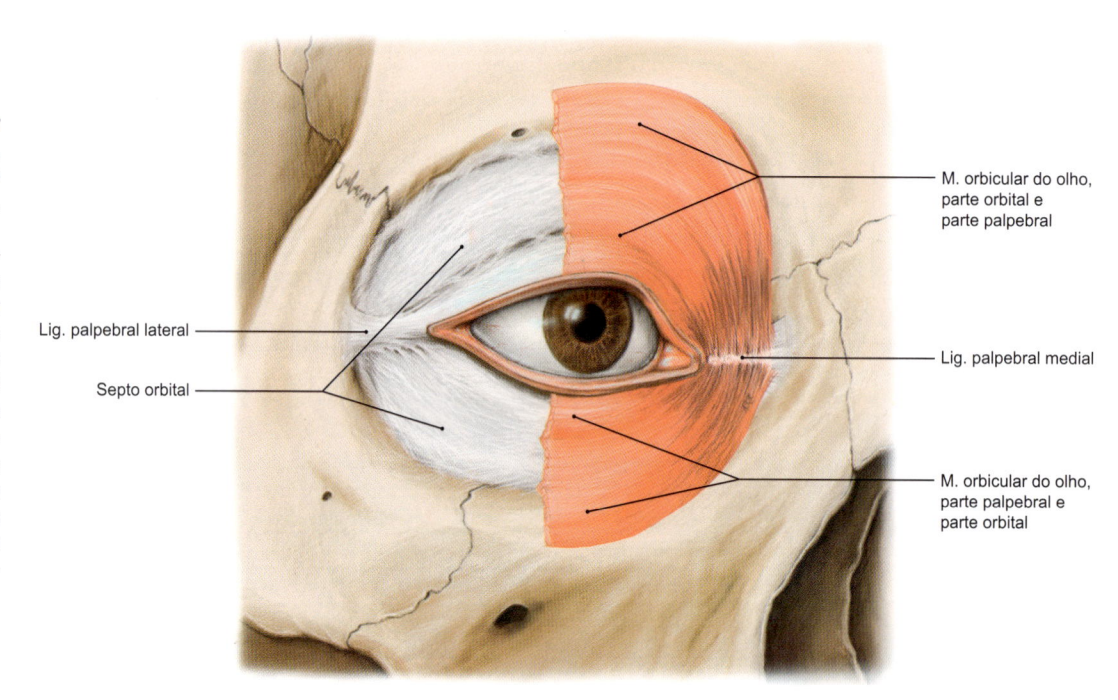

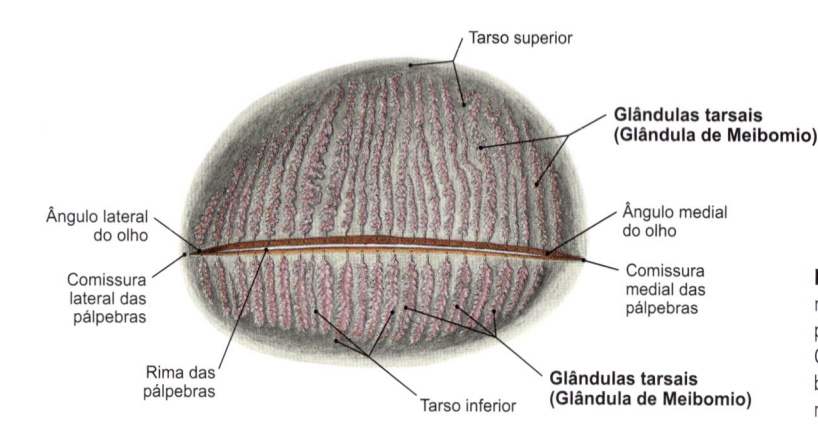

Figura 9.22 Pálpebras do lado direito; vista posterior; estão representados os tubos glandulares das glândulas tarsais no preparado clarificado. [S700]
Cada pálpebra contém cerca de 25 a 30 glândulas, que desembocam individualmente através de um ducto excretor próprio na margem da pálpebra.

Filme Lacrimal

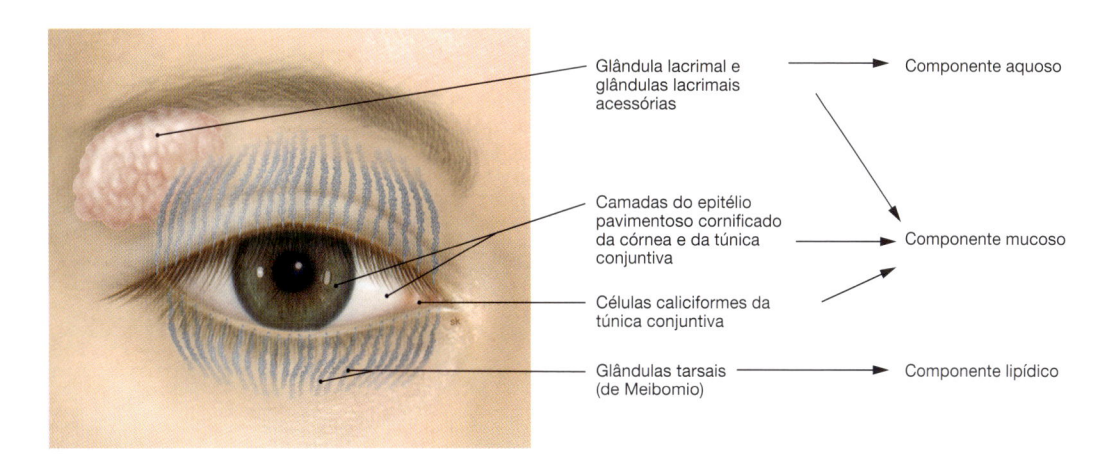

Figura 9.23 Estruturas da superfície ocular envolvidas na produção dos três componentes da secreção lacrimal; representação esquemática. [S700-L238]

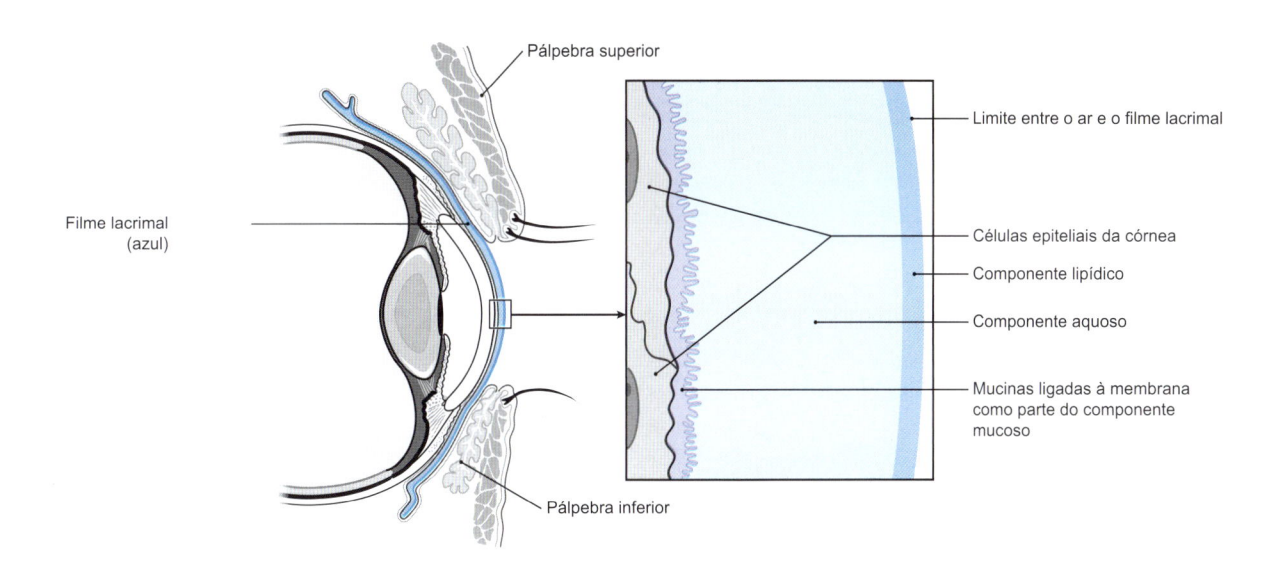

Figura 9.24 Filme lacrimal; modelo esquemático. [S700-L126]/[T419/P310]

O filme lacrimal consiste principalmente em água (> 99%). Ele umedece o epitélio da córnea e da conjuntiva como uma película líquida de até 40 μm de espessura e forma uma superfície refrativa. O filme lacrimal representa, assim, uma solução eletrolítica isotônica na qual, além de água e eletrólitos, existem lipídios e inúmeros peptídios e proteínas (> 1.500), que formam uma barreira contra microrganismos patogênicos. O filme lacrimal pode ser dividido em três componentes: um componente lipídico de superfície que neutraliza a evaporação do componente aquoso subjacente. Este componente aquoso é fixado às células epiteliais da córnea e da conjuntiva por meio de mucinas ligadas à membrana como parte do componente mucoso.

Pálpebras

Filme Lacrimal e M. Orbicular do Olho

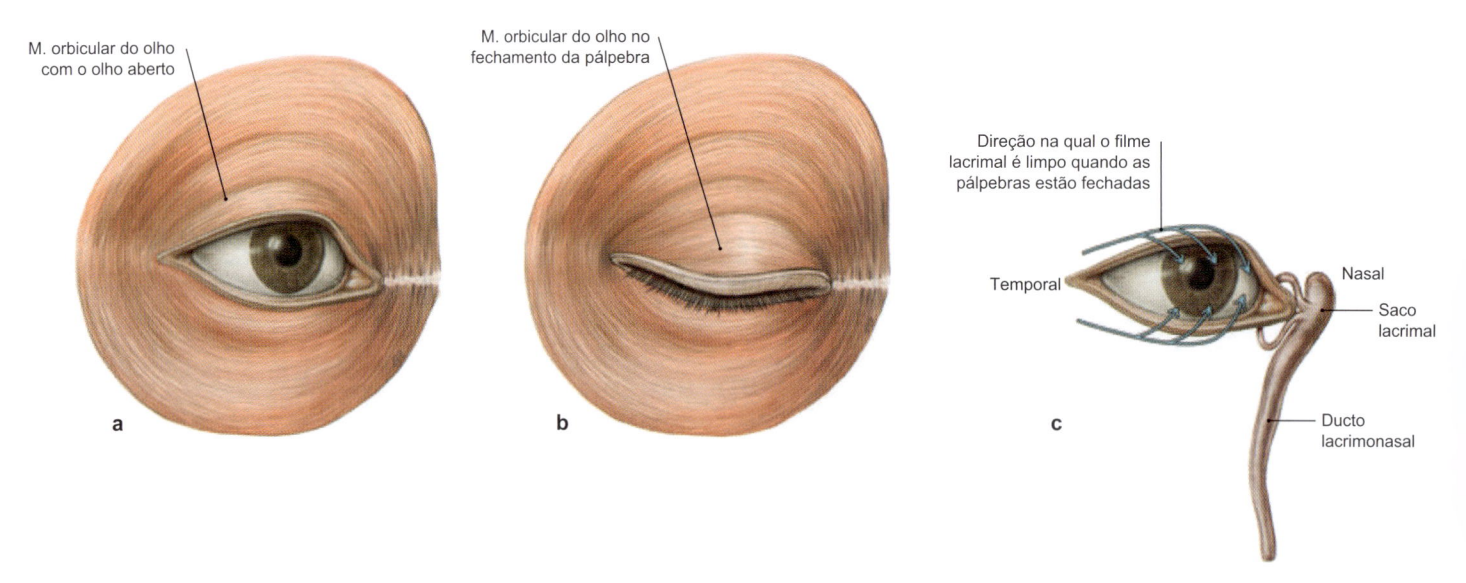

Figura 9.25a e b   Movimento do filme lacrimal. [S700-L285]/[T419/P310]

a O filme lacrimal umedece o epitélio da córnea e da conjuntiva e proporciona uma defesa na superfície ocular.

b A umidificação e a defesa são asseguradas pelo fato de que o filme lacrimal fino é constantemente reconstituído pelo fechamento das pálpebras durante a piscada. O filme lacrimal é transportado funcionalmente com um pequeno intervalo de tempo de temporal para nasal, devido ao arranjo das fibras musculares do M. orbicular do olho.

c O filme lacrimal "usado" é finalmente "limpo" na direção do ângulo medial do olho. Aí é formado um lago lacrimal, que é absorvido e transportado através dos pontos lacrimais superior e inferior para os ductos lacrimais eferentes a cada fechamento da pálpebra.

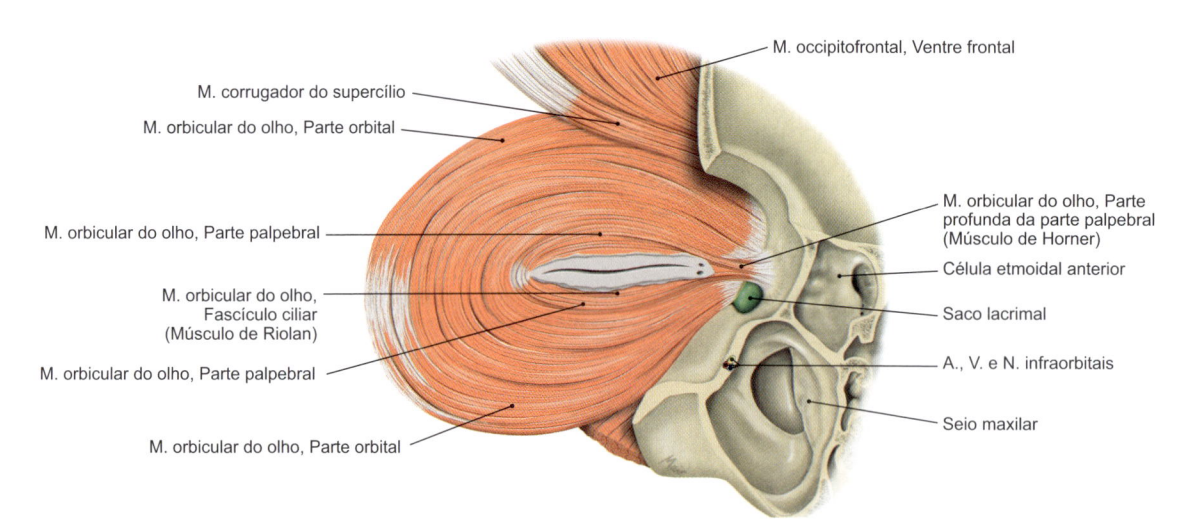

Figura 9.26   M. orbicular do olho, lado esquerdo; vista posterior. [S700-L127]/[E633-002]

No ângulo medial do olho, observa-se a parte profunda do M. orbicular do olho (músculo de Horner), importante para a drenagem da secreção lacrimal.

O M. orbicular do olho é composto por três partes:
- A **parte orbital** atua no fechamento voluntário firme dos olhos
- A contração da **parte palpebral** causa o fechamento das pálpebras (piscar), que pode ser realizado de modo voluntário, porém frequentemente é involuntário
- A **parte profunda** da parte palpebral do M. orbicular do olho (músculo de Horner) encontra-se disposta ao redor dos canalículos lacrimais e é essencial para a drenagem da secreção lacrimal. Durante o fechamento das pálpebras, os dois **pontos lacrimais** (superior e inferior) invaginam-se, na região do terço nasal da margem palpebral, no lago lacrimal. Presume-se que, pela contração da parte profunda, forme-se uma bomba de sucção por pressão. A secreção lacrimal é direcionada através dos pontos lacrimais, ao longo dos canalículos lacrimais superior e inferior, para o saco lacrimal. Os canalículos lacrimais inferiores transportam a maior parte da secreção lacrimal.

→ T 1.3

Correlações clínicas

Lesões do N. facial [VII] podem causar paralisia do M. orbicular do olho. O olho não pode mais ser fechado (**lagoftalmia**). Caso se peça ao paciente para fechar o olho, o bulbo do olho é girado normalmente para cima (os músculos extrínsecos do bulbo do olho estão intactos) e se observa apenas a esclera branca (**fenômeno de Bell**; → Figura 12.152). Devido ao fechamento deficiente da pálpebra, o filme lacrimal não é mais distribuído sobre a superfície ocular, e sua liberação é interrompida. Pouco tempo depois, a córnea torna-se ressecada e fosca. O paciente não pode mais enxergar pelo olho afetado. O fechamento deficiente da pálpebra representa o maior problema terapêutico na paralisia periférica do N. facial.

Músculo Orbicular do Olho e Ângulo Medial do Olho

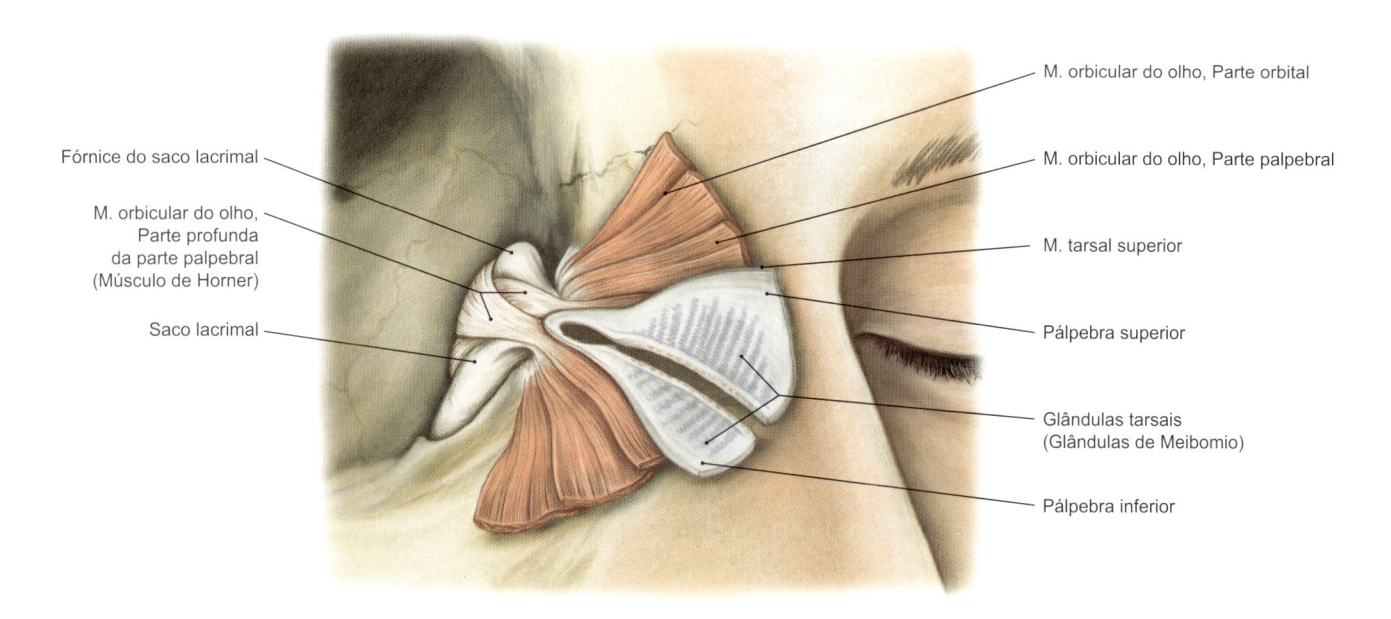

Figura 9.27   M. orbicular do olho e pálpebras; seccionado e rebatido para fora, à direita. [S700-L285]/[E1043]
A parte profunda da parte palpebral do M. orbicular do olho (músculo de Horner) envolve os canais lacrimais (não visualizados, pois estão circundados pelo músculo, → Figura 9.28) a partir da região posterior e se dirige para a parte posterior do saco lacrimal (→ Figuras 9.26 e 9.43). As fibras da parte lacrimal da pálpebra superior formam um emaranhado com as fibras da pálpebra inferior. A parte profunda (lacrimal) do M. orbicular do olho (músculo de Horner) é fundamental para o transporte das lágrimas pelos canalículos lacrimais. Essa função, conhecida como "bomba lacrimal", ainda não foi definitivamente compreendida. Parte-se do princípio de que as fibras musculares da parte lacrimal que envolvem os canalículos deem origem a um efeito de sucção-pressão. As fibras musculares se inserem por meio de pequenos tendões no septo lacrimal da parede posterior do saco lacrimal, de modo que, durante sua contração, levam à dilatação do lúmen do saco lacrimal. No lado posterior das pálpebras é possível visualizar as glândulas tarsais (glândulas de Meibomio).

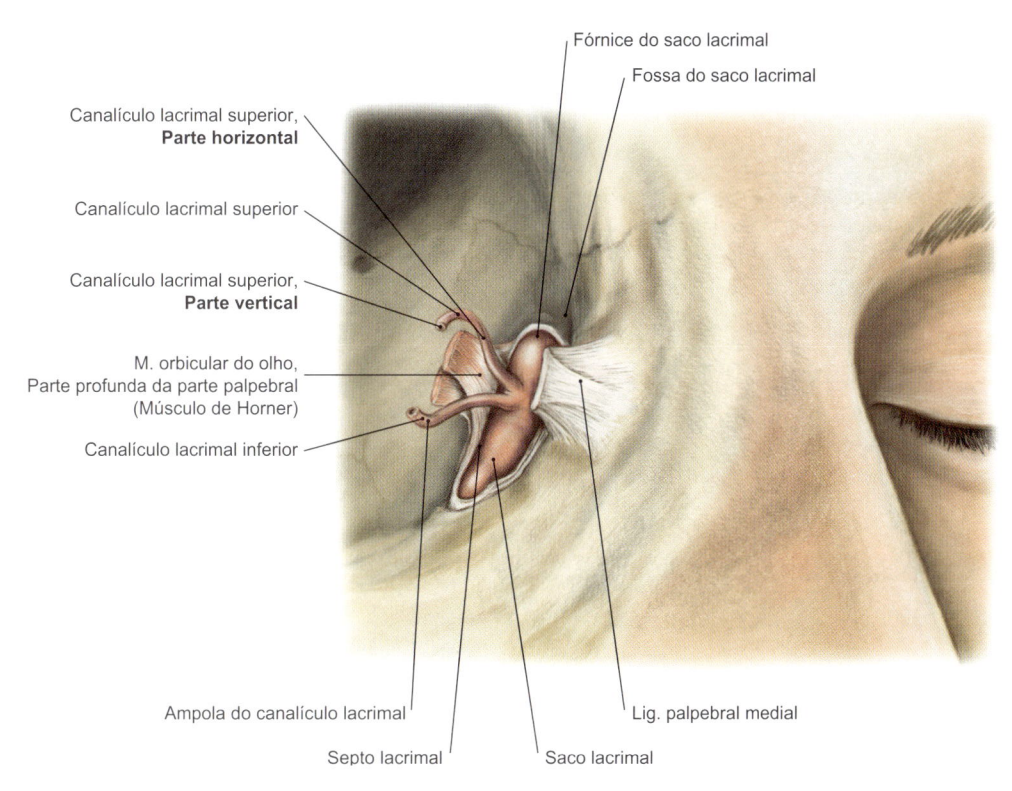

Figura 9.28   M. orbicular do olho, parte profunda da parte palpebral, canalículos lacrimais, saco lacrimal e ligamento palpebral medial; à direita. [S700-L285]/[E1043]
No ângulo medial do olho podemos ver a parte profunda da parte palpebral do M. orbicular do olho (músculo de Horner), importante para a drenagem lacrimal. Ela envolve o canalículo lacrimal superior e o canalículo lacrimal inferior, mas foi encurtada, de modo a permitir a visualização do trajeto da parte lacrimal em direção posterior ao saco lacrimal, onde se insere. Anteriormente ao saco lacrimal passa o ligamento palpebral medial, que se insere no osso pouco antes da margem anterior da fossa lacrimal (→ Figura 9.43).

Pálpebras

Ádito Orbital com Irrigação e Inervação

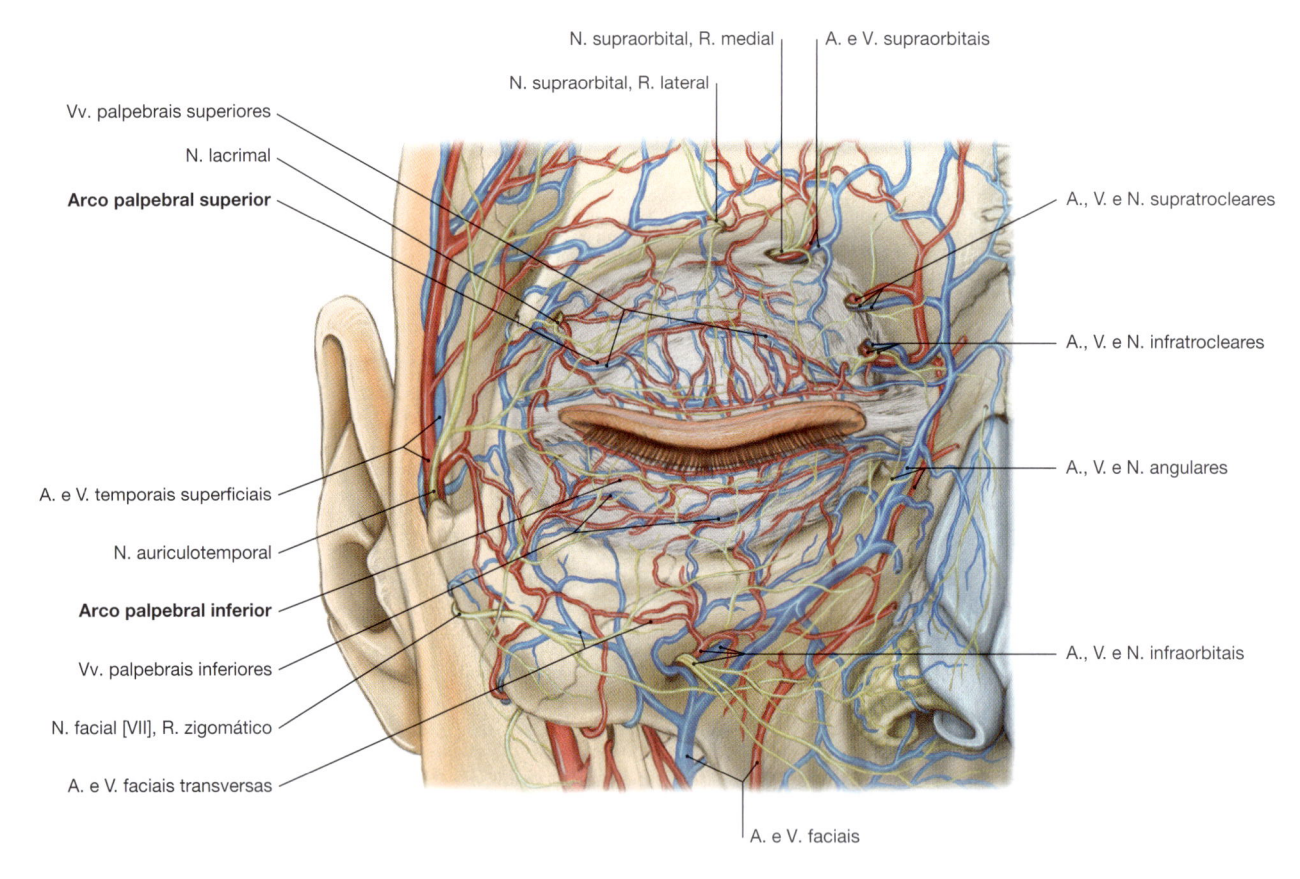

Figura 9.29 Artérias, veias e nervos do ádito orbital e da região periorbital, lado direito; vista anterior. [S700-L285]/[E1043]
A órbita é circundada, acima do septo orbital, por um anel vascular arterial circular formado pelos arcos palpebrais superior e inferior. O anel vascular é suprido por numerosas artérias **derivadas da A. carótida interna** (A. supraorbital, Aa. palpebrais laterais da A. lacrimal, Aa. palpebrais mediais) e da **A. carótida externa** (A. facial, A. angular, A. infraorbital, A. temporal superficial, A. zigomático-orbital). Os Nn. supraorbital e infraorbital, ramos do N. oftálmico [V_1] e do N. maxilar [V_2], saem da órbita através dos forames de mesmo nome (o N. supraorbital também pode sair da órbita através de uma incisura supraorbital). A sensibilidade do N. oftálmico [V_1] e do N. maxilar [V_2] é avaliada nos pontos de saída desses nervos.

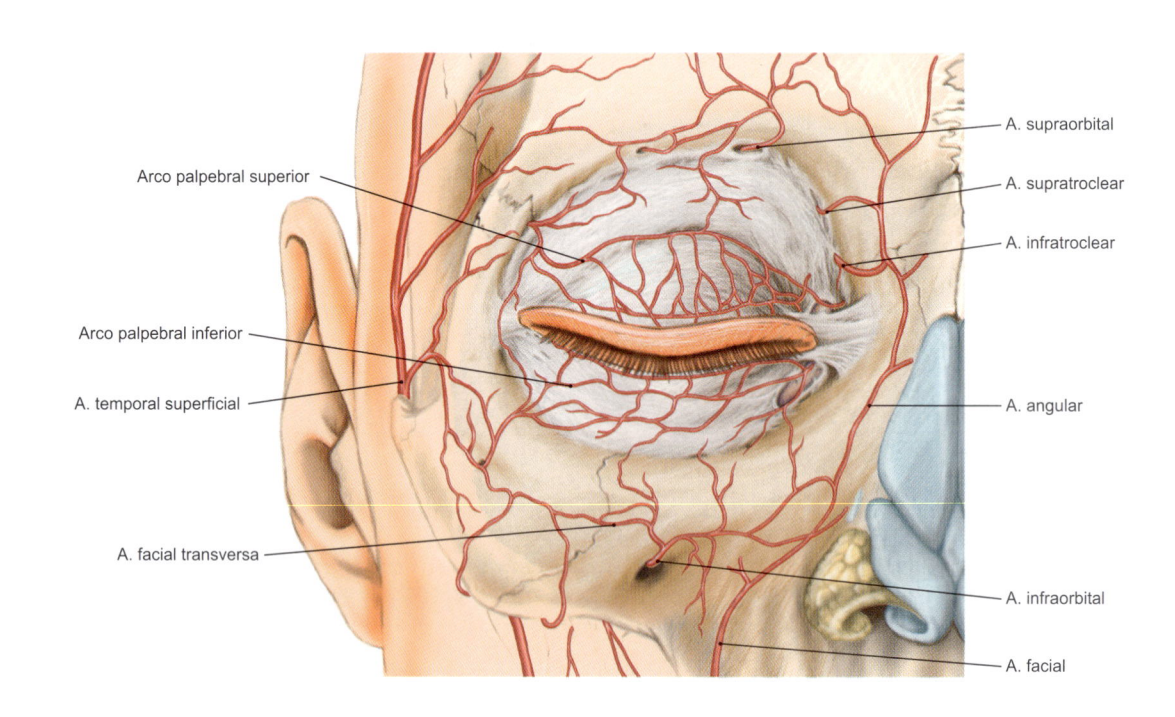

Figura 9.30 Artérias do ádito orbital e da região periorbital, lado direito; vista anterior. [S700-L285]/[E1043]
A órbita é circundada, acima do septo orbital, por um anel vascular arterial circular formado pelos arcos palpebrais superior e inferior. O anel vascular é suprido por numerosos **ramos da A. carótida interna** (A. supraorbital, Aa. palpebrais laterais da A. lacrimal e Aa. palpebrais mediais) e da **A. carótida externa** (A. facial, A. angular, A. infraorbital, A. temporal superficial e A. zigomático-orbital).

Ádito Orbital com Veias e Inervação

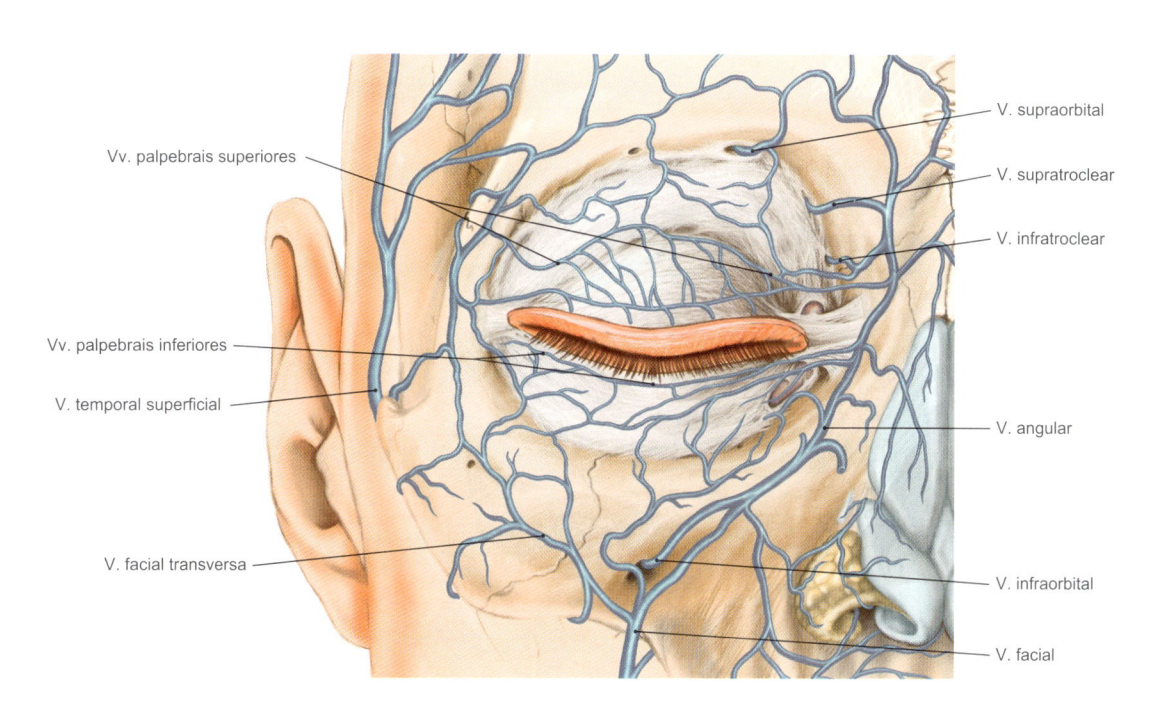

Figura 9.31 Veias do ádito orbital e da região periorbital, lado direito; vista anterior. [S700-L285]/[E1043]
O sangue venoso é drenado da região palpebral pelas veias palpebrais superior e inferior para as veias temporal superficial, facial transversa e facial. Como não há válvulas venosas, o sangue vindo da região nasal entra nas veias angulares, infratroclear, supratroclear e supraorbital e, assim, **através da órbita, alcança o seio cavernoso**.

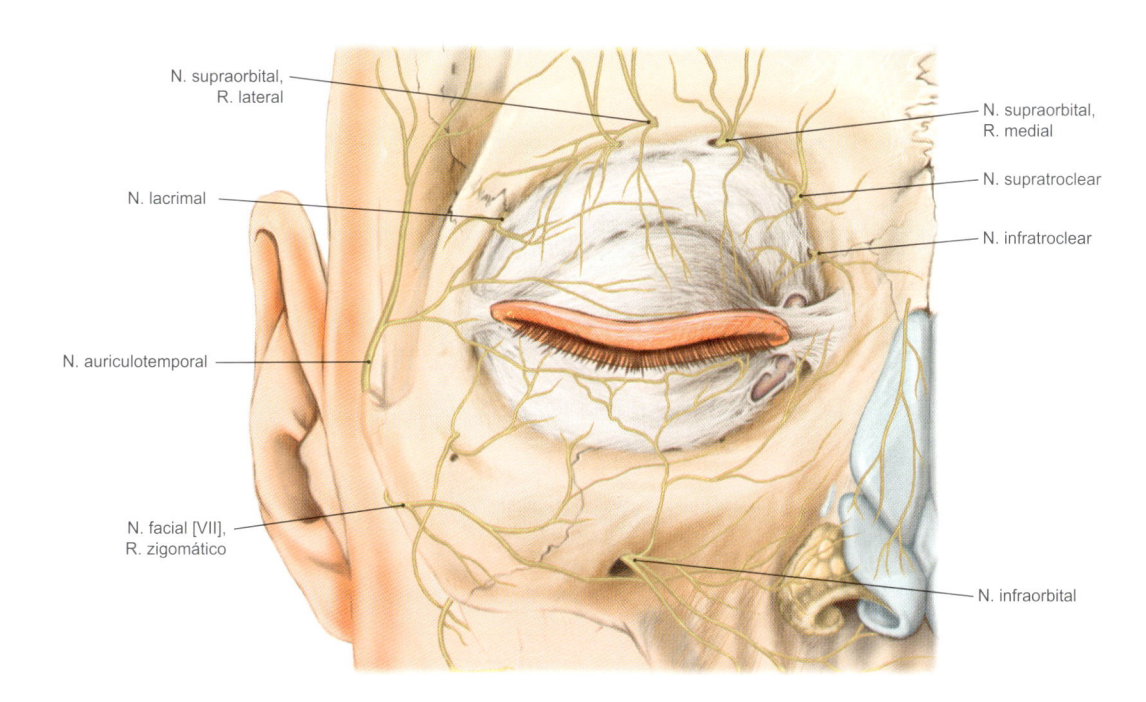

Figura 9.32 Nervos do ádito orbital e da região periorbital, lado direito; vista anterior. [S700-L285]/[E1043]
Os nervos supraorbital e infraorbital, ramos do N. oftálmico [V_1] e do N. maxilar [V_2], saem da órbita através dos forames de mesmo nome (o N. supraorbital também pode sair da órbita por uma incisura supraorbital). A sensibilidade do N. oftálmico [V_1] e do N. maxilar [V_2] é avaliada nos **pontos de saída deles** (pontos de pressão trigeminal).

Pálpebras

Correlações Clínicas

Correlações clínicas

O **calázio** é uma reação inflamatória granulomatosa das glândulas tarsais (de Meibomio), cuja causa é, em geral, a obstrução dos ductos excretores das glândulas. Como resultado, edema indolor e imóvel, que varia do tamanho de um caroço de uva até o de uma avelã, pode ser palpado logo abaixo da margem palpebral (→ Figura a).

O **hordéolo** é uma inflamação muitas vezes purulenta de algumas glândulas da pálpebra (geralmente de natureza bacteriana e dolorosa). Inflamações das margens palpebrais causam, frequentemente, **blefarite**, com os típicos sintomas de xeroftalmia, como ardência, sensação de areia nos olhos, fotofobia discreta e vermelhidão da margem palpebral (→ Figura b).

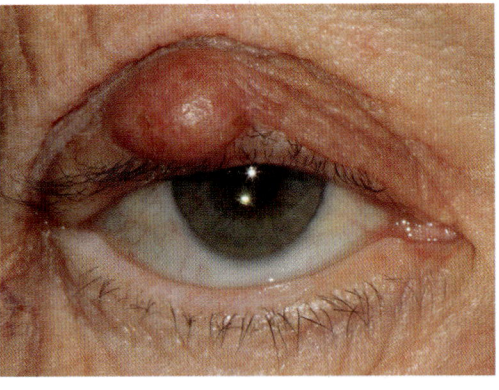

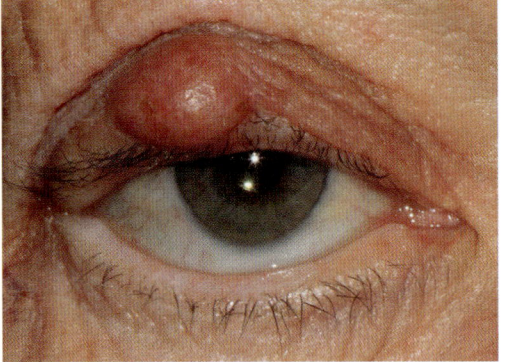

a   Calázio na pálpebra superior. [S700-T867]

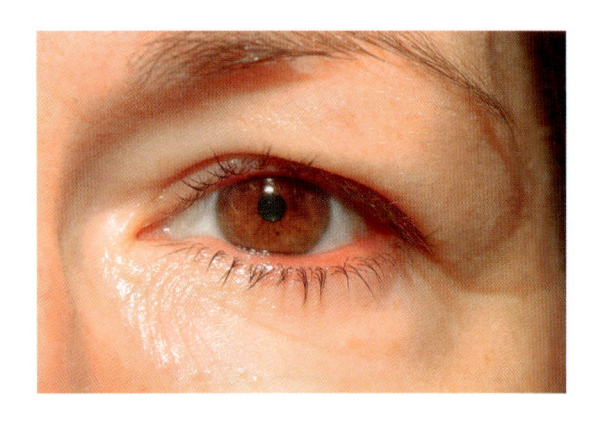

b   Blefarite seborreica. [S700-T867]

As alterações palpebrais que determinam o afastamento da margem palpebral de sua posição anatômica em contato com a conjuntiva (eversão) são conhecidas como **ectrópio**. De modo geral, a pálpebra inferior é a acometida. A forma mais comum é o **ectrópio senil**, que é consequente ao relaxamento dos músculos e às alterações do tecido conjuntivo em adultos mais velhos (→ Figura c). Como consequência, deixa de ser possível o fechamento completo do olho (lagoftalmia); ocorre alteração da drenagem normal das lágrimas (epífora), e o líquido lacrimal corre por fora da margem palpebral. Também podem ocorrer xeroftamia, inflamações conjuntivais recorrentes ou ulcerações corneais. A terapia preferida consiste em correção cirúrgica.

No caso de suspeita de distúrbio da função das glândulas lacrimais, p. ex., devido a lesão do N. facial, o **teste de Schirmer** é realizado. Uma tira de papel de filtro de comprimento padronizado é aplicada no fórnice inferior da conjuntiva. A tira de papel de filtro absorve a secreção lacrimal e, deste modo, muda de cor (→ Figura d). Se a produção de secreção lacrimal for normal, mais de dois terços da tira devem estar corados dentro de 5 min.
Uma faixa de umedecimento menor indica produção reduzida de lágrimas.
Um outro teste funcional do filme lacrimal é a determinação do **tempo de ruptura do filme lacrimal** (*break-up time*), no qual a capacidade de umedecimento é verificada. Um tempo de ruptura normal varia entre 20 e 30 segundos. Um tempo de ruptura abaixo de 10 segundos é indicação de distúrbio.

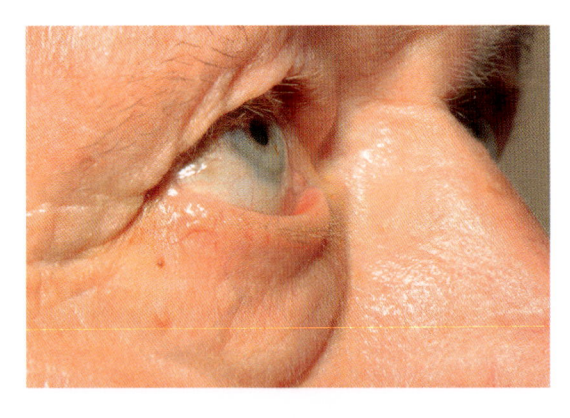

c   Ectrópio senil da pálpebra inferior direita. [S700-T867]

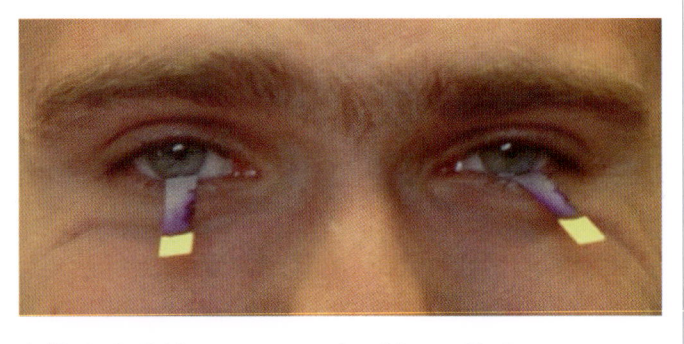

d   Teste de Schirmer em um voluntário saudável.
As duas fitas mostram coloração arroxeada clara após 2 minutos. Em 5 minutos estarão descoloridas. [S700-T912]

9 Ádito Orbital

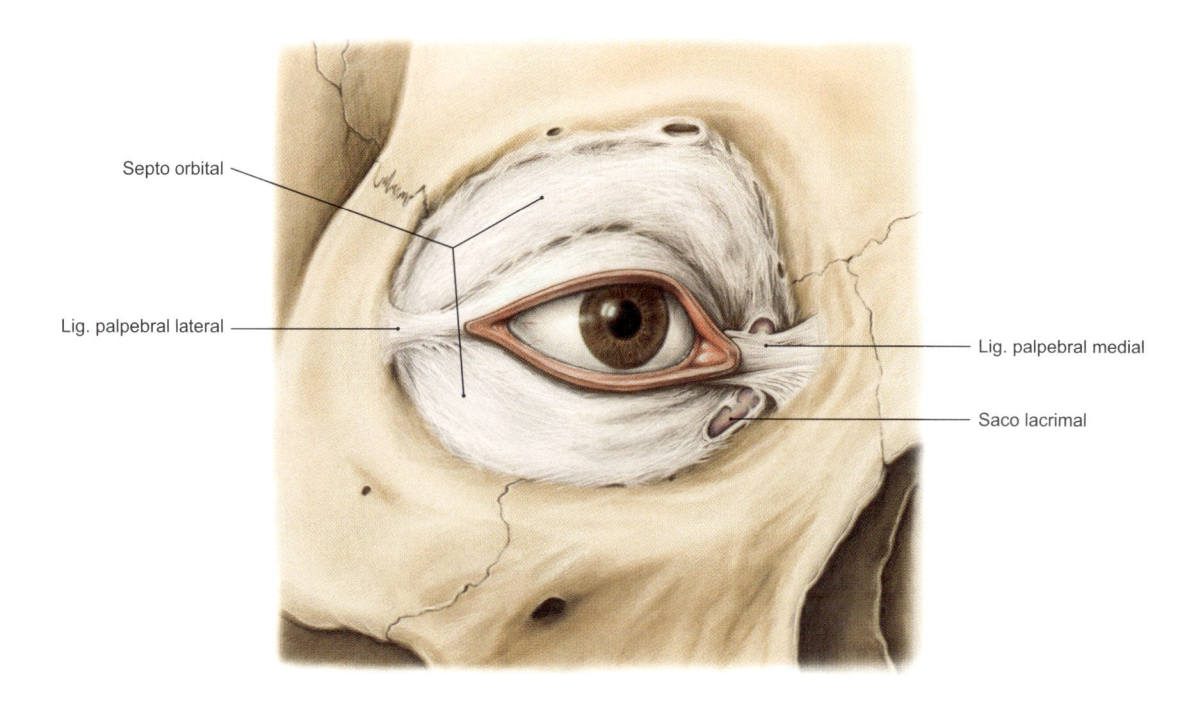

Figura 9.33 Ádito orbital direito, com o septo orbital, as placas tarsais e os ligamentos palpebrais; vista anterior. [S700-L285]/[E1043]
O septo orbital é uma lâmina de fáscia que oclui parcialmente o ádito orbital. Está inserido na margem orbital no periósteo (periórbita).

O septo orbital se estende para os tarsos superior e inferior e é reforçado lateralmente pelos ligamentos palpebrais lateral e medial.

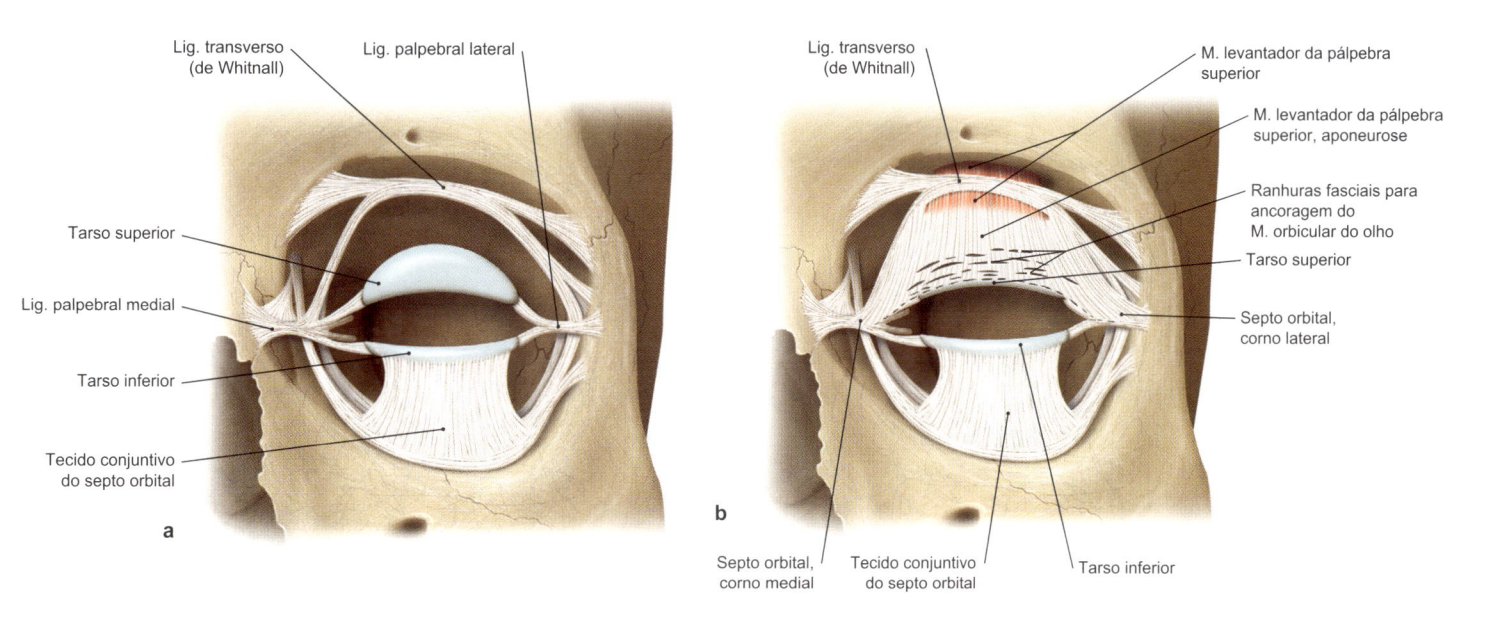

Figura 9.34a e b Ádito orbital direito, com o septo orbital, as placas tarsais e os ligamentos palpebrais; vista anterior. [S700-L127]
a Representação das estruturas do tecido conjuntivo sem a aponeurose do músculo levantador da pálpebra superior.
b Representação das estruturas do tecido conjuntivo com a aponeurose do músculo levantador da pálpebra superior.

O septo orbital é uma membrana de tecido conjuntivo que conecta o tarso das pálpebras superior e inferior às margens da órbita por meio de ligamentos. As estruturas do tecido conjuntivo se fundem na periórbita (periósteo da órbita) na margem da órbita e mantêm o tecido adiposo na órbita em forma. O ligamento transverso superior (ligamento de Whitnall) está ao lado dos ligamentos palpebrais medial e lateral na parte superior da órbita.

Glândula Lacrimal e Aparelho Lacrimal

Pálpebras e Glândula Lacrimal

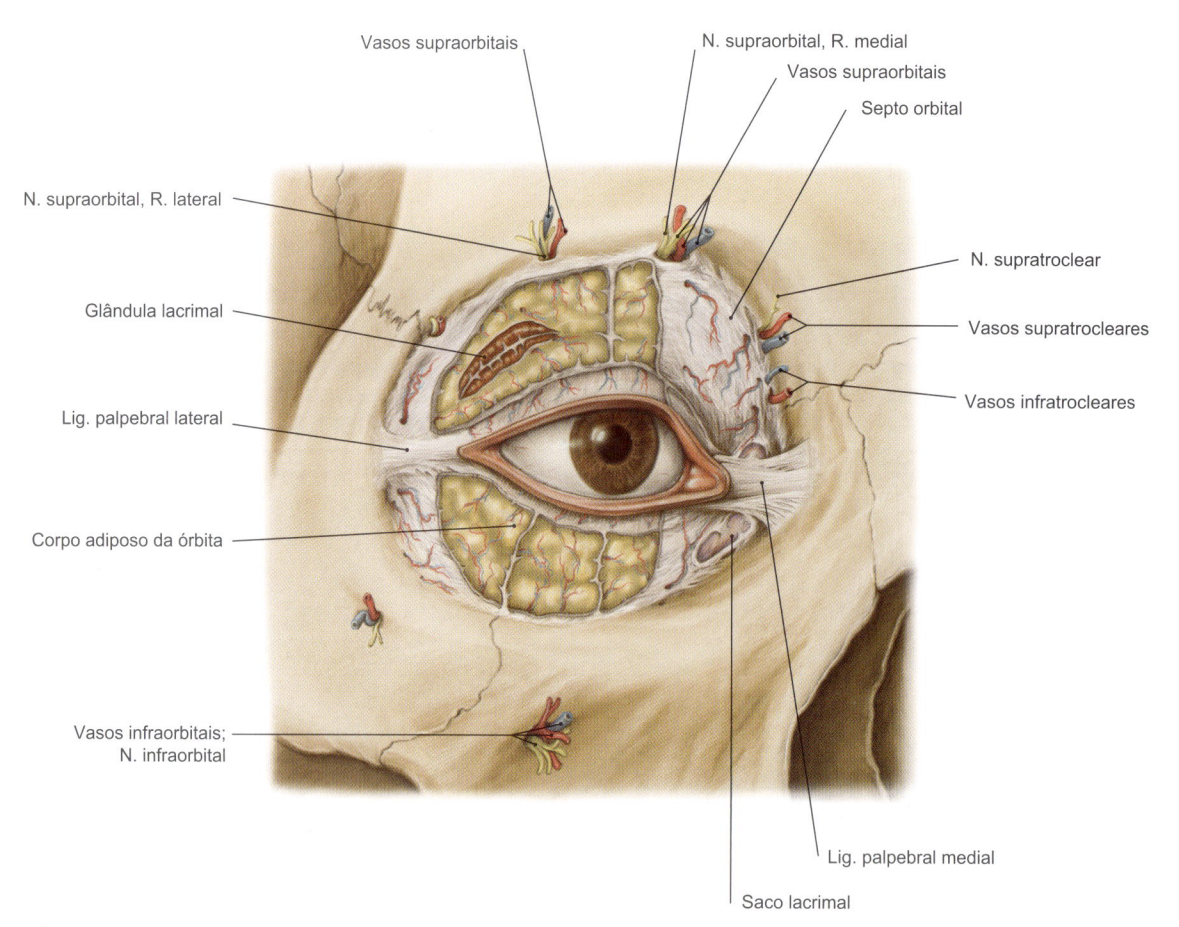

Figura 9.35 Ádito orbital, à direita, septo orbital (parcialmente retirado), pálpebras e ligamentos palpebrais, à direita; vista frontal lateral. [S700-L285]/[E1043]

Sob o septo orbital situa-se o tecido adiposo orbital, aqui denominado tecido adiposo pós-septal pré-aponeurótico (anterior à inserção do tendão do M. levantador da pálpebra superior). No quadrante superior lateral, encontra-se a parte superior da glândula lacrimal, imediatamente atrás do septo orbital.

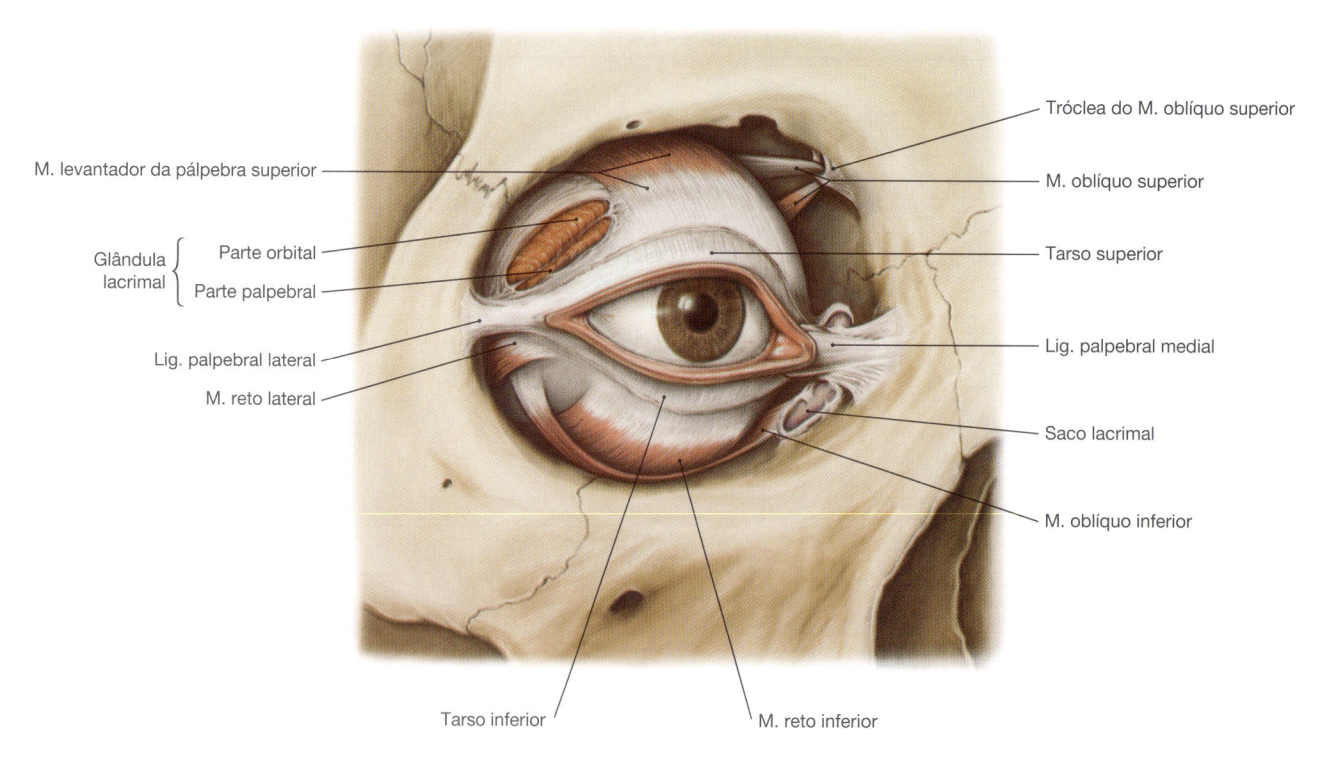

Figura 9.36 Glândula lacrimal em sua cápsula de tecido conjuntivo sobre o bulbo do olho, à direita; vista anterior lateral. [S700-L285]/[E1043]

Após a retirada do corpo adiposo orbital e do septo orbital, a glândula lacrimal é visualizada em sua cápsula de tecido conjuntivo. A cápsula foi retirada em sua parte anterior. A glândula lacrimal é dividida em uma parte maior pela inserção do tendão do M. levantador da pálpebra superior, a parte orbital, e em uma parte menor inferior, a parte palpebral.

Glândula Lacrimal, Localização e Correlações Clínicas

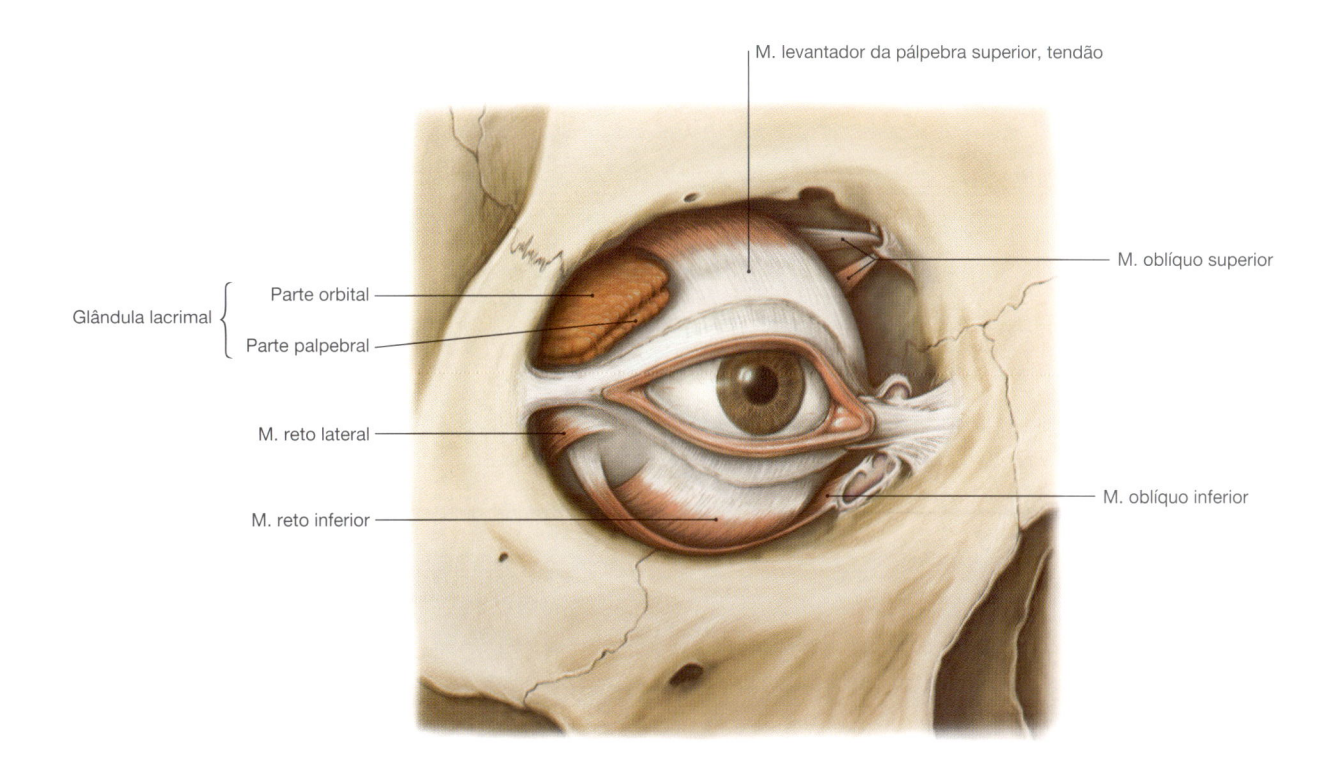

Figura 9.37 Glândula lacrimal, sobre o bulbo do olho, à direita; vista anterior. [S700-L285]/[E1043]
Após a retirada da cápsula de tecido conjuntivo da glândula lacrimal, observa-se sua extensão no quadrante lateral superior sobre o bulbo do olho, em relação ao trajeto do tendão de inserção do M. levantador da pálpebra superior.

Correlações clínicas

A **inflamação da glândula lacrimal** (dacrioadenite; → Figura) pode evoluir para protrusão do septo orbital e estreitamento da fenda palpebral.

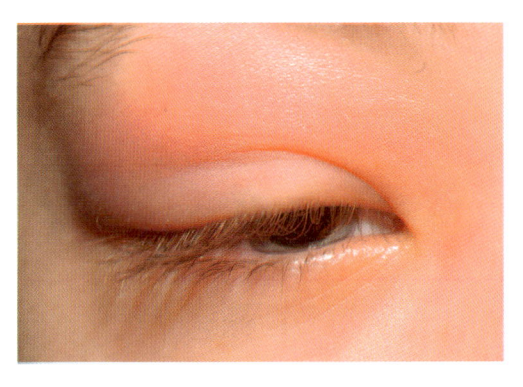

Estreitamento da fenda palpebral na dacrioadenite aguda (inflamação da glândula lacrimal); à direita. [S700-T867]

Glândula Lacrimal e Aparelho Lacrimal

Glândula Lacrimal e Inervação

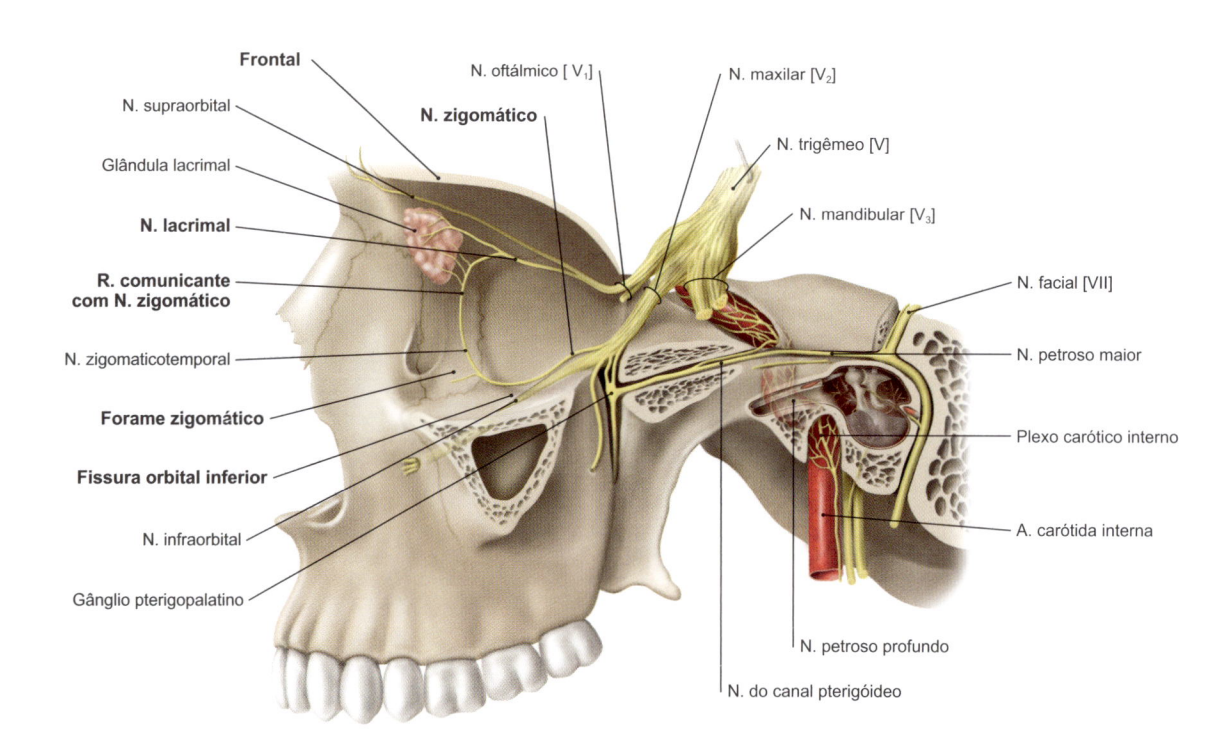

Figura 9.38 Inervação da glândula lacrimal, lado direito; vista medial da parede lateral da órbita. [S700-L275]

Representação de glândula lacrimal, A. e N. lacrimais, além da conexão entre o N. zigomático e o N. lacrimal, por meio do R. comunicante com o N. zigomático.

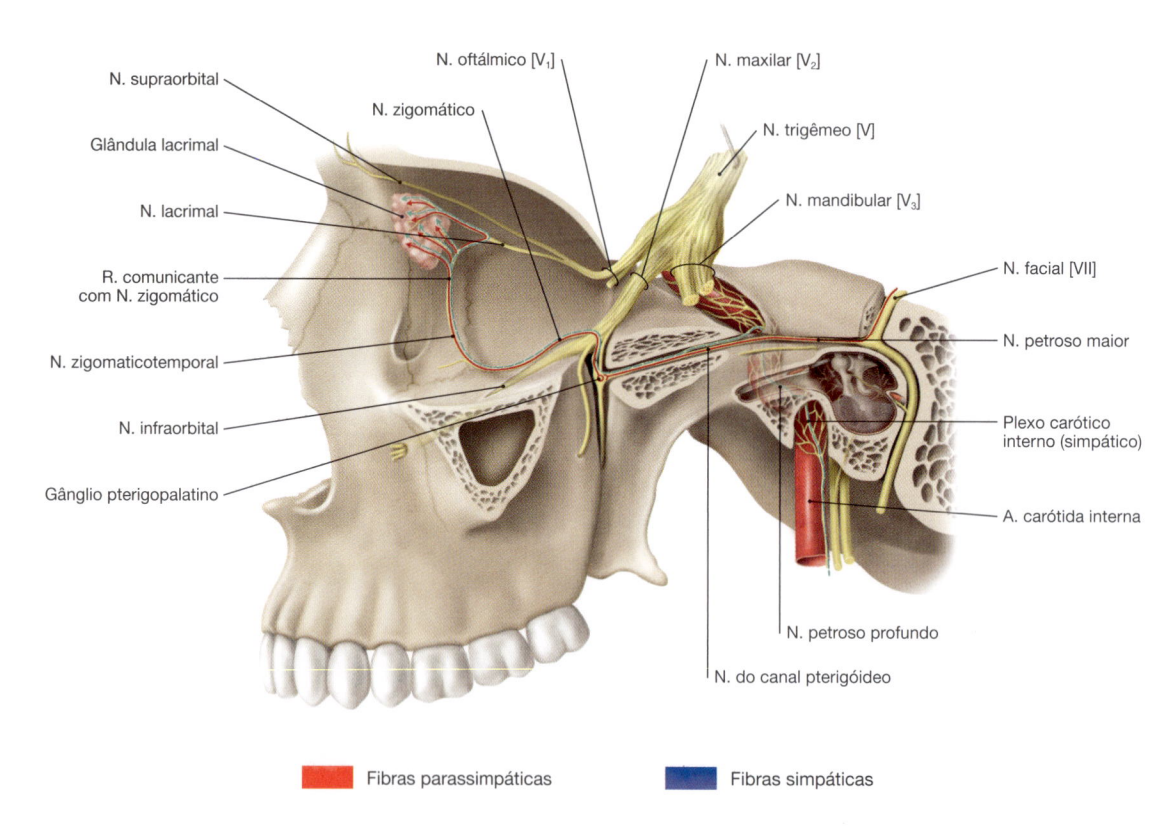

Figura 9.39 Inervação simpática e parassimpática da glândula lacrimal; representação esquemática. [S700-L275]
As fibras simpáticas pré-ganglionares fazem sinapse com as fibras pós-ganglionares no gânglio cervical superior que, através das Aa. carótida interna, oftálmica e lacrimal, atingem a glândula lacrimal ou deixam a A. carótida interna já na região do forame lacerado, seguindo a partir daí com as fibras parassimpáticas para a glândula lacrimal. Fibras parassimpáticas pré-ganglionares passam sobre a parte intermediária do N. facial [VII] sem sinapse através do gânglio geniculado, via N. petroso maior e N. do canal pterigóideo para o gânglio pterigopalatino. Ali ocorre sinapse com fibras pós-ganglionares que, juntamente com o N. zigomático e via ramo comunicante com o N. zigomático, chegam ao N. lacrimal, atingindo com este a glândula lacrimal.

Aparelho Lacrimal

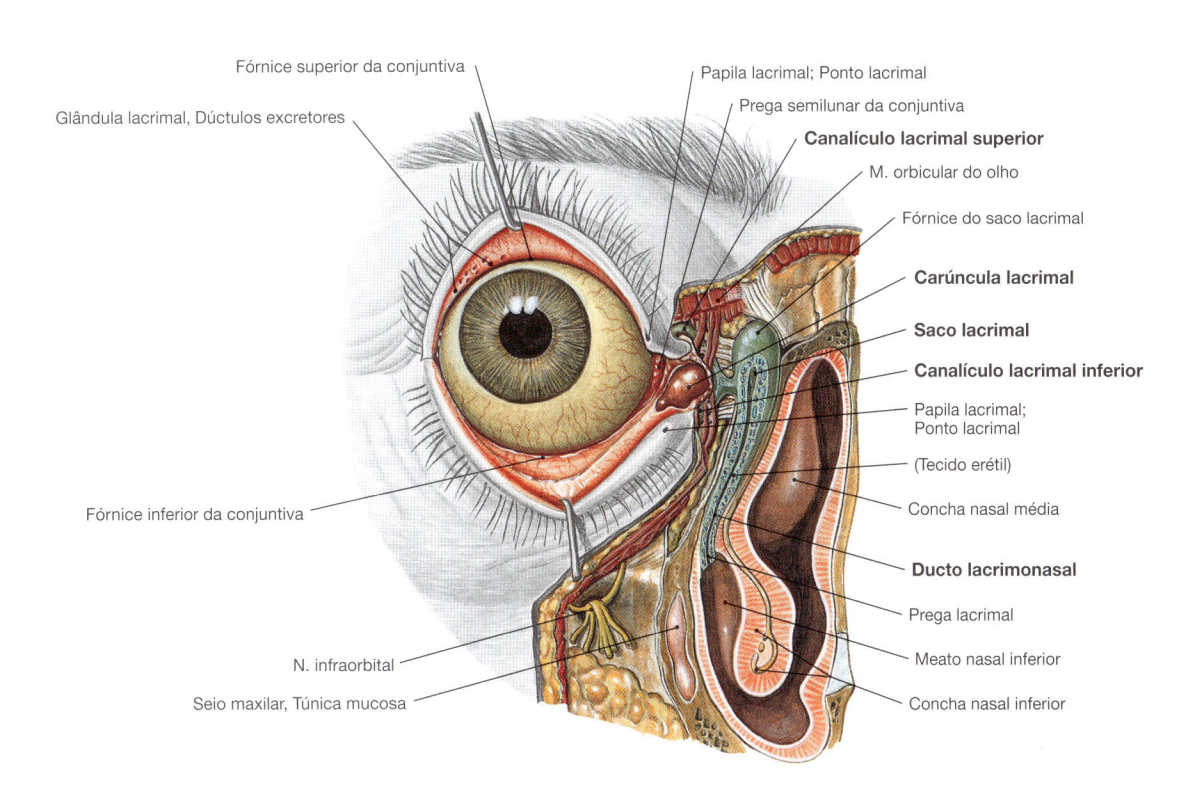

Figura 9.40 Aparelho lacrimal, lado direito; vista anterior; as pálpebras estão destacadas do bulbo do olho; por isso, observam-se os fórnices superior e inferior da conjuntiva; o ducto lacrimonasal está aberto até a sua desembocadura no meato nasal inferior. [S700]

As vias condutoras de lágrimas são compostas pelos canalículos superior e inferior, pelo saco lacrimal e pelo ducto lacrimonasal. O ducto lacrimonasal desemboca no meato nasal inferior, abaixo da concha nasal inferior.

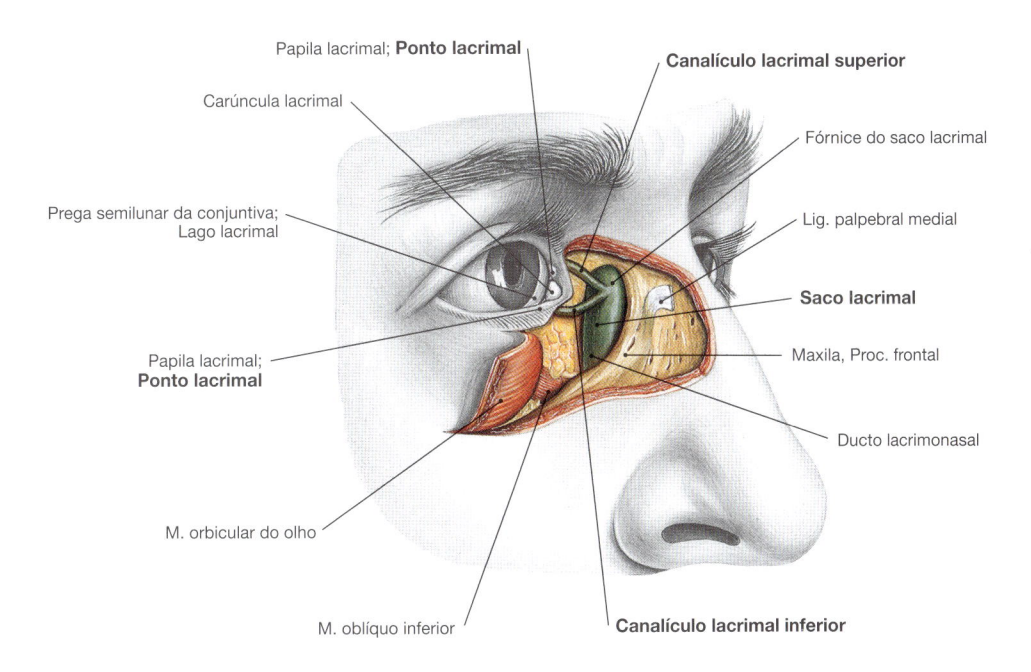

Figura 9.41 Aparelho lacrimal, lado direito; vista anterolateral; a pele, a musculatura e o septo orbital no ângulo medial do olho foram retirados. [S700]
Cada canalículo inicia-se com um ponto lacrimal, de formato arredondado, ovoide ou em fenda, com 0,25 mm (superior) a 0,3 mm (inferior) de largura, que continua no canalículo lacrimal com cerca de 10 mm de comprimento. O canalículo lacrimal consiste em uma parte vertical de aproximadamente 2 mm de comprimento, que então se curva quase em ângulo reto e assume um trajeto horizontal com cerca de 8 mm de comprimento.

Em até 95% dos indivíduos, os canalículos lacrimais superior e inferior se unem em um canal único, com cerca de 1 a 2 mm de comprimento (canalículo comum), que desemboca no saco lacrimal, cerca de 2,5 a 4 mm abaixo do fórnice do saco lacrimal.
O saco lacrimal situa-se na fossa do saco lacrimal e continua para baixo com o ducto lacrimonasal em um canal ósseo, formado, anteriormente, pela maxila e, posteriormente, pelo osso lacrimal.

Glândula Lacrimal e Aparelho Lacrimal

Aparelho Lacrimal

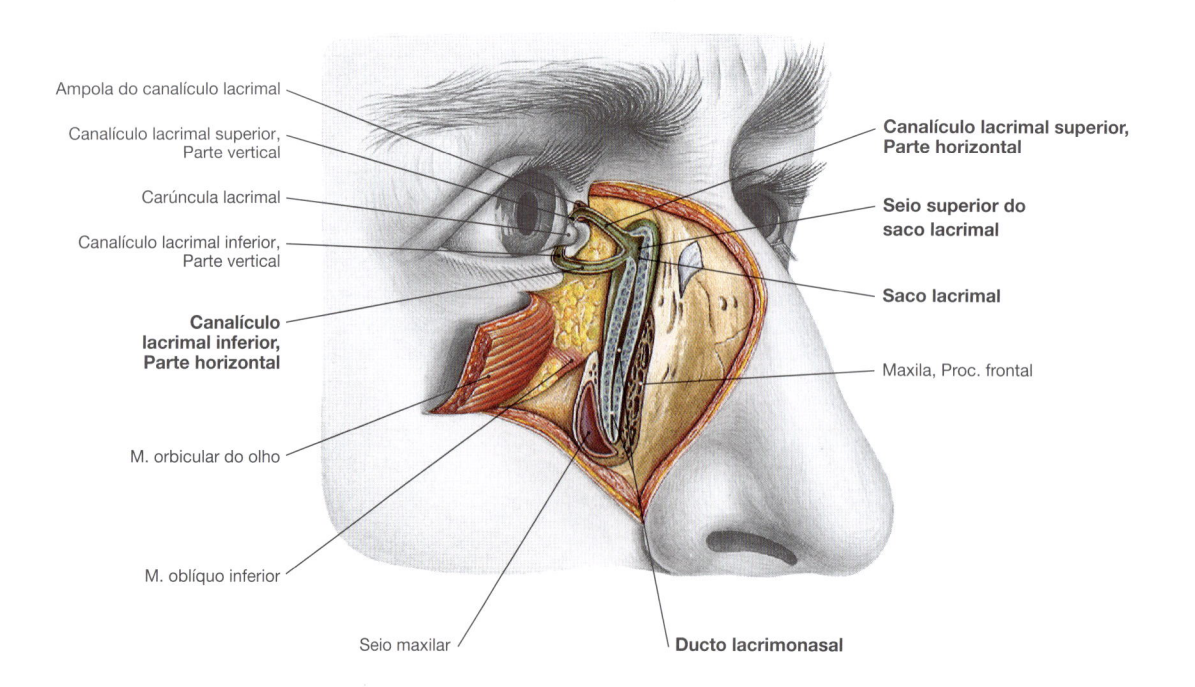

Figura 9.42 Aparelho lacrimal, lado direito; corte oblíquo na altura do saco lacrimal. [S700]

Os canalículos lacrimais consistem em uma curta parte vertical, que depois se torna uma parte horizontal (cerca de quatro vezes mais comprida). O ponto de curvatura entre as duas partes é quase em ângulo reto, mas se torna mais arredondado com a idade. Entre a parte vertical e a parte horizontal, cada canalículo se estende para a ampola do canalículo lacrimal. A parte horizontal fica próxima à margem palpebral e corre em direção à fossa do sacro lacrimal (óssea), onde estão os sacos lacrimais. O diâmetro das partes horizontais próximas à margem palpebral pode aumentar discretamente de 0,3 a 0,6 mm para 1,5 mm.

Em até 95% dos casos, as partes horizontais dos canalículos lacrimais superiores e inferiores se unem e formam um ducto comum, o qual, após atravessar o septo lacrimal (→ Figura 9.43) que recobre a fossa do saco lacrimal, penetra na parede do saco lacrimal, aproximadamente 2,5 a 4 mm abaixo do fórnice do saco lacrimal, e no lúmen (seio superior do saco lacrimal, seio de Maier) do saco lacrimal.

O lúmen do saco lacrimal é envolvido por tecido erétil, que, do ponto de vista funcional, atua no transporte da secreção lacrimal. O edema ocasiona transporte reduzido ou bloqueado, e as lágrimas extravasam sobre as bochechas. A dilatação dos vasos sanguíneos do tecido erétil ocorre quando corpos estranhos atingem o saco da conjuntiva ou no caso de fortes emoções (p. ex., grande alegria ou tristeza).

Dimensões do sistema de drenagem lacrimal			
Estrutura			**Dimensões**
Ponto lacrimal	Superior		Ø 0,25 mm
	Inferior		Ø 0,3 mm
Canalículo lacrimal	Superior	Parte vertical	Comprimento: 1,8 a 2,25 mm, Ø 0,08 a 0,1 mm
		Parte horizontal	Comprimento: 7 a 9 mm, sempre cerca de 0,5 mm mais curto que o canalículo inferior, Ø 0,3 a 0,6 mm
	Inferior	Parte vertical	Comprimento: 1,8 a 2,25 mm, Ø 0,08 a 0,1 mm
		Parte horizontal	Comprimento: 7 a 9 mm, sempre cerca de 0,5 mm mais longo que o canalículo superior, Ø 0,3 a 0,6 mm
Saco lacrimal	Vertical		Ø 12 mm
	Sagital		Ø 5 a 6 mm
	Transversal		Ø 4 a 5 mm
Ducto lacrimonasal	Total		Comprimento: 12,4 mm
	Revestimento ósseo		Comprimento: 10 mm
			Ø 4,6 mm

Aparelho Lacrimal

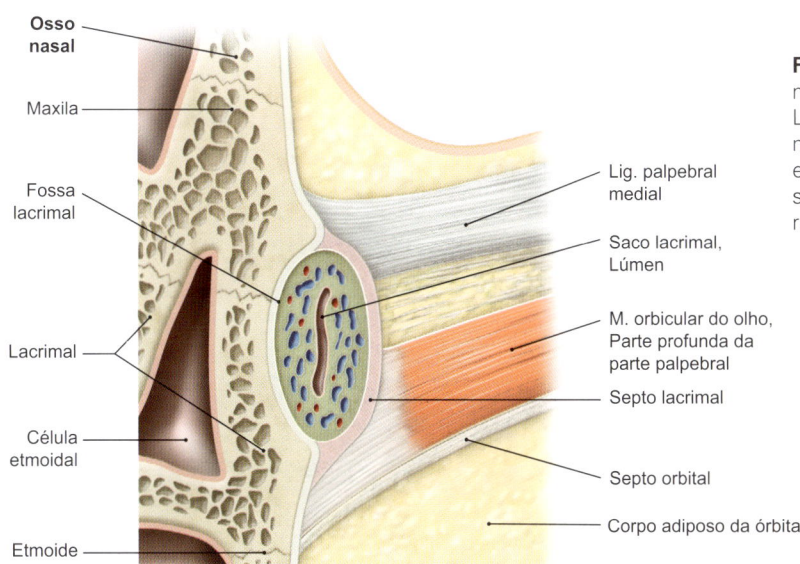

Figura 9.43 Aparelho lacrimal, lado direito; corte horizontal na altura do saco lacrimal. [S700-L275]
Lig. palpebral medial inserido na margem frontal da fossa lacrimal; a parte profunda da parte palpebral do M. orbicular do olho está inserida, junto com o septo orbital, na parte posterior do saco lacrimal. Nota-se também nesta representação a estreita relação topográfica com as células etmoidais.

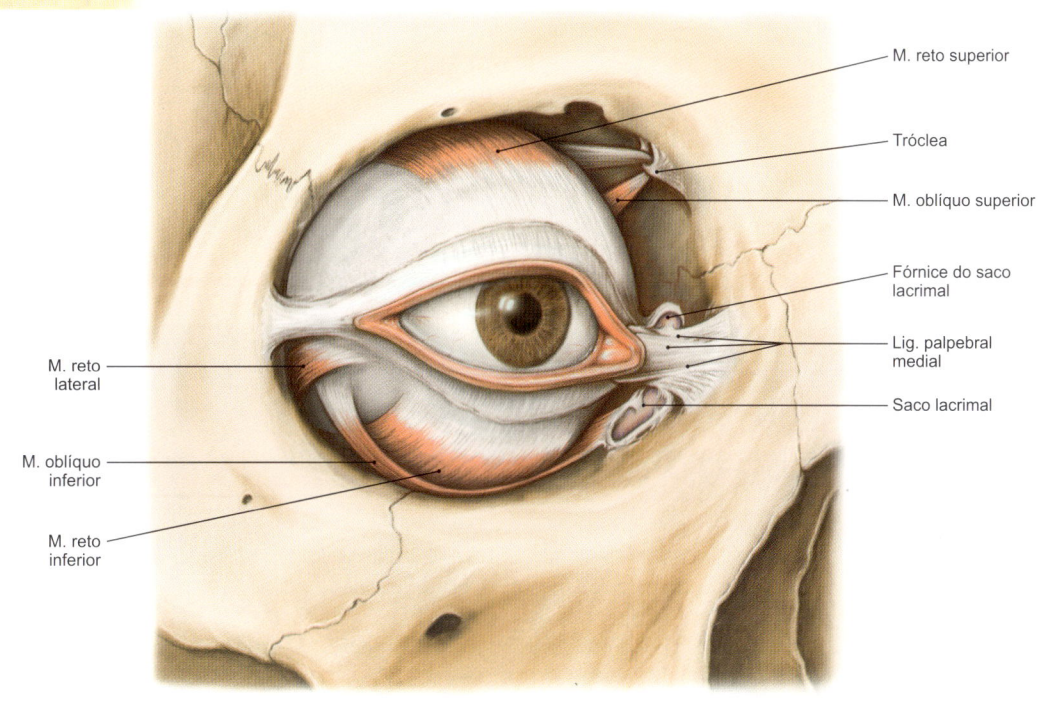

Legendas da Figura 9.43: Osso nasal; Maxila; Fossa lacrimal; Lacrimal; Célula etmoidal; Etmoide; Lig. palpebral medial; Saco lacrimal, Lúmen; M. orbicular do olho, Parte profunda da parte palpebral; Septo lacrimal; Septo orbital; Corpo adiposo da órbita.

Figura 9.44 Aparelho lacrimal na órbita, lado direito; vista anterolateral. [S700-L285]/[E1043]
O saco lacrimal encontra-se diretamente atrás do Lig. palpebral medial, sobre o qual seu fórnice se projeta. Abaixo do Lig. palpebral medial, o saco lacrimal entra na fossa lacrimal; compare com a → Figura 9.28.

→ T 2

Legendas da Figura 9.44: M. reto lateral; M. oblíquo inferior; M. reto inferior; M. reto superior; Tróclea; M. oblíquo superior; Fórnice do saco lacrimal; Lig. palpebral medial; Saco lacrimal.

Correlações clínicas

As doenças mais frequentes do sistema de drenagem de lágrimas são inflamação (**dacriocistite**; → Figura a), estreitamento (**dacrioestenose**) e formação de cálculos (**dacriolitíase**). Consequentemente, pode ocorrer o extravasamento de lágrimas (**epífora**). Dacrioestenoses também podem ser congênitas. Na maioria dos casos, a estenose congênita se deve à persistência da membrana de Hasner, uma delgada membrana de tecido conjuntivo na transição para o meato nasal inferior, que, na maioria dos casos, rompe-se logo após o nascimento, mas se persistir, deve ser rompida por um procedimento cirúrgico.

O **desenvolvimento dos ductos lacrimais eferentes** é um processo complexo que pode ser acompanhado em particular pelo estreitamento ou oclusão congênitos do ducto lacrimonasal na região do meato nasal inferior. Em até 6% dos recém-nascidos, o ducto lacrimonasal não atinge adequadamente o meato nasal. Existem diferentes possibilidades:
- O ducto lacrimonasal não se conecta ao meato nasal inferior e termina cegamente sobre o assoalho ósseo do nariz (→ Figura b)
- O ducto lacrimonasal termina na parede óssea do seio maxilar (→ Figura c)
- O lúmen do ducto lacrimonasal não se conecta ao meato nasal inferior e é recoberto por uma membrana de mucosa nasal (→ Figura d). Essa é a malformação mais comum
- A abertura do ducto lacrimonasal é obstruída por uma lamela óssea dobrada lateralmente da concha nasal inferior (→ Figura e).

Os bebês sofrem de epífora e/ou inflamação recorrente dos ductos lacrimais. As membranas geralmente se abrem sozinhas nos primeiros 9 meses de vida; caso contrário, um procedimento cirúrgico será necessário.

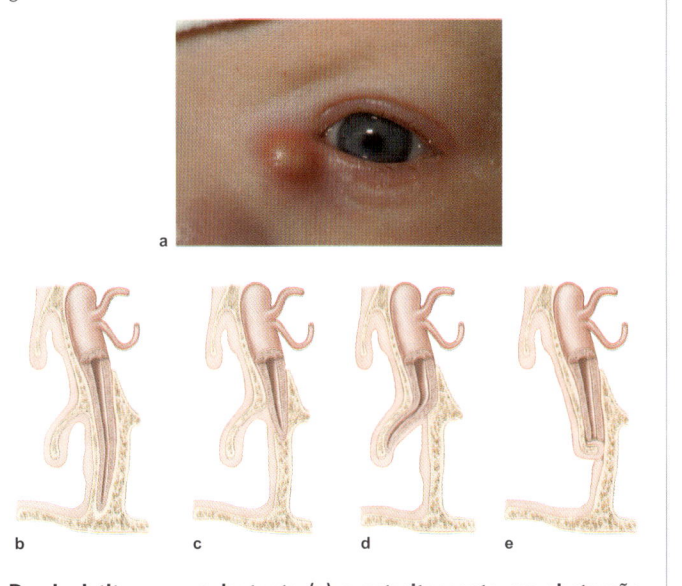

Dacriocistite em um lactente (a) e estreitamento ou obstrução congênitos do ducto lacrimonasal. a [S700-T867], b-e [S700-L285]

Musculatura Ocular

Músculos Extrínsecos do Bulbo do Olho

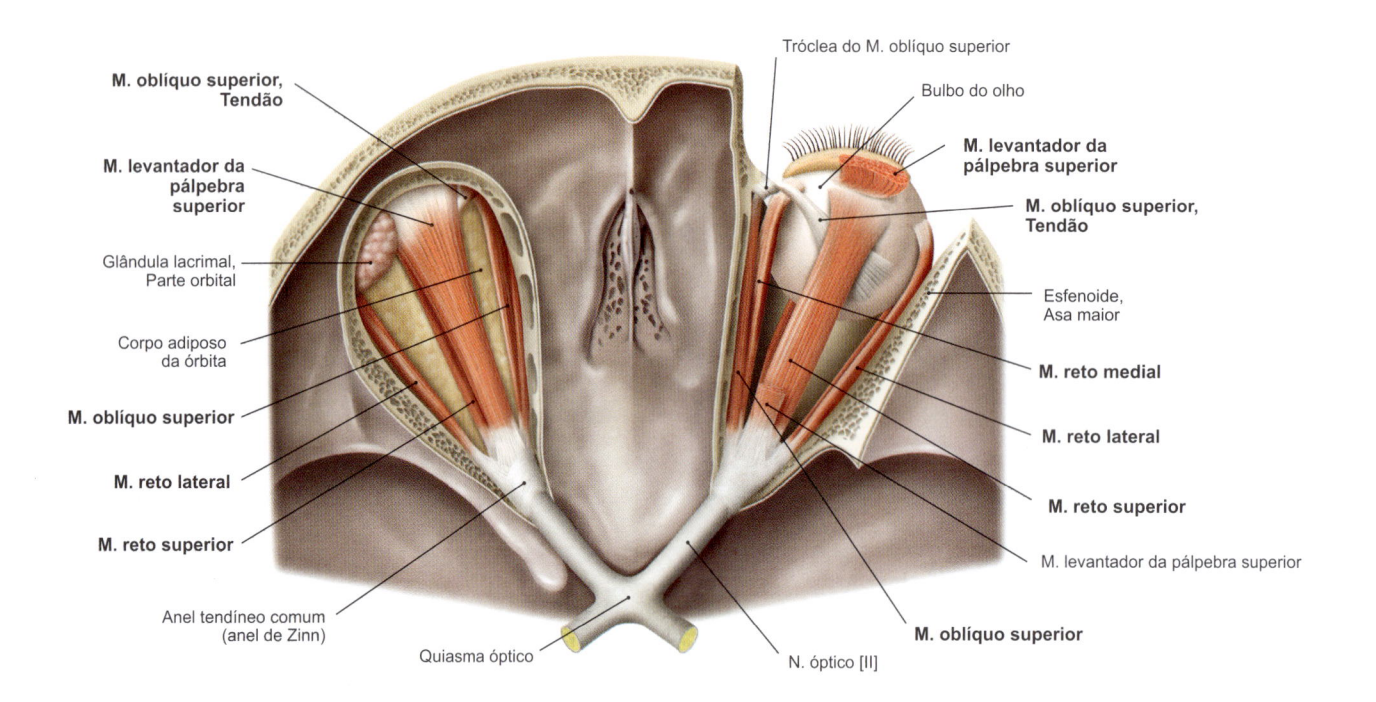

Figura 9.45 **Músculos extrínsecos do bulbo do olho;** vista superior, após a retirada dos tetos das órbitas, de ambos os lados, e da maior parte do M. levantador da pálpebra superior e do corpo adiposo da órbita do lado direito. [S700-L275]

→ T 2

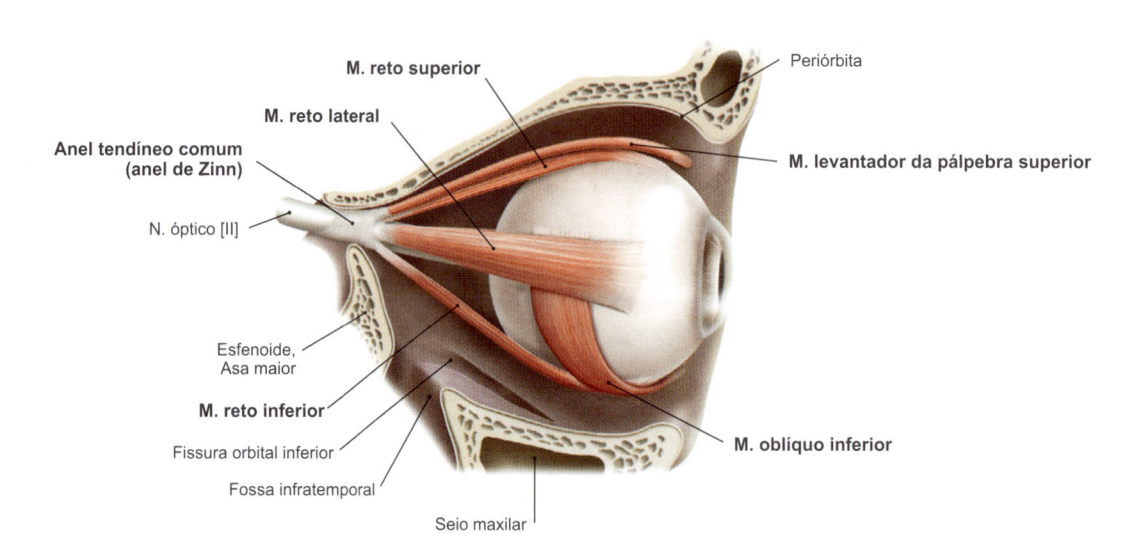

Figura 9.46 **Músculos extrínsecos do bulbo do olho, lado direito;** vista lateral, após a retirada da parede lateral da órbita. [S700-L275]
O bulbo do olho é movimentado por seis músculos extrínsecos (quatro músculos retos: Mm. retos superior, inferior, medial e lateral; e dois músculos oblíquos: Mm. oblíquos superior e inferior). Com exceção do M. oblíquo inferior (origem na face orbital da maxila, lateralmente à incisura lacrimal da maxila, na região medial anterior da órbita) e do M. oblíquo superior (origem no corpo do esfenoide, medialmente ao anel tendíneo comum, e na bainha dural do N. óptico), todos os demais músculos extrínsecos do bulbo do olho se originam no **anel tendíneo comum (anel de Zinn)**.

Todos os seis músculos convergem para a esclera. Os quatro músculos retos inserem-se na frente do equador do bulbo do olho, enquanto os músculos oblíquos se inserem posteriormente ao equador. O M. oblíquo superior é desviado para a frente por uma alça tendínea fixada na região anterossuperior do frontal, que é utilizada como hipomóclio; subsequentemente, estende-se para trás, posteriormente ao equador, sobre a face superior do bulbo do olho. Do anel tendíneo comum, origina-se, também, o M. levantador da pálpebra superior, que se irradia para a pálpebra superior.

→ T 2

Correlações clínicas

A **paralisia do M. levantador da pálpebra superior** (devido a lesão do N. oculomotor [III]) causa **ptose** (queda da pálpebra). O paciente geralmente não apresenta diplopia, uma vez que o olho afetado está fechado. Entretanto, ao levantar a pálpebra caída, ocorre diplopia, uma vez que os Mm. retos superior, inferior e medial também estão paralisados. Nas lesões dos Nn. abducente [VI] e troclear [IV] ocorre estrabismo paralítico com diplopia.

Músculos Extrínsecos do Bulbo do Olho

Figura 9.47 Função dos músculos extrínsecos do bulbo do olho. [S700-L126]

A inspeção clínica da motilidade do bulbo do olho é realizada por meio de **testes das nove direções principais do olhar** (para frente, para a direita, para a esquerda, para cima, para baixo, para a esquerda e para cima, para a direita e para cima, para a esquerda e para baixo, para a direita e para baixo). Os músculos ativados em cada direção do olhar estão representados para ambos os olhos. O movimento sincronizado dos dois bulbos dos olhos é bastante complexo, uma vez que diferentes músculos, que são inervados por diferentes nervos cranianos (N. oculomotor [III], troclear [IV] e abducente [VI]), precisam ser coordenados de modo sinérgico. Os músculos extrínsecos do bulbo do olho são muito acurados e são distinguidos da musculatura esquelética normal pela sua estrutura delicada.

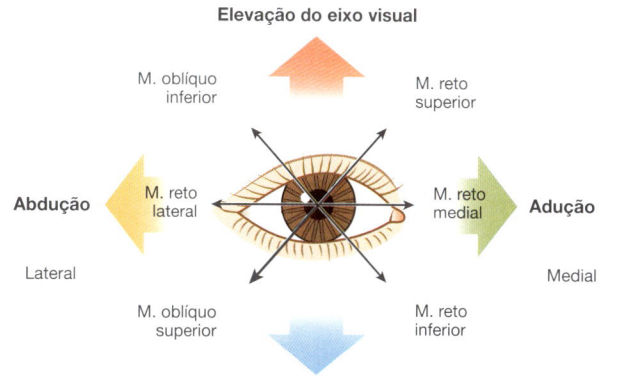

Músculo		Função	Inervação
M. reto superior		Elevação do eixo visual Adução e rotação medial do bulbo do olho	N. oculomotor [III], R. superior
M. reto inferior		Abaixamento do eixo visual Adução e rotação lateral do bulbo do olho	N. oculomotor [III], R. inferior
M. reto lateral		Abdução do bulbo do olho	N. abducente [VI]
M. reto medial		Adução do bulbo do olho	N. oculomotor [III], R. inferior
M. oblíquo inferior		Elevação do eixo visual Abdução e rotação externa do bulbo do olho	N. oculomotor [III], R. inferior
M. oblíquo superior		Abaixamento do eixo visual Abdução e rotação interna do bulbo do olho	N. troclear [IV]

Figura 9.48 Função e inervação dos músculos extrínsecos do bulbo do olho. [S700-L285]

Cada músculo está representado em vermelho-escuro.
→ T 2

Correlações clínicas

No caso de **lesão do nervo oculomotor**, com exceção do M. reto lateral (inervado pelo N. abducente [VI]) e do M. oblíquo superior (inervado pelo N. troclear [IV]), todos os demais músculos extrínsecos do bulbo do olho mostram-se paralisados. Devido à preponderância dos dois músculos não afetados, o olho fica direcionado para baixo e para fora. Como o M. levantador da pálpebra superior também está paralisado, o paciente apresenta ptose e não enxerga com o olho afetado; deste modo, também não há diplopia. Apenas quando a pálpebra é puxada para cima é que o paciente se queixa de diplopia.

Musculatura Ocular

Músculos Extrínsecos do Bulbo do Olho

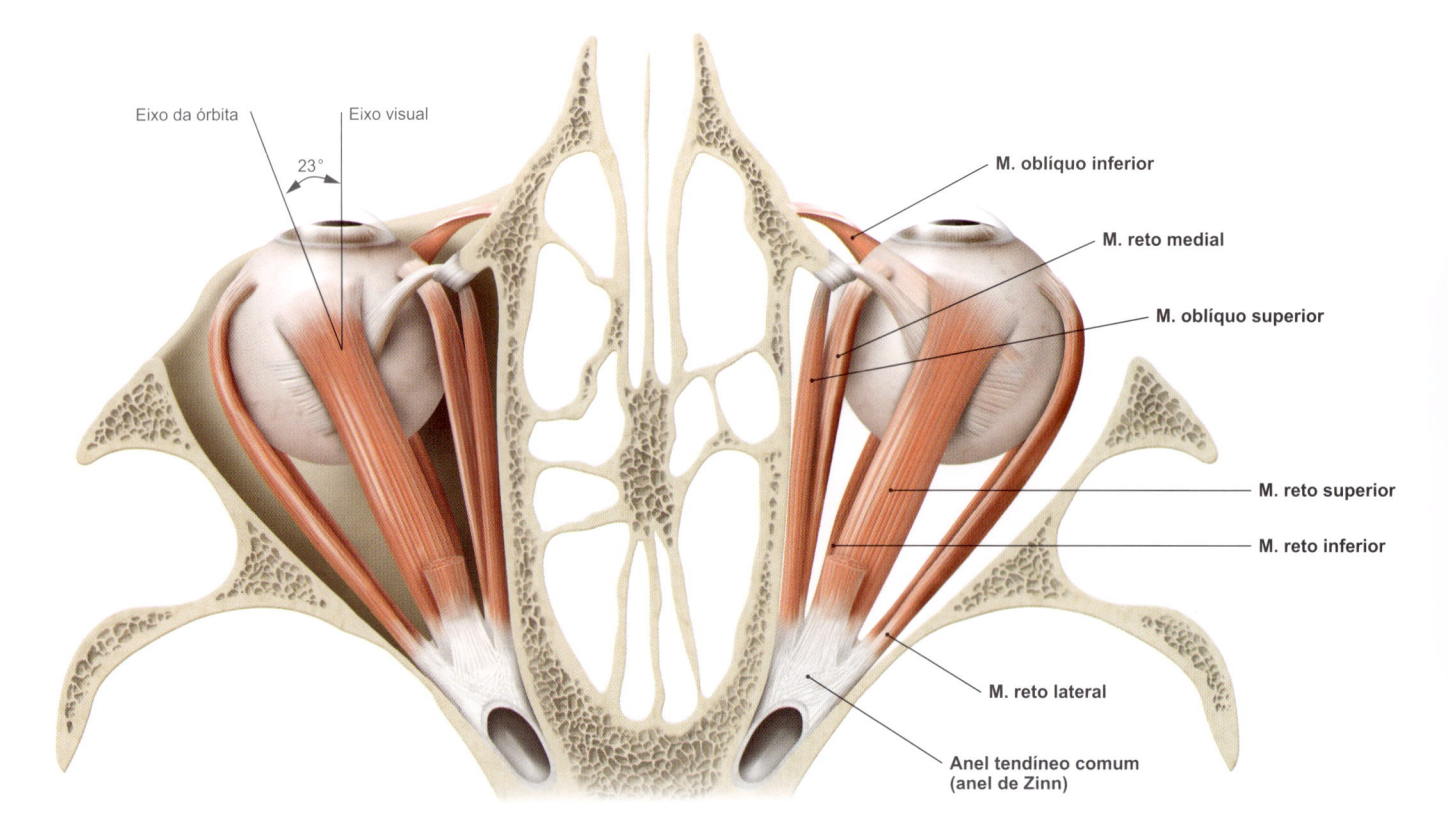

Figura 9.49 Músculos extrínsecos do bulbo do olho; vista superior. [S700-L275]
Representação do anel tendíneo comum (anel de Zinn) e das inserções dos músculos no bulbo do olho.

O eixo visual (ou eixo óptico) e o eixo da órbita diferem em torno de 23°. Por esta razão, a fóvea central (local de maior acuidade visual) se encontra lateralmente à papila do nervo óptico (ponto cego).

→ T 2

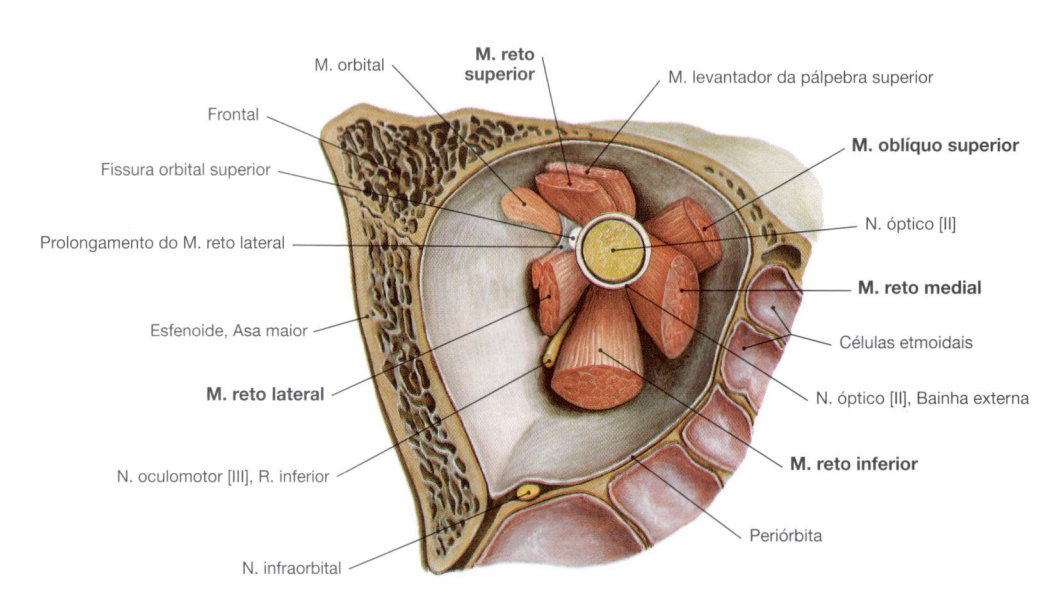

Figura 9.50 Músculos extrínsecos do bulbo do olho; lado direito; vista anterior sobre a parede posterior da órbita. [S700]
Próximo à fissura orbital superior, células musculares lisas, inervadas pela parte simpática da divisão autônoma do sistema nervoso, encontram-se na periórbita, sendo caracterizadas, em conjunto, como M. orbital.

→ T 2

Correlações clínicas

As lesões do N. troclear [IV] causam **paralisia do músculo inervado pelo nervo troclear**. Consequentemente, o M. oblíquo superior – que normalmente abduz e abaixa o olho – fica paralisado. O eixo visual em tais pacientes é posicionado em direção medial (nasal) e para cima. **Lesões do nervo abducente** são as que mais frequentemente causam paralisia de músculo extrínseco do bulbo do olho (porque o N. abducente [IV] [→ Figura 9.51] segue centralmente através do seio cavernoso e pode ser mais facilmente lesionado do que os Nn. oculomotor [III] e troclear [IV], que seguem na região periférica do seio cavernoso). A paralisia do M. reto lateral faz com que o eixo visual seja deslocado na direção medial (nasal).

Músculos Extrínsecos do Bulbo do Olho, Vascularização e Inervação

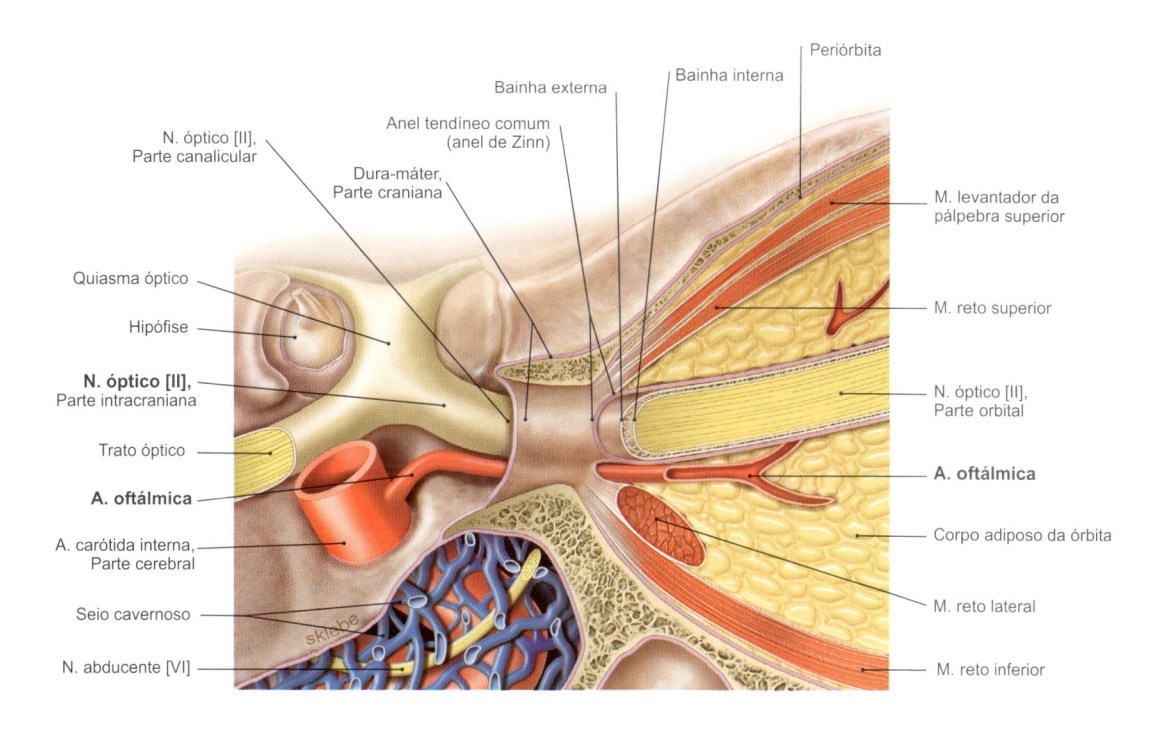

Figura 9.51 N. óptico [II], lado direito; vista lateral, após a abertura do canal óptico. [S700-L238]

O N. óptico [II] segue, juntamente com a A. oftálmica (ramo da A. carótida interna), através do canal óptico e do anel tendíneo comum (anel de Zinn) na órbita.

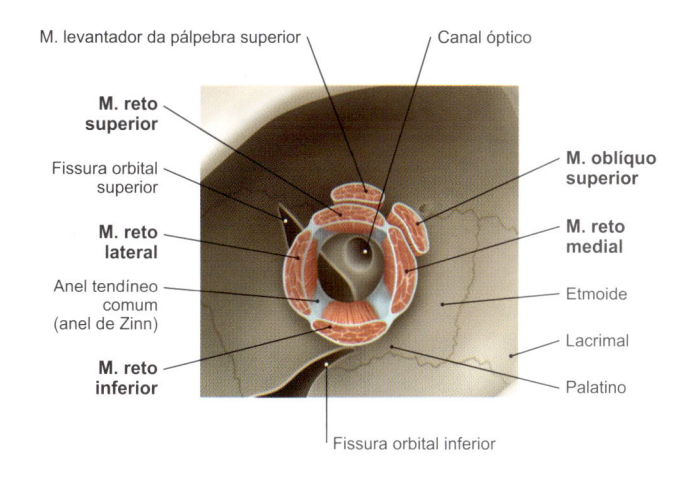

Figura 9.52 Origens dos músculos no anel tendíneo comum (de Zinn), lado direito; vista anterior. [S700-L275]
No anel tendíneo comum originam-se os Mm. reto superior, reto medial, reto inferior e reto lateral. Através do anel passam estruturas vasculonervosas não representadas na figura (→ Figura 9.53). O M. levantador da pálpebra superior, também representado, origina-se da asa menor do esfenoide, no ápice da órbita. O M. oblíquo superior origina-se do corpo do esfenoide, medialmente ao anel tendíneo comum, próximo à bainha da dura-máter do nervo óptico.

→ T 2

Figura 9.53 Estruturas vasculonervosas através do canal óptico e da fissura orbital superior, lado direito; vista anterior. [S700-L275]
Através da fissura orbital superior e do anel tendíneo comum (de Zinn) passam o N. oculomotor [III], o N. nasociliar, o N. abducente [VI] e a raiz simpática do gânglio ciliar. A V. oftálmica superior, o N. lacrimal, o N. frontal e o N. troclear [IV] também atravessam a fissura orbital superior na órbita. No entanto, essas estruturas vasculonervosas seguem por fora do anel tendíneo comum. A V. oftálmica inferior, a A. infraorbital, o N. infraorbital e o N. zigomático, que atravessam fissura orbital inferior, na órbita, não foram representados. A A. central da retina, como primeiro ramo da A. oftálmica, segue centralmente no interior do N. óptico [II].

Correlações clínicas

A chamada **síndrome do ápice da órbita** pode causar oftalmoplegia (paralisia dos músculos extrínsecos do bulbo do olho) incompleta ou completa. As causas mais frequentes são inflamações crônicas ou tumores na região do ápice da órbita. A **oclusão embólica da A. central da retina** é uma causa vascular frequente de perda aguda de visão.

Topografia
Artérias e Nervos da Órbita

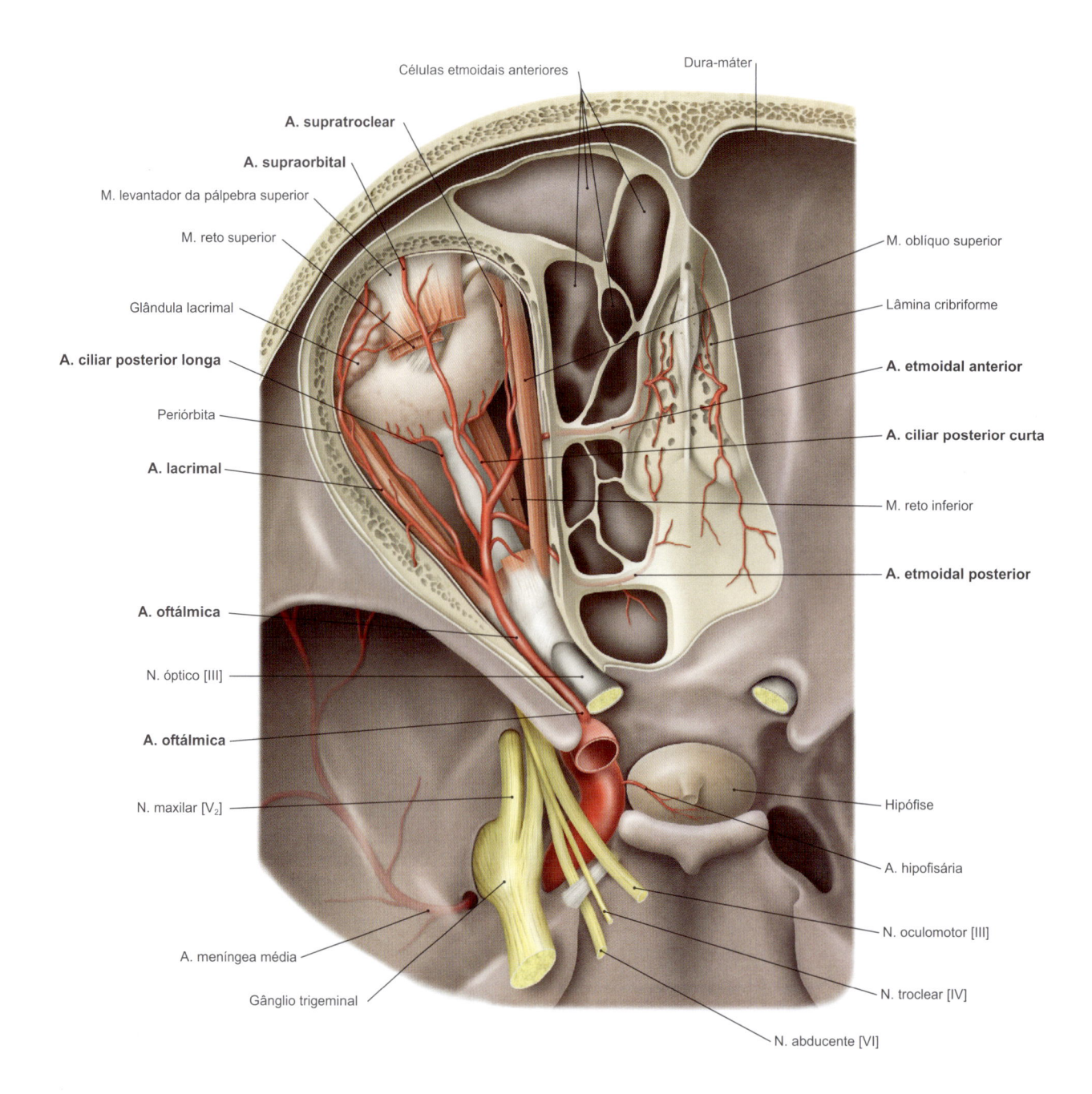

Figura 9.54 Artérias do olho e da órbita; vista superior das órbitas abertas; à esquerda: conteúdo da órbita com os músculos extrínsecos do bulbo do olho. [S700-L275]

A A. oftálmica é a principal da órbita. Origina-se da parte cerebral da A. carótida interna e segue, normalmente, um pouco abaixo do N. óptico [II] através do canal óptico na órbita. Aí se divide em numerosos ramos, que suprem o bulbo do olho e as estruturas situadas na órbita. Existem conexões, via um R. orbital, com a A. meníngea média (não representada), via Aa. etmoidais anterior e posterior com os vasos sanguíneos do nariz, e, ainda, através do septo orbital ou com as artérias da face (Aa. supraorbital, supratroclear, palpebrais medial e lateral e dorsal do nariz).

Veias da Órbita

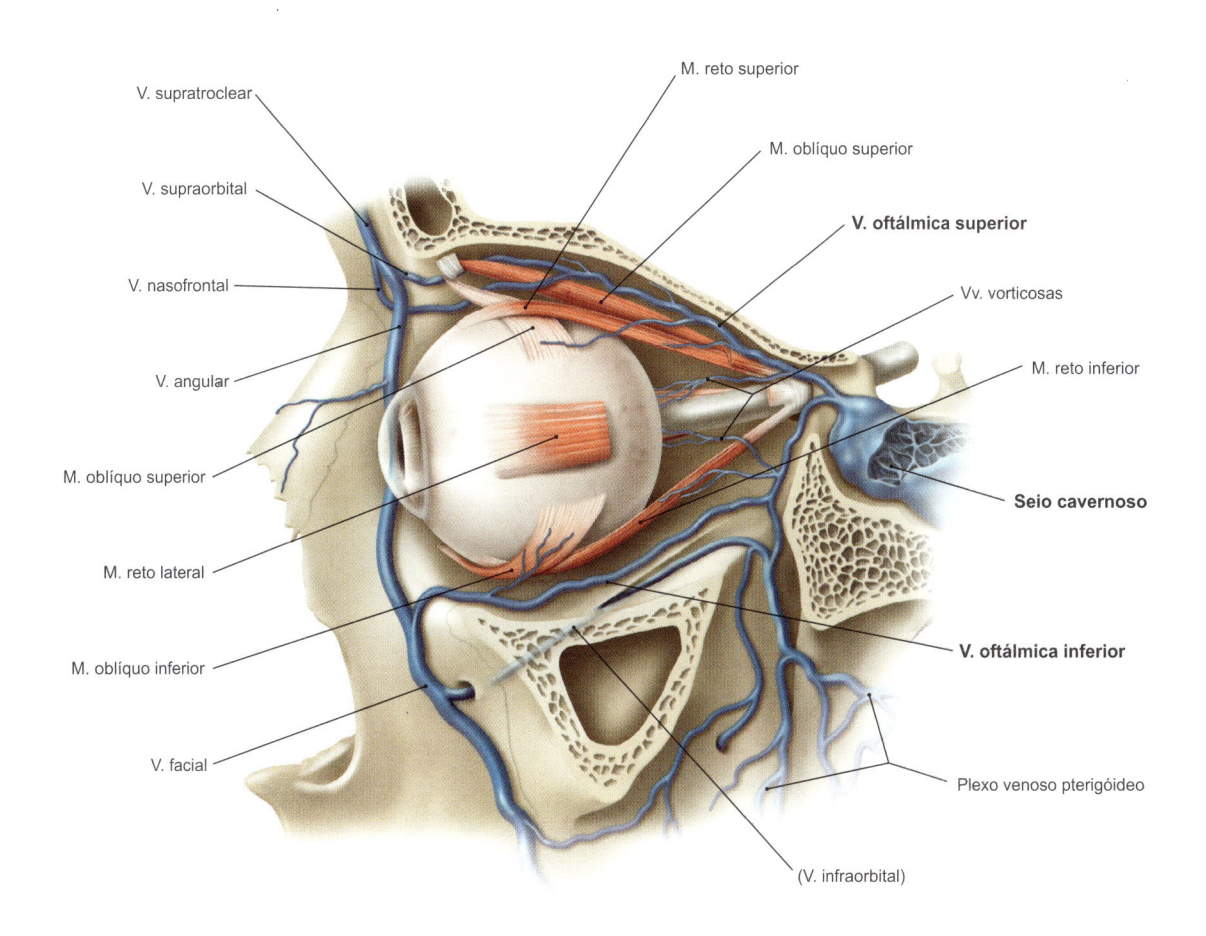

Figura 9.55 Veias do olho e da órbita, lado direito; vista lateral no interior da órbita, após a retirada da parede lateral. [S700-L275]

A drenagem venosa é feita pelas Vv. oftálmicas superior e inferior. Esta última é geralmente menor do que a V. oftálmica superior. Existem conexões venosas com as veias das regiões superficial e profunda da face (plexo pterigóideo) e com o seio cavernoso.

Correlações clínicas

A veia facial é a principal responsável pela drenagem venosa da face e, por meio da V. angular e da V. oftálmica, estabelece conexões com o seio cavernoso. No caso de infecções das regiões faciais externas (p. ex., após a pessoa espremer uma espinha na bochecha), isso pode resultar em **propagação dos microrganismos** para o seio cavernoso com subsequente **trombose do seio cavernoso** (→ Correlações clínicas sob a → Figura 12.70). Aos primeiros sinais de infecção ascendente, a V. angular pode ser interrompida no ângulo do olho, para prevenir a ocorrência de trombose do seio cavernoso.

Topografia

Artérias e Nervos da Órbita

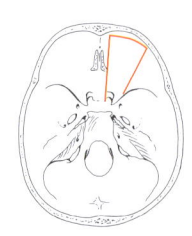

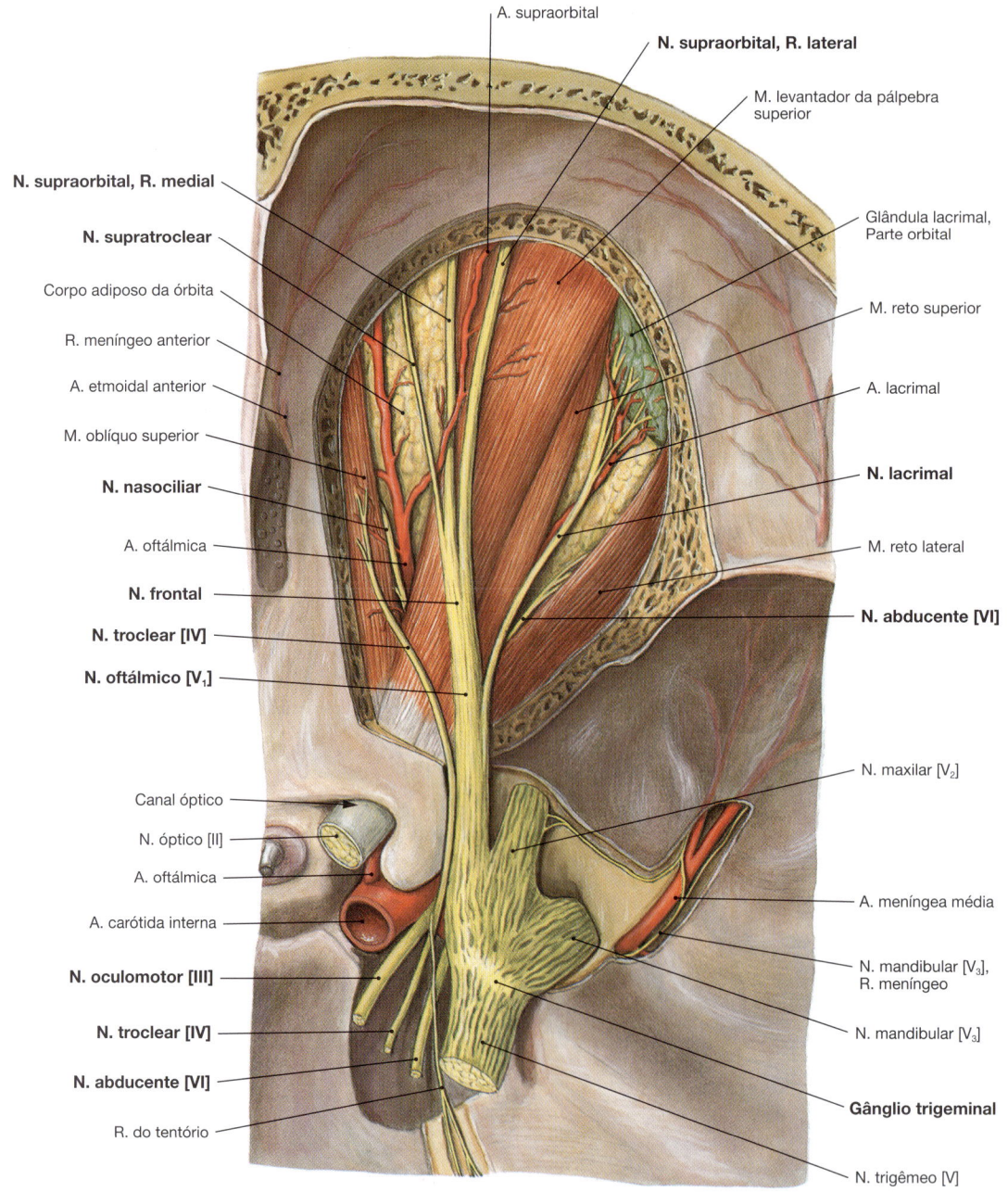

Figura 9.56 Artérias e nervos da órbita, lado direito; vista superior sobre a órbita aberta **(nível superior da órbita)**; representação do gânglio trigeminal (gânglio semilunar ou gânglio de Gasser); o teto ósseo da órbita, a periórbita e o corpo adiposo da órbita foram parcialmente retirados. [S700]

O **trajeto do N. oftálmico [V$_1$]** através da fissura orbital superior, aberta superiormente, as outras ramificações do nervo nos Nn. lacrimal e frontal (incluindo suas demais ramificações) e o N. nasociliar, de trajeto mais profundo, estão representados. Além disso, são observados o delgado N. troclear [IV], responsável pela inervação motora do M. oblíquo superior, e o N. abducente [VI], de trajeto mais profundo, para a inervação do M. reto lateral.

Artérias e Nervos da Órbita

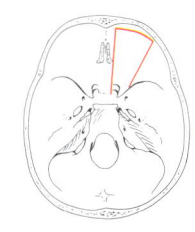

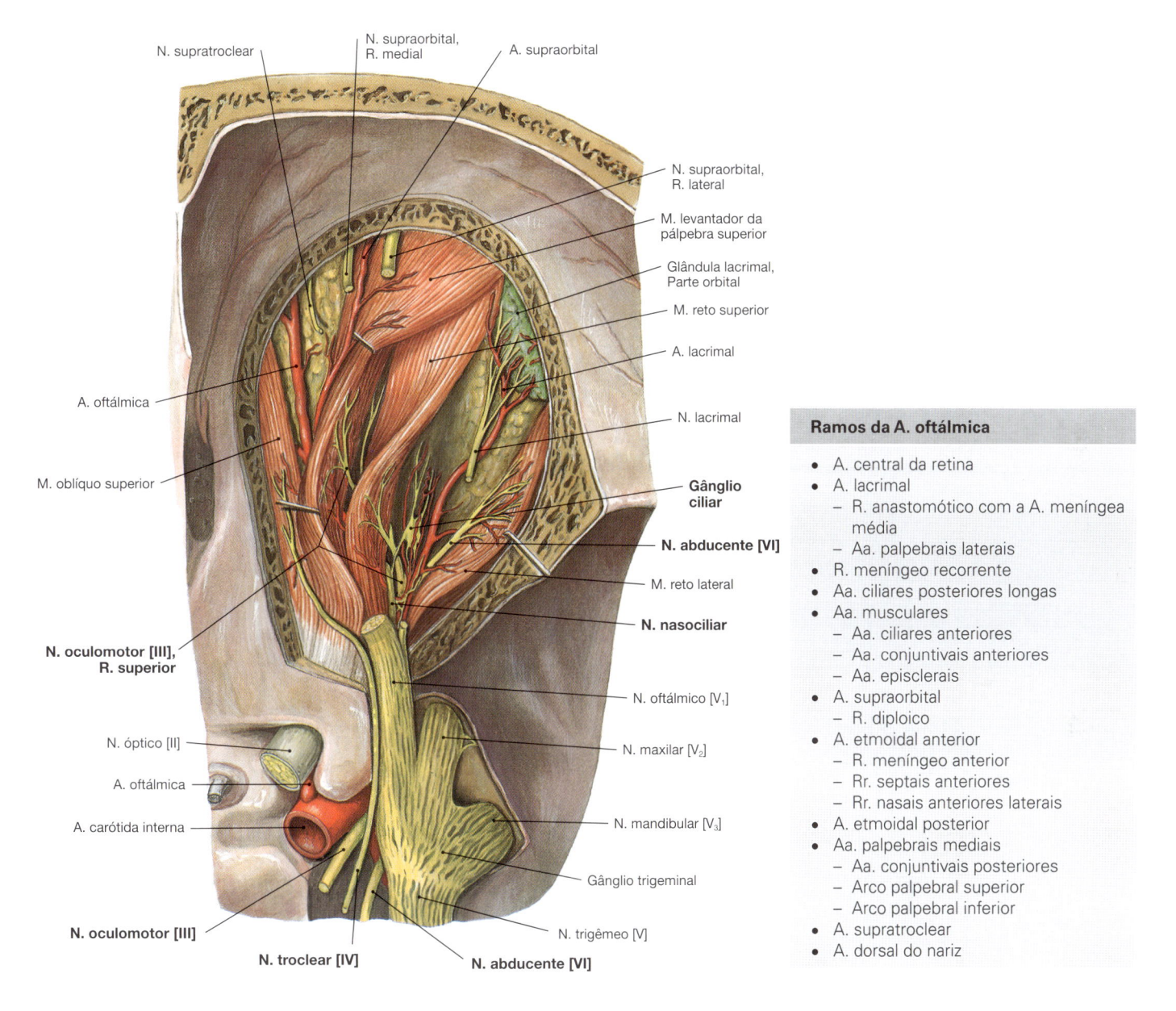

Ramos da A. oftálmica

- A. central da retina
- A. lacrimal
  - R. anastomótico com a A. meníngea média
  - Aa. palpebrais laterais
- R. meníngeo recorrente
- Aa. ciliares posteriores longas
- Aa. musculares
  - Aa. ciliares anteriores
  - Aa. conjuntivais anteriores
  - Aa. episclerais
- A. supraorbital
  - R. diploico
- A. etmoidal anterior
  - R. meníngeo anterior
  - Rr. septais anteriores
  - Rr. nasais anteriores laterais
- A. etmoidal posterior
- Aa. palpebrais mediais
  - Aa. conjuntivais posteriores
  - Arco palpebral superior
  - Arco palpebral inferior
- A. supratroclear
- A. dorsal do nariz

Figura 9.57 Artérias e nervos da órbita, lado direito; vista superior, após a retirada do teto da órbita; representação do gânglio ciliar; o M. levantador da pálpebra superior e o M. reto superior foram deslocados medialmente. [S700]

Observam-se os ramos do N. oculomotor [III] que entram por baixo dos músculos. Devido à retirada do corpo adiposo da órbita, situado abaixo dos músculos, o **gânglio ciliar** – medindo cerca de 1 mm – foi exposto e se encontra incluído no corpo adiposo da órbita, lateralmente ao N. óptico, cerca de 2 cm posteriormente ao bulbo do olho.

No gânglio ciliar encontram-se os corpos celulares de neurônios parassimpáticos pós-ganglionares, que recebem os axônios parassimpáticos pré-ganglionares oriundos do núcleo visceral do N. oculomotor [NC III] (núcleo de Edinger-Westphal). As fibras parassimpáticas atuam na inervação dos músculos intrínsecos (M. ciliar e M. esfíncter da pupila → Figura 8.132). As fibras simpáticas pós-ganglionares para o M. dilatador da pupila seguem, sem conexões sinápticas, através do gânglio ciliar. Elas se originam do gânglio cervical superior, cujos corpos celulares já receberam contatos sinápticos de fibras pré-ganglionares.

Topografia

Artérias e Nervos da Órbita

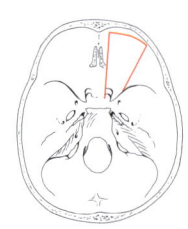

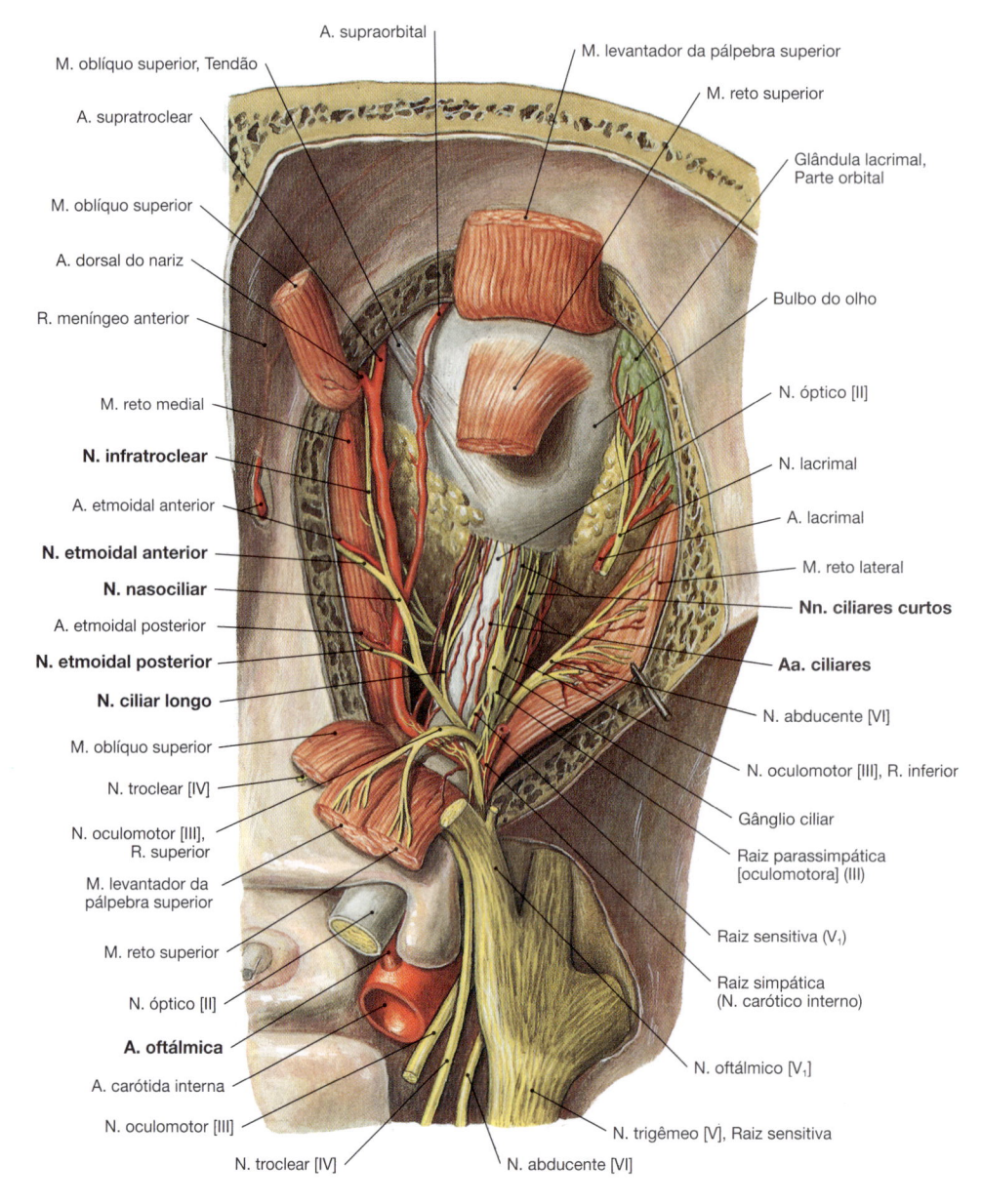

Figura 9.58 Artérias e nervos da órbita, lado direito; vista superior, após a remoção parcial dos Mm. levantador da pálpebra superior, reto superior e oblíquo superior. [S700]

A figura mostra o conteúdo do **nível médio da órbita**. São observados os vasos nutrícios do N. óptico [II] (Aa. ciliares), que se originam da A. oftálmica – seguindo através da órbita – além dos Nn. ciliares longos e curtos, do gânglio ciliar e da ramificação do N. nasociliar.

9 Artérias e Nervos da Órbita

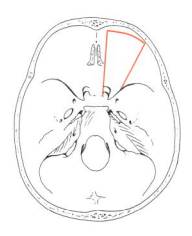

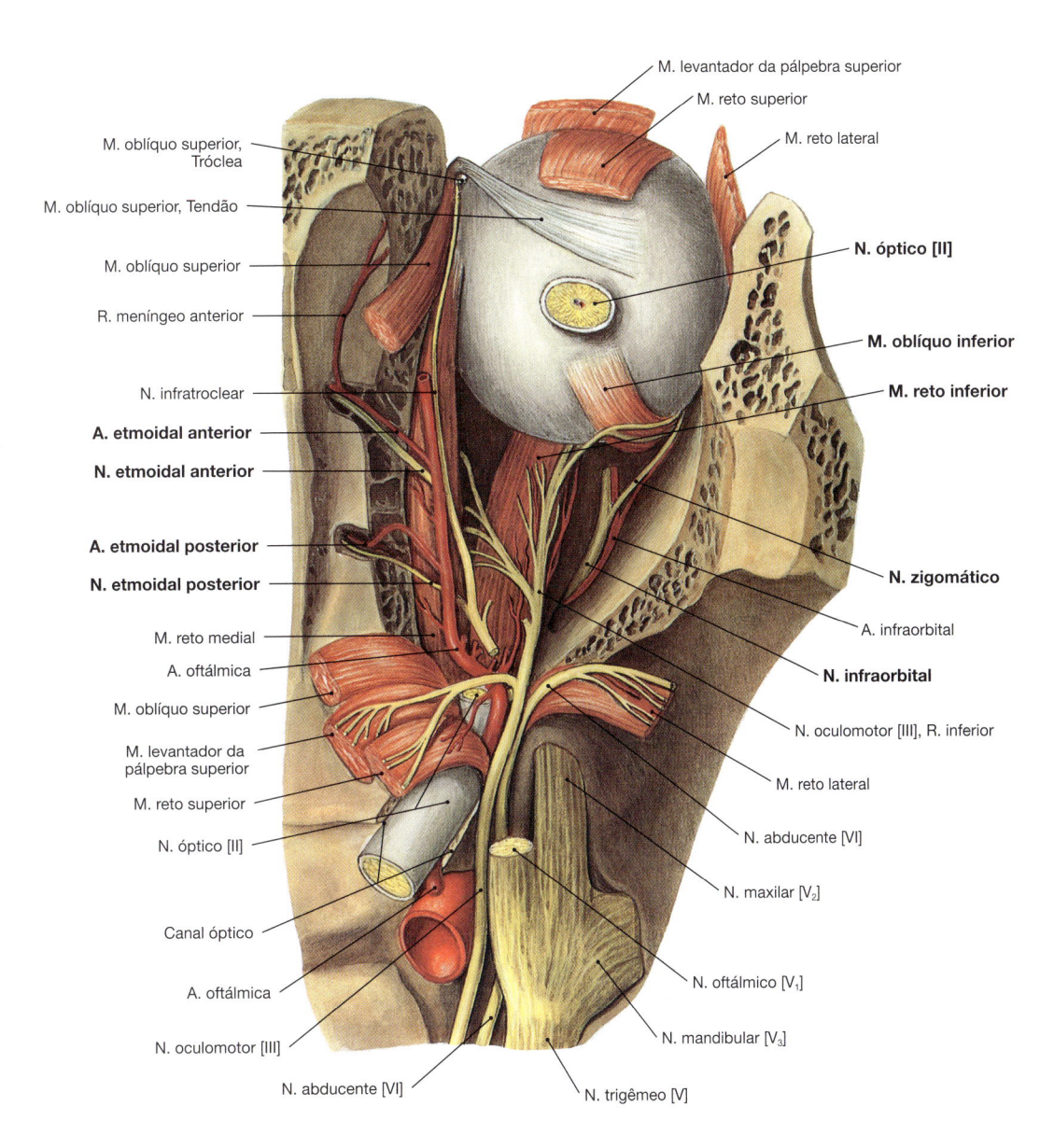

Figura 9.59 Artérias e nervos da órbita, lado direito; vista superior, após o corte do N. óptico [II]. [S700]

Após a retirada das demais estruturas e de todo o corpo adiposo da órbita, o M. reto inferior foi exposto, e já se pode observar o **nível inferior da órbita**. O bulbo do olho está girado, de modo que se possa observar a inserção do M. oblíquo inferior, próximo ao local de entrada do N. óptico [II] seccionado. Na região medial, as células etmoidais estão abertas, e pode-se observar o trajeto dos Nn. etmoidais anterior e posterior, além das Aa. etmoidais anterior e posterior fora da órbita e no interior do etmoide. No nível profundo, A. e N. infraorbitais estão visíveis lateralmente. A partir do N. infraorbital origina-se o N. zigomático que, além de fibras sensitivas, conduz fibras parassimpáticas pós-ganglionares para a inervação das glândulas lacrimais.

Correlações clínicas

O N. óptico [II] apresenta uma proximidade topográfica com o seio esfenoidal. **Doenças no seio esfenoidal** (sinusites, tumores) podem se propagar ao N. óptico [II], uma vez que ele está separado do seio esfenoidal apenas por uma delgada parede óssea. Às vezes esta parede não existe. Consequentemente, em cirurgias no seio esfenoidal, deve-se ter cuidado com o nervo óptico.

161

Topografia

Nervos da Órbita

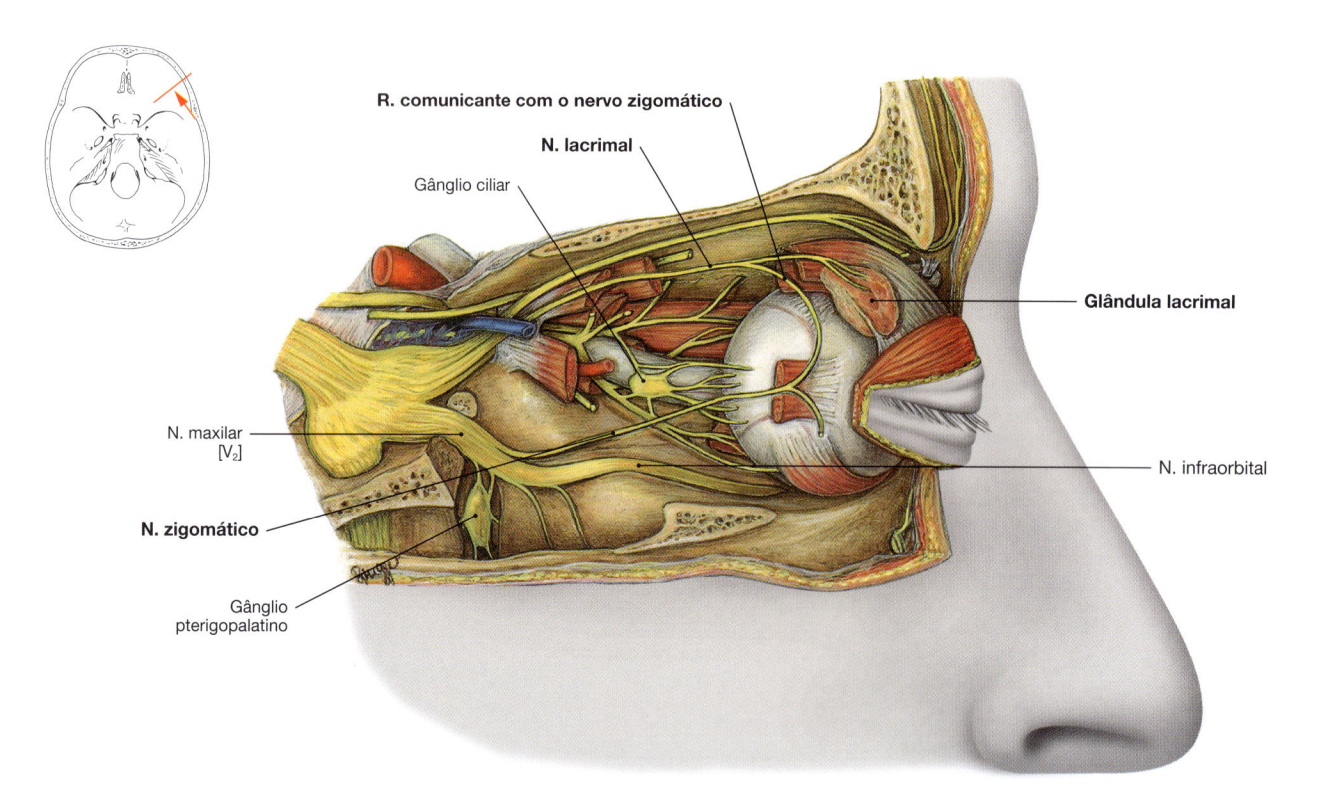

Figura 9.60 Nervos da órbita e do olho, inervação da glândula lacrimal e representação do gânglio ciliar, lado direito; vista lateral, após a retirada da parede temporal e do corpo adiposo da órbita. [S700-L238]
A glândula lacrimal é inervada por fibras simpáticas, parassimpáticas e sensitivas. As **fibras pós-ganglionares parassimpáticas** originam-se do gânglio pterigopalatino e estimulam a secreção glandular. As fibras saem do gânglio pterigopalatino, associam-se ao N. zigomático (um ramo do N. maxilar [V_2]) e emergem como o R. comunicante com o nervo zigomático (anastomose para a glândula lacrimal; → Figuras 8.201 e 9.38). Deste modo, chegam ao N. lacrimal e, com este, chegam até a glândula lacrimal. A inervação **sensitiva** da glândula lacrimal ocorre por meio do N. lacrimal (um ramo do N. oftálmico [V_1]). A parte simpática da divisão autônoma do sistema nervoso atua inibindo a produção da secreção. As **fibras pós-ganglionares simpáticas** originam-se do gânglio cervical superior. As fibras seguem através do gânglio pterigopalatino, sem estabelecer conexões sinápticas, e, daí, seguem pela mesma via que as fibras parassimpáticas em direção à glândula lacrimal (→ Figura 9.38).

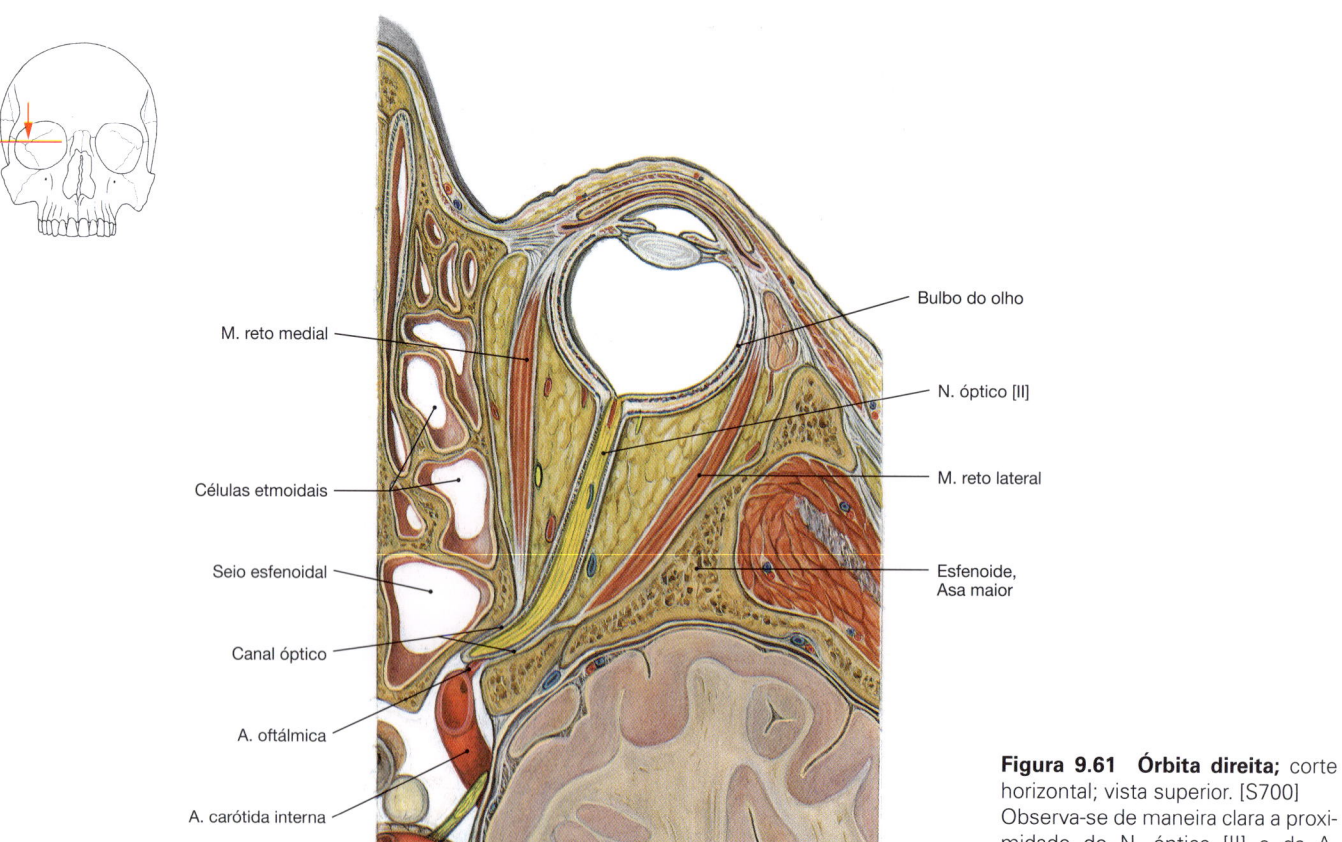

Figura 9.61 Órbita direita; corte horizontal; vista superior. [S700]
Observa-se de maneira clara a proximidade do N. óptico [II] e da A. carótida interna com o seio esfenoidal.

Órbita, Topografia

I Fossa anterior do crânio
II Seio frontal
III Células etmoidais
IV Cavidade nasal
V Seio maxilar
VI Fossa temporal

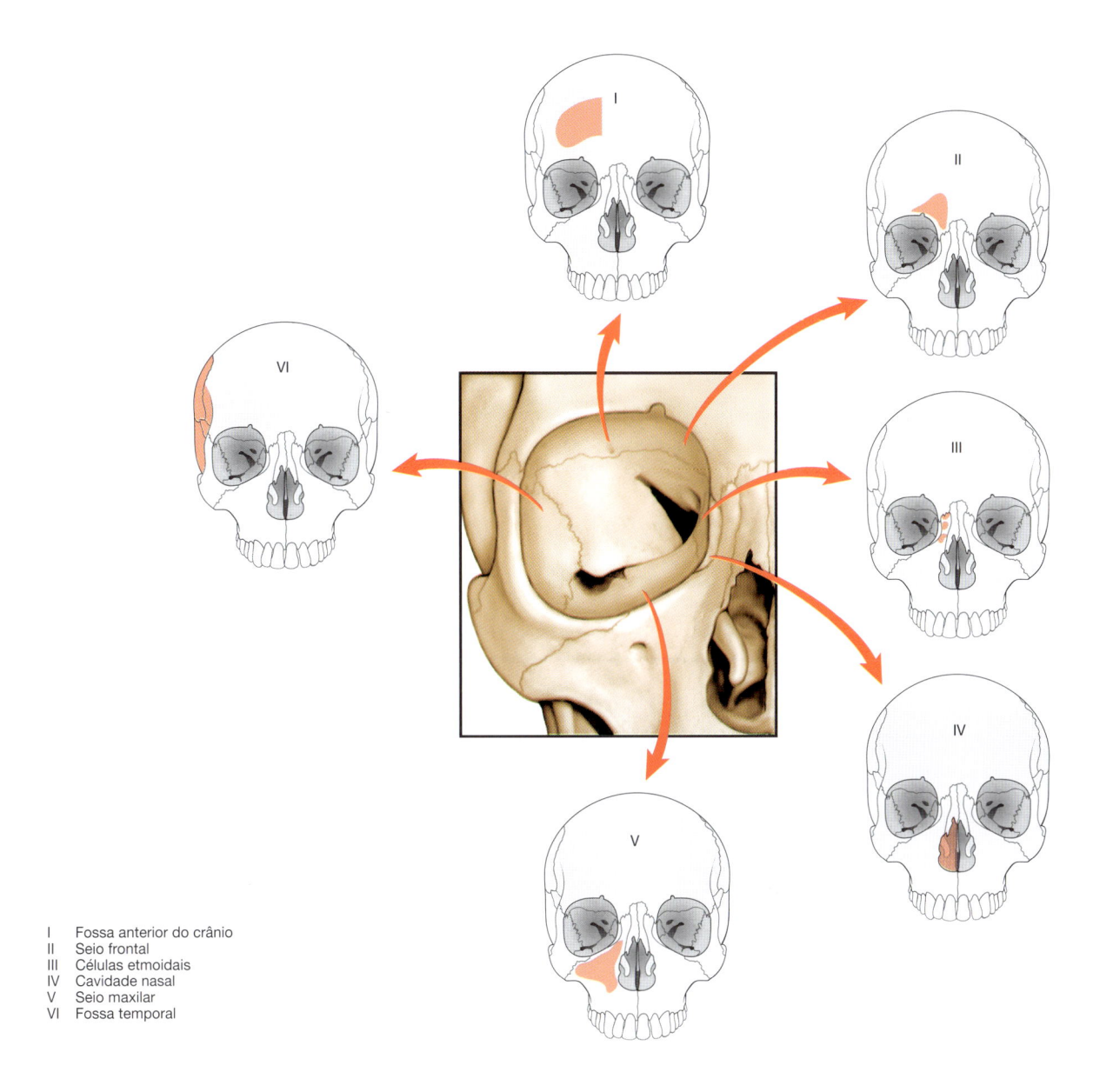

Figura 9.62 Relações topográficas da órbita com as regiões adjacentes; vista anterior. [S700-L126]

A órbita está muito próxima, por exemplo, da fossa anterior do crânio, do seio frontal, das células etmoidais, da cavidade nasal, do seio maxilar e da fossa temporal.

Correlações clínicas

O tratamento de doenças demanda a participação de numerosas especialidades. Deste modo, além do oftalmologista, estão envolvidos o otorrinolaringologista, o cirurgião bucomaxilofacial, o neurocirurgião, o radiologista, o neurologista e, de acordo com a necessidade, outros especialistas (p. ex., pediatra, anestesiologista, especialista em medicina nuclear etc.). As **inflamações e os tumores da órbita** podem se disseminar para as regiões adjacentes (ou no sentido inverso) e exigir terapia interdisciplinar.

Topografia

Órbita, Corte Sagital

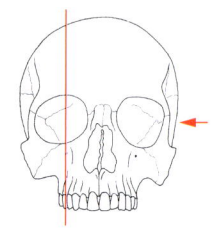

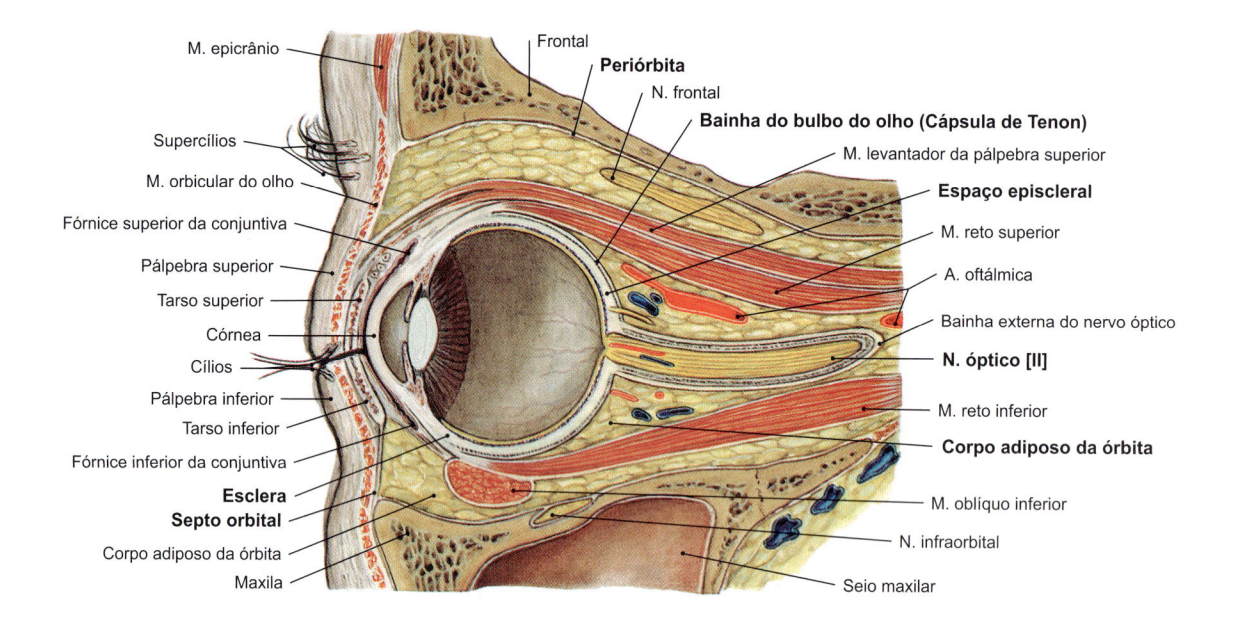

Figura 9.63 Órbita direita; vista medial. Corte sagital através da região intermediária. [S700]
A órbita é recoberta pela periórbita (na verdade, um periósteo). Todas as estruturas da órbita encontram-se incluídas em tecido adiposo (corpo adiposo da órbita). A abertura da órbita é delimitada pelo septo orbital; o bulbo do olho apresenta um envoltório de tecido conjuntivo (bainha do bulbo do olho ou cápsula de Tenon). Entre a bainha do bulbo e a esclera do bulbo do olho há um delgado espaço (espaço episcleral).

Correlações clínicas

A **orbitopatia endócrina** é uma inflamação na órbita que ocorre na doença de Basedow e representa uma doença autoimune na qual são produzidos anticorpos contra o parênquima normal da glândula tireoide e contra alguns tecidos na órbita (dentre outros, os músculos do bulbo do olho e o corpo adiposo). Entretanto, o mecanismo ainda não foi completamente esclarecido. Daí resulta a combinação de hiperfunção da glândula tireoide (hipertireoidismo) e exoftalmia (protrusão dos olhos → Figura). A exoftalmia está associada a alargamento da rima das pálpebras, retração das pálpebras e distúrbios de movimentação dos olhos.

Para a escolha de um **acesso cirúrgico** adequado, a **órbita** é dividida de acordo com diferentes critérios:
- Parte bulbar – parte retrobulbar
- Parte central ou intraconal (delimitada pelos músculos retos do bulbo do olho organizados em formato de cone) – parte periférica ou extraconal
- Nível superior – nível intermediário – nível inferior:
  - O nível superior estende-se entre o teto da órbita e o M. levantador da pálpebra superior. Ele contém as seguintes estruturas: N. frontal, N. troclear, N. lacrimal, A. supraorbital, A. supratroclear, A. e V. lacrimais e V. oftálmica superior (→ Figura 9.56)
  - O nível intermediário estende-se entre os músculos retos do bulbo do olho e, portanto, inclui o espaço intraconal (→ Figura 9.58). Ele contém as seguintes estruturas: N. oculomotor, N. nasociliar, N. abducente, N. zigomático, gânglio ciliar, A. oftálmica, V. oftálmica superior, Aa. ciliares posteriores curtas e longas
  - O nível inferior estende-se entre os Mm. reto inferior e oblíquo inferior e o assoalho da órbita (→ Figura 9.59). Contém as seguintes estruturas: N. infraorbital, A. infraorbital e V. oftálmica inferior.

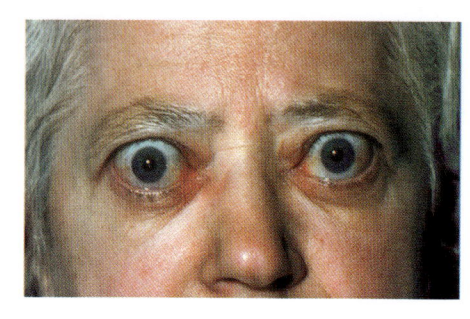

Paciente com orbitopatia endócrina. [T127]

Órbita, Cortes Frontais

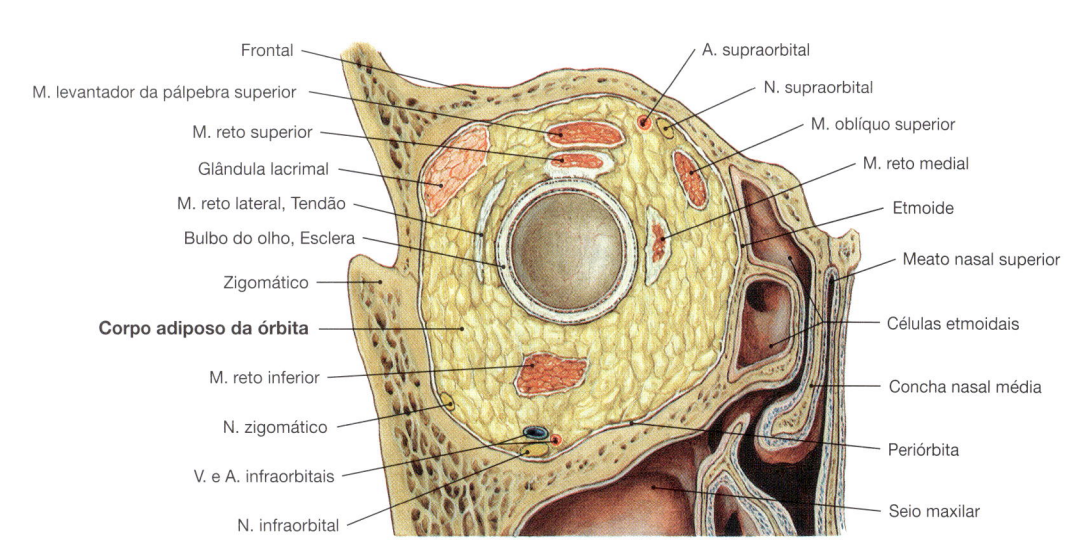

Figura 9.64 **Órbita direita;** corte frontal através da órbita, na altura da parte posterior do bulbo do olho; vista anterior. [S700]

Todas as estruturas estão incluídas no corpo adiposo da órbita, que envolve a órbita e atua como coxim amortecedor.

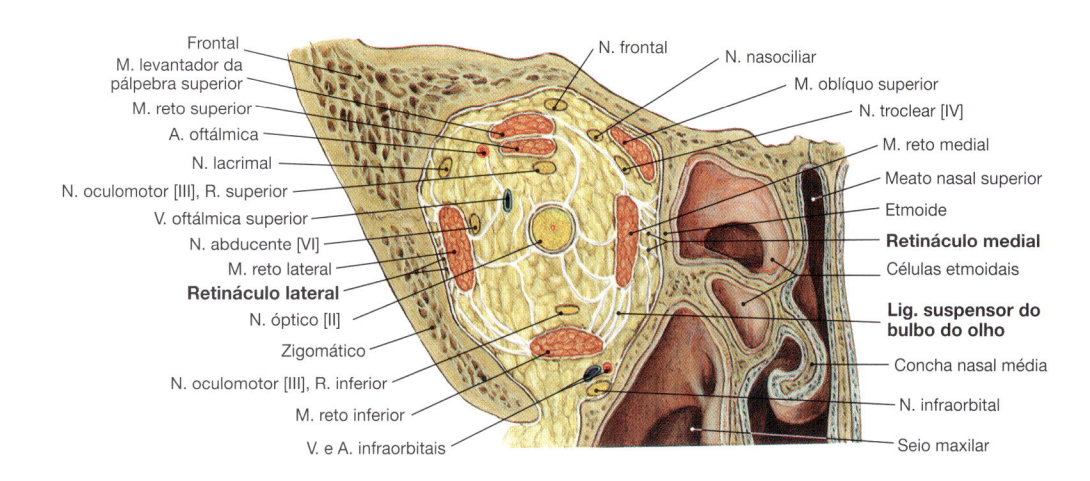

Figura 9.65 **Órbita direita;** corte frontal através da região retrobulbar da órbita; vista anterior. [S700]
O bulbo do olho e as estruturas do espaço retrobulbar estão fixados à periórbita e, entre si, por delgados feixes de tecido conjuntivo frouxo. Feixes mais espessos de tecido conjuntivo são caracterizados como retináculo medial (entre o M. reto medial e a periórbita) e retináculo lateral (entre o M. reto lateral e a periórbita), e também como Lig. suspensor do bulbo do olho (faixa de Lockwood, entre os Mm. reto medial e reto inferior e a periórbita).

Correlações clínicas

A oclusão da V. central da retina é a doença retiniana mais frequente após a **retinopatia diabética**. Com frequência a oclusão da V. central da retina é causada por trombos localizados (trombose da V. central da retina = **trombose venosa central**) (→ Figura). Essa oclusão se associa a perda visual significativa. Nos diabéticos é comum a ocorrência de alterações dos vasos retinianos com consequente hemorragia para o humor vítreo, que contribui para a perda visual. Se os corpúsculos não se dissolverem espontaneamente após 2 a 3 meses, costuma ser realizada uma vitrectomia para melhorar o comprometimento visual.

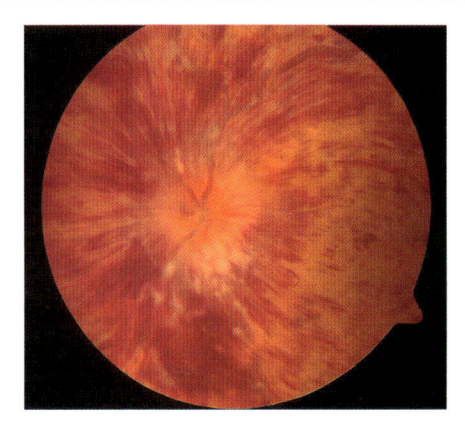

Oclusão da V. central da retina, à esquerda com sangramento em todos os quadrantes da retina [S700-T867]

Bulbo do Olho

Bulbo do Olho, Corte Horizontal

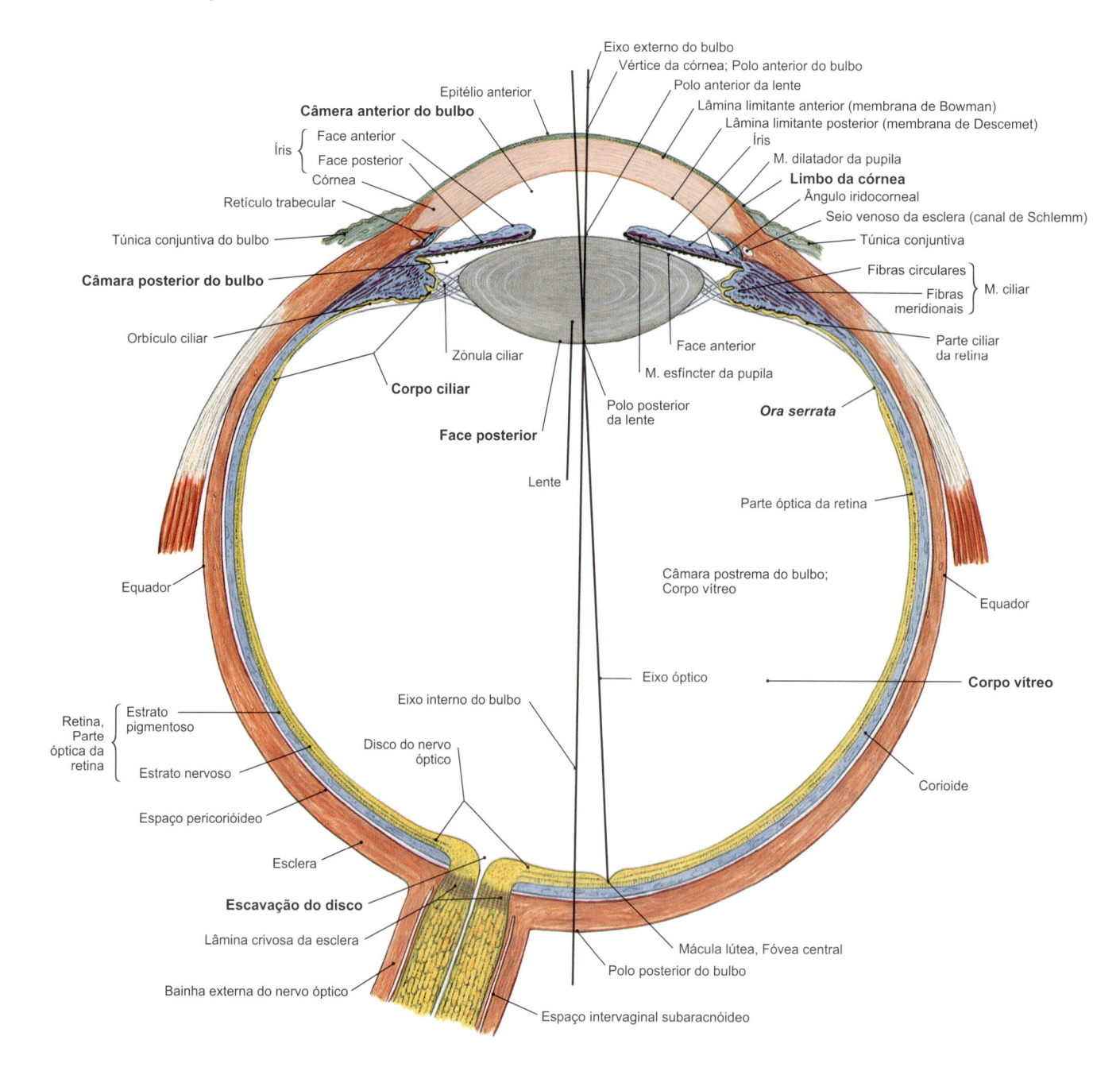

Figura 9.66 Bulbo do olho, lado direito; corte horizontal esquemático, na altura da saída do nervo óptico. [S700]

Na região anterior, a túnica fibrosa do bulbo do olho é formada pela **córnea**. Ela se projeta para o meio externo como uma espécie de visor. No limbo da córnea, ela continua com a **esclera**, que apresenta uma curvatura mais suave e forma a parte posterior da túnica fibrosa do bulbo do olho. Externamente, os músculos extrínsecos do bulbo do olho se inserem na esclera. Abaixo da esclera, encontra-se a túnica vascular do bulbo do olho (úvea). Ela é composta, na parte anterior, pela **íris** e pelo corpo ciliar, e, na parte posterior, pela **corioide**. O corpo ciliar continua com a corioide no nível da *ora serrata*. A corioide representa a região mais vascularizada do corpo ciliar e, além da nutrição da **retina**, situada mais internamente, também atua na termorregulação do bulbo do olho. A retina forma a túnica interna do bulbo do olho. Ela contém as células fotorreceptoras, sensíveis à luz (estrato nervoso), e o epitélio pigmentar (estrato pigmentoso); na parte anterior, o estrato pigmentoso do corpo ciliar e o epitélio da íris fazem parte dessa camada. O interior do bulbo do olho é preenchido pelo **humor vítreo**.

Correlações clínicas

Várias patologias (p. ex., ceratite, ceratocone ou queimadura química) podem exigir a substituição cirúrgica da córnea (**transplante de córnea**) para restituir a visão do paciente. Visto que a córnea não é vascularizada, o transplante de córnea é, do ponto de vista imunológico, muito mais simples do que os transplantes de órgãos vascularizados. Por conseguinte, o transplante de córnea é o transplante de tecido mais realizado em todo o planeta. O **descolamento de retina** caracteriza-se pela separação das partes internas da retina (estrato nervoso) de sua camada de suprimento, estrato pigmentoso.

Os sintomas podem ser a visão de lampejos ou de manchas coloridas, mas estes podem não ocorrer se a mácula (local de maior acuidade visual) não estiver afetada. Caso a retina neural não restabeleça mais o contato com o estrato pigmentoso após 48 h, ocorre perda funcional parcialmente irreparável da parte afetada da retina. Após a reposição bem-sucedida da retina afetada, a função ainda pode ser restaurada, dependendo da duração do descolamento. Na persistência de um completo descolamento da retina, ocorre perda total da visão do olho afetado.

Vasos Sanguíneos do Bulbo do Olho

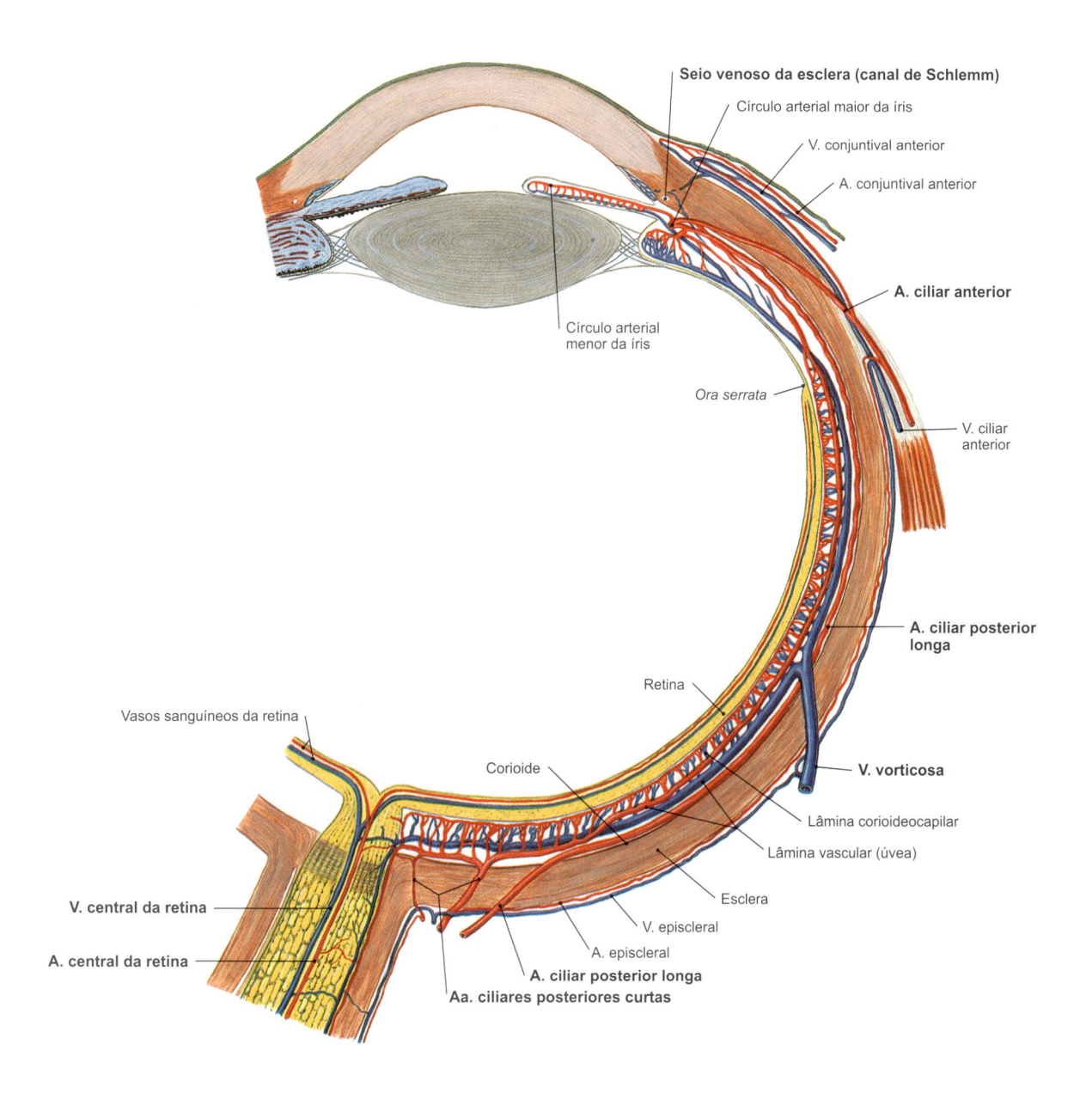

Figura 9.67   Vasos sanguíneos do bulbo do olho, lado direito; corte horizontal na altura do N. óptico [II]; vista superior. [S700]
O suprimento sanguíneo arterial está representado na → Figura 9.54. A drenagem venosa é feita pela V. central da retina e por quatro a oito Vv. vorticosas (→ Figura 9.55). Estas últimas atravessam a esclera, posteriormente ao equador, e desembocam nas Vv. oftálmicas superior e inferior.

Medidas do bulbo do olho (valores médios, segundo a literatura anatômica e oftalmológica)

Diâmetro externo do bulbo do olho (eixo externo)	24,0 mm	Raio de curvatura da esclera	13,0 mm
Diâmetro interno do bulbo do olho (eixo interno)	22,5 mm	Raio de curvatura da córnea	7,8 mm
Espessura da córnea	0,5 mm	Poder de refração de todo o olho (visibilidade)	59 dioptrias
Profundidade da câmara anterior do bulbo do olho	3,6 mm	Poder de refração da córnea	43 dioptrias
Espessura da lente	3,6 mm	Poder de refração da lente (visibilidade)	19 dioptrias
Distância entre a lente e a retina	15,6 mm	Distância entre as duas pupilas	61 a 69 mm
Espessura da retina	0,3 mm		

Bulbo do Olho

Ângulo Iridocorneal

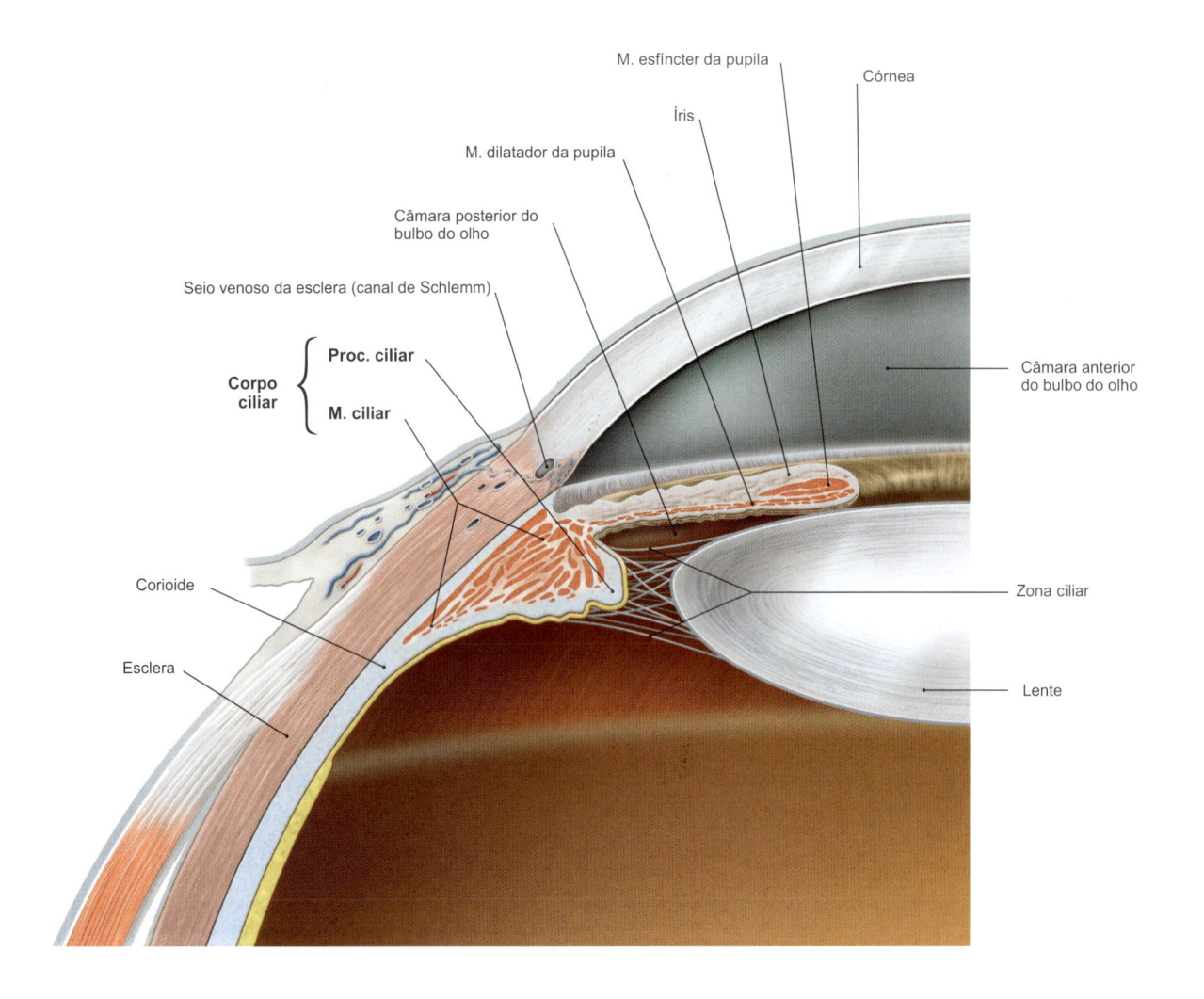

Figura 9.68 Ângulo iridocorneal e suas imediações. [S700-L275]
O ângulo iridocorneal é delimitado pela córnea, pela íris e pela esclera. O epitélio do corpo ciliar secreta o humor aquoso, que flui da câmara posterior para a câmara anterior e atinge o seio venoso da esclera, ou canal de Schlemm, através da trama trabecular no ângulo iridocorneal, e daí segue para as veias episclerais. A base estrutural do corpo ciliar é o M. ciliar. Ele apresenta células musculares meridionais (músculo de Brücke), radiais e circulares (músculo de Müller) e atua na acomodação visual.

Correlações clínicas

O **glaucoma** é consequente a distúrbios da drenagem do humor aquoso, o que frequentemente leva a aumentos da pressão intraocular (o normal é 15 mmHg). Ocorrem lesões na região da papila do nervo óptico, com o risco de cegueira. As causas são, p. ex., desvio do ângulo iridocorneal devido à aderência da íris à córnea (**glaucoma de ângulo fechado**, raro) ou, no **glaucoma de ângulo aberto**, mais comum, uma drenagem prejudicada devido à rede de trabéculas que levam ao seio venoso da esclera. Para tratamento, são usados medicamentos que levam à constrição das pupilas (mióticos). Isso aumenta a saída do humor aquoso através do canal de Schlemm e reduz a pressão intraocular.

Distúrbios de ordem genética da síntese de fibrilas do sistema elástico (**síndrome de Marfan**) causam insuficiência das fibras da zônula ciliar, com deslocamento da posição da lente (luxação da lente), além de um formato esférico permanente da lente (distúrbio da acomodação visual para longe).

Íris e Corpo Ciliar

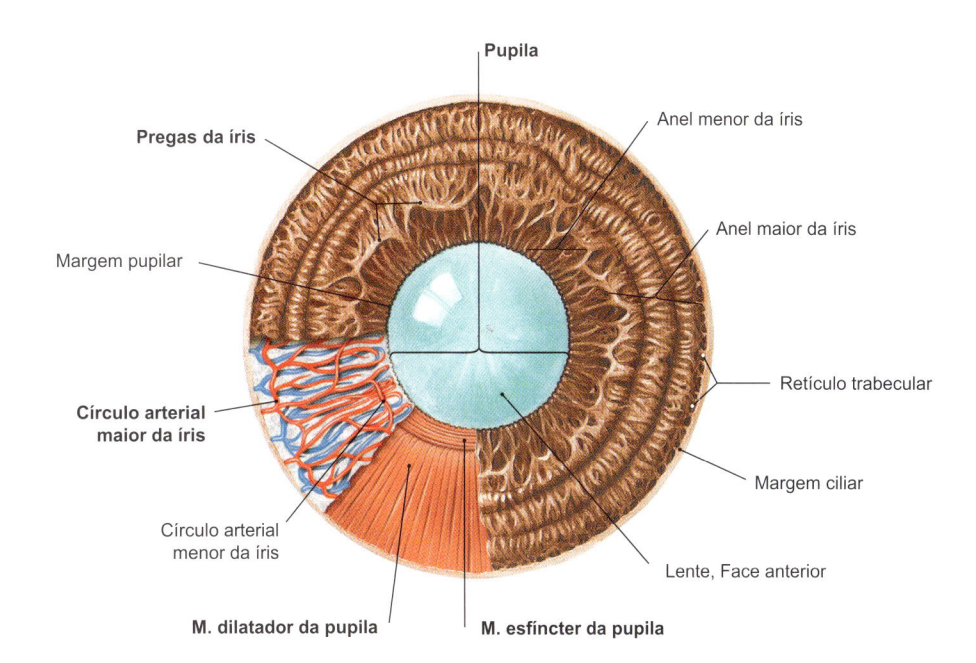

Figura 9.69 Íris e lente; vista anterior.
[S702-L127]

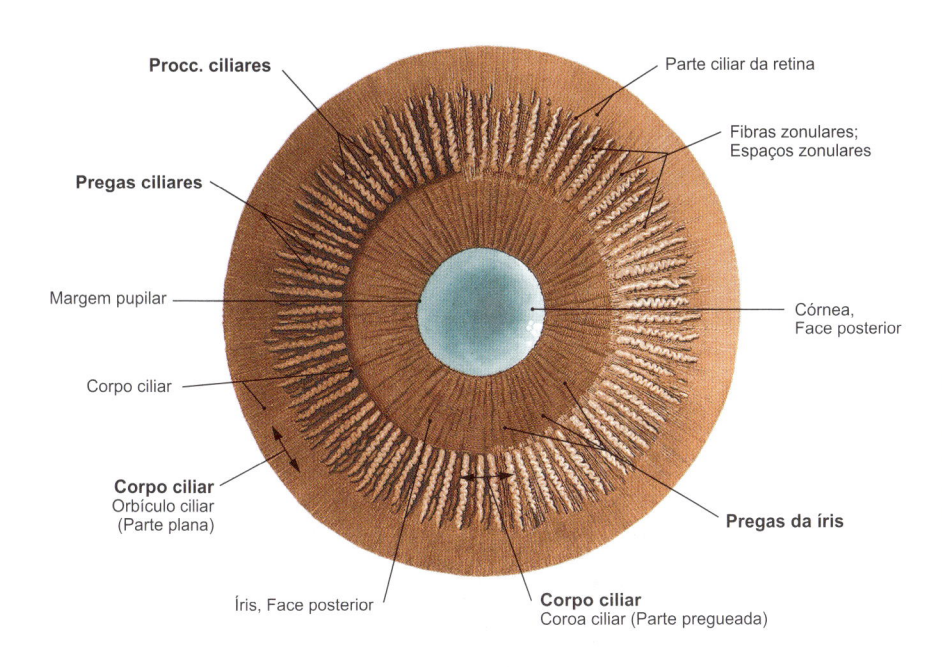

Figura 9.70 Íris e corpo ciliar; vista posterior, após a retirada da lente. [S700]
O corpo ciliar subdivide-se em uma parte plana e uma parte pregueada. Desta última se originam cerca de 70 Procc. ciliares. O corpo ciliar é recoberto pelo epitélio ciliar, o qual secreta o humor aquoso na região da parte pregueada. Do epitélio ciliar partem as fibras da zônula ciliar (ou ligamento suspensor da lente) em direção à cápsula da lente.

Correlações clínicas

O **reflexo pupilar à luz (RPL)** controla a intensidade da luz que atinge a retina. A luz brilhante faz com que a pupila contraia (miose), enquanto a luz fraca faz com que a pupila dilate (midríase). A retina e o nervo óptico são o ramo aferente (sensitivo) e os músculos pupilares são o ramo eferente (motor) do reflexo pupilar (→ Figura). O RPL fornece informações de diagnóstico sobre as funções sensitivas (retina) e pupilomotoras do olho.
[S700-L126]

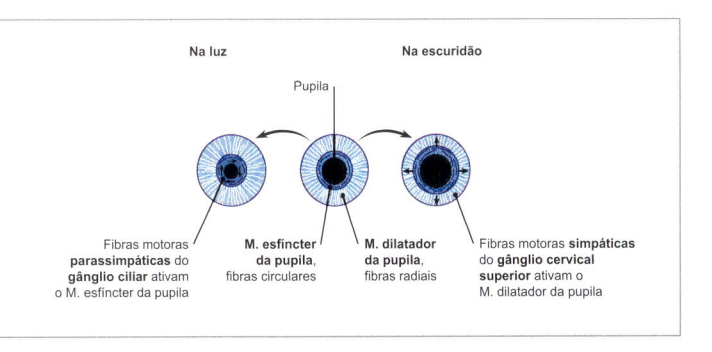

Bulbo do Olho

Lente

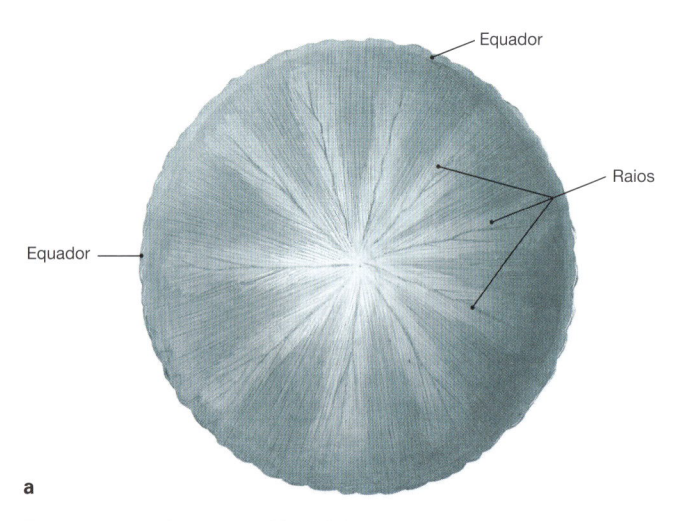

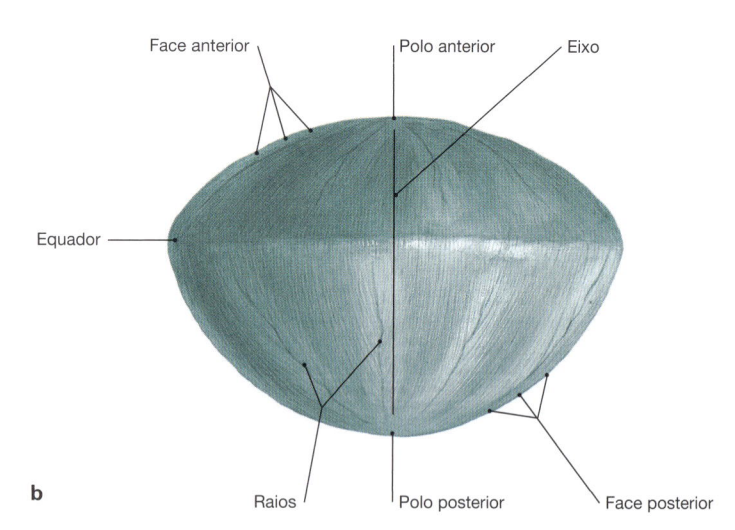

Figura 9.71a e b   Lente. [S700]
a Vista anterior. De acordo com a acomodação visual, a lente tem um poder de refração de 10 a 20 dioptrias (para efeito de comparação: o poder de refração da córnea é, com 43 dioptrias, nitidamente mais alto; porém, ele não pode ser modificado).
b Vista do equador.

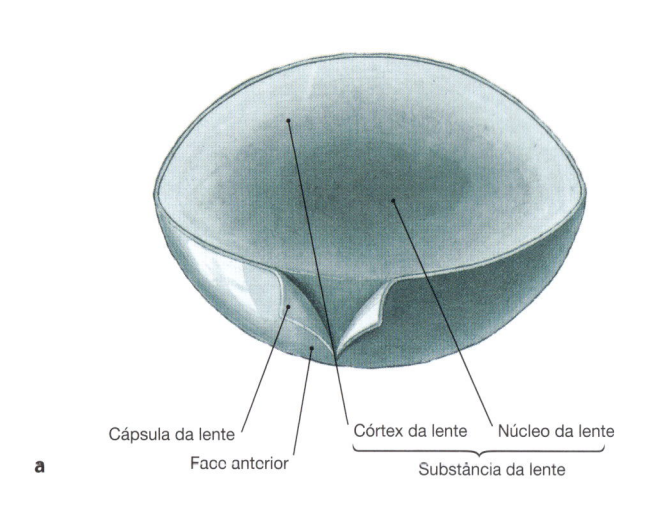

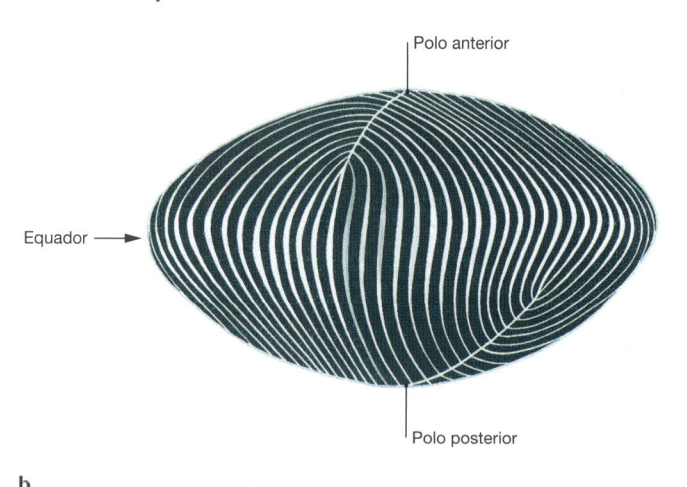

Figura 9.72a e b   Lente. [S700]
a Vista oblíqua anterior, após divisão meridional e elevação parcial da cápsula anterior da lente. Os pontos médios das superfícies da lente são denominados polo anterior e polo posterior.

b Fibras da lente no recém-nascido; representação esquemática; vista a partir do equador.

Correlações clínicas

A **acomodação** baseia-se no fato de que a lente aumenta de diâmetro (torna-se mais redonda) quando o músculo ciliar, que envolve a lente, se contrai. Ele se projeta na direção da lente, reduzindo assim a tração nas fibras da zônula, e a lente se arredonda devido à sua própria elasticidade (→ Figura a). No caso de pessoas "jovens", isso significa que a largura de acuidade óptica pode ser alterada em até 15 dioptrias. Em razão da contínua deposição de fibras da lente, a elasticidade diminui a tal ponto (aproximadamente a partir dos 40 anos) que a acomodação fica reduzida (**presbiopia**), o que requer correção por meio do uso de óculos apropriados.

Em virtude da redução do conteúdo de água intracelular, ocorrem alterações de proteínas importantes (cristalinas) para a transparência da lente. Isto leva à opacidade da lente (**catarata senil** → Figura b), que é a mais frequente das doenças dos olhos. A opacidade inicial da lente pode ser precocemente diagnosticada por meio de um exame com lâmpada de fenda. A facectomia é, de modo geral, a cirurgia mais realizada na Alemanha (cerca de 10% de todos os indivíduos a partir dos 80 anos sofrem de catarata avançada).

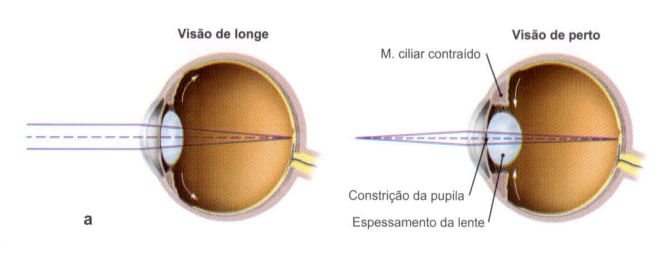

[S701-L275]

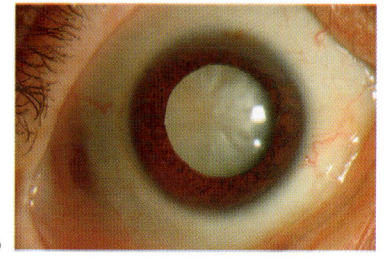

Catarata senil, (com evidente opacidade esbranquiçada). [S700-T867]

Retina

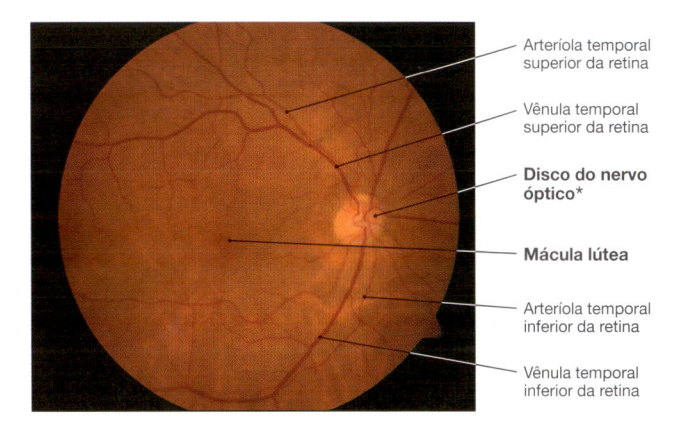

Figura 9.73 Fundo de olho, lado direito; vista anterior; imagem oftalmoscópica convencional. [S700-T867]
A fundoscopia, por meio de oftalmoscopia direta, permite a avaliação da retina, dos vasos sanguíneos (particularmente de A. e V. centrais da retina), do disco do nervo óptico (ou papila do nervo óptico), além da mácula lútea e da fóvea central (local de maior acuidade visual). Os vasos retinianos (A. e V. centrais da retina, com ramos/tributárias) podem ser examinados e distinguidos com base no diâmetro vascular (artérias – diâmetro menor). O disco do nervo óptico apresenta normalmente contorno nítido, coloração amarelo-alaranjada e depressão central (escavação do disco). A 3 a 4 mm da papila, em posição temporal, encontra-se a mácula lútea (aqui predominam os cones). Numerosos ramos dos vasos centrais da retina seguem em sentido radial sobre a mácula, mas não atingem o centro (onde se localiza a fóvea central). Esta última é suprida pela corioide.

* Terminologia clínica: papila do nervo óptico ou ponto cego

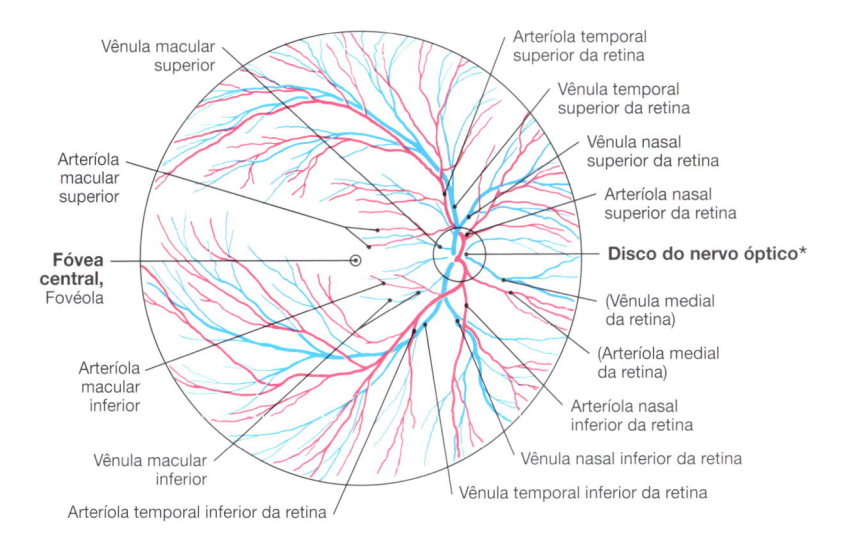

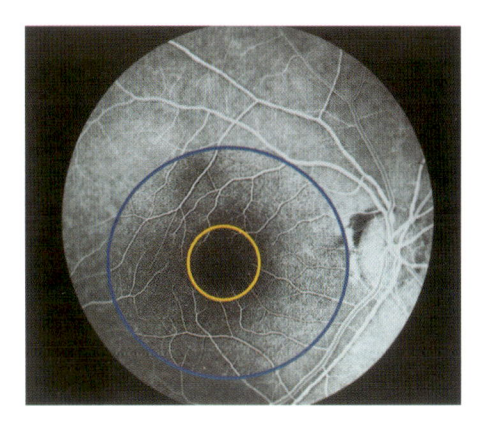

Figura 9.74 Fundo de olho e vasos sanguíneos da retina, lado direito; vista anterior; representação esquemática do trajeto dos vasos. [S700-T899]
* Papila do nervo óptico

Figura 9.75 Fundo de olho, lado direito; vista anterior; angiografia com fluoresceína em fase arteriovenosa com acidentes anatômicos: mácula (círculo azul); fóvea (círculo amarelo). [E282]

Correlações clínicas

No caso de **descolamento de retina**, a retina se apresenta de esbranquiçada a amarelada. As alterações vasculares, tais como a retinopatia diabética ou a hipertensão, podem ser precocemente diagnosticadas por meio de fundoscopia. A angiografia com fluoresceína é um exame complementar que confirma esse diagnóstico (→ Figura 9.75). Se a pressão intracraniana aumentar, a papila do nervo óptico é projetada para o interior do bulbo do olho, e a margem se torna pouco nítida **(papiledema)**. Também no glaucoma ocorrem alterações características (papila glaucomatosa → Figura). As alterações patológicas da mácula lútea aparecem, frequentemente, em função do envelhecimento. A doença caracterizada como **degeneração macular associada à idade** (DMAI) é a mais frequente causa de cegueira na Alemanha.

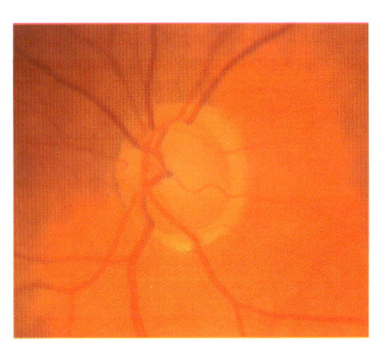

Aumento glaucomatoso concêntrico da papila do nervo óptico. [S700-T867]

Bulbo do Olho

Órbita, RM

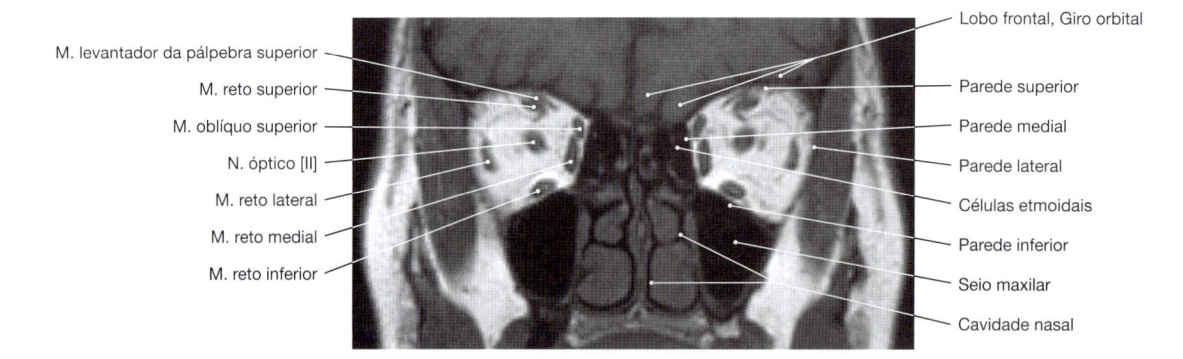

Figura 9.76 Músculos extrínsecos do bulbo do olho; corte frontal em ressonância magnética (RM) de um indivíduo sadio na altura do meio da órbita; vista anterior. [S700-T916]

Observa-se nitidamente a proximidade topográfica entre a órbita, o seio maxilar, o lobo frontal, as células etmoidais e o M. temporal (não indicado).

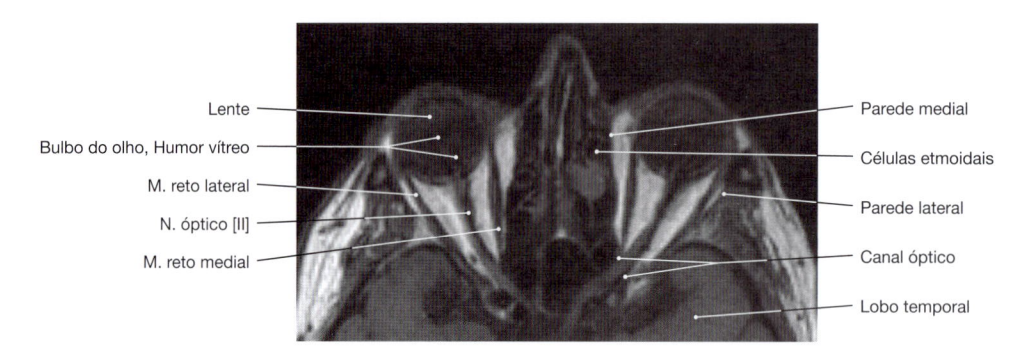

Figura 9.77 Bulbo do olho e músculos extrínsecos do bulbo do olho; corte transversal em ressonância magnética (RM) de um indivíduo sadio na altura do N. óptico [II]; vista superior. [S700-T916]

Neste plano de corte, o trajeto discretamente curvo do N. óptico [II] está nítido, o que é importante como reserva de segurança para os movimentos oculares.

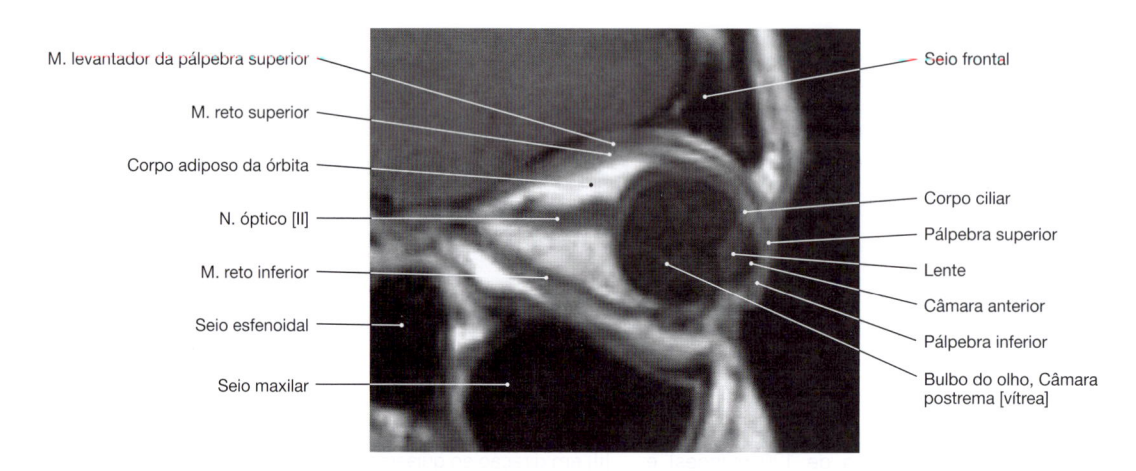

Figura 9.78 Bulbo do olho e músculos extrínsecos do bulbo do olho; corte sagital em ressonância magnética (RM) de um indivíduo sadio na altura do N. óptico [II]; vista lateral. [S700]

Na RM, os espaços bulbar e retrobulbar podem ser bem delimitados através dos diferentes tecidos.

→ T 2

Métodos de exame

As estruturas do bulbo do olho podem ser demonstradas e avaliadas com instrumentos ópticos especiais (p. ex., óculos-lupa, oftalmoscópio, lâmpada de fenda) nos pacientes, p. ex., a córnea, o humor aquoso, o ângulo iridocorneal, a íris, a lente, o humor vítreo e a retina com a papila do nervo óptico e a mácula.

Exames de imagem auxiliam no diagnóstico de inflamações crônicas ou de tumores que não estejam localizados em parte visíveis da órbita (externamente ao bulbo do olho ou em posição retrobulbar). A **tomografia computadorizada** (TC) e a **ressonância magnética** (RM) são os exames de imagem mais utilizados para a avaliação das estruturas intraorbitais e de suas relações topográficas. Por meio da administração intravenosa de um meio de contraste, podem ser adquiridas informações complementares frequentemente com esses procedimentos.

Caso a fundoscopia não seja possível (p. ex., devido a alterações patológicas dos meios ópticos, como opacificação da córnea, catarata ou sangramentos no corpo vítreo), a **ultrassonografia** do olho também pode ser realizada.

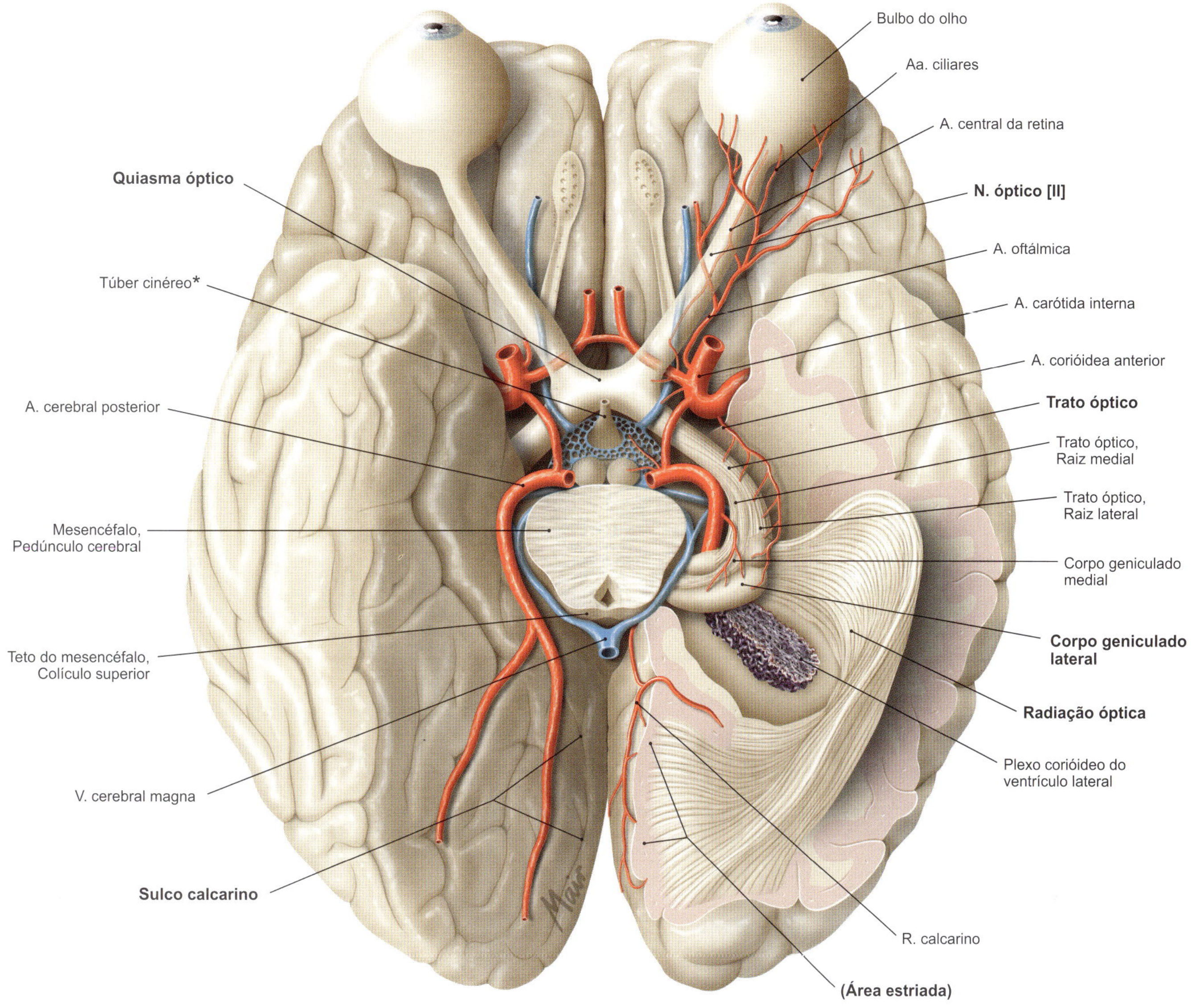
Bulbo do olho
Aa. ciliares
A. central da retina
N. óptico [II]
A. oftálmica
A. carótida interna
A. corióidea anterior
Trato óptico
Trato óptico, Raiz medial
Trato óptico, Raiz lateral
Corpo geniculado medial
Corpo geniculado lateral
Radiação óptica
Plexo corióideo do ventrículo lateral
R. calcarino
(Área estriada)
Quiasma óptico
Túber cinéreo*
A. cerebral posterior
Mesencéfalo, Pedúnculo cerebral
Teto do mesencéfalo, Colículo superior
V. cerebral magna
Sulco calcarino

Figura 9.79 Encéfalo e suprimento vascular da via visual; via inferior. A hipófise foi seccionada no infundíbulo (*). Ela se encontra muito próxima do quiasma óptico. [S700-L127]

A via visual começa no interior da retina. Aqui se encontram os primeiros três neurônios de projeção, além de interneurônios (células horizontais e células amácrinas) da via visual. De fora para dentro, a sequência é a seguinte:

1º neurônio: fotorreceptores bastonetes [cerca de 120 milhões] e cones [cerca de 6,5 milhões]

2º neurônio: células bipolares da retina (corpos celulares na camada de neurônios bipolares da retina ou camada nuclear externa) que captam sinais dos fotorreceptores e os repassam às células ganglionares multipolares (3º neurônio)

3º neurônio: células ganglionares multipolares, cerca de 10,5 milhões, (corpos celulares na camada de células ganglionares da retina).

O princípio da cadeia intrarretiniana a partir de três neurônios, entretanto, vale apenas para os cones. Até 40 bastonetes transmitem seu sinal para uma célula bipolar (bastonete), e, desta, a transmissão prossegue, por via indireta, sob mediação das células amácrinas (de acordo com a literatura, existem até agora 20 a 50 diferentes tipos destas células), para uma célula ganglionar. Os axônios das células ganglionares da retina atingem o corpo geniculado lateral (raiz lateral), mas algumas fibras se estendem também para a área pré-tetal e para o colículo superior (raiz medial) e, ainda, para o hipotálamo. As fibras seguem no N. óptico [II] em direção ao quiasma óptico. Daí, as fibras da parte nasal da retina cruzam para o lado oposto, enquanto as fibras da parte temporal não o fazem. No trato óptico, as fibras conduzem as informações das metades dos campos visuais contralaterais.

O **4º neurônio** origina-se no corpo geniculado lateral e se estende para a região ao redor do sulco calcarino para as áreas 17 e 18 do córtex cerebral (área estriada), córtex visual primário com cerca de 500 milhões de neurônios).

O alargamento cortical ocorre na área estriada: cerca de 50% do córtex visual processam os 3% centrais do campo visual.

Correlações clínicas

Antes que a luz incidente atinja a porção fotossensível dos fotorreceptores, precisa atravessar todas as outras camadas da retina (3º neurônio e 2º neurônio). Deste modo, diz-se que a retina é invertida. Os fotorreceptores (1º neurônio) encontram-se com seus segmentos externos associados ao epitélio pigmentado, mas não há estruturas de adesão entre o epitélio pigmentado e os fotorreceptores. Em função disso, é nessa região que ocorrem os **descolamentos de retina**, os quais – se não devidamente tratados – ocasionam perda total da visão (cegueira).

Via Óptica

Via Óptica

A mancha mais escura central representa a mácula lútea.

As áreas mais claras representam campos visuais monoculares, as áreas mais escuras representam sobreposição de campos visuais.

Cada quadrante foi representado por uma cor diferente.

Projeção sobre a retina esquerda

Projeção sobre a retina direita

Projeção no corpo geniculado lateral esquerdo

Projeção no corpo geniculado lateral direito

Radiação óptica

Radiação óptica

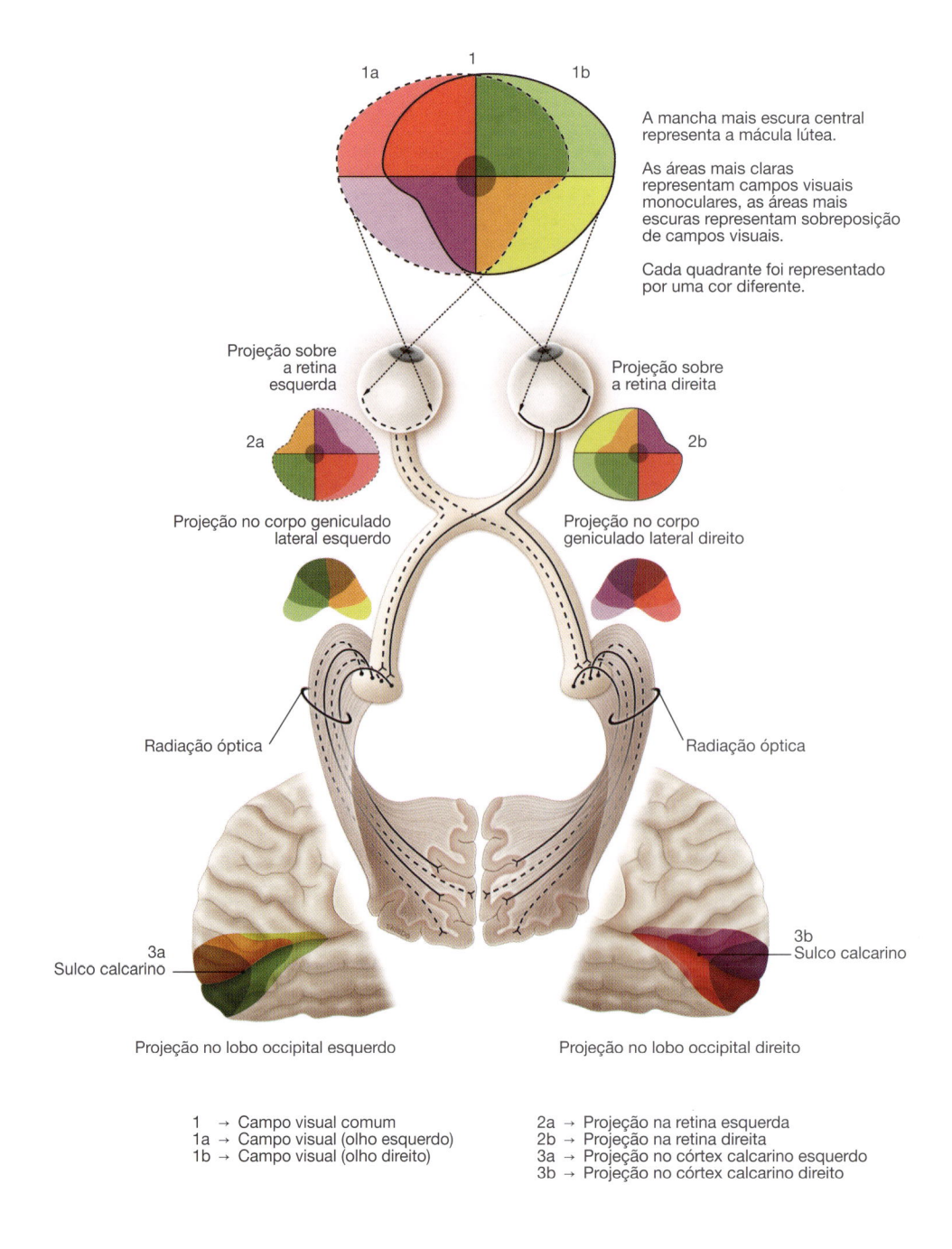

3a Sulco calcarino

3b Sulco calcarino

Projeção no lobo occipital esquerdo

Projeção no lobo occipital direito

1 → Campo visual comum
1a → Campo visual (olho esquerdo)
1b → Campo visual (olho direito)
2a → Projeção na retina esquerda
2b → Projeção na retina direita
3a → Projeção no córtex calcarino esquerdo
3b → Projeção no córtex calcarino direito

Figura 9.80 Via óptica; visão geral esquemática; vista superior. O campo visual central apresenta uma região de projeção com tamanho acima das proporções. [S700-L238]
Apenas nos córtices de associação visual é que a imagem é percebida como ela aparece realmente diante do olho. A divisão dos campos visuais em quatro cores serve para a demonstração de como as regiões correspondentes são transmitidas e representadas no córtex visual e nos diferentes segmentos da via visual.

Correlações clínicas

Tumores da hipófise, devido ao crescimento progressivo, podem causar **hemianopsia bitemporal**, em função de sua estreita proximidade topográfica com o quiasma óptico. Lesões pós-quiasmáticas ou intracerebrais da via visual causam **hemianopsia homônima**. Por exemplo, no caso de lesão do trato óptico direito, ocorre hemianopsia homônima do lado esquerdo. A lesão da radiação óptica esquerda (radiação óptica de Gratiolet) ocasiona hemianopsia homônima do lado direito. Podem ainda ocorrer rigidez pupilar hemianópica, palidez da pupila após meses ou papiledema. As causas podem ser tumores, meningite basal, aneurismas, isquemias e hemorragias. Na deficiência bilateral do córtex visual ocorre a chamada **amaurose cortical** (cegueira cortical → Figura 12.129).

Via Visual, Retina e Conexões Neuronais

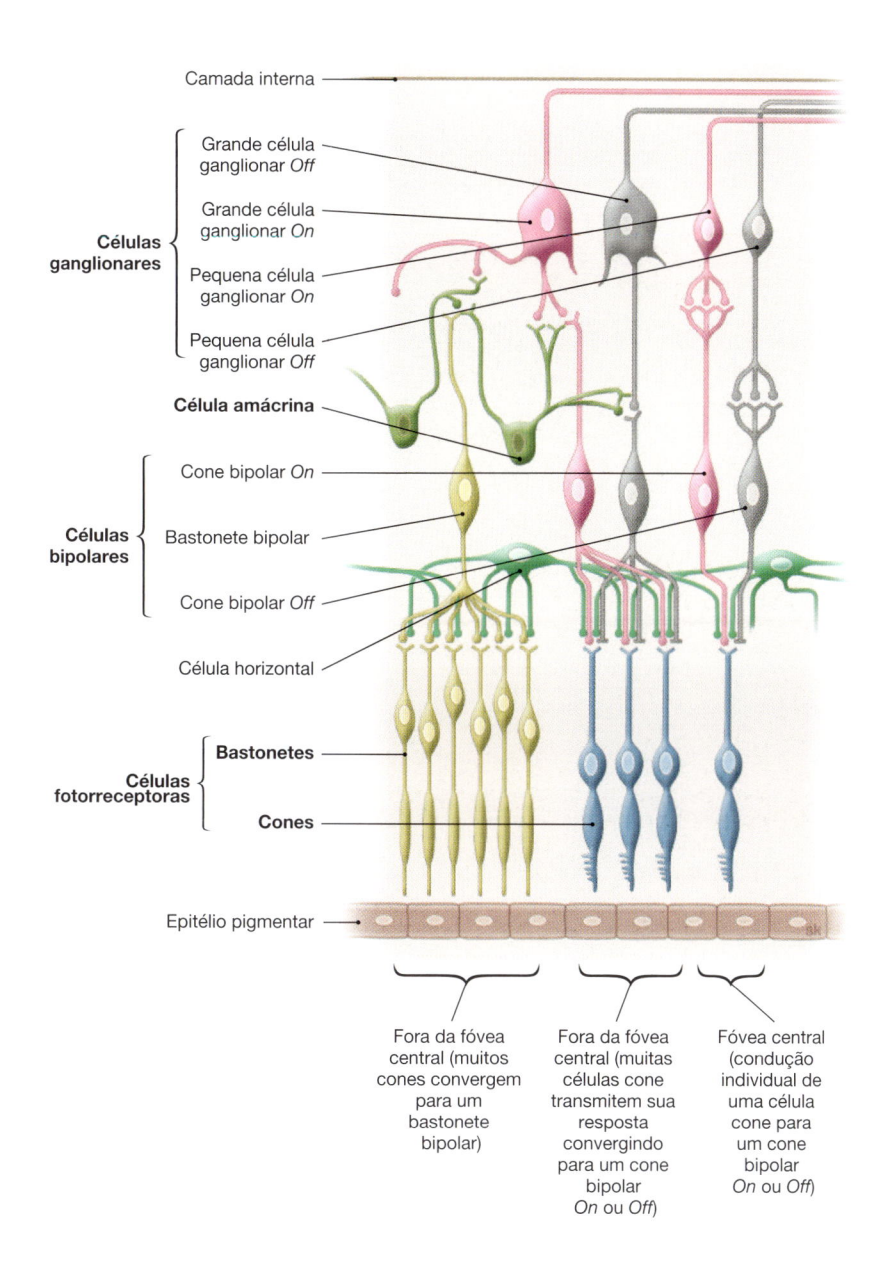

Figura 9.81 Conexões neuronais na retina; esquema simplificado. [S700-L238]

O campo visual, ou o meio ambiente percebido sem movimento ocular, é projetado na retina. A retina contém os primeiros três (cones) ou quatro (bastonetes) neurônios da via visual. O primeiro neurônio são as células fotorreceptoras (cones ou bastonetes); o segundo neurônio são os bipolares, que seguem os cones como cones bipolares *On* e *Off* e que seguem os bastonetes como bastonetes bipolares; o terceiro neurônio são as pequenas ou grandes células ganglionares, que existem como células ganglionares *On* ou *Off*; o terceiro/quarto neurônio dos bastonetes bipolares são as células amácrinas e as células ganglionares.

Os cones e bastonetes podem se projetar juntos sobre uma grande célula ganglionar. A área da retina cuja exposição leva a uma resposta em determinada célula ganglionar e na fibra nervosa correspondente do N. óptico [II] é denominada campo receptivo. Se o campo receptivo for grande, a resolução é pequena; se o campo receptivo for pequeno, a resolução é alta. As células ganglionares *On* e *Off*, com seus cones *On* e *Off* bipolares pré-conectados, têm participação decisiva para a intensificação do contraste (centro estimulador e ambiente inibidor). Estes mecanismos são adicionalmente intensificados pelas células horizontais como interneurônios inibidores. Os mecanismos ainda não foram completamente compreendidos.

Via Óptica

Reflexo Pupilar e Reflexo de Acomodação

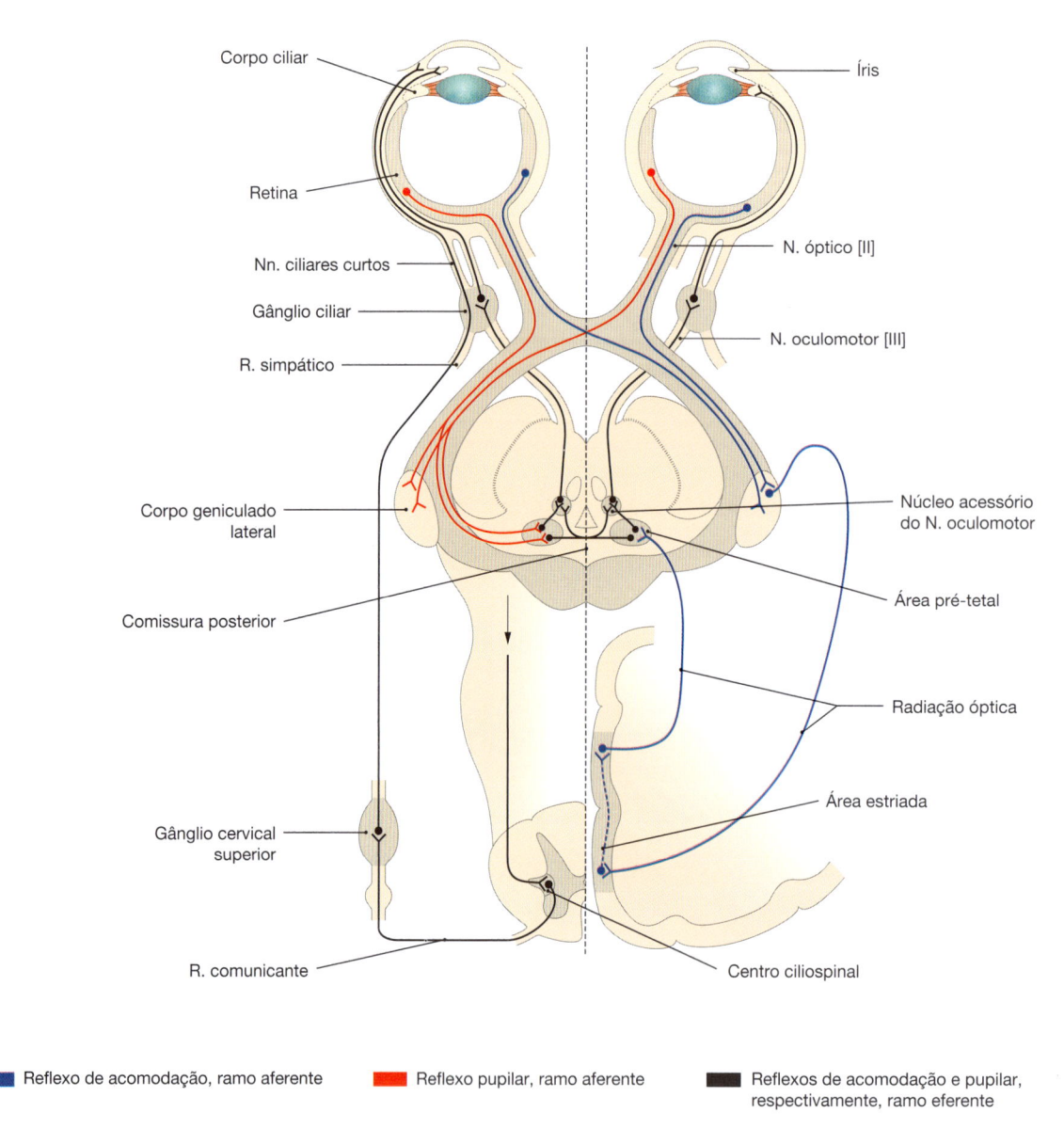

Figura 9.82 Reflexo pupilar (à esquerda) e reflexo de acomodação (à direita). [S702-L126]/[(B500~T1191)/G1088]

Para um processo visual intacto é importante não apenas a mediação das impressões visuais no nível consciente, mas também o ajuste claro-escuro, o ajuste longe-perto e o ajuste das linhas de visão. Essas funções são mediadas pelos reflexos pupilar, de acomodação e de convergência.

Reflexo pupilar: a adaptação da amplitude pupilar mediada de modo polissináptico e reflexo a diferentes condições de iluminação. A ativação das células fotorreceptoras da retina leva à condução do impulso para a área pré-tectal, de onde a informação é conduzida após a interligação com o núcleo acessório parassimpático do nervo oculomotor (núcleo de Edinger-Westphal) e para o centro ciliospinal da medula espinal. **Contração pupilar:** do núcleo acessório do nervo oculomotor, a informação chega ao gânglio ciliar. Após a sinapse, ocorre contração do M. esfíncter da pupila (miose). **Dilatação pupilar:** após comutação no centro ciliospinal da medula e nova comutação no gânglio cervical superior, as fibras pós-ganglionares simpáticas com as artérias chegam ao M. dilatador da pupila (midríase).

Reflexo de acomodação e reação de convergência: para enxergar objetos próximos, é necessário aumentar a refração da lente (por meio de acomodação) e alinhar os vetores de visão sobre o objeto (por meio da reação de convergência) e, assim, até o centro. A contração da pupila (abertura) também aumenta a profundidade do foco. O ramo aferente do reflexo de cada lado é idêntico à via visual como um todo (até o córtex visual) e, por conseguinte, contém as informações de ambos os olhos. **Acomodação:** no ramo eferente do reflexo, os neurônios do córtex visual projetam através do braço do colículo superior para a área pré-tectal e são comutados como no reflexo à luz (cruzados e não cruzados). O aumento da força de refração da lente se dá graças à contração do M. ciliar, inervado por fibras visceroeferentes do N. oculomotor [III], e a miose, pela contração de fibras do M. esfíncter da pupila, inervado pelas mesmas fibras. **Convergência:** é promovida pelas fibras somatoeferentes do N. oculomotor [III] para os músculos oculares, por meio da excitação dos neurônios do núcleo do nervo oculomotor por fibras nervosas provenientes da área pré-tectal. Ocorre a ativação do M. reto medial, para mover o respectivo bulbo do olho para o centro. Ao mesmo tempo, ocorre um relaxamento do M. reto lateral através de fibras que partem da área pré-tectal ao longo do fascículo longitudinal medial para o núcleo abducente.

Correlações clínicas

Lesões da retina e do N. óptico [III] não levam apenas à cegueira, mas também à perda do reflexo pupilar (**rigidez pupilar amaurótica**). A resposta direta do olho à luz está extinta. As lesões do ramo eferente (p. ex., lesão do N. oculomotor [III]) levam à abolição da reação direta e indireta à luz (**rigidez pupilar absoluta**). A perda de reação à luz em ambos os olhos (p. ex., na lesão do mesencéfalo) é denominada **rigidez pupilar reflexa**.

Questões de autoavaliação

Para testar se você assimilou o conteúdo deste capítulo, apresentamos a seguir questões preparatórias úteis para exames orais de Anatomia.

Explique a estrutura da órbita:
- Quais são os ossos que delimitam a órbita, quais os locais de entrada e saída da órbita e quais elementos entram e saem dela?
- Que estruturas e aberturas se situam lateralmente à órbita?
- O que passa através do canal do nervo óptico?
- O que avança no assoalho da órbita?
- O que reveste a órbita?
- Como é dividida a órbita?
- Onde se situam os pontos fracos da órbita óssea?
- Por que a parede medial da órbita é denominada lâmina papirácea?

Descreva o ádito da órbita:
- Quais estruturas fecham o ádito da órbita? Como são formadas?
- O que é o septo orbital? Onde está situado?
- Como é inervada a pele ao redor do ádito da órbita?
- Existem ligações vasculares entre a face e a órbita? Quais?
- Quais músculos participam da abertura e do fechamento das pálpebras?
- Descreva as túnicas conjuntivas do bulbo e da pálpebra. Onde está localizado o saco conjuntival?
- Onde está situada a glândula lacrimal? Como ela é inervada e como é sua irrigação sanguínea? Para onde ela secreta? Qual é a função da sua secreção?

Descreva a estrutura do sistema de drenagem lacrimal:
- Onde está situado o saco lacrimal?
- Onde desemboca o ducto lacrimonasal?
- O que acontece com o líquido lacrimal usado?
- Como funciona a drenagem lacrimal?
- Qual músculo é fundamental para a drenagem lacrimal?

Explique o conteúdo da órbita:
- Quais músculos extrínsecos do bulbo do olho você conhece?
- Como os músculos extrínsecos do bulbo do olho são inervados e vascularizados?
- Onde os músculos extrínsecos do bulbo do olho têm sua inserção e origem?
- Para onde se move o bulbo do olho durante a contração isolada do M. oblíquo superior?
- O que é a tróclea e para que serve?
- Quais ramos se originam do N. oftálmico [V_1] e o que inervam?
- O que é o anel de Zinn? Quais estruturas o atravessam?
- Como o bulbo do olho está fixado na órbita?
- Quais as ligações vasculares existentes entre a órbita e o nariz?

Explique a inervação do olho:
- Onde está situado o gânglio ciliar? Qual é sua função?
- Como se denominam os músculos intrínsecos do bulbo do olho? Como são inervados?
- O que entendemos como tríade de Horner?
- O que é comutado no gânglio ciliar?

Descreva a estrutura do bulbo do olho:
- Onde é formado o humor aquoso e como ele circula?
- Como está estruturada a córnea?
- O que é o corpo ciliar? Qual é sua função?
- Qual é a estrutura da lente e como ela funciona?
- Quais são as camadas que formam o bulbo do olho?
- Explique a interconexão dos neurônios da retina
- Quais são os vasos sanguíneos que suprem a corioide?

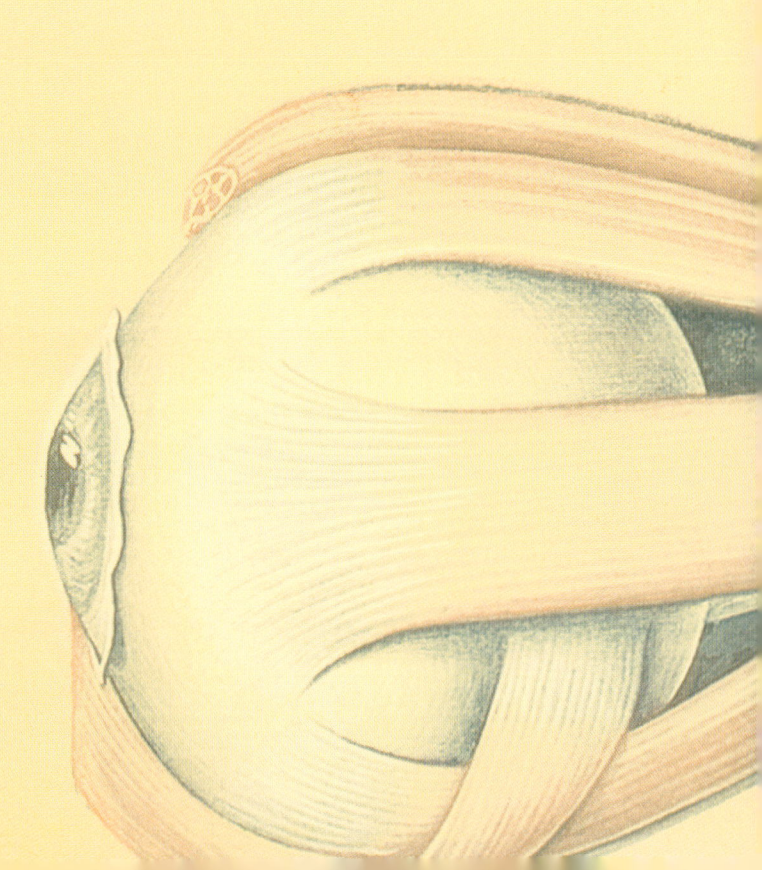

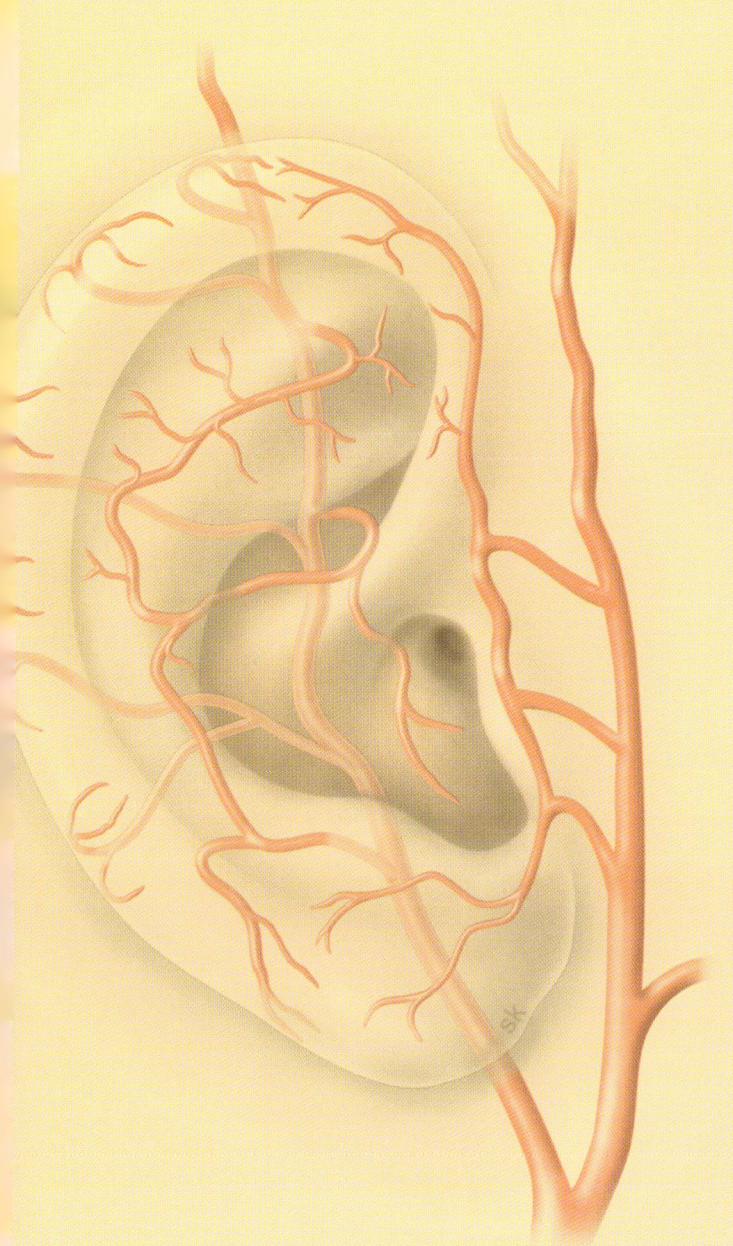

Orelha

Visão Geral	182
Orelha Externa	186
Orelha Média	190
Tuba Auditiva	202
Orelha Interna	206
Audição e Equilíbrio	212

10

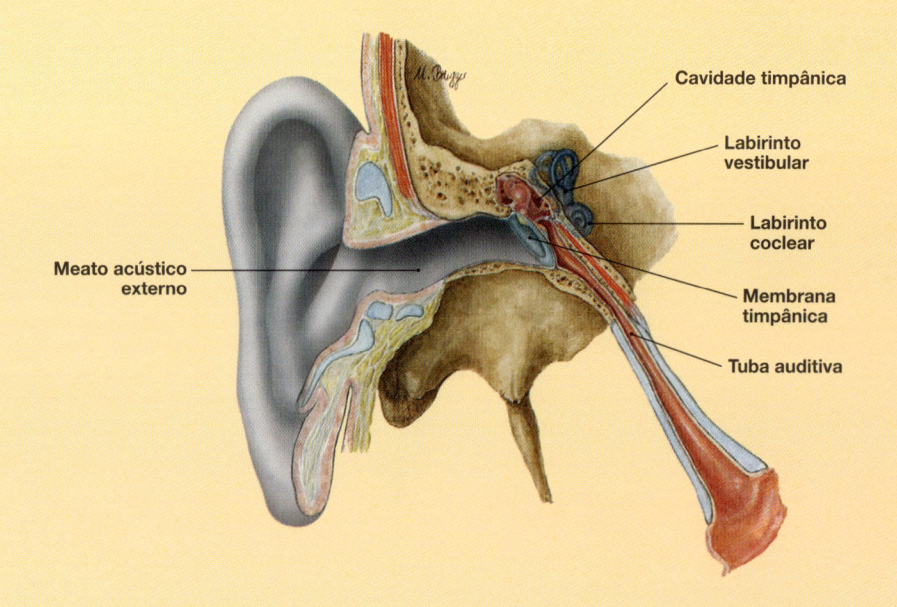

Visão geral

A orelha[a] é dividida em **externa, média** e **interna**. Fazem parte da orelha externa a aurícula (**pavilhão auditivo**), o **meato acústico externo** e a **membrana timpânica**. Atrás da membrana timpânica está a **cavidade timpânica**, situada na parte petrosa do osso temporal, com os **ossículos da audição: martelo, bigorna** e **estribo**. A cavidade timpânica está ligada à parte nasal da faringe (nasofaringe) pela **tuba auditiva** (trompa de Eustáquio) e, nos adultos, continua através do antro mastóideo para os espaços aerados das **células mastóideas**. Os ossículos da audição formam uma cadeia móvel para a transmissão das ondas sonoras que atravessam a membrana timpânica para a perilinfa da orelha interna. A orelha interna, que contém o **labirinto** ósseo, também está situada na parte petrosa do temporal e contém os **órgãos da audição e do equilíbrio** (órgão vestibulococlear). A **cóclea** é o órgão da audição. Ela contém canais preenchidos por perilinfa e endolinfa e registra as oscilações da linfa que são transmitidas para a orelha pelo aparelho condutor do som. O órgão do equilíbrio consiste em três **canais semicirculares**, dois sacos atriais (**utrículo** e **sáculo**) e o **ducto endolinfático**. As células sensitivas do equilíbrio, situadas no utrículo e no sáculo, registram alterações da posição da cabeça e do corpo em posição vertical ou horizontal (acelerações lineares). As células sensitivas situadas nos canais semicirculares são responsáveis pelo registro das acelerações rotacionais. Os potenciais de ação, que se originam nos campos sensitivos dos órgãos da audição e do equilíbrio, são transmitidos pelo oitavo nervo craniano (N. vestibulococlear).

Tópicos mais importantes

Após estudar e compreender os principais tópicos deste capítulo, segundo as diretrizes do Nationalen Kompetenzbasierten Lernzielkatalog Medizin (NKLM), você será capaz de:

- Explicar a anatomia da orelha (partes externa, média e interna), bem como as estruturas nela contidas
- Definir claramente as delimitações das três regiões, explicar as relações com estruturas vizinhas e relacionar aspectos clinicamente relevantes
- Descrever corretamente o trajeto e a estrutura da tuba auditiva, os músculos que participam da função tubária e as relações com a orelha média
- Compreender a relação funcional entre a ventilação tubária, a cavidade timpânica e o processo mastoide do temporal
- Explicar as vias vasculonervosas na parte petrosa, bem como suas áreas de irrigação e inervação
- Explicar o desenvolvimento da orelha (externa, média e interna), bem como suas relações funcionais, derivando disso os distúrbios de desenvolvimento.

---

[a]N.R.T.: O termo orelha é utilizado com dois significados no texto: *Latu sensu*, refere-se a todo o órgão vestibulococlear e equivale ao ouvido. *Strictu sensu*, refere-se à parte lateral, visível, da orelha externa e equivale a aurícula ou pavilhão auricular.

Relação com a clínica

A seguir, é apresentado um estudo de caso que reforça a correlação entre os muitos detalhes anatômicos e a prática clínica mais atual.

Otite média aguda

História
A mãe de Maximilian, um menino de 3 anos, foi chamada ao jardim de infância no fim da manhã, porque a criança apresentava febre e estava constantemente com a mão na orelha. Ao chegar, Maxi correu em sua direção, chorando. As educadoras contaram à mãe que ele não havia aceitado o lanche, só queria ficar no colo, chorava espontaneamente e estava sempre com a mão na orelha. Sua mãe já conhecia esse comportamento e logo pensou se tratar de uma inflamação da orelha média, pois Maxi já a tivera outras vezes. Portanto, ela se dirigiu diretamente ao consultório da pediatra.

Achados da avaliação
A auxiliar de enfermagem aferiu a temperatura da criança, que era de 38,7°C. A pediatra perguntou como foi a noite anterior de Maxi, se ultimamente ele roncava, respirava muito pela boca ou se escutava mal. A mãe informou que na noite anterior ele dormiu bem, mas que realmente roncou. Ela não soube informar se ele não escutava bem. Atualmente, Maxi está resfriado e apresenta secreção nasal amarelada e espessa, disse a mãe, acreditando que isso seja normal para a idade. Ao examinar a boca, a pediatra visualizou uma tonsila palatina de tamanho aumentado, avermelhada e com fendas profundas. Afora isso, a cavidade oral tinha aspecto normal. Ao exame otoscópico, a orelha direita revelou uma membrana timpânica bastante avermelhada e abaulada para dentro do meato acústico externo (→ Figura a).

> *Membrana timpânica muito avermelhada e abaulada, bem como otalgia intensa são características de inflamação da orelha média.*

À esquerda, o exame não mostrou anormalidades. A palpação dos linfonodos cervicais revelou um linfonodo retroauricular de tamanho aumentado. A pediatra não conseguiu provocar dor no processo mastoide durante o exame de Maxi.

Diagnóstico
Otite média aguda.

Tratamento
A pediatra prescreveu descongestionante nasal e xarope à base de ibuprofeno para aliviar a dor e reduzir a febre. Ela orientou a mãe para usar o descongestionante nasal várias vezes ao dia nas duas narinas. De acordo com a otoscopia, ela explicou à mãe a conexão entre a parte nasal da faringe (nasofaringe), a tuba auditiva e a orelha média, para mostrar a ela a necessidade do uso do medicamento durante vários dias. Se a situação não melhorasse nos próximos dois dias, ou se piorasse, a mãe deveria voltar imediatamente ao consultório ou procurar o serviço de emergência. A pediatra supôs que a situação deveria melhorar rapidamente.

Evolução
O xarope à base de ibuprofeno logo fez efeito. Pouco tempo depois de sua administração, Maxi melhorou visivelmente, a febre diminuiu e ele voltou a interagir e a brincar, praticamente voltando ao normal. À noite, voltou a ter febre alta, e a mãe lhe administrou novamente o xarope e prosseguiu com a aplicação nasal regular do descongestionante. Maxi passou a noite agitado, mas não teve mais febre. Como medida de segurança, a mãe lhe administrou mais uma dose do xarope pela manhã. No dia seguinte, bem como nos demais dias, a criança ficou bem. No terceiro dia, a mãe o levou novamente à escola e pediu às educadoras para que aplicassem o descongestionante nasal ao meio-dia. Maxi também passou bem durante o período em que esteve lá.

Laboratório de anatomia
Na sala de anatomia, devemos estar em condições de observar a abertura da tuba auditiva atrás dos cóanos, na parte nasal da faringe, e, se possível, a orelha média aberta, com seus ossículos da audição.

> *Martelo, bigorna e estribo.*

Além disso, modelos anatômicos também permitem a visualização, através da tuba auditiva, da parte nasal da faringe até a orelha média.

De volta à clínica
A pediatra diagnosticou uma otite média aguda no caso de Maxi. Ela explicou para a mãe que essa é uma doença frequente na infância, pois as estruturas da orelha média ainda são pequenas e, durante quadros infecciosos, ocorrem rapidamente distúrbios da ventilação da orelha, que podem levar a inflamação aguda.

> *Em crianças, a tuba auditiva ainda é pequena e curta. Por esse motivo, durante infecções, as crianças podem facilmente sofrer distúrbios da ventilação tubária.*

Tais inflamações agudas devem ser diferenciadas de distúrbios crônicos da ventilação da orelha média, provocados por aumento da tonsila faríngea. Tonsilas faríngeas de tamanho aumentado são popularmente conhecidas como "pólipos", enquanto os otorrinolaringologistas as denominam "adenoides". Nesse caso, a tonsila palatina de tamanho aumentado comprime a abertura para a tuba auditiva direita; em casos graves, a obstrução ocorre em ambos os lados. A tonsila faríngea nesses casos é tão grande que as crianças não conseguem mais respirar pelo nariz, e sim apenas pela boca. Como o crescimento ósseo ainda não está concluído, essas crianças desenvolvem uma expressão facial conhecida como fácies adenóidea, uma expressão facial típica de respiração bucal. Como a ventilação tubária está alterada, as crianças não escutam bem e, por isso, também têm dificuldade de aprendizado e não conseguem falar direito. Essas crianças não conseguem se concentrar e, se estiverem em idade escolar, terão dificuldade de aprendizado. Elas devem ser submetidas à cirurgia para extirpação das tonsilas faríngeas hiperplásicas, para melhorar o quadro clínico. Além disso, são colocados tubinhos de ventilação (os chamados carretéis) em um dos quadrantes inferiores da membrana timpânica, para proporcionar a ventilação através do meato acústico externo. Esses tubinhos devem ser removidos depois de algum tempo, caso não caiam espontaneamente.

Inflamações da orelha média sempre são perigosas em decorrência da propagação para as estruturas vizinhas.

> *A orelha média tem seis paredes, através das quais um processo inflamatório pode se estender para as regiões vizinhas.*

Na sequência, podem ocorrer perfuração da membrana timpânica, inflamação das células mastóideas (mastoidite), meningite, abscesso cerebral, trombose do seio sigmoide, entrada das bactérias na A. carótida interna com septicemia, inflamação da orelha interna (labirintite) ou outras complicações.

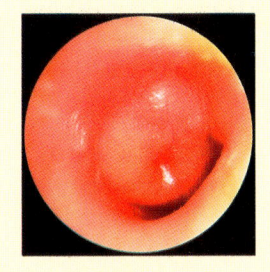

Figura a Membrana timpânica direita na otite média aguda; o otoscópio introduzido no meato acústico externo mostra membrana timpânica muito avermelhada e abaulada para fora. [G548]

Visão Geral

Desenvolvimento

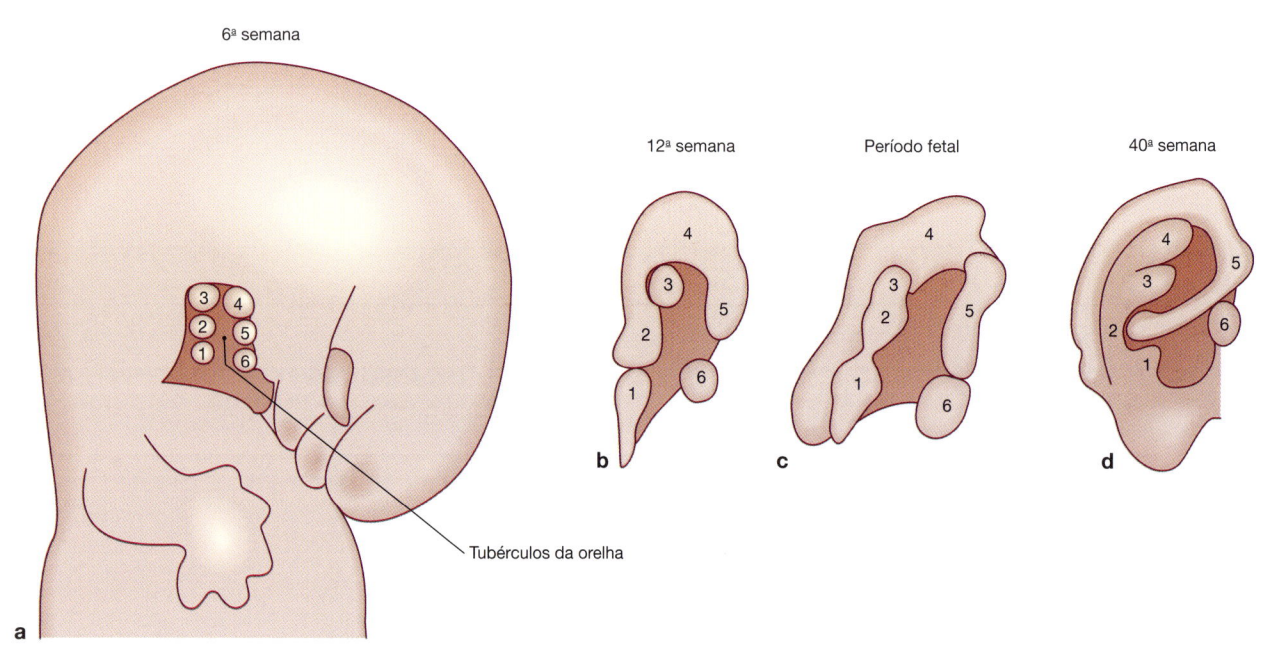

Figura 10.1a-d Desenvolvimento da aurícula a partir dos seis tubérculos da orelha, lado direito. [S700-L231]

A fusão dos tubérculos da orelha (1 a 6) é um processo complexo; por isso, distúrbios do desenvolvimento não são raros. Os primórdios surgem, originalmente, na região cervical inferior. Com o desenvolvimento da mandíbula, ocorre um alongamento em direção cranial, de modo que as aurículas acabam se posicionando na altura dos olhos. As aurículas em posição mais baixa são frequentemente associadas a diferentes malformações (muitas vezes cromossômicas). O meato acústico externo desenvolve-se a partir da parte posterior do primeiro sulco faríngeo, que cresce para o interior como um tubo afunilado, até atingir o revestimento endodérmico da cavidade timpânica (recesso tubotimpânico). Ao início da 9ª semana, as células epiteliais do assoalho do meato acústico proliferam e formam uma placa do meato acústico. Esta placa se degenera no 7º mês. Quando ela persiste, ocorre surdez congênita.

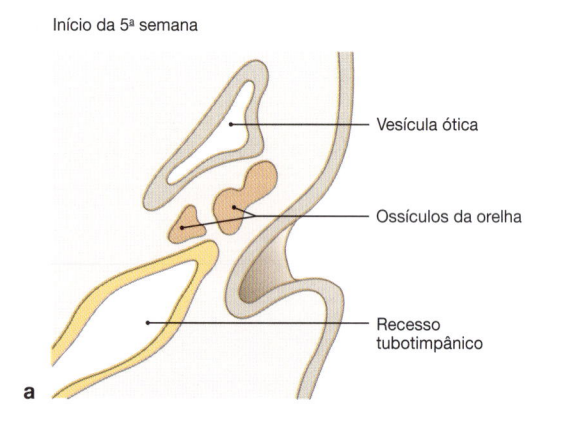

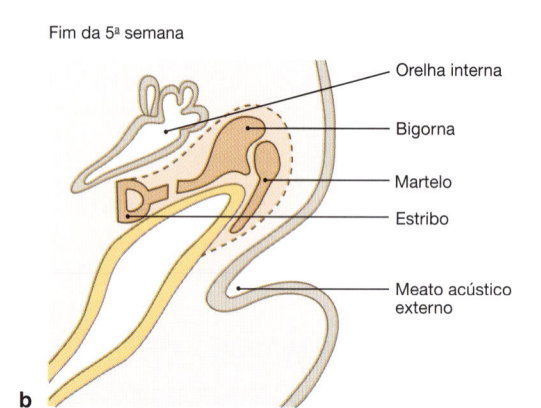

Figura 10.2a e b Diferenciação dos ossículos da orelha. [E838]
a Início da 5ª semana.
b Fim da 5ª semana.

No início da 5ª semana, os ossículos da orelha começam a se diferenciar no mesênquima do primeiro e segundo arcos faríngeos. A partir do primeiro arco faríngeo, o martelo e a bigorna originam-se como derivados da cartilagem de Meckel, bem como o M. tensor do tímpano, que é inervado pelo nervo do primeiro arco faríngeo, o N. mandibular [V_3]. O segundo arco faríngeo origina o estribo, como derivado da cartilagem de Reichert. Ele pode ser movimentado pelo M. estapédio, inervado pelo nervo do segundo arco faríngeo, o N. facial [VII].

Estrutura e função

Desenvolvimento da orelha

Aproximadamente no 22º dia, de ambos os lados do rombencéfalo, ocorre um espessamento do **ectoderma superficial**. O espessamento **(placoide ótico)** invagina-se em consequência da formação do **sulco ótico** e forma a **vesícula ótica** (ou otocisto). Cada vesícula se divide em uma **parte anterior (ou rostral)**, que dá origem ao sáculo e ao ducto coclear, e em uma **parte posterior (ou occipital)**, que dá origem ao utrículo, aos ductos semicirculares e ao ducto endolinfático. As partes rostral e occipital permanecem unidas por um estreito ducto. As estruturas assim originadas são denominadas, no conjunto, **labirinto membranáceo**.

O primeiro sulco faríngeo e a primeira bolsa faríngea crescem um em direção ao outro. A partir do ectoderma do primeiro sulco faríngeo origina-se o meato acústico externo; a partir do endoderma da primeira bolsa faríngea origina-se a **orelha média**. Em posição proximal, esta última se estreita para formar a **tuba auditiva** (trompa de Eustáquio), que se mantém unida ao intestino anterior (na região da futura faringe) por meio de uma estreita conexão, enquanto a região distal da primeira bolsa faríngea permanece dilatada para formar a **cavidade timpânica**.

Na parede lateral da cavidade timpânica forma-se o recesso tubotimpânico, crescendo sobre o sulco faríngeo que está invaginando. No ponto de contato, permanece ainda uma delgada membrana – a **membrana timpânica**.

No mesênquima do primeiro e do segundo arco faríngeo, no início da 5ª semana, formam-se os **ossículos da orelha**. Na margem externa do primeiro sulco faríngeo, no início da 6ª semana, formam-se seis **tubérculos da orelha**, que se fundem de maneira complexa até o nascimento, de modo a formar a concha da orelha.

Desenvolvimento

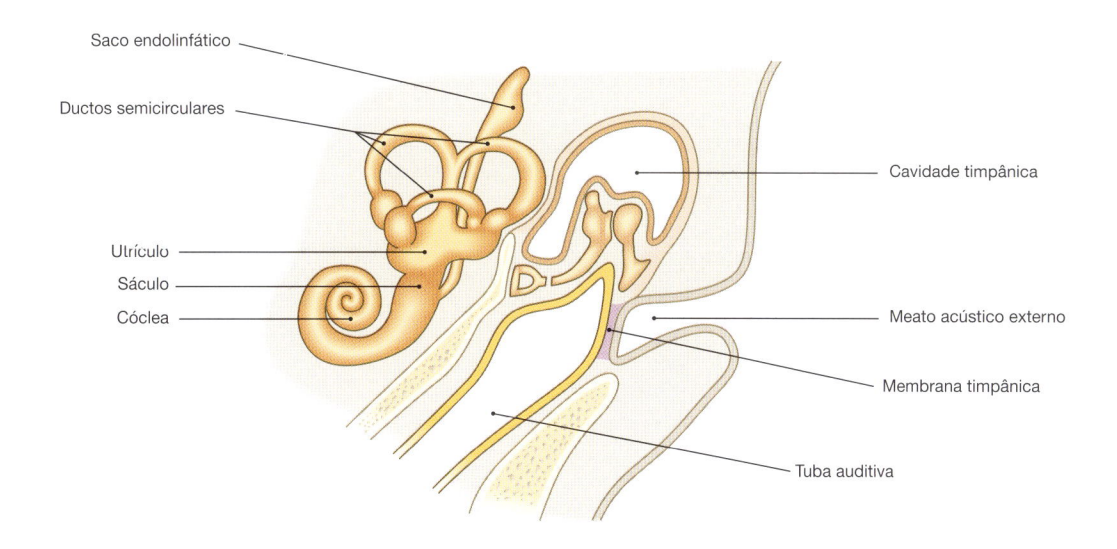

Figura 10.3 Estruturas das orelhas interna, média e externa no momento do nascimento. [E838]
Os ossículos da orelha média, inicialmente de estrutura cartilagínea, encontram-se incluídos no mesênquima até o 8º mês. Esse mesênquima regride gradativamente e é substituído por uma túnica mucosa de natureza endodérmica, que recobre toda a cavidade timpânica.

Correlações clínicas

Duas em cada 1.000 crianças nascem com **surdez congênita**. Em aproximadamente um terço dos casos, existe um defeito genético. Outras causas são infecções durante a gestação, doenças crônicas da mãe, ação de medicamentos, álcool e nicotina. Devido à incapacidade auditiva, a aquisição da fala e a elaboração de pensamento e comunicação estruturados são comprometidas. O diagnóstico precoce e, consequentemente, a terapia iniciada precocemente são, portanto, de extrema importância.

As **malformações da aurícula (pavilhão auricular)** são frequentes. Elas são classificadas em displasias de graus 1 a 3 (→ Figuras). Um exemplo que está frequentemente associado a displasia de grau 3 é síndrome de Franceschetti (disostose mandibulofacial), de natureza autossômica dominante, na qual ocorre malformação do primeiro arco faríngeo e do primeiro sulco faríngeo, com orelhas e zigomáticos malformados, mento atrofiado e fenda palatina.

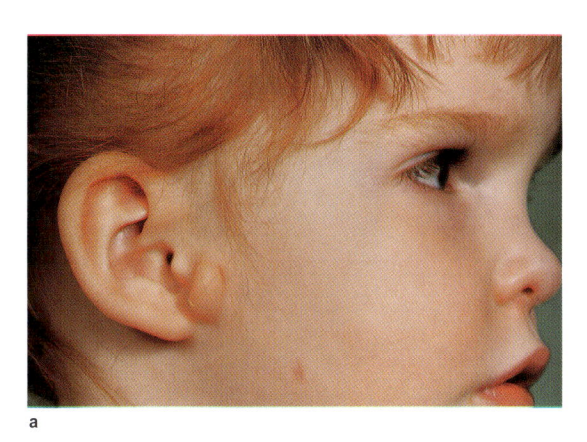

a
Criança com um apêndice cutâneo pré-auricular. Displasia da aurícula de primeiro grau. [E347-09]

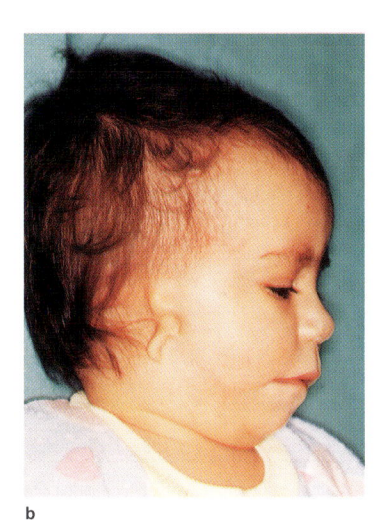

b
Criança com uma aurícula pequena e rudimentar (microtia). Displasia da aurícula de segundo grau. A aurícula é reduzida e intensamente malformada. Essa malformação também envolve, frequentemente, o meato acústico externo. [E347-09]

Visão Geral

Orelhas Externa, Média e Interna

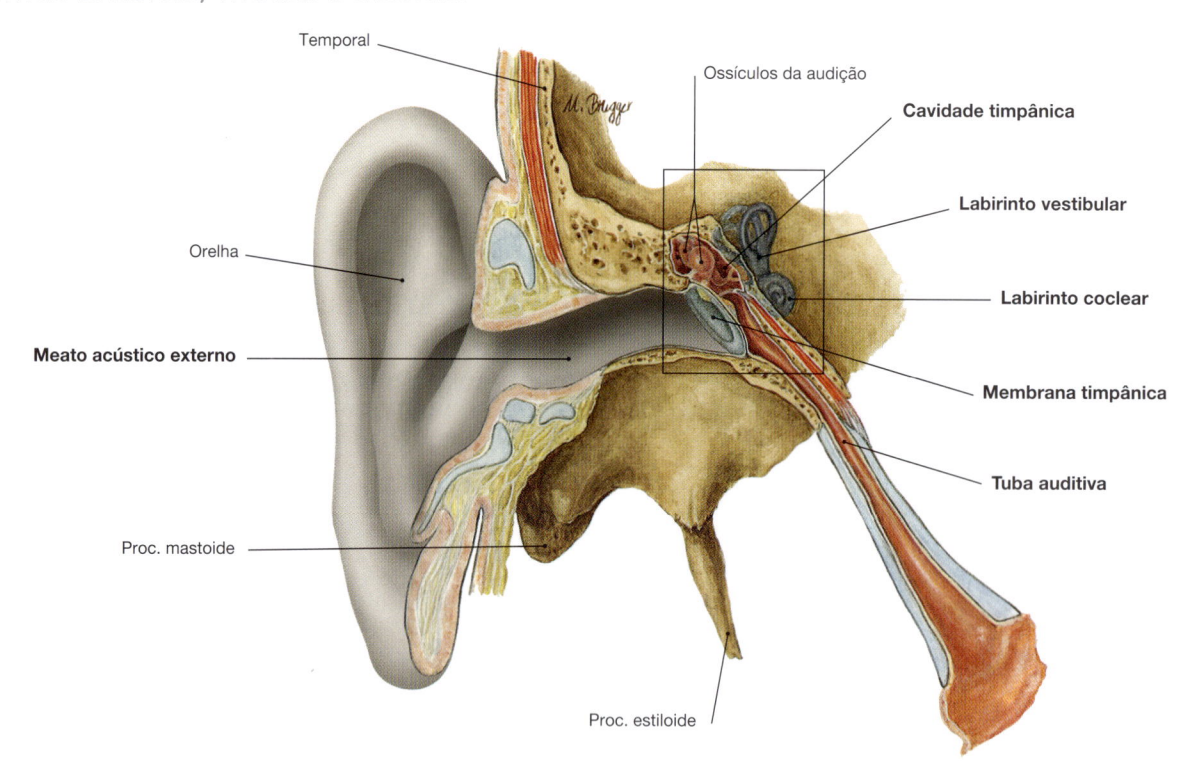

Figura 10.4 Partes da orelha, lado direito; corte longitudinal através do meato acústico externo, orelha média e tuba auditiva; vista anterior. [S700-L127]

A figura mostra a concha da orelha, o meato acústico externo, a membrana timpânica, a cavidade timpânica, os ossículos da orelha, o órgão da audição (labirinto coclear) e o órgão do equilíbrio (labirinto vestibular). As ondas sonoras fazem com que a membrana timpânica vibre **(condução aérea)**. Através dos ossículos da orelha, as vibrações são transmitidas até a janela do vestíbulo (janela oval) da orelha interna (→ Figura 10.24). Consequentemente, a baixa resistência do ar às ondas sonoras (impedância acústica → Figura 10.16) é ajustada à alta impedância da orelha interna preenchida por líquido. Além disso, a orelha interna também processa vibrações dos ossos do crânio **(condução óssea)**. Na orelha interna, a energia sonora progride como ondas (ondas conduzidas). As células sensitivas da orelha interna transformam a energia sonora em **impulsos elétricos**, transmitidos pelo N. coclear para o encéfalo. O órgão do equilíbrio atua na percepção das acelerações rotacional e linear. Os movimentos da endolinfa no órgão do equilíbrio promovem a inclinação dos estereocílios das células sensitivas, associadas a conexões sinápticas de fibras aferentes do N. vestibular.

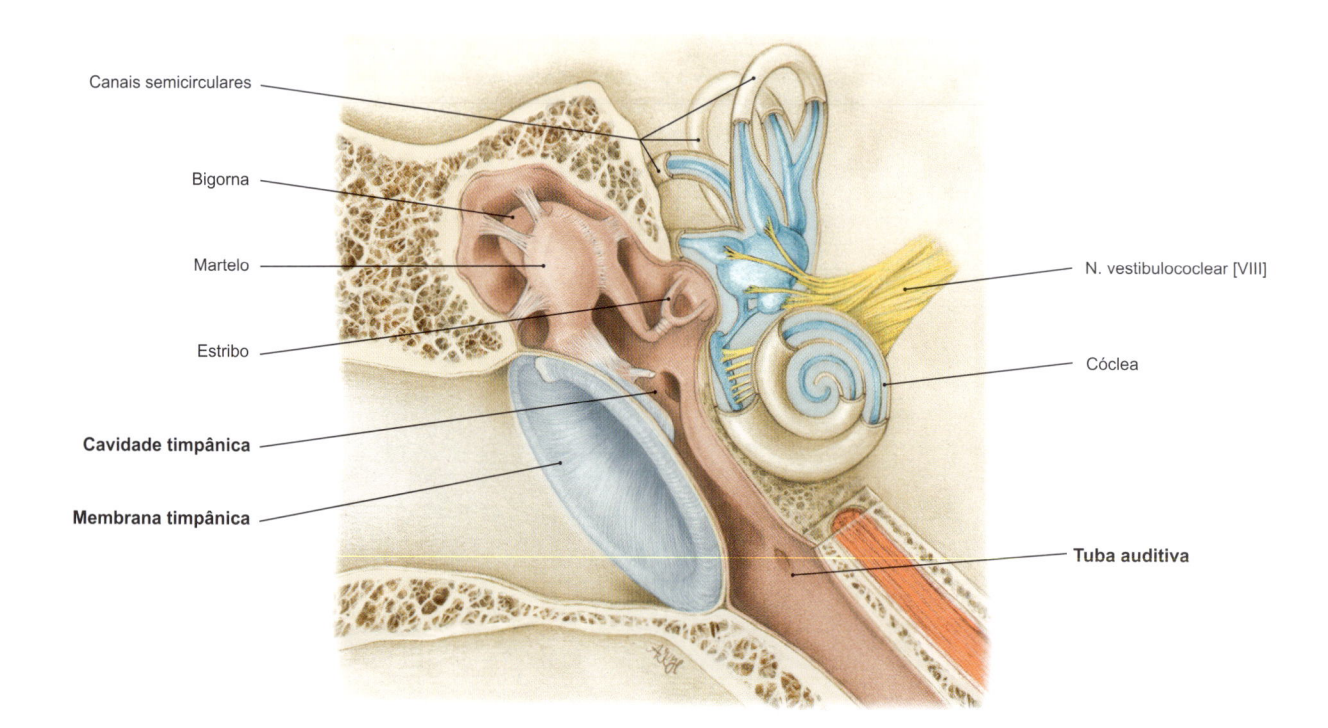

Figura 10.5 Orelha média e orelha interna, lado direito; detalhe da → Figura 10.4; vista anterior. [S700-L285]

Além do tímpano, são observados os três ossículos da orelha média na cavidade timpânica – o martelo, a bigorna e o estribo – e partes do labirinto membranáceo (em azul).

Correlações clínicas

Manipulações mecânicas (p. ex., limpeza do meato acústico externo com um cotonete) ou lesões causam inflamação na região da concha da orelha e do meato acústico externo **(otite externa)**.

Aurícula (Orelha)

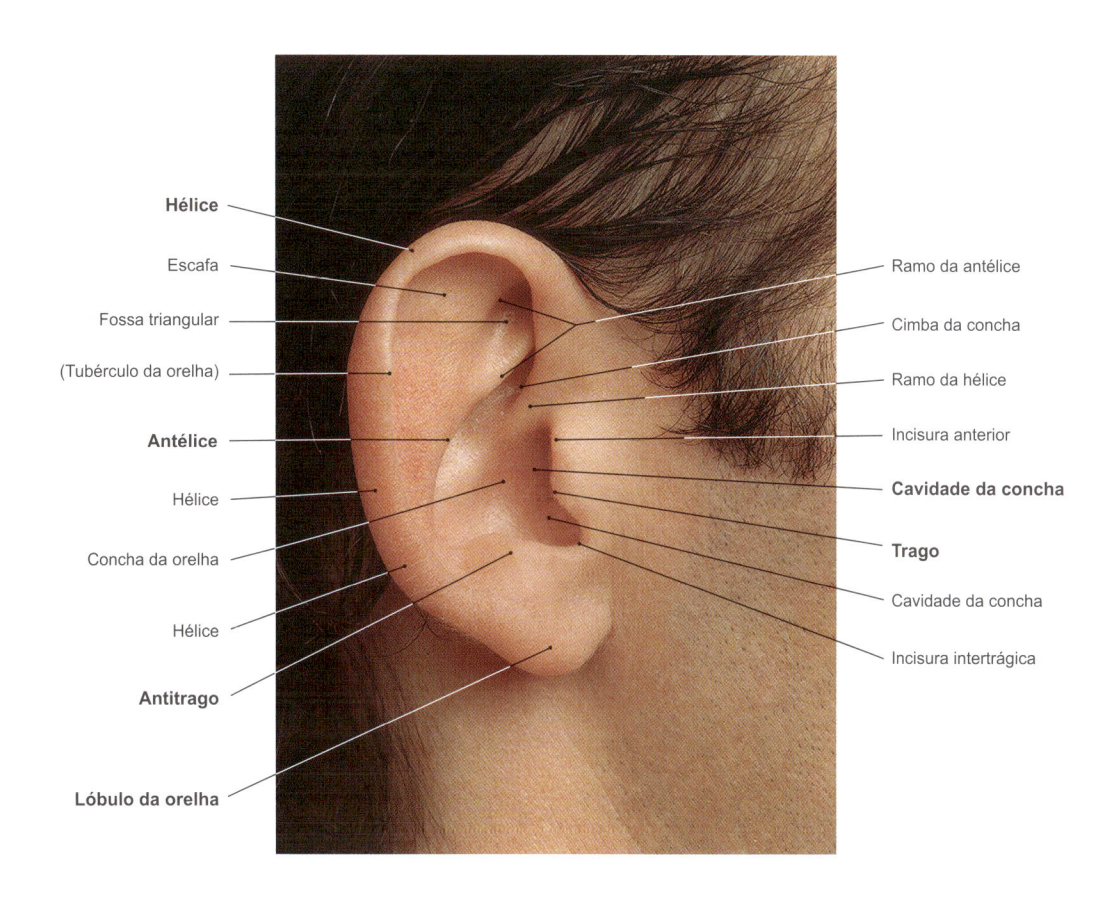

Figura 10.6 Aurícula (orelha), lado direito; vista lateral. [S700]
A aurícula é composta por cartilagem elástica. A pele na face lateral é imóvel, uma vez que está firmemente ligada ao pericôndrio; na face posterior da concha da orelha, a pele é móvel. Não há tecido adiposo subcutâneo. O lóbulo da orelha não apresenta cartilagem.

Orelha Externa

Vasos Sanguíneos e Nervos da Aurícula (Pavilhão Auricular)

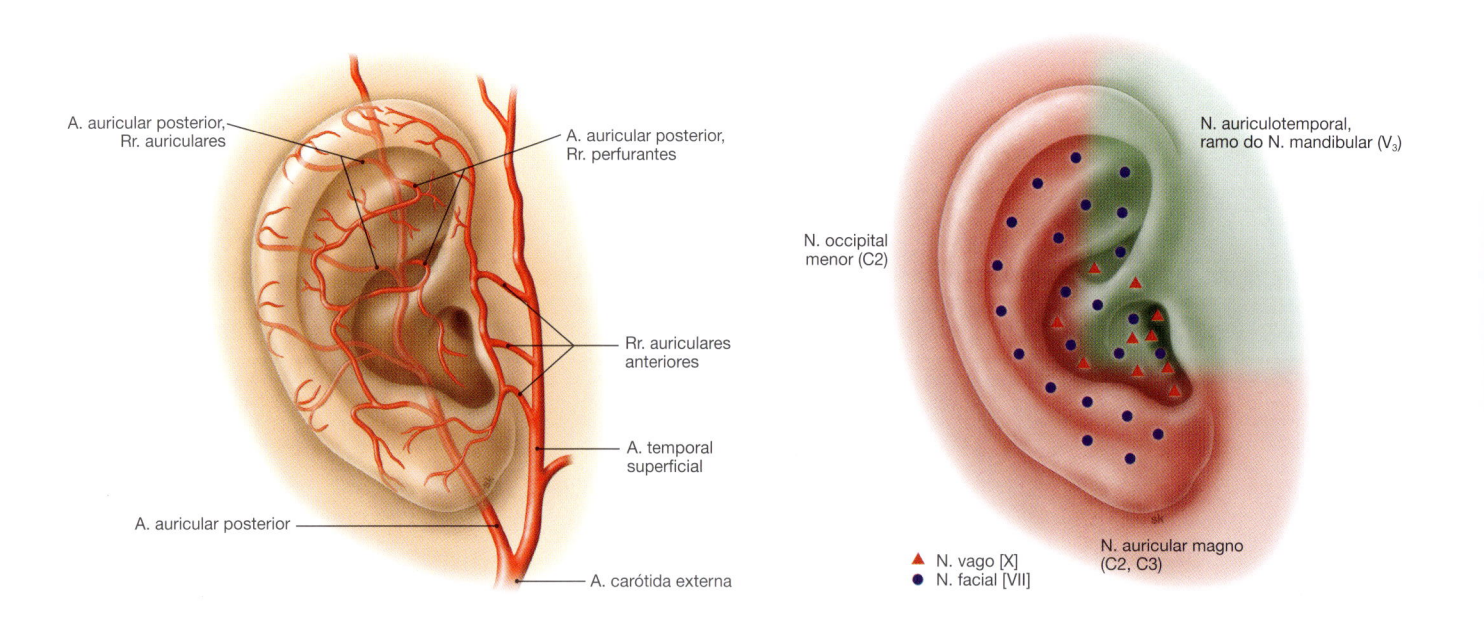

Figura 10.7 Artérias da aurícula, lado direito; vista lateral. [S700-L238]
A aurícula é bastante vascularizada devido à sua posição exposta (proteção contra o frio, liberação de calor). Os vasos sanguíneos são **ramos da A. carótida externa** (A. auricular posterior e A. temporal superficial).

Figura 10.8 Inervação sensitiva da aurícula, lado direito; vista lateral. [S700-L238]/[E402-004]
A inervação da aurícula ocorre, anteriormente, pelo **N. auriculotemporal** (ramo do N. mandibular [V₃]); atrás e abaixo, a partir do **plexo cervical** (N. auricular magno, N. occipital menor); na concha da orelha, através do **N. facial** [VII] (não está completamente esclarecido qual parte do N. facial [VII] exatamente é responsável por esse suprimento); e, na entrada do meato acústico externo, pelo **N. vago** [X].

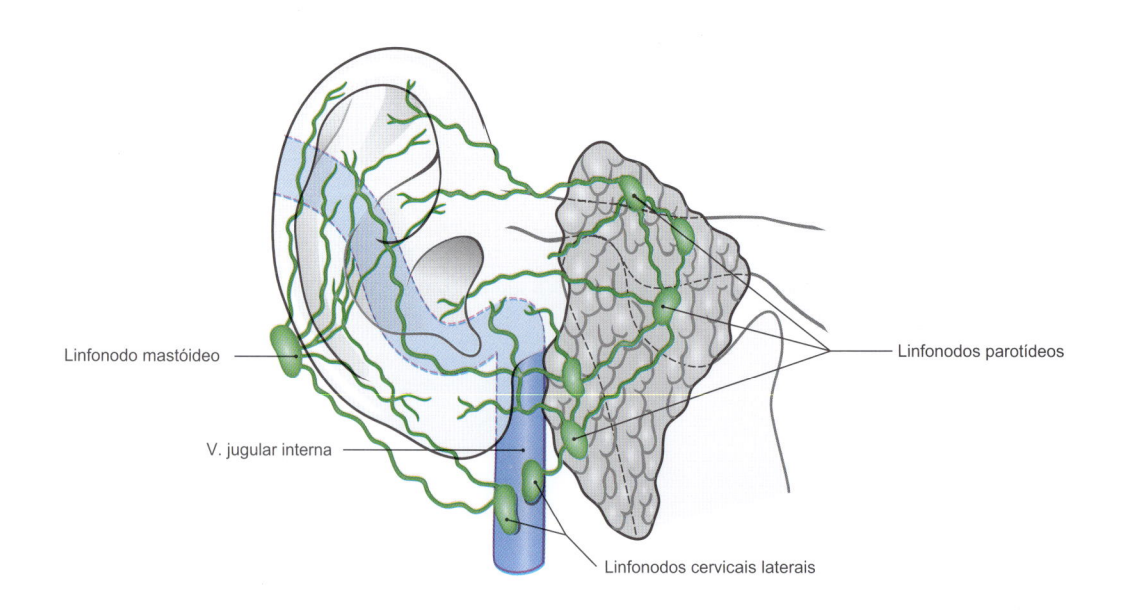

Figura 10.9 Drenagem linfática da aurícula, lado direito; vista lateral. [S700-L126] A linfa da aurícula é drenada através dos linfonodos parotídeos (superficiais e profundos) e mastóideos para os linfonodos cervicais laterais ao longo da veia jugular interna.

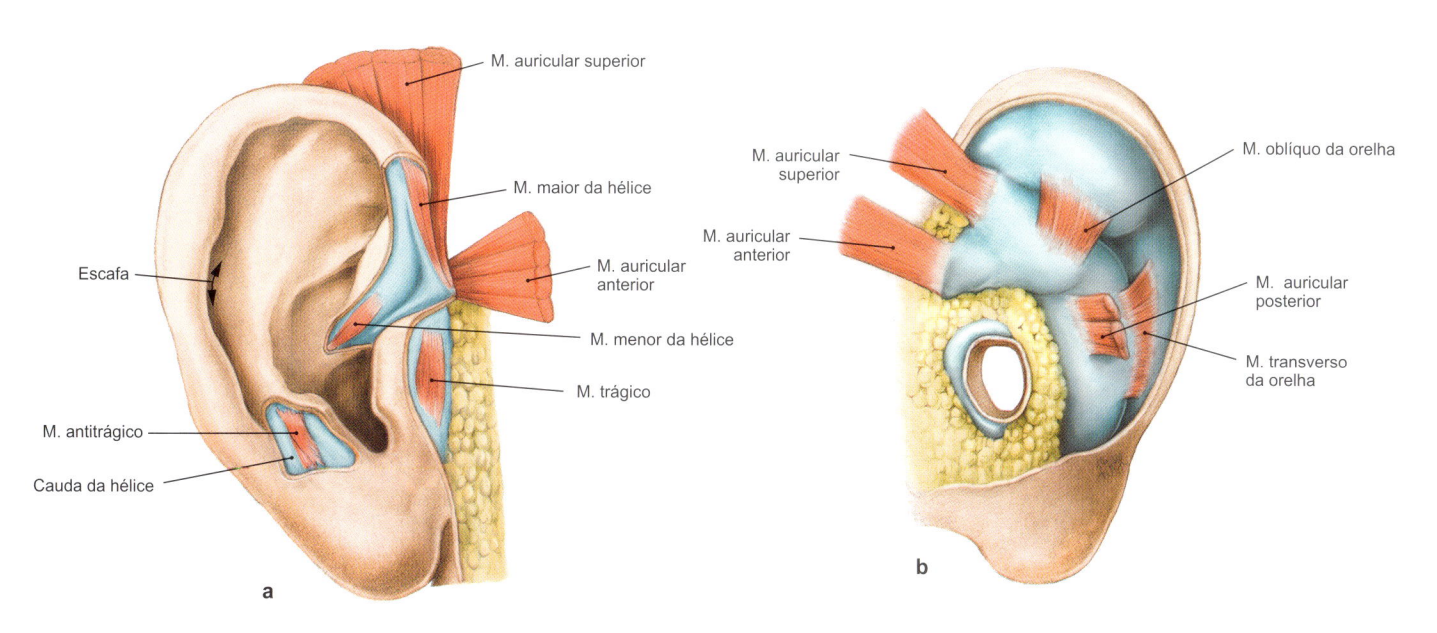

10 Músculos da Orelha e Meato Acústico Externo

Figura 10.10a e b Mm. auriculares e cartilagem da aurícula, lado direito. [S700-L285]
a Vista lateral.
b Vista posterior.
Na aurícula frequentemente são encontrados músculos rudimentares (alguns indivíduos conseguem mover a aurícula). Trata-se de músculos da mímica (inervação pelo N. auricular posterior, derivado do N. facial [VII]), que pertencem a um sistema rudimentar de esfíncteres, que, em vários animais, ainda é bastante funcionante. Deste modo, o cavalo gira a sua aurícula em direção ao som. Durante a hibernação, ouriços e ursos fecham o meato acústico externo, para que não sejam perturbados por ruídos externos.

→ T 1.2

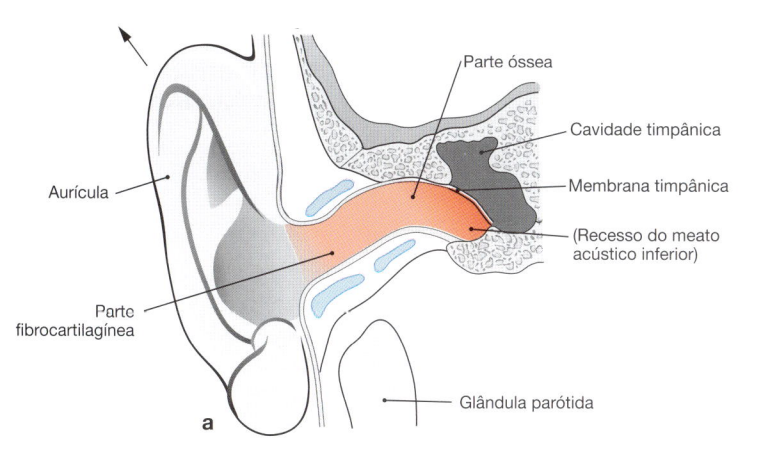

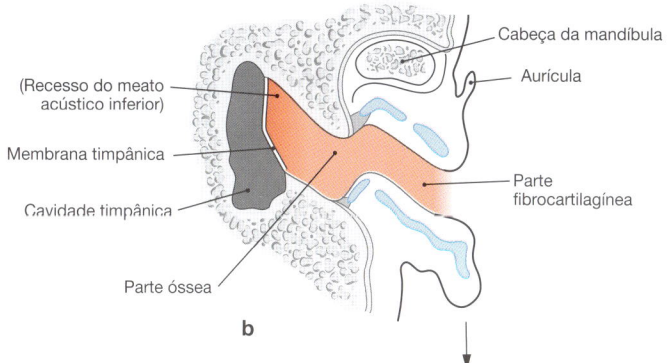

Figura 10.11a e b Meato acústico externo, lado direito; representação esquemática. [S700-L126]
a Corte frontal.
b Corte horizontal.
O meato acústico externo tem um trajeto em "formato de S" e é formado pela parte timpânica do temporal. Para que o tímpano possa ser inspecionado com um otoscópio, a aurícula tem de ser tracionada para trás e para cima. Deste modo, a parte cartilagínea do meato acústico é estendida, e o tímpano pode ser visualizado (pelo menos parcialmente). A **inervação** do meato acústico externo (não representada) ocorre através do N. do meato acústico externo, ramo do N. auriculotemporal (paredes anterior e superior), do R. auricular do N. vago [X] (paredes posterior e, em parte, inferior), e através dos Rr. auriculares do N. facial [VII] e do N. glossofaríngeo [IX] (parede posterior e membrana timpânica).

Setas: direção da tração exercida pelo examinador na aurícula, de modo a retificar o meato acústico externo e permitir a visualização da membrana timpânica.

Correlações clínicas

- Após lesões ou picadas de insetos na aurícula pode ocorrer inflamação da cartilagem elástica **(pericondrite da orelha)**. O tratamento envolve compressas úmidas e administração de glicocorticoides e antibióticos
- Como o lóbulo da orelha é bem vascularizado e bastante acessível (não tem cartilagem elástica), é facilmente usado para a obtenção de sangue, p. ex., em diabéticos, para a determinação da glicemia
- Alterações da aurícula muitas vezes tornam necessárias cirurgias plásticas e/ou reconstrutivas
- Devido à inervação sensitiva do meato acústico externo pelo N. vago [X], quase sempre um estímulo de tosse é provocado quando se realiza alguma manipulação do meato acústico externo (p. ex., retirada de cerume ou de corpos estranhos introduzidos no meato).

Orelha Externa

Membrana Timpânica

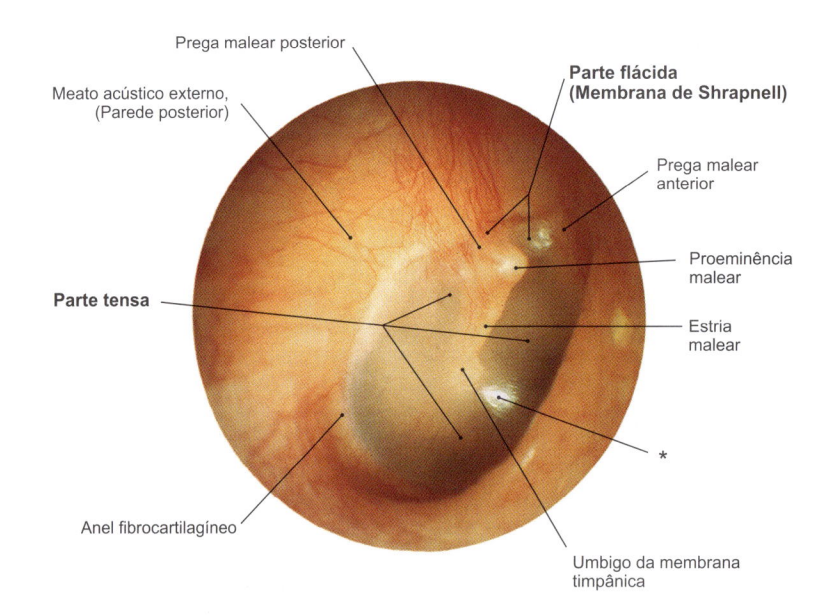

Figura 10.12 Membrana timpânica, lado direito; vista lateral; imagem otoscópica. [S700]
A parte timpânica do temporal delimita o meato acústico externo anterior, inferior e posteriormente. Acima, o anel ósseo é interrompido pela incisura timpânica (local de fixação da parte flácida do tímpano). Com exceção da incisura timpânica, o sulco timpânico segue em trajeto circular na parte timpânica (aqui, a parte tensa do tímpano está fixada por meio de um anel de cartilagem fibrosa).

* Reflexo luminoso típico

1 Quadrante superior anterior
2 Quadrante inferior anterior
3 Quadrante inferior posterior
4 Quadrante superior posterior

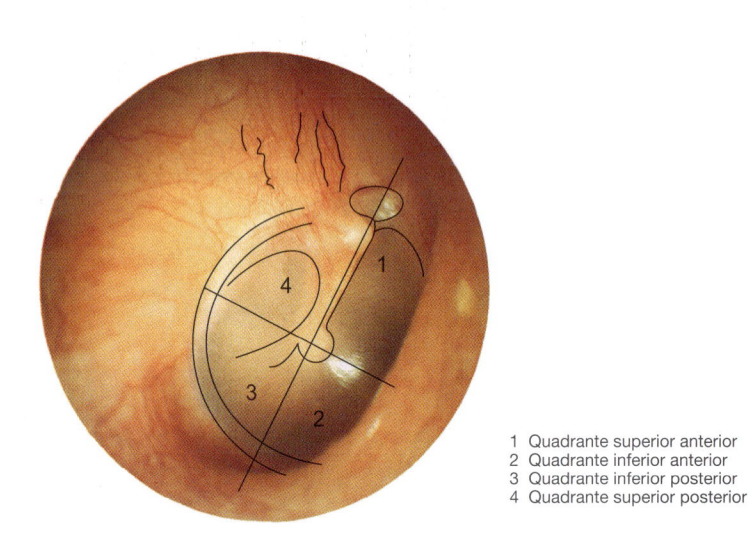

Figura 10.13 Membrana timpânica, lado direito, com divisão em quatro quadrantes. Vista lateral. [S700]
Com a iluminação da membrana timpânica com um típico brilho perolado, forma-se, normalmente no quadrante inferior anterior, um reflexo luminoso de formato triangular, que permite avaliar o grau de distensão do tímpano.

10 Membrana Timpânica

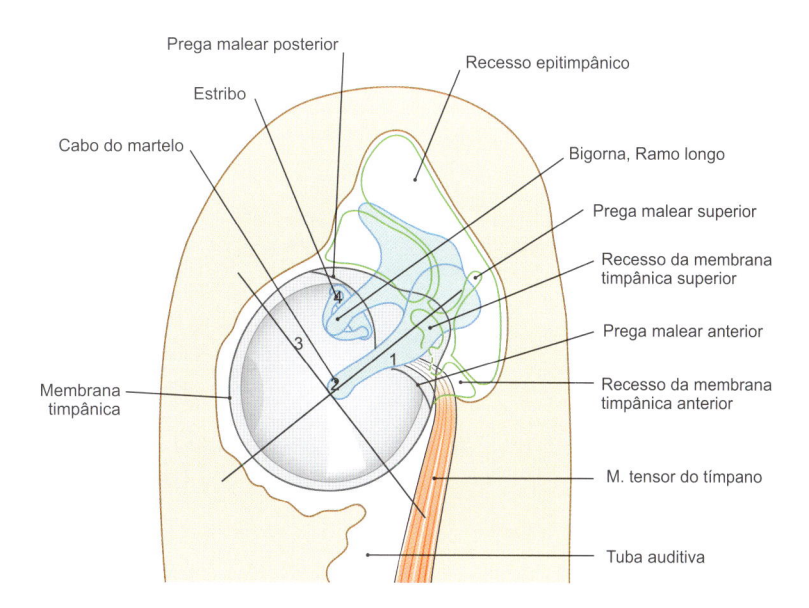

Figura 10.14 Membrana timpânica e recesso da cavidade timpânica, lado direito, com divisão em quatro quadrantes; vista lateral; representação esquemática. [S700-L126]

A divisão em quadrantes tem importância prática e clínica. No quadrante superior encontram-se os ossículos da audição. Além disso, aqui segue o corda do tímpano e o tendão de inserção do M. tensor do tímpano (→ Figura 12.148).

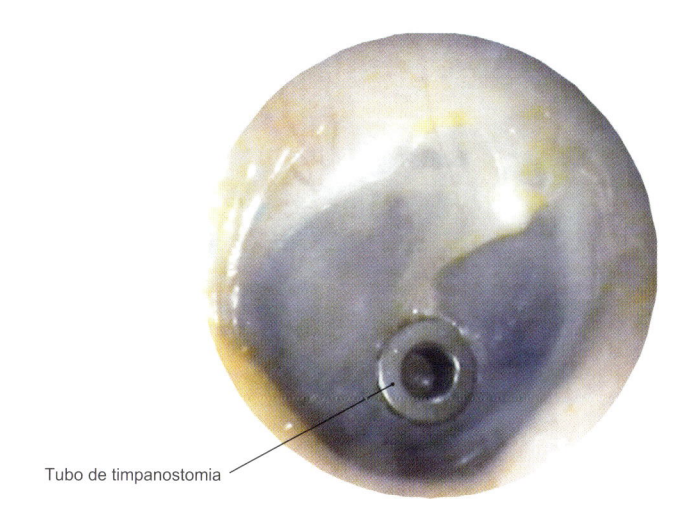

Figura 10.15 Tubo de timpanostomia no quadrante inferior anterior. [S700-T720]

Para que as estruturas da orelha média não sejam colocadas em risco durante uma paracentese (incisão no tímpano), este procedimento é realizado nos quadrantes inferior anterior ou inferior posterior. Subsequentemente, para uma ventilação mais duradoura através do corte, pode ser inserido um tubo de timpanostomia.

Correlações clínicas

A parte flácida do tímpano é mais delgada que a parte tensa e, por isso, no caso de **inflamação purulenta da orelha média** (otite média) (→ Figura a), esta parte do tímpano é o local preferencial para uma perfuração espontânea. Através do tímpano, efusões da cavidade timpânica podem ser observadas e drenadas. Para esse fim, é realizada uma paracentese (incisão na membrana timpânica) no quadrante inferior anterior ou posterior (→ Figura b) e a secreção inflamatória que sai é aspirada. Para drenagem e ventilação a longo prazo, um tubo de timpanostomia é inserido no local da incisão na membrana timpânica (→ Figuras c, d e 10.15). No caso da formação excessiva de cerume, frequentemente se forma um tampão de cerume, que pode ocluir o meato acústico externo (***cerumen obturans***) e causar surdez de condução. As substâncias presentes no cerume normalmente impedem a proliferação de microrganismos e mantêm pequenos insetos voadores distantes da orelha. [E625]

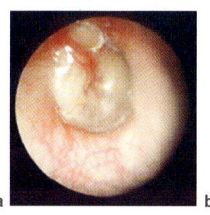

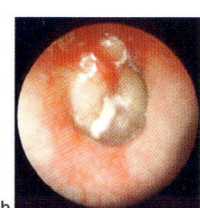

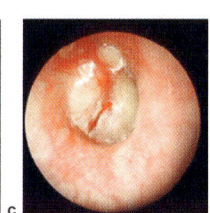

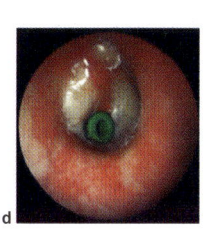

Orelha Média

Ossículos da Audição

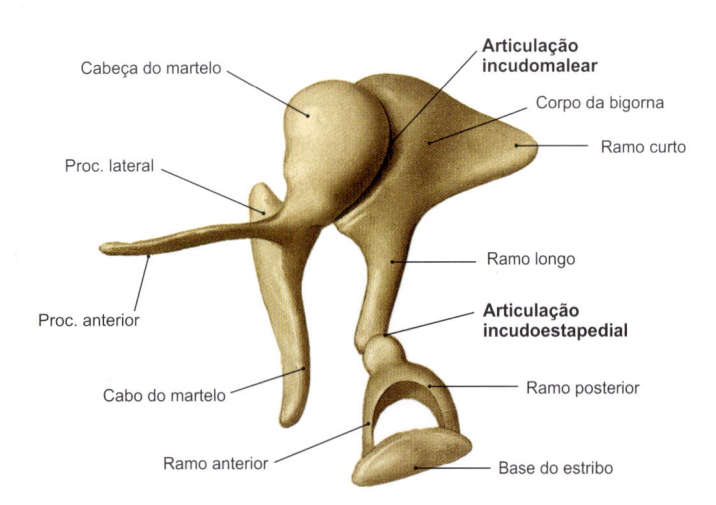

Figura 10.16 Ossículos da audição, lado direito; vista medial superior. [S700]

Os ossos estão conectados em sequência por articulações verdadeiras (articulação incudomalear – uma articulação selar – e articulação incudoestapedial – uma articulação esferóidea). A cadeia de ossículos da orelha atua na transmissão das ondas sonoras desde a membrana timpânica até a perilinfa da orelha interna. Deste modo, a baixa resistência ao ar é transferida para a resistência nitidamente mais alta do líquido da orelha interna. Para tanto, é necessário um reforço das ondas sonoras (ajuste de impedância), ocorrendo graças à diferença de área entre a superfície da membrana timpânica (55 mm^2) e a superfície da janela do vestíbulo (3,2 mm^2; 17 vezes) e ao efeito de alavanca da cadeia dos ossículos da audição (1,3 vez). A pressão do ar, com isso, é intensificada em torno de 22 vezes.

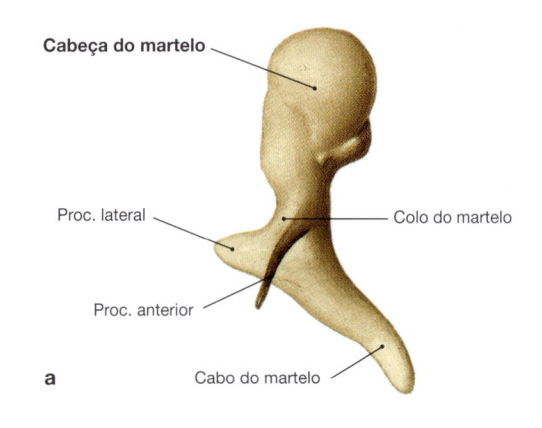

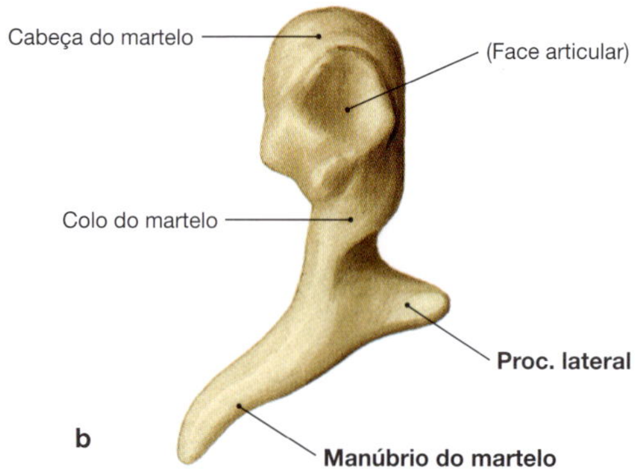

Figura 10.17a e b Martelo, lado direito. [S700]
a Vista anterior.
b Vista posterior.

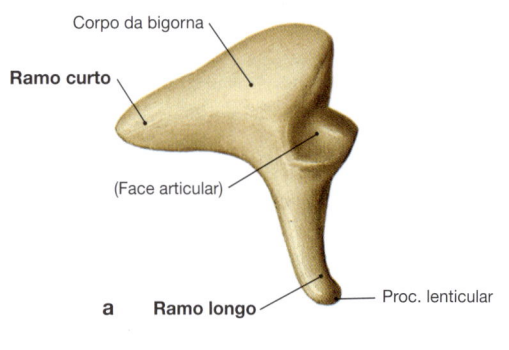

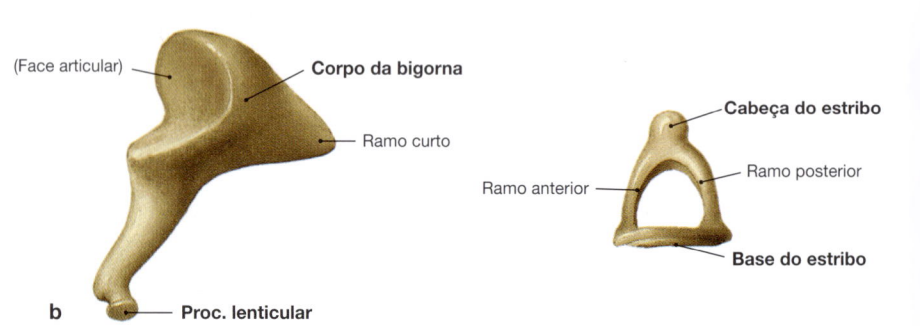

Figura 10.18a e b Bigorna, lado direito. [S700]
a Vista lateral.
b Vista medial.

Figura 10.19 Estribo, lado direito; vista superior. [S700]

Correlações clínicas

Os distúrbios na cadeia de transformação (membrana timpânica e ossículos da audição) causam **surdez de condução**. Na deficiência completa da transmissão da pressão sonora, ocorre perda de audição de cerca de 20 dB. Uma típica doença que causa tal distúrbio é a **otosclerose**. Trata-se de uma doença localizada na parte petrosa do temporal. Devido à fixação da base do estribo (ossificação do Lig. estapedial anular, → Figura) na janela do vestíbulo (oval), a otosclerose causa surdez de condução progressivamente lenta. Patologias na região da cóclea podem, adicionalmente, causar surdez da orelha interna. Mulheres entre 20 e 40 anos são duas vezes mais afetadas que os homens. Em 70% dos casos, a otosclerose aparece em ambas as orelhas.

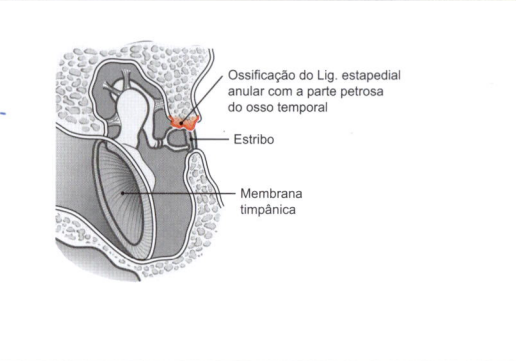

[S700-L126]

Cavidade Timpânica

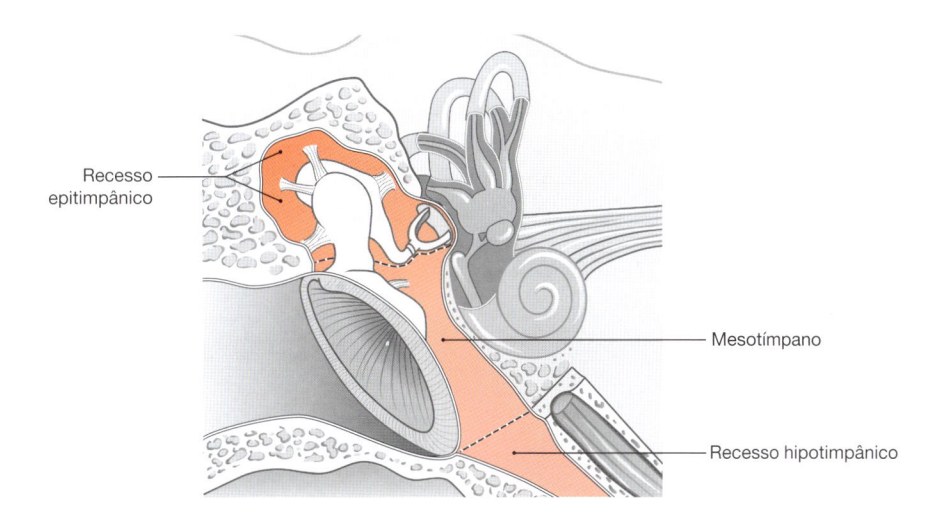

Figura 10.20 Níveis da cavidade timpânica, lado direito; vista anterior. [S702-L126]
Do ponto de vista clínico, de acordo com a posição de seus segmentos em relação à membrana timpânica, a cavidade timpânica é dividida em três segmentos:
- O **recesso epitimpânico** aloja o aparelho suspensor e a maioria dos ossículos da orelha média e estabelece uma conexão com as células mastóideas através do antro mastóideo
- O **mesotímpano** inclui o cabo do martelo, o Proc. lenticular da bigorna e o tendão do M. tensor do tímpano
- O **recesso hipotimpânico** situa-se sobre a tuba auditiva.

Os limites entre os três segmentos são realçados pelas linhas pontilhadas.

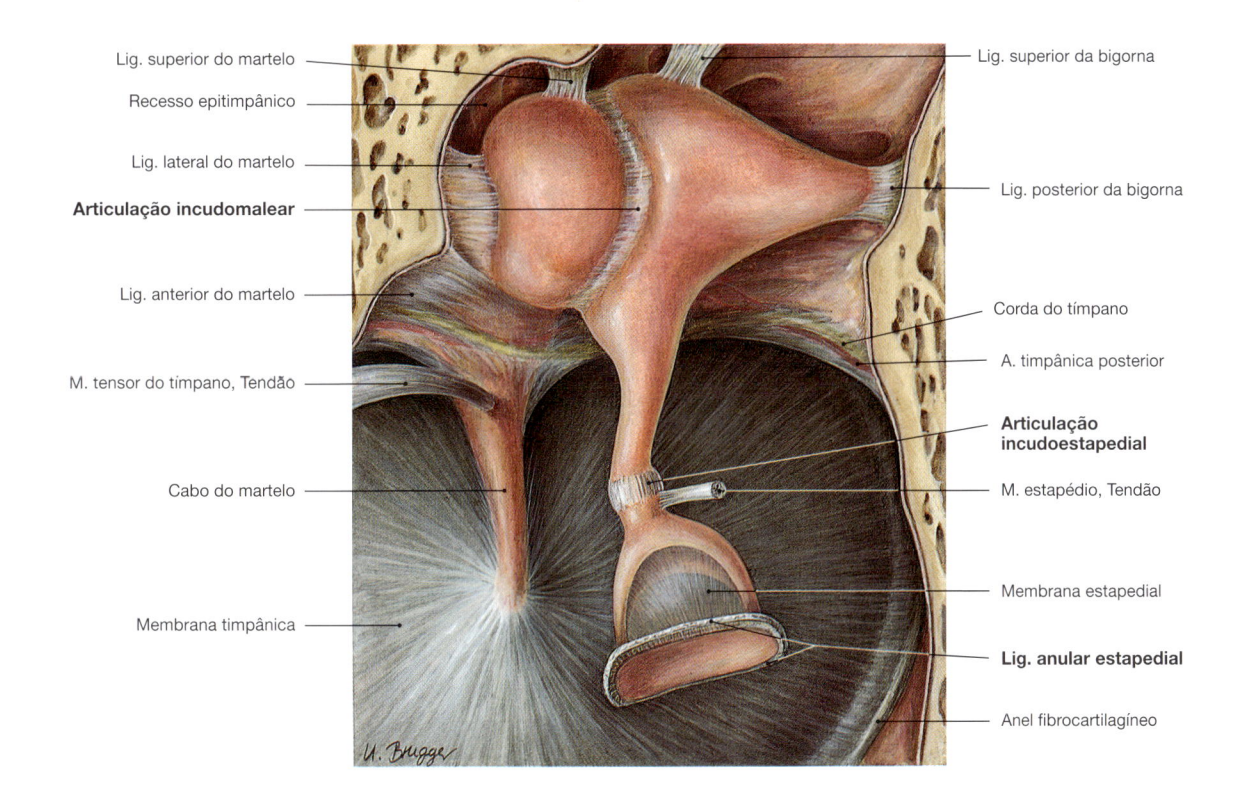

Figura 10.21 Articulações e ligamentos dos ossículos da orelha média, lado direito; vista medial superior. [S700]
O martelo e a bigorna estão fixados por meio de ligamentos no recesso epitimpânico e se mantêm em contato na Art. incudomalear (articulação selar). O estribo mantém contato com a bigorna, formando a Art. incudoestapedial (articulação esferóidea). A base do estribo está fixada à janela do vestíbulo (oval) pelo Lig. estapedial anular (uma sindesmose). Todas as estruturas na cavidade timpânica – incluindo o corda do tímpano – são recobertas pela túnica mucosa da orelha média.

Correlações clínicas

Uma das causas mais frequentes de surdez de condução na infância é a **obstrução da abertura da tuba auditiva** por secreção na tuba ou restrição à respiração nasal no caso de uma **tonsila faríngea aumentada (adenoide)**. Caso exista um distúrbio funcional da tuba por um período de tempo maior, ocorre um processo degenerativo da túnica mucosa da orelha média. Consequentemente, forma-se um epitélio com intensa atividade secretora, com produção de líquido na cavidade timpânica (tímpano seromucoso).

Orelha Média

Cavidade Timpânica

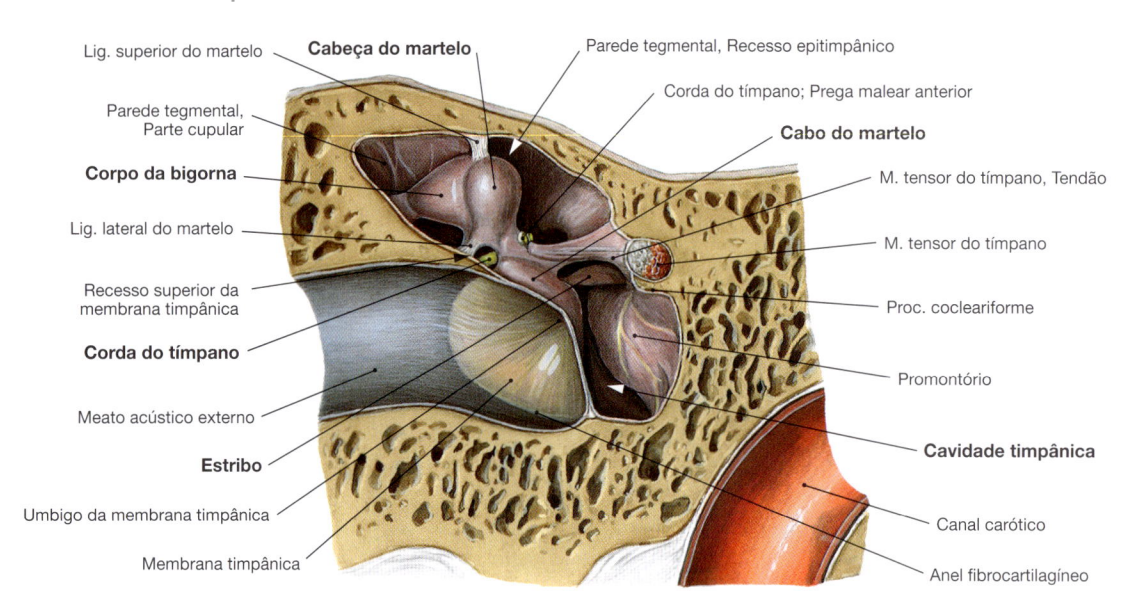

Figura 10.22 Cavidade timpânica, lado direito; corte frontal; vista anterior. [S700]
A cavidade timpânica é um espaço oco da orelha média, preenchido com ar, no qual se situam os ossículos da audição. Ela se encontra diretamente atrás da membrana timpânica e é ventilada pela tuba auditiva (ou trompa de Eustáquio), que atua no equilíbrio da pressão. A extensão entre a cúpula timpânica (recesso epitimpânico) e a parte inferior da cavidade timpânica (recesso hipotimpânico) atinge aproximadamente 12 a 15 mm, com uma profundidade de 3 a 7 mm. O volume interno atinge apenas aproximadamente 1 cm^3.

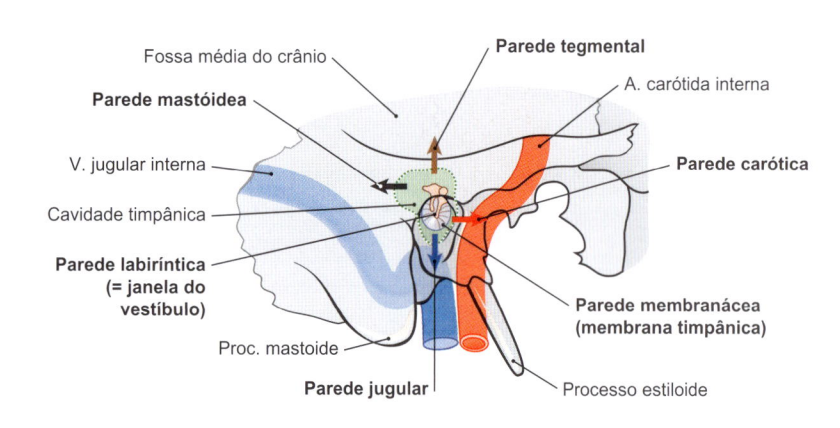

Topografia da cavidade timpânica

Parede mastóidea	Parede posterior (Proc. mastoide)
V. jugular (parede jugular)	Parede inferior (fossa jugular)
A. carótida interna (parede carótica)	Parede anterior (canal carótico)
Fossa média do crânio (parede tegmental)	Parede superior (fossa média do crânio)
Janela do vestíbulo (oval) (parede labiríntica)	Parede medial (labirinto)
Membrana timpânica (parede membranácea)	Parede lateral (membrana timpânica)

Figura 10.23 Relações topográficas da cavidade timpânica com as estruturas adjacentes, lado direito; vista lateral; representação esquemática. [S702-L126]
O recesso epitimpânico está separado da fossa média do crânio, superiormente, por uma delgada lâmina óssea **(parede tegmental)**. A parede anterior do mesotímpano **(parede carótica)** tem relação com a A. carótida interna. A parede lateral **(parede membranácea)** é quase exclusivamente formada pelo tímpano. Na parede inferior, a tuba auditiva desemboca na cavidade timpânica. A parede posterior **(parede mastóidea)** limita-se com o Proc. mastoide. Posterior e superiormente, existe uma conexão direta com os espaços pneumatizados do Proc. mastoide (entrada para o antro mastóideo). A parede medial **(parede labiríntica** → Figuras 10.24 e 10.26) separa a cóclea da cavidade timpânica. A parede inferior da cavidade timpânica **(parede jugular)** pertence ao hipotímpano. Ela separa a cavidade timpânica da V. jugular interna. O tecido ósseo nesse local é muito delgado e parcialmente pneumatizado.

Correlações clínicas

A inflamação aguda da orelha média **(otite média)** é uma das doenças mais frequentes na infância. Habitualmente, bactérias e vírus, durante ou após uma infecção da parte nasal da faringe, atingem a orelha média através da tuba auditiva. A inflamação é caracterizada por vermelhidão e edema da túnica mucosa, infiltração de leucócitos (granulócitos) e produção de pus. Como o pus não flui por causa do bloqueio da tuba auditiva causado pela inflamação, pode se propagar para as imediações e provocar **complicações**, as quais podem ser graves, tais como:

- Perfuração da membrana timpânica (caso mais frequente, via parede membranácea)
- Mastoidite (via parede mastóidea e antro mastóideo)
- Tromboflebite e trombose da veia jugular (via parede jugular)
- Sepse (disseminação hematogênica de microrganismos via parede carótica)
- Abscesso cerebral e/ou meningite (via parede tegmental)
- Labirintite (com tonturas e redução da audição, via parede labiríntica).

Cavidade Timpânica

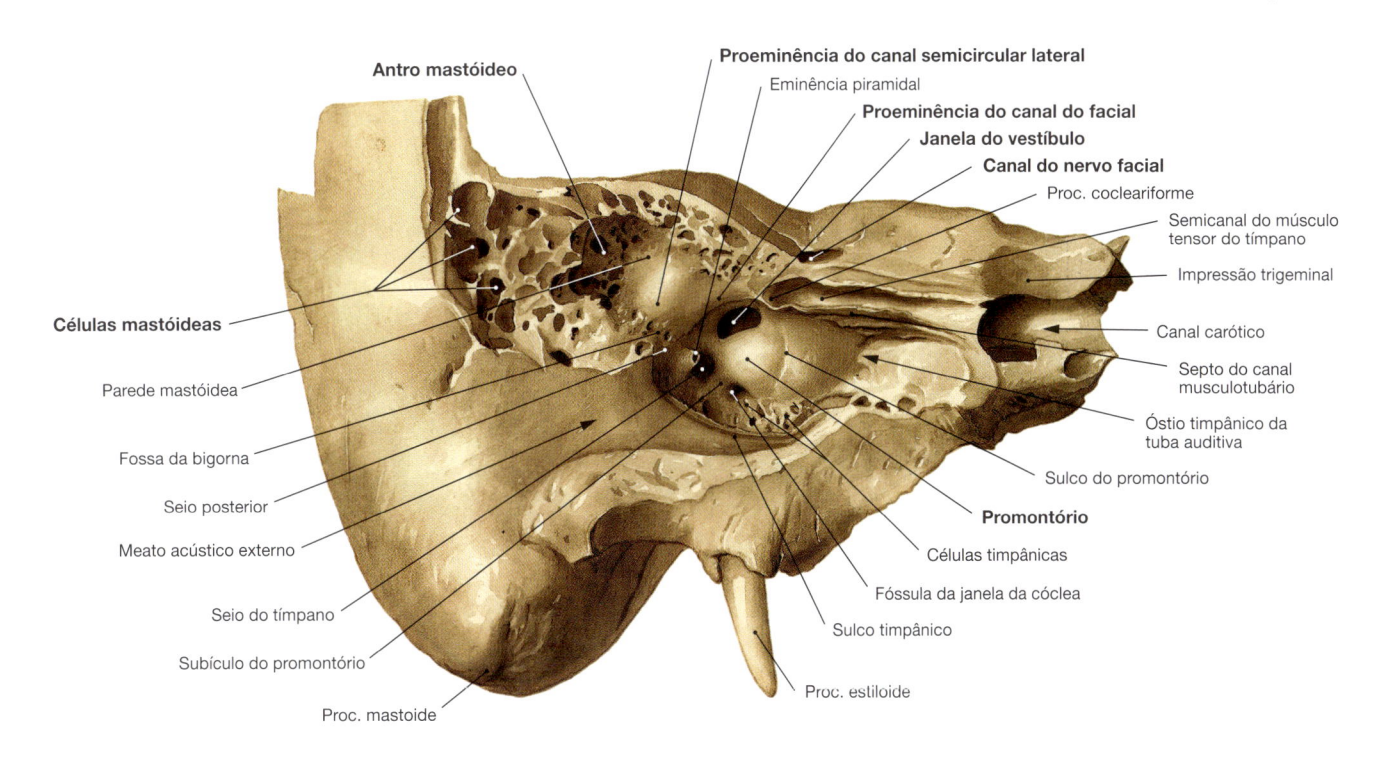

Figura 10.24 Parede medial (parede labiríntica) da cavidade timpânica, lado direito; corte vertical no eixo longitudinal da parte petrosa do temporal; vista anterolateral. [S700]

Acima da janela do vestíbulo, a parede através do canal semicircular lateral se projeta para formar a proeminência do canal semicircular lateral. Através da parede medial, o N. facial [VII] segue no canal do nervo facial. O canal provoca abaulamento na parede medial para formar a proeminência do canal do facial, de trajeto horizontal. A tuba auditiva inicia-se no óstio timpânico da tuba auditiva e é delimitada, superiormente, do semicanal para o M. tensor do tímpano através do septo do canal musculotubário. O Proc. mastoide é normalmente pneumatizado (células mastóideas) e tem relações com a cavidade timpânica através do antro mastóideo.

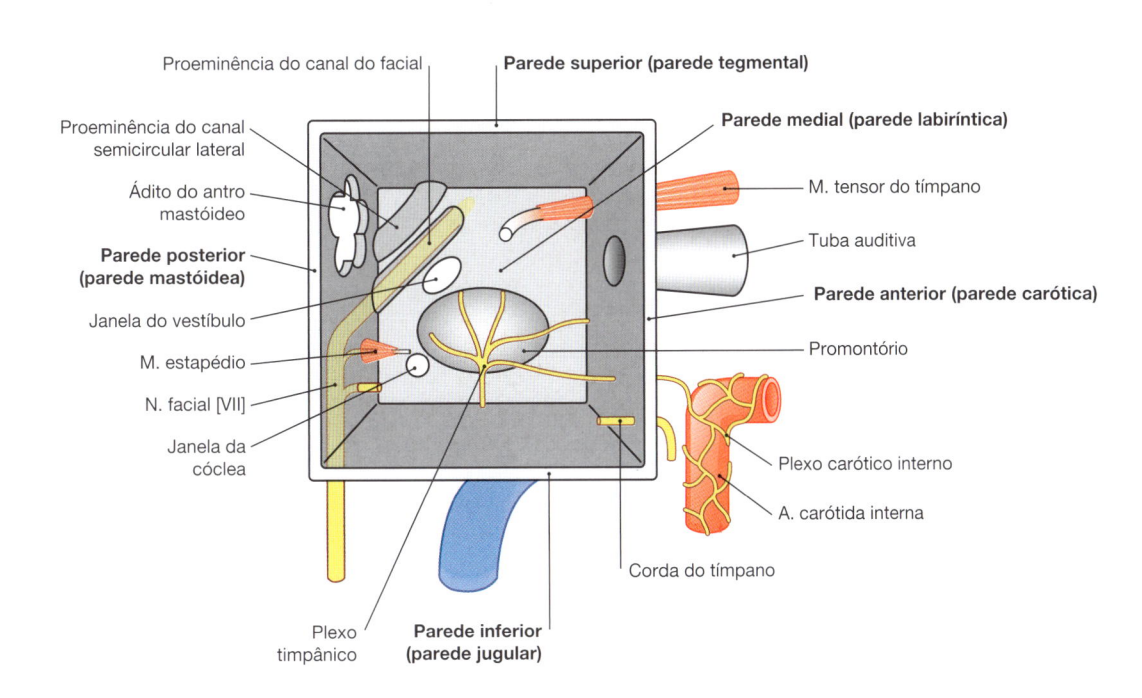

Figura 10.25 Parede medial, parede labiríntica da cavidade timpânica, direita; vista lateral anterior, representação esquemática. [S702-L126]/[E402-004]

O esquema representa a cavidade timpânica como uma caixa retangular com seis paredes, sendo que a parede lateral, na qual se assentaria a membrana timpânica, foi removida. O esquema permite fácil orientação, para a pronta localização nas imagens anatômicas (→ Figuras 10.24 e 10.26) e para uma referência às estruturas situadas no osso ou às que o atravessam.

Orelha Média

Cavidade Timpânica

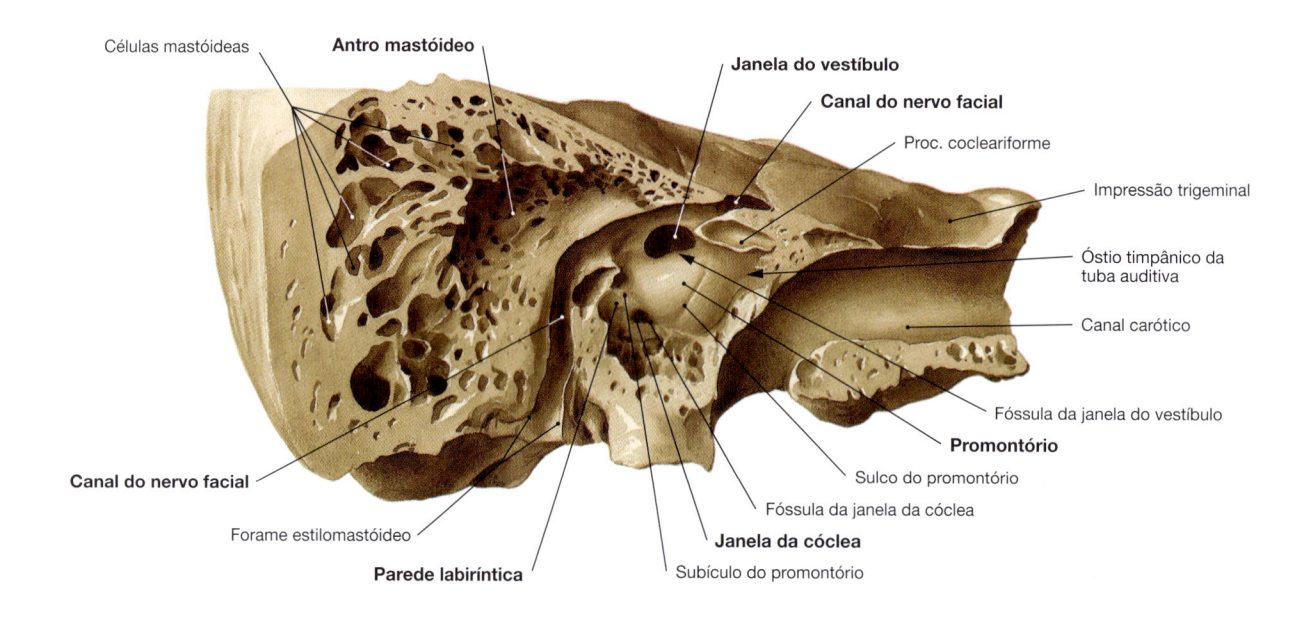

Figura 10.26 Parede labiríntica da cavidade timpânica, lado direito; vista anterolateral, após a retirada da parede lateral e das partes delimitantes das paredes anterior e superior; o canal do nervo facial e o canal carótico estão abertos. [S700]
A parede labiríntica da cavidade timpânica forma o limite com a orelha interna (labirinto). Ela apresenta duas aberturas:

- A **janela do vestíbulo** (janela oval), na qual a base do estribo está fixada pelo Lig. estapedial anular
- A **janela da cóclea** (janela redonda), localizada mais inferiormente e fechada pela membrana timpânica secundária.

Entre as janelas do vestíbulo e da cóclea, a parede labiríntica da cavidade timpânica projeta-se através da base da cóclea para formar o promontório.

Correlações clínicas

A inflamação das células mastóideas (**mastoidite**) é habitualmente derivada da cavidade timpânica. Ela se inclui entre as complicações mais frequentes da otite média. Do Proc. mastoide, a inflamação pode se propagar para as partes moles posterior e anteriormente à orelha, para o M. esternocleidomastóideo, para a orelha interna, para o seio sigmoide, para as meninges e para o N. facial [VII].

Cavidade Timpânica, Topografia

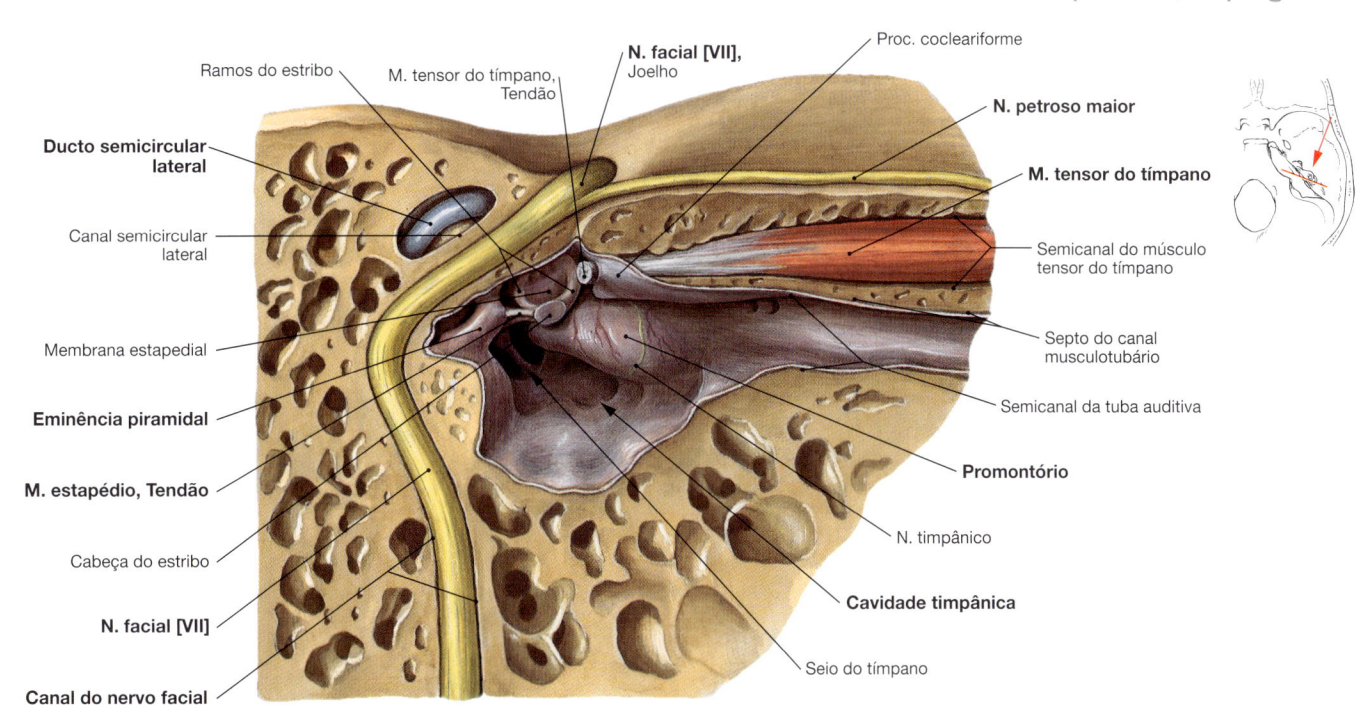

Figura 10.27 N. facial [VII], cavidade timpânica e tuba auditiva, lado direito; corte vertical no eixo longitudinal da parte petrosa do temporal; vista anterior; o canal do nervo facial está aberto. [S700]
O N. facial [VII] tem dois troncos, o N. facial propriamente dito e o N. intermédio. Os dois se unem no fundo do canal do nervo facial para formar o N. facial [VII]). Em seu trajeto, ele se estende, em formato de arco, em torno da cavidade timpânica e se projeta na proeminência do canal do facial, na parede medial da cavidade timpânica. Abaixo desta cavidade projeta-se a eminência piramidal, na qual se situa o M. estapédio (→ Figura 12.153), inervado pelo N. facial [VII]. Seu tendão sai da eminência piramidal e insere-se lateralmente e abaixo da cabeça do estribo.

Função do M. estapédio: atenuação das vibrações na janela do vestíbulo por meio da inclinação do estribo, diminuição da propagação de sons e proteção contra ruídos altos.

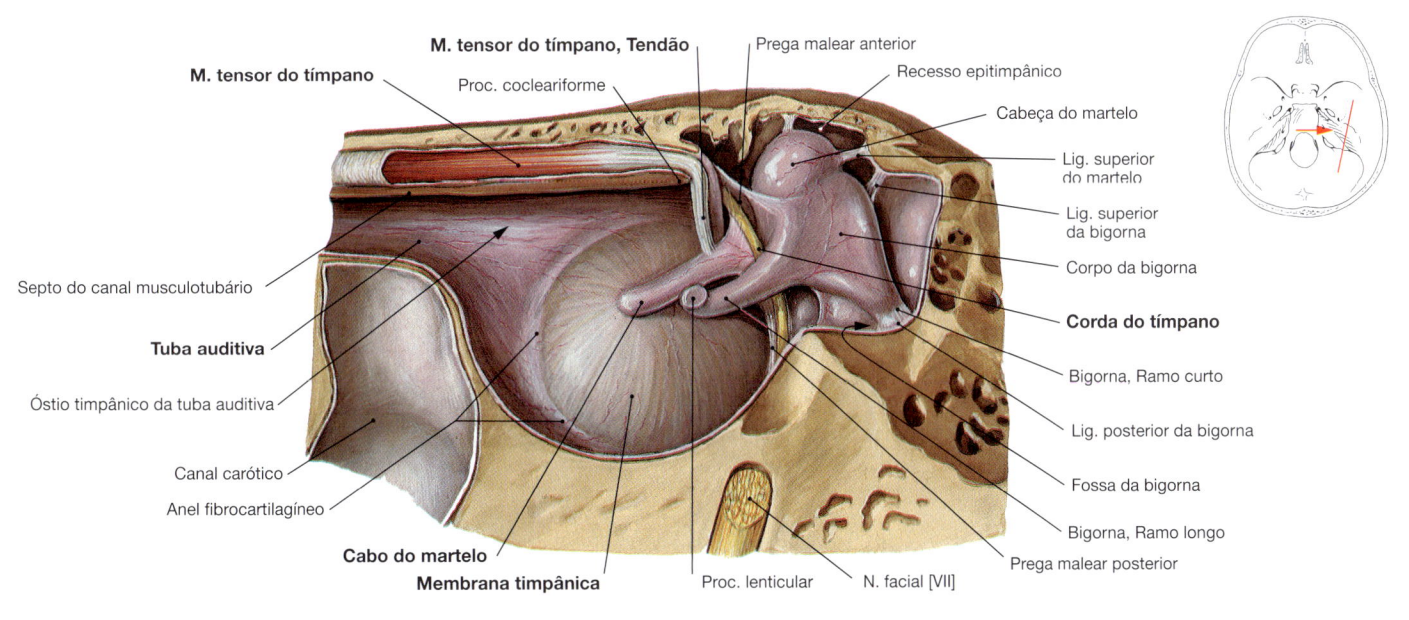

Figura 10.28 Parede lateral (parede membranácea) da cavidade timpânica, lado direito; vista medial. [S700]
O canal musculotubário estende-se da região anterior para a cavidade timpânica. Ele contém dois semicanais ósseos, separados por um septo ósseo. Neles seguem o M. tensor do tímpano e a tuba auditiva. O tendão do M. tensor do tímpano dobra-se em ângulo reto ao redor do Proc. cocleariforme e se estende para o cabo do martelo.

Função do M. tensor do tímpano: tensão da membrana timpânica pela tração do cabo do martelo. Com isso, ocorre enrijecimento da cadeia de ossículos da audição, com transmissão direcionada aos sons de alta frequência. O **corda do tímpano**, que sai logo à frente do canal do nervo facial e segue para trás através de um canal ósseo próprio, penetra ainda mais na cavidade timpânica e, neste local, segue no interior da túnica mucosa, entre o martelo e o ramo longo da bigorna, no meio da cavidade timpânica, até sair na base do crânio através da fissura esfenopetrosa.

Correlações clínicas

Em caso de paralisia do N. facial, que origina o nervo para o músculo estapédio, ocorre paralisia do M. estapédio associada a distúrbio auditivo no lado afetado. Ruídos altos são percebidos de modo desagradável – devido à redução da atenuação reduzida (por meio da inclinação da base do estribo na janela do vestíbulo) **(hiperacusia)**.

Orelha Média

Cavidade Timpânica

Labels (figure): Martelo, Proc. lateral; Espinha timpânica menor; Incisura timpânica; Colo do martelo; Meato acústico externo; Espinha timpânica maior; Prega malear anterior; Corda do tímpano; M. tensor do tímpano, Tendão; Prega malear posterior; Corda do tímpano; **Cabo do martelo**; Eminência piramidal; **M. tensor do tímpano**; Bigorna, Ramo longo; **Estribo**; M. estapédio, Tendão; Bigorna, Proc. lenticular; Fóssula da janela coclear; **Promontório**; Anel fibrocartilagíneo

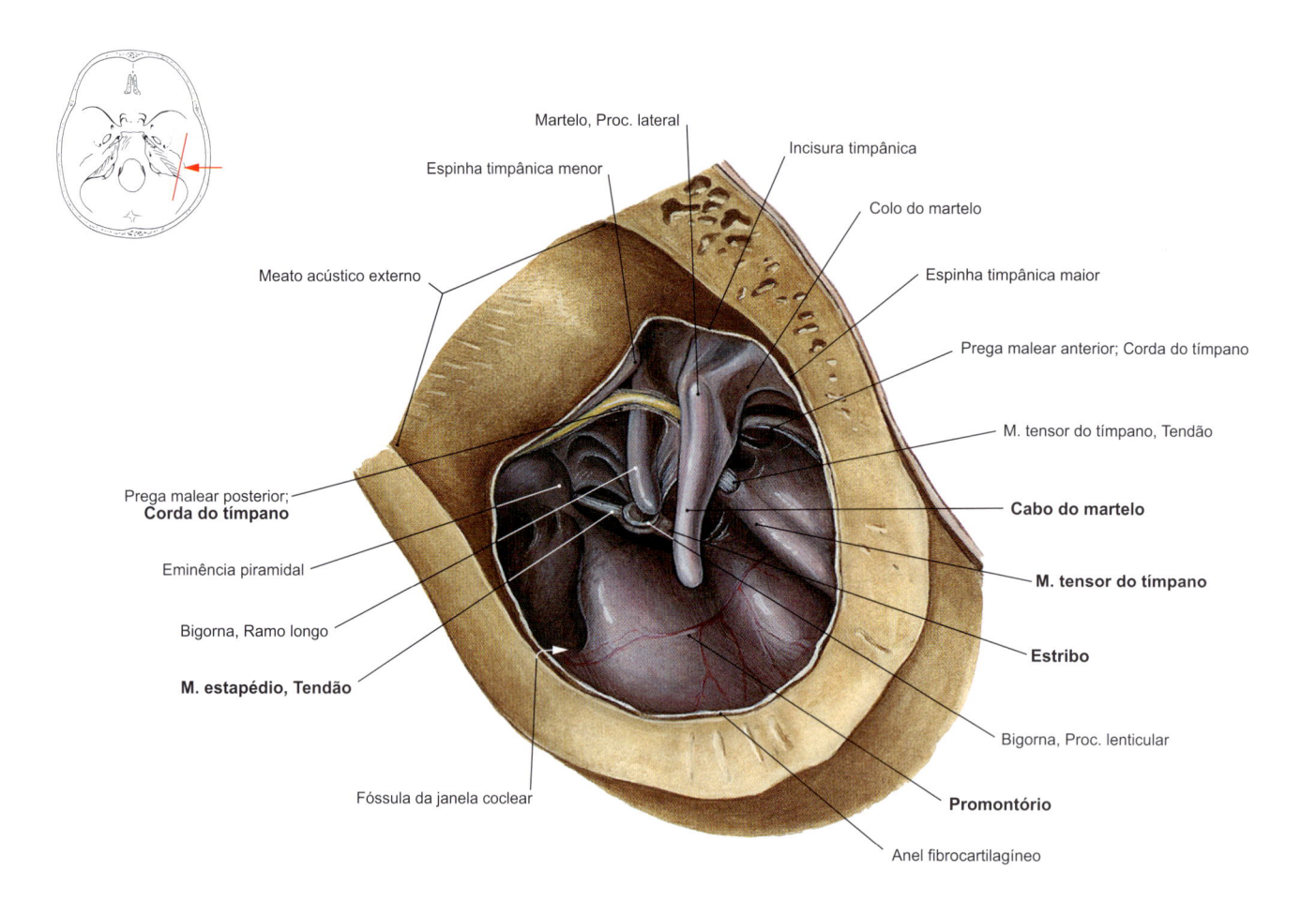

Figura 10.29 Cavidade timpânica, lado direito; vista lateral, após a retirada da membrana timpânica e da túnica mucosa ao redor do corda do tímpano. [S700]
Observam-se as estruturas envolvidas pela túnica mucosa no interior da cavidade timpânica.
Na região principal (mesotímpano), atrás da membrana timpânica, estão os três ossículos da audição recobertos por túnica mucosa (de lateral para medial: martelo, bigorna e estribo. A túnica mucosa recobre a cavidade timpânica, incluindo o interior da membrana timpânica, a parte óssea da tuba auditiva e as células mastóideas. Às vezes, camadas de túnica mucosa do tipo meso se estendem dos ossículos da audição e dividem a cavidade timpânica em seções. O martelo é mostrado na figura com o cabo do martelo e o processo lateral, bem como o colo do martelo. A bigorna segue medialmente, com o ramo longo e o processo lenticular visíveis, e no fundo da figura pode-se ver a superfície articular da cabeça do estribo para articulação com o processo lenticular da bigorna. O nervo corda do tímpano passa entre o ramo longo da bigorna e o cabo do martelo. Na figura também podem ser vistos os tendões de inserção do M. tensor do tímpano e do M. estapédio.

Estrutura e função

No recém-nascido, a cavidade timpânica e o antro mastóideo já estão estabelecidos; o mastoide ainda não contém células aéreas nesse momento. Somente nos primeiros anos de vida, com a conclusão por volta dos 6 anos, o mastoide é pneumatizado a partir do antro mastóideo. O processo de pneumatização e a extensão da pneumatização são individualmente muito diferentes. Assim, o arco zigomático e a pirâmide petrosa também podem ser pneumatizados. Isso é chamado de pneumatização extensiva. No entanto, a pneumatização também pode ser mal desenvolvida (inibida) ou pode estar ausente, e o processo mastoide permanece compacto (osso compacto). Supõe-se que a patência da tuba auditiva desempenhe um papel importante no grau de pneumatização. Doenças crônicas da orelha média estão frequentemente associadas à inibição da pneumatização.

Nervo Facial [VII]

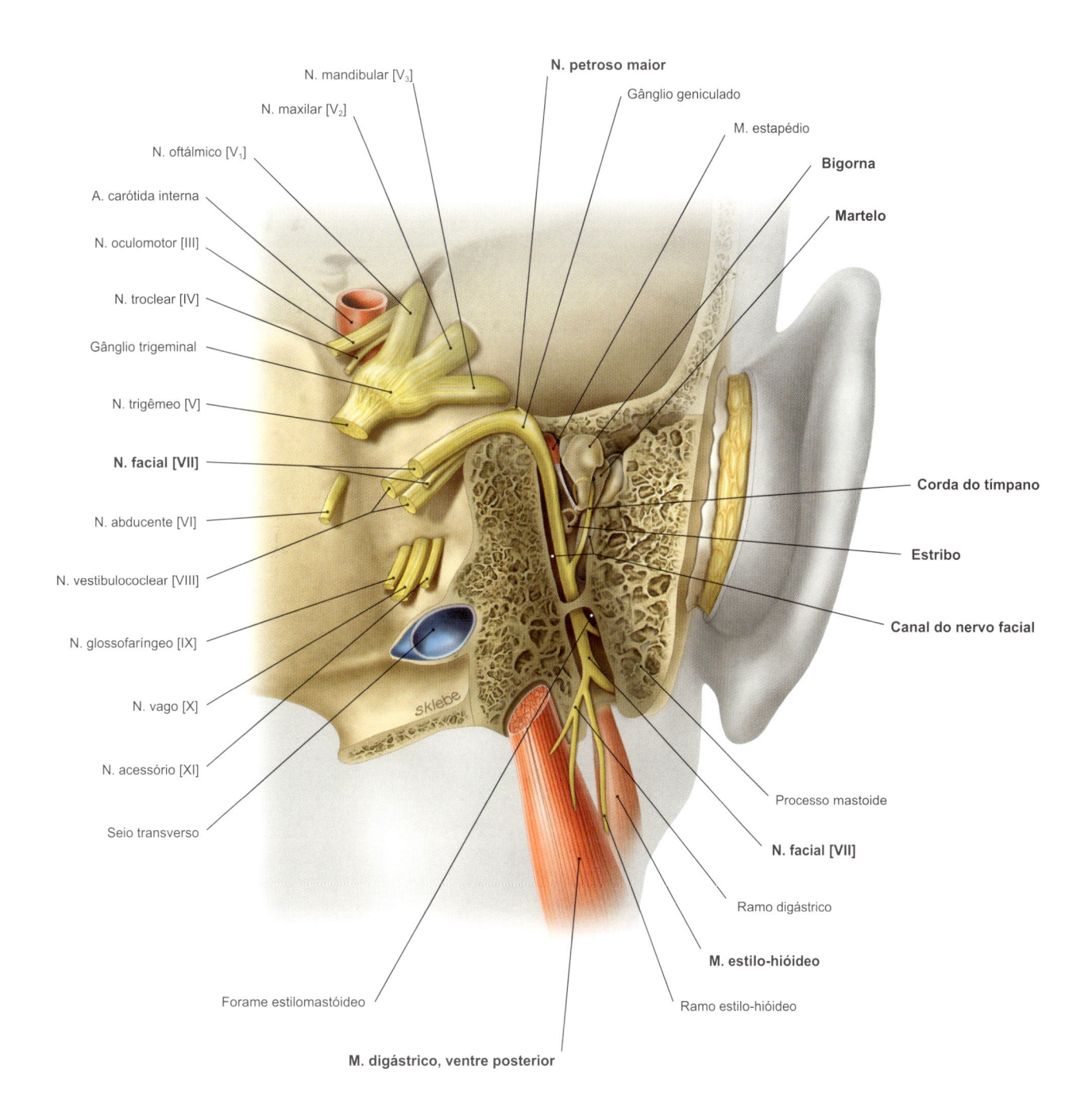

Figura 10.30 N. facial [VII] na parte petrosa do temporal, lado direito; vista posterior; a parte petrosa do temporal foi parcialmente serrada; o canal do nervo facial e a cavidade timpânica estão abertos. [S700-L238]

Devido à remoção do Proc. mastoide e à abertura do canal do nervo facial e da cavidade timpânica, o trajeto completo do N. facial [VII] em seu canal ósseo com a emissão de seus ramos (→ Figura 12.148) é visível.

Correlações clínicas

O N. facial [VII] pode ser lesionado nas fraturas da parte petrosa do temporal, nas inflamações da orelha média ou do Proc. mastoide, assim como nas frequentes cirurgias decorrentes desses processos. Para o **diagnóstico de uma lesão do nervo facial** (em que altura se localiza a lesão?) e para o monitoramento da progressão da paralisia facial consequente, diferentes procedimentos semiológicos são utilizados: teste de Schirmer (função das glândulas lacrimais), inspeção do reflexo do M. estapédio, teste de paladar e, às vezes, sialometria (teste da função das glândulas salivares) para avaliar o corda do tímpano, além de eletromiografia (EMG) e eletroneurografia (ENoG) para o exame da musculatura da expressão facial.

Orelha Média

Nervo Facial [VII], Topografia

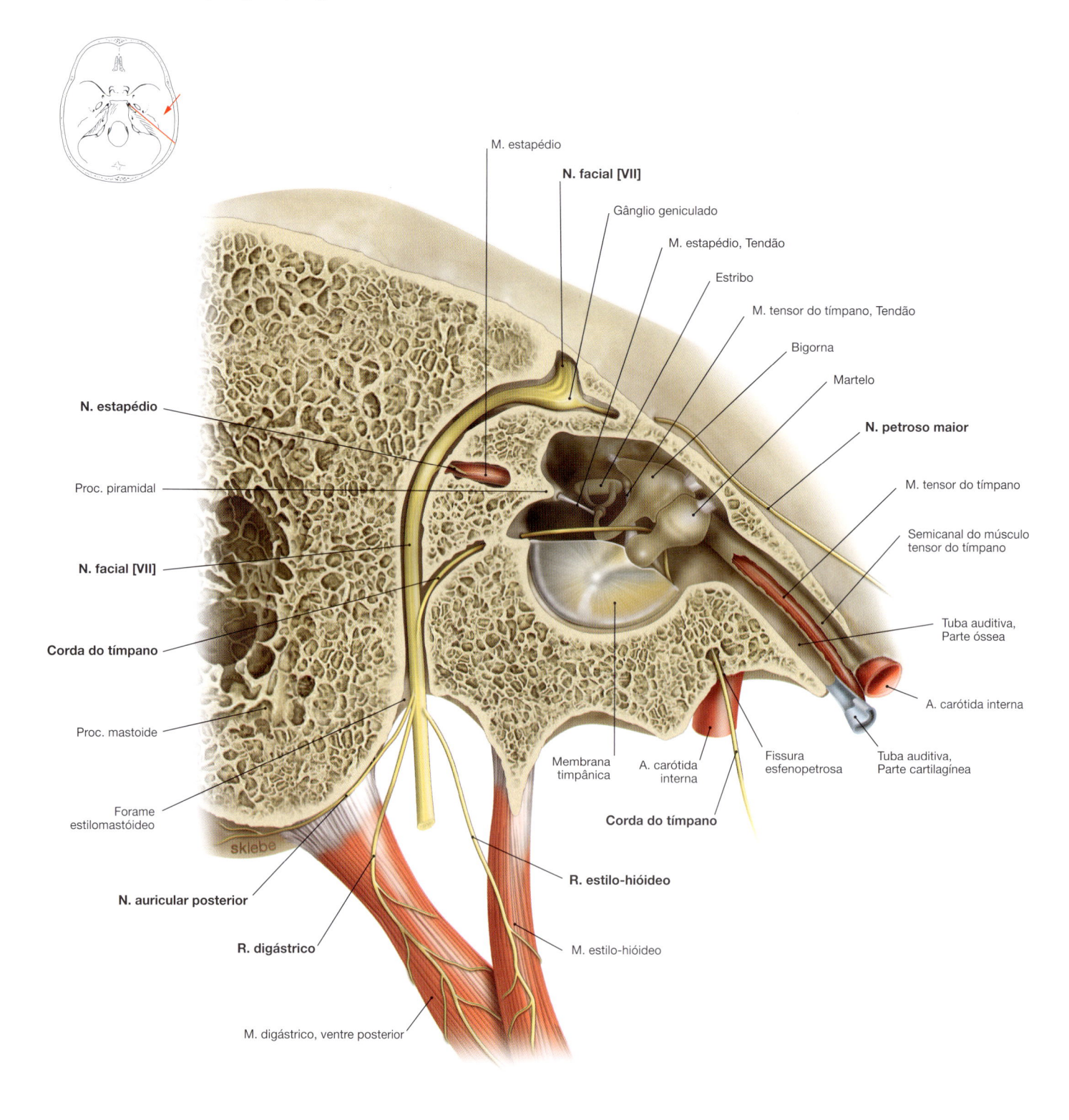

Figura 10.31 N. facial [VII] direito; vista lateral. [S700-L238] Representação do N. facial [VII] em seu trajeto através da parte petrosa do temporal até pouco antes de sua saída pelo forame estilomastóideo (após isso, seccionado). Dentro do canal facial ósseo, saem o **N. estapédio**, para a inervação do M. estapédio, e o **corda do tímpano**, que retorna entrando na cavidade timpânica, trafegando praticamente "livre" em uma prega mucosa entre o martelo e a bigorna, através da cavidade timpânica até a fissura esfenopetrosa, onde deixa novamente a cavidade timpânica.

Correlações clínicas

O corda do tímpano corre risco de lesão nas intervenções cirúrgicas na orelha média. Nos casos de inflamação da orelha média, ocorre com frequência **comprometimento do corda do tímpano** associado a xerostomia e perda do paladar no lado acometido.

Nervo Facial [VII], Topografia

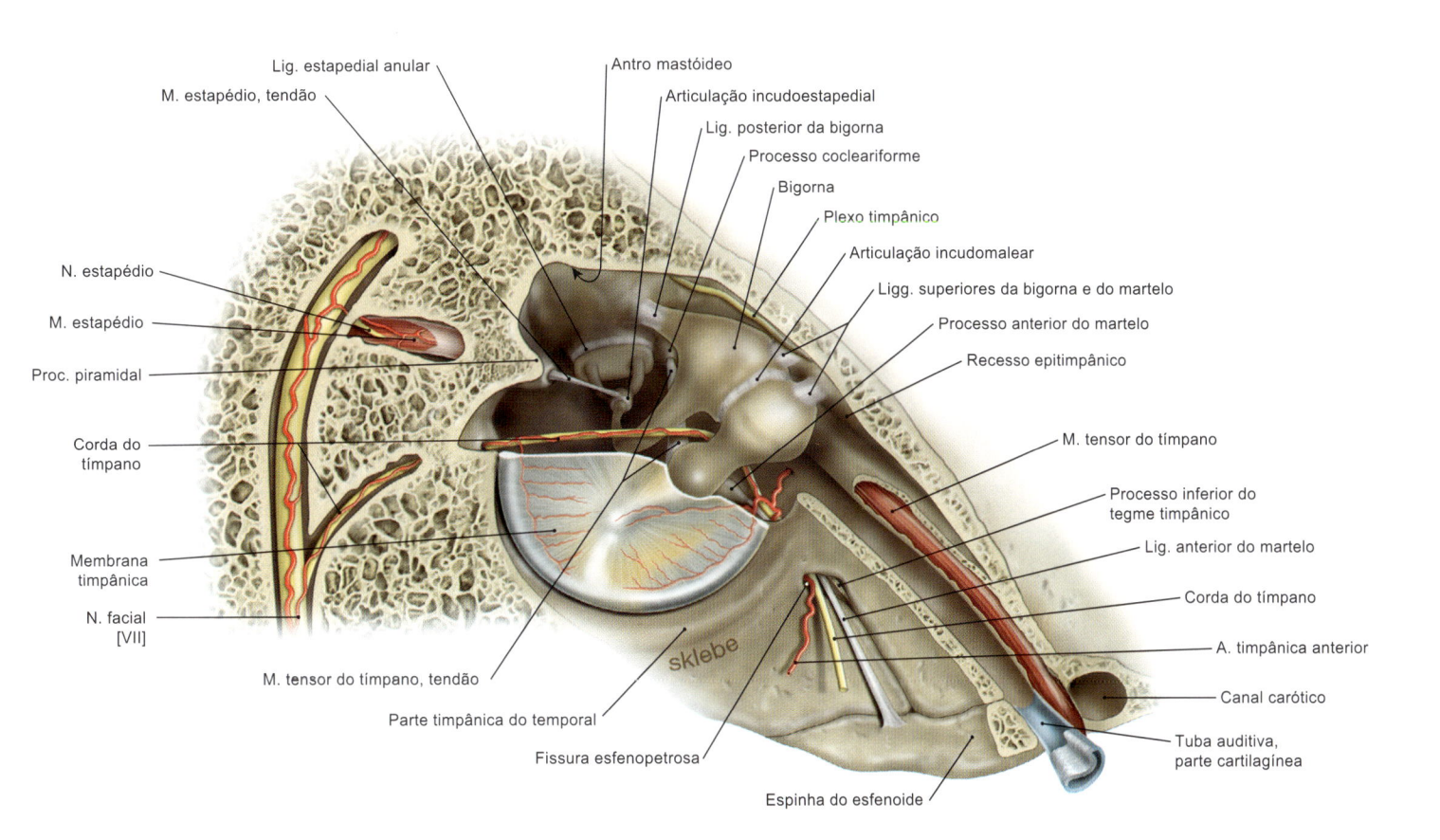

Figura 10.32 Nervo facial [VII] e articulações, ligamentos e músculos dos ossículos da audição, lado esquerdo; vista lateral; parte petrosa do osso temporal parcialmente retirada. [S700-L238]

O plexo timpânico fornece a inervação sensitiva da túnica mucosa da orelha média, incluindo a túnica mucosa da tuba auditiva e do processo mastoide do osso temporal. Além disso, recebe fibras pré-ganglionares parassimpáticas do N. timpânico do N. glossofaríngeo [IX], bem como fibras simpáticas dos Nn. caroticotimpânicos do plexo carótico interno. A partir do plexo timpânico, forma-se, entre outros, o N. petroso menor, que não está visível na figura. A cavidade timpânica é dividida em epi, meso e hipotímpano. O epitímpano abriga os ossículos da audição, com exceção do cabo do martelo e do processo lenticular do ramo longo da bigorna, o recesso epitimpânico da cavidade timpânica e a conexão com o processo mastoide; no mesotímpano estão o cabo do martelo, o processo lenticular do ramo longo da bigorna e o tendão do músculo tensor do tímpano. O nervo corda do tímpano segue ao longo do limite entre o epi e o mesotímpano. No hipotímpano, a tuba auditiva chega à orelha média.

Orelha Média

Nervo Facial [VII], Topografia

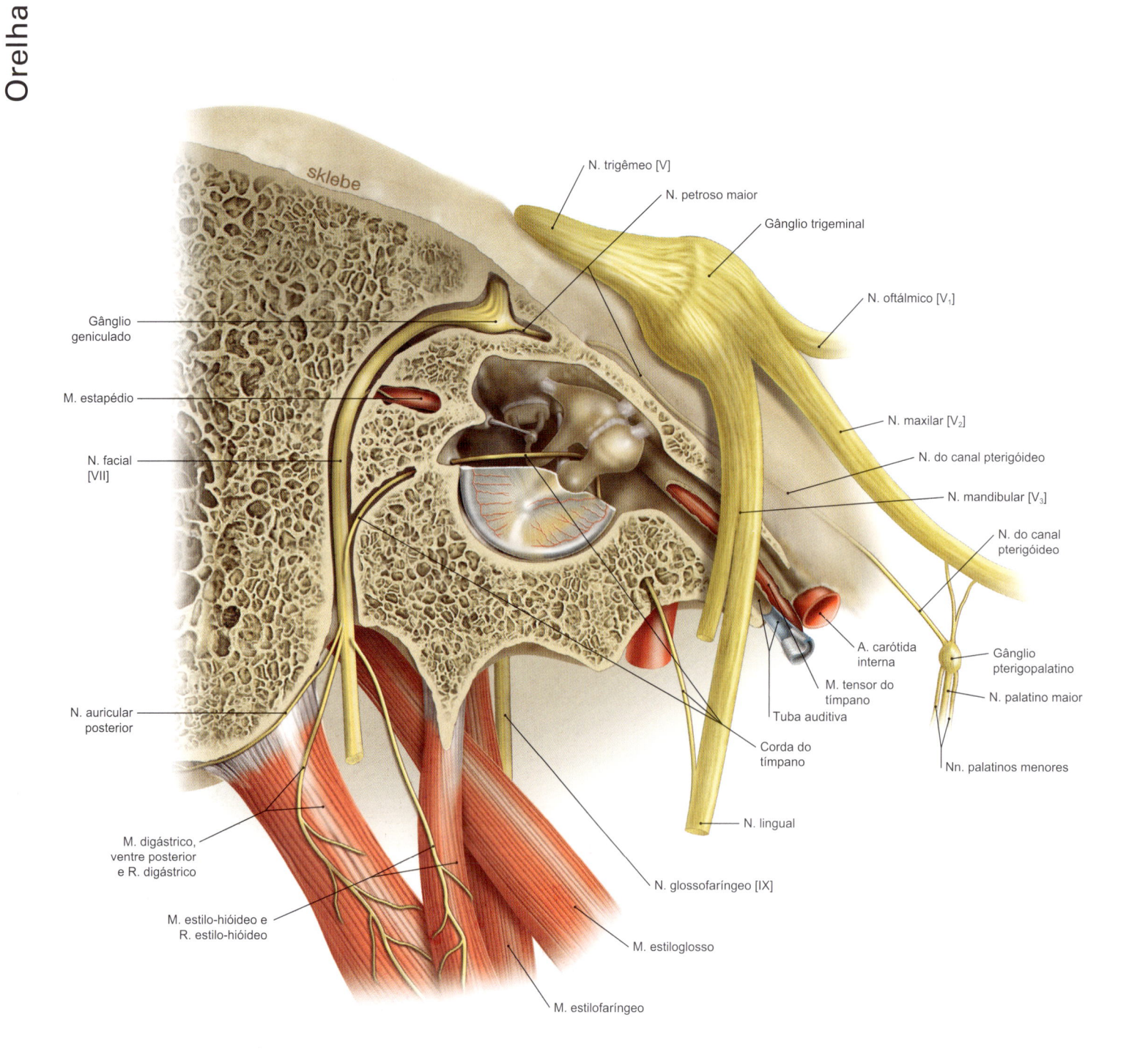

Figura 10.33 Nervo facial [VII] na parte petrosa do osso temporal e relação com o N. trigêmeo [V], corte do osso temporal direito na região da orelha média; são mostrados por transparência o N. petroso maior sob a dura-máter e o N. do canal pterigóideo. [S700-L238]

No gânglio geniculado, o N. facial [VII] origina, como primeiro ramo, o N. petroso maior. Ele segue no interior do temporal para a frente e medialmente, e sai pelo hiato do nervo petroso maior na face anterior da parte petrosa do temporal, abaixo da dura-máter. Aqui ele segue no sulco do nervo petroso maior para o forame lacerado e deixa a fossa média do crânio. Após a passagem, suas fibras seguem em conjunto com as fibras do N. petroso profundo como N. do canal pterigóideo [nervo vidiano] através do esfenoide até a fossa pterigopalatina e, assim, chegam ao gânglio pterigopalatino. Na figura, são mostrados a passagem do N. petroso maior escondida pelo forame lacerado do N. mandibular [V₃], o trajeto como N. do canal pterigóideo transparente no osso e a distância final apenas esquemática até o gânglio pterigopalatino. O nervo leva fibras parassimpáticas pré-ganglionares ao gânglio pterigopalatino para a inervação das glândulas lacrimal e nasal. Logo após a passagem do N. facial [VII] através do forame estilomastóideo, o N. auricular posterior supre os músculos da orelha. Também é mostrada a conexão do N. facial [VII] com o N. mandibular [V₃] via corda do tímpano. Ela leva fibras parassimpáticas pré-ganglionares e fibras sensitivas (do paladar).

Orelha Média e Orelha Interna, TC

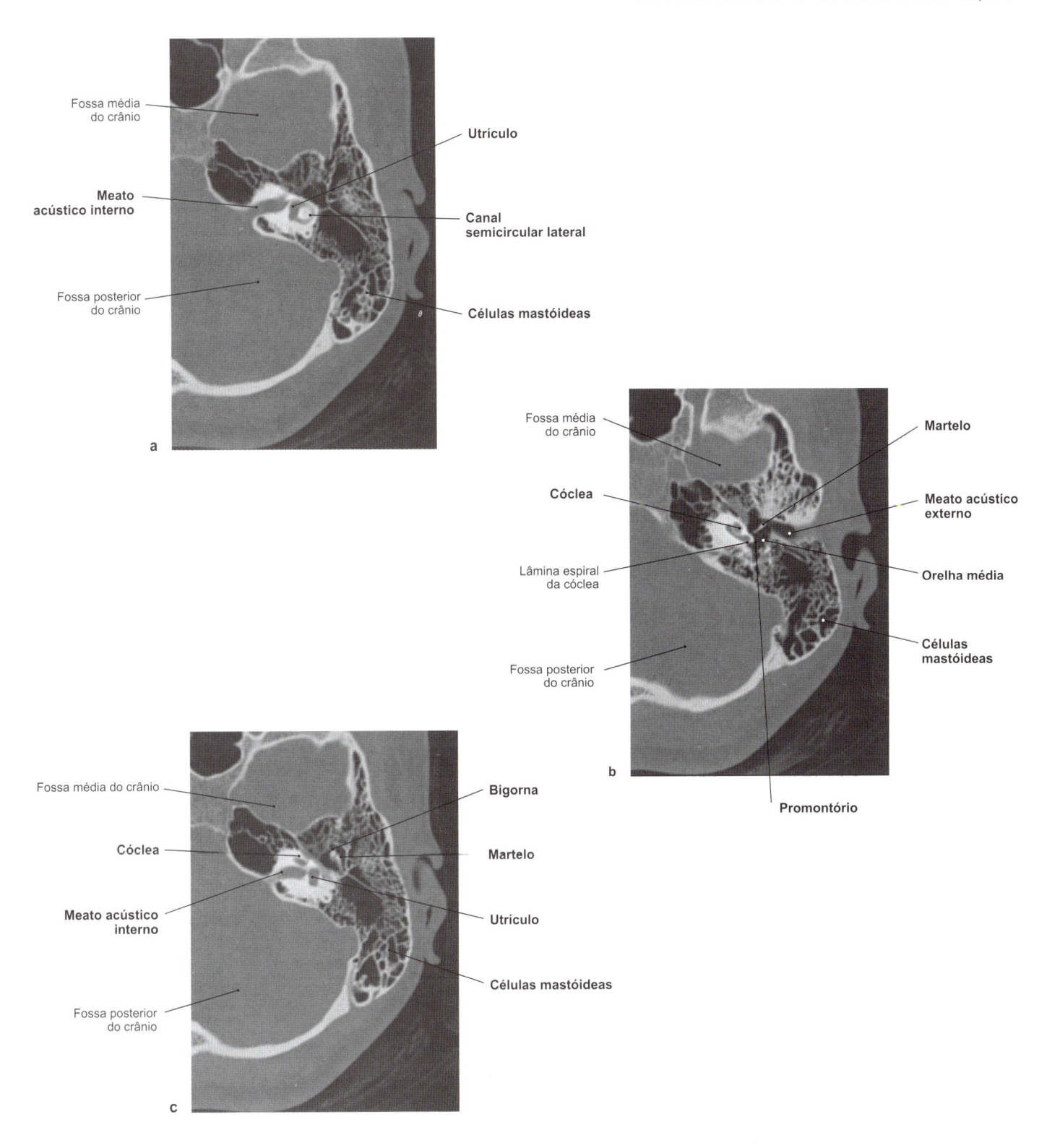

Figura 10.34a-c Temporal, com orelha média e orelha interna, lado esquerdo; corte transversal, tomografia computadorizada (TC), vista inferior. [E460]

Graças à TC de alta definição, todas as estruturas da orelha média e da orelha interna podem ser visualizadas. Deste modo, podem ser avaliados o meato acústico interno, o Proc. mastoide (pneumatizado), a posição dos ossículos da audição e o labirinto.

Correlações clínicas

O N. facial [VII] pode ser exposto cirurgicamente através do Proc. mastoide, com o propósito, por exemplo, de promover alívio no caso de edema inflamatório do nervo. Deste modo, o canal ósseo é aberto posteriormente para descompressão.

Tuba Auditiva

Tuba Auditiva

Figura 10.35 Cartilagem da tuba auditiva, lado direito; vista inferior; dissecção da base do crânio. [S700]

A tuba auditiva (ou trompa de Eustáquio), com cerca de 4 cm de comprimento, segue obliquamente da região lateral, posterior e superior, para a região medial, anterior e inferior, e une a cavidade timpânica com a parte nasal da faringe. Do ponto de vista funcional, promove o equilíbrio da pressão. Para a condução adequada dos sons, a pressão do ar na cavidade timpânica precisa ser igual à do meato acústico interno (a membrana timpânica é impermeável ao ar). Caso isto não ocorra, p. ex., durante a decolagem ou a aterrissagem de um avião, pode ocorrer perda da audição.

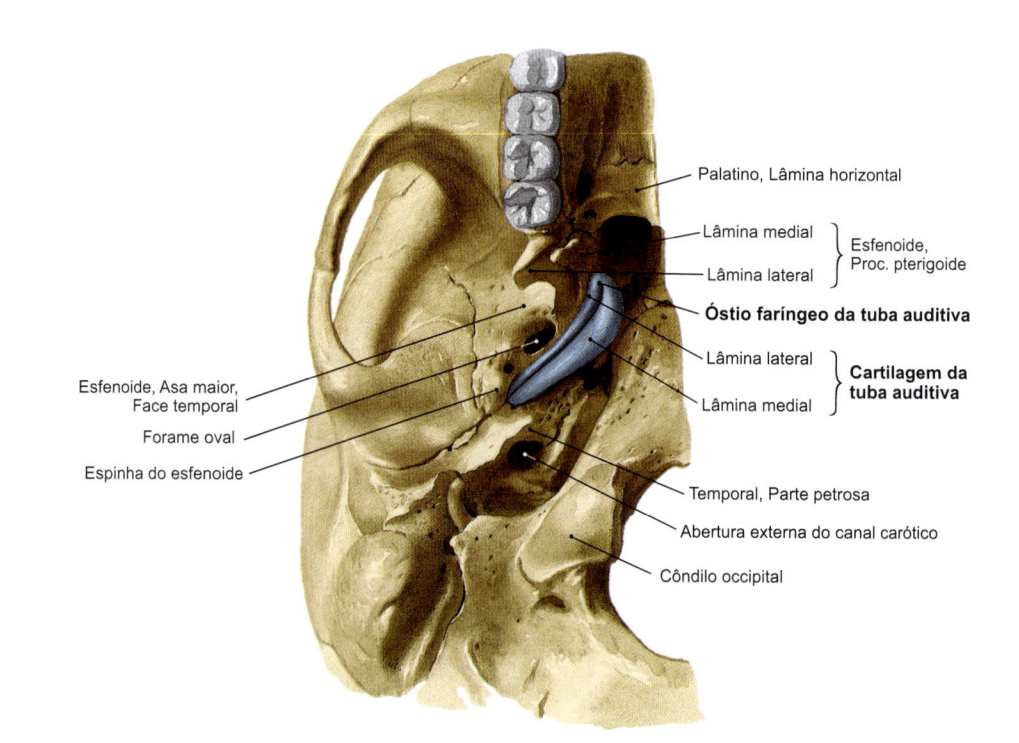

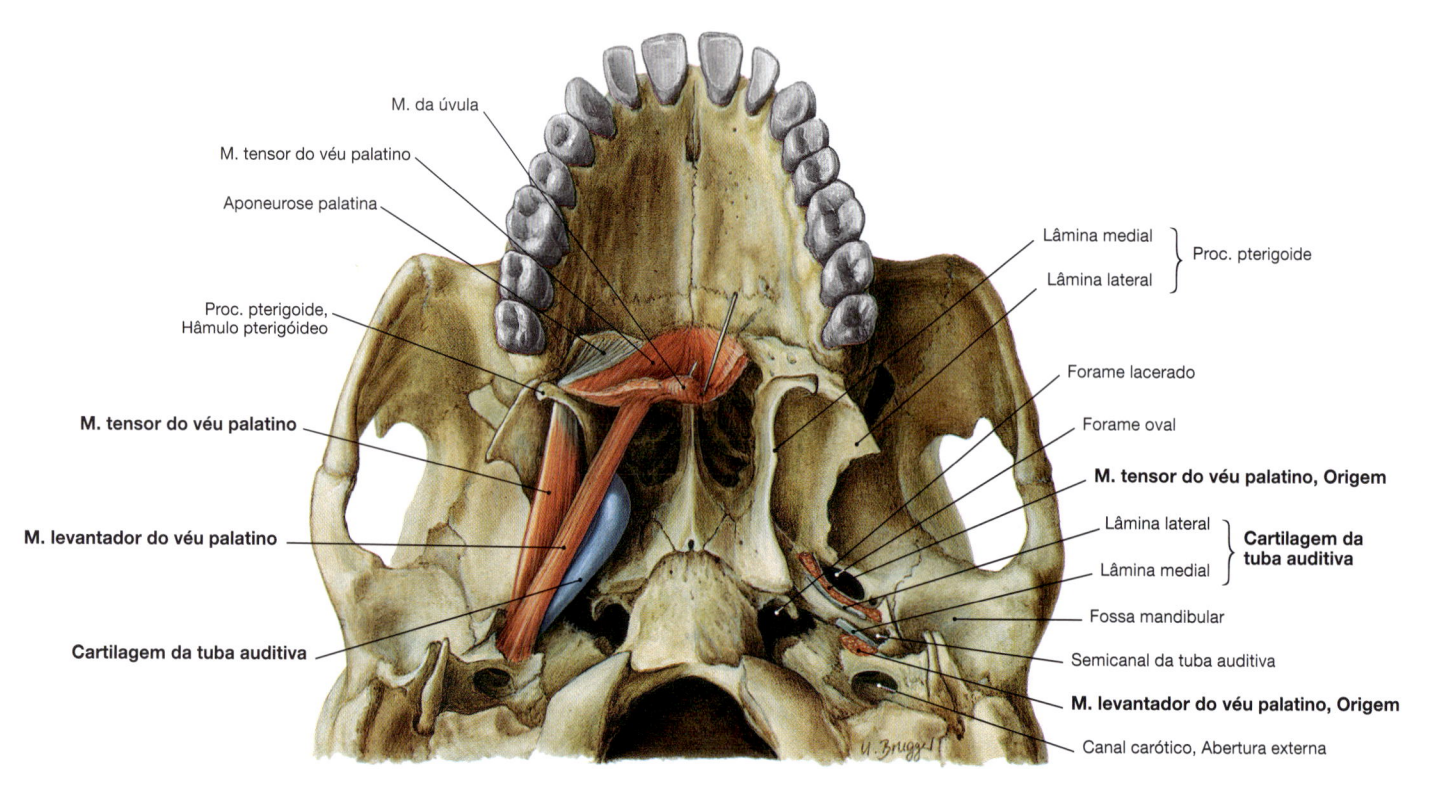

Figura 10.36 M. levantador do véu palatino e cartilagem da tuba auditiva; vista inferior. [S700]

A tuba auditiva (a parte óssea não está visualizada) inicia-se na parede anterior da cavidade timpânica (parede carótica), no óstio timpânico da tuba auditiva, e desemboca no óstio faríngeo da tuba auditiva, que se projeta lateral e posteriormente na parte nasal da faringe. Podem ser distinguidas uma parte óssea e uma parte cartilagínea, com aproximadamente o dobro do comprimento da parte óssea. A parte cartilagínea é composta por uma calha formada por cartilagem elástica (cartilagem da tuba auditiva). A calha cartilagínea, em posição invertida, é fechada medialmente por tecido conjuntivo (lâmina membranácea), de modo a formar um canal em forma de fenda. A tuba auditiva é aberta por meio da contração dos Mm. tensor e levantador do véu palatino durante a deglutição.

→ T 4

Correlações clínicas

A tuba auditiva é revestida por uma túnica mucosa que contém epitélio pseudoestratificado ciliado e células caliciformes. O batimento ciliar é realizado em direção à parte nasal da faringe. Se esse mecanismo de defesa na tuba falhar, podem ocorrer desde inflamação ascendente com produção de **secreção na tuba** até otite média. Ao soprar ar através do nariz, aderências e oclusões na tuba podem ser desfeitas (da mesma forma, engolir nos distúrbios de pressão auxilia a equalização).

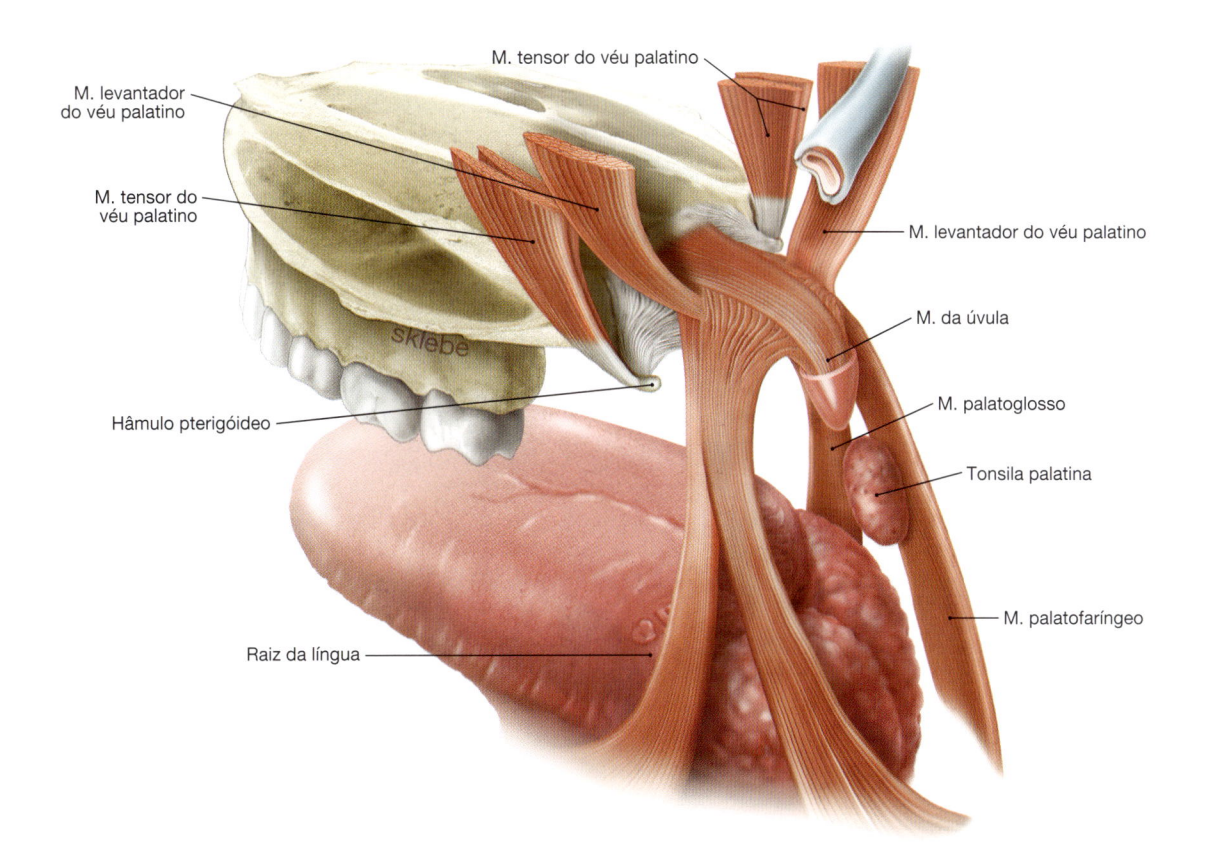

Palato Mole

Figura 10.37 Músculos do palato mole; vista posterior esquerda. [S700-L238]
A base do palato mole é uma lâmina de tecido conjuntivo (aponeurose palatina) para a qual se irradiam quatro pares musculares e um músculo isolado, o **M. da úvula**, que forma a úvula.
Os dois músculos inferiores pares são:
- **M. palatoglosso,** que forma a base do assoalho palatino anterior (arco palatoglosso)
- **M. palatofaríngeo,** que forma a base do arco palatino posterior (arco palatofaríngeo).

Entre os dois arcos palatinos, situa-se a tonsila palatina. Durante a contração, os dois músculos pares tracionam o palato mole para baixo e, com isso, diminuem o tamanho do istmo das fauces.

Os dois músculos superiores pares são:
- **M. levantador do véu palatino,** que levanta o véu palatino
- **M. tensor do véu palatino,** que tensiona o véu palatino.

A contração dos pares musculares superiores resulta, juntamente com a contração do músculo da úvula, em elevação e tensionamento do véu palatino, que é tracionado para trás, junto à parede faríngea e, com isso, separa a parte nasal da parte oral da faringe (importante para a deglutição). Além disso, os dois músculos superiores participam da abertura da tuba auditiva (→ Figuras 10.36 e 10.38).

→ T 4

Correlações clínicas

A **fenda palatina** é acompanhada pela perda de funcionalidade dos Mm. tensor e levantador do véu palatino, uma vez que falta o ponto fixo dos músculos e eles se contraem no vazio (→ Figura). Nesse caso, a função de tubo é cancelada. Se não for tratada, ocorrerá um **processo adesivo** na orelha média, em decorrência da falta de ventilação. As crianças ouvem muito mal e geralmente não aprendem a falar.
[S700-L238]

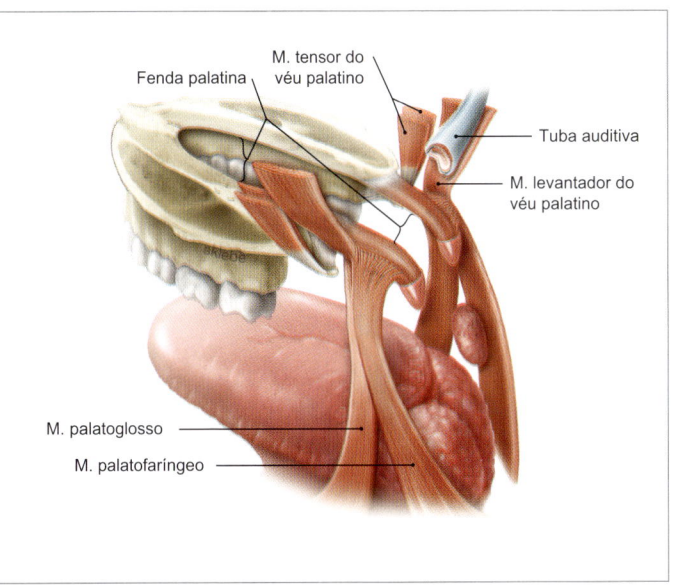

Tuba Auditiva

Tuba Auditiva

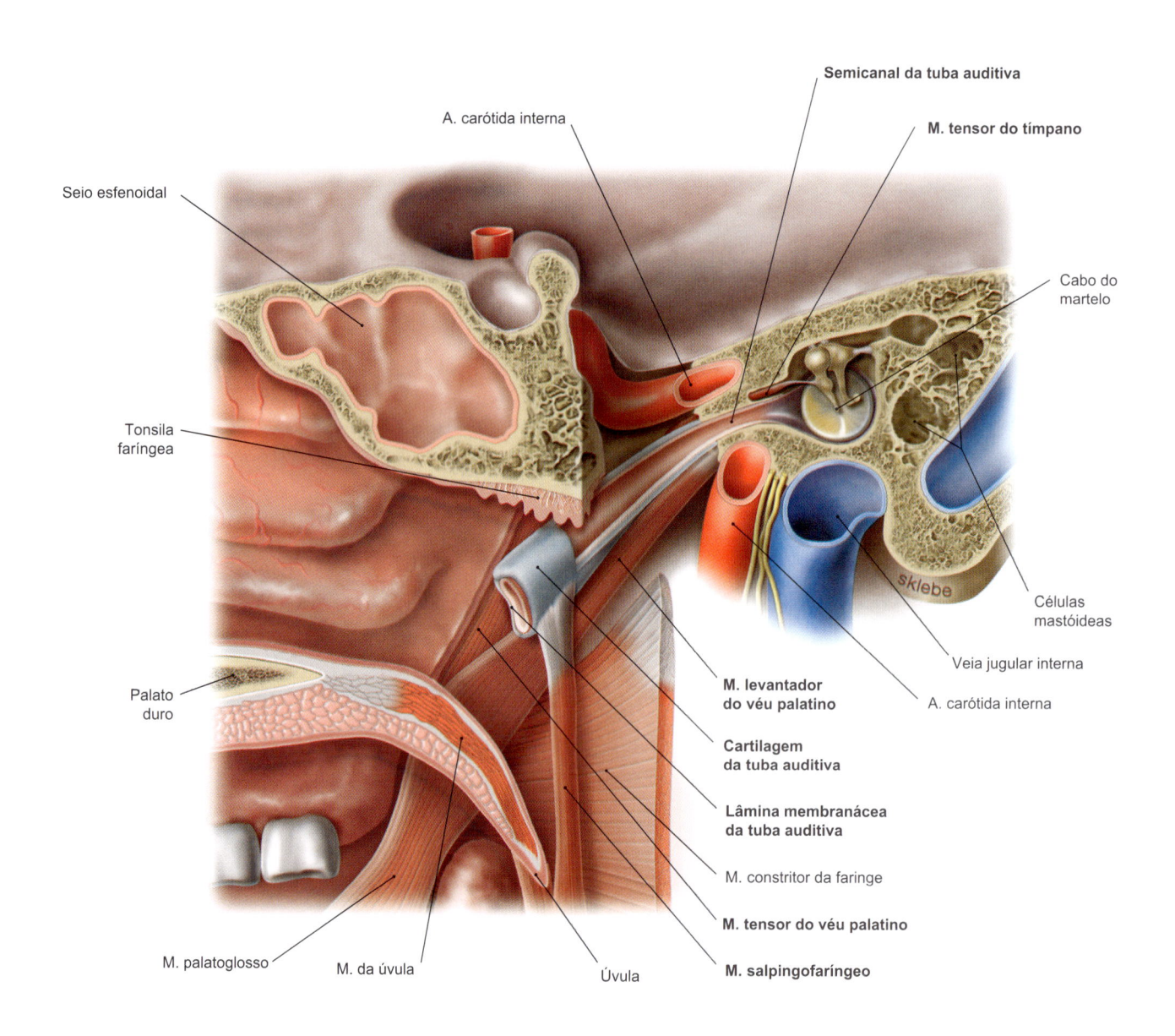

Figura 10.38 Tuba auditiva, à direita; vista medial. [S702-L238] Representação da ligação entre a parte nasal da faringe e a cavidade timpânica, bem como da posição dos músculos. O **M. salpingofaríngeo** origina-se na parte inferior da cartilagem tubária, na parte nasal da faringe. Sua contração promove o fechamento da tuba auditiva. Ao mesmo tempo, ele eleva a faringe.

Tuba Auditiva

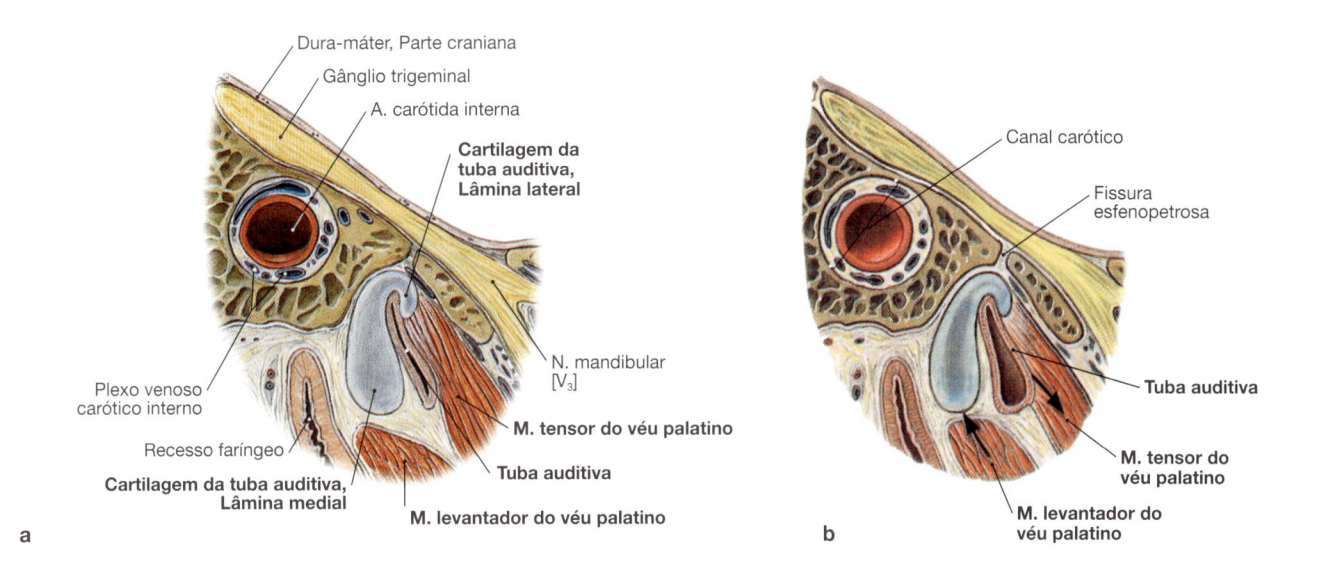

Figura 10.39a e b Tuba auditiva, lado direito; corte transversal na altura da divisão lateral da parte cartilagínea; vista lateral. [S700]
a Tuba fechada. O M. salpingofaríngeo atua na oclusão da tuba auditiva (não é mostrado).
b Tuba aberta. A ação do músculo sobre a tuba está indicada por setas. Durante a deglutição, ocorre a contração dos Mm. tensor e levantador do véu palatino. A contração do M. tensor do véu palatino causa uma tração sobre a parte membranácea e sobre a margem superior da cartilagem da tuba auditiva, com a resultante dilatação do lúmen tubário. A contração do M. levantador do véu palatino causa pressão vinda de baixo contra a cartilagem da tuba, devido à conformação do ventre muscular. Com isso, a parte cartilagínea é encurvada para cima, e o lúmen da tuba é dilatado.

→ T 4, T 6.2

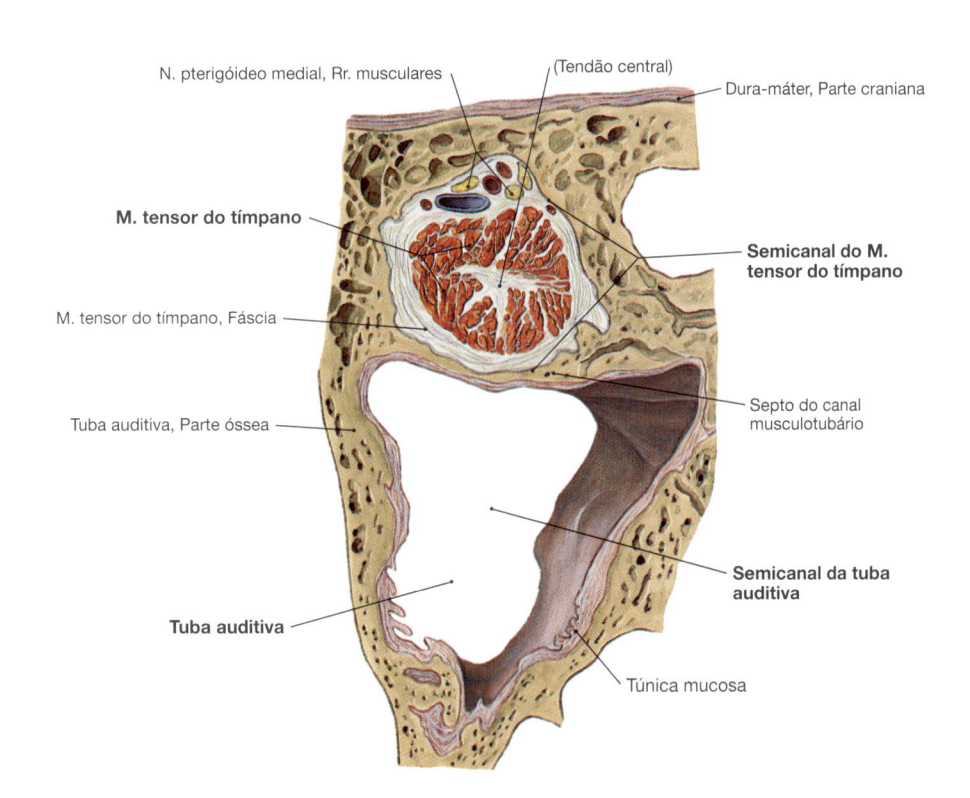

Figura 10.40 Tuba auditiva, lado direito; corte transversal na altura da parte óssea através do canal musculotubário; vista lateral. [S700]
A parte óssea da tuba auditiva encontra-se em um canal de formato triangular (semicanal da tuba auditiva do canal musculotubário) da parte petrosa do temporal. Através de uma delgada parede óssea, o M. tensor do tímpano segue separado da parede no interior do semicanal do M. tensor do tímpano do canal musculotubário.

Orelha Interna

Labirinto Ósseo

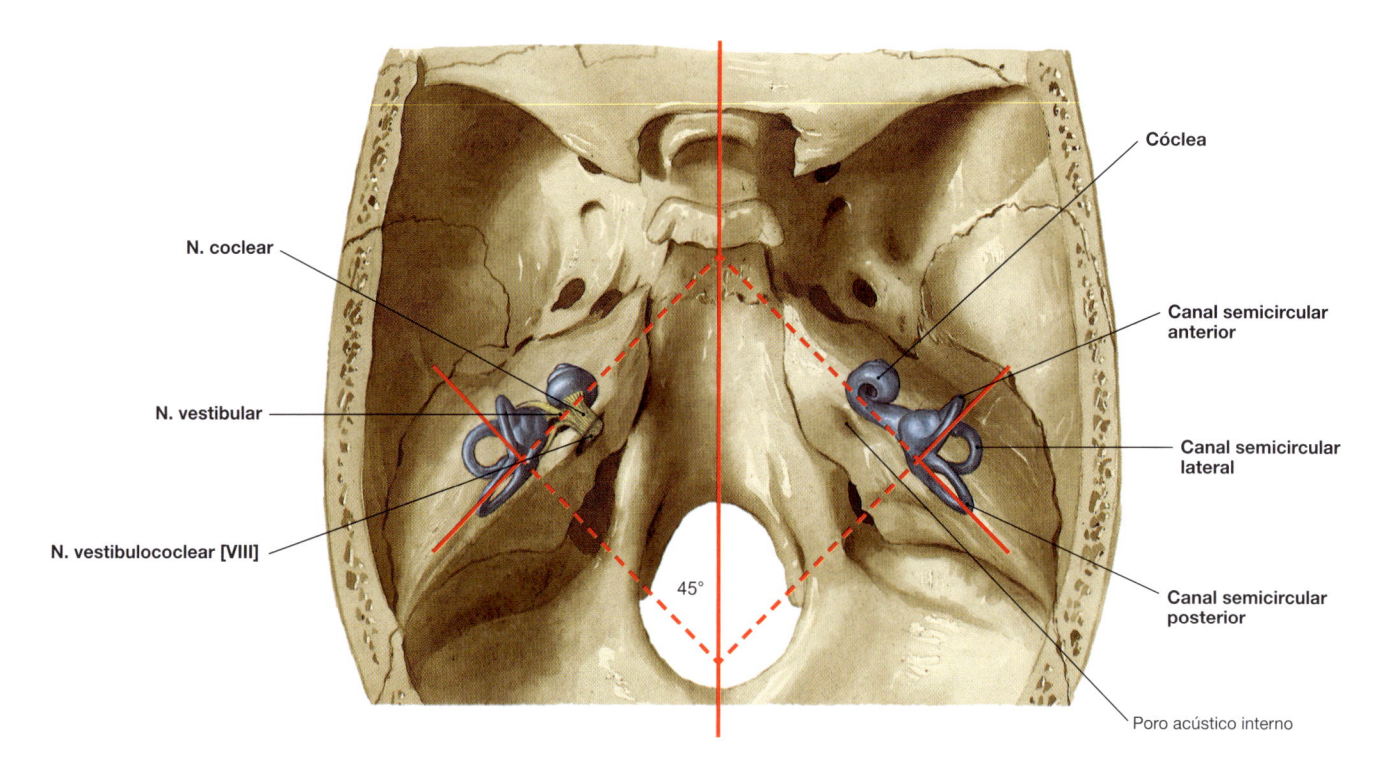

Figura 10.41 Orelha interna e N. vestibulococlear [VIII]; vista superior; a orelha interna está projetada em sua posição natural da parte petrosa do temporal. [S702]
A cúpula da cóclea está direcionada lateral e anteriormente. Os ductos semicirculares estão direcionados em um ângulo de 45° em relação aos planos principais do crânio (planos frontal, sagital e horizontal). Isto desempenha um importante papel na avaliação do crânio em imagens de TC.

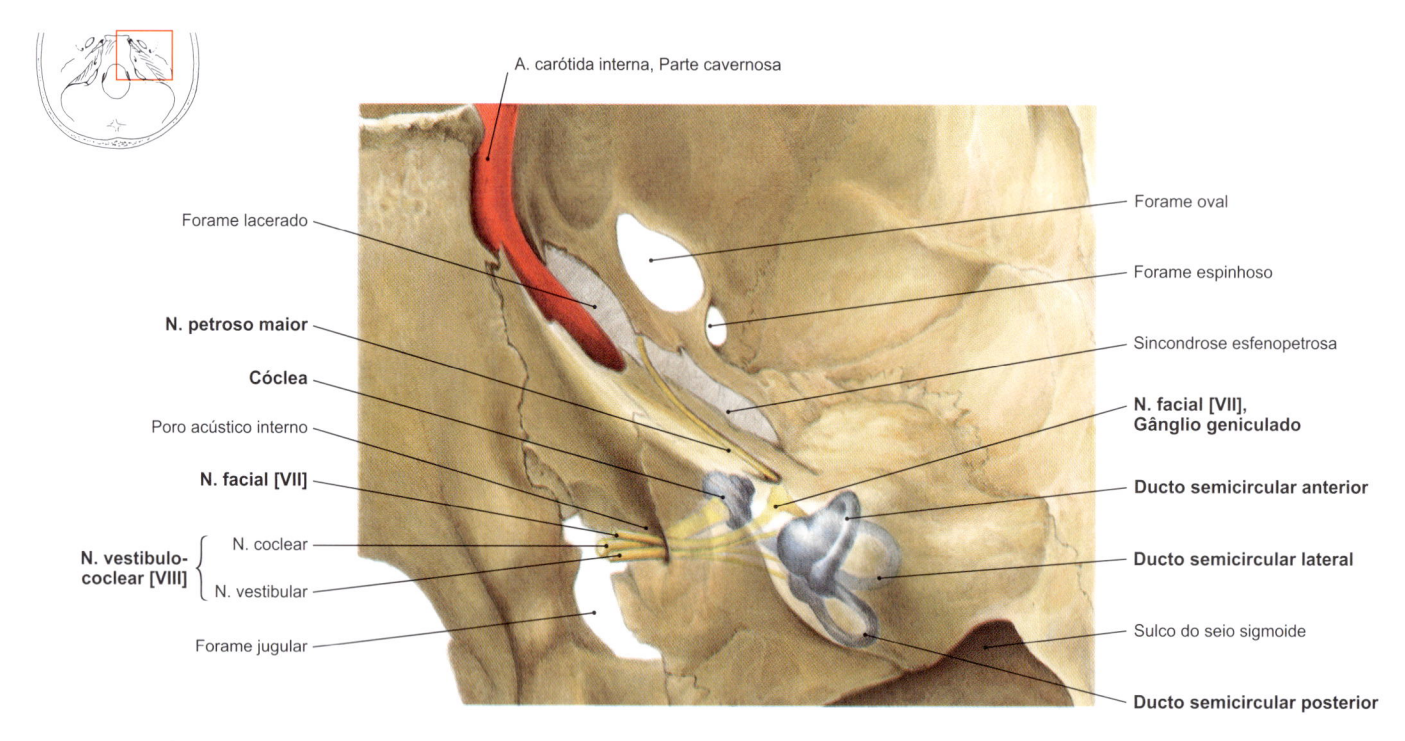

Figura 10.42 Orelha interna com N. facial [VII] e N. vestibulococlear [VIII], lado direito; vista superior da parte petrosa do temporal. [S700]
Durante a entrada no poro acústico interno, o N. facial [VII] e sua parte intermédia encontram-se sobre os Nn. coclear e vestibular, reunidos para formar o N. vestibulococlear [VIII] (também conhecido, frequentemente, na clínica, como N. estatoacústico). Os nervos separam-se no interior da parte petrosa do temporal. O **N. coclear** segue ligeiramente, em formato de arco, em direção anterior para a cóclea, enquanto o **N. vestibular**, também ligeiramente arqueado, segue em direção posterior. Um pouco antes de atingir o labirinto, ele se divide em uma parte superior para os ductos semicirculares anterior e lateral e para o sáculo, e em uma parte inferior para o utrículo e para o ducto semicircular posterior. Os corpos celulares dos neurônios de ambas as partes estão reunidos no **gânglio vestibular**. O N. facial [VII] segue acima e entre a cóclea e o órgão do equilíbrio no canal do nervo facial. O tronco principal se curva no joelho externo do nervo facial para baixo e em ângulo reto. No gânglio geniculado, o **N. petroso maior** emerge do N. facial [VII]. Ele segue em uma bolsa dural sobre a parte petrosa do temporal em direção ao forame lacerado e contém fibras parassimpáticas para a inervação das glândulas lacrimais e nasais.

Labirinto Ósseo e Canal Espiral da Cóclea

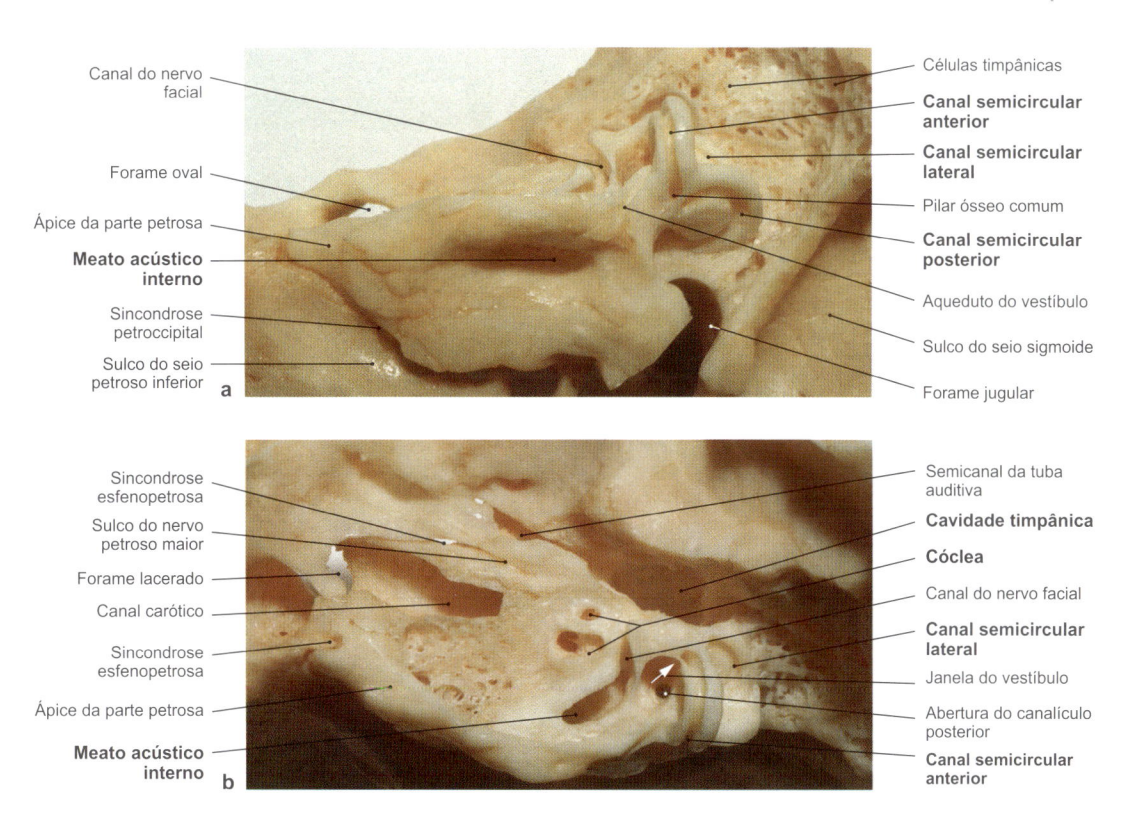

Figura 10.43a e b Labirinto ósseo, lado direito; moldado a partir da parte petrosa do temporal. [S700]
a Vista posterossuperior.
b Vista superior.

A orelha interna é um complexo formado por canais e dilatações ósseos em meio à parte petrosa do temporal (labirinto ósseo). Em seu interior, encontra-se um sistema de túbulos e sacos membranáceos, denominado labirinto membranáceo. Ele acomoda o órgão do equilíbrio e o órgão da audição (órgão vestibulococlear).

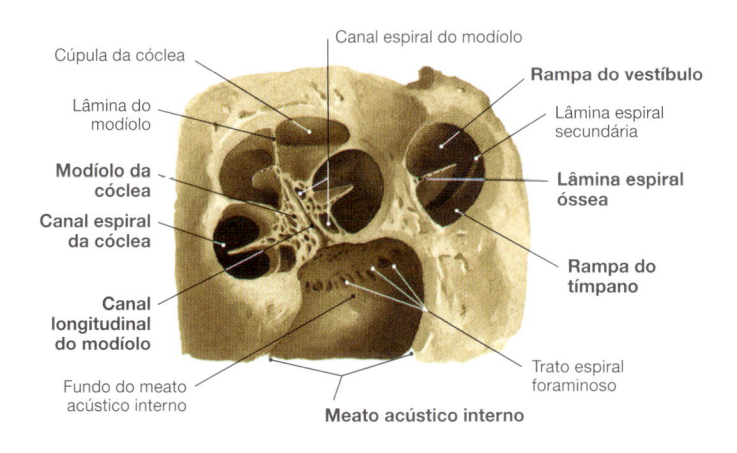

Figura 10.44 Canal espiral da cóclea, lado direito; vista superior; obtida a partir do eixo do modíolo. [S700]

A cóclea é composta por um canal (canal espiral da cóclea), que se enovela em duas voltas e meia ao redor do modíolo da cóclea. Nos canais espiral e longitudinal do modíolo está situado o gânglio espiral da cóclea, com os corpos celulares de neurônios bipolares do N. coclear. Do modíolo origina-se a lâmina espiral óssea no canal da cóclea.

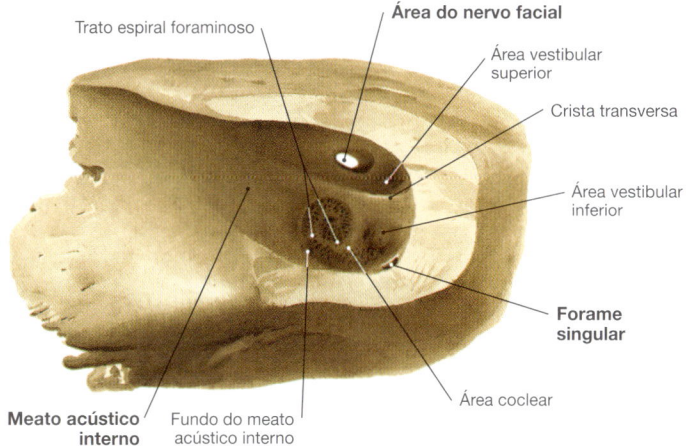

Figura 10.45 Meato acústico interno e assoalho do meato acústico interno, lado direito; vista medial, após remoção parcial da parede posterior. [S700]

O meato acústico interno inicia-se no poro acústico interno e continua em torno de 1 cm em direção lateral. Ele termina em uma lâmina óssea perfurada. No segmento de 1 cm de comprimento passam o N. facial [VII] e o N. vestibulococlear [VIII].

Correlações clínicas

O **neurinoma do VIII nervo craniano** (ou schwannoma vestibular) é um tumor benigno das células de Schwann, que envolve frequentemente o N. vestibular. Ele se origina no meato acústico interno e cresce deslocando-se para a fossa posterior do crânio (tumor do ângulo pontocerebelar). Os sintomas iniciais são diminuição da audição e distúrbios do equilíbrio.
[F276-006]

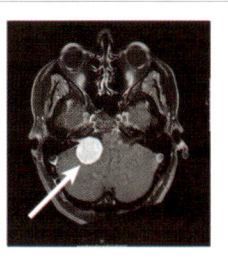

Orelha Interna

Labirinto Ósseo

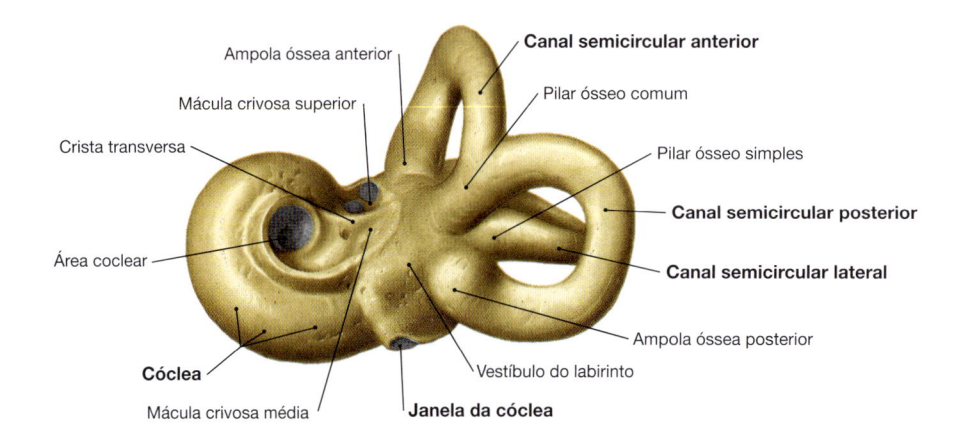

Figura 10.46 Labirinto ósseo, lado direito; vista oblíqua e posterior; envoltório ósseo do labirinto membranáceo obtido a partir da parte petrosa do temporal. [S700]

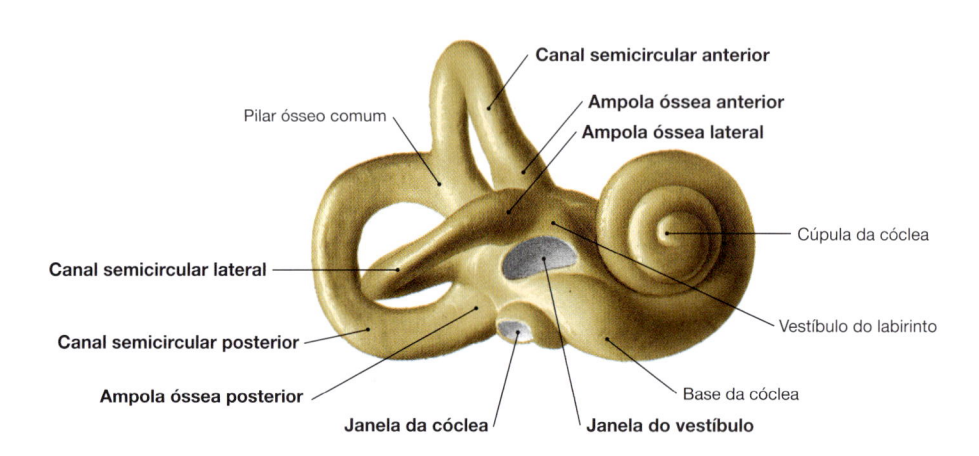

Figura 10.47 Labirinto ósseo, lado direito; vista lateral; envoltório ósseo do labirinto membranáceo obtido a partir da parte petrosa do temporal. [S700]

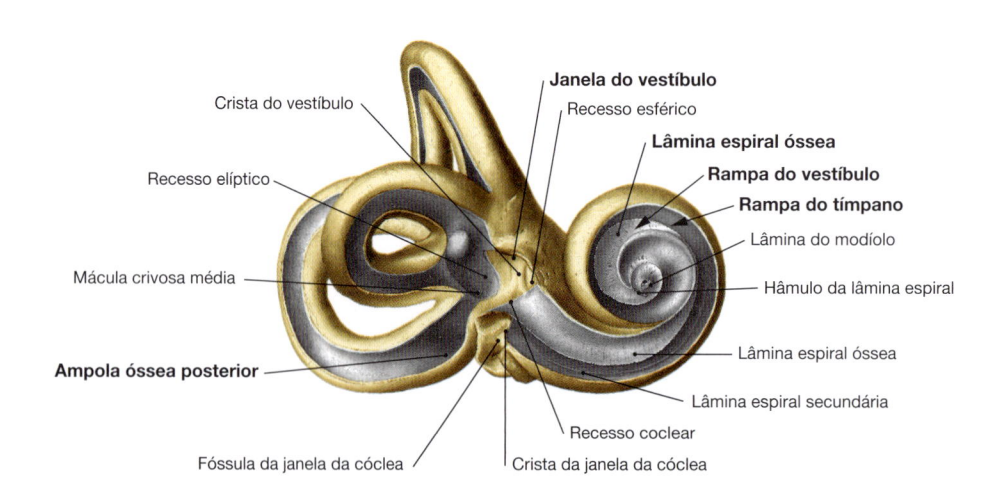

Figura 10.48 Labirinto ósseo, lado direito; vista anterolateral; os espaços ocos estão abertos. [S700]

O labirinto ósseo é composto pelo vestíbulo, pelos três canais semicirculares, pela cóclea e pelo meato acústico interno. O vestíbulo é o ponto de partida para a cóclea e para os canais semicirculares. Ele está ligado à cavidade timpânica por meio da janela do vestíbulo.

10 Labirinto Membranáceo

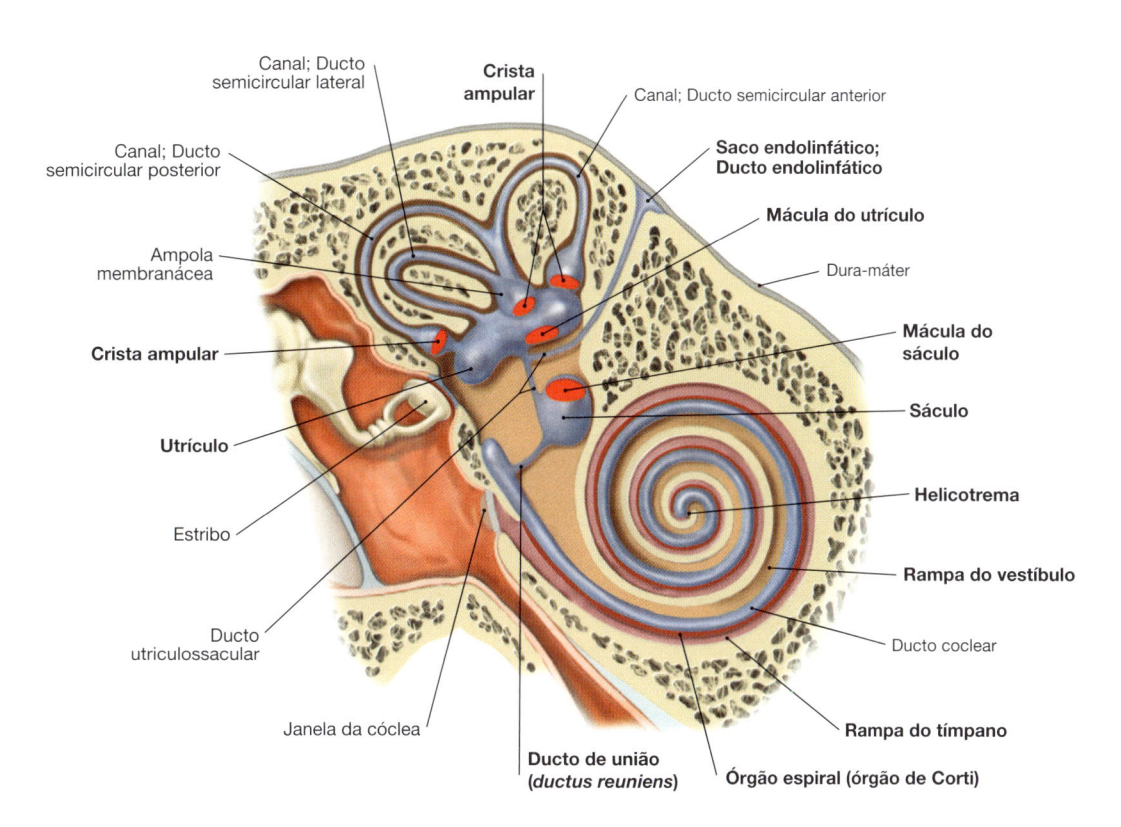

Figura 10.49 Labirinto membranáceo, lado direito; corte longitudinal através da parte petrosa do temporal; vista anterior, representação esquemática. [S700-L284]

O labirinto membranáceo é preenchido pela endolinfa, um líquido rico em potássio e pobre em sódio. O labirinto membranáceo não está imediatamente associado ao labirinto ósseo, mas está separado deste pelo espaço perilinfático preenchido com a perilinfa. De acordo com a função, o labirinto membranáceo é subdividido em uma parte vestibular e uma parte coclear. O **labirinto vestibular** inclui o sáculo e o utrículo, isto é, as estruturas localizadas no interior do vestíbulo, o ducto utriculossacular, os três ductos semicirculares e o ducto endolinfático, com o saco endolinfático. Este último representa uma dilatação situada no espaço epidural, na face posterior da parte petrosa do temporal, onde a endolinfa é absorvida. O **labirinto coclear** é formado pelo ducto coclear. Os labirintos vestibular e coclear comunicam-se entre si por meio do ducto de união (*ductus reuniens*).

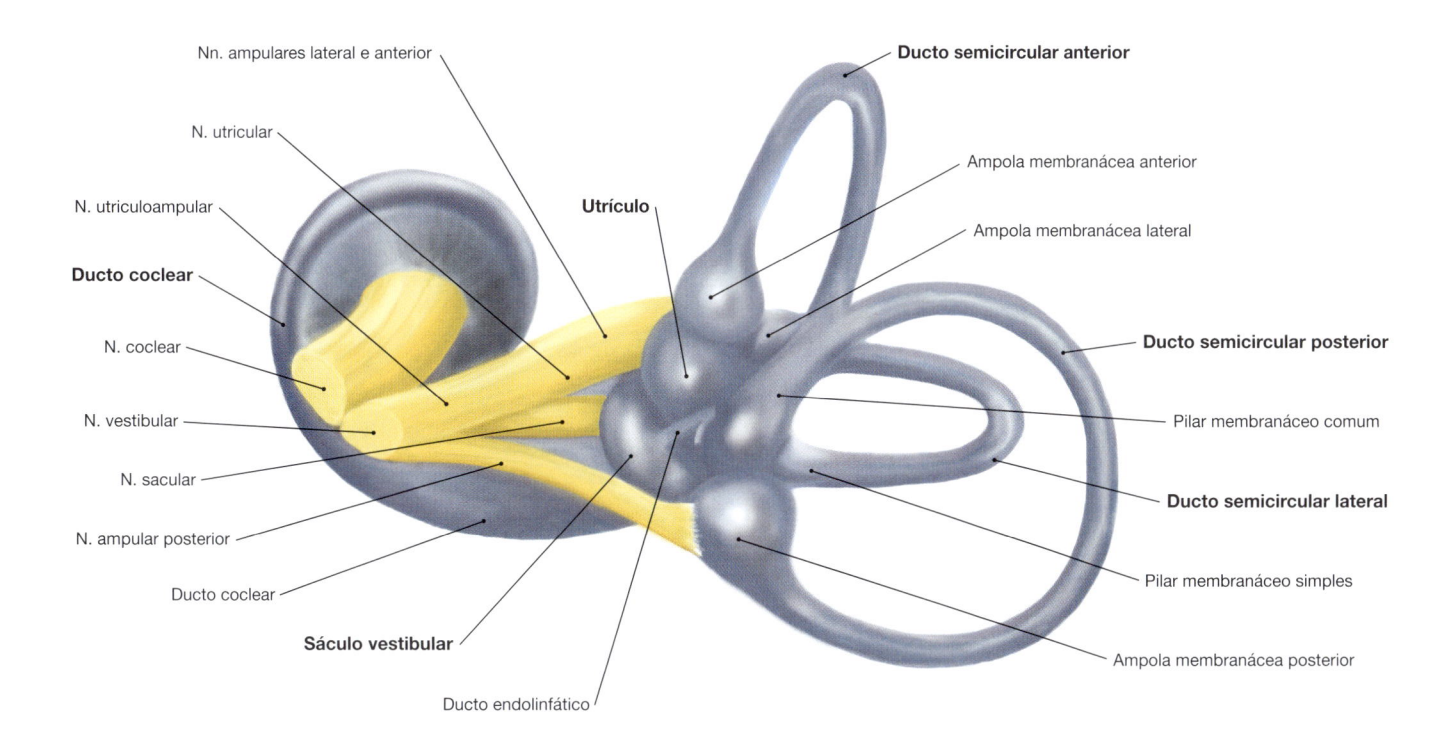

Figura 10.50 N. vestibulococlear [VIII] e labirinto membranáceo; visão geral semiesquemática, vista posterior. [S700-L284]

O labirinto membranáceo inclui o ducto coclear, o sáculo, o utrículo e os três ductos semicirculares. Estes últimos estão em conexão com o utrículo. Na transição para o utrículo, cada ducto semicircular forma uma dilatação (ampola membranácea). Os ductos semicirculares superior e posterior unem-se em um mesmo pilar membranáceo comum. Cada ampola contém uma área de epitélio sensitivo (cristas ampulares, não representadas).

Orelha Interna

Suprimento Sanguíneo e Inervação do Labirinto Membranáceo

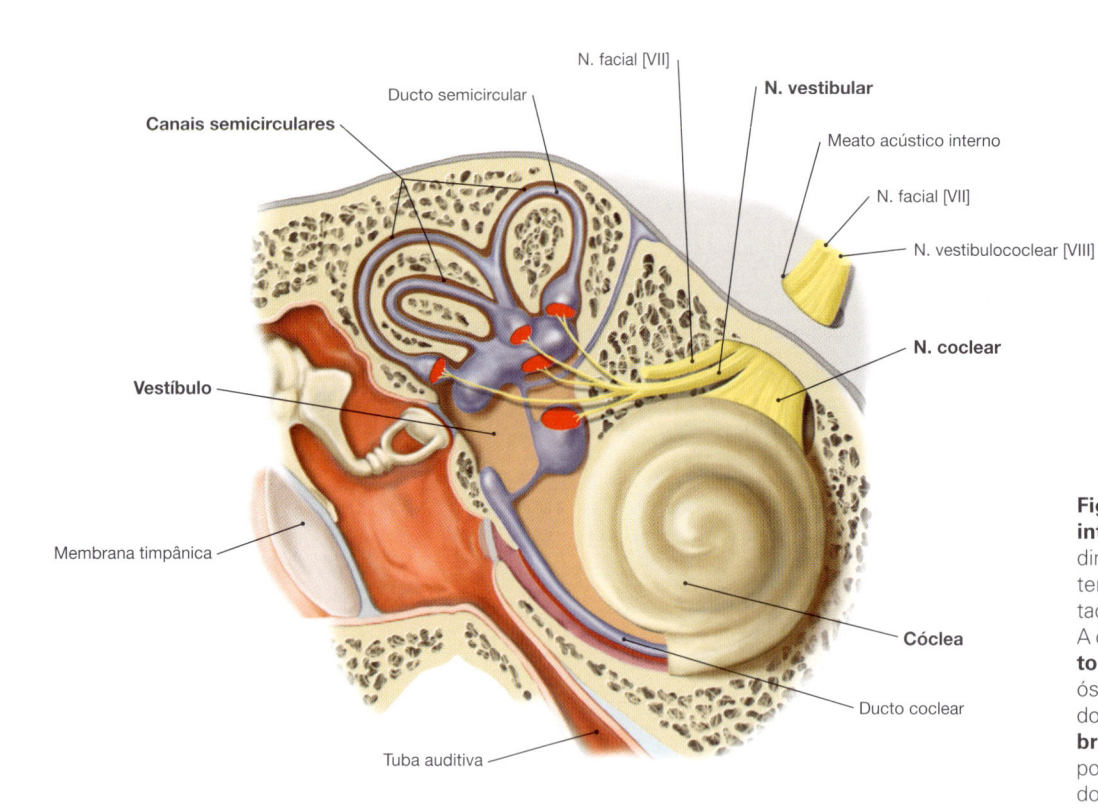

Figura 10.51 Inervação da orelha interna, lado direito; corte longitudinal através da parte petrosa do temporal; vista anterior, representação esquemática. [S700-L284]
A orelha interna divide-se no **labirinto ósseo**, circundado pelo tecido ósseo compacto da parte petrosa do temporal, e no **labirinto membranáceo**, um sistema constituído por túbulos membranáceos contidos em seu interior.

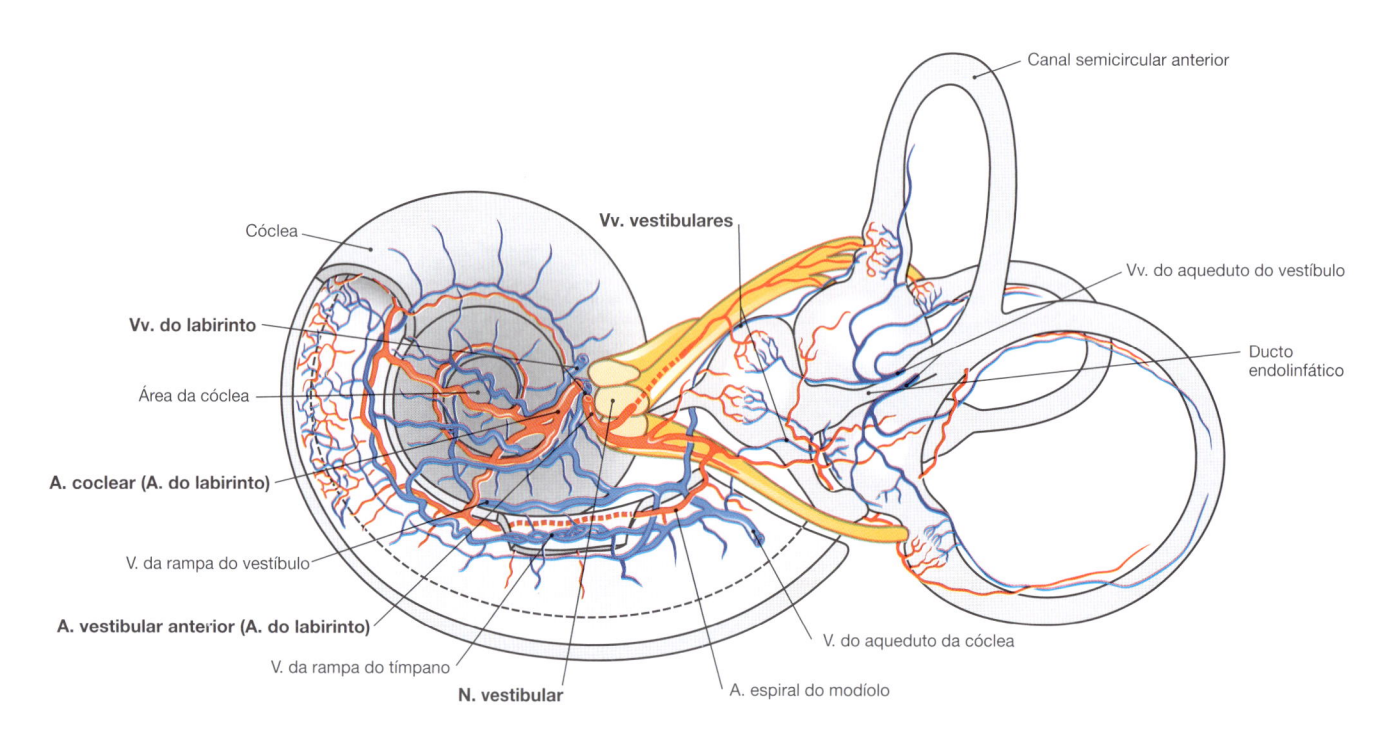

Figura 10.52 Suprimento sanguíneo e inervação da orelha interna do lado direito; vista medial. [S700-L126]/[G1083~(B500-M282-L132)]
Todo o suprimento sanguíneo da orelha interna é derivado de ramos da **A. do labirinto** (→ Figura 12.57); a drenagem sanguínea ocorre por meio de Vv. do labirinto. A. e V. cerebelares anteriores e inferiores normalmente formam alças de poucos milímetros no meato acústico interno (não representado) e aqui originam A. e Vv. do labirinto para o suprimento do labirinto (**atenção:** a artéria é terminal).

Correlações clínicas

A **oclusão trombótica da A. do labirinto** ou de seus ramos está associada a distúrbios do equilíbrio e a deficiências auditivas, uma vez que a A. do labirinto é uma artéria terminal.
A tríade composta por crises paroxísticas de tonteira, perda unilateral da audição e zumbido unilateral é caracterizada como **doença de Ménière**. Uma causa provável é um distúrbio da reabsorção da endolinfa, com distensão do labirinto membranáceo (hidropisia da cóclea). Disso resultam alterações patológicas nas células sensitivas.

10 Cóclea

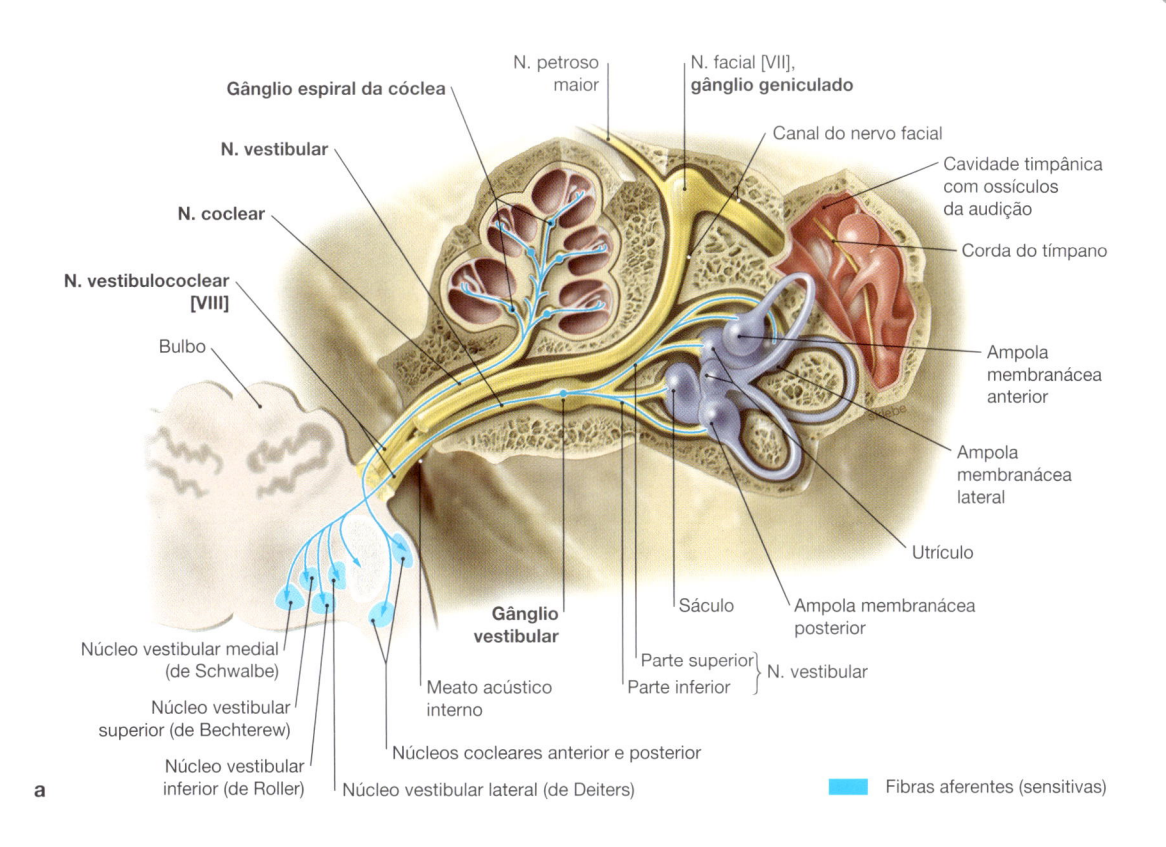

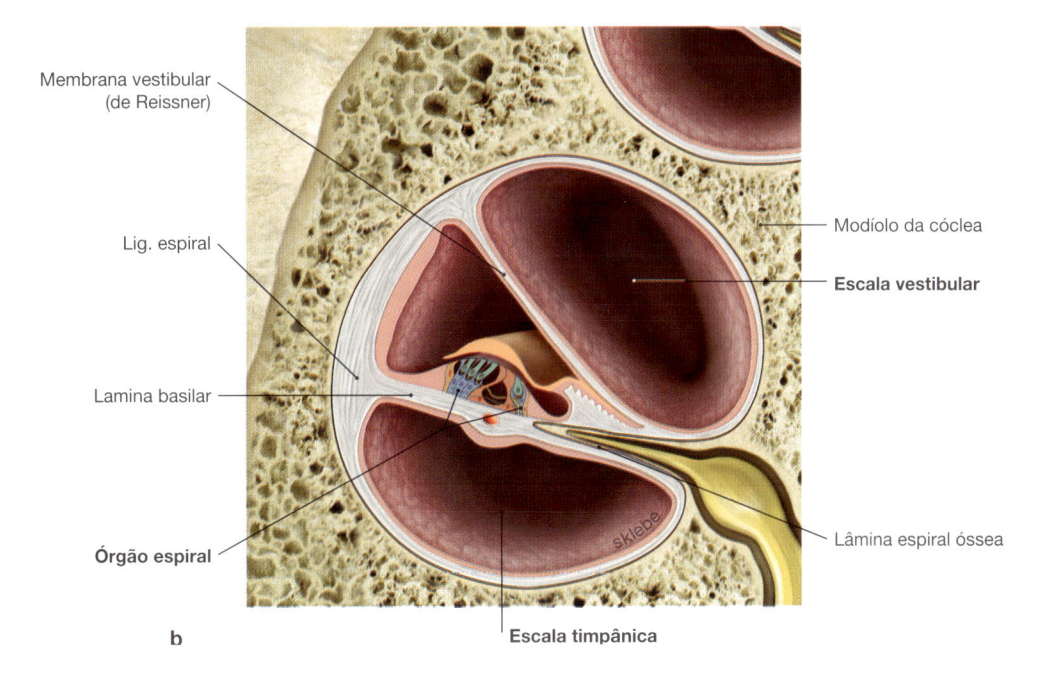

Figura 10.53a e b   Cóclea, órgão vestibular, N. vestibulococlear [VIII] com núcleos e especificidades das fibras, N. facial [VII], bem como orelha média; vista superior, parte petrosa do temporal aberta. [S700-L238]

a Após sua entrada através do meato acústico interno, o N. facial [VII] avança entre a cóclea e o órgão vestibular. Junto ao gânglio geniculado, ele se inclina para a frente e para baixo, e passa a ter uma relação topográfica com a orelha média (→ Figuras 10.24 a 10.26).
O N. vestibulococlear [VIII] contém fibras somatoaferentes especiais (SAE), bem como fibras eferentes, que formam o feixe olivococlear. Sua **parte coclear** conduz informações auditivas para os núcleos cocleares anterior e posterior no tronco encefálico; sua **parte vestibular** conduz informações do equilíbrio para os núcleos vestibulares medial, lateral, superior e inferior no tronco encefálico. Os pericários dos neurônios bipolares para a cóclea situam-se no **gânglio espiral**, e para o órgão do equilíbrio, no **gânglio vestibular**.

b O canal espiral da cóclea é dividido em três espaços pela membrana vestibular (membrana de Reissner) e pela membrana basilar:
- A **escala vestibular** (rampa do vestíbulo), preenchida por perilinfa, que vai do vestíbulo ao helicotrema (a abertura entre a escala vestibular e a escala timpânica, na circunvolução superior da cóclea)
- O **ducto coclear**, repleto de endolinfa
- A **escala timpânica** (rampa do tímpano) repleta de perilinfa, que vai do helicotrema até a janela da cóclea na parede timpânica medial. A escala vestibular e a escala timpânica estão em contato junto ao helicotrema.

O assoalho do ducto coclear é a lâmina basilar, que contém o órgão espiral (órgão de Corti). A endolinfa é formada pela estria vascular junto à parede óssea lateral da cóclea.

Audição e Equilíbrio

Cóclea e Condução dos Sons

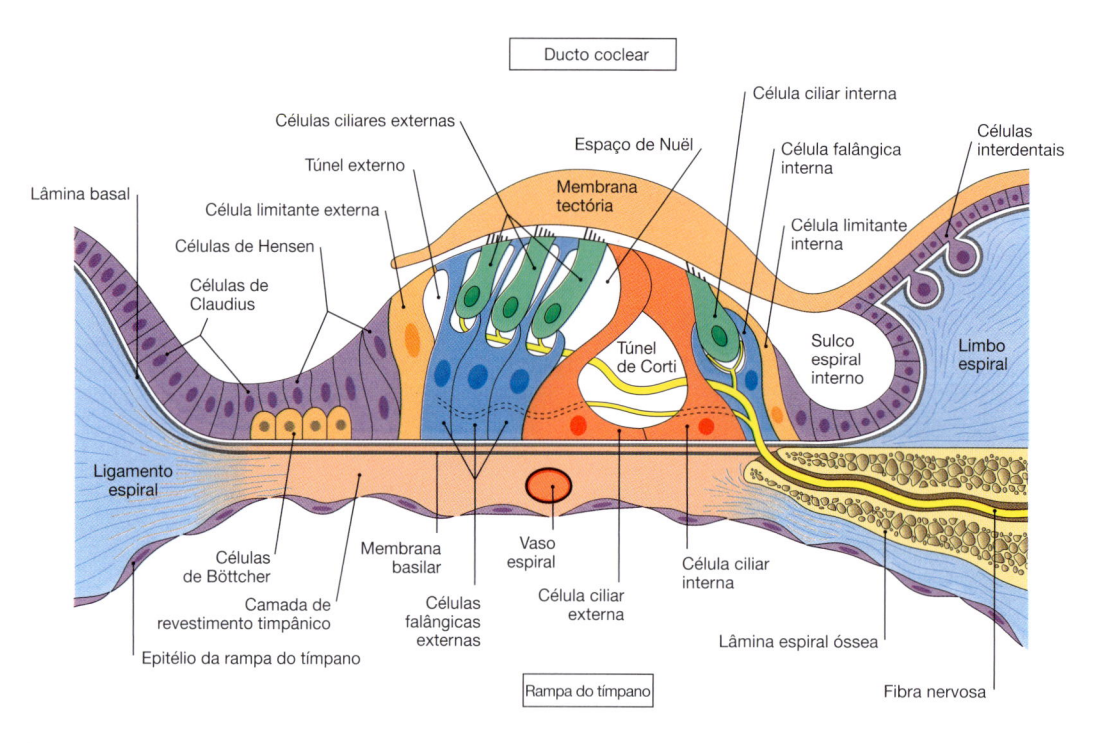

Figura 10.54 Órgão espiral (de Corti); representação esquemática. [R170-5-L107]
A complexa inervação aferente e eferente das células ciliares foi representada aqui de modo bastante simplificado.

O órgão espiral (de Corti) representa o órgão da audição propriamente dito. Aqui estão situadas células sensitivas auditivas (células ciliares), juntamente com células de sustentação sobre a membrana basilar, e são recobertas por uma membrana gelatinosa (membrana tectória). O órgão espiral estende-se por todo o ducto coclear.

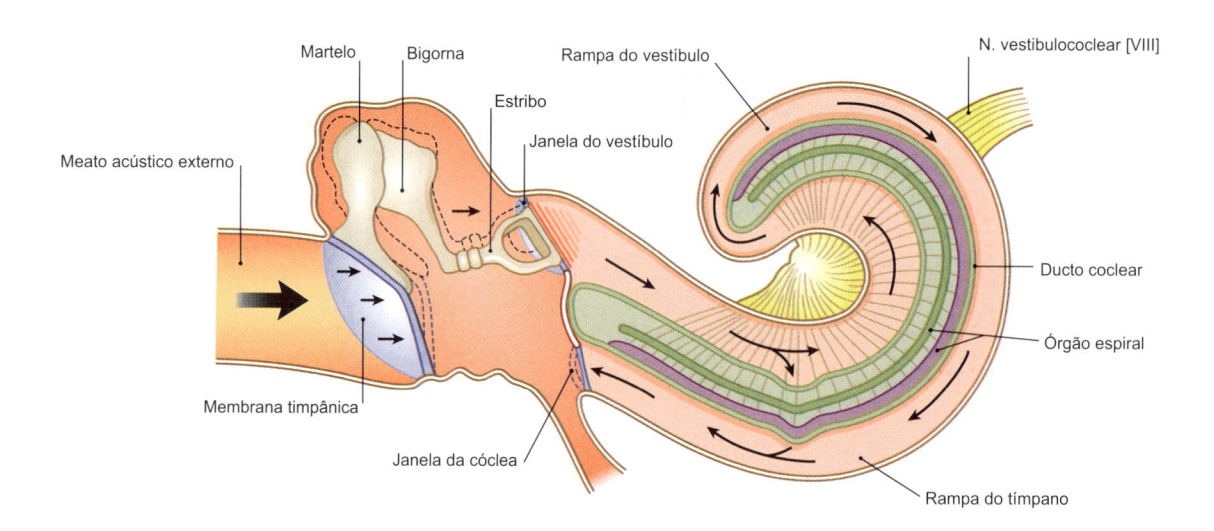

Figura 10.55 Condução dos sons. [S700-L126]
A condução dos sons ocorre por meio de ondas sonoras, que são captadas pela orelha externa (aurícula e meato acústico externo) e transferidas através da membrana timpânica e da cadeia de ossículos da orelha média via base do estribo sobre a perilinfa. Isto produz movimentos ondulatórios (ondas transmitidas), que migram ao longo das paredes do ducto coclear (particularmente da lâmina ou membrana basilar). Deste modo, ocorrem movimentos de atrito sobre o órgão espiral. Os estereocílios das células ciliares internas tornam-se inclinados (deflexão). Esses eventos mecânicos são convertidos, pelas células sensitivas, em potenciais receptores (transdução mecanoelétrica).

Correlações clínicas

Lesões das células ciliares estão associadas, muito frequentemente, à ocorrência de **tinido**, p. ex., em função de escutar música alta ou após uma explosão (trauma acústico). Consequentemente, o conceito de tinido é um sintoma no qual os indivíduos envolvidos percebem ruídos que outras pessoas não detectam.

Órgão do Equilíbrio

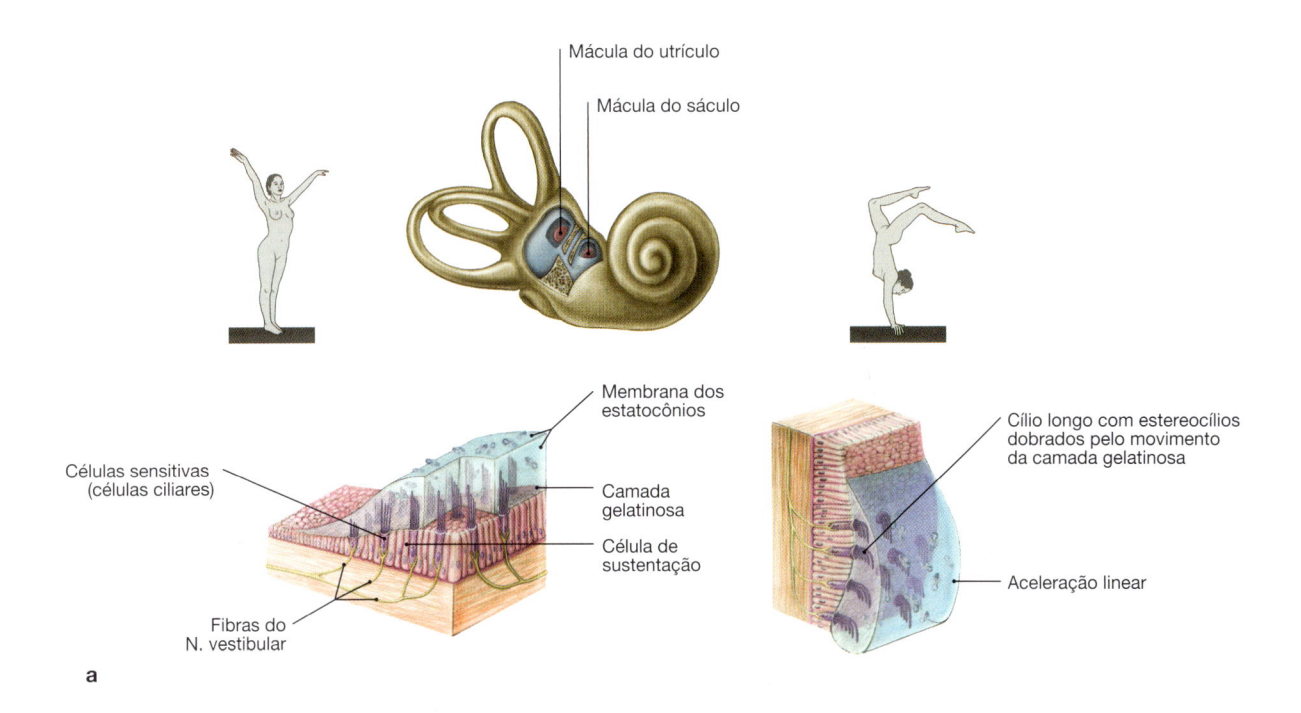

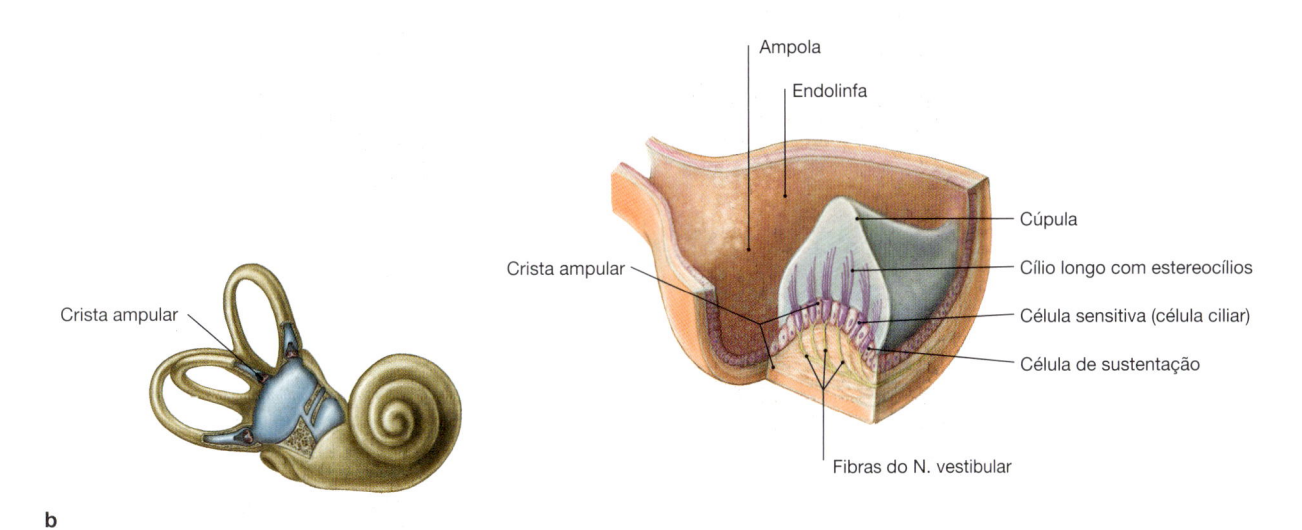

Figura 10.56a e b   Estrutura das máculas do utrículo e do sáculo, bem como das cristais ampulares. [S700-L285]
O labirinto vestibular repleto de endolinfa consiste em **sáculo** (mácula do sáculo, acelerações lineares verticais), **utrículo** (mácula do utrículo – acelerações lineares horizontais) e três **canais semicirculares** (cristas ampulares com suas cúpulas – acelerações angulares).
a No sáculo e no utrículo destacam-se do restante do epitélio duas formações ovais, compostas de células sensitivas, células de sustentação e epitélio (máculas) de 2 mm de comprimento.
b Nas ampolas, projeta-se uma faixa transversal composta de células sensitivas e células de sustentação para dentro do lúmen expandido (crista ampular.

Sobre as máculas e as cristas ampulares situa-se uma massa gelatinosa, denominada membrana dos estatocônios ou membrana otolítica (mácula) ou cúpula (crista ampular). As células sensitivas, cada uma com um cílio longo de 60 μm de comprimento, bem como cerca de 80 estereocílios, se projetam para dentro das camadas gelatinosas da mácula e crista ampular, sendo ativadas pelo movimento da camada gelatinosa (curvatura, a), o que leva à ativação sináptica de fibras aferentes do N. vestibular [VIII].

Correlações clínicas

A pessoa que apresenta colesteatoma (tumor da orelha, consistindo em várias camadas de epitélio pavimentoso queratinizado; proliferação dentro da orelha média, seguida por inflamação purulenta crônica), otite média aguda, mastoidite ou que sofreu traumatismos cranianos pode ser acometida por **labirintite** com vertigens, nistagmo irritativo ou deficitário. As vias da infecção são as janelas do vestíbulo e da cóclea, lacunas no labirinto ósseo (após traumatismos e erosão óssea de espaços pneumáticos infectados) ou inflamações oriundas de nervos e vasos, dos canalículos cocleares ou dos canalículos vestibulares transmitidas às meninges. As consequências são **perda auditiva neurossensitiva** e destruição do aparelho vestibular.

10 Audição e Equilíbrio

Audição e Equilíbrio

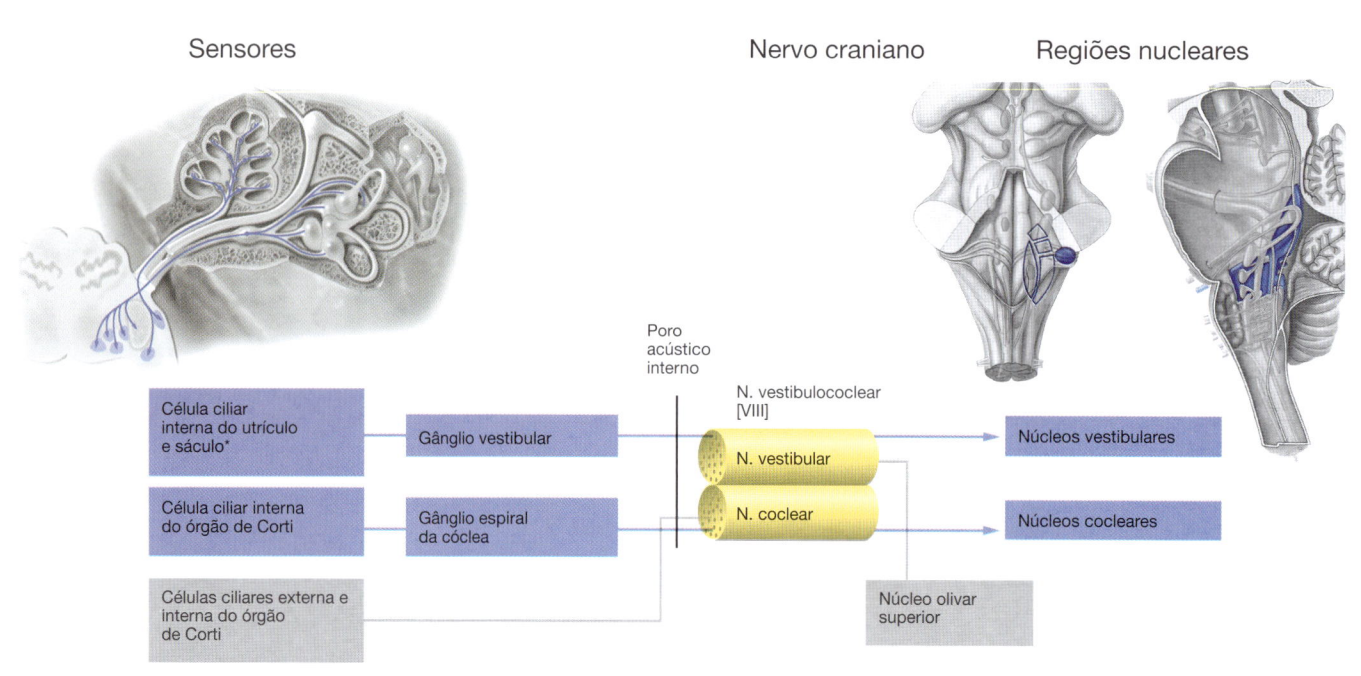

Figura 10.57 Trajeto, ramos e qualidades das fibras do N. vestibulococlear [VIII]. Representação esquemática. [S700-L127-L238]
As impressões auditivas e do equilíbrio são registradas pelas células ciliares externas e internas (células sensitivas) do utrículo e sáculo, bem como dos canais semicirculares. As informações são transmitidas pelo primeiro neurônio da via auditiva e da via do equilíbrio. Os corpos celulares do primeiro neurônio situam-se no gânglio espiral ou no gânglio vestibular. Os axônios de cada primeiro neurônio formam o N. coclear ou o N. vestibular, que se juntam para formar o N. vestibulococlear [VIII].

Os axônios do N. coclear projetam-se para os dois núcleos cocleares no tronco encefálico, os axônios do N. vestibular projetam-se para os quatro núcleos vestibulares. (Sobre os nomes próprios dos núcleos, → Figura 10.53.)
Prolongamentos axonais eferentes, provenientes do complexo olivar superior, chegam às células ciliares da orelha interna (feixe olivococlear). Inicialmente, as fibras trafegam juntamente com o N. vestibular e, no meato acústico interno, se juntam ao N. coclear (anastomose de Oort), com o qual chegam às células ciliares (→ Figura 10.58).

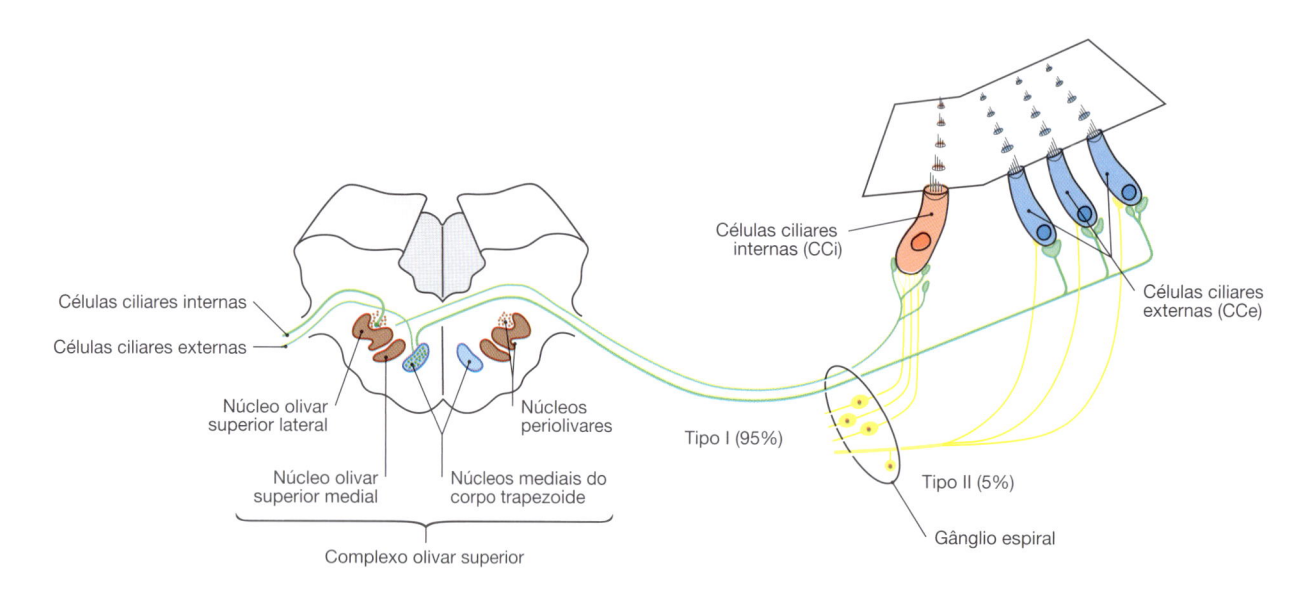

Figura 10.58 Partes periféricas da via auditiva. Origens e regiões terminais das células ganglionares e das fibras eferentes olivococleares. Representação esquemática. [S702-L126]/[(B500~M282-L132)/G1087]
No órgão de Corti encontram-se 3 a 4 fileiras de células ciliares externas e uma fileira de células ciliares internas. A informação originada das células ciliares externas, que se forma por meio da curvatura de seus estereocílios em direção ao estereocílio mais longo em contato com a membrana tectória, situada sobre o órgão de Corti, leva à ativação das células aferentes pseudounipolares ganglionares do tipo II, cujos corpos celulares estão situados no gânglio espiral (apenas 5% de todas as células ganglionares do gânglio espiral). A maioria de seus axônios não participa da formação do N. coclear, e sim de funções cocleares intrínsecas da coordenação. Eles servem como mecanismos de amplificação coclear, o pré-requisito para um limiar auditivo muito baixo e a capacidade de discriminação da frequência. Os neurônios do tipo I, ativados pelas células ciliares internas, são células ganglionares bipolares. Uma célula ganglionar contém informações de 10 a 20 células ciliares internas. Os axônios das células ganglionares bipolares situados no gânglio espinal formam, a seguir, o N. coclear e projetam-se para os núcleos cocleares anterior e posterior. Fibras eferentes provenientes do complexo olivar superior chegam às células ciliares internas e externas (feixe olivococlear). As fibras eferentes formam sinapses com as fibras aferentes das células ciliares internas e com as células basais das células ciliares externas.

Via Auditiva

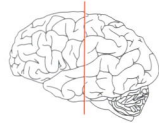

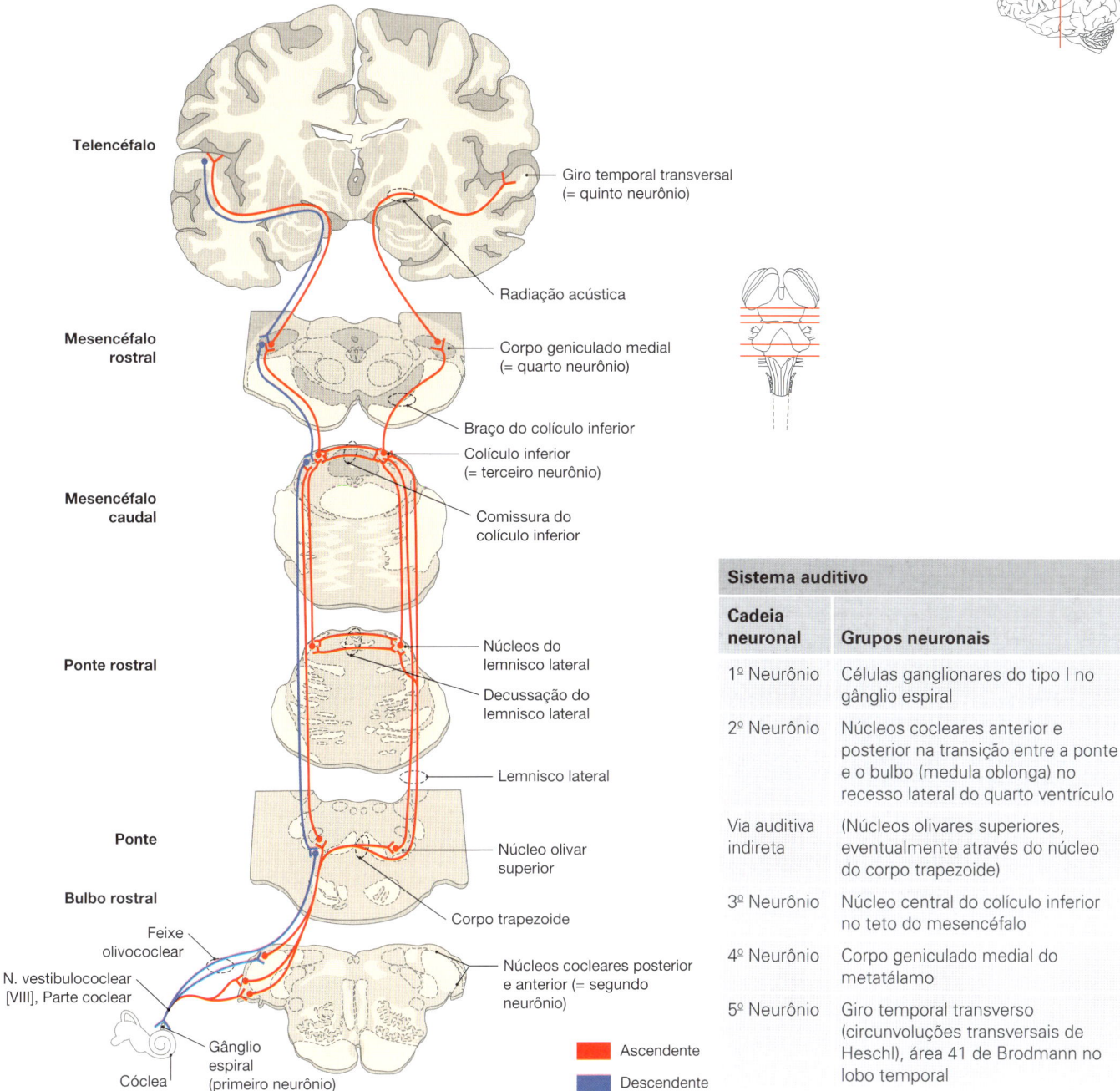

Sistema auditivo	
Cadeia neuronal	**Grupos neuronais**
1º Neurônio	Células ganglionares do tipo I no gânglio espiral
2º Neurônio	Núcleos cocleares anterior e posterior na transição entre a ponte e o bulbo (medula oblonga) no recesso lateral do quarto ventrículo
Via auditiva indireta	(Núcleos olivares superiores, eventualmente através do núcleo do corpo trapezoide)
3º Neurônio	Núcleo central do colículo inferior no teto do mesencéfalo
4º Neurônio	Corpo geniculado medial do metatálamo
5º Neurônio	Giro temporal transverso (circunvoluções transversais de Heschl), área 41 de Brodmann no lobo temporal

Figura 10.59 Via auditiva. Estações neuronais e cruzamentos mais importantes da via auditiva central; representação esquemática. [S702-L127]/[G1081]

A função da via auditiva central é a condução de sinais acústicos ao cérebro, para que sejam processados e tornem-se conscientes. A via auditiva consiste em uma cadeia de cinco grupos neuronais (→ Tabela) e sua organização é tonotópica. Tonotopia significa que as conexões da orelha com o cérebro são construídas de tal forma, que as terminações nervosas no cérebro refletem as relações da vizinhança dos corpos celulares na membrana basilar. Na cóclea, a membrana próxima à base é estimulada por frequências altas; na região apical, é estimulada por frequências baixas. No **córtex auditivo primário** (giro temporal transverso, circunvoluções transversais de Heschl), que é atingido pelos axônios do quinto neurônio como **radiação acústica**, as frequências altas são representadas mais lateralmente, e as frequências baixas como mais mediais. No córtex auditivo primário ocorre a conscientização dos tons, sons e padrões acústicos simples. As palavras, a linguagem ou as melodias são processadas no córtex auditivo secundário adjacente (não representado).

Correlações clínicas

Para verificar se uma perda auditiva afeta a orelha interna (sensitiva) ou se tem causas neuronais (retrococleares), é necessário fazer um teste funcional da orelha interna e do processamento central dos impulsos da via auditiva, mesmo antes do desenvolvimento da linguagem (ainda na idade do lactente), a audiometria de resposta evocada do tronco encefálico **BERA (*brainstem-evoked response audiometry*)**. Para isso, derivam-se **potenciais acústicos evocados (PAE)** do couro cabeludo após estimulação acústica padronizada da orelha interna, cujas latência e amplitude são avaliadas.

Audição e Equilíbrio

Vias Vestibulares

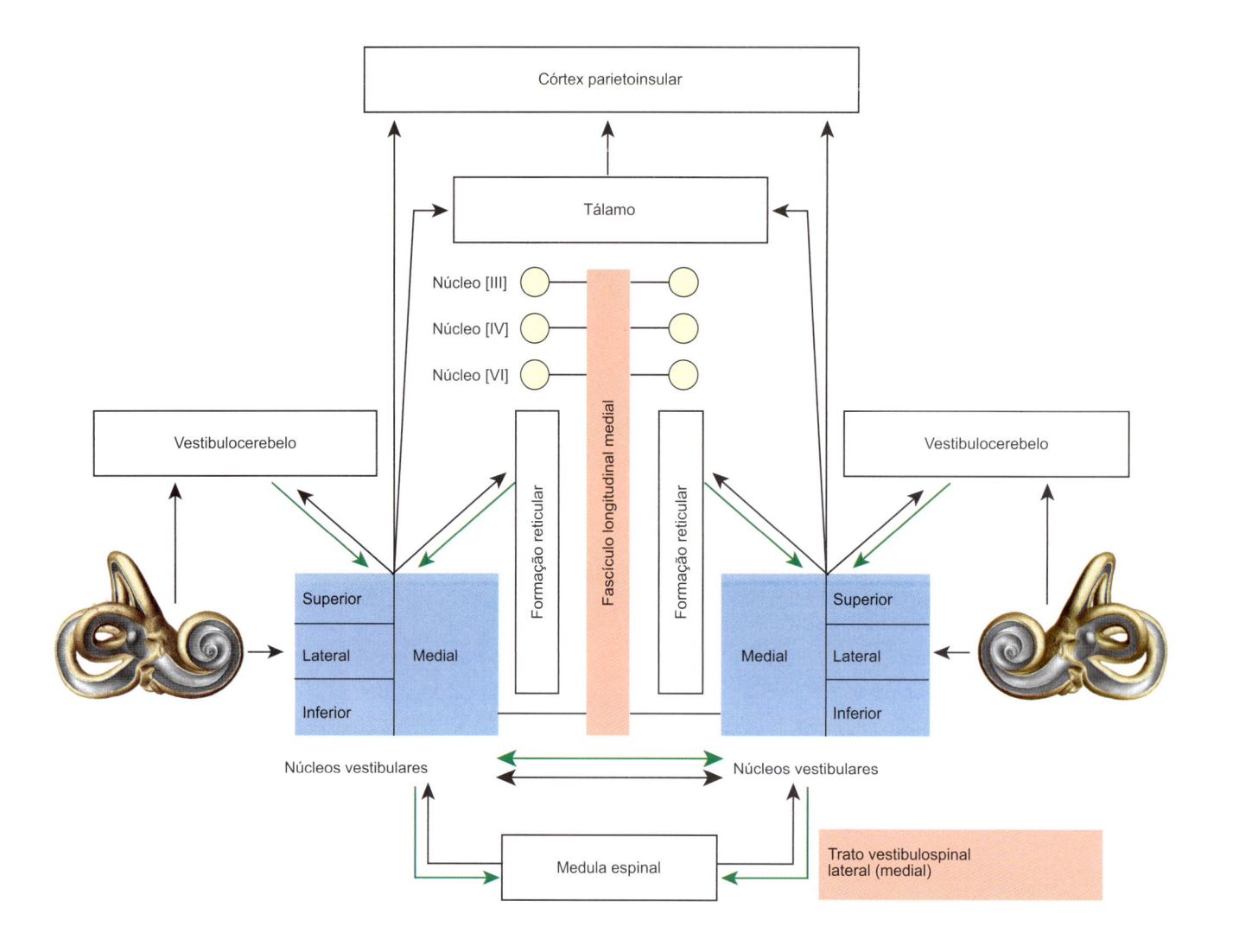

Figura 10.60 Sistema vestibular, aferências e eferências importantes dos núcleos vestibulares como núcleos de integração; representação esquemática. [S702-L127]/[G1081]

O sistema vestibular registra alterações da posição corporal e/ou movimentos do corpo para a manutenção do equilíbrio (→ Tabela). Enquanto isso, o aparelho vestibular situado na orelha interna percebe as alterações posturais e do movimento. Os impulsos registrados são transmitidos não apenas para os núcleos vestibulares no bulbo, mas também para o cerebelo (lóbulo floculonodular como parte principal do vestibulocerebelo). Além disso, são comparados intensivamente com impulsos proprioceptivos provenientes dos órgãos tendinosos de Golgi e fusos musculares, que chegam aos núcleos vestibulares através da medula espinal, bem como com informações do sistema óptico (estabilização do olhar). Assim, os núcleos vestibulares representam um centro de integração para a rápida adaptação à alteração da posição corporal ou do movimento. Isso ocorre de modo inconsciente e sem comutação cortical. Para chegar ao nível consciente, é preciso comunicação adicional por intermédio do tálamo e do córtex. É interessante notar que, até hoje, não se conhece qualquer área cortical primária que possa ser classificada como pertencente unicamente ao sistema vestibular. Em vez disso, são discutidas até dez áreas que participam do processamento do impulso (p. ex., sulco intraparietal, córtex parietoinsular, córtex somatossensitivo, hipocampo).

Sistema vestibular	
Cadeia neuronal	**Grupos neuronais**
1º Neurônio	Células ganglionares no gânglio vestibular
2º Neurônio	Núcleos vestibulares superior, lateral, inferior e medial na transição entre ponte e bulbo (medula oblonga)
3º Neurônio	Tálamo (núcleo posterior ventrolateral)
4º Neurônio	Córtex: sulco intraparietal, área parietoinsular, giro pós-central, área 7 de Brodmann e hipocampo

Reflexo Vestíbulo-Ocular

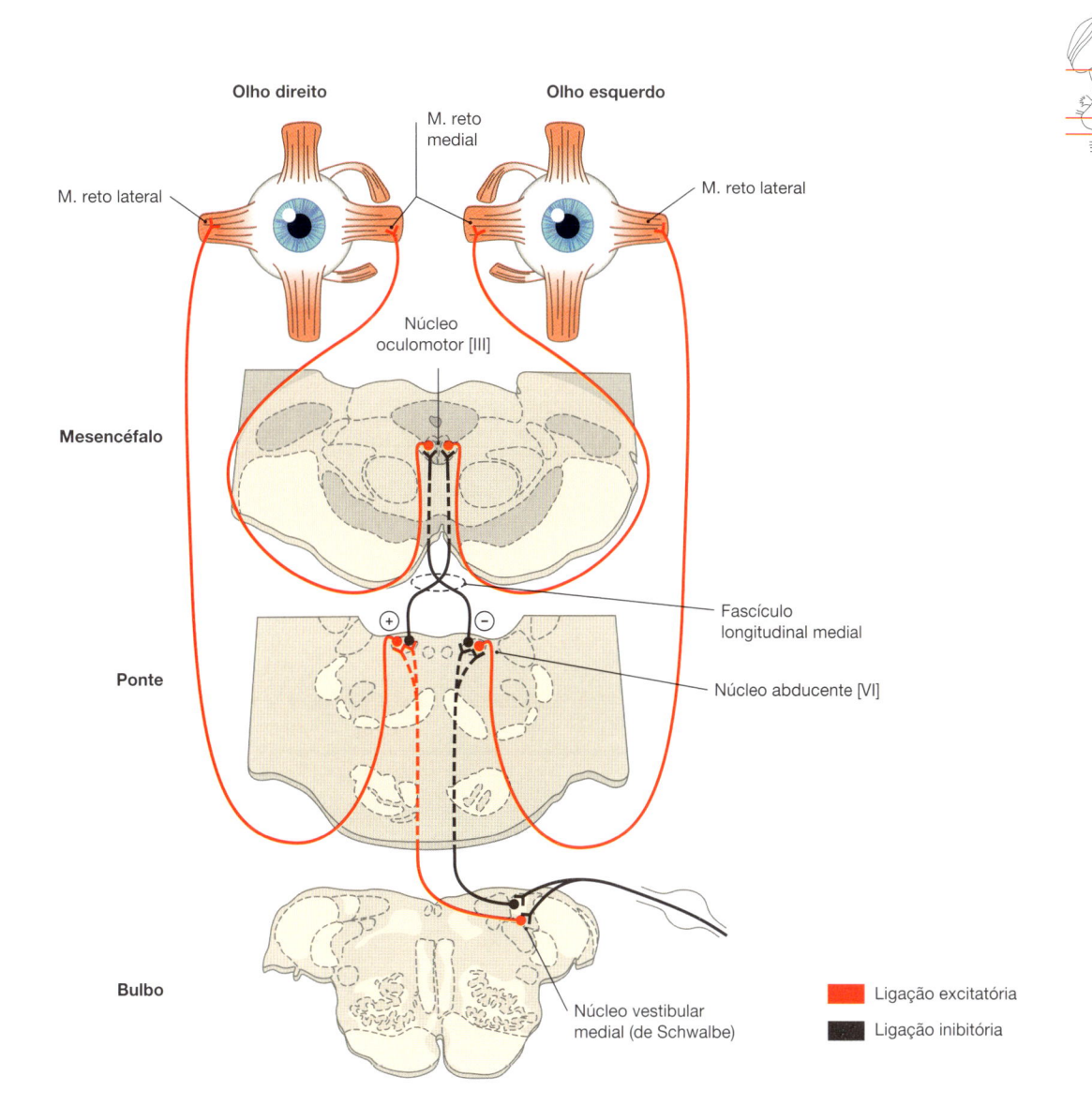

Figura 10.61 Reflexo vestíbulo-ocular; com estímulo do canal semicircular lateral esquerdo; representação esquemática. [S702-L127]/[G1081]

Cinquenta por cento do córtex visual processam os 3% centrais do campo visual. Por essa razão, uma função essencial do órgão vestibular é ajustar a posição dos olhos durante os movimentos da cabeça de tal forma que a imagem resultante em ambos os olhos seja simultaneamente ajustada ao campo central da visão, em especial o local de visão mais nítida (fóvea central). Esse processo de adaptação ocorre de modo reflexo sobre diferentes regiões centrais e sistemas de fibras do sistema vestibular, especialmente pelo fascículo longitudinal medial (→ Figura 10.60). A ativação das células sensitivas na crista ampular dos canais semicirculares laterais durante a rotação da cabeça (para a esquerda) leva a um aumento da frequência de impulso no N. vestibular esquerdo. Através do núcleo vestibular medial ocorre a ativação de motoneurônios do núcleo do nervo abducente contralateral, que leva à contração do M. reto lateral (lado direito). Os interneurônios ativam concomitantemente o núcleo oculomotor ipsilateral que, por sua vez, desencadeia a contração sincrônica do M. reto medial (lado esquerdo). Através do sistema semicircular do lado oposto, os dois músculos de ação antagonista (M. reto lateral do lado esquerdo e M. reto medial do lado direito) recebem comandos contrários e, com isso, atuam de modo antagonista (relaxando). Os movimentos da cabeça, assim, levam a um movimento ocular no sentido oposto.

Correlações clínicas

Para verificar uma sensação de **vertigem** descrita pelo paciente e para localizar uma lesão, é preciso testar o órgão vestibular. Testes muito difundidos são o **teste de Romberg** (o paciente fica em pé com olhos fechados e braços estendidos para a frente) e o **teste de Unterberger** (o paciente marcha com os olhos fechados, sem sair do lugar), a fim de descartar a possibilidade de tendência à queda. Também pode ser pesquisado **nistagmo** utilizando-se óculos de Frenzel. O termo nistagmo remete a movimentos oculares involuntários, geralmente horizontais, caracterizados por um movimento de busca lento e um movimento de retorno rápido (comparáveis aos movimentos oculares que ocorrem quando se olha para o exterior, de dentro de um trem em movimento). Movimentos rápidos do tipo vaivém da cabeça do paciente, feitos pelo examinador, testam a capacidade de induzir nistagmo de provocação. O nistagmo de provocação é desencadeado pelo exame em diferentes posições; desse modo é possível revelar um nistagmo latente eventualmente existente. O **exame calórico do nistagmo** serve para testar o labirinto de ambos os lados. Para isso, o paciente deitado em uma sala escura e com a cabeça elevada recebe uma irrigação de água fria e quente na orelha. A água fria desencadeia nistagmo fisiológico em direção ao lado oposto; a água quente, para o mesmo lado. Hipoexcitabilidade ou hiperexcitabilidade de um dos lados indica um distúrbio periférico de função.

Questões de autoavaliação

Para testar se você assimilou o conteúdo deste capítulo, apresentamos a seguir questões preparatórias úteis para exames orais de Anatomia.

Explique a composição da aurícula (pavilhão auricular):

- Como se desenvolve a aurícula (pavilhão auricular)?
- O que são tubérculos da orelha?
- Denomine estruturas características da aurícula (pavilhão auricular)
- O que diferencia o lóbulo da orelha do restante do pavilhão auricular?
- Onde se situa o trago?
- O que é observado quando se consegue desencadear dor à compressão do trago em um paciente?
- Coloque o dedo mínimo dentro da orelha, abrindo e fechando a boca várias vezes. O que você nota?

Descreva o meato acústico externo:

- Qual é o trajeto do meato acústico externo?
- O que você deve fazer para observar a membrana timpânica através do otoscópio?
- Como é a estrutura do meato acústico externo? Qual é seu comprimento aproximado?
- Quais são as glândulas situadas na parede do meato acústico externo? Qual sua função?

Descreva a estrutura da membrana timpânica:

- Como é estruturada a membrana timpânica?
- Como se desenvolve a membrana timpânica?
- Por que a membrana timpânica é clinicamente dividida em quadrantes? Quais quadrantes você conhece?
- Por que o quadrante anteroinferior é frequentemente difícil de visualizar?
- Quais são as estruturas situadas diretamente atrás da membrana timpânica?
- Qual é a coloração da membrana timpânica sadia e onde se situa o reflexo luminoso?
- Como a membrana timpânica está fixada?
- O ar consegue passar através da membrana timpânica sadia?
- Como você consegue testar a integridade da membrana timpânica?

Descreva a estrutura da cavidade timpânica:

- Com o que se relaciona a cavidade timpânica?
- Qual o tamanho da cavidade timpânica?
- Qual é a distância que separa a membrana timpânica da parede medial da cavidade timpânica?
- Como é possível dividir a cavidade timpânica?
- Quais são as estruturas situadas na cavidade timpânica?

- Como é arejada a cavidade timpânica?
- Os ossículos da audição estão livres na cavidade timpânica?
- Você conhece outros espaços que contenham ar nas proximidades da cavidade timpânica?
- Descreva a estrutura dos ossículos da audição
- Quais são os músculos que se inserem nos ossículos da audição?
- O que se entende por reação consensual relacionada com o M. estapédio?
- Por que a corda do tímpano é uma estrutura que corre riscos durante cirurgias na orelha média?
- Onde trafega o N. facial em relação à cavidade timpânica?

Explique a estrutura da tuba auditiva:

- Qual é a estrutura da tuba auditiva?
- Quais são os músculos que participam da função da tuba e como são inervados?
- A parte óssea da tuba auditiva também é denominada semicanal da tuba auditiva. O que se encontra na outra metade (semicanal)?
- O que poderia ser a causa de um distúrbio funcional da tuba quando existem fendas palatinas?

Descreva a estrutura da orelha interna:

- Como está situada a cóclea óssea na parte petrosa do temporal?
- O que entendemos sob o conceito "labirinto"?
- Como é feito o suprimento sanguíneo da orelha interna?
- Descreva a condução sonora
- O que é o ducto endolinfático?
- Onde estão situados os corpos celulares do N. coclear?
- O que é órgão de Corti?
- O que são labirinto membranáceo e labirinto ósseo?
- Onde está localizada a janela da cóclea?
- O que é o helicotrema?

Explique a via auditiva e o controle do equilíbrio:

- Descreva o trajeto da via auditiva.
- Com quais outras regiões nucleares o órgão do equilíbrio está em contato?

Pescoço

Visão Geral 222

Musculatura 224

Faringe 234

Laringe 244

Glândula Tireoide 258

Topografia 264

11

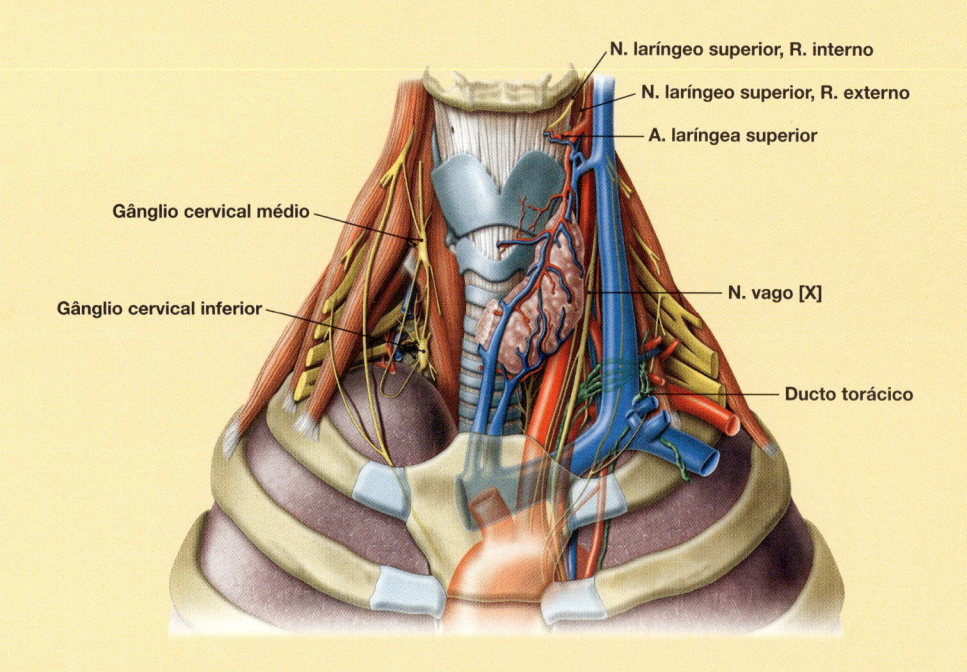

Visão geral

O **pescoço** conecta a cabeça ao tronco. Pelo pescoço passam as vias respiratórias, o sistema digestório, os vasos sanguíneos, vasos linfáticos e nervos. A parte central do sistema nervoso também estabelece conexões com o corpo passando pelo pescoço. A base óssea é a parte cervical da coluna vertebral, na qual está assentada a cabeça, com uma capacidade de rotação livre em relação ao tronco de 180°. Vários órgãos (p. ex., glândula tireoide, glândulas paratireoides, glândulas submandibulares e a laringe, como uma estrutura especializada do sistema respiratório) estão localizados no pescoço. A partir da parte externa, o pescoço é dividido em regiões cervicais anterior, lateral e posterior (nuca). O limite superior do pescoço consiste na margem inferior da mandíbula, no processo mastoide do temporal e na linha nucal superior até a protuberância occipital externa. O pescoço se estende até o manúbrio do esterno, a clavícula e uma linha traçada entre o acrômio, a espinha da escápula e o processo espinhoso da vértebra cervical VII (vértebra proeminente). Existem muitos músculos que possibilitam os movimentos da cabeça, da pele do pescoço, do hioide, da laringe e da parte cervical da coluna. As fáscias do pescoço subdividem o seu conteúdo em compartimentos. O aspecto externo do pescoço depende não apenas das estruturas que o constituem, do tipo de estrutura corporal e da idade, mas também dos músculos cervicais e da quantidade e distribuição do tecido adiposo subcutâneo.

Tópicos mais importantes

Após estudar e compreender os principais tópicos deste capítulo, segundo as diretrizes do Nationalen Kompetenzbasierten Lernzielkatalog Medizin (NKLM), você será capaz de:

- Nomear e descrever as estruturas anatômicas existentes no pescoço
- Descrever os limites e a anatomia topográfica do pescoço
- Discorrer sobre a conexão funcional dos aparelhos de movimentação passiva e ativa
- Enunciar os limites, as margens e as estruturas envolvidas pela fáscia cervical
- Descrever os espaços do pescoço e seus limites
- Classificar as vias nervosas no pescoço, compreender suas áreas de inervação e os diferentes territórios inervados
- Enumerar os elementos esqueléticos e cartilagíneos da laringe
- Descrever as articulações e os músculos da laringe, bem como sua função
- Descrever as funções essenciais, a irrigação sanguínea, a drenagem linfática e a inervação da laringe
- Descrever a divisão da laringe em compartimentos, bem como seus limites
- Explicar os conceitos referentes à fonação e à respiração
- Descrever os vasos sanguíneos e os nervos da laringe para as estruturas circundantes e identificar referências anatômicas importantes
- Discorrer sobre os fatos fundamentais do desenvolvimento da laringe
- Explicar o desenvolvimento da glândula tireoide e das glândulas paratireoides a partir da faringe
- Descrever as funções da glândula tireoide e das glândulas paratireoides
- Descrever o esfíncter esofágico superior e nomear os pontos fracos nos trígonos musculares na transição da faringe para o esôfago.

Relação com a clínica

A seguir, é apresentado um estudo de caso que reforça a correlação entre os muitos detalhes anatômicos e a prática clínica mais atual.

Carcinoma espinocelular supraglótico

História
Um pedreiro de 58 anos apresenta rouquidão há 3 meses. Ele se queixou de tosse, pigarro e alteração da voz ao médico da família.

> *Todos os casos de rouquidão com duração superior a 3 meses devem ser investigados por um otorrinolaringologista.*

Ultimamente também passou a sentir dor na garganta com irradiação para a orelha direita. Ele diz estar "cansado de ficar resfriado" e deseja "tomar um remédio para melhorar". A rouquidão não o incomoda especialmente, mas ele não se sente bem. O paciente fuma há muitos anos e costuma beber cerveja com os colegas na hora do expediente, embora isso seja proibido. A voz dele é áspera, rouca e profunda. Ele nega distúrbios de deglutição e dispneia, mas informa ter perdido peso nos últimos meses porque perdeu o apetite. Ele não está preocupado por causa disso, porque realmente precisava emagrecer.

> *As manifestações clínicas associadas incluem febre, sudorese noturna e perda ponderal. Todos os pacientes com câncer apresentam esses sinais/sintomas.*

O médico de família encaminha esse paciente para o otorrinolaringologista para investigação diagnóstica.

Achados da avaliação
O otorrinolaringologista lê o seguinte no encaminhamento: rouquidão há 3 meses, descartar possibilidade de tumor de laringe. Após uma anamnese meticulosa, ele examina o paciente (orelhas, nariz e pescoço), inclusive as cadeias de linfonodos regionais. Na laringoscopia, o otorrinolaringologista encontrou um tumor supraglótico avançado, com superfície parcialmente ulcerada e borda exofítica elevada (→ Figura a). No lado direito da garganta, no nível da laringe, o médico palpa um linfonodo indolor e discretamente elevado na região da V. jugular interna.

Ele explica os achados para o paciente e marca uma biopsia (por aspiração) da lesão no ambulatório de otorrinolaringologia da universidade para a semana seguinte.

Exames complementares
No hospital, uma microlaringoscopia é realizada sob anestesia e são coletadas várias amostras das áreas suspeitas. Também é realizado exame das outras áreas das vias respiratórias e do sistema digestório (pan-endoscopia). A possibilidade de um carcinoma secundário em outra localização pode, assim, ser descartada. No exame microlaringoscópico, o tumor está limitado à laringe, que se mostra móvel, mas já infiltrou a região pós-cricóidea, a cartilagem aritenóidea e a parede medial do seio piriforme. O diagnóstico histopatológico das amostras coletadas foi carcinoma espinocelular. As radiografias de tórax e a ultrassonografia de abdome não revelaram nada digno de nota. A tomografia computadorizada (TC) do pescoço revela dois linfonodos aumentados de tamanho e com alterações à direita.

Diagnóstico
Carcinoma espinocelular supraglótico à direita, cT3 cN2b cM0 (→ Figura a).

Tratamento
A escolha da terapia é determinada pelas dimensões e pela localização do tumor, bem como pelo estado dos linfonodos regionais (no pescoço). Por causa das dimensões do tumor e das metástases existentes nos linfonodos, foi necessário extirpar por completo a laringe. No contexto da terapia primária e com o propósito de melhorar o prognóstico do paciente, também foi realizada dissecção do pescoço com retirada de linfonodos regionais. A partir disso, os linfonodos das regiões II, III e IV do lado direito foram removidos (→ Figura 11.92).

Evolução
A ressecção total da laringe (laringectomia) é uma intervenção com repercussões importantes. A laringe não apenas possibilita a articulação da fala e a formação da voz, mas também separa o ar do trajeto dos alimentos durante a deglutição. Durante a laringectomia é feita uma traqueostomia permanente, e a traqueia é aberta para fora, na área da fossa jugular. Dessa forma, as vias respiratórias e o tubo alimentar são definitivamente separados. O paciente não consegue mais respirar pela boca.

Laboratório de anatomia
A doença maligna da garganta é o quinto câncer mais comum no planeta. Por esse motivo, deve-se dar muita atenção à localização das cadeias de linfonodos no pescoço durante o curso de dissecção, para melhor detectá-los durante o exame físico.

> *Imagine que você esteja fazendo sua primeira dissecção de pescoço. É crucial estar atento à topografia dos vasos sanguíneos e dos nervos.*

Além disso, a divisão da laringe, em termos da prática otorrinolaringológica, em supraglote, glote e subglote (cavidade infraglótica) é extremamente importante para o diagnóstico por exames de imagem com o propósito de estadiamento. Também é indispensável para a subsequente escolha da terapia a ser instituída. A localização da lesão possibilita explicar por que os tumores glóticos, ao contrário dos carcinomas supraglóticos, são com frequência detectados precocemente (manifestação principal: rouquidão).

De volta à clínica
O paciente perde por completo a voz após a laringectomia. Esta é, sem dúvida, a pior consequência para o paciente. O indivíduo laringectomizado pode ser reabilitado graças a vários exercícios específicos. Um exemplo disso é a voz substituta traqueoesofágica.

> *A voz pós-laringectomia é, com frequência, descrita como "voz de eructação".*

Por meio de diferentes exercícios, uma esférula mucosa se desenvolve na região esofágica proximal, e assume a função das pregas (cordas) vocais. A voz substituta é gerada por movimento de ar controlável no esôfago e pela recém-formada protuberância nas pregas vocais. Outros procedimentos podem ser empregados, de acordo com o paciente.

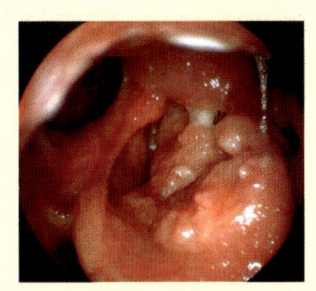

Figura a Carcinoma supraglótico de laringe, à direita, que pode ser visto com a epiglote direcionada para o observador. [S700-T872]

Visão Geral

Regiões do Pescoço

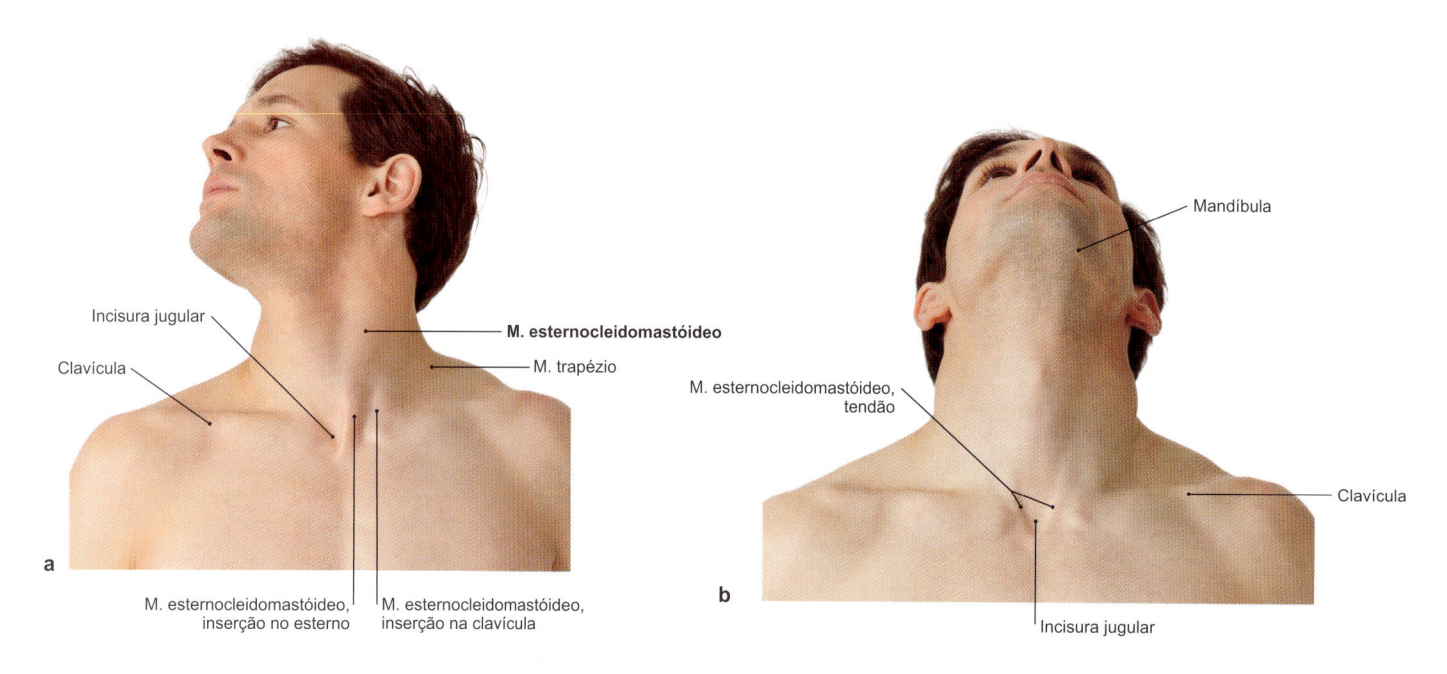

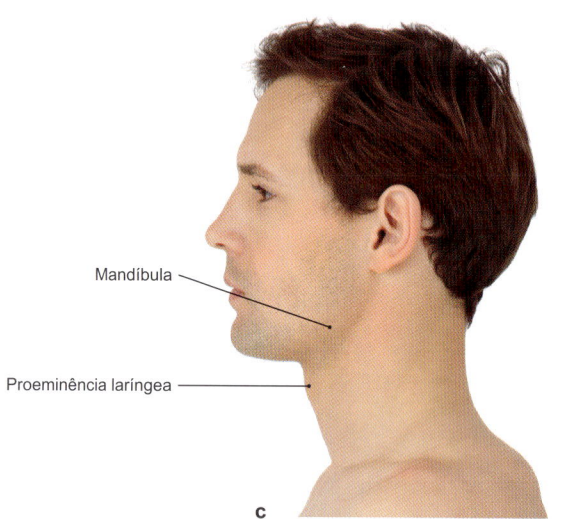

Figura 11.1a-c Anatomia de superfície das regiões cervicais anterior e lateral. [S701-J803]
a Vista anterior com a cabeça estendida para cima e para o lado direito.
b Vista anterior com a cabeça hiperestendida posteriormente.
c Vista lateral esquerda.

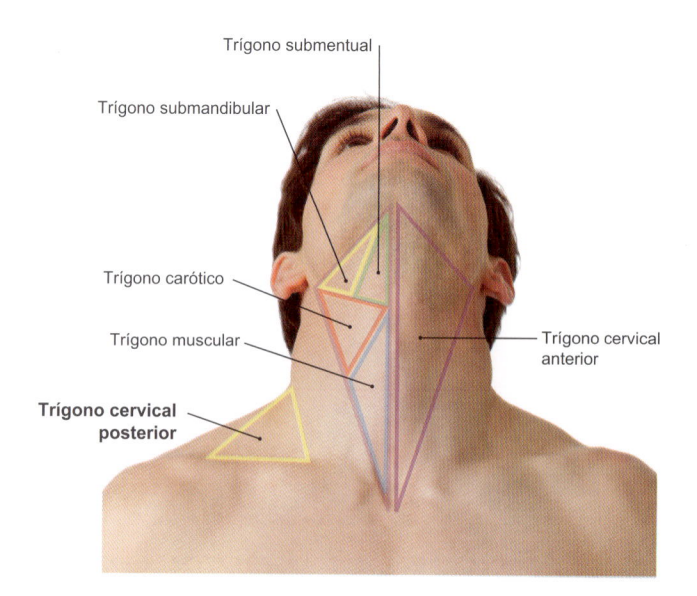

Figura 11.2 Localização dos trígonos cervicais anterior e posterior e subdivisão da região cervical anterior; vista anterior. [S701-J803-L126]
O trígono cervical anterior (região cervical anterior, em roxo) é subdividido em trígono submentual (verde), trígono submandibular (amarelo), trígono carótico (vermelho) e trígono muscular (azul).

Regiões Cervicais

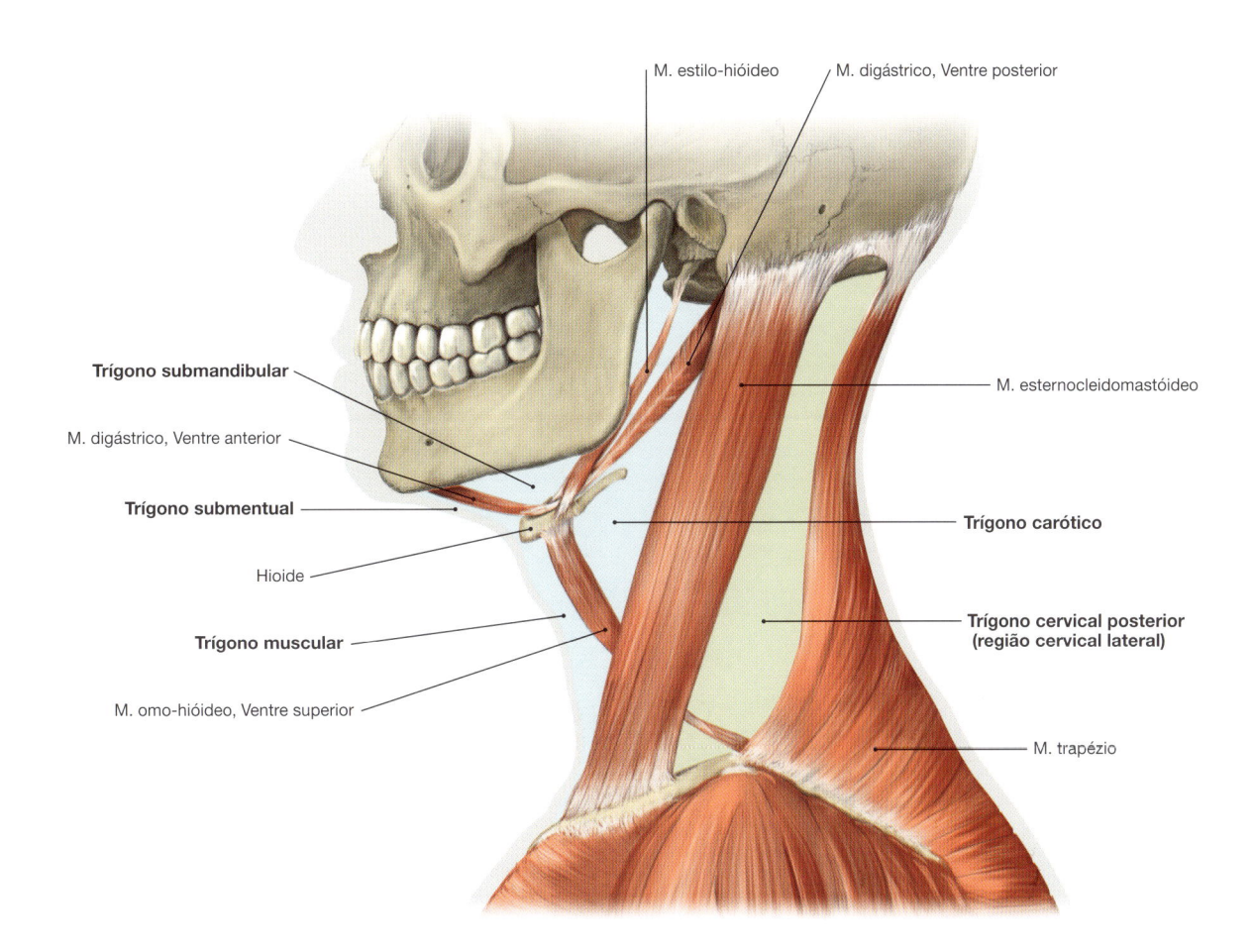

Figura 11.3 Regiões cervicais anterior e lateral, lado esquerdo; vista lateral. [S700-L266]

Os limites do **trígono cervical anterior** (região cervical anterior) são a margem inferior da mandíbula, a margem anterior do M. esternocleidomastóideo e a linha mediana do pescoço. No trígono cervical anterior se encontram o trígono submandibular (limites: margem inferior da mandíbula e os ventres anterior e posterior do M. digástrico), o trígono submentual (limites: hioide, ventre anterior do M. digástrico e linha mediana do pescoço), o trígono muscular (limites: hioide, ventre superior do M. omo-hióideo, M. esternocleidomastóideo e linha mediana do pescoço) e o trígono carótico (limites: ventre superior do M. omo-hióideo, a parte mais inferior do M. estilo-hióideo, ventre posterior do M. digástrico e M. esternocleidomastóideo).

Os limites do **trígono cervical posterior** (região cervical lateral), são a margem posterior do M. esternocleidomastóideo, a margem anterior do M. trapézio, a margem superior da clavícula e o occipital.

Musculatura

Músculos do Pescoço

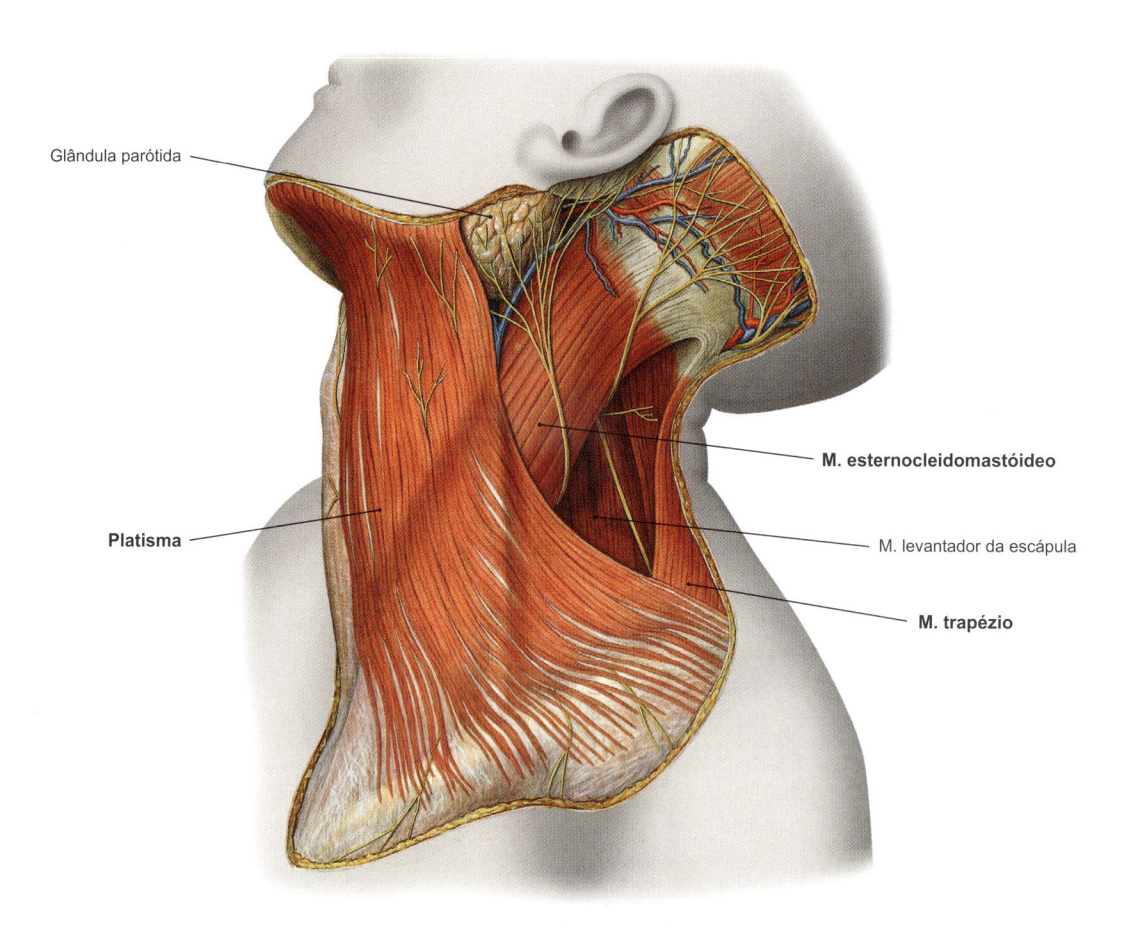

Figura 11.4 Músculos das regiões cervicais anterior e lateral, camada superficial; lado esquerdo; vista lateral. [S700]
Superficialmente, estende-se o platisma (músculo da expressão facial sem fáscia) como uma delgada lâmina muscular plana diretamente abaixo da pele da mandíbula, sobre a clavícula, até o tórax. Lateral e posteriormente, a fáscia cervical superficial foi retirada. Observam-se a parte superior do M. esternocleidomastóideo, que serve como estrutura de orientação em procedimentos cirúrgicos, e, posterior e inferiormente, a margem anterior do M. trapézio. Entre o platisma e o M. esternocleidomastóideo se encontra o polo inferior da glândula salivar parótida, que se estende, de forma variável, pelo pescoço. No assoalho da região cervical lateral, observa-se o M. levantador da escápula.

→ T 1.6, T 9

Correlações clínicas

Existem vários acessos cirúrgicos para a abertura da traqueia:

- Durante a **coniotomia**, o Lig. cricotireóideo mediano (* na → Figura), entre a cartilagem tireóidea e a cartilagem cricóidea, é seccionado. Consequentemente, a cavidade da laringe, abaixo das pregas vocais, é imediatamente acessada
- Durante a **traqueotomia**, um acesso superior acima do istmo da glândula tireoide (** na → Figura), um acesso intermediário após o corte do istmo e um acesso inferior abaixo do istmo da glândula tireoide (*** na → Figura) podem ser escolhidos (→ Figura 11.64).

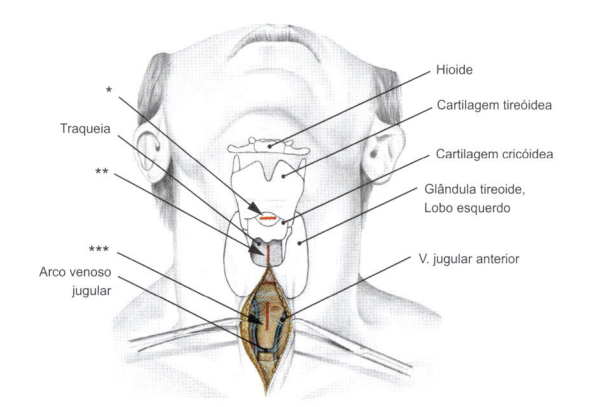

Acessos cirúrgicos para a abertura da traqueia; vista anterior; com o pescoço hiperestendido posteriormente. [S700]

Músculos do Pescoço

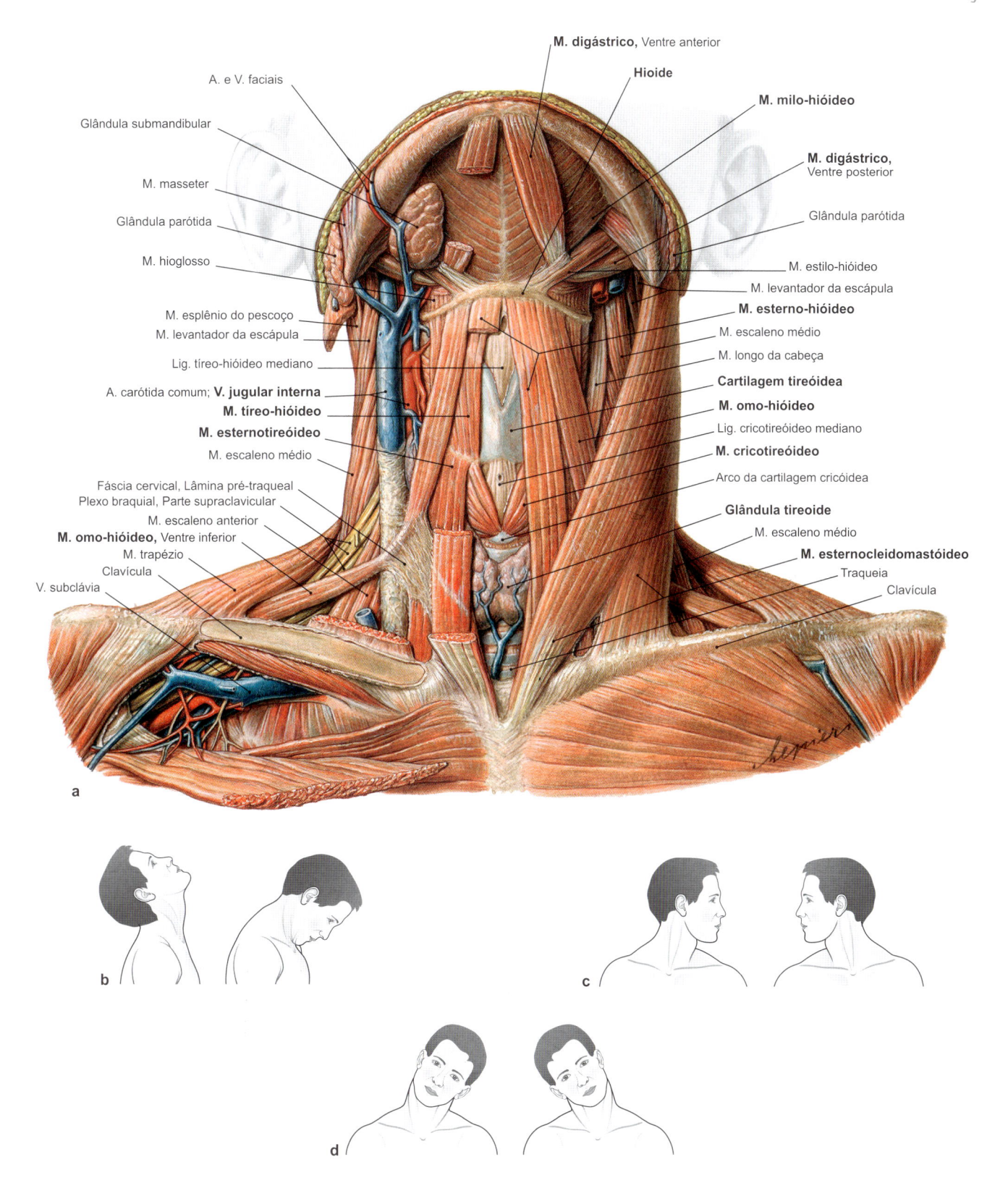

Figura 11.5a-d Músculos do pescoço com movimentos do M. esternocleidomastóideo.

a Vista anterior; mento levantado. **Superficialmente**, o M. esternocleidomastóideo estende-se com duas origens (cabeça esternal e cabeça clavicular) em direção ao Proc. mastoide. A sua parte caudal recobre a origem da **musculatura infra-hióidea**, com os Mm. esterno-hióideo, esternotireóideo, tíreo-hióideo e omo-hióideo, que se estendem entre o esterno, a cartilagem tireóidea, o hioide e a escápula (M. omo-hióideo). O M. omo-hióideo apresenta dois ventres e um tendão intermédio, por meio do qual se fixa ao tecido conjuntivo da bainha carótica e, deste modo, o lúmen da V. jugular é mantido aberto. Sob os músculos infra-hióideos observam-se, de baixo para cima, entre outras estruturas, o istmo da glândula tireoide, o par de Mm. cricotireóideos (um músculo extrínseco da laringe), a cartilagem tireóidea e o hioide. Acima do hioide, o assoalho da boca (diafragma da cavidade oral) é formado pelo M. milo-hióideo.

b-d Funcionalmente, a contração bilateral do **M. esternocleidomastóideo** provoca a elevação da cabeça e a extensão da coluna cervical (→ Figura 11.5b); sua contração unilateral leva a uma rotação contralateral (→ Figura 11.5c) e a uma inclinação ipsilateral da cabeça (→ Figura 11.5d). [S700-L126].

→ T 9-T 12

11 Musculatura

Músculos do Pescoço

Labels on figure (a):
- M. estilo-hióideo
- Glândula parótida
- Lig. estilo-hióideo; M. estilofaríngeo
- **M. digástrico, Ventre posterior**
- M. esternocleidomastóideo
- M. semiespinal da cabeça
- M. masseter
- Mandíbula
- **M. esplênio da cabeça**
- **M. levantador da escápula**
- **M. digástrico, Ventre anterior**
- **M. milo-hióideo**
- Hioide
- **M. escaleno anterior**
- **M. omo-hióideo, Ventre superior**
- **M. escaleno médio**
- **M. esterno-hióideo**
- **M. tíreo-hióideo**
- **M. escaleno posterior**
- M. esternotireóideo
- **M. constritor inferior da faringe**
- **M. trapézio**
- Glândula tireoide, Lobo esquerdo
- M. esternocleidomastóideo
- Acrômio
- Clavícula
- **M. omo-hióideo, Ventre inferior**
- M. deltoide
- M. peitoral maior, Parte esternocostal

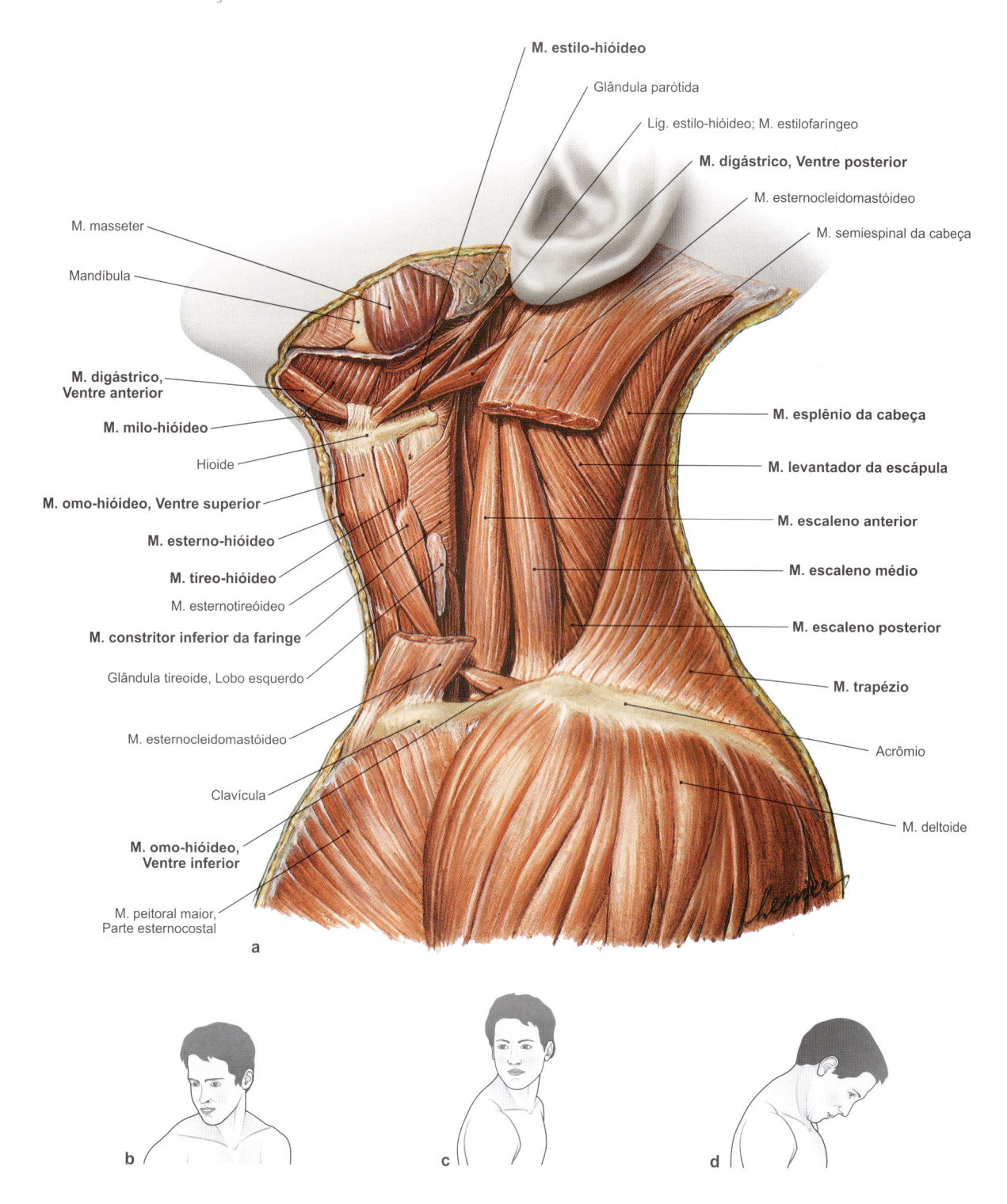

Figura 11.6a-d Músculos do pescoço e movimentos.

a Vista lateral. Todas as fáscias musculares e o músculo platisma foram retirados, e a parte média do M. esternocleidomastóideo foi seccionada. Observam-se, da frente para trás: os **músculos infra-hióideos**, com os Mm. esterno-hióideo, omo-hióideo (ventre superior; o ventre inferior segue acima da clavícula, na região cervical lateral), tíreo-hióideo e esternotireóideo, partes dos músculos constritores da faringe (M. constritor inferior da faringe), os Mm. escalenos (anterior, médio e posterior), o M. levantador da escápula, o M. esplênio da cabeça e o M. trapézio. Acima do hioide, observam-se três **músculos supra-hióideos** (M. digástrico, com os ventres anterior e posterior, M. milo-hióideo e M. estilo-hióideo). [S700]

b-d As contrações musculares unilaterais ou bilaterais combinadas dos músculos superficiais do pescoço permitem movimentos complexos da cabeça, como abaixar o mento com rotação lateral simultânea (→ Figura 11.6b), movimentos de rotação para direcionar a visão por cima do ombro (→ Figura 11.6c) ou inclinação anterior do mento até o tórax (→ Figura 11.6d). [S700-L126]

→ T 9–T 12

Músculos Pré-vertebrais

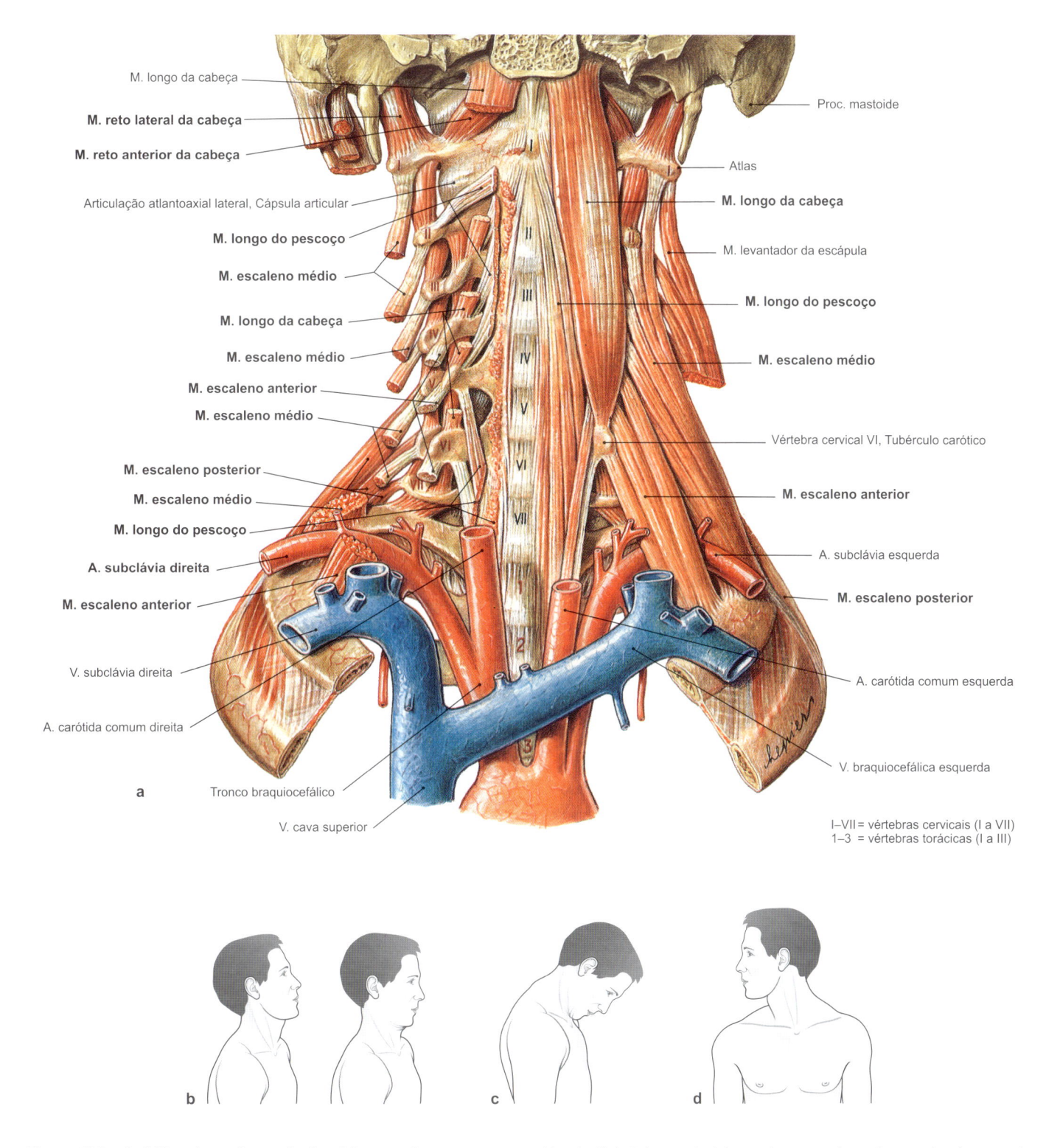

Figura 11.7a-d Músculos pré-vertebrais e Mm. escalenos.
a Vista anterior. Os **músculos pré-vertebrais** encontram-se à direita e à esquerda dos corpos vertebrais das regiões cervical e torácica superior da coluna vertebral, e são recobertos pela lâmina pré-vertebral da fáscia cervical. As partes anterolaterais do atlas e do áxis são unidas pelo curto M. reto anterior da cabeça. Além deste, os músculos pré-vertebrais incluem o M. longo da cabeça e o M. longo do pescoço. O M. reto lateral da cabeça faz parte da musculatura extrínseca anterolateral. Os **Mm. escalenos** anterior, médio e posterior seguem até as costelas superiores e formam, lateralmente à coluna cervical, uma lâmina muscular triangular. O M. escaleno anterior e o M. escaleno médio, juntamente com a margem superior da primeira costela, formam o **hiato dos escalenos**, através do qual passam a A. subclávia e o plexo braquial (não representado). Alguns autores fazem distinção entre um hiato do escaleno anterior e outro posterior. Desse modo, o trajeto da V. subclávia à frente do M. escaleno anterior sobre a primeira costela ocorreria através do hiato anterior, enquanto o hiato posterior estaria associado à passagem da A. subclávia e do plexo braquial, entre os Mm. escalenos anterior e médio, sobre a costela I. Como o chamado hiato anterior do escaleno não é um espaço verdadeiro, deve-se considerar apenas o hiato dos escalenos, entre o M. escaleno anterior e o M. escaleno médio. [S700]

b-d Os músculos profundos do pescoço ajudam a controlar movimentos precisos da cabeça e da coluna cervical como, por exemplo, a estabilização da cabeça e da coluna cervical (→ Figura 11.7b), a inclinação anterior (flexão) da cabeça (mento no tórax, → Figura 11.7c) e a rotação para a visão por cima do ombro (→ Figura 11.7d). [S700-L126]

→ T 12, T 13

Musculatura

Fáscias Cervicais

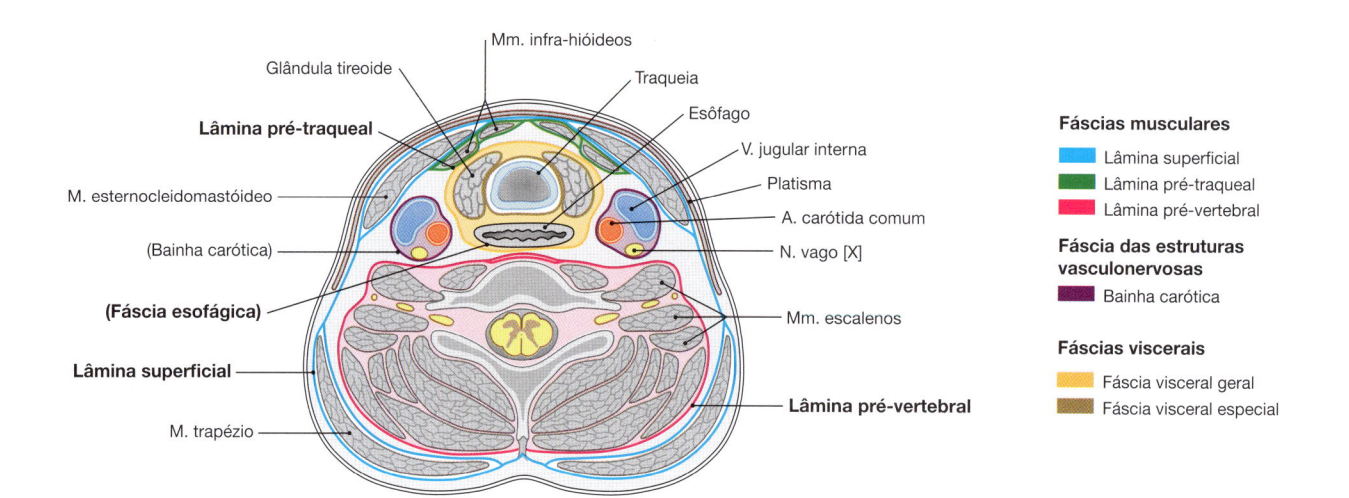

Figura 11.8 Fáscias cervicais; corte transversal do pescoço. [S700-L126]
Podem ser distinguidas uma fáscia muscular com três lâminas, uma fáscia para as estruturas vasculonervosas e uma fáscia para os órgãos (fáscia visceral) com duas lâminas.

Fáscias musculares:
- Lâmina superficial (envolve todo o pescoço e o M. esternocleidomastóideo e os Mm. levantador da escápula e trapézio na região cervical)
- Lâmina pré-traqueal (lâmina média, envolve os músculos infra-hióideos)
- Lâmina pré-vertebral (lâmina profunda, envolve os Mm. escalenos, os músculos pré-vertebrais, o M. reto lateral da cabeça, e continua na fáscia da musculatura intrínseca do dorso).

Fáscia das estruturas vasculonervosas:
- Bainha carótica (envolve as Aa. carótidas comum, interna e externa, a V. jugular interna e o N. vago [X]).

Fáscias viscerais:
- Fáscia visceral geral (envolve todas as vísceras do pescoço, como faringe, laringe, glândula tireoide, glândulas paratireoides, parte superior da traqueia, parte cervical do esôfago, em conjunto)
- Fáscia visceral especial = "cápsulas" dos órgãos (envolve cada víscera do pescoço individualmente; p. ex., fáscia esofágica).

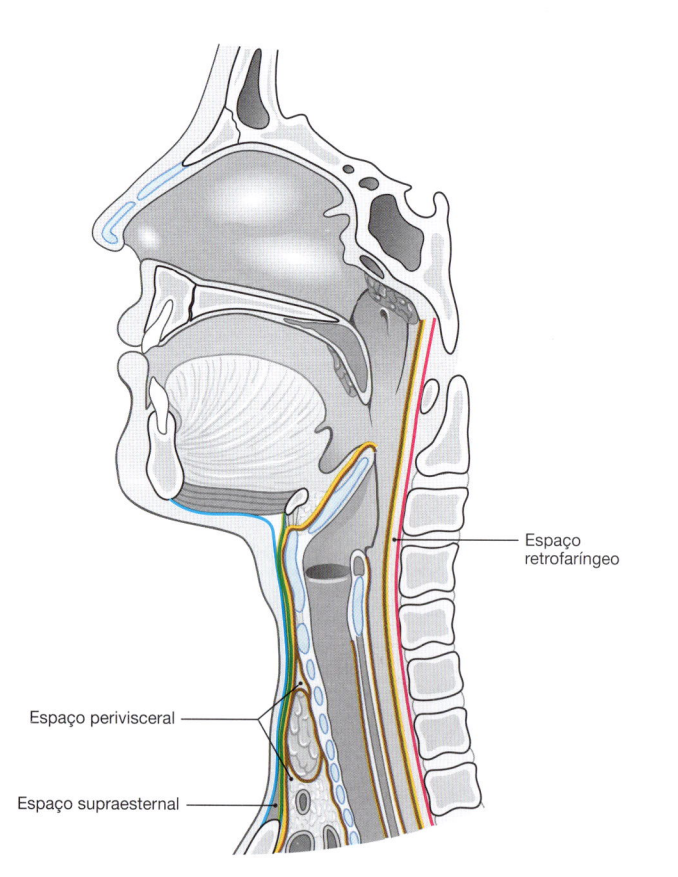

Figura 11.9 Esquema das fáscias cervicais; corte sagital do pescoço na altura da laringe. [S700-L126]
Acima do esterno, o espaço supraesternal encontra-se entre as lâminas superficial e média da fáscia cervical, e entre a lâmina média da fáscia cervical e a fáscia visceral geral se encontra, anteriormente, o espaço perivisceral. Em posição pré-vertebral, o espaço retrofaríngeo se encontra entre a fáscia visceral geral e a lâmina profunda da fáscia cervical (→ Figura 11.17).

11 Fáscias Cervicais

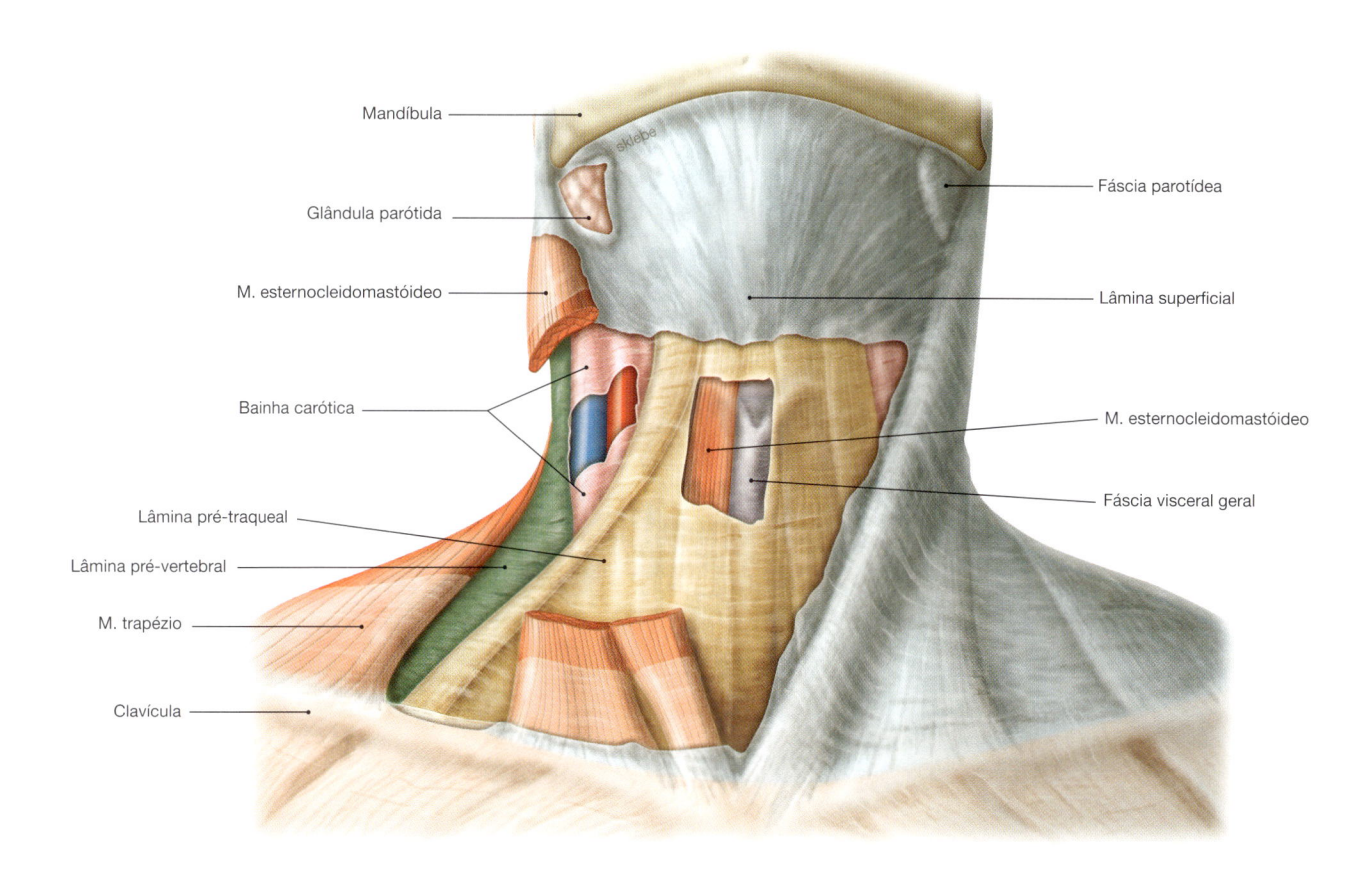

Figura 11.10 Fáscias musculares do pescoço (fáscias cervicais); vista anterior. [S700-L238]

O platisma foi retirado de ambos os lados. No lado direito, a lâmina superficial da fáscia cervical está intacta e envolve o M. esternocleidomastóideo. À esquerda, o músculo e a lâmina superficial da fáscia cervical foram retirados em sua maior parte. Sobre a laringe, uma pequena parte da lâmina média da fáscia cervical foi removida, permitindo observar o M. esterno-hióideo, envolvido pela lâmina média da fáscia cervical. Na margem posterior do M. omo-hióideo, observa-se a bainha carótica, com uma janela aberta, e a lâmina profunda da fáscia cervical.

Correlações clínicas

No caso de procedimentos cirúrgicos no pescoço (p. ex., uma dissecção do pescoço), as lâminas das fáscias cervicais e os espaços de tecido conjuntivo, delimitados por elas, servem como referências. Entre as lâminas das fáscias cervicais, as hemorragias e os abscessos podem se propagar para os espaços de tecido conjuntivo e se aprofundar, caudalmente, em direção ao mediastino (**abscesso migratório**). Devido à pequena espessura da parede da faringe, microrganismos são retidos, frequentemente, nos espaços parafaríngeo ou retrofaríngeo (**abscesso parafaríngeo**, → Figura, ou **abscesso retrofaríngeo**).

Abscesso parafaríngeo, lado direito, com extensão (pontas de seta pretas) dentro do espaço definido anatomicamente como espaço laterofaríngeo; corte horizontal de tomografia computadorizada. [R242]

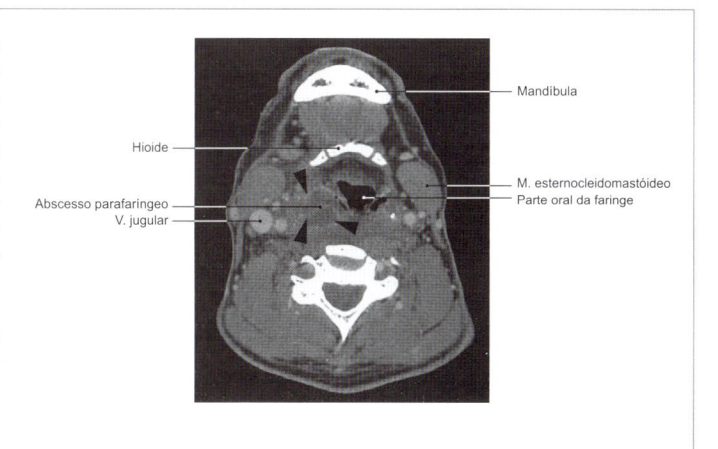

Musculatura

Fáscias Cervicais

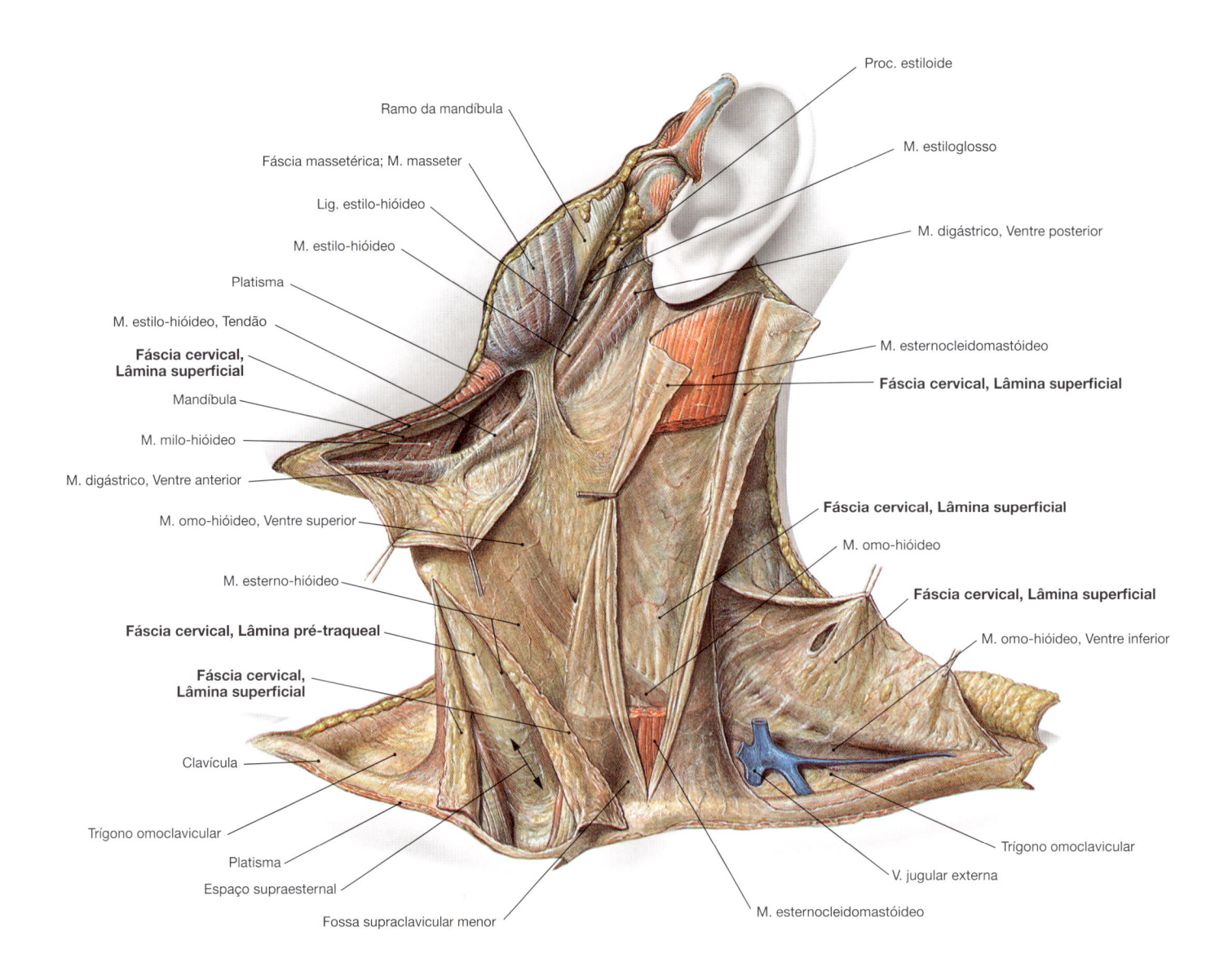

Figura 11.11 Fáscia cervical, lado esquerdo; vista anterior e lateral. [S700]

A lâmina superficial da fáscia cervical está aberta e removida em vários locais. A parte da lâmina superficial da fáscia cervical, que envolve o M. esternocleidomastóideo, também está aberta, e a parte média do M. esternocleidomastóideo foi retirada. Com isso, podem-se observar o interior do tubo fascial e a parte profunda da lâmina superficial da fáscia cervical. Sobre a incisura jugular do esterno, a fáscia cervical superficial foi seccionada, em formato de fenda, até a proeminência laríngea e rebatida para os lados. Deste modo, o espaço supraesternal está aberto.

Após a remoção do tecido adiposo (que frequentemente também se encontra sobre o arco venoso jugular, → Figura 11.78), observa-se a lâmina média da fáscia cervical (lâmina pré-traqueal), que forma a parede posterior do espaço supraesternal. Além disso, a fáscia cervical superficial foi retirada lateralmente à mandíbula e rebatida para baixo. Abaixo desta fáscia, são observados o tendão do M. estilo-hióideo, o M. milo-hióideo e o ventre anterior do M. digástrico. Na região cervical lateral, a fáscia cervical superficial foi removida da clavícula e rebatida para cima. Abaixo desta fáscia observam-se a V. jugular externa e o ventre inferior do M. omo-hióideo, envolvido pela lâmina média da fáscia cervical.

11 Músculos da Faringe

Legendas da figura (da esquerda, de cima para baixo):
- Sincondrose petro-occipital
- M. levantador do véu palatino
- Fáscia faringobasilar
- (Fascículo muscular acessório)
- Lig. esfenomandibular
- Proc. estiloide
- M. pterigóideo lateral
- M. estilo-hióideo
- Glândulas faríngeas
- M. digástrico, Ventre posterior
- Lig. estilo-hióideo
- M. estilofaríngeo
- M. estilo-hióideo
- M. estiloglosso
- M. pterigóideo medial
- Lig. estilomandibular
- Glândula parótida
- M. pterigóideo medial
- M. digástrico, Ventre posterior
- M. estilo-hióideo
- M. pterigóideo medial
- M. digástrico, Ventre posterior
- Mandíbula
- Glândula submandibular
- M. estiloglosso
- M. estilo-hióideo
- Parte condrofaríngea
- Parte ceratofaríngea   } M. constritor médio da faringe
- Hioide, Corno maior
- Rafe da faringe
- Parte tireofaríngea
- Parte cricofaríngea   } M. constritor inferior da faringe
- Triângulo de Killian
- Glândula tireoide, Lobo esquerdo
- Parte transversa*
- Glândulas paratireoides superior e inferior
- Glândula tireoide, Lobo direito
- Glândulas paratireoides superior e inferior
- 1 Parte pterigofaríngea
- 2 Parte bucofaríngea
- 3 Parte milofaríngea
- 4 Parte glossofaríngea   } M. constritor superior da faringe
- Triângulo de Laimer
- Traqueia
- Esôfago, Túnica muscular

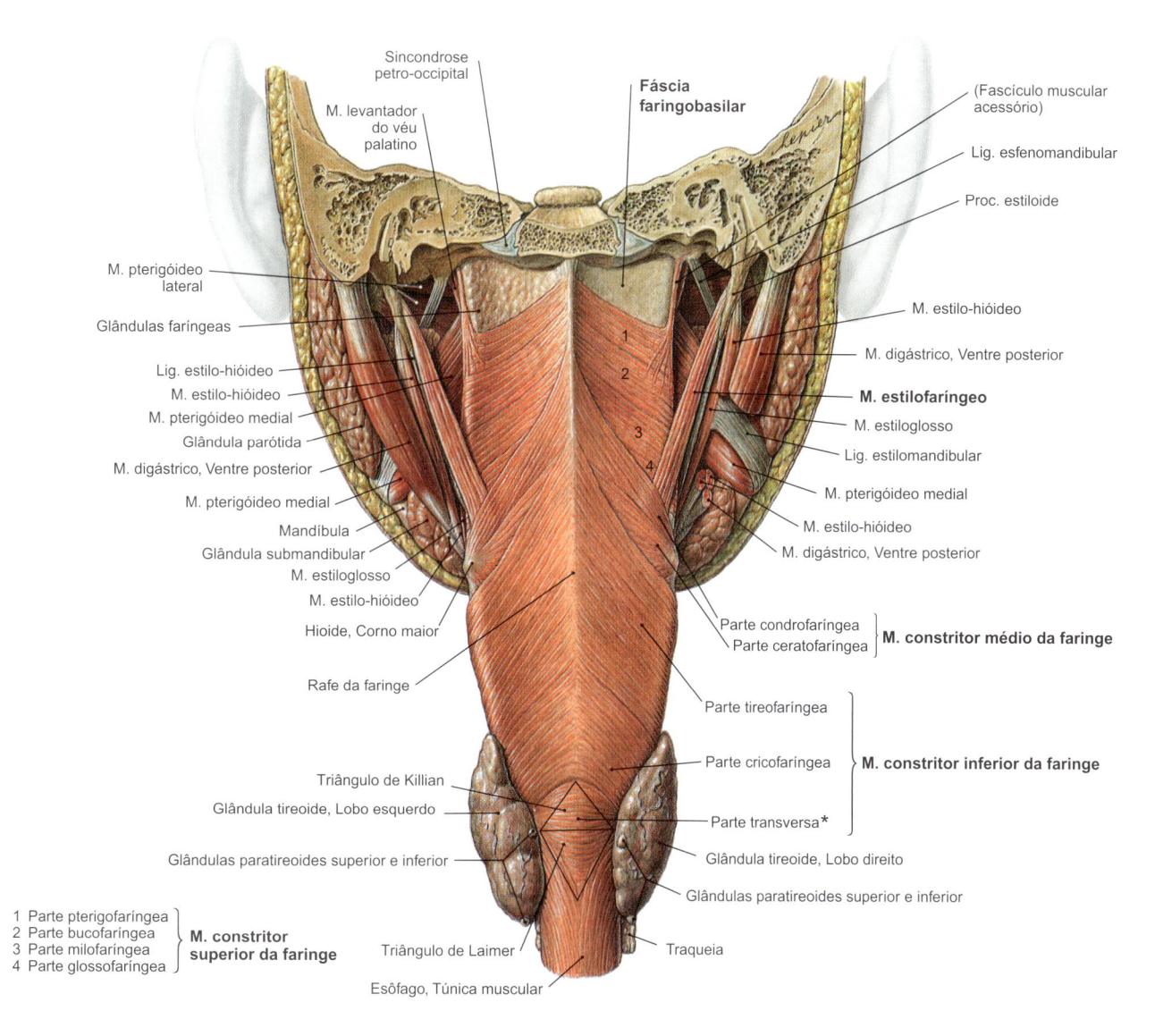

Figura 11.12 Músculos da faringe; vista posterior. [S700]

A musculatura da faringe (túnica muscular da faringe) é composta pelos Mm. constritores da faringe e por três pares adjacentes de Mm. levantadores da faringe. Na parte superior da parede da faringe, que não apresenta músculos, a tela submucosa e a túnica adventícia se unem para formar a fáscia faringobasilar. Os músculos constritores e levantadores da faringe atuam, principalmente, na deglutição, no engasgo (ou sufocação), bem como na fonação e no canto.

Os **Mm. constritores** superior, médio e inferior **da faringe** são compostos por diversas partes, envolvem a cavidade da faringe, em formato de ferradura, e se sobrepõem, de tal modo que o músculo inferior recubra parcialmente a margem inferior do músculo superior. A parte cricofaríngea do M. constritor inferior da faringe apresenta duas partes musculares que, juntas, delimitam uma área com pouca musculatura (triângulo de Killian). Na transição da parte fundiforme do M. constritor inferior da faringe para o esôfago forma-se, também, um trígono muscular (triângulo de Laimer) posteriormente, envolvendo, ainda, a musculatura esofágica convergente. Esse trígono fica de cabeça para baixo em relação ao triângulo de Killian. A parte fundiforme (a parte cricofaríngea do M. constritor inferior da faringe) forma a base para ambos os triângulos.

Os músculos levantadores da faringe são os **Mm. palatofaríngeo, salpingofaríngeo** e **estilofaríngeo**.

* Parte fundiforme da parte cricofaríngea (músculo em alça de Killian)

→ T 6, T 7

Correlações clínicas

O triângulo de Killian, com sua fragilidade muscular, é um ponto fraco, particularmente em homens com idade avançada. O aumento da pressão intraluminal faz com que a parede da faringe se projete para fora, através desse ponto fraco muscular, como um **divertículo de pulsão** (divertículo de Zenker ou divertículo faringoesofágico, → Figura) no espaço retrofaríngeo, e possa ser preenchido com conteúdo alimentar, com consequente regurgitação de alimentos não digeridos para a cavidade oral. [S700-L127]

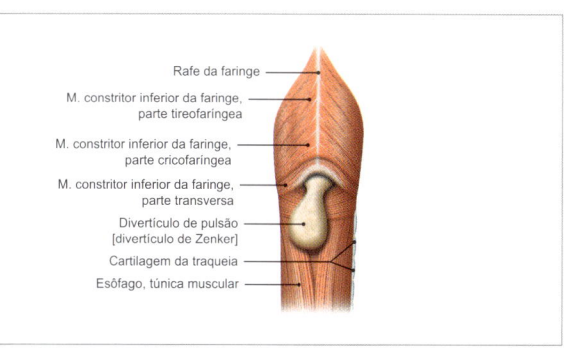

Legendas da figura clínica:
- Rafe da faringe
- M. constritor inferior da faringe, parte tireofaríngea
- M. constritor inferior da faringe, parte cricofaríngea
- M. constritor inferior da faringe, parte transversa
- Divertículo de pulsão [divertículo de Zenker]
- Cartilagem da traqueia
- Esôfago, túnica muscular

Musculatura

Área de Inserção e Suprimento Sanguíneo da Faringe

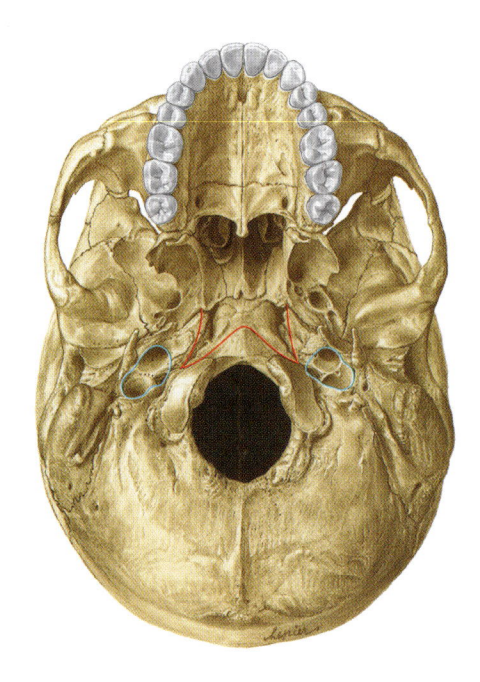

Figura 11.13 Base externa do crânio com área de inserção da fáscia faringobasilar e vias de passagem para o espaço laterofaríngeo; vista inferior. [S700]
A faringe, que está suspensa na **fáscia faringobasilar** (linha vermelha) está localizada diretamente anterior à parte cervical da coluna cervical. A fáscia faringobasilar está diretamente anterior aos côndilos vertebrais e lateral à margem entre os ossos esfenoide e occipital na base do crânio. Lateralmente existem passagens para a A. carótida interna, a V. jugular e os Nn. glossofaríngeo [IX], vago [X] e acessório [XI], bem como a parte simpática do sistema nervoso (na forma de plexo carótico interno), que provêm do espaço laterofaríngeo (círculos azuis) ou vão para o espaço laterofaríngeo através da base do crânio (→ Figuras 11.11, 11.22 e 11.24).

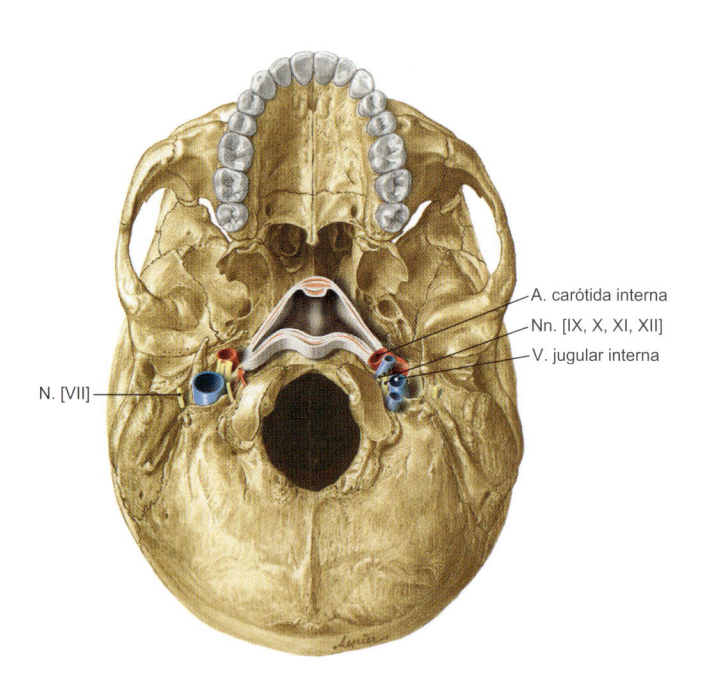

Figura 11.14 Vias de passagem de vasos e nervos da faringe e fixação da faringe na região da base do crânio; vista inferior. [S700-L127]
A fixação da faringe à base do crânio é imediatamente anterior ao forame magno. Os vasos e nervos que acompanham a faringe passam lateralmente pela base do crânio (ver também → Figuras 11.18 e 11.19).

11 Músculos da Face e da Faringe

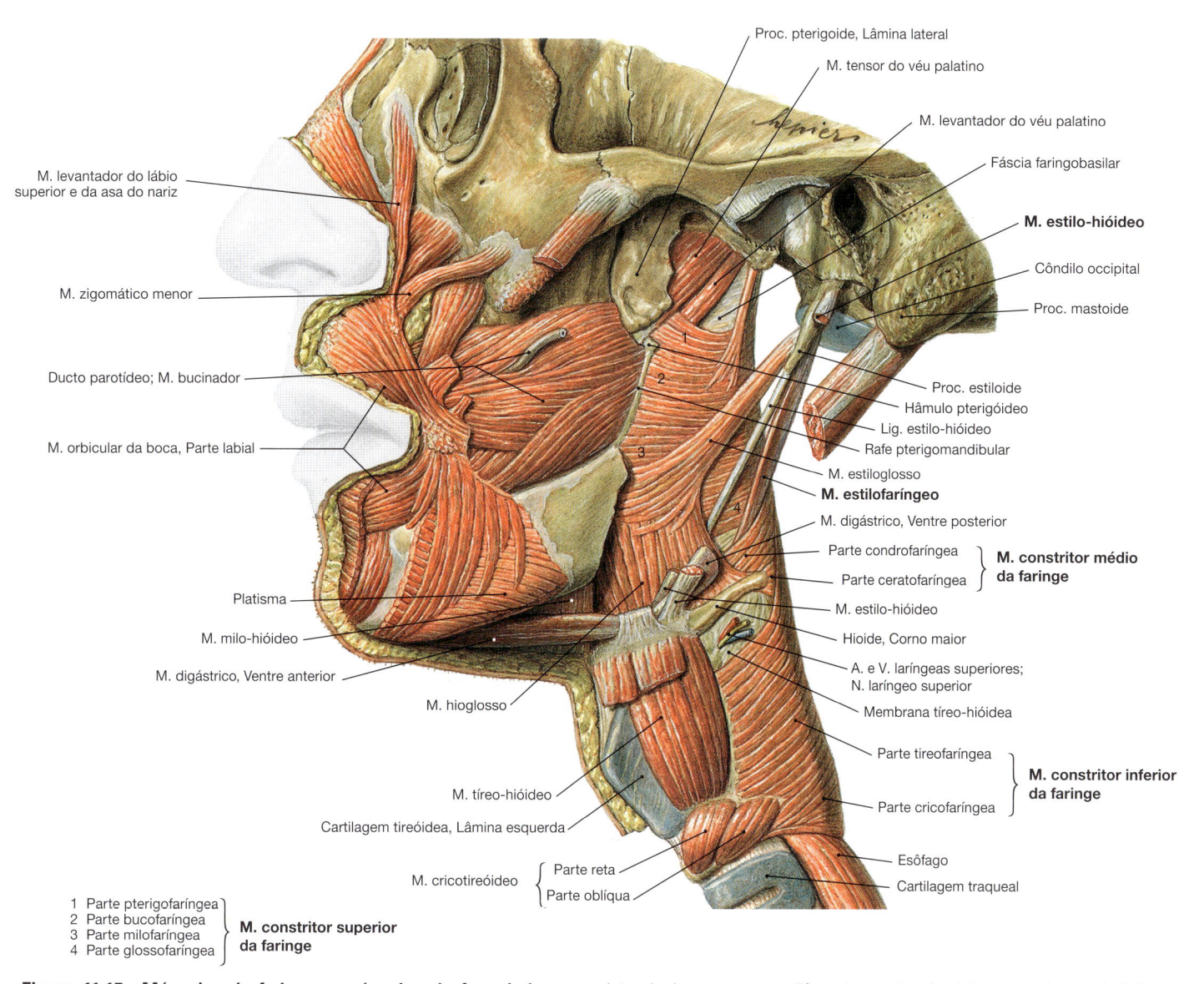

Figura 11.15 Músculos da faringe e músculos da face, lado esquerdo; vista lateral. [S700]
Os músculos da faringe estão subdivididos em constritores (Mm. constritores superior, médio e inferior da faringe) e levantadores (Mm. estilofaríngeo, salpingofaríngeo e palatofaríngeo). Na vista lateral, observam-se as diferentes partes dos Mm. constritores da faringe e o M. estilofaríngeo.

→ T 1.5, T 6, T 7

1 Parte pterigofaríngea
2 Parte bucofaríngea
3 Parte milofaríngea
4 Parte glossofaríngea
} **M. constritor superior da faringe**

Figura 11.16 Músculos orofaríngeos; vista superior. [S700-L127]
Os músculos que circundam a cavidade oral (M. orbicular da boca, Mm. bucinadores) formam, com o M. constritor superior da faringe, um sistema muscular de oposição. Esse sistema é decisivo para a deglutição. Os músculos formam um anel fechado. Os pontos de fixação são as duas **rafes pterigomandibulares**, que se estiram entre o processo pterigoide (lâmina lateral), o hâmulo pterigóideo e a mandíbula, bem como a **rafe da faringe**.

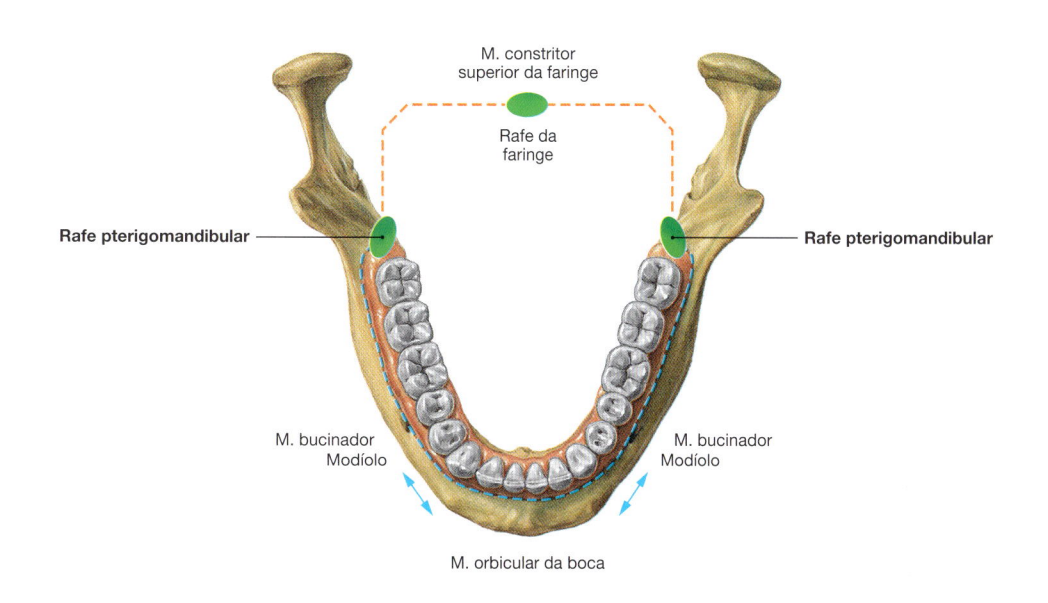

233

11 Faringe

Topografia

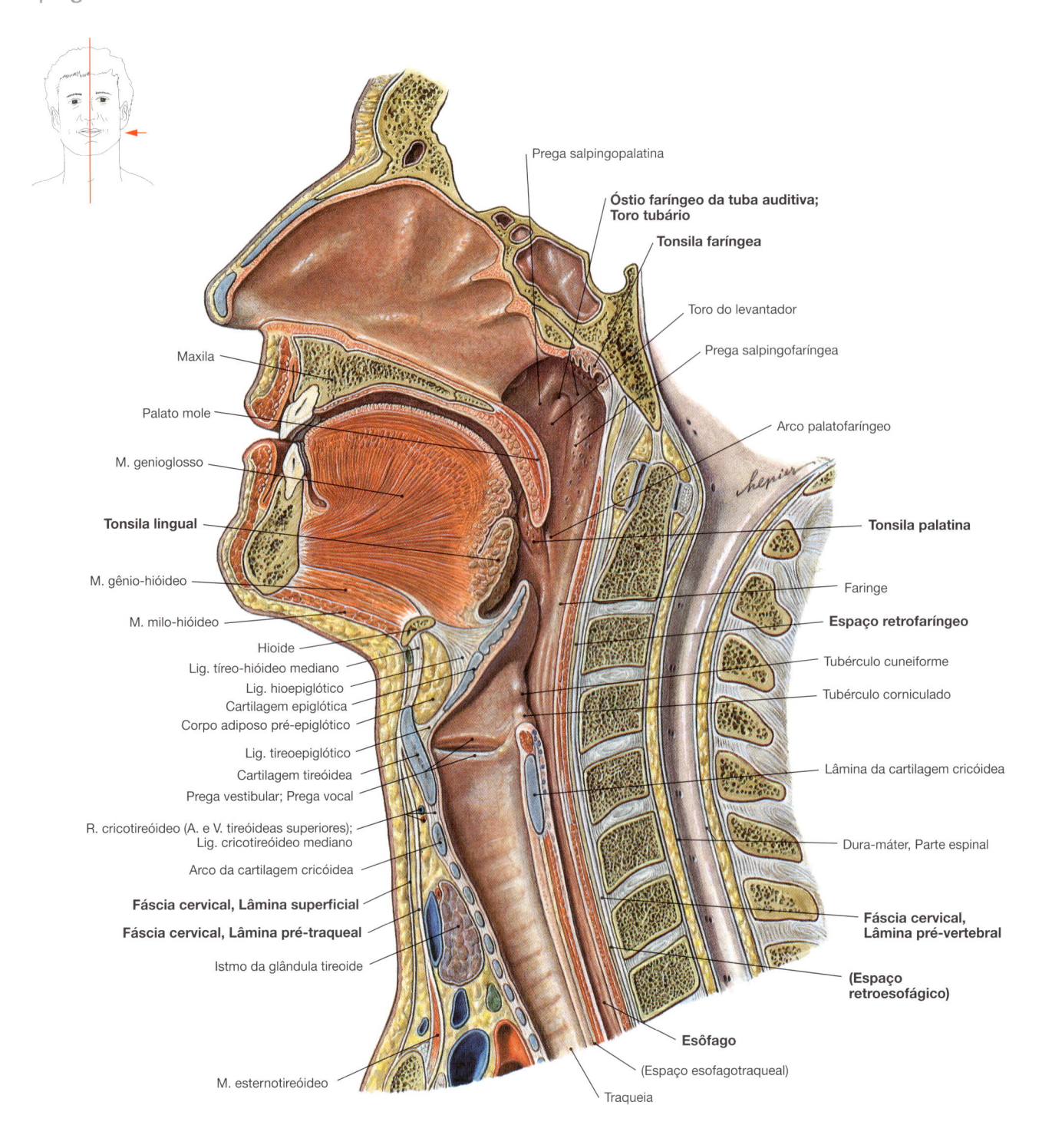

Figura 11.17 Cavidade oral, faringe e laringe; corte sagital mediano. [S700]

Relações dos níveis da faringe com as estruturas adjacentes:
- A **parte nasal da faringe** (nasofaringe, epifaringe) mantém-se unida à cavidade nasal através dos cóanos e à orelha média através da tuba auditiva
- A **parte oral da faringe** (orofaringe, mesofaringe) estabelece a transição entre os níveis superior e inferior e está unida à cavidade oral através do istmo das fauces
- A **parte laríngea da faringe** (laringofaringe, hipofaringe) está unida anteriormente à laringe através do ádito da laringe e continua caudalmente no esôfago. No interior da faringe, as vias respiratória e digestória se entrecruzam.

Na transição das cavidades nasal e oral para a faringe situa-se o anel linfático da faringe (anel de Waldeyer), como um tecido linfoepitelial que atua nas defesas imunológicas. Ele é formado pela tonsila faríngea, pelas tonsilas tubárias (não representadas), palatinas e lingual, além dos cordões laterais da faringe (tecido linfoide nas pregas salpingofaríngeas).

Correlações clínicas

Corpos estranhos deglutidos frequentemente atingem as valéculas epiglóticas na base da língua e, por meio de pressão sobre a epiglote, podem deslocar as vias respiratórias ou levar à **morte por sufocamento** (parada cardiocirculatória devido a estímulo vagal do plexo nervoso sensitivo da faringe e da laringe pelo corpo estranho). Na deglutição de um grande volume de alimento (bolo alimentar), a parte laríngea da faringe é comprimida a ponto de, mesmo com uma tosse forçada, o alimento ficar estacionado. Pequenos corpos estranhos pontiagudos, como espinhas de peixe ou partes de ossos de galinha, permanecem, na maioria das vezes, estacionados na tonsila palatina.

Níveis e Inervação da Faringe

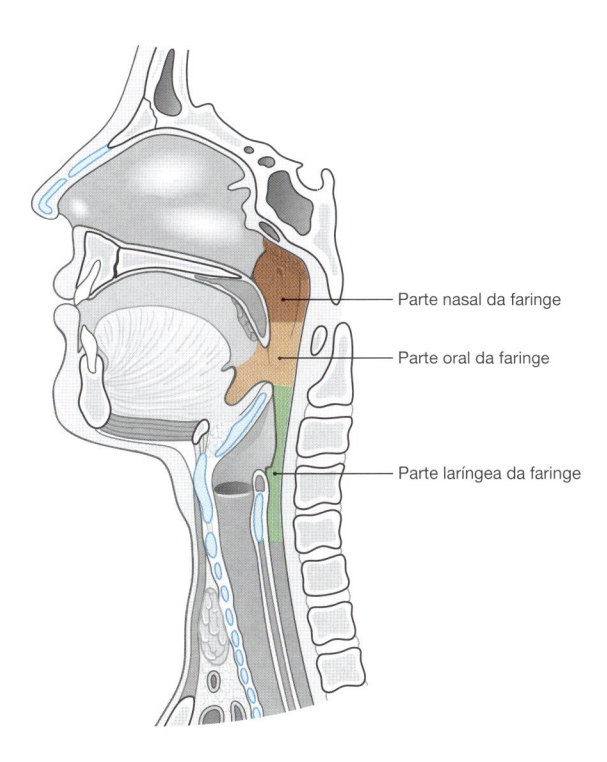

Figura 11.18 Divisão da faringe em níveis; corte sagital mediano. [S700-L126]
A faringe é subdividida em três níveis, de acordo com suas aberturas:
- **Nível superior:** parte nasal da faringe ou nasofaringe (base do crânio até a margem superior do dente do áxis)
- **Nível médio:** parte oral da faringe ou orofaringe (margem superior do dente do áxis até o ponto mais alto da epiglote)
- **Nível inferior:** parte laríngea da faringe ou laringofaringe (ponto mais alto da epiglote até a entrada do esôfago).

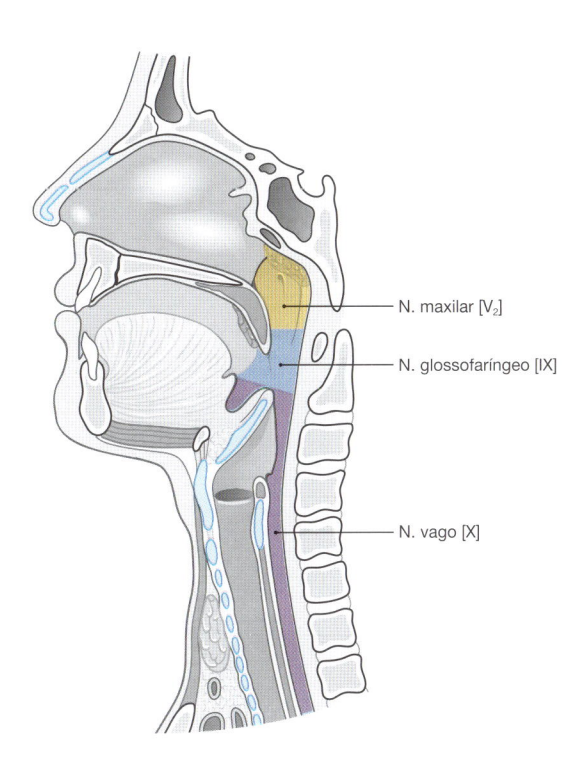

Figura 11.19 Inervação sensitiva da faringe; corte sagital mediano. [S700-L126]
Fibras do segundo ramo do N. trigêmeo (R. faríngeo, um ramo dos Rr. ganglionares [Nn. pterigopalatinos] do N. maxilar [V_2]) estão envolvidas na inervação da parte nasal da faringe. O restante da faringe é inervado por ramos do N. glossofaríngeo [IX] e do N. vago [X] (N. laríngeo superior). As fibras formam um plexo nervoso **(plexo faríngeo)**, juntamente com fibras autônomas do tronco simpático, externamente à parede da faringe. As fibras aferentes e eferentes do plexo faríngeo participam dos reflexos vitais da deglutição e de proteção, que se mantêm mesmo durante o sono. A coordenação da sequência de reflexos ocorre no bulbo (medula oblonga).

Faringe

Deglutição

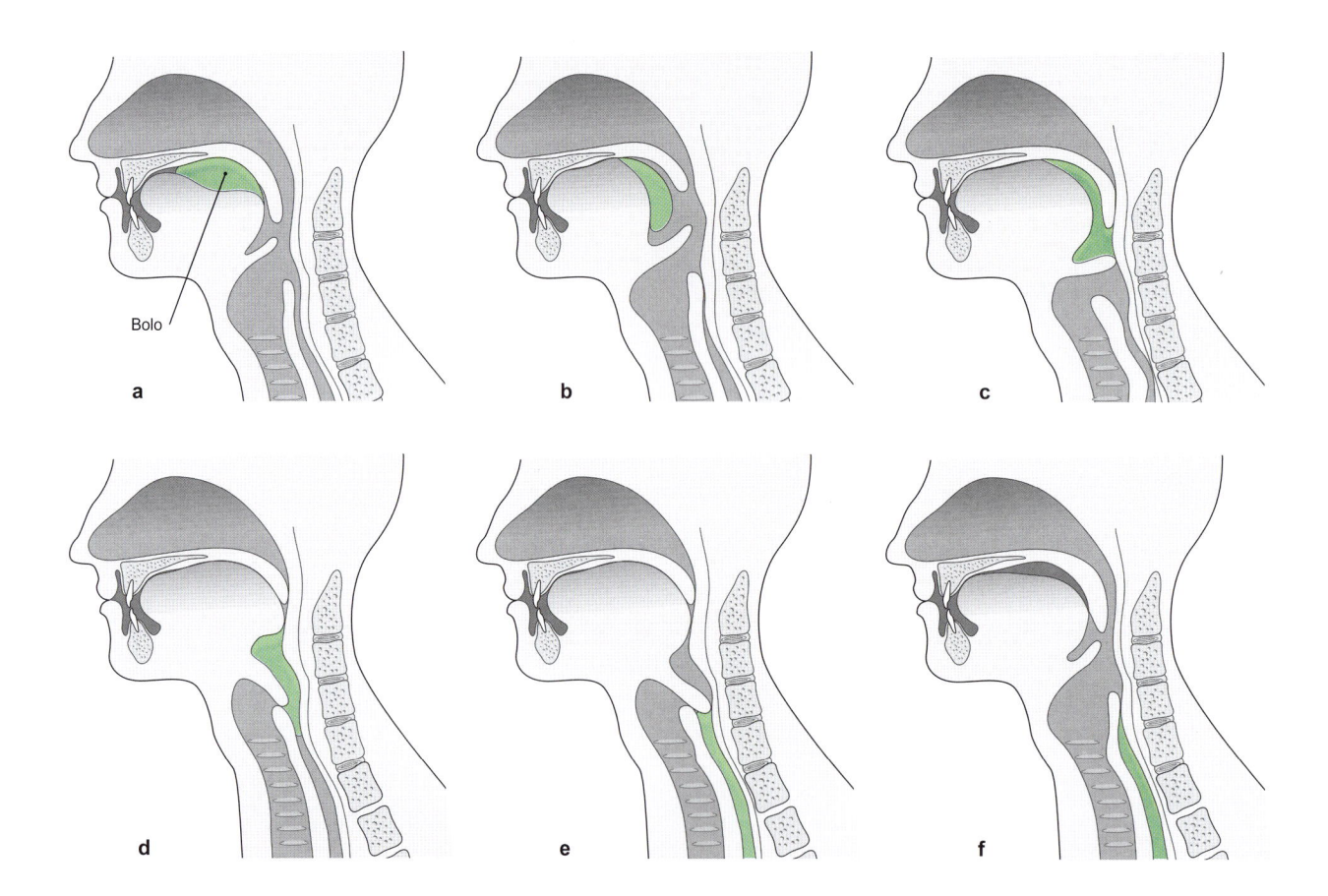

Figura 11.20a-f Deglutição; corte mediano. [R389-L106]
A deglutição pode ser dividida em três fases:
- **Fase oral (1):** aqui o alimento (verde), na cavidade oral, é dividido aleatoriamente e envolvido em saliva (→ Figura 11.20a). A contração dos músculos do assoalho da boca pressiona a língua contra o palato, e o bolo alimentar (verde) é empurrado para o istmo das fauces (→ Figura 11.20b)
- **Fase faríngea (2):** a partir desta fase, o processo de deglutição é reflexo e não pode mais ser interrompido. As vias respiratórias são protegidas pelo transporte coordenado do alimento. Inicialmente, os músculos tensor do véu palatino e constritor superior da faringe se contraem, formando a prega de Passavant, que fecha o acesso à parte nasal da faringe (→ Figura 11.20c). O bolo alimentar não pode mais retornar à cavidade oral devido à contração do sistema de esfíncteres musculares na região do istmo das fauces e da língua e é então pressionado na laringofaringe (→ Figura 11.20d). Além disso, o ádito da laringe e a glote são fechados
- **Fase esofágica (3):** ocorre a contração peristáltica dos músculos faríngeos no sentido superoinferior (ou craniocaudal) (→ Figura 11.20e). Ao mesmo tempo, os músculos levantadores elevam a laringe. Como resultado, a faringe é, por assim dizer, arrastada sobre o bolo alimentar. Em posição ortostática, os líquidos são bombeados para o estômago como um "esguicho" por contrações espasmódicas do assoalho da boca e do músculo constritor superior da faringe. Componentes de alimentos sólidos, como no exemplo mostrado, são transportados por ondas de contração peristáltica (→ Figura 11.20f).

Vasos Sanguíneos e Nervos do Espaço Laterofaríngeo

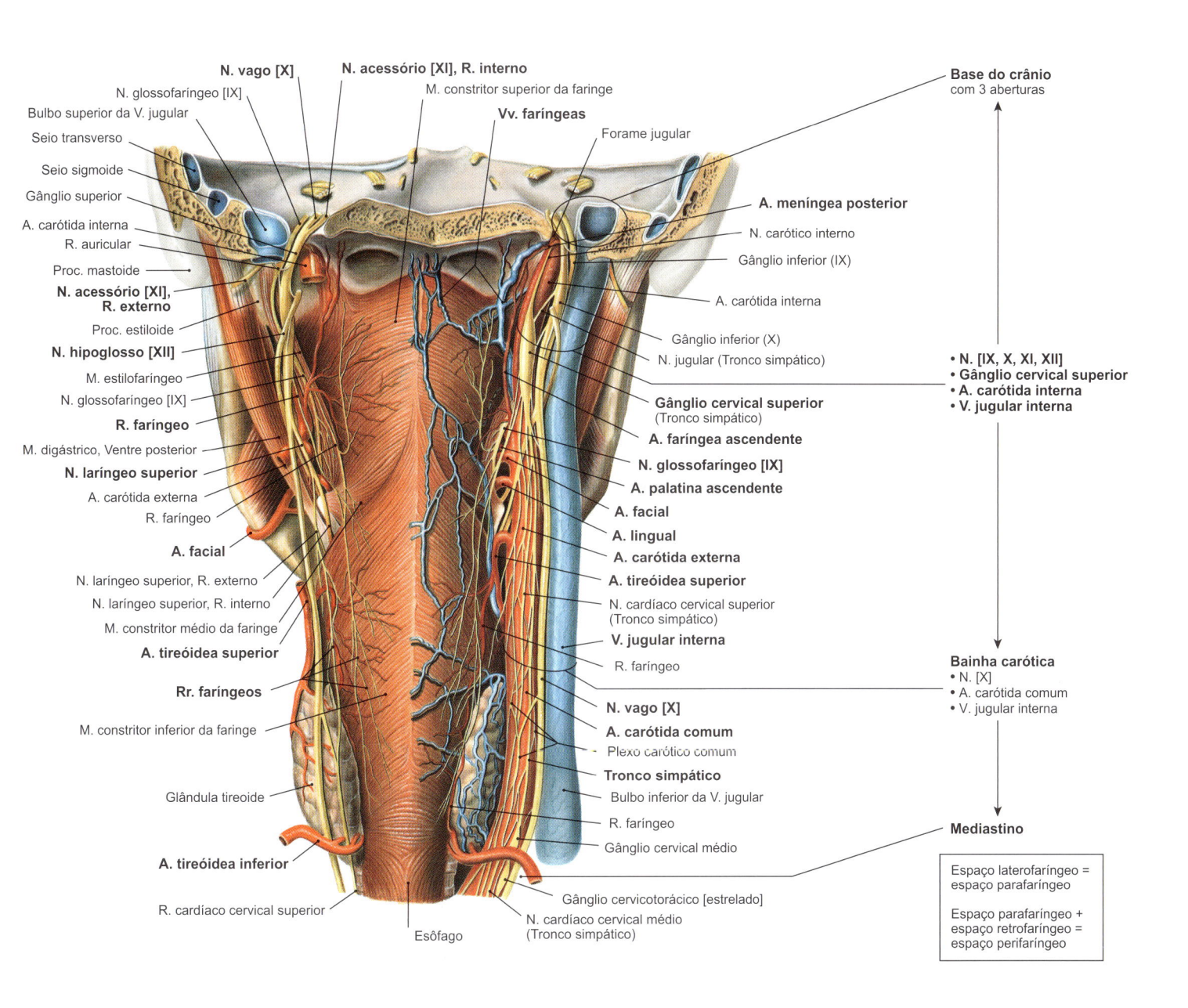

Figura 11.21 Vasos sanguíneos e nervos da faringe e do espaço laterofaríngeo; vista posterior. [S700]

O **suprimento sanguíneo** ocorre principalmente através da A. faríngea ascendente. A artéria segue no tecido conjuntivo laterofaríngeo para cima, medialmente ao feixe vasculonervoso do pescoço, até a base do crânio; seu ramo terminal, a A. meníngea posterior, passa, habitualmente, pelo forame jugular na fossa posterior do crânio. Existe ainda o suprimento na região do óstio da tuba auditiva, feito pela A. palatina ascendente, e na parte laríngea, pela A. tireóidea inferior.

Toda a tela submucosa da faringe é atravessada por um plexo venoso (plexo faríngeo). A **drenagem venosa** é realizada pelas Vv. faríngeas para a V. jugular interna e, na parte nasal da faringe, para as Vv. meníngeas.

A **drenagem linfática** ocorre da tonsila faríngea e da parede da faringe para os linfonodos retrofaríngeos e para os linfonodos cervicais profundos (não representados).

Inervação: além do plexo faríngeo e do N. faríngeo do N. maxilar [V_2] (ver inervação sensitiva da faringe → Figuras 11.19 e 12.141), o N. glossofaríngeo [IX] proporciona a inervação motora do M. constritor superior da faringe e de uma parte do M. constritor médio da faringe, além dos Mm. levantadores da faringe; a parte inferior do M. constritor médio da faringe e o M. constritor inferior da faringe são inervados pelo N. vago [X].

Faringe

Vasos Sanguíneos e Nervos do Espaço Laterofaríngeo

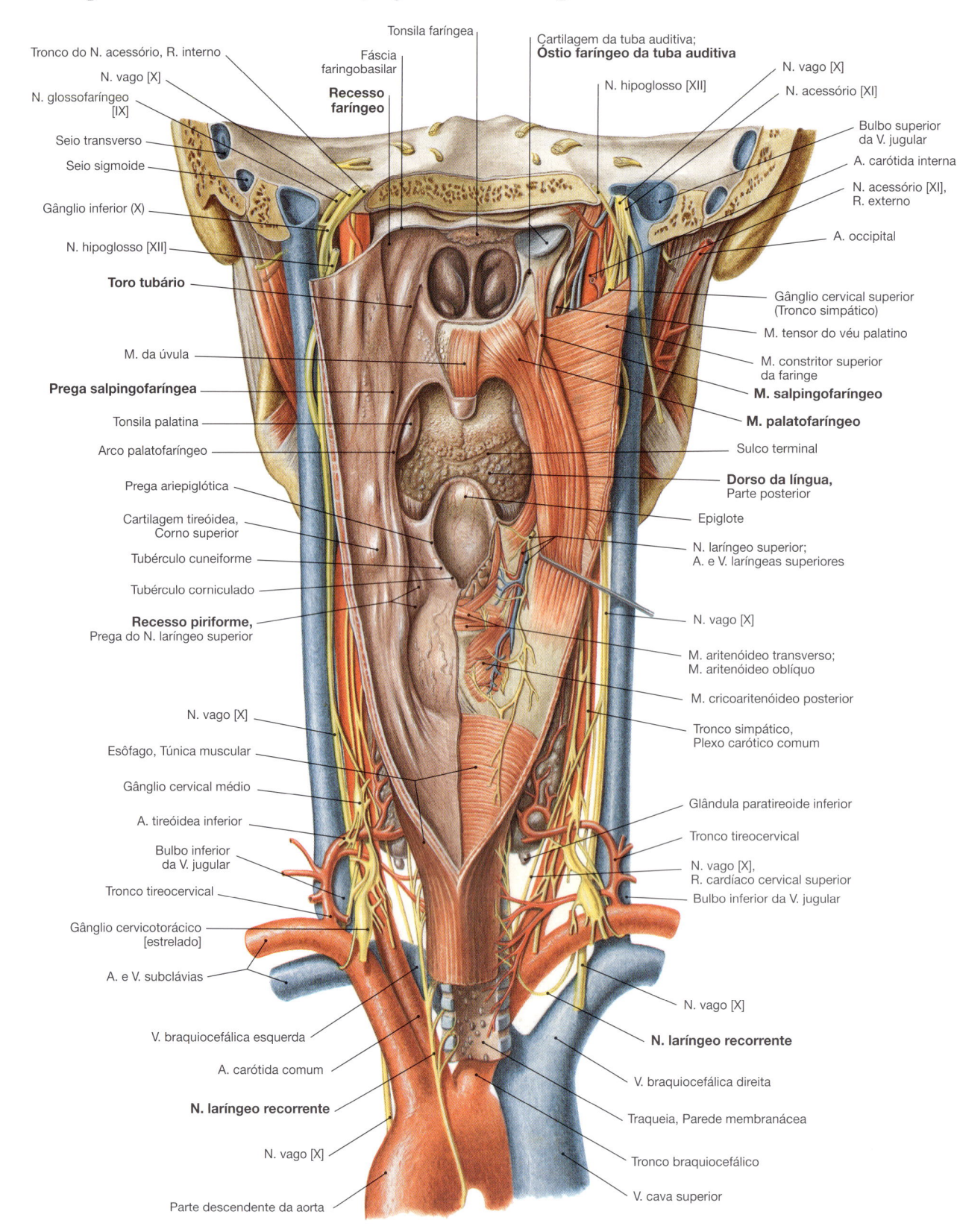

Figura 11.22 Vasos sanguíneos e nervos da faringe e do espaço laterofaríngeo; vista posterior; a faringe foi aberta posteriormente. [S700]

Aproximadamente na altura do meato nasal inferior, encontra-se, na parede lateral da parte nasal da faringe, o óstio faríngeo da tuba auditiva. O óstio é envolvido posterior e superiormente pelo **toro tubário**. Inferiormente, o toro tubário continua em uma prega alongada da túnica mucosa (prega salpingofaríngea), produzida pelo M. salpingofaríngeo. A parte inferior do óstio faríngeo da tuba auditiva é delimitada pelo **toro do levantador**, cuja base estrutural é o M. levantador do véu palatino. O óstio da tuba auditiva é a entrada para a tuba auditiva (ou trompa de Eustáquio), que comunica a parte nasal da faringe com a cavidade timpânica. Diretamente atrás do toro tubário está o recesso faríngeo da parte nasal da faringe (fossa de Rosenmüller), que se estende cranialmente até o teto da faringe. A margem lateral do istmo das fauces é formada pelo M. palatofaríngeo. Observam-se posteriormente, ainda, o dorso da língua, a face posterior da laringe e a entrada do esôfago. Na parede posterior da laringe encontra-se, em ambos os lados, o recesso piriforme. Observa-se, de cada lado, o trajeto diferente do N. laríngeo recorrente, que no lado esquerdo segue ao redor do arco da aorta e, do lado direito, segue ao redor da A. subclávia.

Anel Linfático da Faringe

Anel linfático da faringe (anel de Waldeyer)
- Tonsila faríngea
- Tonsilas tubárias (par)
- Nódulos linfáticos da faringe
- Tonsilas palatinas (par)
- Tonsila lingual

Parte nasal da faringe ou nasofaringe

Parte oral da faringe ou orofaringe

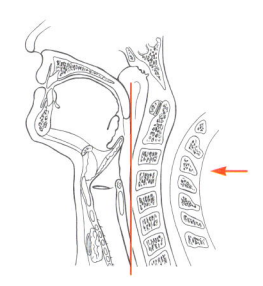

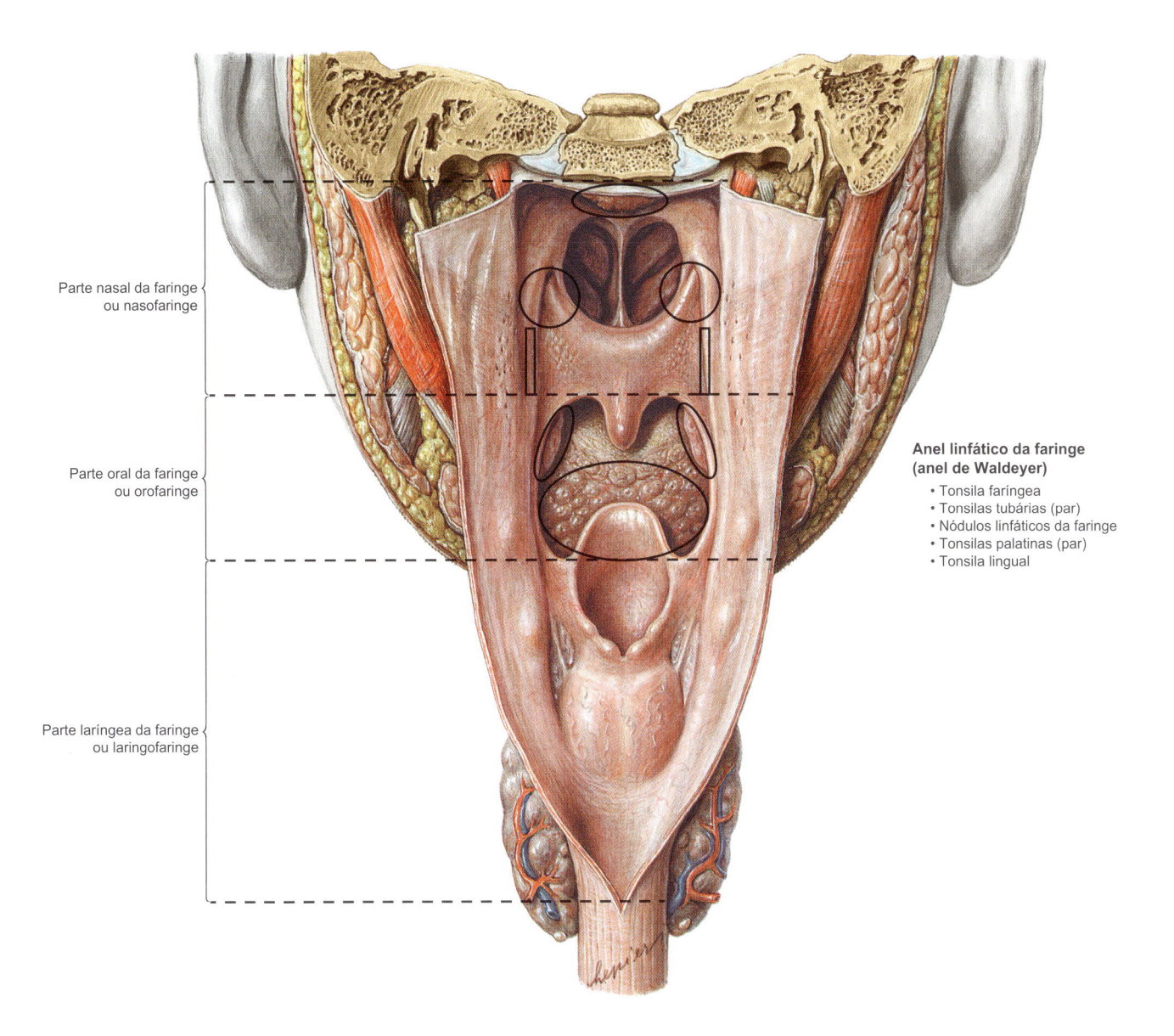

Parte laríngea da faringe ou laringofaringe

Figura 11.23 Tecido linfático na região da faringe; vista posterior; faringe aberta posteriormente. [S700]
Na região da faringe, o tecido linfático está disposto na forma de um anel (anel linfático da faringe, anel de Waldeyer). Este é um grupo de tecidos linfoepiteliais que estão localizados na transição das cavidades oral e nasal para a faringe. O anel linfático da faringe atua nas defesas imunológicas e pertence ao tecido linfático associado à mucosa (MALT, do inglês *mucosa associated lymphatic tissue*). O anel linfático da faringe inclui a tonsila lingual (única), as tonsilas palatinas (um par), os cordões laterais da faringe (um par), as tonsilas tubárias (um par) e a tonsila faríngea (única) (ver tabela abaixo da → Figura 8.170).

Faringe

Espaço Perifaríngeo

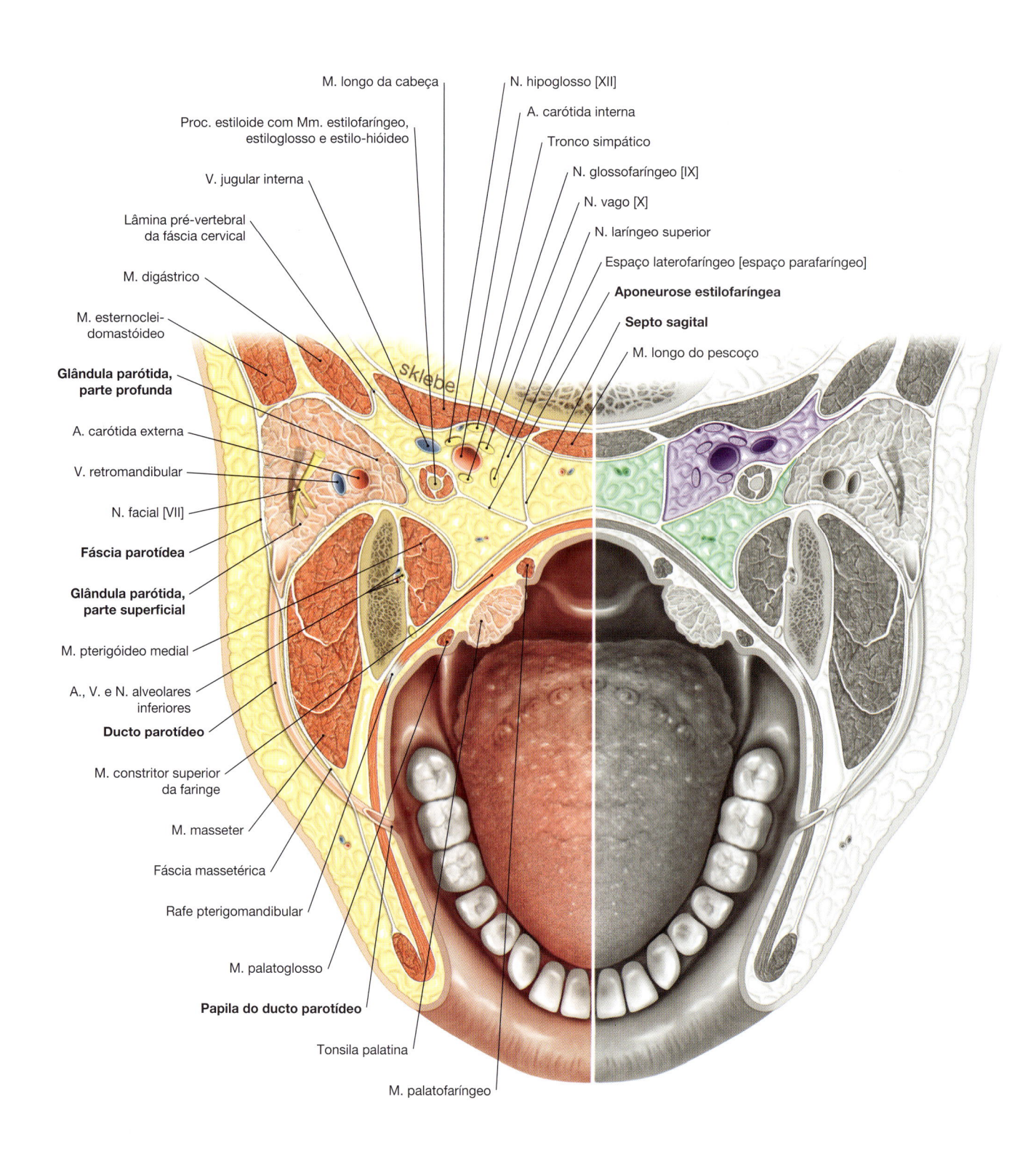

Figura 11.24 Espaço laterofaríngeo e espaço retrofaríngeo; corte horizontal no nível da cavidade oral. [S700-L238]/[G1086]

O **espaço perifaríngeo** (verde + roxo) está localizado entre a faringe (M. constritor superior da faringe) e a musculatura pré-vertebral do pescoço (M. longo do pescoço, M. longo da cabeça). Inclui o **espaço laterofaríngeo** (roxo) e o **espaço retrofaríngeo** (verde), que estão separados pelo septo sagital e pela aponeurose estilofaríngea. O espaço retrofaríngeo é dividido em dois compartimentos. Lateralmente, a parte profunda da glândula parótida flanqueia o espaço perifaríngeo, bem como os Mm. pterigóideo medial e digástrico (ventre posterior). No espaço laterofaríngeo passam a A. carótida interna, a V. jugular interna, juntamente com os Nn. glossofaríngeo [IX], vago [X] (após a emergência do N. laríngeo superior), acessório [XI] (deixa o espaço logo abaixo da base do crânio) e hipoglosso [XII]. O tronco simpático corre ao longo da parte superior do pescoço, juntamente com os nervos cranianos no espaço laterofaríngeo; a fáscia pré-vertebral corre na parte mediana do pescoço e os músculos pré-vertebrais correm na metade inferior do pescoço. O processo estiloide está localizado entre o espaço laterofaríngeo e o espaço retrofaríngeo, com as inserções dos Mm. estilofaríngeo, estiloglosso e estilo-hióideo.

Relações Anatômicas no Recém-Nascido

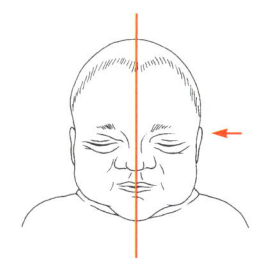

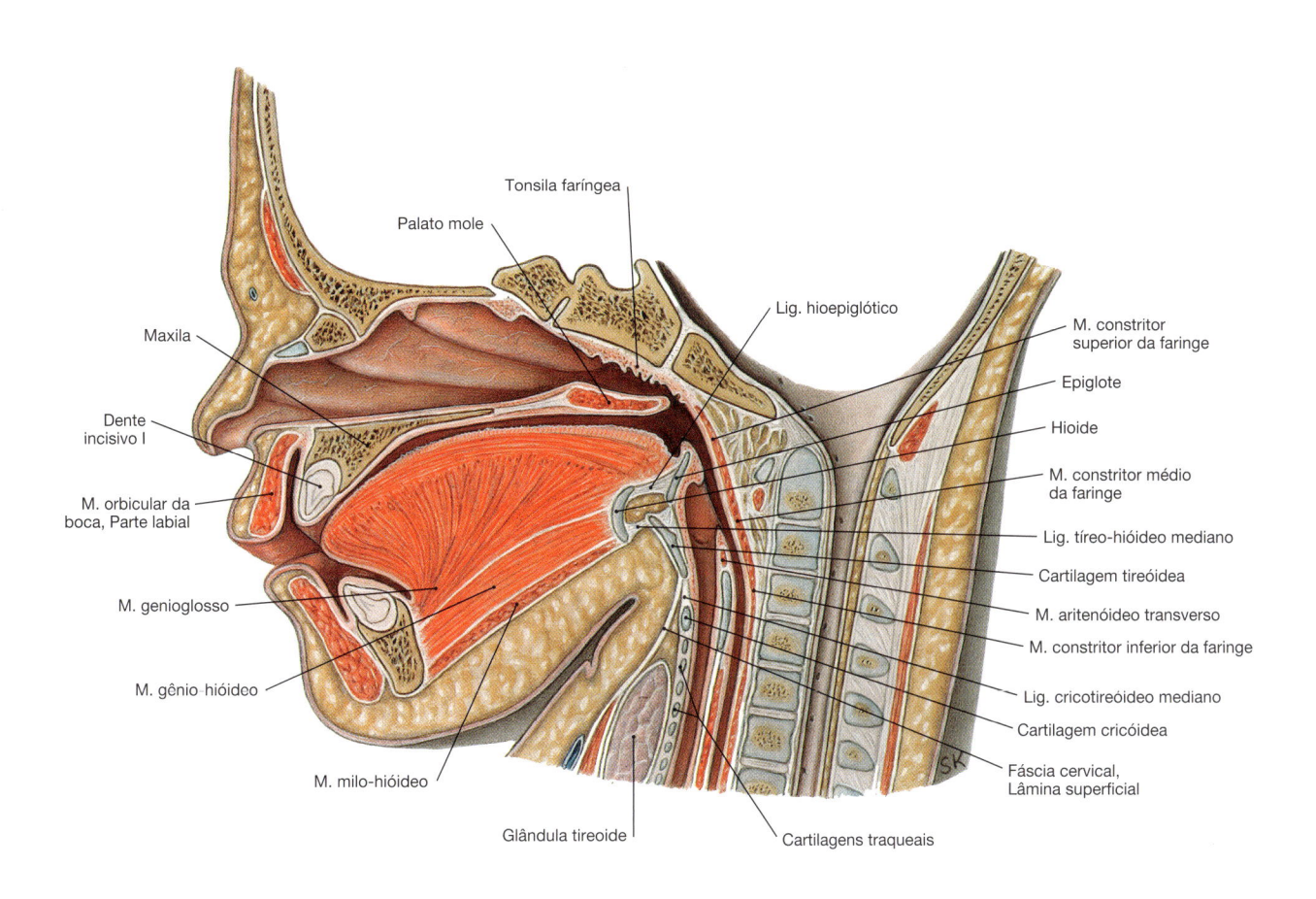

Figura 11.25 Recém-nascido, viscerocrânio e pescoço; corte sagital paramediano direito, vista de medial para a direita. [S700-L238]
A laringe está em uma posição mais alta no recém-nascido e no lactente do que no adulto (→ Figura 11.17). Ao contrário do adulto e da criança, o lactente consegue beber e respirar ao mesmo tempo (→ Figura 11.26), mas, alguns dias ou semanas após o nascimento, a respiração e a deglutição começam a ser sincronizadas e coordenadas, no sentido de uma alternância entre elas.

Faringe

Correlações Clínicas

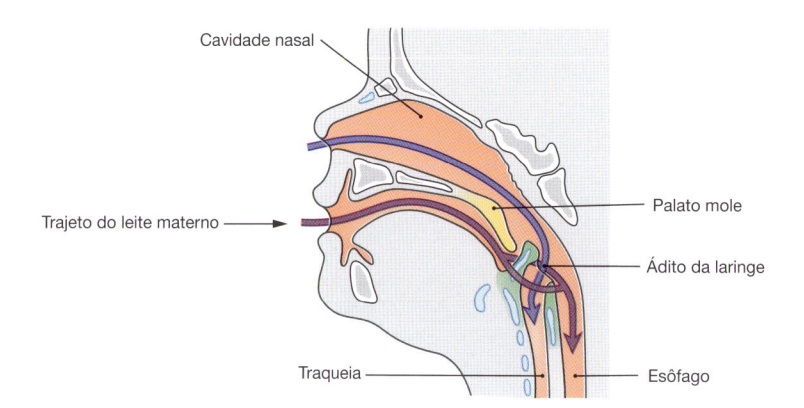

Figura 11.26 Cabeça de um recém-nascido; corte sagital mediano na altura do nariz e da laringe. [S700-L126]/[E402-004]
O recém-nascido consegue beber e respirar simultaneamente. Como a laringe ainda está em posição relativamente alta (→ Figura 11.25), a epiglote atinge a parte nasal da faringe. Os líquidos (tais como o leite materno) fluem através dos recessos piriformes da laringe para o esôfago e não atingem as vias respiratórias inferiores. No entanto, no contexto dos processos de coordenação entre os vários grupos musculares da cavidade oral e faringe, bem como dos músculos respiratórios, ocorre uma sincronização entre o processo de respiração e deglutição dentro de dias a semanas após o nascimento, no sentido de uma mudança coordenada, de modo que a depressão da laringe causada pelo crescimento não desempenha nenhum papel no processo de deglutição.

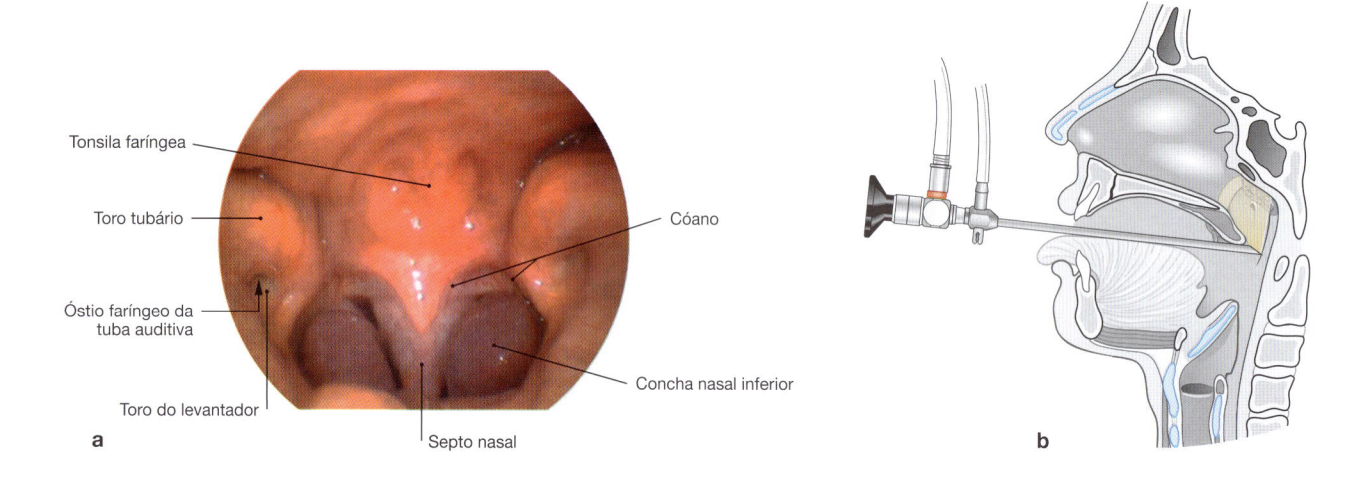

Figura 11.27a e b Parte nasal da faringe; endoscopia da parte nasal da faringe.
a Vista posterior dos cóanos, dos óstios das tubas auditivas de ambos os lados e da tonsila faríngea. [S700-T720]
b Posição e ângulo de visão do endoscópio. [S700-L126]

Com o uso do endoscópio, na vista posterior, na cavidade da parte nasal da faringe observam-se as extremidades posteriores das conchas nasais inferiores e a entrada na tuba auditiva (óstio faríngeo da tuba auditiva). No teto da faringe encontra-se a tonsila faríngea, pouco distinta.

Correlações clínicas

Em lactentes, o óstio da tuba auditiva é cerca de 1 cm mais baixo do que em adultos e, portanto, está aproximadamente no mesmo nível do palato duro. A **otite média** pode ocorrer como resultado do vazamento de leite na cavidade timpânica, principalmente quando a criança é alimentada com mamadeira e horizontalmente.
A hiperplasia da tonsila faríngea **(adenoide)** é frequente na infância e, não raramente, causa inflamações recorrentes da orelha média (otite média), devido ao deslocamento do óstio da tuba auditiva. A consequência pode ser comprometimento da audição e resultante retardo do desenvolvimento. Para tais casos, a remoção da tonsila faríngea **(adenectomia)** é indicada.
Em frente à tonsila faríngea, na face inferior do esfenoide, incluída no tecido conjuntivo, pode haver uma hipófise no teto da faringe **(hipófise da faringe)**, como um remanescente do pedículo da bolsa de Rathke embrionária. A hipófise da faringe pode ser um ponto de partida para o desenvolvimento de um **craniofaringeoma** em jovens.

Variações da Artéria Carótida Interna

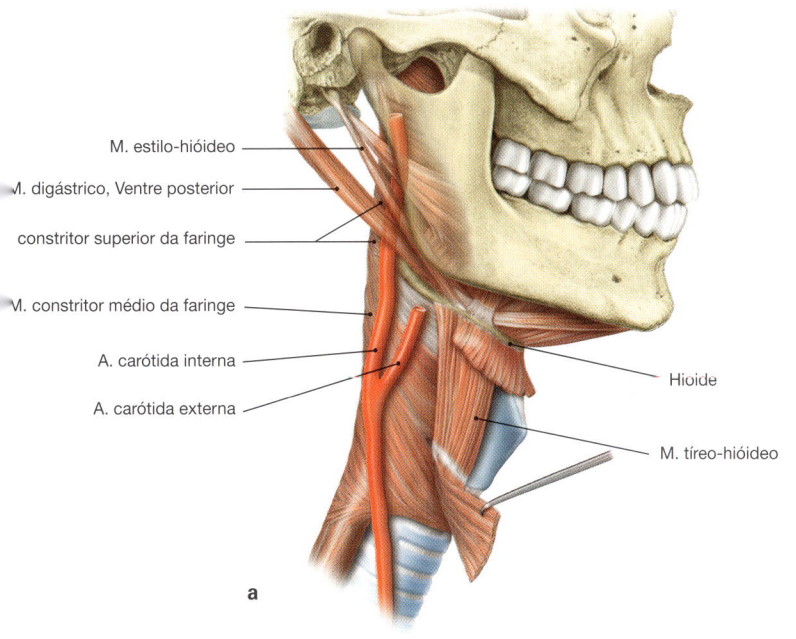

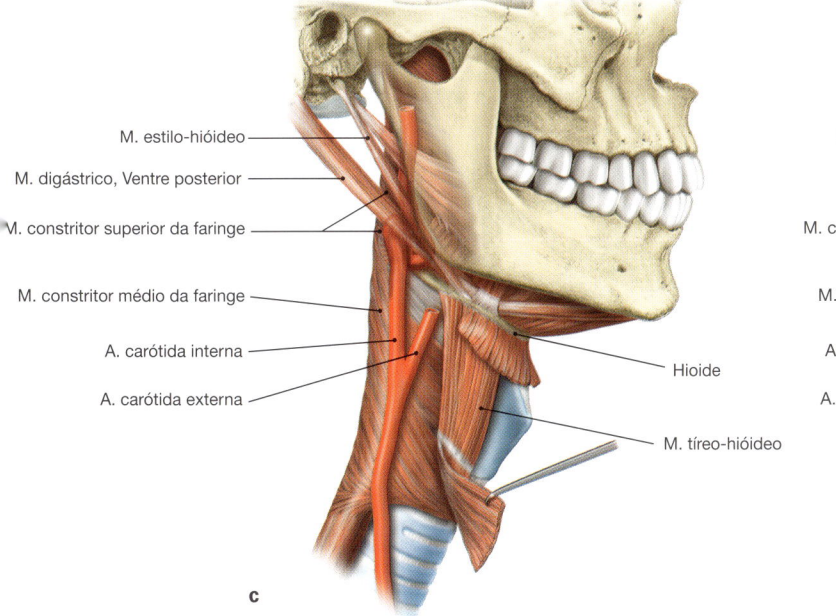

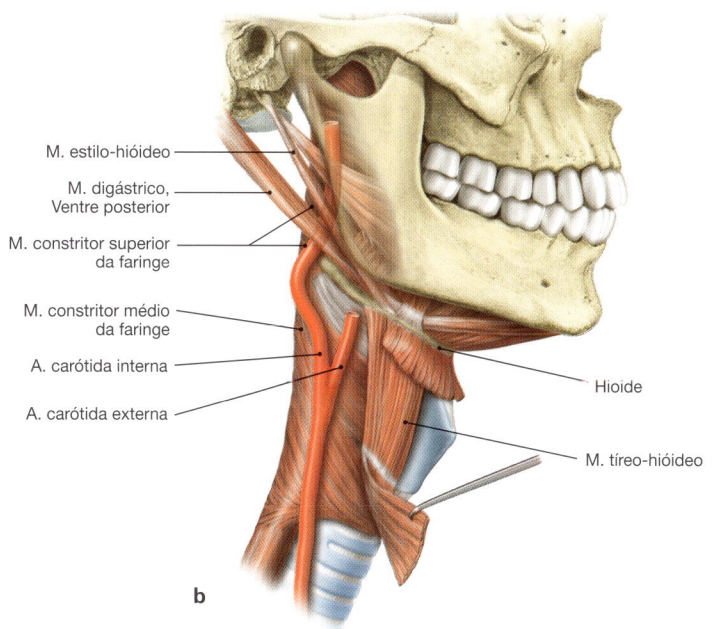

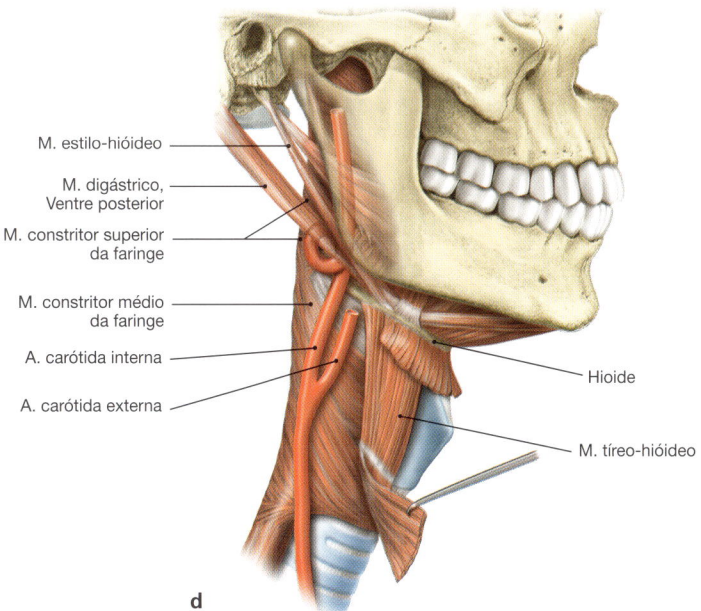

Figura 11.28a–d Variações do trajeto da parte cervical da A. carótida interna em relação à parede posterior da faringe. [S700-L238]
a Trajeto mais retilíneo (frequência de 66%).
b Trajeto mais curvo (frequência de 26,2%).
c Trajeto em "formato de S" (frequência de 6%; destes, 2,8% com relação à parede da faringe), caracterizado como uma **alça carótica de alto risco**.
d Formação de uma alça (frequência de 1,8%; destes, 0,7% em relação à parede da faringe), caracterizada como uma **alça carótica de alto risco**.

Correlações clínicas

Devido à proximidade entre a A. carótida interna e o leito tonsilar (posição da tonsila palatina na margem posterior do istmo das fauces), na ocorrência da chamada **alça carótica de alto risco**, existe o perigo de lesão da A. carótida interna, com sangramento grave durante a realização de uma tonsilectomia ou durante a abertura de um abscesso peritonsilar.

Laringe

Cartilagens da Laringe

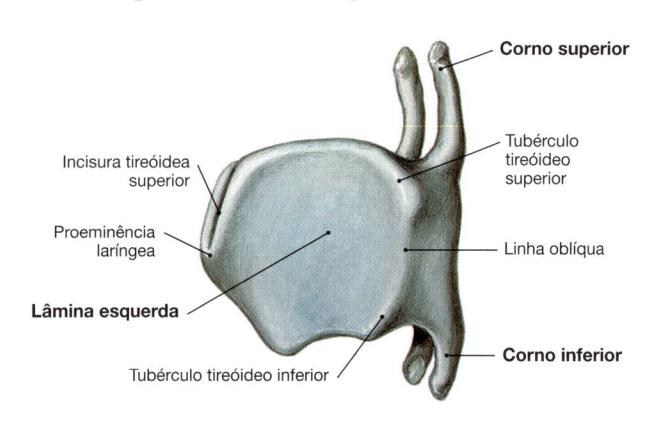

Figura 11.29 Cartilagem tireóidea; vista pelo lado esquerdo. [S700]
A cartilagem tireóidea é composta pelas lâminas direita e esquerda, que têm, cada uma, um corno superior e um corno inferior.

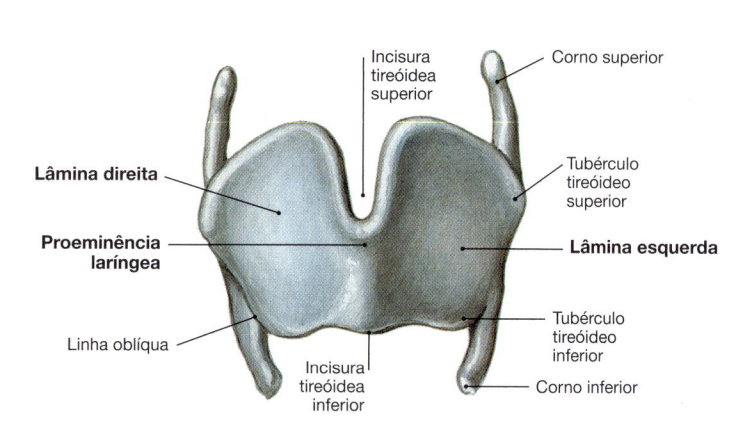

Figura 11.30 Cartilagem tireóidea; vista anterior. [S700]
Nos homens, as duas partes da cartilagem tireóidea unem-se em um ângulo próximo de 90°, enquanto nas mulheres o ângulo é de cerca de 120°.

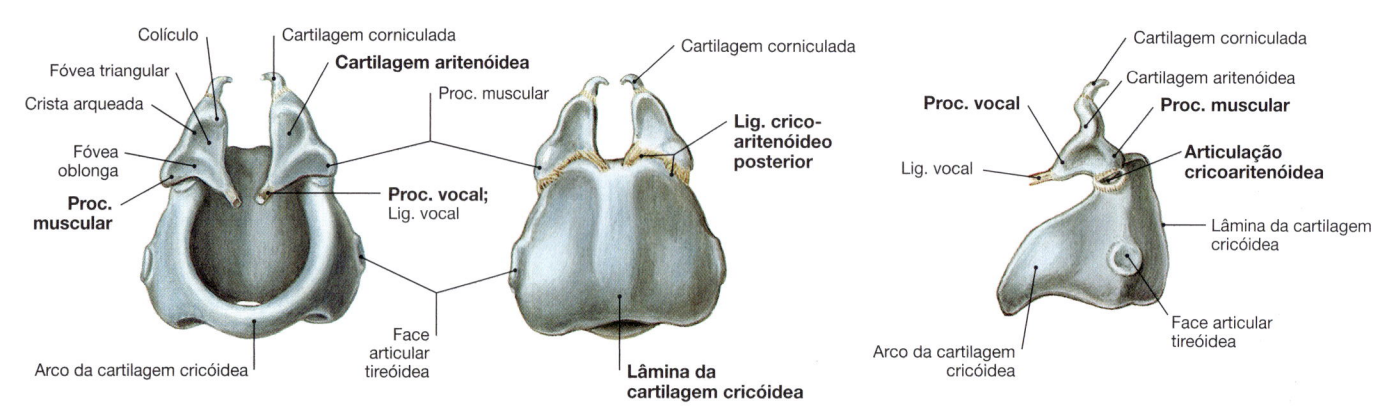

Figura 11.31 Cartilagem cricóidea e cartilagens aritenóideas; vistas anterior e posterior. [S700]
Posteriormente, observa-se o Lig. cricoaritenóideo posterior, entre a cartilagem cricóidea e as cartilagens aritenóideas.

Figura 11.32 Cartilagem cricóidea e cartilagem aritenóidea; vista pelo lado esquerdo. [S700]
As cartilagens cricóidea e aritenóidea mantêm-se unidas pela articulação cricoaritenóidea, uma diartrose.

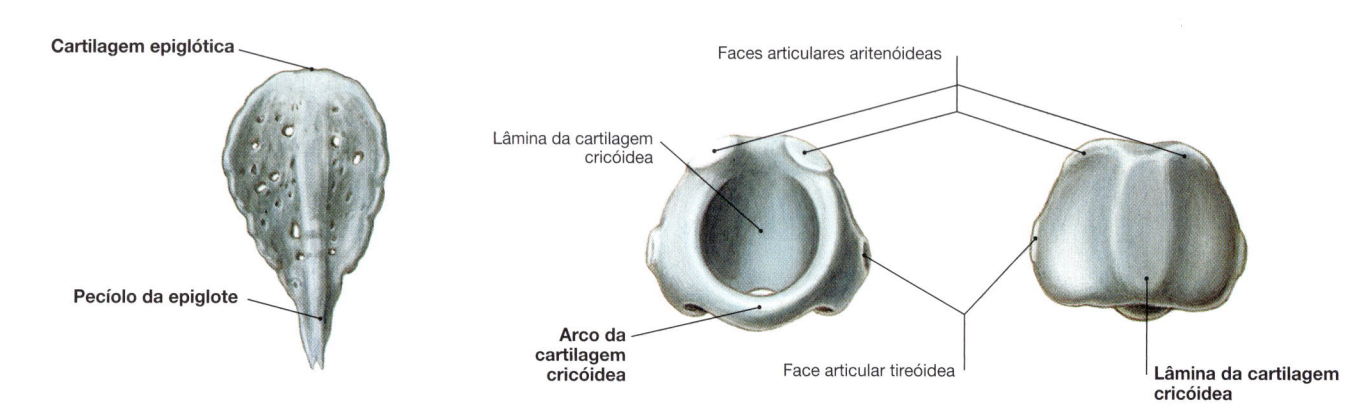

Figura 11.33 Cartilagem epiglótica; vista posterior. [S700]
A epiglote é composta por cartilagem elástica, ao contrário de outras estruturas de cartilagem hialina da laringe.

Figura 11.34 Cartilagem cricóidea; vistas anterior e posterior. [S700]
A cartilagem cricóidea tem um formato de "anel de sinete".

Correlações clínicas

Próximo dos 30 anos de vida ocorre a ossificação da cartilagem hialina da laringe (cartilagens tireóidea, cricóidea e aritenóideas), que difere nos sexos, sendo mais intensa no sexo masculino. As **fraturas do esqueleto da laringe** (p. ex., após acidentes automobilísticos) podem causar graves obstruções das vias respiratórias, ocasionando desde distúrbios da fonação até o risco de asfixia.

Durante uma excisão cirúrgica do tecido ósseo da cartilagem tireóidea, por exemplo, ao realizar uma **hemilaringectomia** devido a um carcinoma de laringe, talas podem ser colocadas nas partes remanescentes da cartilagem tireóidea com material de osteossíntese.
Em casos raros, as cartilagens da laringe, ao nascimento, apresentam-se amolecidas (**laringomalacia**), o que está associado a distúrbios respiratórios (dispneia).

Hioide e Esqueleto da Laringe

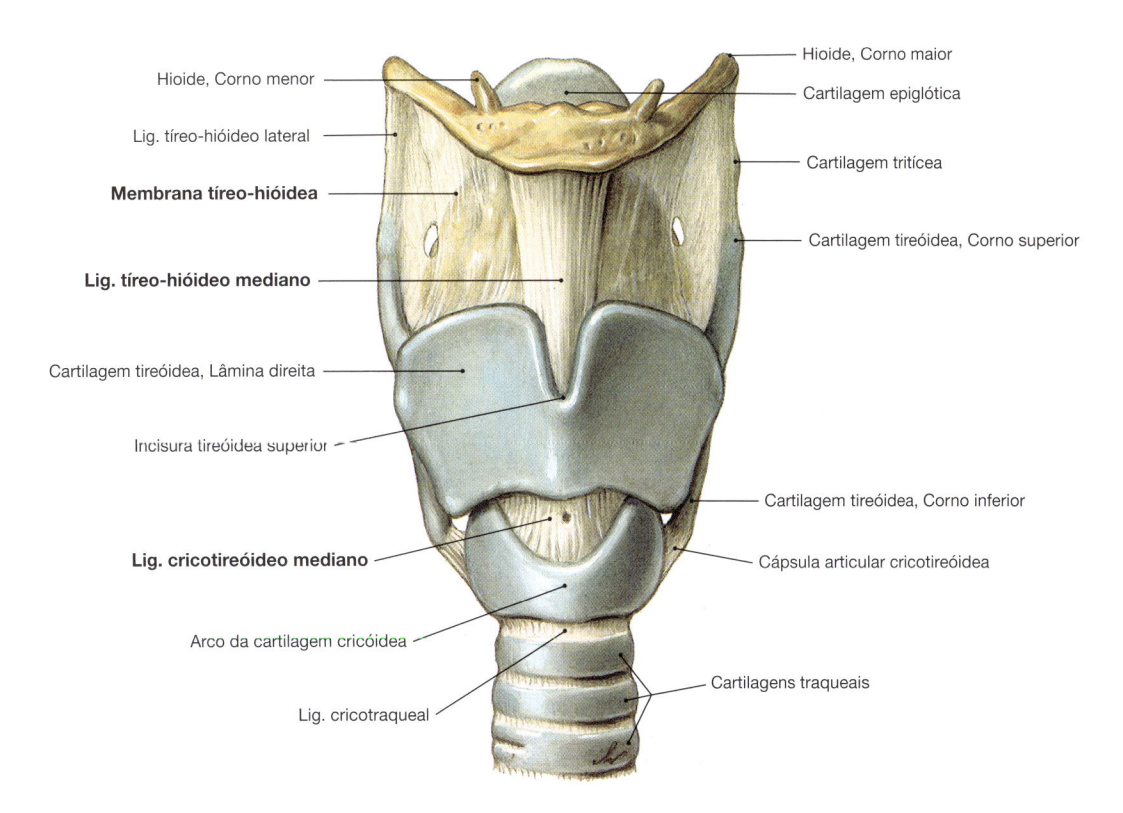

Figura 11.35 Laringe e hioide; vista anterior. [S700]
Dos pontos de vista do desenvolvimento e funcional, o hioide é muito parecido com o esqueleto da laringe. Os componentes individuais do esqueleto da laringe mantêm-se unidos entre si por meio de **sindesmoses** e de articulações verdadeiras **(diartroses)**.

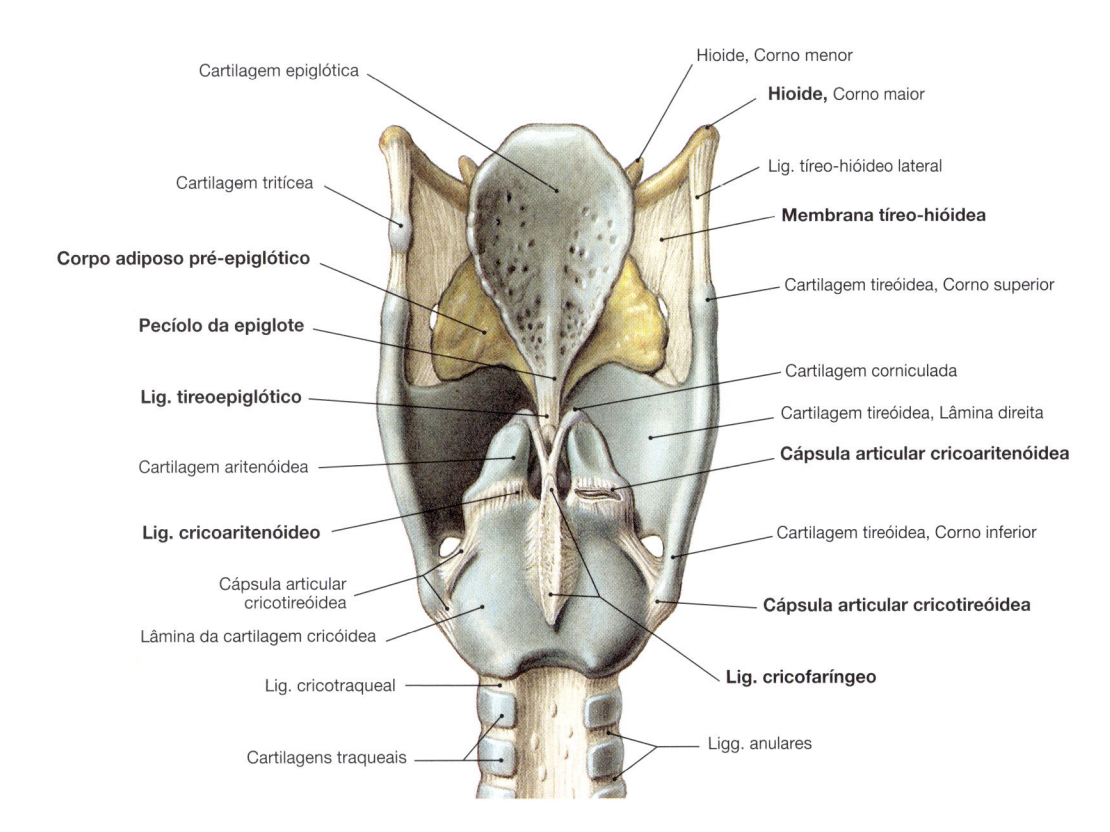

Figura 11.36 Cartilagens da laringe e hioide; vista posterior. [S700]
Posteriormente à membrana tíreo-hióidea encontra-se o corpo adiposo pré-epiglótico que se estende, superiormente, até o Lig. hioepiglótico e, posterior e inferiormente, à face anterior da epiglote. A epiglote está fixada com seu pedículo (pecíolo epiglótico) à face interna da cartilagem tireóidea, por meio do Lig. tireoepiglótico.

As articulações verdadeiras da laringe são as **articulações cricotireóideas**, um par de articulações entre a cartilagem cricóidea e os cornos inferiores da cartilagem tireóidea, além da **articulação cricoaritenóidea**, entre a cartilagem cricóidea e as cartilagens aritenóideas. As cartilagens aritenóideas são fixadas posteriormente pelo Lig. cricoaritenóideo e pelo Lig. cricofaríngeo.

Laringe

Esqueleto da Laringe

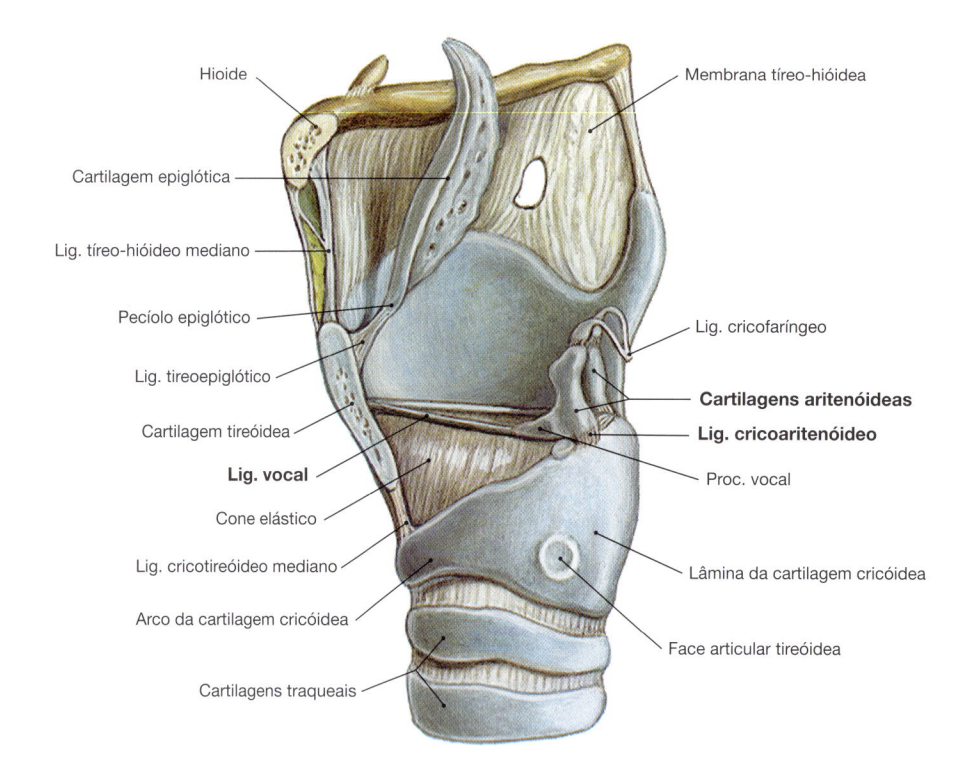

Figura 11.37 Laringe e hioide; vista pelo lado esquerdo sobre o Lig. vocal e a cartilagem aritenóidea; a lâmina esquerda da cartilagem tireóidea foi retirada. [S700]

Na articulação cricoaritenóidea, a cartilagem cricóidea e as cartilagens aritenóideas formam uma articulação verdadeira. As faces articulares da cartilagem cricóidea são convexas e ovais (em formato cilíndrico, → Figura 11.34); as faces articulares das cartilagens aritenóideas são côncavas, abauladas e mais arredondadas. Além do formato das partes articulares do esqueleto, a orientação da articulação é garantida por um reforço capsular posterior, o Lig. cricoaritenóideo posterior. Do ponto de vista funcional, o ligamento orienta as cartilagens aritenóideas e se contrapõe às forças elásticas do Lig. vocal.

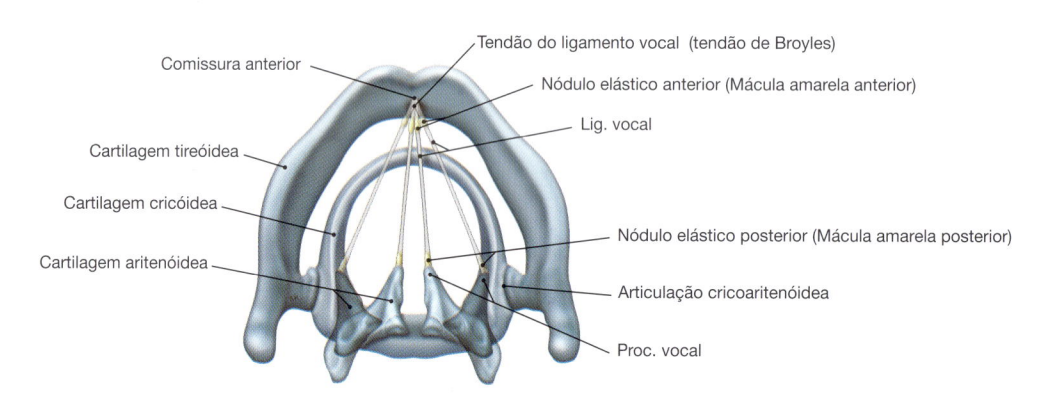

Figura 11.38 Cartilagens e ligamentos da laringe; vista superior. [S700-L238]

A articulação cricoaritenóidea permite movimentos de dobradiça e deslizamento paralelamente ao eixo cilíndrico, que, em primeiro lugar, atuam na abertura e no fechamento da glote (rima da glote), e em segundo lugar, atuam na distensão das pregas vocais (Lig. vocal). A rotação da cartilagem aritenóidea – na forma de um movimento em dobradiça para fora – causa a elevação e a abdução do Proc. vocal e, em seguida, a **abertura da rima da glote**. A rotação sobre a dobradiça para dentro, associada ao abaixamento e à adução do Proc. vocal, causam o **fechamento da rima da glote**. Os movimentos em dobradiça podem ser acoplados aos movimentos de deslizamento. Consequentemente, durante a abdução ou a adução, as cartilagens aritenóideas são deslocadas anterior ou posteriormente, respectivamente. As cartilagens aritenóideas e a cartilagem tireóidea mantêm-se em contato por meio do Lig. vocal e do Lig. vestibular.

Correlações clínicas

Após intubação e extubação traqueais, laringoscopia ou broncoscopia, pode haver deslocamento das cartilagens aritenóideas em direção posterolateral ou anteromedial. Neste caso, ocorre **luxação das cartilagens aritenóideas**. O paciente fica rouco, uma vez que a prega vocal do lado afetado fica imóvel. O deslocamento das cartilagens aritenóideas está associado a hemorragias na cavidade articular ou derrame articular após lesão das pregas da membrana sinovial. A anomalia de posição é mantida por meio de contraturas musculares. Devido às aderências das faces articulares, pode ocorrer anquilose. A luxação das cartilagens aritenóideas tem de ser diferenciada de uma lesão nervosa.

Esqueleto da Laringe

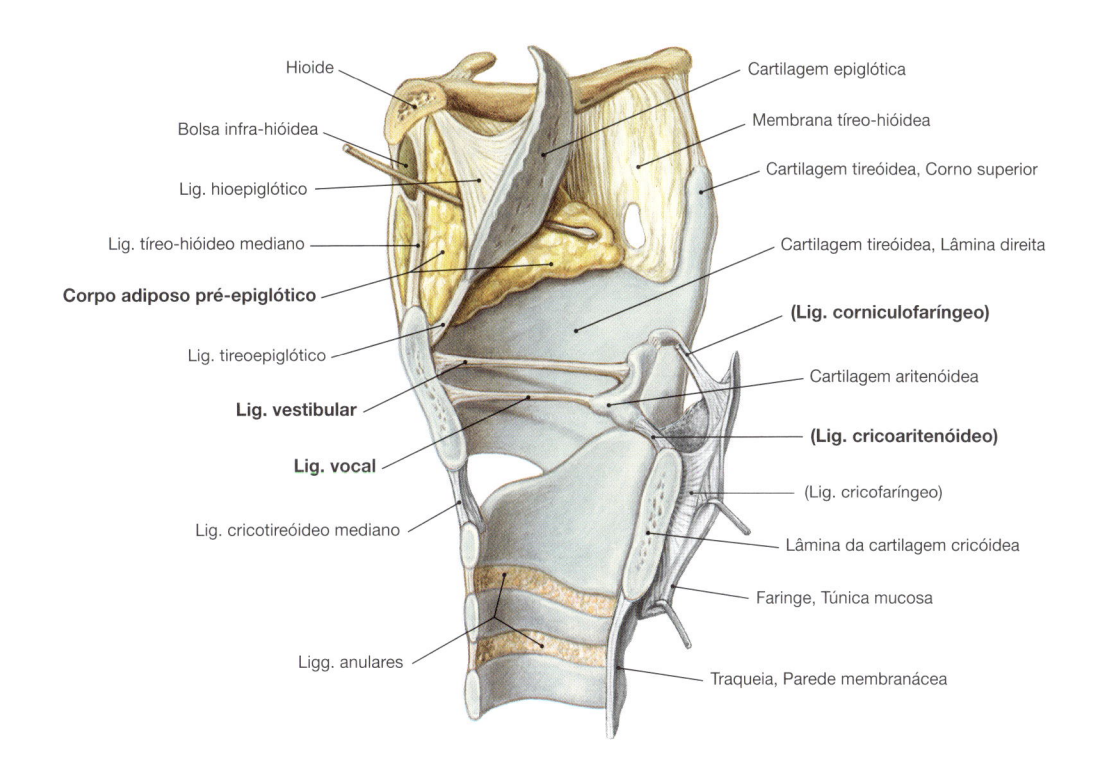

Figura 11.39 Laringe e hioide; corte mediano, vista medial. [S700]
As cartilagens tireóidea e cricóidea mantêm-se unidas entre si nas articulações cricotireóideas. As cartilagens cricóidea e aritenóideas formam a articulação cricoaritenóidea. As cartilagens aritenóideas e tireóidea mantêm-se em contato por meio do Lig. vocal e do Lig. vestibular. As cartilagens aritenóideas são fixadas posteriormente pelo Lig. cricoaritenóideo e pelo Lig. cricofaríngeo. Lateral e anteriormente à epiglote se observa o corpo adiposo pré-epiglótico.

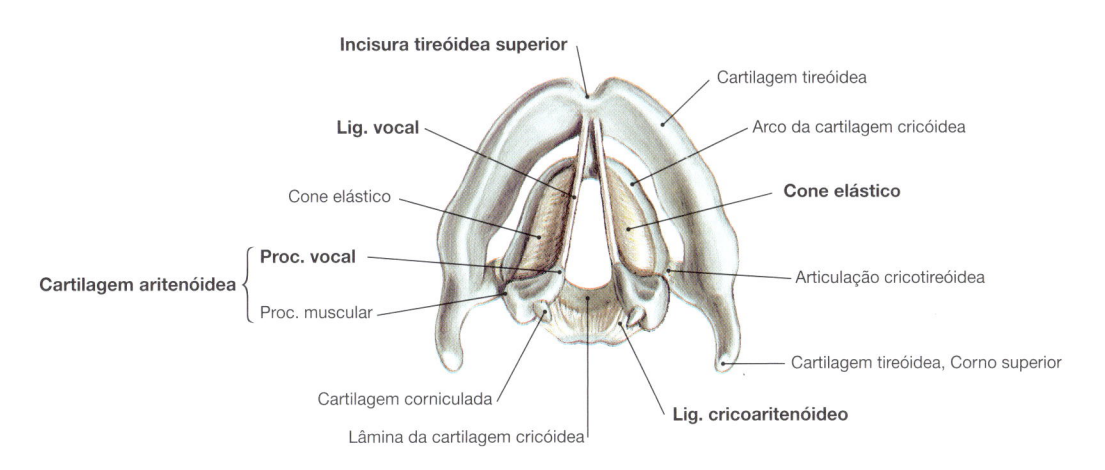

Figura 11.40 Cartilagens da laringe e Lig. vocal; vista superior. [S700]
O par de Ligg. vocais estende-se entre os Procc. vocais das cartilagens aritenóideas e a face interna da cartilagem tireóidea, logo abaixo da incisura tireóidea superior. Entre o Lig. vocal e a margem superior da cartilagem cricóidea estende-se o cone elástico, uma membrana elástica que direciona a corrente de ar dos pulmões para os Ligg. vocais. Posteriormente às cartilagens aritenóideas se observa o espesso Lig. cricoaritenóideo.

Correlações clínicas

Como a articulação cricoaritenóidea apresenta matriz extracelular semelhante à das articulações dos membros, ela pode sofrer as mesmas doenças que acometem grandes articulações dos membros. Deste modo, com a idade avançada, ocorrem, frequentemente, alterações degenerativas nas cartilagens (**artrose**) que contribuem para a diminuição do fechamento da rima da glote na fonação e, consequentemente, alterações na qualidade da voz. Infecções das articulações (**artrites**) ou **artrite reumatoide** também podem ocorrer.

Laringe

Músculos da Laringe

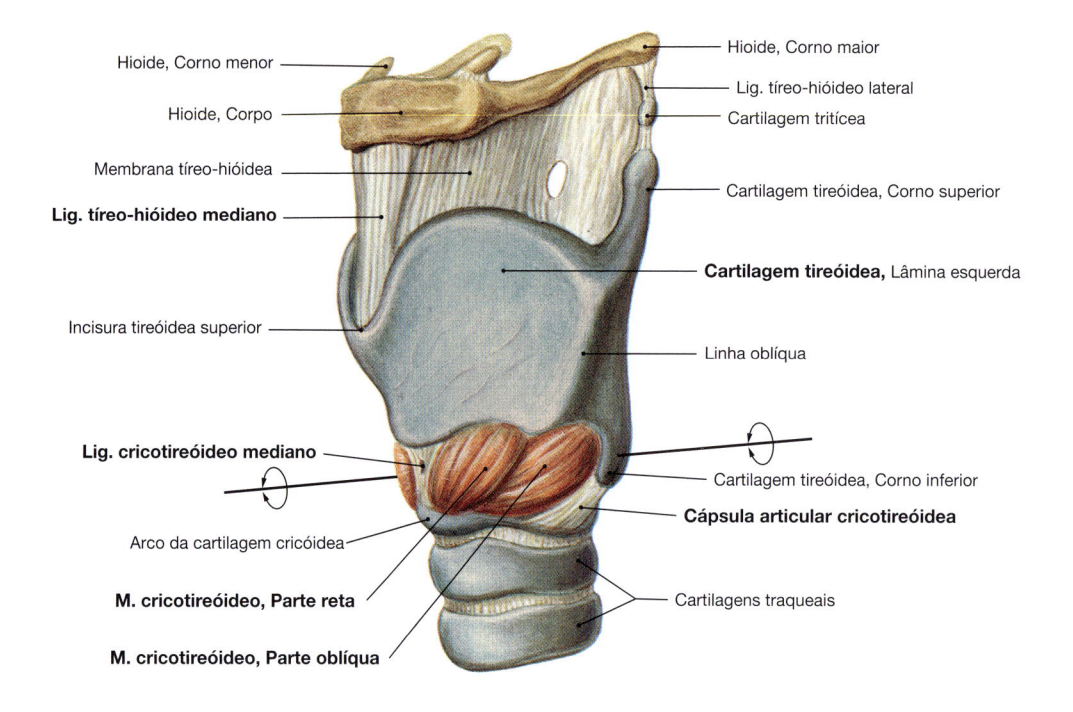

Figura 11.41 Músculo extrínseco da laringe, M. cricotireóideo; vista anterior esquerda. [S700]
A cartilagem cricóidea e a cartilagem tireóidea formam as articulações cricotireóideas esquerda e direita. Trata-se de articulações esferóideas com uma cápsula articular densa. Na articulação ocorrem movimentos em dobradiça ao redor de um eixo transversal e pequenos movimentos de translação (deslizamento) em um plano sagital. Com a contração do M. cricotireóideo, ocorre aumento de tensão nas pregas vocais (→ Figura 11.42).

→ T 7

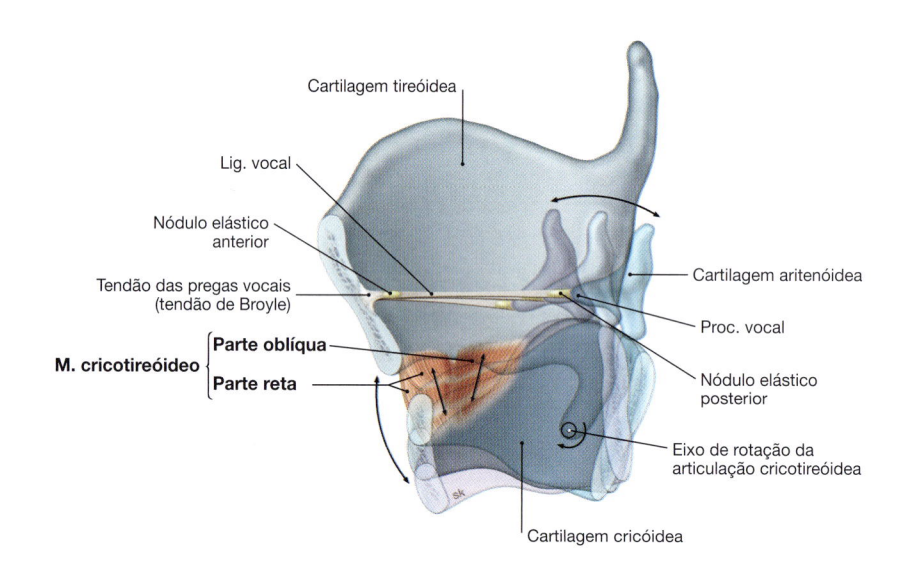

Figura 11.42 Músculo extrínseco da laringe, M. cricotireóideo; vista lateral. [S702-L238]
Durante a contração do M. cricotireóideo, a margem anterior da cartilagem tireóidea dobra-se em direção ao arco da cartilagem cricóidea (tensão aumentada das pregas vocais, devido ao estiramento do Lig. vocal). A parte anterior da cartilagem cricóidea é trazida ainda mais para a margem inferior anterior da cartilagem tireóidea (com consequente tensão sobre as pregas vocais). Com este movimento, as cartilagens aritenóideas são estabilizadas pelo M. cricoaritenóideo posterior e pelo Lig. cricoaritenóideo.

Biomecânica das pregas vocais: as estruturas da região de inserção dos Ligg. vocais (**nódulos elásticos anteriores** e **posteriores**, ou tendão de Broyle → Figura 11.63) apresentam funções biomecânicas no processo de vibração das pregas vocais, ajustando-se aos diferentes graus de elasticidade do tendão, das cartilagens e dos ossos, de modo que, durante o processo de vibração, elas não possam causar avulsão dos Ligg. vocais a partir de sua fixação.

→ T 7

Correlações clínicas

Alterações benignas e malignas nas pregas vocais causam o fechamento incompleto da rima da glote e estão associadas à rouquidão e, em um estágio avançado, à dispneia. O Lig. cricotireóideo mediano estende-se entre as cartilagens tireóidea e cricóidea e é palpável neste local, podendo ser seccionado nas emergências para a manutenção da função respiratória e introdução de cânulas de ventilação (→ Correlações clínicas abaixo da → Figura 11.5).

Músculos da Laringe

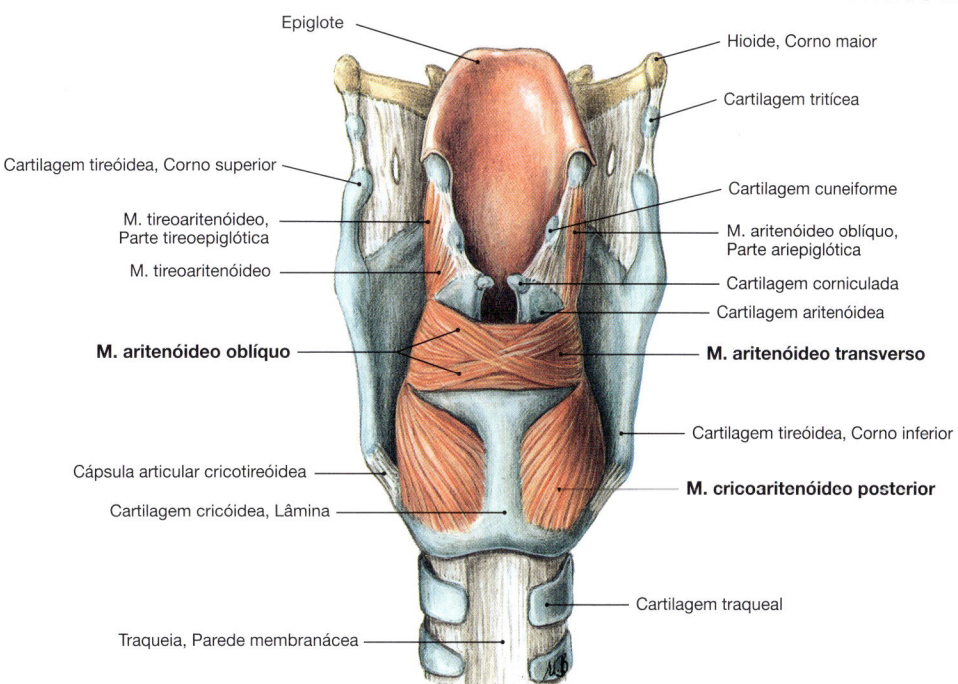

Figura 11.43 Músculos da laringe; vista posterior. [S700]
As estruturas que influenciam o formato da rima da glote formam o aparelho de sustentação, e aquelas que afetam a tensão formam o aparelho de tensão. O principal músculo do aparelho de sustentação é o **M. cricoaritenóideo posterior**, que causa a abdução e a elevação dos Procc. vocais das cartilagens aritenóideas e, consequentemente, a abertura da rima da glote durante a inspiração. Outros músculos do aparelho de sustentação, mas que influenciam o fechamento da rima da glote, são o **M. aritenóideo transverso**, o **M. aritenóideo oblíquo** e os **Mm. cricoaritenóideos laterais** (→ Figura 11.44).
O M. cricoaritenóideo lateral também influencia a abertura da rima da glote; durante a contração isolada, o músculo é responsável pela formação do chamado **triângulo do "sussurro"** (um espaço triangular na região posterior da rima da glote → Figura 11.56).

→ T 7

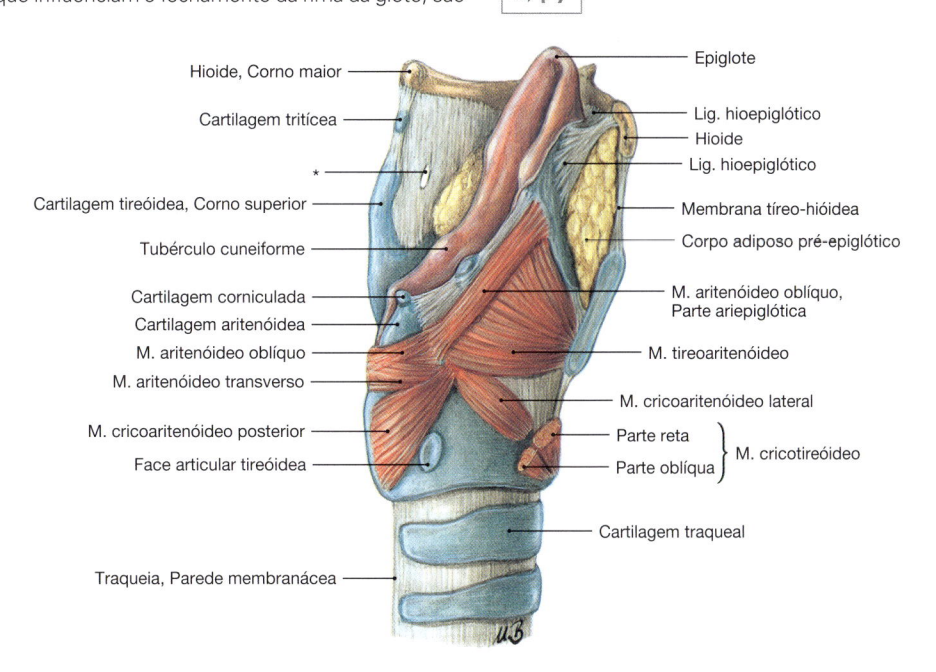

Figura 11.44 Músculos da laringe; vista oblíqua direita posterior. Foi retirada a parte posterior da lâmina da cartilagem tireóidea com os cornos. [S700]
Após a retirada da parte posterior lateral da cartilagem tireóidea, o **M. tireoaritenóideo** pode ser visto com sua potente parte externa (→ Figura 11.46) e a parte tireoepiglótica sobrejacente, além da **parte ariepiglótica**, que atua no rebaixamento da epiglote, e uma variante do M. tireoaritenóideo superior. Abaixo, a partir da parte externa da cartilagem cricóidea, o **M. cricoaritenóideo lateral** vai até o Proc. muscular da cartilagem aritenóidea.
*Ponto de passagem para os vasos laríngeos superiores e R. interno do N. laríngeo superior.

→ T 7

Correlações clínicas

Após **paralisia isolada e unilateral do M. cricoaritenóideo posterior**, a prega vocal fica em posição paramediana; a paralisia bilateral, devido à rima da glote estreitada, causa dispneia e até a morte.

Entendem-se como **disfonia** todas as alterações patológicas durante a articulação de sons. Nesse caso, a rouquidão pertence a esse grupo de alterações devido a "paresia unilateral do M. cricoaritenóideo posterior". A **afonia** consiste em perda completa da voz.

Laringe

Músculos da Laringe

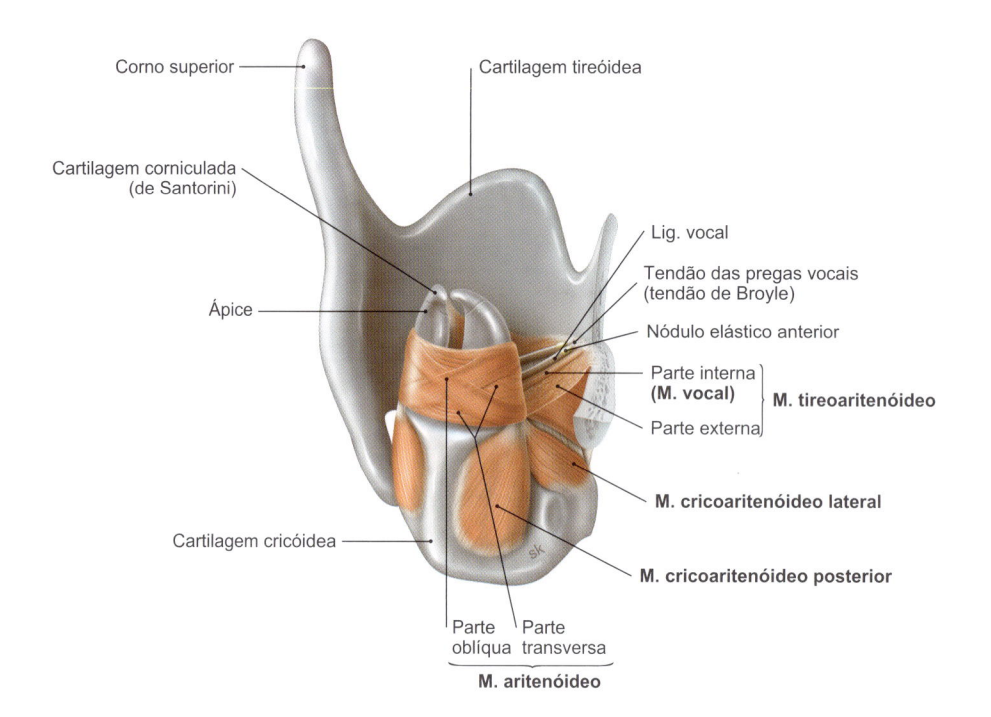

Figura 11.45 Músculos da laringe; vista posterior. [S702-L238]
Nesta vista, observa-se o M. cricoaritenóideo lateral e a parte interna do M. tireoaritenóideo (ou M. vocal). O M. cricoaritenóideo lateral faz parte do aparelho de sustentação, e estreita a rima da glote. A variação de **tensão das pregas vocais** é ajustada pela ação do **M. vocal** (parte interna do M. tireoaritenóideo), cujas fibras musculares seguem paralelamente ao Lig. vocal e às pregas vocais. O músculo forma um coxim que age por um mecanismo semelhante a um bocal de uma gaita de foles. A tensão do "bocal" pode ser regulada pela contração isométrica do músculo, e o comprimento pode ser encurtado por meio de uma contração isotônica. O M. vocal tem, portanto, influência fundamental sobre a qualidade dos tons durante a fonação.

→ T 7

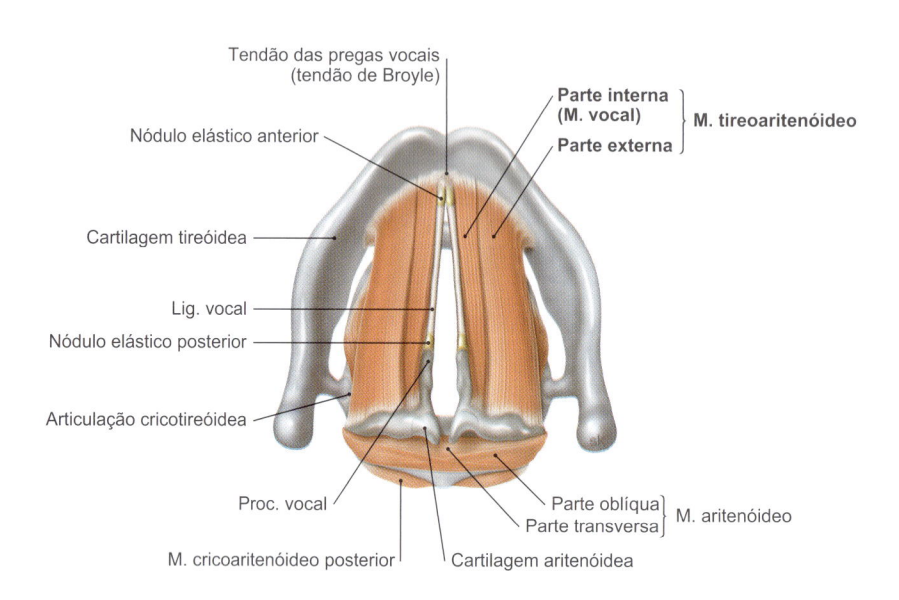

Figura 11.46 Músculos da laringe; vista superior. [S702-L238]
Lateralmente ao M. vocal (parte interna do M. tireoaritenóideo) encontramos a parte externa do M. tireoaritenóideo, cuja contração resulta em adução e depressão do processo vocal da cartilagem aritenóidea, com consequente fechamento da parte membranácea das pregas vocais (→ Figura 11.50b).

→ T 7

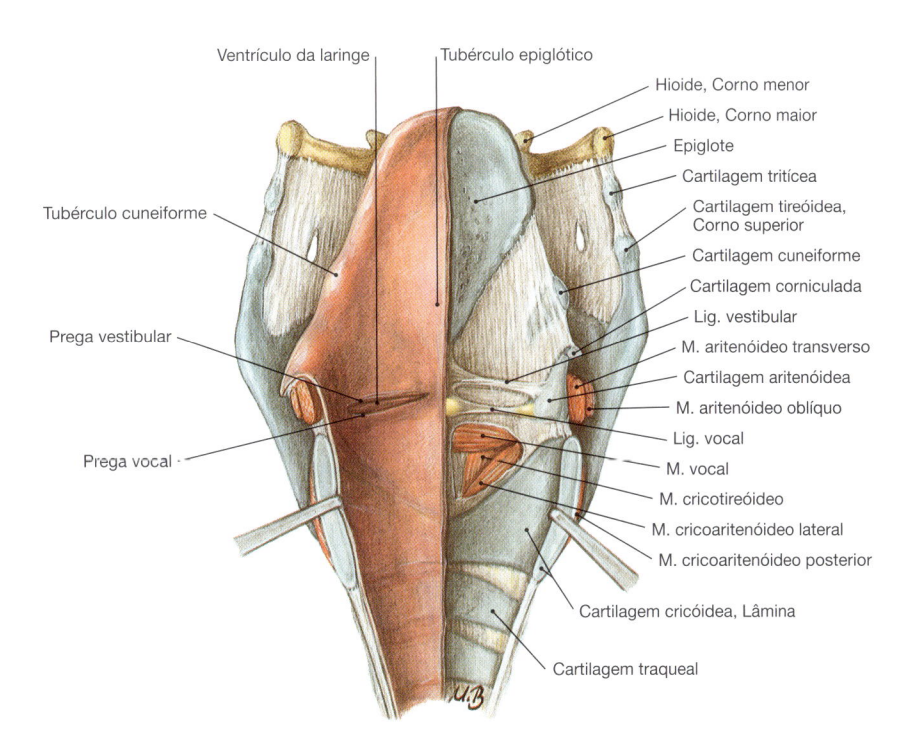

11 Morfologia Interna da Laringe

Figura 11.47 Laringe; vista posterior; a laringe foi aberta posteriormente, no plano mediano, e suas margens foram tracionadas para os lados por ganchos. [S700]
No lado esquerdo está representado o relevo da túnica mucosa, e no lado direito estão representados os músculos da laringe (M. vocal [= parte interna do M. tireoaritenóideo], M. cricotireóideo e M. cricoaritenóideo lateral), as cartilagens da laringe (epiglótica, aritenóideas, cricóidea e tireóidea, além das pequenas cartilagens da laringe) e as pregas da mucosa (pregas vestibular e vocal).

→ T 7

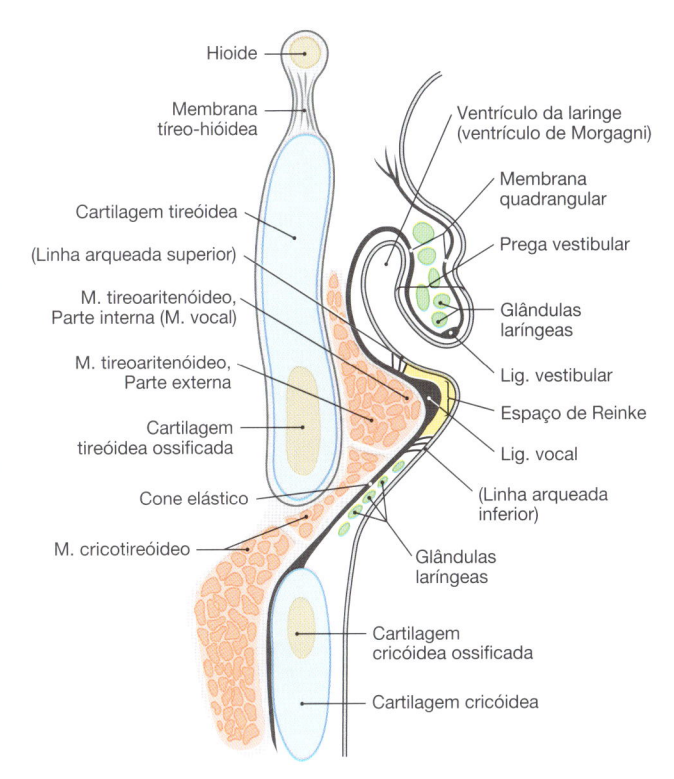

Figura 11.48 Laringe; vista frontal de um corte sagital da laringe; representação esquemática. [S702-L126]
Na vista frontal é possível ver o tecido elástico (em preto) da laringe, que se estende como **cone elástico** a partir da margem superior da cartilagem cricóidea até o **ligamento vocal** da prega vocal e, a partir daí, como a **membrana quadrangular** sob a túnica mucosa do ventrículo da laringe até a margem superior da lâmina da cartilagem tireóidea. Na prega vestibular, a membrana quadrangular fica mais espessada e se torna o **ligamento vestibular**. Abaixo da túnica mucosa das pregas vocais existe tecido conjuntivo muito frouxo. Estende-se superiormente para a **linha arqueada superior**, inferiormente para a **linha arqueada inferior** e forma o **espaço de Reinke**. O tecido conjuntivo frouxo é a base dos deslocamentos das margens que ocorrem durante a fonação (→ Figura 11.52). Na prega vestibular e na túnica mucosa da cavidade infraglótica (ou subglote) existem numerosas glândulas, que formam uma seromucosa e atuam na umidificação vocal.

Correlações clínicas

O acúmulo de líquido no espaço de Reinke provoca edema das pregas vocais, que pode se acompanhar de rouquidão e até mesmo dispneia (**edema de Reinke**). O edema de Reinke precisa ser diferenciado do **edema de glote**. O edema de glote denota acúmulo de líquido na lâmina própria da mucosa dos espaços supraglóticos (p. ex., em decorrência de reação alérgica), que depois se propaga. Isso provoca respiração sibilante, em decorrência de constrição da laringe e da faringe, e intensa dispneia.

11 Laringe

Morfologia Interna da Laringe

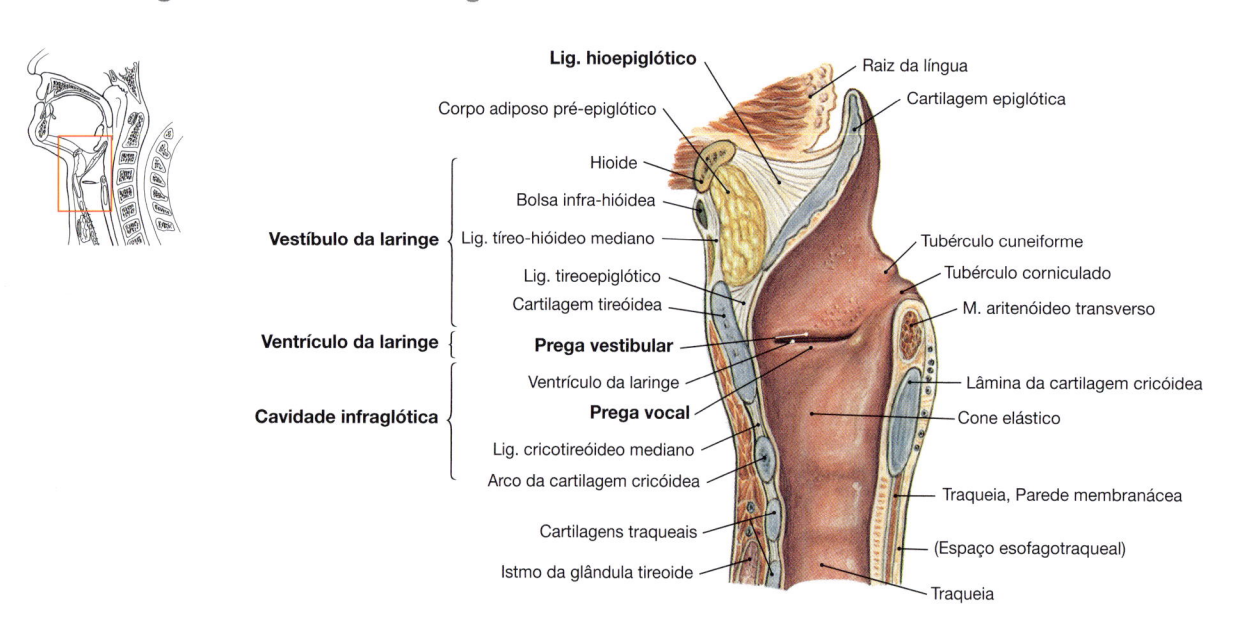

Figura 11.49 Laringe; corte mediano. [S700]
O par de pregas vocais encontra-se abaixo do par de pregas vestibulares no nível médio da laringe. A maior parte do lúmen da laringe (cavidade da laringe) é revestida por túnica mucosa com **epitélio respiratório** (epitélio pseudoestratificado ciliado e com células caliciformes). Além disso, existe uma túnica mucosa com **epitélio estratificado pavimentoso não queratinizado**, de modo regular em alguns locais e, em outros locais, entretanto, de áreas muito diferentes. Normalmente, esse epitélio é encontrado no revestimento das pregas vocais, sobre o Lig. vocal. Ele se expande ainda sobre a túnica mucosa que recobre as cartilagens aritenóideas e continua com o epitélio estratificado pavimentoso não queratinizado da cavidade infraglótica. A face lingual da epiglote é recoberta, também, com esse tipo de epitélio. A distribuição dos dois tipos de epitélio pode ser bastante variável, desde o revestimento da pregas vestibulares até a expansão por todo o revestimento das demais regiões da cavidade da laringe. A extensão das áreas de epitélio estratificado pavimentoso não queratinizado se altera durante toda a vida. Com o avançar da idade, a quantidade de áreas de epitélio estratificado pavimentoso não queratinizado aumenta.

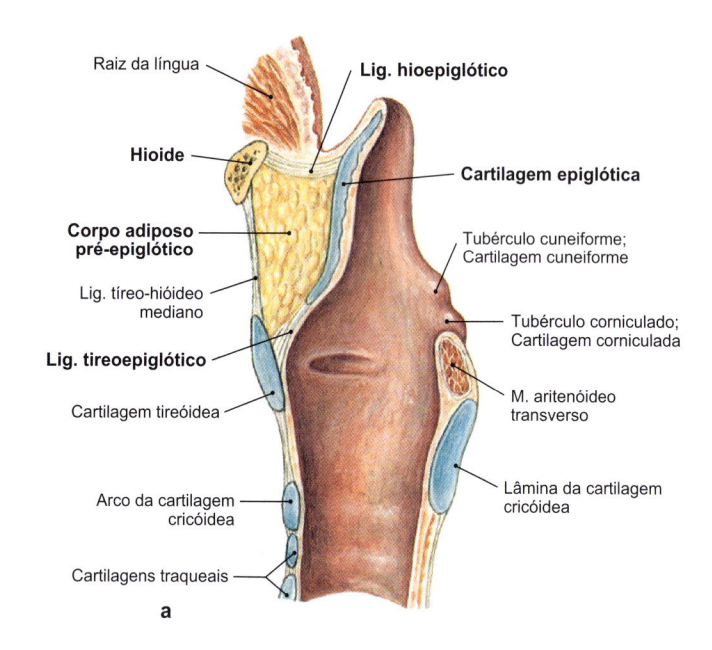

Figura 11.50a e b Laringe, posição da epiglote; corte mediano. [S700]
a Epiglote em posição neutra.
b Epiglote durante a deglutição.

Durante o processo de deglutição, as estruturas da entrada da laringe se deslocam. A epiglote é pressionada para baixo. Isso é realizado pelo M. ariepiglótico (→ Figura 11.44). O corpo adiposo pré-epiglótico é deslocado em direção posterior, e o ádito da laringe é estreitado.

Correlações clínicas

O conceito de "cordas vocais" utilizado no dia a dia clínico não é correto do ponto de vista anatômico; o conceito deve ser usado exclusivamente para a descrição do Lig. vocal.

O epitélio estratificado pavimentoso não queratinizado, que durante a vida aumenta em quantidade no revestimento da laringe, pode ser o ponto de partida para o desenvolvimento de um **carcinoma de laringe**.

Compartimentos da Laringe e Movimentação das Pregas Vocais

Figura 11.51 Compartimentos da laringe. [S700-L238]
Na clínica, são distinguidos os seguintes espaços da laringe:
Espaço supraglótico (ou supraglote): este espaço se estende do ádito da laringe até a altura das pregas vestibulares, e pode ser subdividido em:
- Epilaringe: face laríngea da epiglote, pregas ariepiglóticas e tubérculo aritenóideo
- Vestíbulo da laringe: pecíolo epiglótico, pregas vestibulares (ou pregas ventriculares) e ventrículo da laringe (ventrículo de Morgagni).

Espaço glótico (ou glote): a glote é a região da margem livre das pregas vocais. Ela está voltada para o "espaço transglótico", que inclui o espaço na região da glote, as pregas vestibulares e o ventrículo da laringe. A região anterior da glote com a comissura anterior é caracterizada como parte intermembranácea; a região posterior da glote, entre as cartilagens aritenóideas, é a parte intercartilagínea (→ Figura 11.56). Ela atinge aproximadamente dois terços da rima da glote. As pregas vocais terminam na parte posterior, na transição da parte intercartilagínea para a prega interaritenóidea (→ Figura 11.56).

Espaço subglótico (ou subglote): é a região abaixo das pregas vocais, até a margem inferior da cartilagem cricóidea. Trata-se de um espaço de formato cônico entre a margem livre das pregas vocais, o declive das pregas vocais e a margem inferior da cartilagem cricóidea. Como limite superior, a linha arqueada inferior (→ Figura 11.48), localizada macroscopicamente, delimita a prega vocal. O limite caudal encontra-se na altura da margem inferior da cartilagem cricóidea. O limite superior lateral é representado pelo cone elástico, e mais inferiormente ainda, o limite é a cartilagem cricóidea. Além disso, o espaço subglótico apresenta um formato cilíndrico em sua parte caudal, que se afila em direção superior, correspondente ao formato do cone elástico. O Lig. cricotireóideo mediano (ou Lig. cônico) é definido como limite anterior, e a cartilagem cricóidea, como limite posterior.

Espaço supraglótico (supraglote)

Espaço transglótico (espaço glótico, glote)

Espaço subglótico (subglote)

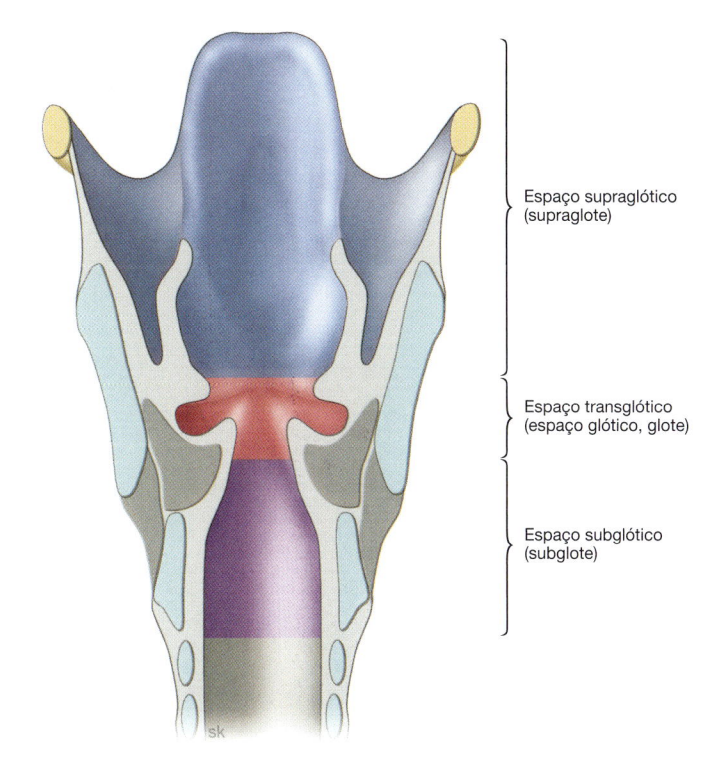

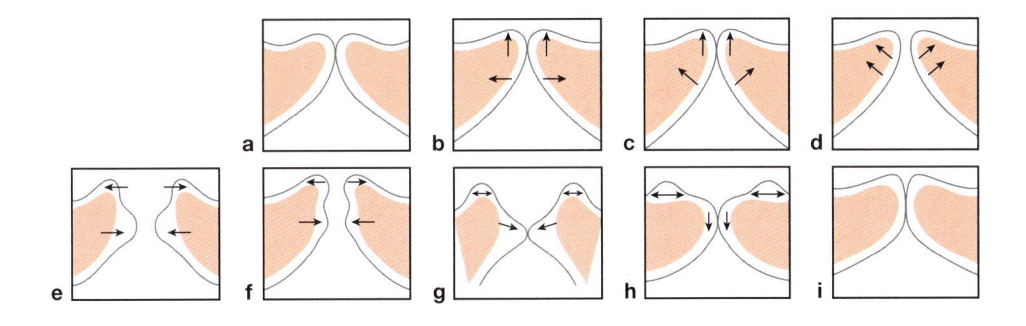

Figura 11.52a-i Deslocamento da margem da mucosa das pregas vocais durante as fases de abertura e fechamento; representação esquemática. [S702-L126]
Para a fonação, a mucosa das pregas vocais é mobilizada pelo jato de ar que é forçado para fora dos pulmões e modificado pelo cone elástico. As vibrações das pregas vocais ocorrem de modo regular. A base disso é o tecido conjuntivo frouxo do espaço de Reinke. Nesse local, com tensão suficiente na base das pregas vocais, as alterações marginais são causadas pelo **movimento ondulante da mucosa na margem livre da prega vocal.** Quando a mucosa se move em direção à cavidade infraglótica e depois de volta, as mucosas dos dois lados se tocam por um curto período de tempo e interrompem completamente o fluxo de ar. Como consequência disso, a pressão do fluxo de ar aumenta até chegar ao ponto de conseguir separá-las de novo. Portanto, há alteração constante da interrupção e da liberação do fluxo de ar (vibração): as pregas vocais vibram na corrente de ar.

a Posição original com as pregas vocais fechadas.
b-d A pressão subglótica ascendente atinge um limiar que pressiona as pregas vocais. A separação das pregas vocais começa nas margens inferiores, evoluindo para cima até as pregas vocais estarem totalmente separadas.
e-h Nesse momento, ar corrente (como em um pulverizador) entra na supraglote (epiglote, vestíbulo da laringe). O fluxo de ar lateral cria um efeito de sucção (efeito de Bernoulli), que provoca o deslocamento da margem; o epitélio e o tecido conjuntivo frouxo do espaço de Reinke (→ Figura 11.48) são sugados e contraídos. As margens inferiores e superiores se fecham assim que a corrente de ar é cortada da cavidade infraglótica (rolamento dos epitélios no Lig. vocal de baixo para cima).
i A pressão subglótica comprime as pregas vocais de novo, e um novo ciclo resulta em vibrações regulares.

Correlações clínicas

Esta divisão da laringe (na → Figura 11.51) é relevante nos estudos por imagem para o estadiamento da **disseminação de um tumor**. Para o diagnóstico por imagem da laringe, a tomografia computadorizada (TC) helicoidal com orientação em camadas delgadas é utilizada como procedimento padrão. A ressonância magnética (RM) é o exame de imagem mais sensível no estadiamento de um tumor, embora possam ocorrer consideráveis artefatos de movimento.

Laringe

Laringoscopia

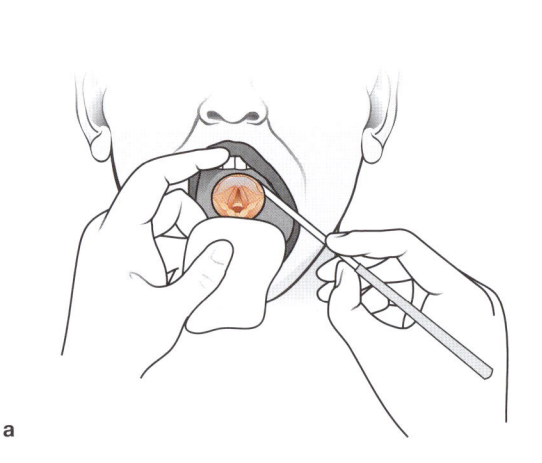

Figura 11.53a e b Laringoscopia. [S700-L126]
a Laringoscopia indireta.
b Laringoscopia endoscópica direta.

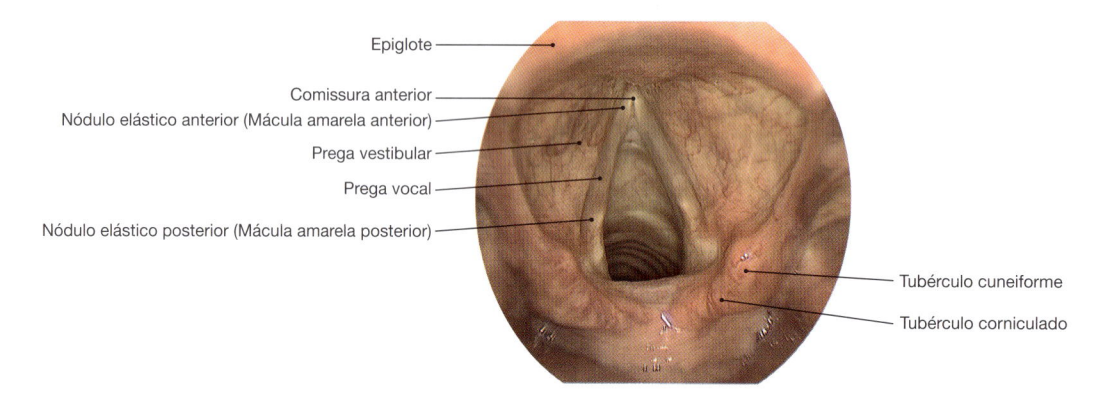

Figura 11.54 Laringoscopia direta; posição de respiração. [S700-T719]

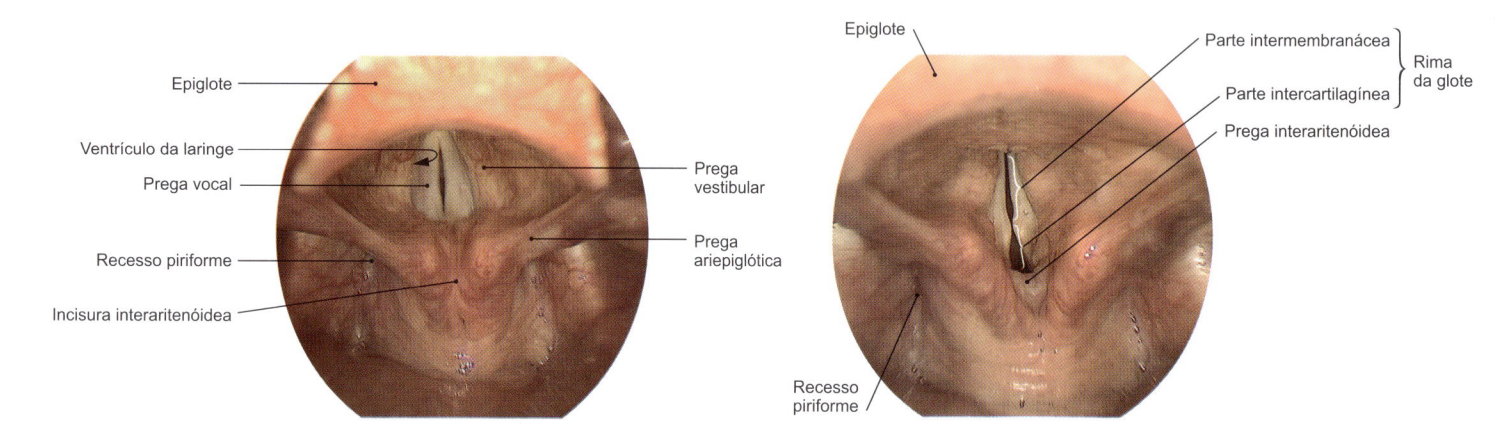

Figura 11.55 Laringoscopia direta; posição de fonação. [S700-T719]

Figura 11.56 Laringoscopia direta; posição de "sussurro". O triângulo (do "sussurro") formado pela parte intercartilagínea e a prega interaritenóidea é claramente visível. [S700-T719]

Correlações clínicas

A sobrecarga (em profissões que se utilizam da voz) ou o estresse da voz podem levar à formação de **nódulos nas pregas vocais**, em suas margens livres. No caso de uma debilidade do M. aritenóideo, a parte intercartilagínea das pregas vocais não pode mais ser corretamente fechada (triângulo do "sussurro" aberto). Deste modo, a voz soa ofegante. Os tumores benignos mais frequentes das pregas vocais são os **pólipos**; os tumores malignos são, mais frequentemente, os **carcinomas espinocelulares**. Uma intubação prolongada pode causar a formação de **granulomas de intubação** na região da parte intercartilagínea.

Intubação

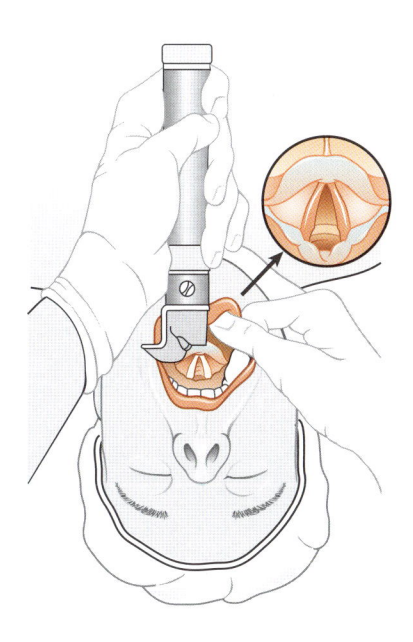

Figura 11.57 Vista da laringe usando um laringoscópio em preparação para intubação endotraqueal. [S701-L126]

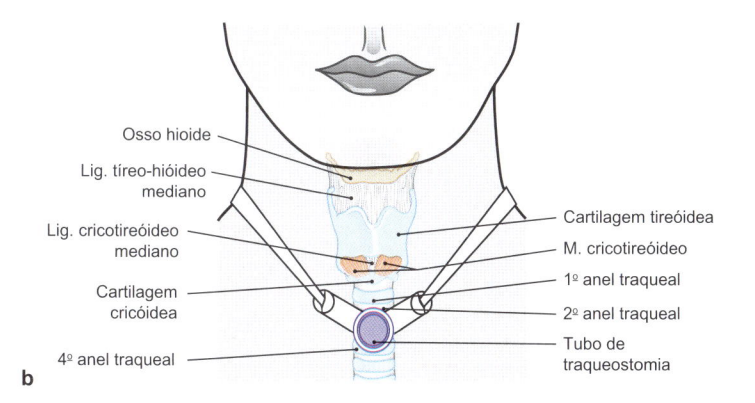

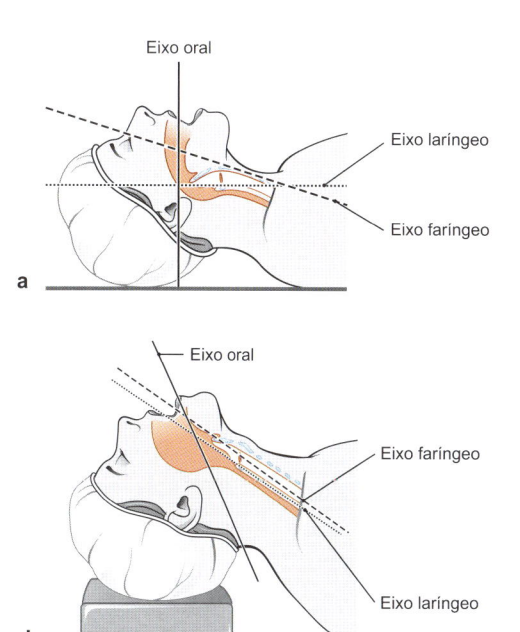

Figura 11.58a e b   Posição da cabeça durante a intubação endotraqueal. [S701-L126]
a Posição normal da cabeça em decúbito dorsal.
b Para a intubação endotraqueal, a cabeça deve estar em posição estendida (apoiada em uma almofada), de modo que a faringe, a laringe e a cavidade oral fiquem em um eixo. Desta forma, o tubo endotraqueal pode ser inserido na traqueia sob controle visual e sem lesionar estruturas.

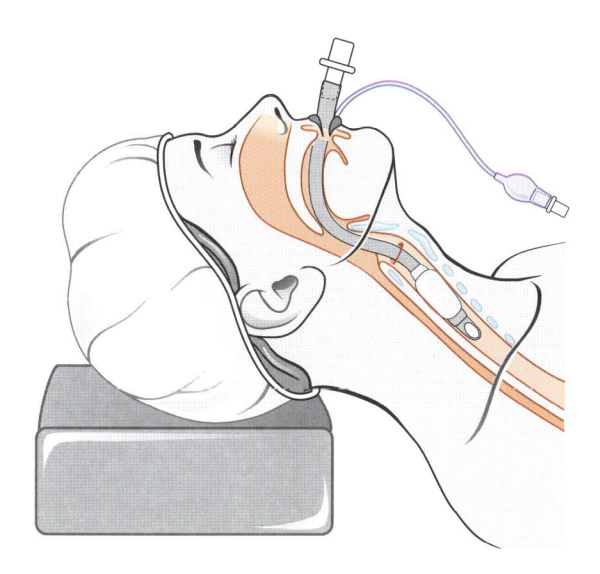

Figura 11.59   Colocação correta do tubo endotraqueal (com balão inflado na traqueia). [S701-L126]

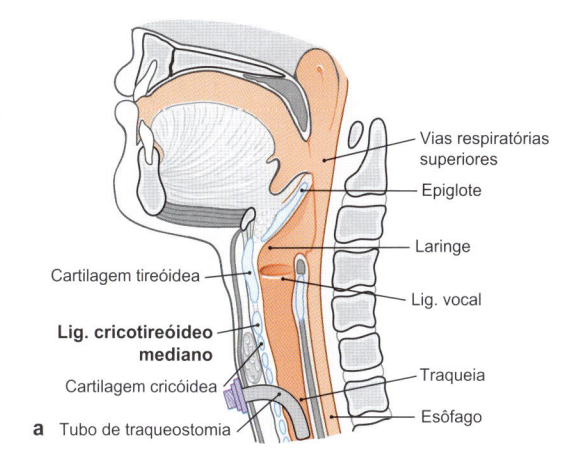

Figura 11.60a e b   Procedimento de uma traqueostomia. [S701-L126]
a Vista lateral.
b Vista anterior.
O tubo traqueal é colocado abaixo da laringe na altura do 3º e 4º anéis traqueais (traqueostomia inferior). Uma traqueostomia pode ser necessária quando a via respiratória superior está obstruída (p. ex., por câncer de laringe ou ventilação assistida dos pulmões). Em contraste, em uma coniotomia, o ligamento cricotireóideo mediano é seccionado (→ Correlações clínicas abaixo da → Figura 11.5).

Laringe

Artérias e Nervos da Laringe

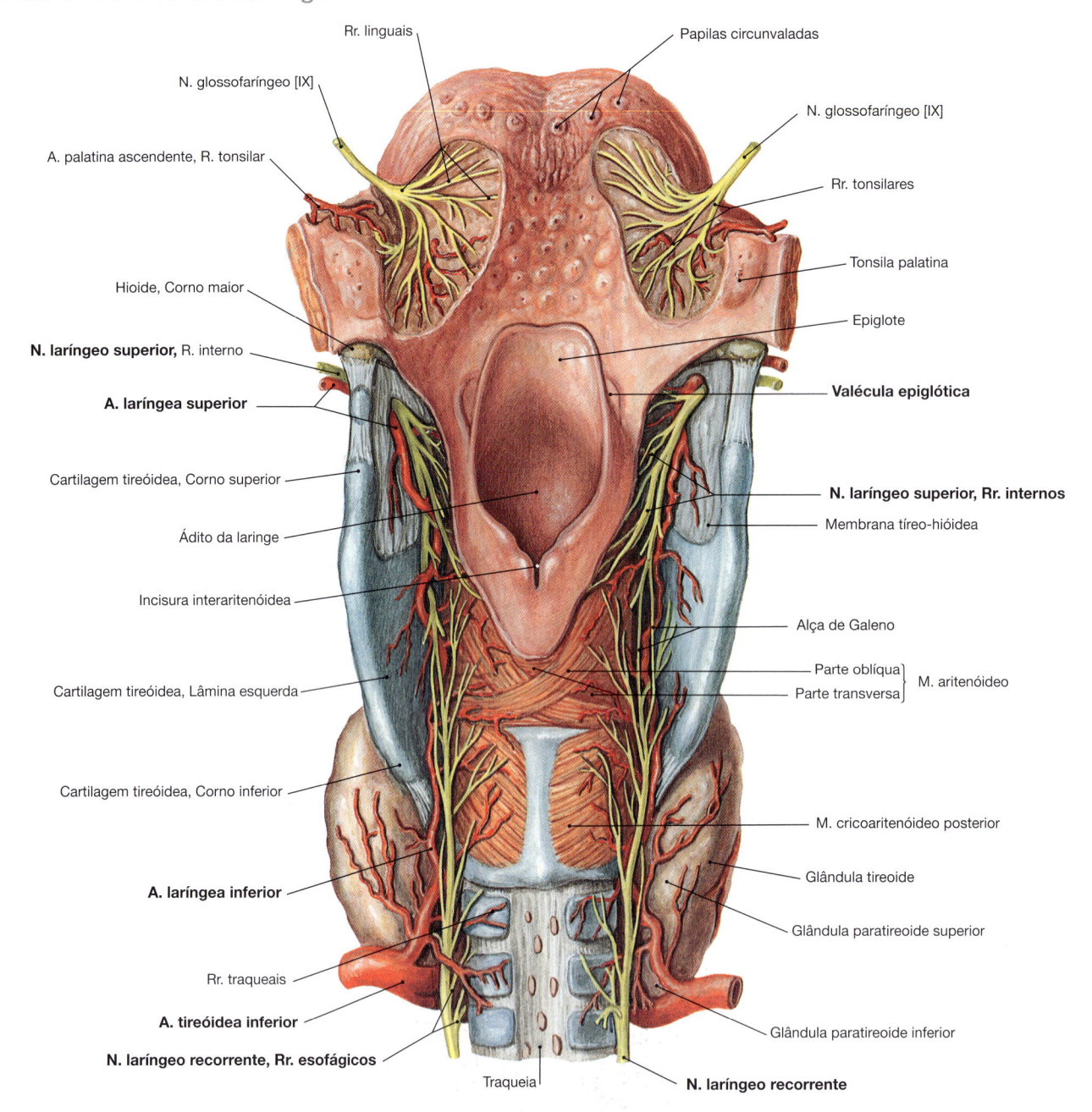

Figura 11.61 Artérias e nervos da laringe e da raiz da língua; vista posterior. [S700]

A A. laríngea superior origina-se da A. tireóidea superior. Ela atravessa a membrana tíreo-hióidea, por baixo do corno maior do hioide, e se ramifica por baixo da túnica mucosa do recesso piriforme. Neste local ela forma numerosas anastomoses e conexões colaterais com a A. laríngea inferior.

A laringe é inervada bilateralmente por **dois ramos do N. vago** [X]:

- O **N. laríngeo superior** divide-se em um R. interno e um R. externo (→ Figura 11.98). O R. interno segue na parede da faringe em direção lateral e, juntamente com a A. laríngea superior, atravessa a membrana tíreo-hióidea na laringe. Aqui, ele supre a inervação sensitiva da túnica mucosa do vestíbulo (supraglótica), da túnica mucosa das valéculas epiglóticas e da epiglote. A inervação sensitiva da túnica mucosa da laringe é bastante densa (reflexo da tosse). Além de fibras nervosas motoras e sensitivas, o N. laríngeo superior também conduz numerosas fibras simpáticas (inervação das glândulas)
- A inervação motora dos músculos intrínsecos da laringe ocorre através do **N. laríngeo recorrente** (ou inferior). Observa-se a inervação dos Mm. cricoaritenóideo posterior e aritenóideo, ambos situados posteriormente. A conexão entre o N. laríngeo superior e o N. laríngeo inferior é chamada alça de Galeno (ou anastomose de Galeno). Ver o trajeto dos Nn. laríngeos recorrentes nas → Figuras 11.22 e 11.72.

Correlações clínicas

As **lesões do N. laríngeo superior** estão associadas a distúrbios da sensibilidade (a pessoa faz movimentos incessantes de deglutição) e à paralisia do M. cricotireóideo. Devido ao tônus defeituoso das pregas vocais, o resultado é um fechamento insuficiente da glote, com alterações da voz.

O **edema agudo na região do ádito da laringe** (p. ex., devido a uma reação alérgica) pode se difundir pelo tecido conjuntivo frouxo e causar dispneia.

Infecções bacterianas agudas da epiglote ocorrem principalmente em crianças, e podem induzir a morte em curto tempo devido à obstrução das vias respiratórias.

Laringe, Corte Transversal

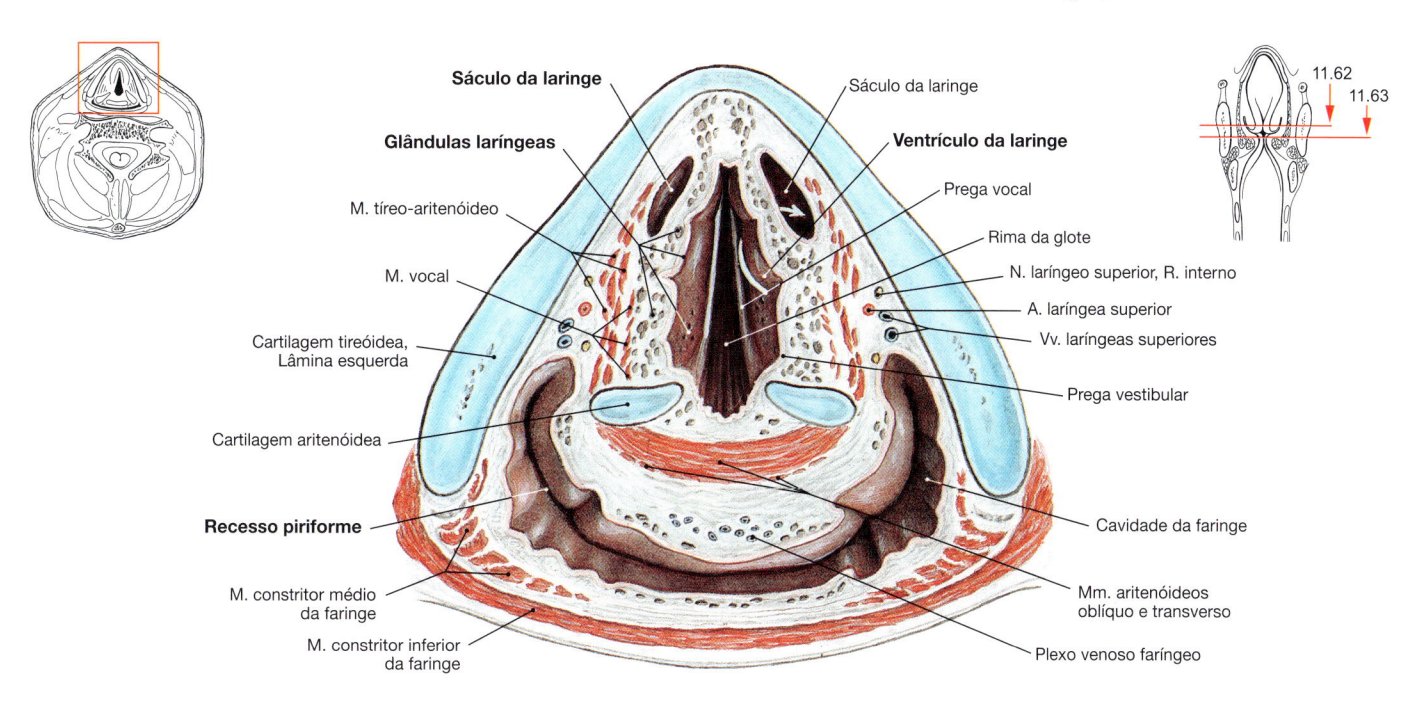

Figura 11.62 Laringe; corte transversal na altura das pregas vestibulares. [S700]
As pregas vestibulares apresentam numerosas glândulas seromucosas (glândulas laríngeas), cuja secreção promove a umidificação das pregas vocais. A seta branca indica a transição entre o ventrículo da laringe e o sáculo da laringe. Posteriormente à laringe, a parte laríngea da faringe com o recesso piriforme está visível.

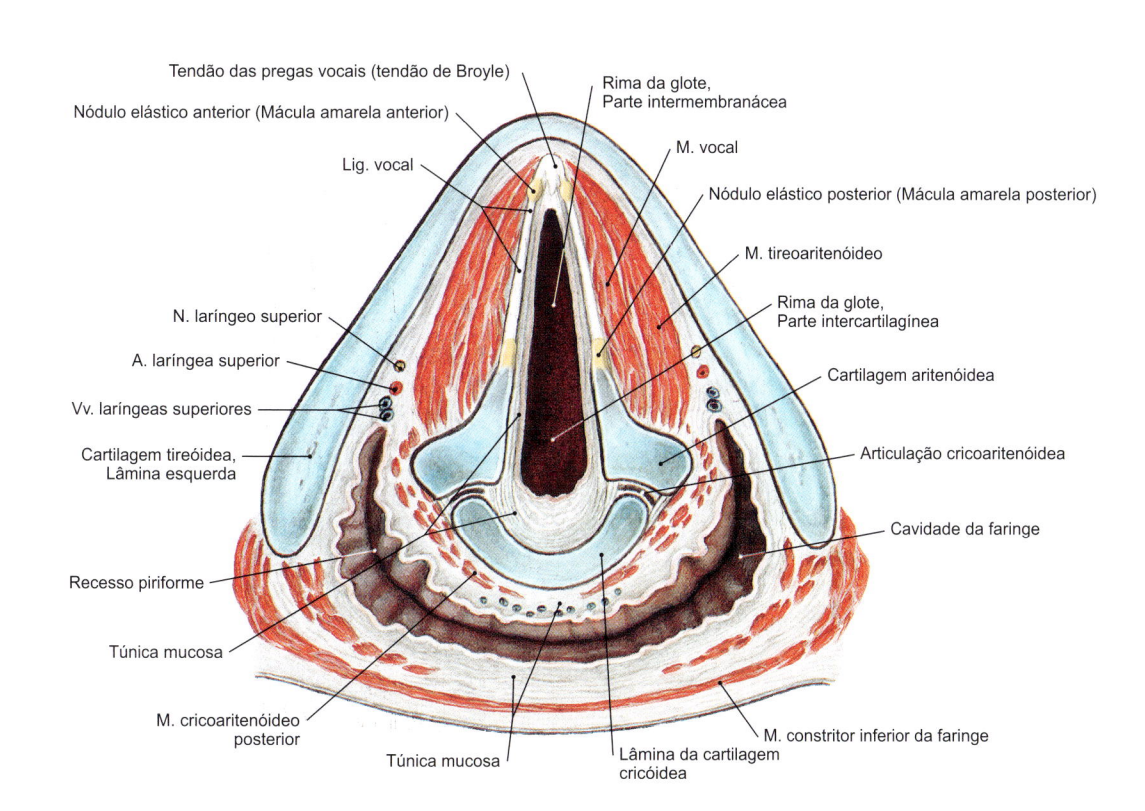

Figura 11.63 Laringe; corte transversal na altura das pregas vocais. [S700]
O corte na altura da rima da glote mostra a túnica mucosa das pregas vocais. De dentro para fora, as seguintes estruturas estão associadas: o Lig. vocal, o M. vocal (parte interna do M. tireoaritenóideo) e a parte externa do M. tireoaritenóideo. A região desprovida de cartilagem das pregas vocais é a parte intermembranácea, e a região entre as duas cartilagens aritenóideas é a parte intercartilagínea (→ Figura 11.56). As pregas vocais aproximam-se anteriormente, em direção à cartilagem tireóidea. A região de inserção é denominada comissura anterior. Neste local, as pregas vocais se inserem, por meio dos nódulos elásticos anteriores e do tendão das pregas vocais (ou tendão de Broyle), na cartilagem tireóidea. Posteriormente, o Lig. vocal se insere, por meio do nódulo elástico posterior, nos Procc. vocais das cartilagens aritenóideas.

Glândula Tireoide

Localização da Glândula Tireoide em Relação à Laringe

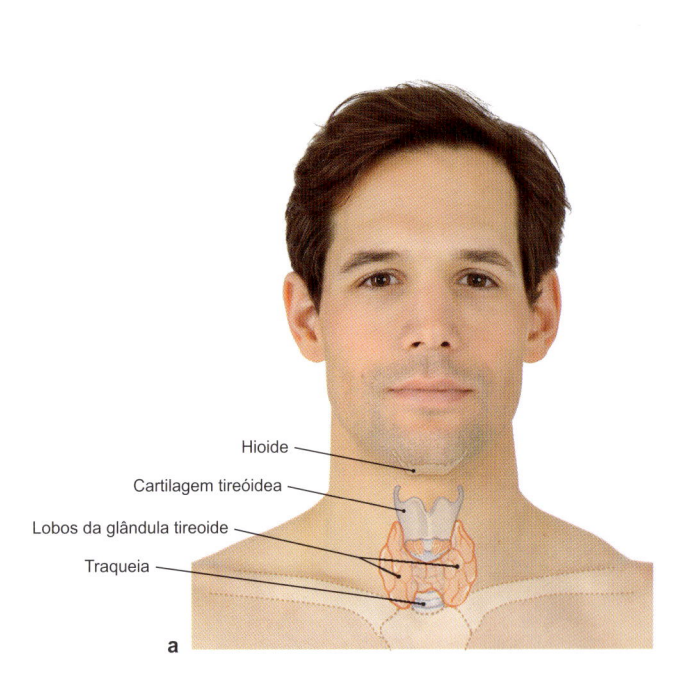

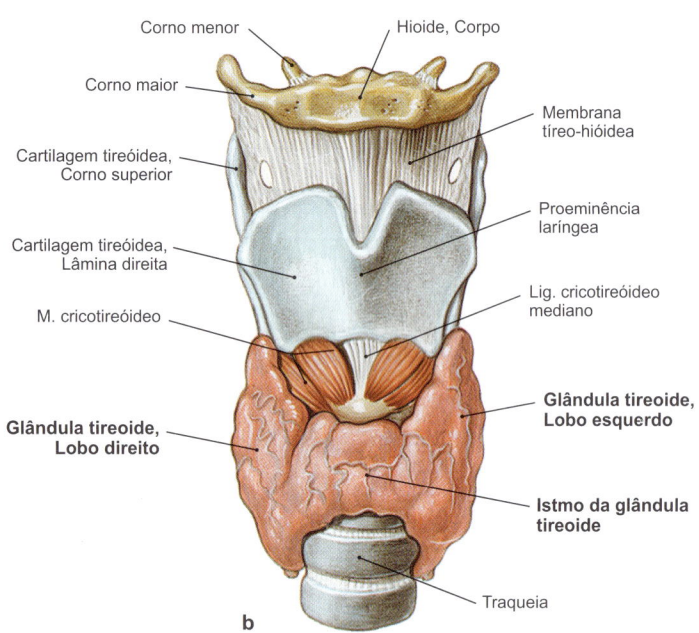

Figura 11.64a e b Posição da glândula tireoide; vista anterior.
a Localização da tireoide na projeção do pescoço e do hioide. [S700-J803-L126]

b Posição da tireoide abaixo da laringe. A glândula tireoide (peso no adulto: 20 a 25 g) está abaixo da laringe. Ela encobre a parte superior da traqueia, de cada lado, com cada um de seus dois lobos (lobo direito e lobo esquerdo) e, anteriormente, com o seu istmo. [S700]

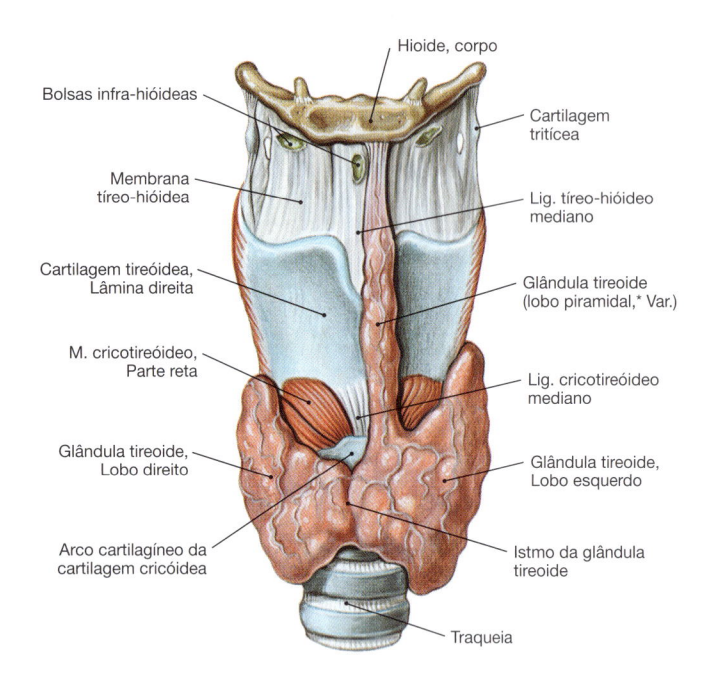

Figura 11.65 Posição da glândula tireoide com presença de lobo piramidal; vista anterior. [S700]
O lobo piramidal pode se apresentar como um resquício embriológico da descida da glândula tireoide, estendendo-se em posição praticamente intermediária, até terminar como uma fixação de tecido conjuntivo ao osso hioide. Sua presença pode representar um fator de risco de sangramento inesperado durante uma coniotomia (→ Correlações clínicas abaixo da → Figura 11.5).

*Resquício embrionário do ducto tireoglosso, ocorre em cerca de 30% da população

Correlações clínicas

A **lobectomia** é a remoção de um lobo da glândula tireoide, que pode ser necessária, por exemplo, para remover um nódulo tireoidiano; uma remoção completa da tireoide (tireoidectomia total) é realizada, por exemplo, em pacientes com neoplasias malignas de tireoide.

11 Glândula Tireoide e Laringe, Corte Frontal

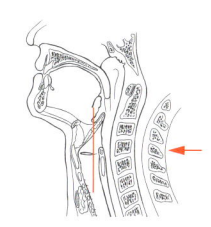

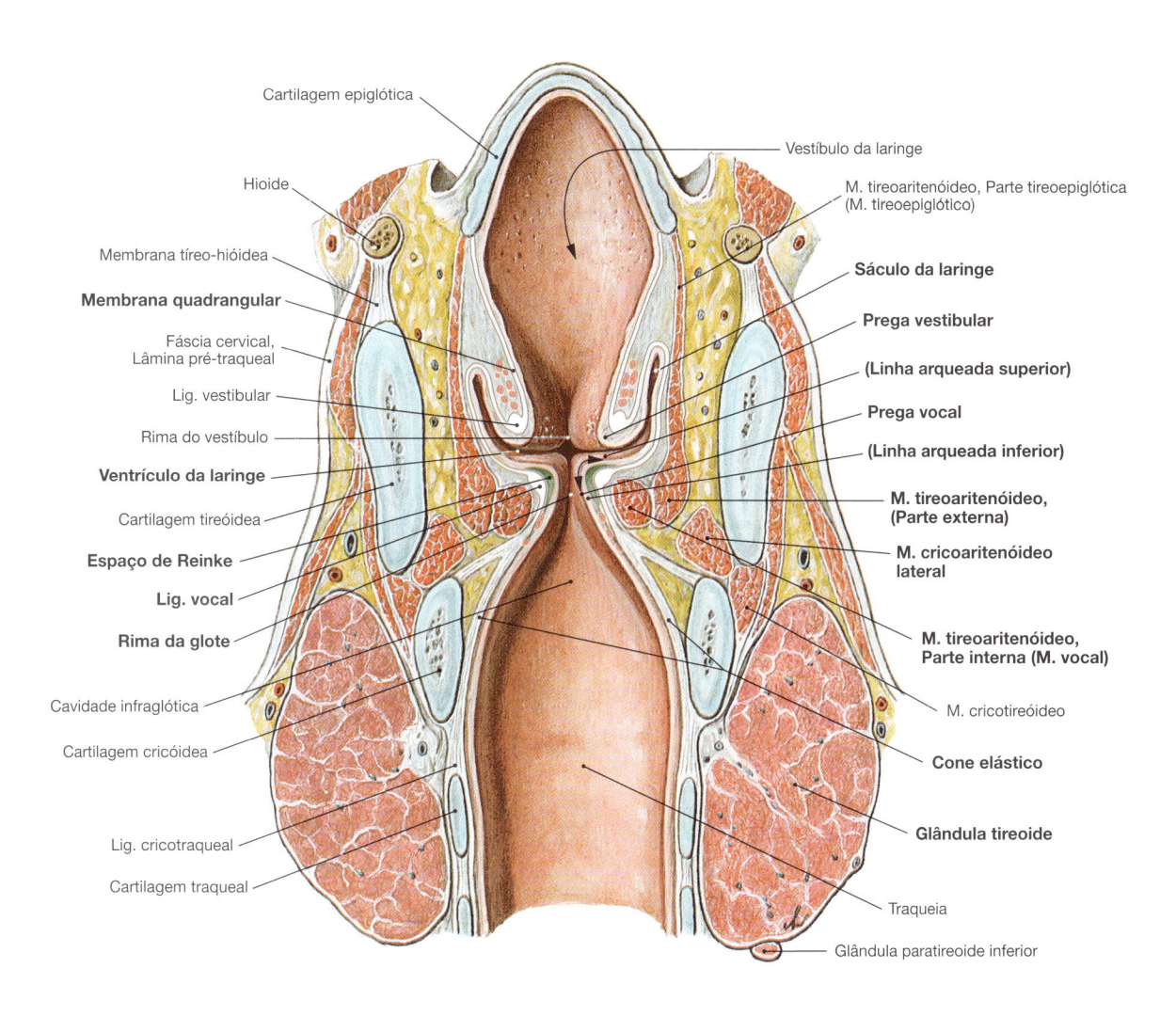

Figura 11.66 Laringe e glândula tireoide; corte frontal. [S700]
A glândula tireoide encontra-se, com seus dois lobos, na transição entre a cartilagem cricóidea e os anéis cartilagíneos superiores da traqueia.

As pregas vocais, normalmente, são mais projetadas para a cavidade da laringe do que as pregas vestibulares, de modo que podem ser avaliadas durante a laringoscopia (→ Figura 11.53). Além da túnica mucosa, do Lig. vocal e do cone elástico adjacente, as pregas vocais são compostas, principalmente, pelo M. vocal (parte interna do M. tireoaritenóideo) e pela parte externa do M. tireoaritenóideo. Lateralmente a cada um deles, está associado o M. cricoaritenóideo lateral. Juntas, as duas pregas vocais delimitam a rima da glote (ou glote), a parte da laringe responsável pela produção da voz.

Em posição subepitelial, o tecido conjuntivo sobre o Lig. vocal e entre a linha arqueada superior e a linha arqueada inferior é frouxo (lâmina própria), e possibilita uma certa mobilidade (espaço de Reinke, seta dupla). Entre as pregas vocais e as pregas vestibulares está o ventrículo da laringe. A base estrutural de tecido conjuntivo das pregas vestibulares é a membrana quadrangular, de natureza elástica.

Glândula Tireoide

Glândula Tireoide, Corte Horizontal

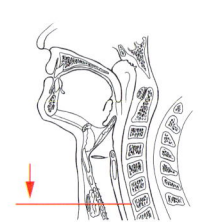

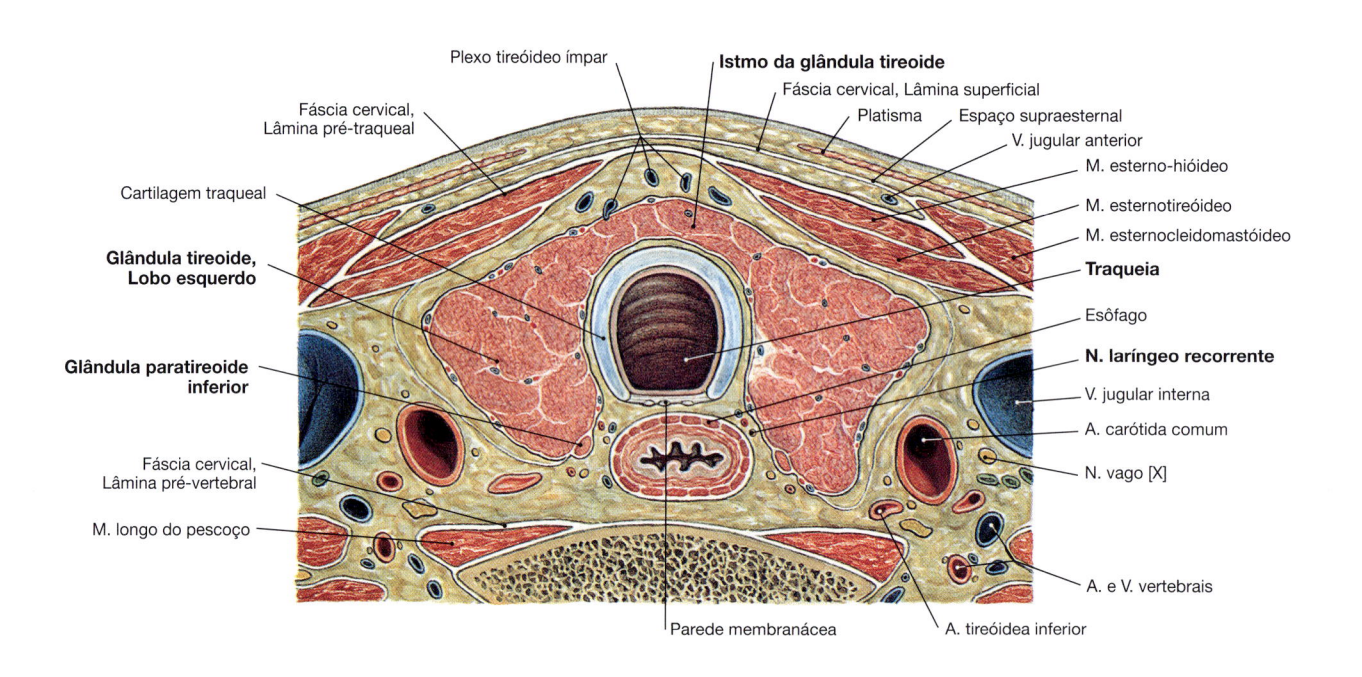

Figura 11.67 Glândula tireoide; corte horizontal. [S700]
A glândula tireoide recobre a parte superior da traqueia lateral e anteriormente. Ela é a maior glândula endócrina do corpo e produz os hormônios tiroxina (ou tetraiodotironina, T_4), tri-iodotironina (T_3) e calcitonina. Ela é envolvida por uma cápsula conjuntiva própria e se encontra no interior de uma fáscia visceral geral, juntamente com a laringe, a traqueia, o esôfago e a faringe.

Na face posterior dos lobos da glândula tireoide, encontram-se, de modo muito variável, as quatro **glândulas paratireoides**, que pesam 12 a 50 mg, do tamanho de um "grão de trigo", sendo duas de cada lado; elas produzem o paratormônio. No sulco entre a traqueia e o esôfago, o **N. laríngeo recorrente** segue de cada lado. Ele se encontra externamente às fáscias viscerais especiais, mas internamente à fáscia visceral geral.

Correlações clínicas

Em **cirurgias da glândula tireoide**, a fáscia pré-traqueal, anteriormente, e a fáscia derivada das fáscias viscerais especial e geral comum têm de ser seccionadas na face anterior da glândula tireoide. Nesta região, os cirurgiões as consideram como uma cápsula externa (a fáscia pré-traqueal) e uma cápsula interna (as fáscias viscerais) da glândula tireoide.

Devido a hiperplasias, adenomas ou carcinomas das glândulas paratireoides, pode haver hiperfunção dessas glândulas (**hiperparatireoidismo primário**). A produção aumentada de paratormônio leva a aumento da concentração sérica de cálcio e causa problemas nos ossos, nos rins e no trato gastrintestinal.

Desenvolvimento da Glândula Tireoide e Correlações Clínicas

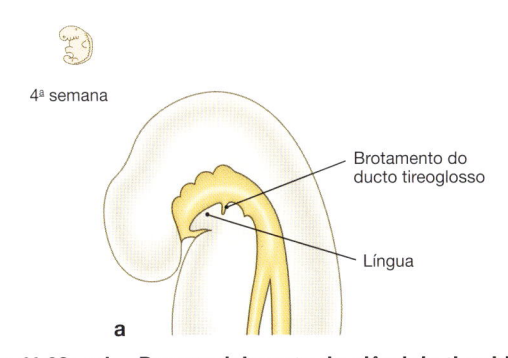

Figura 11.68a e b Desenvolvimento da glândula tireoide. [E838]
a Desenvolvimento da glândula tireoide na 4ª semana. A partir do 24º dia, originando-se no epitélio endodérmico, situado caudalmente ao revestimento ectodérmico do estomodeu (portanto, do endoderma da faringe primitiva), em uma região no plano mediano em relação ao hioide e à laringe, surge um brotamento epitelial que dá origem ao **ducto tireoglosso**.
b Desenvolvimento da glândula tireoide na 5ª semana. O istmo e os lobos da glândula tireoide surgem do ducto tireoglosso, na 7ª semana, quando esse brotamento atinge a sua posição definitiva em relação à cartilagem tireóidea da laringe.

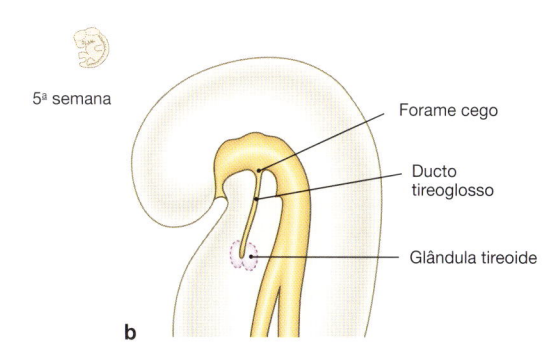

Cranialmente, o ducto tireoglosso regride. Na transição com a base da língua, permanece apenas o **forame cego**, em sua localização posterior ao sulco terminal, e eventualmente um **lobo piramidal** (parênquima tireóideo), ao longo do trajeto do ducto tireoglosso (→ Figura 8.198).
A partir do quinto par de bolsas faríngeas, os corpos ultimobranquiais se projetam, e deles se originam as células C ou células parafoliculares (produtoras de calcitonina), que migram para o interior da glândula tireoide. As glândulas paratireoides (produtoras de paratormônio) originam-se a partir do tecido do terceiro e quarto pares de bolsas faríngeas.

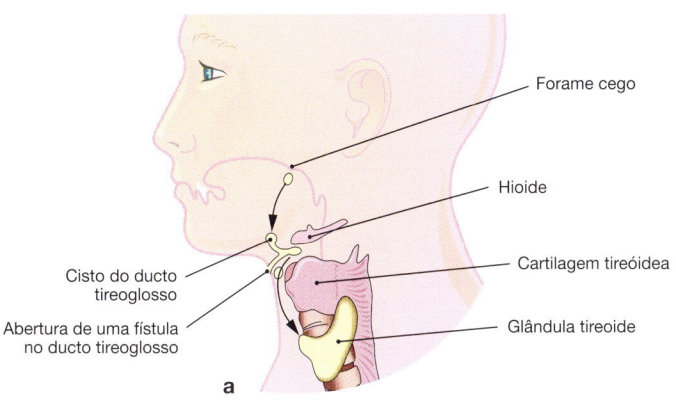

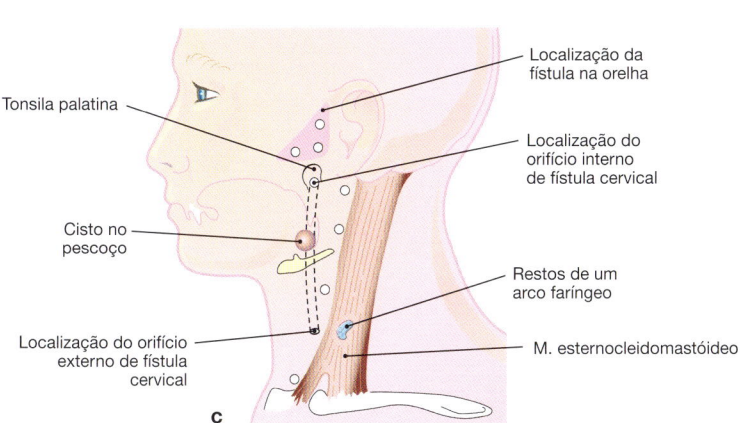

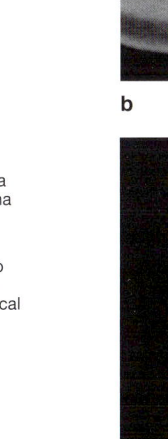

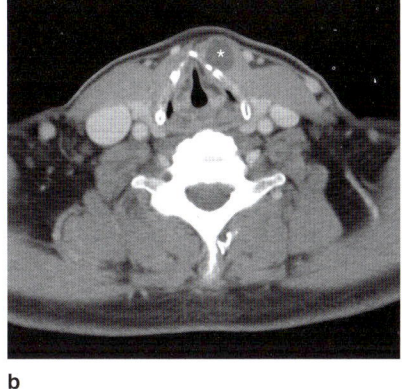

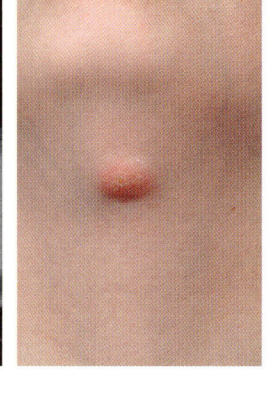

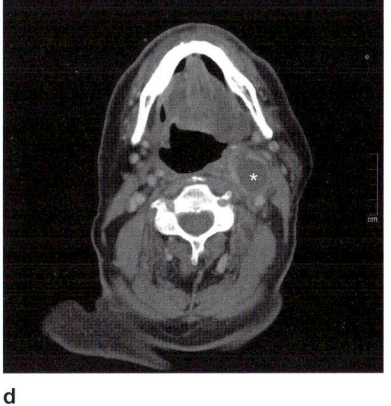

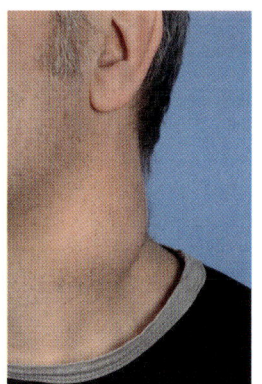

Figura 11.69a a d Cistos cervicais e fístulas cervicais. a, c [E347-09], b, d [S700-T882]
a Possíveis localizações de cistos do ducto tireoglosso (as setas indicam o trajeto do ducto tireoglosso durante a descida da glândula tireoide, a partir do forame cego, até a sua posição definitiva na região cervical anterior).
b Cisto cervical medial na TC (imagem à esquerda, * = cisto cervical) e clinicamente com edema cervical (imagem à direita).
c Possíveis localizações de cistos cervicais e de fístulas cervicais.
d Cisto cervical lateral na TC (imagem à esquerda, * = cisto cervical) e clinicamente com edema cervical (imagem à direita).

Correlações clínicas

É possível que uma parte do ducto tireoglosso persista na forma de um **cisto cervical mediano** ou, por uma conexão com o meio externo, na forma de uma **fístula cervical mediana** (→ Figura 11.69a e b). Ambas as formas não apresentam importância clínica, contanto que não se tornem inflamadas.
Fístulas ou **cistos cervicais laterais** originam-se quando os sulcos faríngeos ou o seio cervical não se obliteram completamente.

As **fístulas cervicais laterais** desembocam, geralmente, na margem anterior do M. esternocleidomastóideo (→ Figura 11.69c); os **cistos cervicais laterais** são identificados como um abaulamento na região cervical lateral, devido à infiltração de líquido (→ Figura 11.69d).

Glândula Tireoide

Vasos e Nervos da Glândula Tireoide

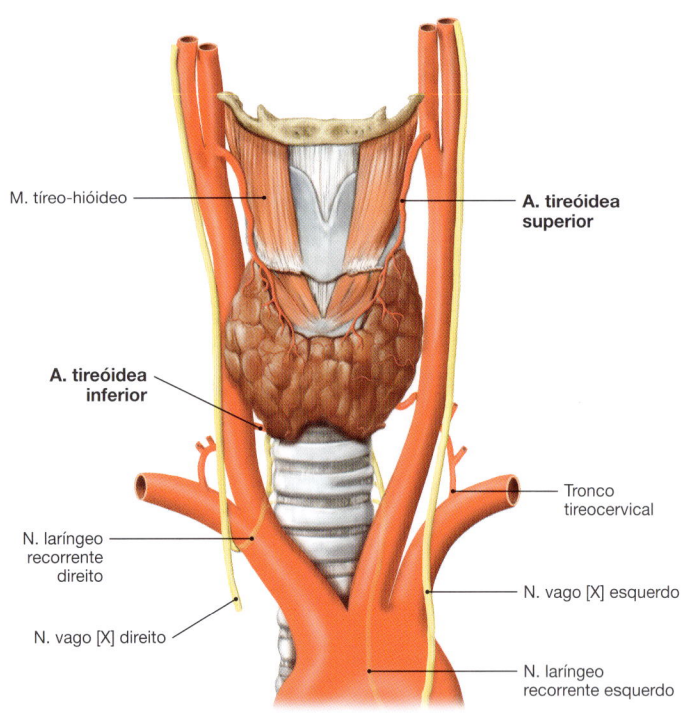

Figura 11.70 Artérias da glândula tireoide; vista anterior. [S700-L266]
Como órgão endócrino, a glândula tireoide é bem vascularizada. Ela recebe sangue da **A. tireóidea superior** (com Rr. glandulares anterior e posterior), ramo da A. carótida externa, e da **A. tireóidea inferior**, ramo do tronco tireocervical. Ocasionalmente, uma pequena A. tireóidea ima, ramo do tronco braquiocefálico ou do arco da aorta, participa do suprimento sanguíneo (não representada). Os vasos sanguíneos suprem, também, as glândulas paratireoides (→ Figura 11.72).

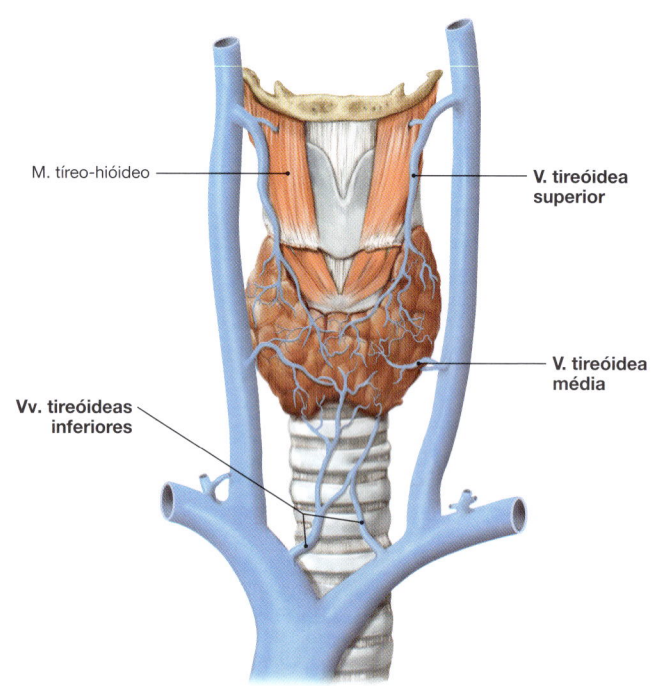

Figura 11.71 Veias da glândula tireoide; vista anterior. [S700-L266]
Três pares de veias drenam o sangue da glândula tireoide. As **Vv. tireóideas superior** e **média** drenam para a V. jugular interna, e a **V. tireóidea inferior**, para a V. braquiocefálica esquerda.

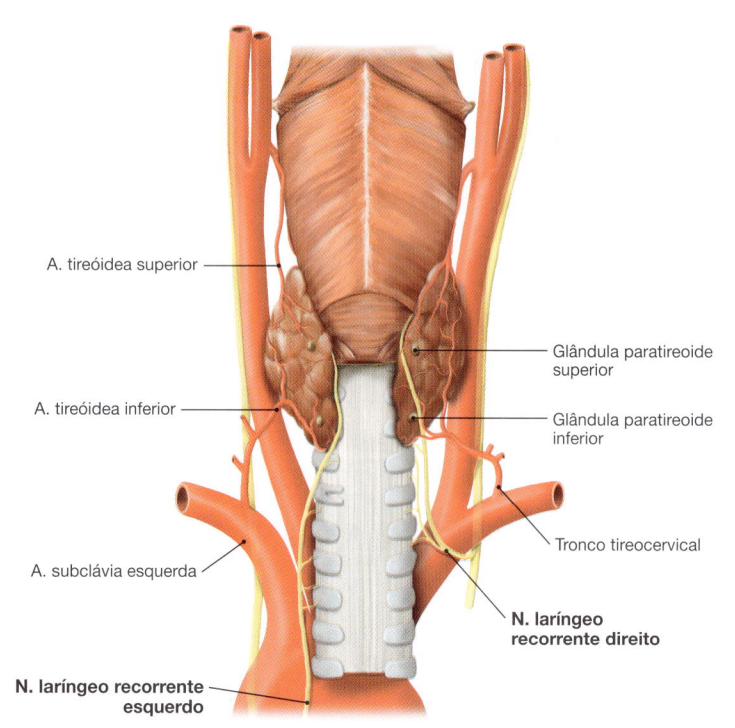

Figura 11.72 Aa. tireóideas superior e inferior e Nn. laríngeos recorrentes esquerdo e direito; vista posterior. [S700-L266]
A glândula tireoide está muito próxima do Nn. laríngeos recorrentes (ou Nn. laríngeos inferiores). Os nervos seguem no sulco entre a traqueia e o esôfago e em direção superior até a laringe (→ Figura 11.61).

Correlações clínicas

As causas mais frequentes de **paralisia dos músculos da laringe** são as cirurgias de bócio (tireoidectomia, geralmente tireoidectomia subtotal). Devido ao aumento de tamanho da glândula tireoide, a topografia normal do N. laríngeo recorrente é alterada. Como ele está muito próximo da glândula tireoide e da A. tireóidea inferior, no caso de um **bócio**, é frequentemente comprimido. A glândula tireoide aumentada pode comprimir a traqueia e, em um estágio avançado, causar dispneia. Por isso, uma cirurgia é frequentemente indicada.

Imagens e Correlações Clínicas

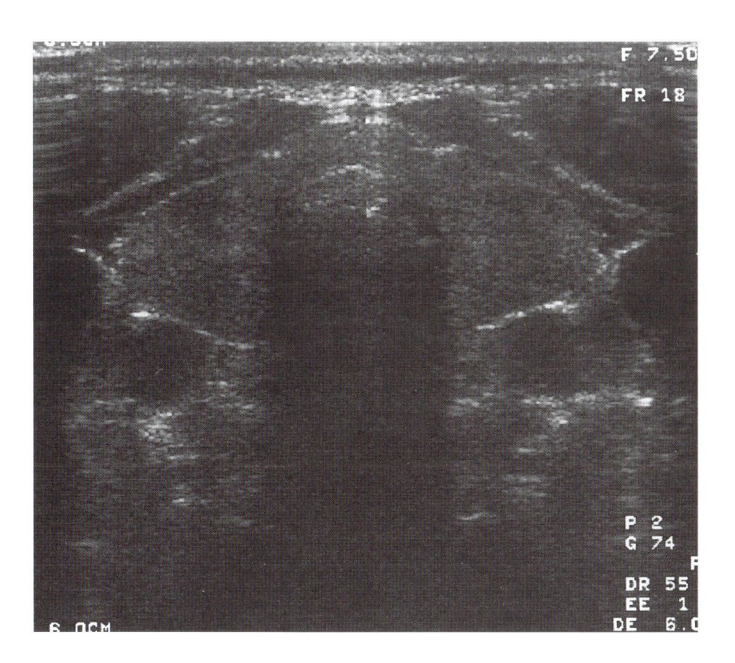

Figura 11.73 Glândula tireoide; ultrassonografia. Corte transversal na altura do istmo da glândula tireoide [R316-007].
Aspecto normal.

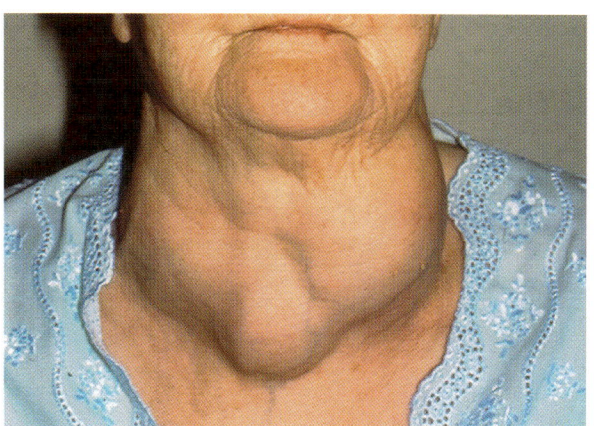

Figura 11.74 Aumento de tamanho da glândula tireoide (bócio multinodular). [S700-T908]
A glândula tireoide está bastante aumentada e com muitas nodularidades (bócio nodular).

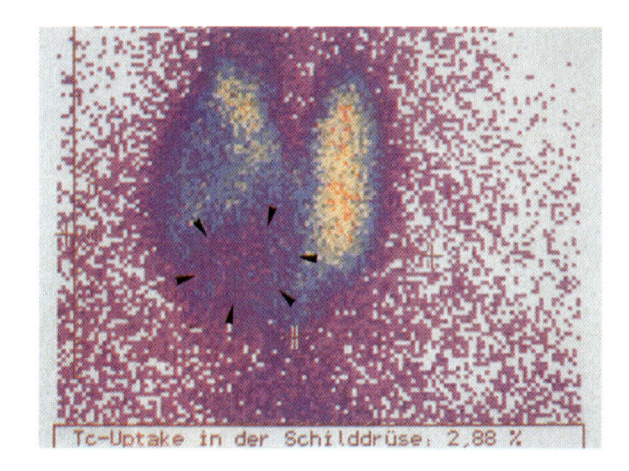

Figura 11.75 Glândula tireoide; cintigrafia, vista anterior. [R236]
A cintigrafia da glândula tireoide é realizada para avaliação topográfica e funcional. A imagem foi obtida 20 min após a injeção intravenosa de tecnécio-99m (pertecnetato) e mostra um "nódulo calcificado" (pontas de seta) no lobo direito da glândula tireoide e que se sobrepõe ao istmo. No lobo esquerdo da glândula, observa-se a captação homogênea do radioisótopo. No "nódulo calcificado", não há parênquima tireoidiano ativo.

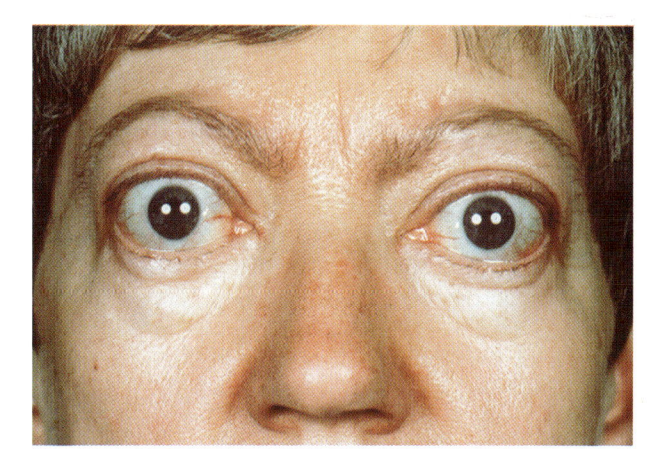

Figura 11.76 Paciente com oftalmopatia: exoftalmia e retração da pálpebra superior no hipertireoidismo. [S700-T127]

Correlações clínicas

A patologia da glândula tireoide é extremamente complexa. A princípio, são distinguidas **alterações difusas** (→ Figura 11.74) e **focais** ou nodulares (→ Figura 11.75) **da glândula tireoide**. As duas condições têm numerosas causas. Pode haver, ainda, a subprodução **(hipotireoidismo)** ou a superprodução **(hipertireoidismo)** dos hormônios tiroxina e tri-iodotironina. O hipertireoidismo no bócio difuso **(doença de Basedow)** é um exemplo de processo autoimune. Ele está frequentemente associado a orbitopatia, provavelmente secundária a anticorpos circulantes contra um antígeno dos músculos do bulbo do olho. Os anticorpos indicam uma reação cruzada com a fração microssomal das células epiteliais foliculares da glândula tireoide. A **exoftalmia** se deve a edema retrocular, deposição de glicosaminoglicanos, infiltrado linfocitário e fibrose progressiva (→ Figura 11.76).

Topografia

Vasos e Nervos do Pescoço

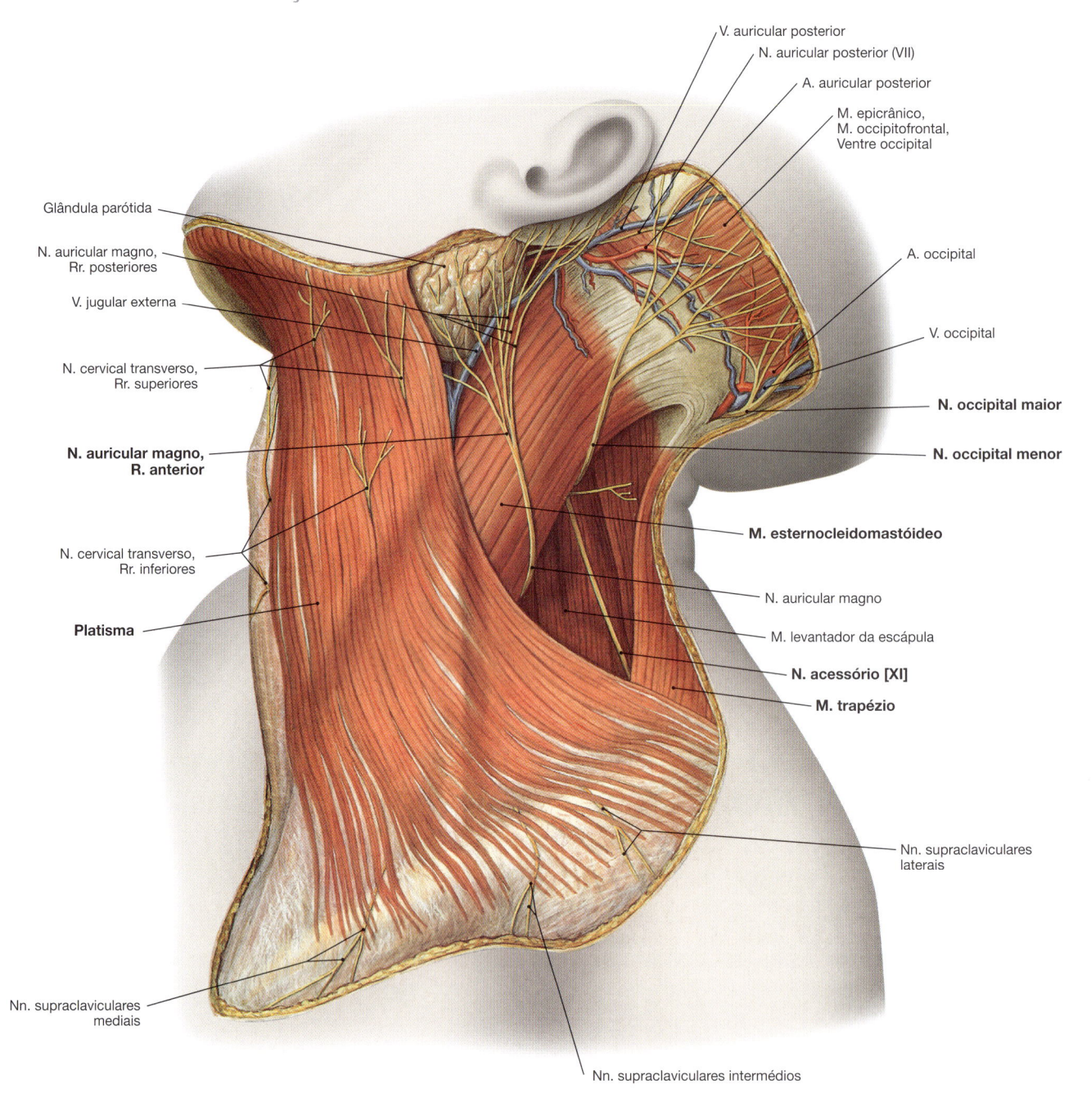

Figura 11.77 Vasos sanguíneos e nervos das regiões cervicais anterior e lateral; vista lateral. [S700]
A fáscia cervical superficial foi retirada posteriormente ao platisma. O **N. auricular magno** e o **N. occipital menor** cruzam, de trás para a frente, o M. esternocleidomastóideo. Ambos são nervos sensitivos derivados do plexo cervical (C1-C4) e inervam a pele na frente e abaixo da concha da orelha até a região occipital. O **N. occipital maior** estende-se através da origem tendínea do M. trapézio, na linha nucal superior, e estende a inervação sensitiva para a pele da região occipital. Ele é o ramo posterior do N. espinal C2. O **N. acessório [XI]** atravessa a região cervical lateral sobre o M. levantador da escápula, do M. esternocleidomastóideo até o M. trapézio, inervando os dois músculos. Ele tem sua origem no tronco encefálico e na região cervical superior da medula espinal (→ Figura 12.169).

Correlações clínicas

Em intervenções cirúrgicas na região cervical lateral (p. ex., retirada de um linfonodo cervical ou dissecção do pescoço), o **N. acessório [XI]** torna-se vulnerável. Lesões do nervo nessa região causam, em geral, apenas paresia do M. trapézio. O braço não pode mais ser elevado acima do nível do ombro.

11 Vasos e Nervos do Pescoço

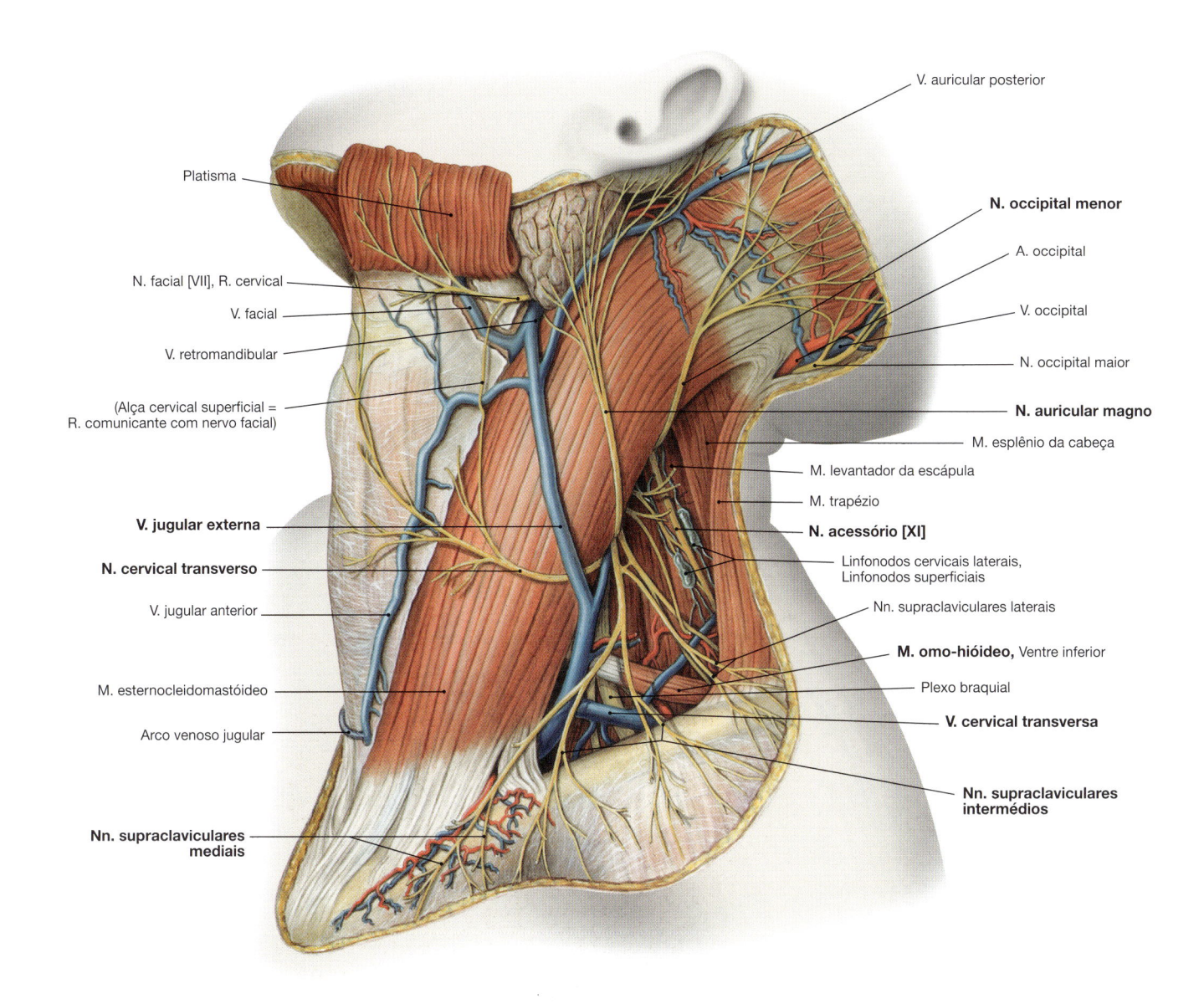

Figura 11.78 Vasos sanguíneos e nervos da região cervical lateral, lado esquerdo; vista lateral. Partes do platisma foram rebatidas para cima, e a lâmina superficial da fáscia cervical foi retirada em sua maior parte. [S700]

Os nervos sensitivos do plexo cervical emergem na margem posterior do M. esternocleidomastóideo através da fáscia cervical superficial. Com relação aos Nn. supraclaviculares, ao N. cervical transverso e ao N. auricular magno, os locais de passagem encontram-se agregados aproximadamente no meio do músculo. Este local é denominado **ponto de Erb**. O ponto de Erb inclui, também, o local de passagem do N. occipital menor, mesmo quando ele se encontra nitidamente um pouco mais superior. Na região cervical lateral, observam-se, ainda, o N. acessório [XI], o M. omo-hióideo e a V. cervical transversa, que drena para a V. jugular externa, de trajeto variável, sobre o M. esternocleidomastóideo.

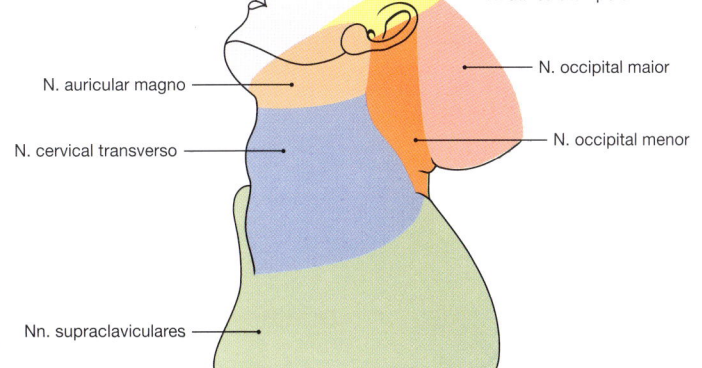

Figura 11.79 Inervação sensitiva da pele do pescoço (nervos cutâneos). [S700-L126]

A inervação sensitiva da pele do pescoço faz-se pelos Nn. supraclaviculares, cervical transverso, auricular magno, occipital menor, occipital maior e occipital terceiro (não visualizado).

Topografia

Vasos e Nervos do Pescoço

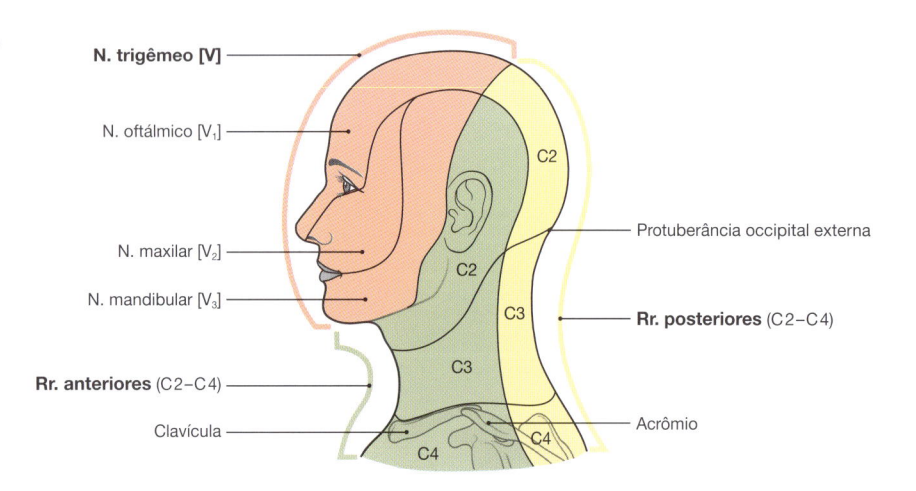

Figura 11.80 Inervação sensitiva da pele do pescoço e da cabeça e organização segmentar das áreas da pele. [S700-L126]
A pele do pescoço é inervada pelos segmentos cervicais C2, C3 e C4. Os Rr. anteriores dos nervos espinais inervam a região cervical anterior, e os Rr. posteriores são responsáveis pela região posterior.

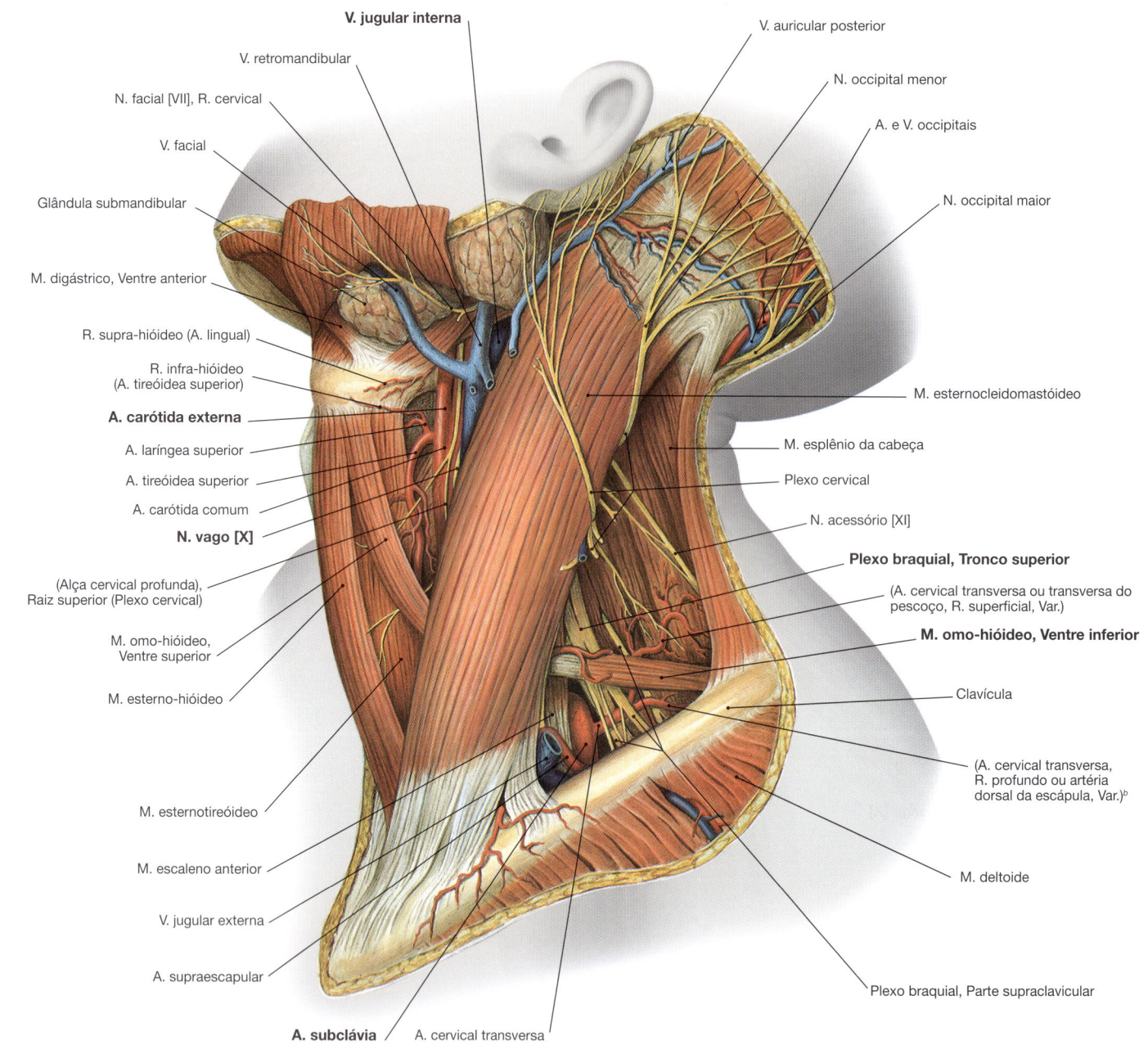

Figura 11.81 Vasos sanguíneos e nervos das regiões cervicais anterior e lateral, lado esquerdo; vista lateral, após a retirada das fáscias cervicais superficial e média. [S700]
No trígono cervical anterior estão visualizadas as estruturas que, normalmente, são envolvidas pela bainha carótica (A. carótida externa, N. vago [X], V. jugular interna); na região cervical lateral são observados o plexo braquial e a A. subclávia no hiato dos escalenos, sobre os quais passa o ventre inferior do M. omo-hióideo.

[b]N.R.T.: A A. dorsal da escápula se apresenta como o ramo profundo da A. cervical transversa ou como o último ramo direto da A. subclávia.

11 Vasos e Nervos do Pescoço

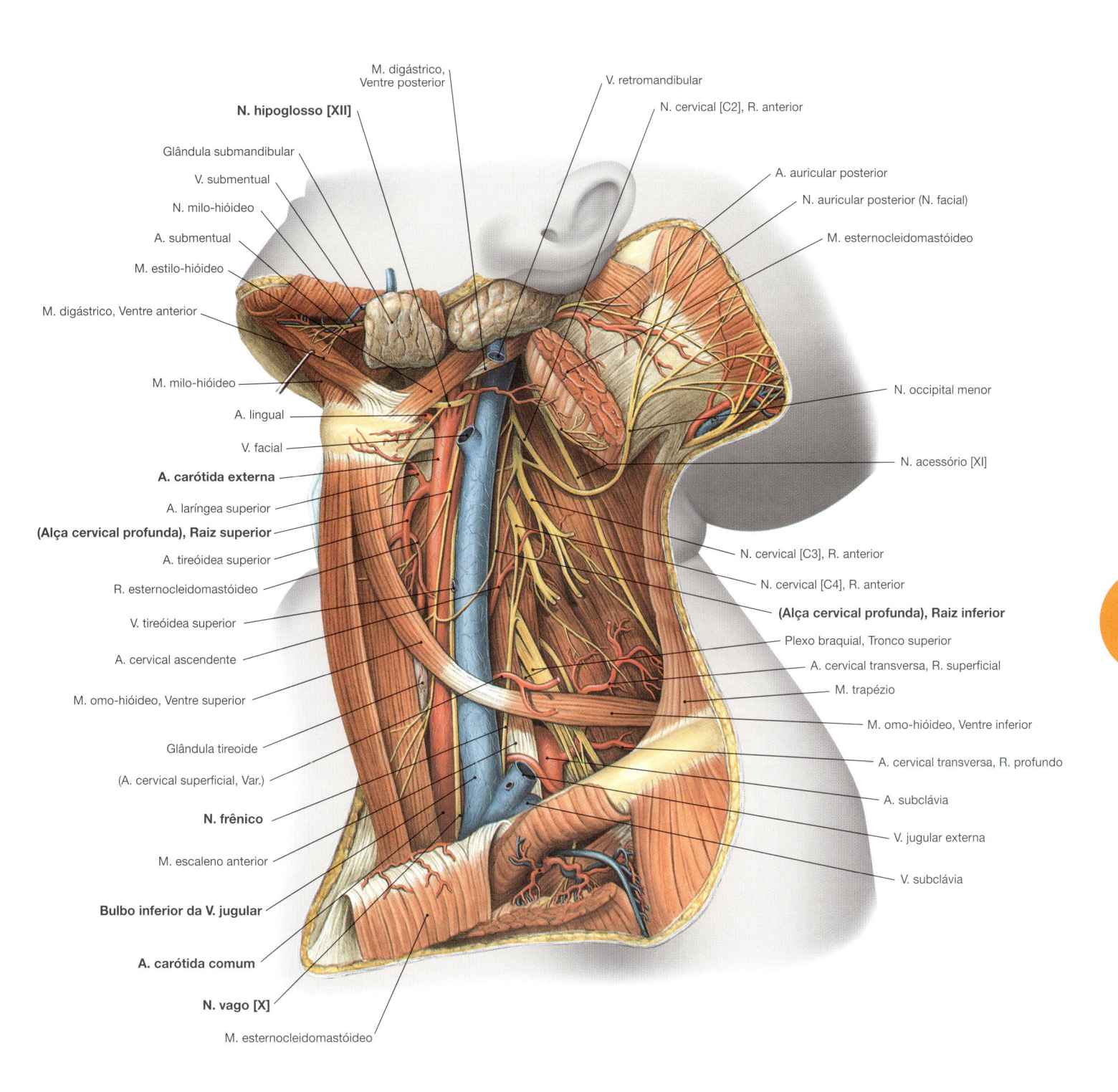

Figura 11.82 Vasos sanguíneos e nervos da região cervical lateral, lado esquerdo; vista lateral, após a retirada extensa do M. esternocleidomastóideo. [S700]

Após a retirada do M. esternocleidomastóideo, são observadas a **A. carótida comum**, na parte inferior do pescoço, e a **A. carótida externa**, na parte superior do pescoço, além do **N. vago [X]** e da **V. jugular interna**. Ao redor da V. jugular interna, na parte superior do pescoço, encontra-se a **alça cervical profunda**, com suas raízes superior e inferior. A partir desta última se originam ramos para os músculos infra-hióideos. Lateralmente à veia, o **N. frênico** origina-se do plexo cervical e segue na região cervical inferior, transversalmente sobre o M. escaleno anterior, em direção à abertura superior do tórax. Na região cervical superior, o **N. hipoglosso [XII]** segue anteriormente sobre a A. carótida externa, na região de saída da A. lingual, situando-se profundamente ao M. estilo-hióideo.

Topografia

Vasos e Nervos do Pescoço

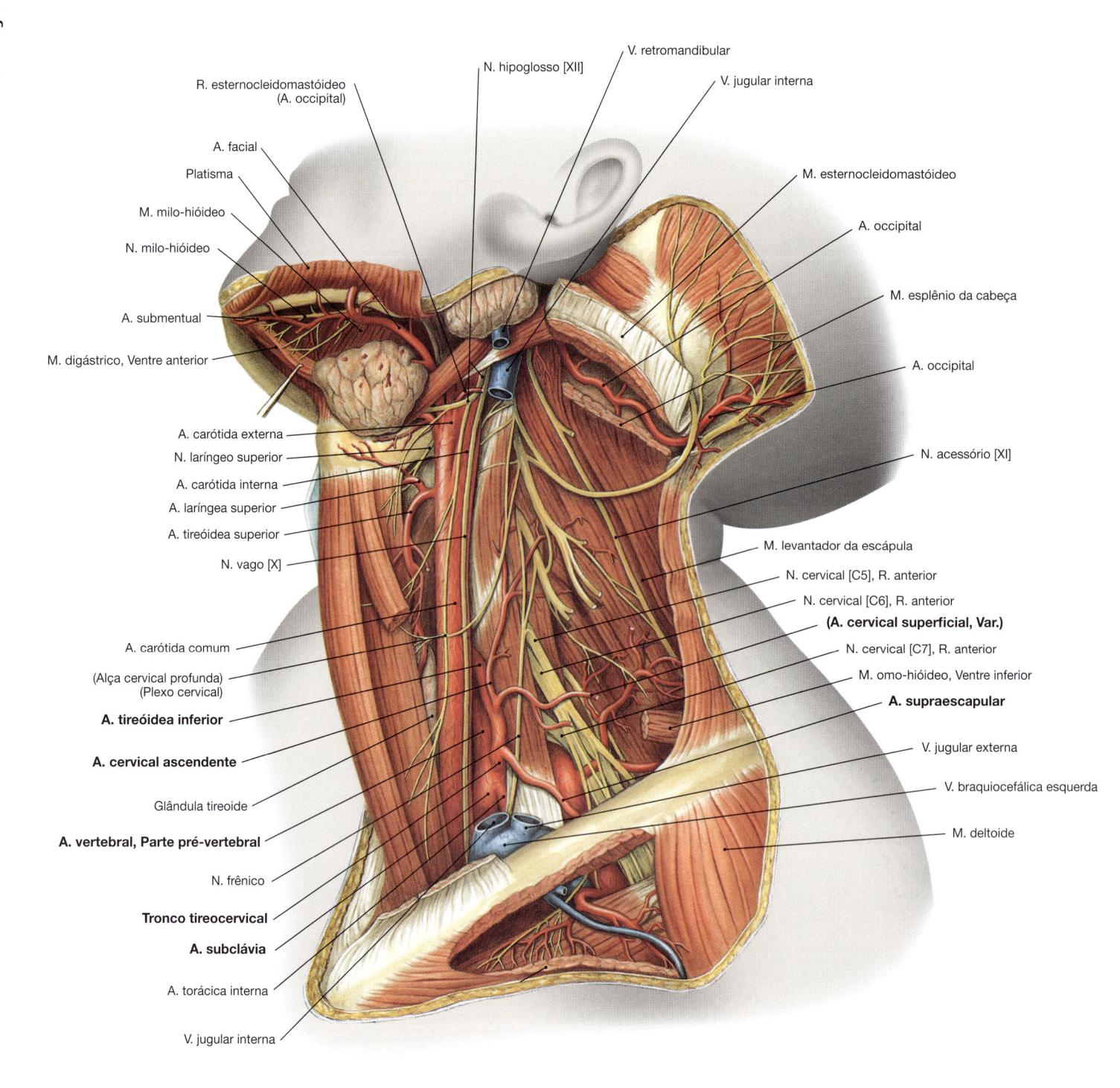

Figura 11.83 Vasos sanguíneos e nervos da região cervical lateral, camada profunda, lado esquerdo; vista lateral. [S700]

Após a retirada da V. jugular interna, observam-se, medialmente, a **A. subclávia**, a **A. vertebral** e o **tronco tireocervical**, que se origina da A. subclávia. A A. subclávia segue posteriormente ao M. escaleno anterior e sai, juntamente com o plexo braquial, através do hiato dos escalenos.

Ramos do tronco tireocervical	

• A. tireóidea inferior
  – A. laríngea inferior
  – Rr. glandulares
  – Rr. faríngeos
  – Rr. esofágicos
  – Rr. traqueais
	• A. supraescapular
	  – R. acromial
	
	• A. cervical transversa
	  – R. superficial
	  – R. profundo

• A. cervical ascendente – Rr. espinais	• A. dorsal da escápula

Correlações clínicas

A estenose significativa da região de saída da A. subclávia esquerda, e mais raramente da A. subclávia direita, pode causar inversão do fluxo na A. vertebral no lado afetado, no caso de um exercício físico mais intenso do braço **(síndrome do "roubo" da subclávia)**. Com isso, podem ocorrer tontura e cefaleia devido à diminuição da perfusão do encéfalo.

Vasos e Nervos do Pescoço e da Região Axilar

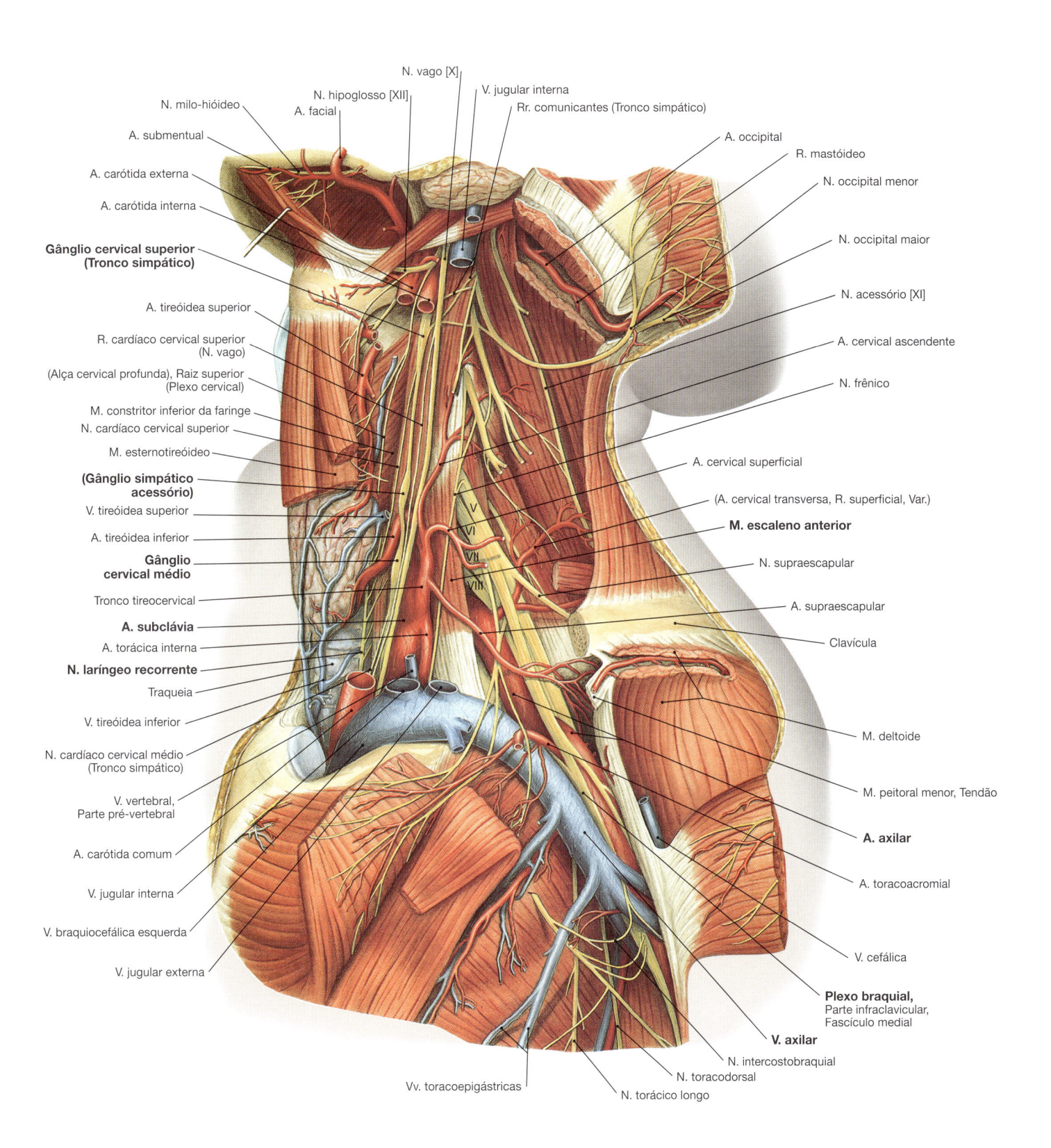

Figura 11.84 Vasos sanguíneos e nervos da região cervical lateral e da região axilar. [S700]
Os números de V a VIII indicam os ramos anteriores dos nervos cervicais correspondentes.
Após a retirada dos dois terços anteriores (mediais) da clavícula, observa-se a passagem do **plexo braquial** e da **A. subclávia** através do hiato dos escalenos (entre o M. escaleno anterior e o M. escaleno médio), além da V. subclávia (anteriormente ao M. escaleno anterior) em seu trajeto sobre a 1ª costela em direção ao membro superior. Ocasionalmente, a parte superior do plexo braquial cruza o M. escaleno médio.

Na região cervical, o plexo braquial origina vários pequenos ramos e, após múltiplas trocas de fibras, se reorganiza, finalmente, nos fascículos, logo abaixo da clavícula, lateralmente à A. subclávia. Somente no meio da axila é que ele adquire a sua denominação topográfica.
Sobre os músculos profundos do pescoço, observa-se o **tronco simpático**, com os gânglios cervicais superior e médio (na metade superior do pescoço, ele segue no interior da fáscia visceral geral, enquanto na metade inferior do pescoço, ele segue entre a fáscia pré-vertebral e a fáscia visceral geral, não representadas). Entre a traqueia e o esôfago, o **N. laríngeo recorrente** é visível abaixo da glândula tireoide.

Topografia

Plexo Cervical

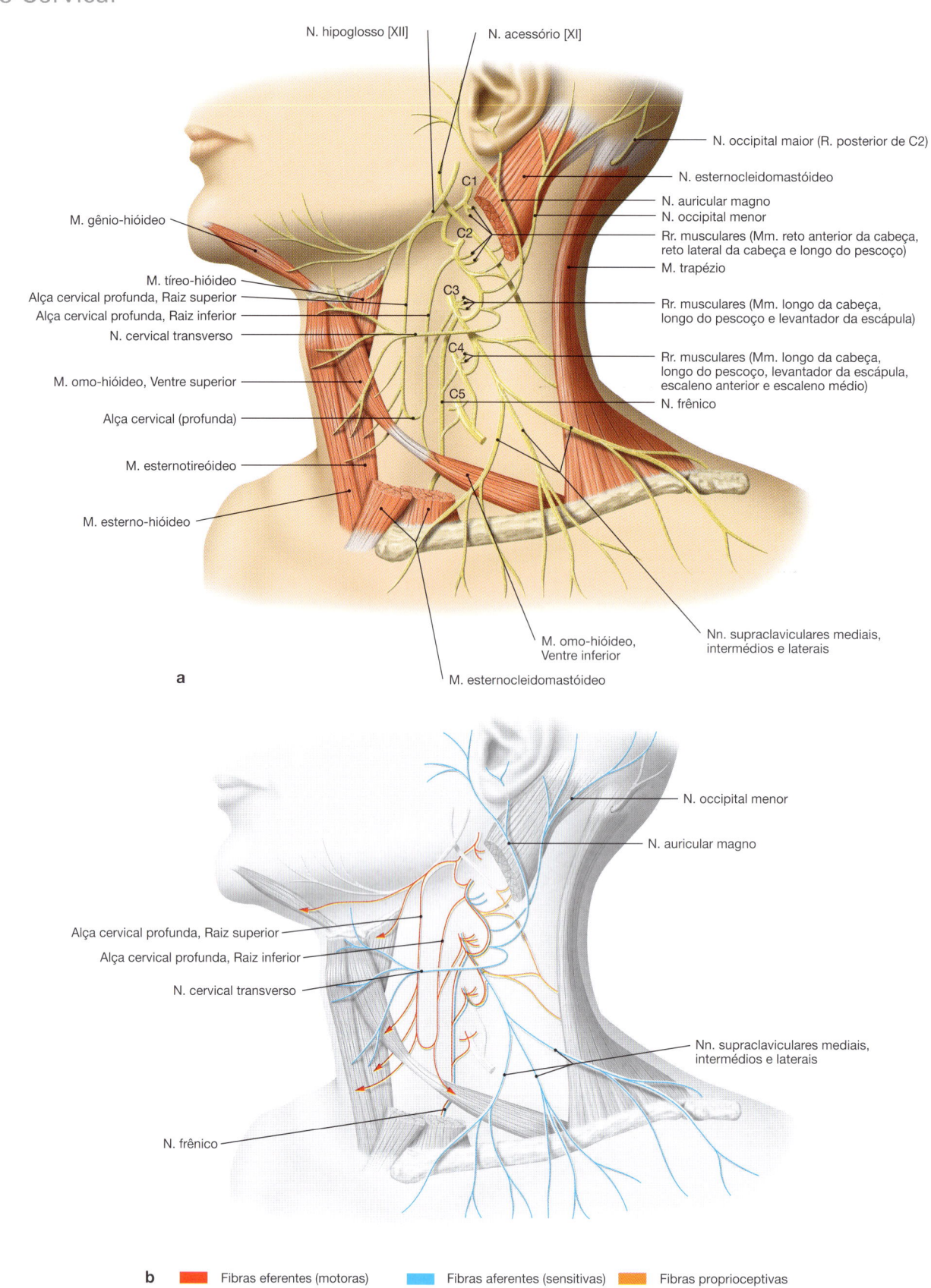

Figura 11.85a e b Plexo cervical, ramos sensitivos e motores. Representação esquemática. [S700-L127]
a Representação dos ramos.
b Representação das funções.
Por motivos didáticos, nervos, músculos e ossos foram projetados na superfície corporal sem levar em conta as camadas topográficas. Por causa disso, o M. gênio-hióideo parece estar localizado externamente à mandíbula, e o N. hipoglosso parece um nervo cutâneo.
Os ramos motores do plexo cervical são a alça cervical profunda e o N. frênico. A **alça cervical profunda** apresenta uma raiz superior derivada de C1 e uma raiz inferior derivada de C2 e C3, suprindo a inervação dos músculos infra-hióideos (Mm. tíreo-hióideo, esterno-hióideo, esternotireóideo e omo-hióideo). Outros ramos motores inervam os músculos supra-hióideos – o M. gênio-hióideo, os músculos pré-vertebrais, o M. reto anterior da cabeça, os Mm. escalenos anterior e médio, e, em parte, o M. levantador da escápula. O **N. frênico** origina-se dos segmentos C3-C5, segue em direção inferior e entra na cavidade torácica através da abertura superior do tórax.

→ T 8

Artéria Vertebral e Tronco Costocervical

Ramos da A. vertebral

- Parte pré-vertebral
- Parte transversária [cervical]
  - Rr. espinais
    - Rr. radiculares
    - Aa. medulares segmentares
  - Rr. musculares
- Parte atlântica
- Parte intracraniana
  - Rr. meníngeos
  - A. cerebelar inferior posterior
    - A. espinal posterior
    - R. da tonsila do cerebelo
    - R. corióideo do quarto ventrículo
    - A. espinal anterior
    - Rr. medulares mediais e laterais

Ramos do tronco costocervical

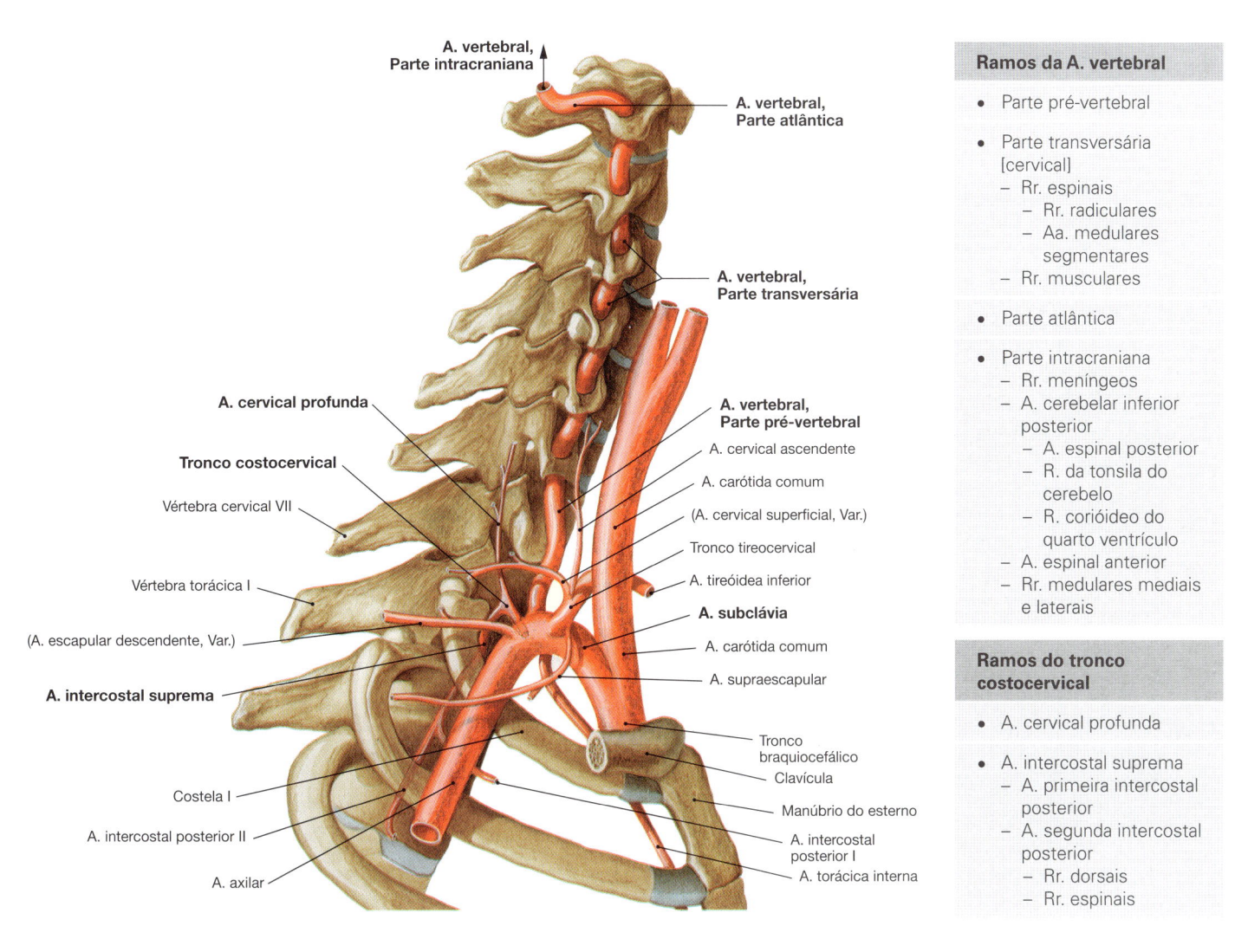

- A. cervical profunda
- A. intercostal suprema
  - A. primeira intercostal posterior
  - A. segunda intercostal posterior
    - Rr. dorsais
    - Rr. espinais

Figura 11.86 Ramos das Aa. subclávia e vertebral e do tronco costocervical; vista lateral. [S700]

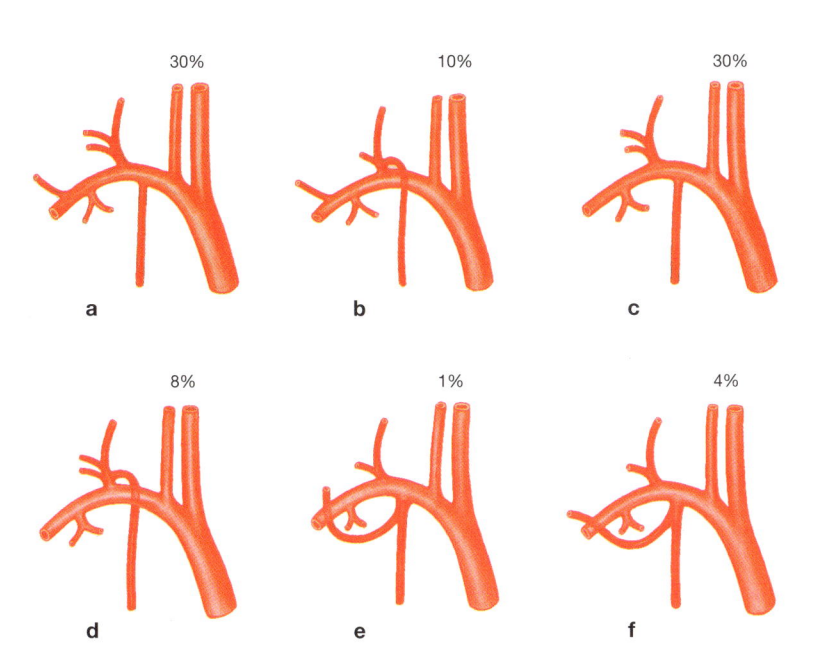

Figura 11.87a-f Variantes de emergência do tronco tireocervical, da A. tireóidea inferior, da A. supraescapular, da A. cervical transversa e da A. torácica interna, com saída separada da A. vertebral e do tronco costocervical. [S700]

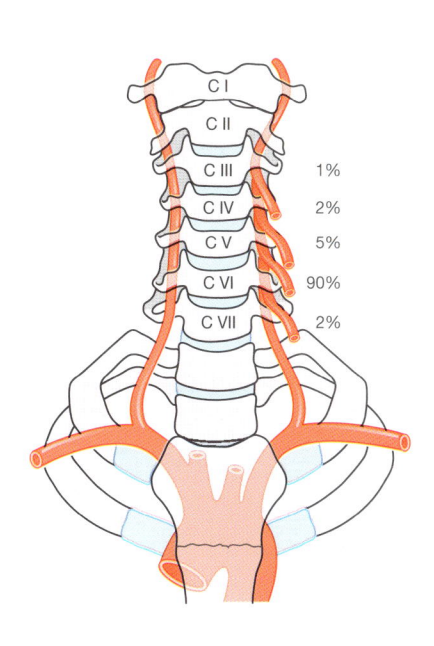

Figura 11.88 Variações da altura de entrada da A. vertebral nos forames transversários. [S700-L126]

Topografia

Veias do Pescoço

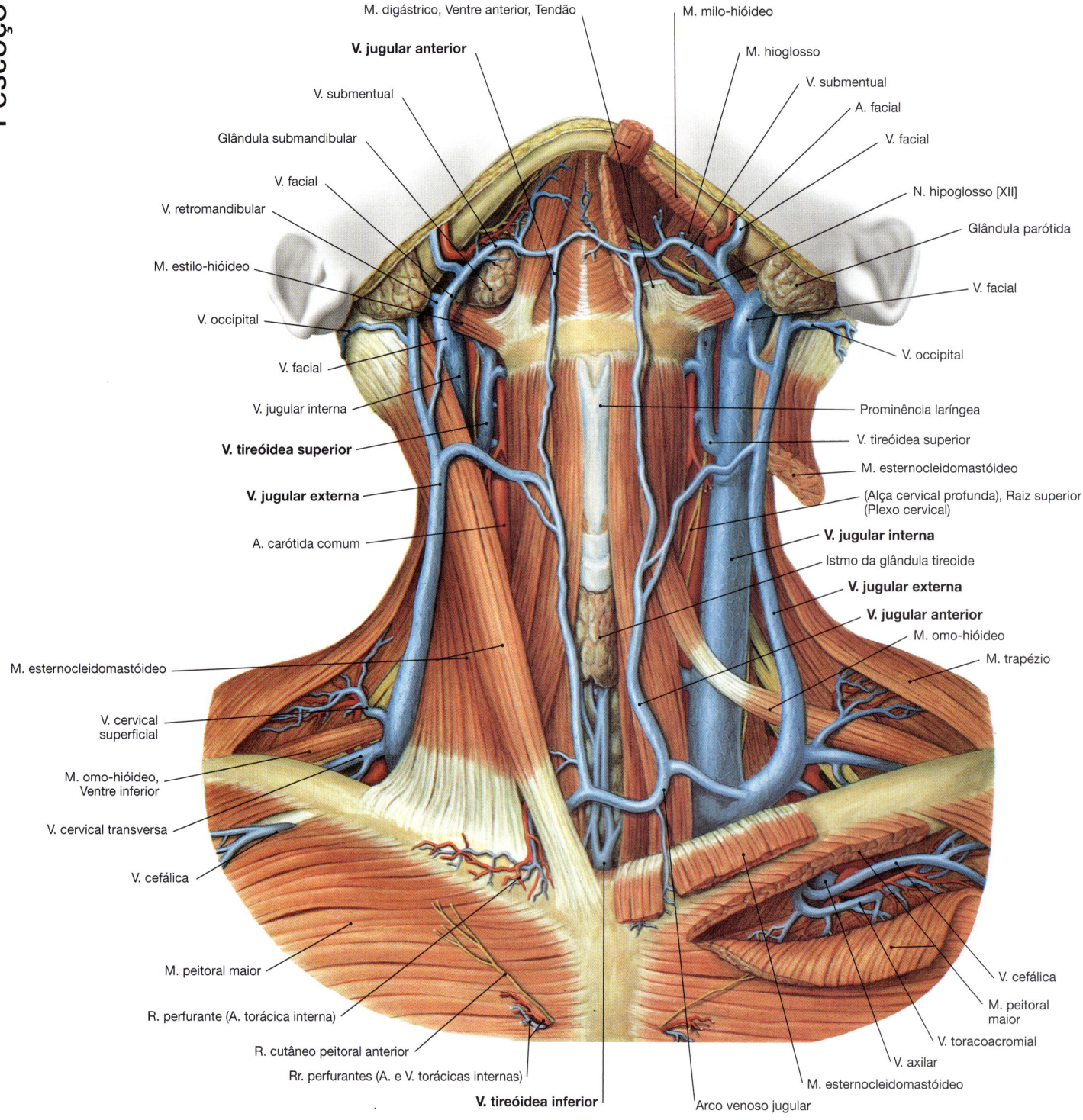

Figura 11.89 Veias do pescoço; vista anterior. [S700]
No lado esquerdo, o M. esternocleidomastóideo foi retirado em sua maior parte. Todas as fáscias cervicais foram retiradas.
As veias **superficiais** do pescoço são as Vv. jugulares anteriores e as Vv. jugulares externas, que drenam o sangue para as Vv. jugulares internas, subclávias e braquiocefálicas. Entre as veias **profundas** do pescoço estão as Vv. jugulares internas e tireóideas superiores, a V. tireóidea inferior e o plexo tireóideo ímpar (não visualizado). O trajeto das veias superficiais do pescoço é extremamente variável.

Correlações clínicas

A criação de um **acesso intravenoso** é a técnica invasiva mais realizada nos serviços de emergência. A V. jugular externa também pode ser puncionada em circunstâncias de fragilidade das veias periféricas. Nas manobras de reanimação, esse acesso é escolhido como primeira opção.

Vasos e Nervos do Pescoço e Abertura Superior do Tórax

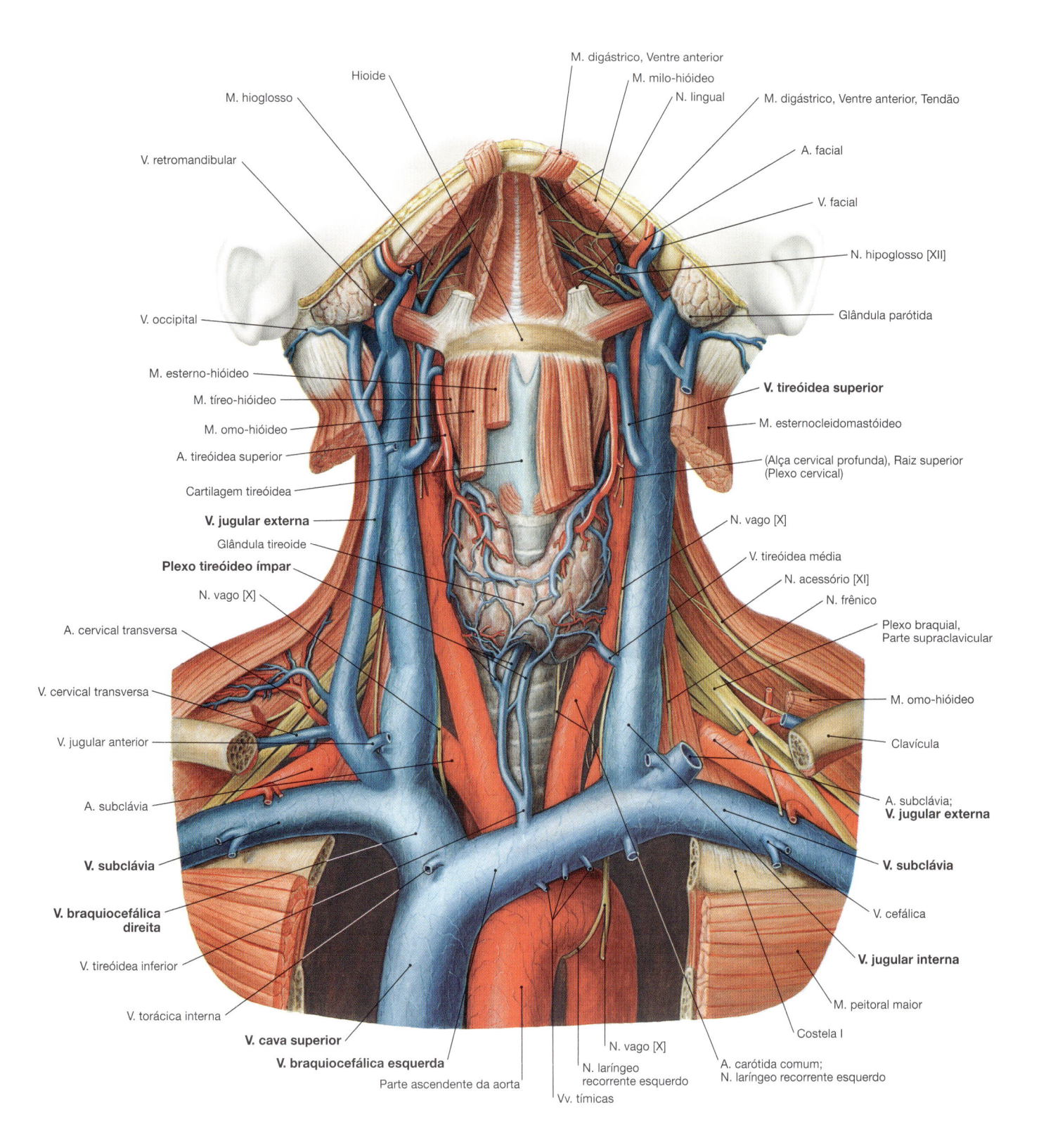

Figura 11.90 Vasos sanguíneos, nervos do pescoço e abertura superior do tórax; vista anterior. [S700]
O esterno, partes das clavículas, os Mm. esternocleidomastóideos e partes dos músculos infra-hióideos foram retirados.
Estão representadas regiões de drenagem da **V. cava superior** (Vv. braquiocefálicas, jugulares internas, jugulares externas e subclávias), com particularidades da drenagem venosa da glândula tireoide (→ Figura 11.71). São observados, ainda, a passagem do plexo braquial e da A. e V. subclávias entre a clavícula e a 1ª costela, o trajeto do N. frênico sobre o M. escaleno anterior e o trajeto do N. laríngeo recorrente esquerdo ao redor do arco da aorta.

11 Topografia

Vasos Linfáticos e Linfonodos do Pescoço

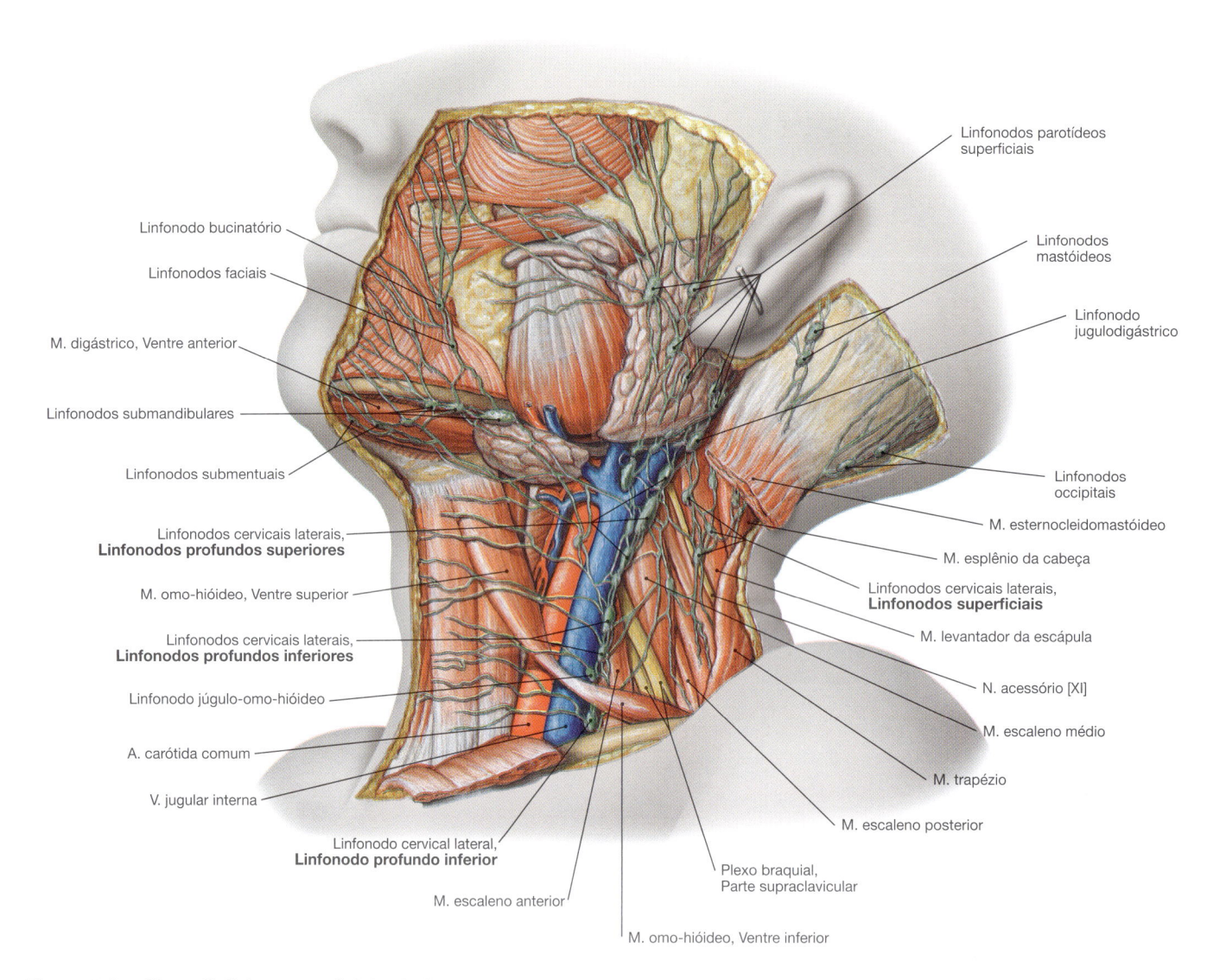

Figura 11.91   Vasos linfáticos superficiais e linfonodos da cabeça e do pescoço de uma criança. [S700]
O pescoço tem entre 200 e 300 linfonodos. A maioria se encontra disposta ao longo do feixe vasculonervoso (→ Tabela, → Figura 8.99).

A linfa da metade direita da cabeça e do pescoço é drenada pelo **ducto linfático direito** (→ Figura 8.100), e a da metade esquerda da cabeça e do pescoço é drenada pelo **ducto torácico**. Ver a desembocadura do ducto torácico no ângulo venoso esquerdo na → Figura 11.98.

Linfonodos do pescoço (linfonodos cervicais)	
Linfonodos cervicais anteriores	**Linfonodos cervicais laterais**
• Linfonodos superficiais	• Linfonodos superficiais

• Linfonodos profundos
  – Linfonodos infra-hióideos
     – Linfonodos pré-laríngeos
  – Linfonodos tireóideos
  – Linfonodos pré-traqueais
  – Linfonodos paratraqueais
  – Linfonodos retrofaríngeos
	• Linfonodos profundos superiores
	  – Linfonodo jugulodigástrico
	  – Linfonodo lateral
	  – Linfonodo anterior

	• Linfonodos profundos inferiores
	  – Linfonodos júgulo-omo-hióideos
	  – Linfonodo lateral
	  – Linfonodos anteriores

	• Linfonodos supraclaviculares
	• Linfonodos acessórios – Linfonodos retrofaríngeos

Vasos Linfáticos e Linfonodos do Pescoço

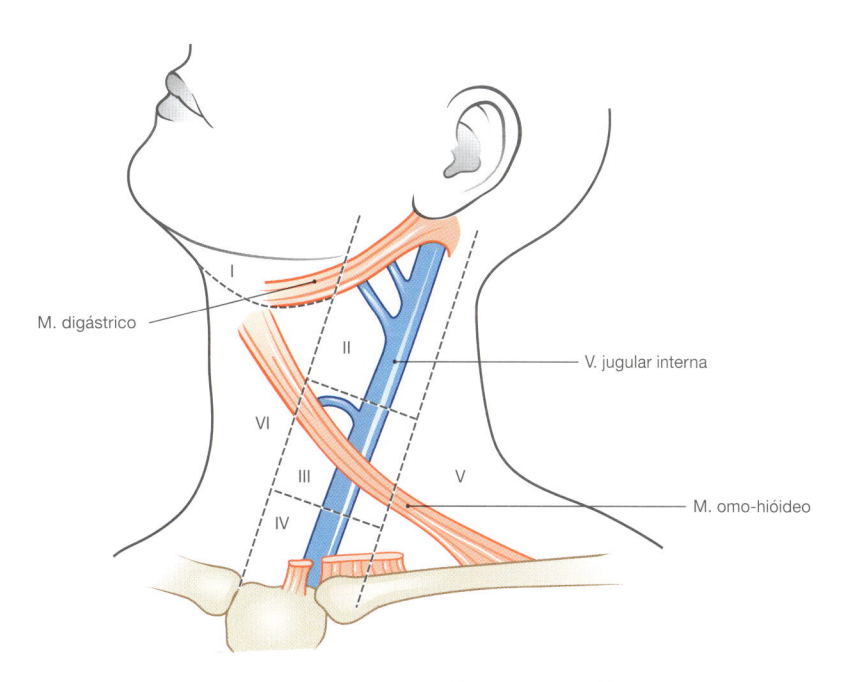

Figura 11.92 Divisão das regiões de drenagem da cabeça e do pescoço em compartimentos, de acordo com a classificação do American Joint Committee on Cancer (AJCC). [S700-L126]

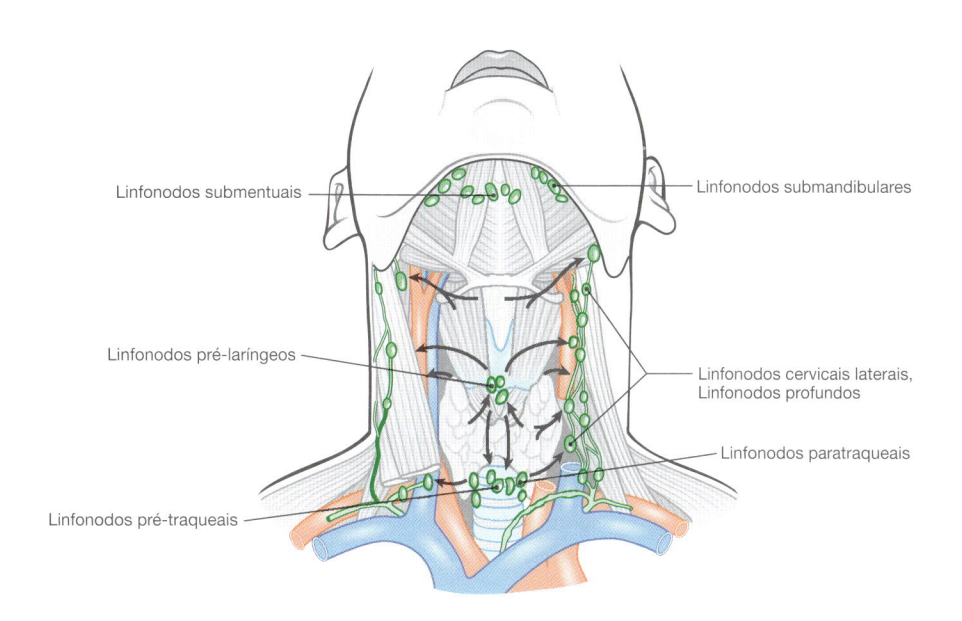

Figura 11.93 Vasos linfáticos e linfonodos da laringe, da glândula tireoide e da traqueia; vista anterior. [S700-L126]
Todos os três órgãos têm a sua linfa drenada por linfonodos profundos.

Correlações clínicas

De acordo com a classificação do American Joint Committee on Cancer (AJCC), os linfonodos cervicais são divididos, regionalmente, em seis compartimentos (**compartimentos I-VI**, → Figura 11.92), conforme a ocorrência de **metástases nos linfonodos**. As zonas são a base para a remoção eletiva dos linfonodos cervicais (dissecção do pescoço), na presença de metástases linfogênicas de tumores malignos.

Lesões do ducto torácico, durante as intervenções cirúrgicas no pescoço, podem causar a formação de uma **fístula quilosa**.

Topografia

Vasos e Nervos do Trígono Submandibular

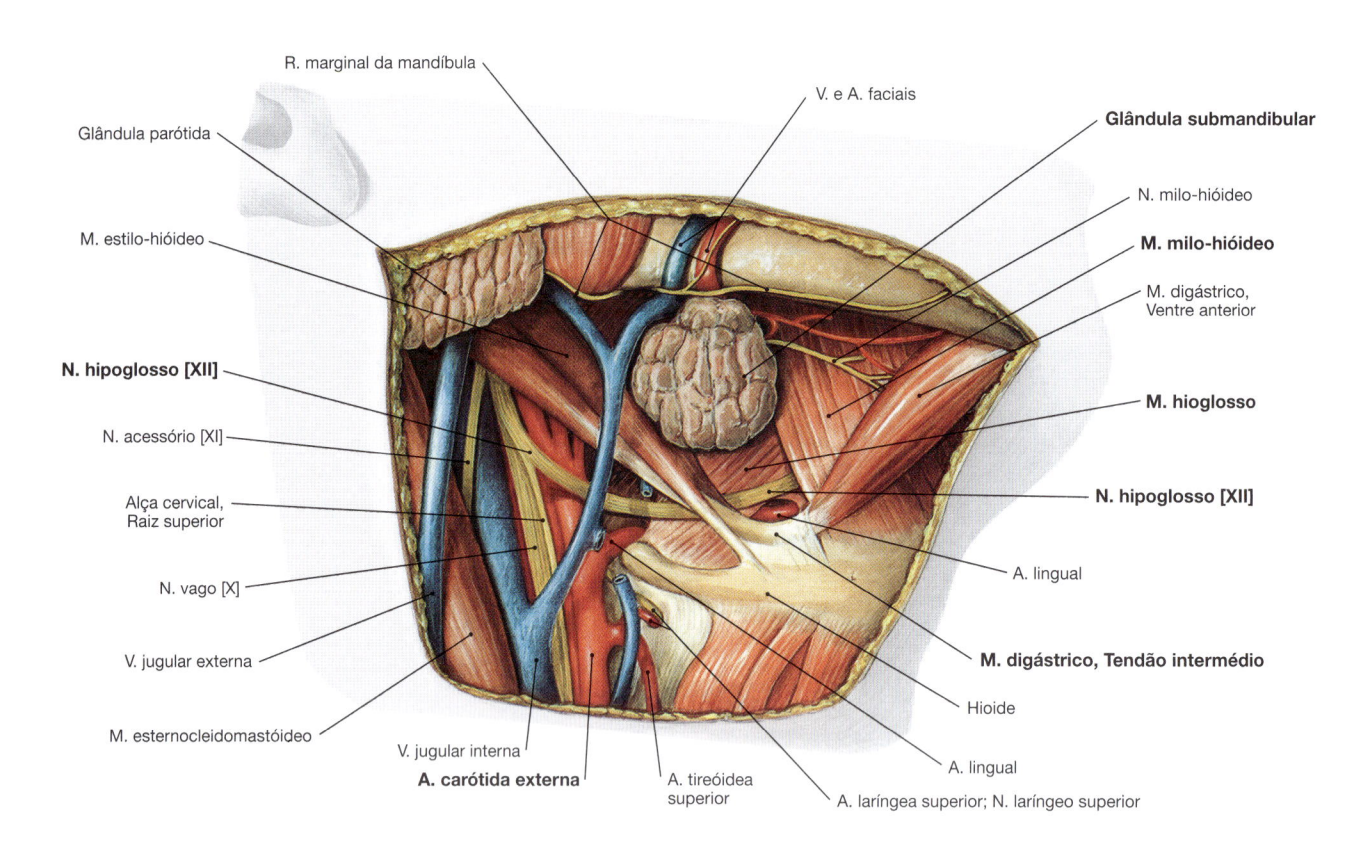

Figura 11.94 Vasos sanguíneos e nervos do trígono submandibular; vista lateral e inferior. [S700]
Após a exposição da glândula salivar submandibular e das estruturas vasculonervosas, com a retirada de todas as fáscias, observa-se o trajeto arqueado do **N. hipoglosso [XII]**, que sai do feixe vasculonervoso no espaço laterofaríngeo e se estende para a frente, sobre a A. carótida externa e entre o M. hioglosso e o tendão intermédio do M. digástrico, até situar-se profundamente ao M. milo-hióideo.

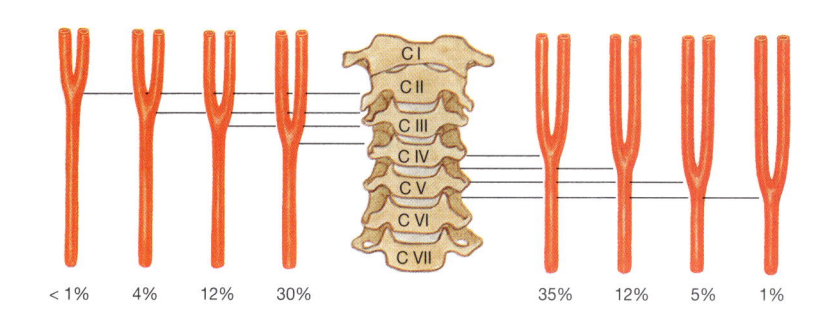

Figura 11.95 Altura da distribuição da A. carótida comum em relação à região cervical da coluna vertebral; vista frontal. [S700]
De modo geral, a ramificação da A. carótida comum ocorre entre as vértebras C III e C IV. Em raros casos, sua localização é alta (C II) ou baixa (margem inferior da vértebra C V).

Correlações clínicas

Inflamações na região dos dentes pré-molares e molares inferiores podem se propagar, formando **abscessos no compartimento fascial da glândula salivar submandibular** e no compartimento sublingual, ou, quando se originam dos terceiros dentes molares, também podem se propagar para o compartimento fascial da fossa retromandibular, podendo, deste local, atingir o mediastino, através das fáscias cervicais, e causar uma infecção fatal.

Uma **lesão do N. hipoglosso [XII]**, p. ex., devido à infiltração tumoral de metástase de linfonodos cervicais, é fácil de ser diagnosticada: a língua é desviada para o lado acometido quando é projetada para frente, uma vez que a musculatura que a movimenta para frente no lado sadio não tem mais um oponente no lado afetado.

A bifurcação da carótida é, com frequência, a sede das **alterações vasculares** (arteriosclerose extracraniana: placas, estenose, obliteração). Na bifurcação da carótida estão localizados o glomo carótico (na → Figura 11.94 não é mostrado) e os paragânglios simpáticos que contêm quimiorreceptores, que reagem a alterações do pH e dos níveis sanguíneos de oxigênio e dióxido de carbono.

A **síndrome do seio carótico** é compreendida como uma hipersensibilidade dos receptores de pressão do seio carótico, que resulta em deflagração de um reflexo que reduz significativamente a frequência cardíaca (reflexo vasovagal), mesmo durante os movimentos da cabeça. Isso pode resultar em comprometimento cardiovascular e parada cardíaca.

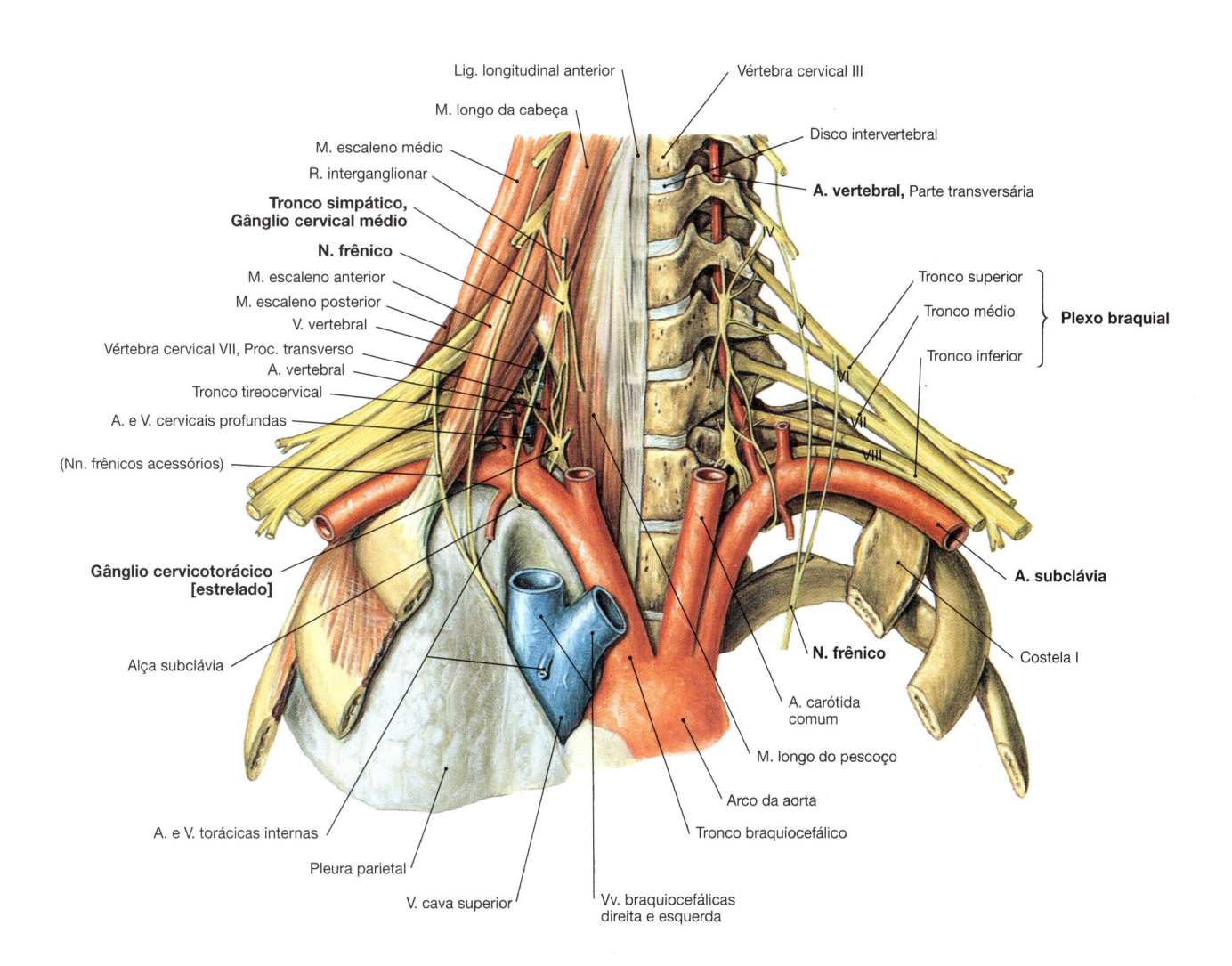

Vasos e Nervos do Pescoço e Abertura Superior do Tórax

Figura 11.96 Vasos sanguíneos e nervos na transição do pescoço para o tórax e para o membro superior. [S700]
Observa-se a cúpula da pleura com o hiato dos escalenos, os gânglios inferior e médio do tronco simpático (gânglio cervical inferior/cervicotorácico/estrelado, sobre a cabeça da costela I, e o gânglio cervical médio, sobre o M. longo do pescoço), o trajeto do N. frênico, o trajeto da A. vertebral, os troncos do plexo braquial e a A. subclávia.
Os números de IV a VIII indicam os ramos anteriores dos nervos espinais correspondentes.

11 Topografia

Imagens e Correlações Clínicas

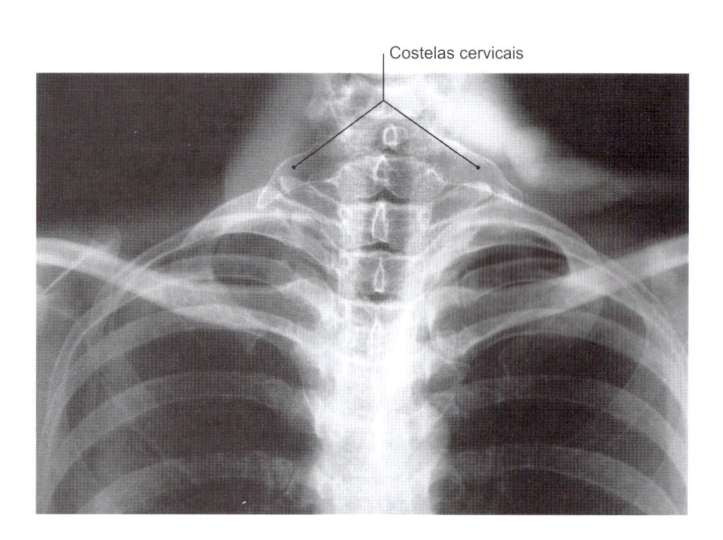

Figura 11.97 Pescoço; radiografia em incidência anteroposterior (AP). [E402]
Observa-se, de ambos os lados, uma costela cervical.

Correlações clínicas

As variações anatômicas na região do hiato dos escalenos (costela cervical, hiato dos escalenos estreito, M. escaleno mínimo acessório, fibras musculares aberrantes) podem provocar a **síndrome do desfiladeiro torácico** (ou **síndrome dos escalenos**), que está associada à compressão do plexo braquial e da A. subclávia.

Para a anestesia regional do plexo braquial, um **bloqueio interescalênico** pode ser realizado no hiato dos escalenos.

Correlações clínicas

O **tumor de Pancoast** (tumor do sulco apical) é um carcinoma brônquico periférico de progressão rápida, na região do ápice do pulmão (**a** representação esquemática, **b** RM, **c** radiografia), que se dissemina de modo relativamente rápido para as costelas, os tecidos moles do pescoço, o plexo braquial e a coluna vertebral. Outras estruturas afetadas podem ser os Nn. frênico e laríngeo recorrente, a A. e/ou a V. subclávia e o gânglio cervicotorácico (estrelado). Se o gânglio cervicotorácico for afetado, geralmente resulta na tríade de Horner, com enoftalmia, miose e ptose palpebral parcial (→ Figura 12.213).
a [S701-L275], b [H084-001], c [E329]

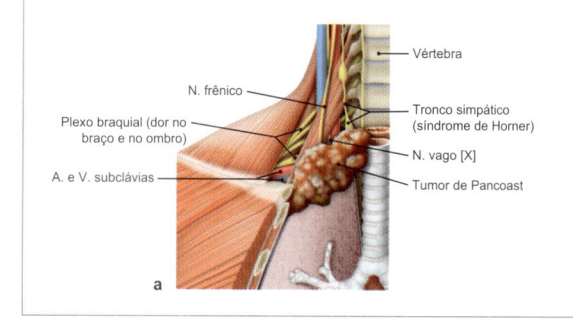

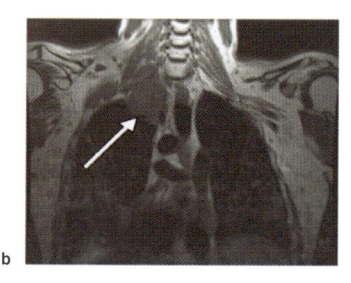

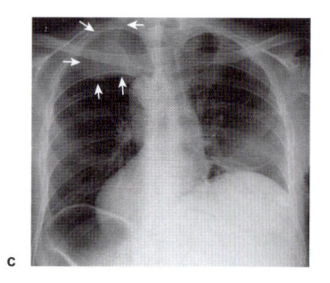

Cúpula da Pleura e Desembocadura do Ducto Torácico

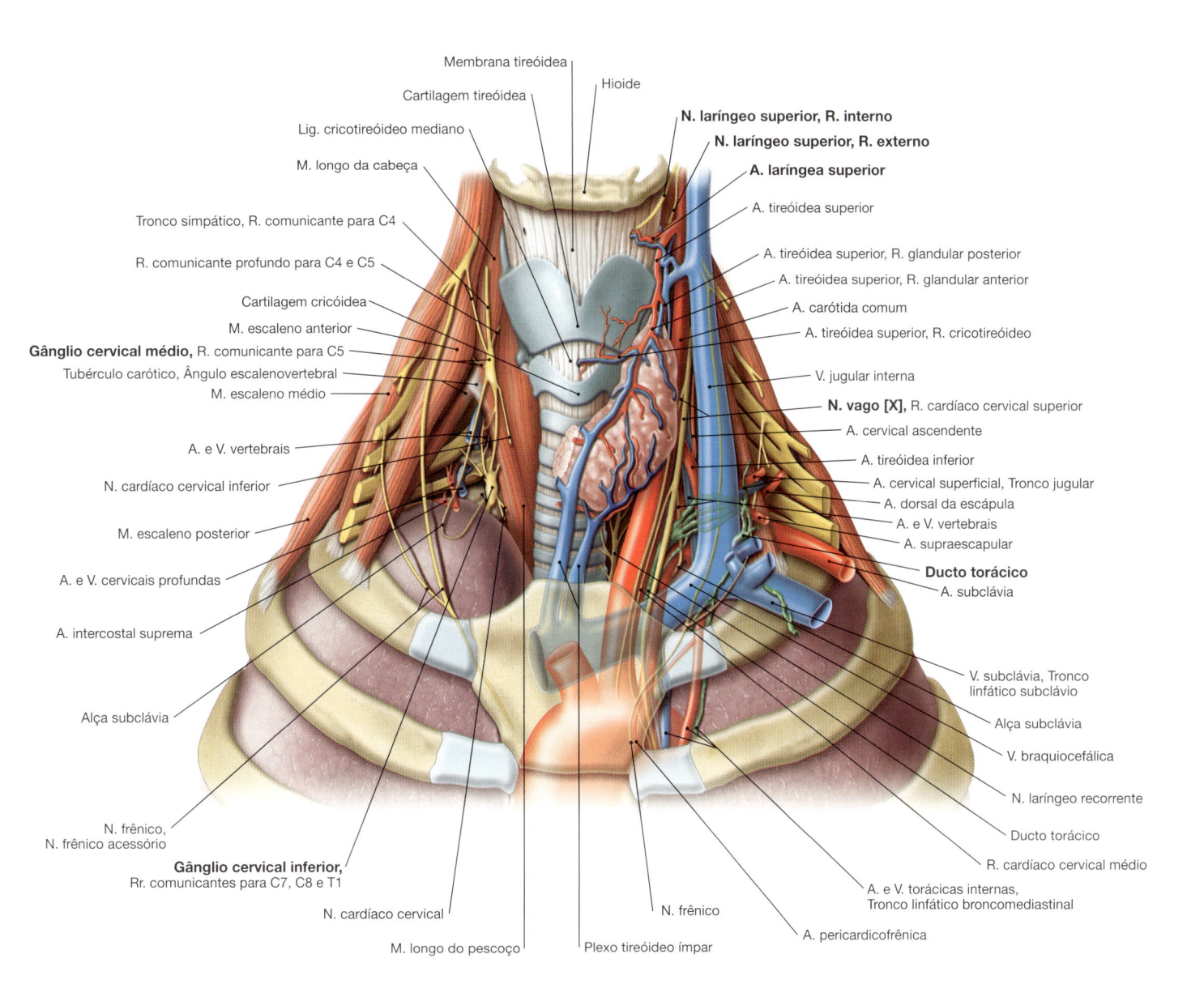

Figura 11.98 Estruturas pré-vertebrais e paravertebrais do pescoço e da abertura torácica superior; vista anterior. [S700-L238]/[Q300] No lado direito do corpo, os grandes vasos foram retirados para a demonstração da cúpula da pleura e do tronco simpático. Observam-se o **gânglio cervicotorácico** (ou gânglio estrelado) sobre a cabeça da 1ª costela, e o **gânglio cervical médio**, sobre o M. longo do pescoço.

A cúpula da pleura ultrapassa a abertura torácica superior. No lado esquerdo, os grandes vasos e o lobo esquerdo da glândula tireoide foram mantidos. São observados o suprimento sanguíneo da glândula tireoide, o R. interno do N. laríngeo superior e os vasos laríngeos superiores, a desembocadura do ducto torácico no ângulo venoso esquerdo e o trajeto do N. vago [X] entre a A. carótida comum e a V. jugular interna.

Questões de autoavaliação

Para testar se você assimilou os conteúdos deste capítulo, apresentamos a seguir questões preparatórias úteis para exames orais de Anatomia.

Discorra sobre a estrutura do pescoço:
- Quais regiões cervicais você conhece e quais são os limites delas?
- Como é dividida a região cervical anterior e quais são os seus limites?
- Quais elementos ósseos do esqueleto são encontrados no pescoço?
- Qual é a função da língua?
- Existem músculos da expressão facial no pescoço?
- Explique o trajeto, a função, a irrigação sanguínea e a inervação do M. esternocleidomastóideo
- Onde está localizada a musculatura infra-hióidea? Que função essa musculatura tem e como é mantida?
- Nomeie os músculos supra-hióideos que você conhece. Descreva a localização, a função e a inervação desses músculos.
- Qual é a função da musculatura pré-vertebral, onde está localizada, qual é o nome dos músculos e como eles são inervados?

Descreva a estrutura da fáscia cervical:
- Como pode ser classificada a fáscia cervical?
- Nomeie os músculos envoltos pela lâmina superficial da fáscia cervical
- Quais estruturas estão envoltas pela bainha carótica?
- Quais órgãos do pescoço têm fáscia própria?
- Enumere os espaços virtuais de tecido conjuntivo no pescoço que resultam da justaposição de fáscias
- Quais estruturas são encontradas no espaço laterofaríngeo?
- Quais são os limites superior e inferior do espaço retrofaríngeo?
- O que é espaço perifaríngeo?

Descreva a irrigação sanguínea do pescoço:
- Quais ramos se originam habitualmente do tronco tireocervical e quais se originam do tronco costocervical?
- Qual é o trajeto da A. vertebral no pescoço?
- Em que altura está geralmente localizada a bifurcação da carótida comum? Qual órgão se localiza ali?
- Enumere os ramos da A. carótida externa
- Enumere as grandes veias existentes no pescoço.

Explique o trajeto dos nervos no pescoço:
- O que é o ponto de Erb? Onde está localizado e quais ramos emergem dele? Qual é sua outra denominação?
- O que é a alça cervical?
- Descreva o trajeto do N. frênico através do pescoço
- Quais são os ramos motores do plexo cervical?
- Qual músculo é inervado pelo plexo cervical via anastomose com o N. hipoglosso?
- Descreva os músculos escalenos e as estruturas que os atravessam
- Descreva o trajeto do N. acessório. Quais músculos são inervados por esse nervo e qual é a função deles?
- Qual é o trajeto do tronco simpático no pescoço? Quais são os gânglios encontrados na região cervical?
- Descreva o trajeto do N. hipoglosso. Quais estruturas são inervadas por ele?
- Descreva o trajeto do N. vago desde sua passagem através da base do crânio. Quais são os seus ramos na região cervical? Quais estruturas são inervadas?

Explique a drenagem linfática do pescoço:
- Quantos linfonodos são encontrados na região cervical?
- Quais cadeias de linfonodos são encontradas na região cervical?
- Por que o pescoço é dividido em áreas de drenagem?
- Quais estruturas drenam sua linfa para os linfonodos do pescoço?

Descreva a estrutura da glândula tireoide e das glândulas paratireoides:
- Explique a localização, a estrutura e a função da glândula tireoide
- Como se desenvolve a glândula tireoide?
- O que é o lobo piramidal? Qual é a importância cirúrgica da sua presença?
- O que pode ocorrer quando há persistência de parte do lúmen do ducto tireoglosso? Nesse caso, qual é o diagnóstico diferencial que deve ser feito?
- Como é a irrigação sanguínea da glândula tireoide?
- Onde estão habitualmente localizadas as glândulas paratireoides?
- Qual estrutura é especialmente ameaçada durante intervenções cirúrgicas na glândula tireoide?

Explique a posição e a estrutura da laringe:
- Como é formada a laringe?
- Quais músculos estão envolvidos no tensionamento das pregas vocais?
- Como é a irrigação sanguínea da laringe?
- Descreva a inervação da laringe
- O que é uma coniotomia? Que estruturas são atravessadas durante uma coniotomia?
- Quais músculos são especialmente ativados durante a inspiração e a expiração?
- O que são cone elástico e membrana quadrangular?
- Que estruturas formam as pregas vocais?
- O que é o espaço de Reinke?
- Quais são as funções das pregas vocais?
- Quais são as funções das pregas vestibulares?
- Qual é o significado do deslocamento medial da túnica mucosa em direção ao M. vocal?
- Quais são as regiões da cavidade da laringe?
- Quais são os limites do espaço transglótico?
- Quais estruturas são supridas pelo N. laríngeo superior?
- Descreva o trajeto do N. laríngeo recorrente/inferior (à direita e à esquerda)
- Como é formada a epiglote e onde está fixada? Há músculos envolvidos no movimento da epiglote?
- Quais são as alterações nas estruturas laríngeas que contribuem para mudanças na voz à medida que a pessoa cresce?
- Mostre o recesso piriforme.

Encéfalo e Medula Espinal

Desenvolvimento	284
Considerações Gerais	294
Encéfalo	298
Meninges e Suprimento Sanguíneo	320
Áreas do Cérebro	345
Nervos Cranianos	373
Medula Espinal	424
Cortes	459

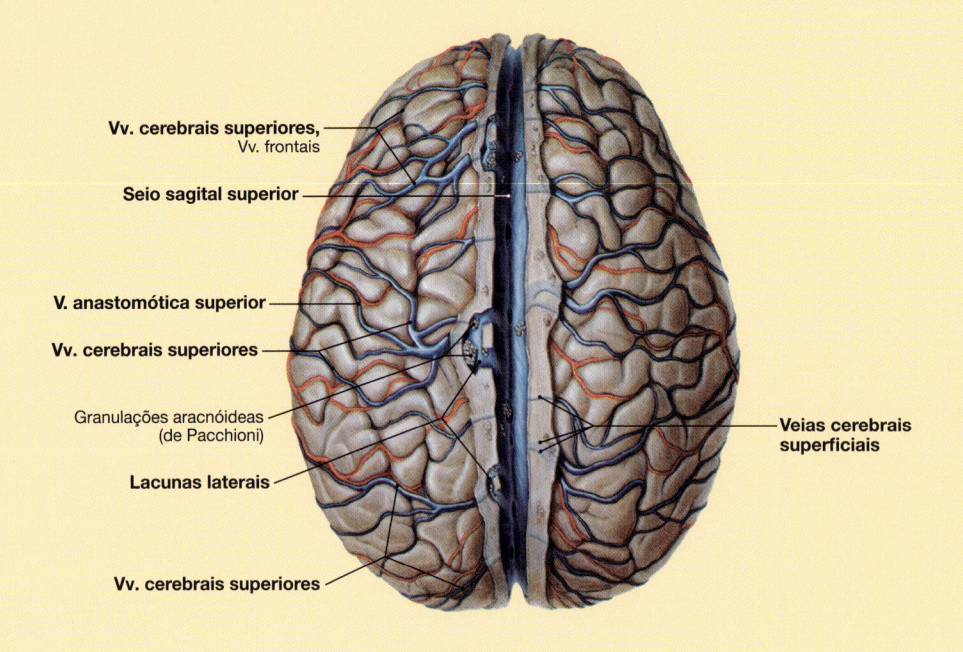

Visão geral

O sistema nervoso humano é constituído por 30 a 40 bilhões de células nervosas que entram em contato umas com as outras graças a sinapses. Funcionalmente é separado em sistema nervoso somático (voluntário) e sistema nervoso autônomo (involuntário). O **sistema nervoso somático** controla todos os processos voluntários; o **sistema nervoso autônomo** regula os sistemas nervosos simpático, parassimpático e entérico, sobretudo atividades e funções dos órgãos internos durante o esforço físico, durante a digestão, durante os períodos de descanso, mas também em situações de emergência. Topograficamente divide-se em parte central do sistema nervoso (sistema nervoso central [SNC]) e parte periférica do sistema nervoso (sistema nervoso periférico [SNP]). O SNC é composto pela **medula espinal** e pelo **encéfalo**. Este último é dividido, de cranial para caudal, em cinco partes: **telencéfalo** ou **cérebro, diencéfalo, mesencéfalo, ponte** e **bulbo** (medula oblonga). Posteriormente à ponte encontra-se o **cerebelo** (também parte do encéfalo), que forma o **rombencéfalo** em conjunto com o bulbo e a ponte. O **tronco encefálico** inclui o bulbo, a ponte e o mesencéfalo. Com exceção de dois nervos cranianos, todos os nervos originados da medula espinal e do encéfalo pertencem ao sistema nervoso periférico (SNP).

Tópicos mais importantes

Após estudar e compreender os principais tópicos deste capítulo, segundo as diretrizes do Nationalen Kompetenzbasierten Lernzielkatalog Medizin (NKLM), você será capaz de:

- Explicar as bases do desenvolvimento do sistema nervoso
- Nomear as estruturas centrais do telencéfalo, inclusive a área dos núcleos
- Citar as meninges, posicioná-las em relação ao encéfalo e à medula espinal, bem como em relação às estruturas ósseas vizinhas e explicar sua inervação e irrigação sanguínea
- Explicar em detalhes o sistema de líquido cerebrospinal
- Identificar os principais vasos sanguíneos da irrigação encefálica, organizá-los em segmentos, descrever seu trajeto, assim como localizar e nomear as principais derivações e ramos terminais
- Esquematizar o círculo arterial do cérebro e citar seus vasos
- Correlacionar as áreas corticais cerebrais funcionais com as áreas de irrigação das artérias cerebrais
- Nomear os vasos da cápsula interna
- Explicar os seios venosos durais, as veias da ponte e as veias cerebrais, assim como as anastomoses venosas
- Explicar os tratos cerebrais e suas funções
- Descrever as partes do neocórtex
- Descrever as regiões pertencentes à formação hipocampal e explicar as correlações com o sistema ventricular
- Mostrar cada parte do córtex cingulado, assim como a área do paleocórtex e a área cortical olfatória e explicar suas funções
- Esclarecer a correlação entre o paleocórtex e outras regiões cerebrais, sobretudo o sistema límbico
- Explicar a estrutura, a posição e a função dos núcleos subcorticais centrais
- Explicar os componentes, a estrutura organizacional e as funções do diencéfalo, particularmente do tálamo, do hipotálamo e do epitálamo
- Explicar os componentes do tronco encefálico e descrever seu sistema funcional, inclusive os importantes reflexos do tronco encefálico
- Explicar a superfície, a arquitetura, a irrigação sanguínea, a função e a área nuclear, assim como o sistema de transmissão e de fibras do cerebelo
- Nomear os 12 pares de nervos cranianos, seus núcleos centrais, seus pontos de saída, seu trajeto, seus tipos de fibra, a posição especial dos nervos cranianos I e II, os respectivos órgãos-alvo e sua localização topográfica corretamente
- Esboçar a estrutura da medula espinal
- Definir os sistemas piramidal e extrapiramidal
- Conhecer os vários sistemas funcionais neuronais
- Descrever o trato olfatório e o sistema gustativo
- Apresentar conhecimento geral sobre as diferentes formas de dor
- Descrever a conectividade visceromotora, nomear a estrutura dos sistemas simpático e parassimpático, incluindo os gânglios paravertebrais e pré-vertebrais, e mostrá-los na peça anatômica
- Explicar o sistema nervoso entérico
- Descrever o sistema nervoso visceral sensitivo e sua importância para o arco reflexo vegetativo e os circuitos regulatórios
- Citar as partes do sistema nervoso autônomo, demonstrar a localização dos centros, como o centro respiratório e o centro cardiovascular, assim como descrever o hipotálamo
- Explicar o sistema límbico, incluindo conexões.

Relação com a clínica

A seguir, é apresentado um estudo de caso que reforça a correlação entre os muitos detalhes anatômicos e a prática clínica mais atual.

Meningioma

História
Uma bem-sucedida gerente de projetos do setor financeiro, de 48 anos, raramente ia ao médico. No entanto, como apresentava cefaleia há várias semanas, que ocasionalmente não respondia à medicação, ela foi ao seu clínico geral. Depois de anamnese e exame físico detalhados, foi prescrito um analgésico potente. Também foi preconizada diminuição das atividades profissionais e, quando possível, prática de esportes. A cefaleia melhorou com o analgésico, mas não desapareceu. Dois meses depois da visita ao médico, ela conseguiu tirar férias e seguir o conselho de seu médico de praticar esportes (corrida). Contudo, a cefaleia ainda não cessou. Durante um passeio de bicicleta com seu marido, ela caiu de repente e permaneceu no chão, com a musculatura se contraindo. Seu marido imediatamente chamou o serviço de emergência, porque ela não estava lúcida. Quando o serviço de emergência chegou, a mulher já estava lúcida, mas ainda cambaleante. A ambulância a levou ao hospital mais próximo, com o marido junto.

Achados da avaliação
No exame físico na ambulância, a mulher não tinha queixas além da cefaleia e duas escoriações dolorosas no mento (queixo) e no antebraço direito. Ela estava, no entanto, ainda levemente atordoada. Ao exame inicial, o médico de plantão no hospital reparou que a mulher eliminou urina de forma aparentemente espontânea. Ele questionou o marido a respeito dos eventos da queda e sobre doenças previamente conhecidas. Ele relatou as "contrações" de sua esposa após a queda e que, fora isso, sempre havia sido saudável. Nos últimos meses, ela muitas vezes se queixou de vários episódios de cefaleia intensa, porque trabalha muito, e procurou um médico, o qual lhe prescreveu analgésicos. O médico solicitou uma tomografia computadorizada (TC) de crânio após o exame físico detalhado, que descartou fraturas e também lesões internas.

Exames complementares
A TC contrastada revelou um tumor redondo bem circunscrito e com realce intenso e homogêneo semelhante a uma bola de neve (→ Figura a). Ele estava localizado na calota craniana parassagital direita, no terço médio do seio sagital superior. Outras patologias ou traumatismos associados com a queda da bicicleta puderam ser excluídos. Considerando os achados da TC e a convulsão, o radiologista estabeleceu a suspeita diagnóstica de meningioma.

Diagnóstico
Meningioma.

Tratamento
Devido à localização, às dimensões e aos sinais/sintomas, assim como ao bom estado geral da paciente, foi aconselhada a remoção cirúrgica imediata do tumor. Ela concordou e foi transferida para a neurocirurgia, liberada e operada no dia seguinte. Após a abertura da calota craniana, os neurocirurgiões conseguiram ressecar um tumor branco-acinzentado de consistência firme, encapsulado, arredondado, incluindo a dura-máter infiltrada, e assim minimizar o risco de recidiva. O material ressecado foi enviado para exame histopatológico para confirmação diagnóstica. O exame histopatológico mostrou, na coloração por hematoxilina-eosina (HE), um agrupamento uniforme de células tumorais originárias de células da aracnoide-máter e encapsuladas por septos de colágeno.

> *Muitos meningiomas contêm pequenos pontos de calcificação.*

A avaliação anatomopatológica confirmou um meningioma de grau I (OMS) do tipo meningoteliomatoso. Essa classificação tumoral é importante principalmente para prognóstico. Noventa por cento dos meningiomas pertencem a este tipo, isto é, eles crescem muito lentamente, não são infiltrativos nem formam metástases. O tumor é classificado, portanto, como benigno.

Laboratório de anatomia
Uma ideia sobre a localização das meninges pode ser mais bem obtida na sala de anatomia. As três meninges (dura-máter, aracnoide-máter e pia-máter) estão relacionadas muito intimamente entre si. A observação das meninges mostra como e onde um meningioma das células da aracnoide-máter pode se desenvolver. Como a aracnoide-máter também envolve a medula espinal, os meningiomas ocorrem em todo o eixo cranioespinal.

> *Nove por cento de todos os pacientes acometidos apresentam meningiomas múltiplos.*

Os seguintes locais intracranianos de predileção de um meningioma devem ser observados na peça anatômica: foice do cérebro, seio sagital superior, asa do esfenoide, tubérculo da sela, sulco olfatório e N. óptico.

> *A irrigação sanguínea é garantida pelos ramos meníngeos da artéria carótida externa.*

De volta à clínica
A indicação cirúrgica depende de diversos fatores, como localização, tamanho, sintomas e estado geral do paciente. Devido ao seu comportamento geralmente benigno e crescimento lento, meningiomas muito pequenos sem sinais/sintomas clínicos muitas vezes devem ser apenas controlados. Com um crescimento maior ou início dos sintomas clínicos, como na paciente mencionada, a indicação é cirúrgica.

> *Outras opções de tratamento são a radioterapia fracionada ou estereotáxica ou radiocirurgia (Gamma-Knife).*

O prognóstico é muito bom, especialmente em um meningioma grau I. Depois da remoção completa do tumor, a probabilidade de recorrência em cinco anos é de aproximadamente 9%. O monitoramento prolongado por meio de ressonância magnética com frequência é suficiente. A gerente de projetos já deixou o hospital e agora está frequentando uma clínica de reabilitação. Em oito semanas ela provavelmente poderá retomar as atividades profissionais.

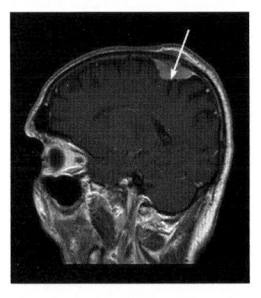

Figura a TC paramediana direita, plano sagital. A seta aponta massa redonda, bem circunscrita, homogeneamente preenchida pelo meio de contraste. [R261-T534]

Desenvolvimento

Desenvolvimento do Sistema Nervoso Geral e do Encéfalo

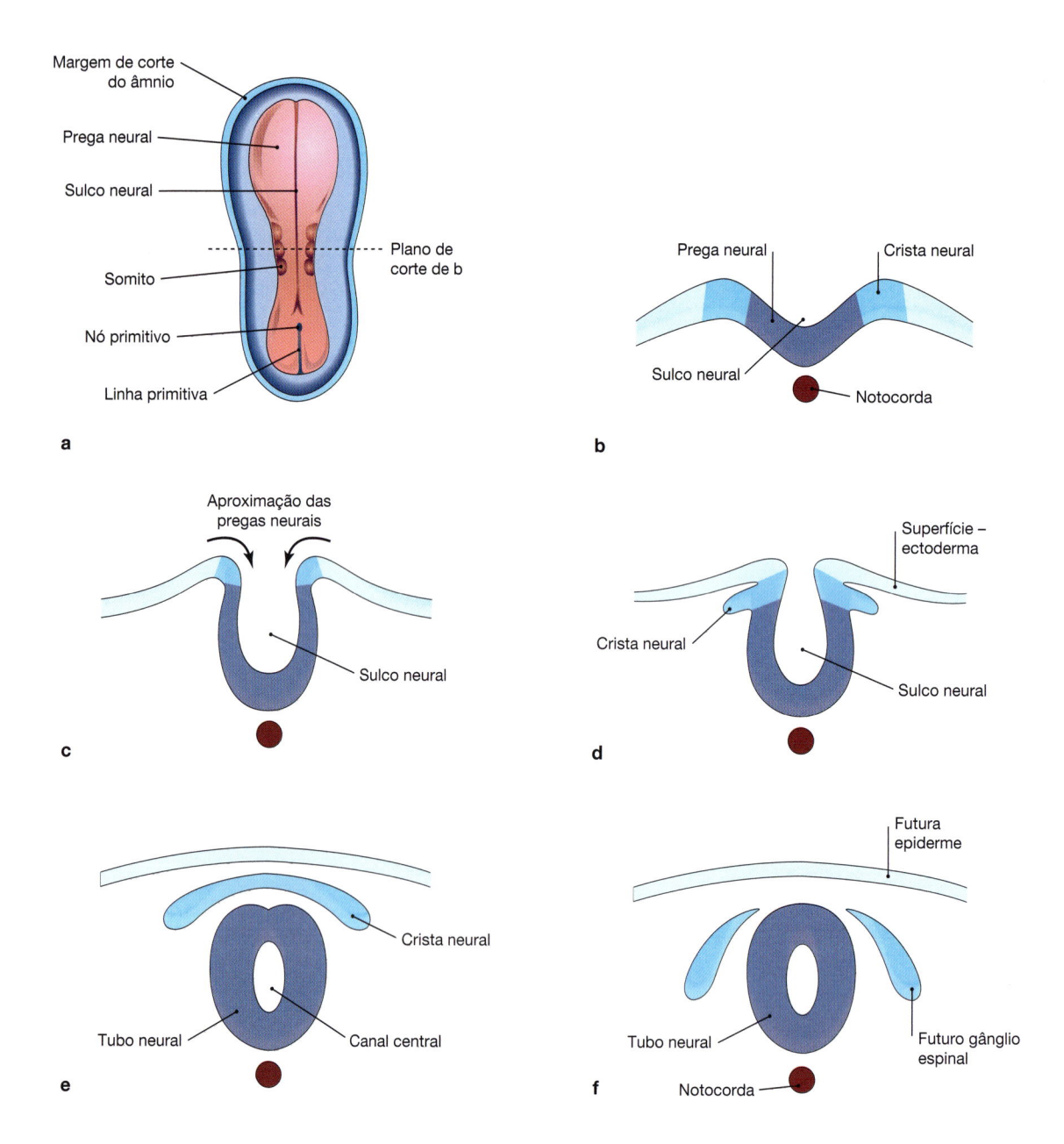

Figura 12.1a-f Formação do sulco neural, da prega neural, do tubo neural e da crista neural. [E347-09]

a Vista superior depois da remoção da cavidade amniótica.
b-f Cortes transversais de embriões em sucessivos estágios de desenvolvimento.

O sistema nervoso central (SNC) e o sistema nervoso periférico (SNP) originam-se do ectoderma. O SNC se desenvolve a partir de uma lâmina neural, que forma um sulco neural, assim como duas pregas neurais e cristas neurais à direita e à esquerda deste. Enquanto o sulco neural se aprofunda, as pregas neurais direita e esquerda se aproximam uma da outra e se fundem logo depois para formar o tubo neural (iniciando entre o 4º e o 6º somito), que envolve o canal central. O tubo neural inicialmente ainda está aberto para a cavidade amniótica no neuróporo anterior (rostral) e no neuróporo posterior (caudal). No 24º dia o neuróporo anterior se fecha, e o neuróporo posterior se fecha no 26º dia. As cristas neurais esquerda e direita também se aproximam uma da outra e se fundem acima do tubo neural em crista neural, para se separarem logo depois. A partir das células da crista neural se diferencia o SNP.

Correlações clínicas

Se o tubo neural não se fechar na parte rostral (neuróporo rostral aberto), não ocorre o desenvolvimento regular das três vesículas encefálicas. Por causa de alterações nos processos de indução, há formação apenas de uma agregação difusa de tecido nervoso. A ausência de desenvolvimento do encéfalo tem como consequência o não desenvolvimento da caixa craniana. Origina-se apenas a parte facial do crânio, sem encéfalo e sem neurocrânio (**anencefalia**). Esta malformação sempre é fatal.

Desenvolvimento do Encéfalo

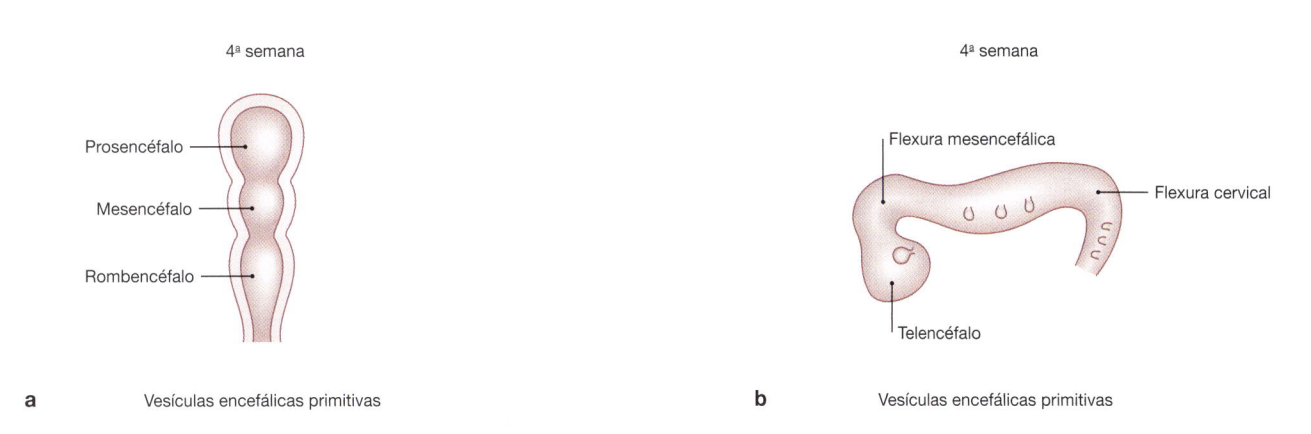

Figura 12.2a e b   Desenvolvimento do encéfalo; vesículas encefálicas primitivas. [E838]
a Corte frontal esquemático. Na **4ª semana de desenvolvimento**, o tubo neural se encontra fechado em ambas as extremidades. A extremidade anterior começa a se dilatar e forma as três **vesículas encefálicas primitivas** em disposição sequencial: prosencéfalo, mesencéfalo e rombencéfalo.

b Vista lateral esquemática. Também na **4ª semana de desenvolvimento**, entre o prosencéfalo e o mesencéfalo, forma-se a **flexura mesencefálica**, e entre o rombencéfalo e a medula espinal forma-se a **flexura cervical**.

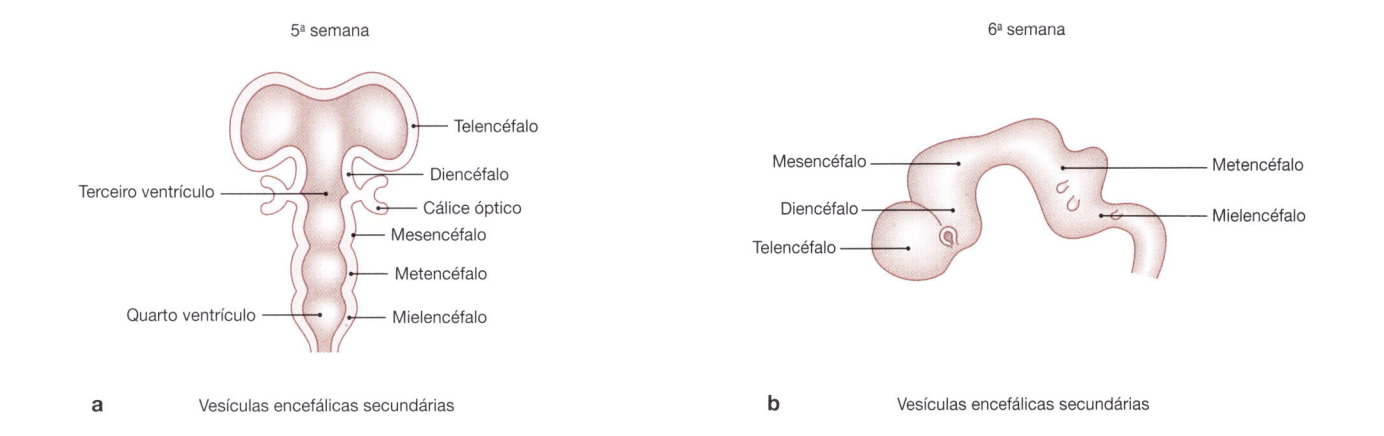

Figura 12.3a e b   Desenvolvimento do encéfalo; vesículas encefálicas secundárias. [E838]
a Corte frontal esquemático. Na **5ª semana de desenvolvimento**, uma parte do prosencéfalo se dilata para a direita e para a esquerda, de modo a formar o **telencéfalo**, a partir do qual se desenvolvem os hemisférios cerebrais. Além disso, o prosencéfalo dá origem ao diencéfalo. Entre o diencéfalo e o mesencéfalo forma-se o terceiro ventrículo. Abaixo do mesencéfalo forma-se o **metencéfalo**, cujos componentes principais serão futuramente a ponte e o cerebelo. Caudalmente, segue-se o **mielencéfalo**, o qual inclui o quarto ventrículo e o bulbo, e que continua na medula espinal.

A partir das três vesículas encefálicas primitivas surgem as **seis vesículas encefálicas secundárias** (o par de vesículas do telencéfalo, o diencéfalo, o mesencéfalo, o metencéfalo e o mielencéfalo).
b Vista lateral esquemática. Na **6ª semana de desenvolvimento**, o telencéfalo, o diencéfalo, o mesencéfalo, o metencéfalo e o mielencéfalo já são bem delimitados. Observa-se o cálice óptico entre o telencéfalo e o diencéfalo. O desenvolvimento do cerebelo começa com uma dilatação lateral no rombencéfalo. No metencéfalo, já se observa posteriormente o cerebelo em formação.

Desenvolvimento

Desenvolvimento do Encéfalo

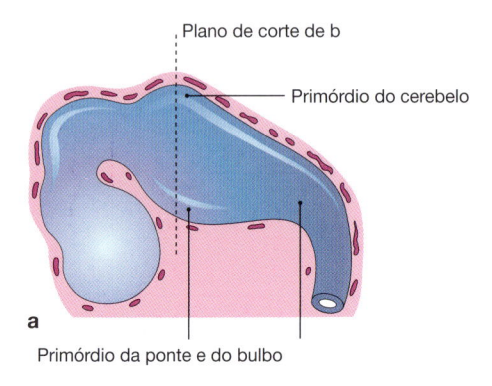

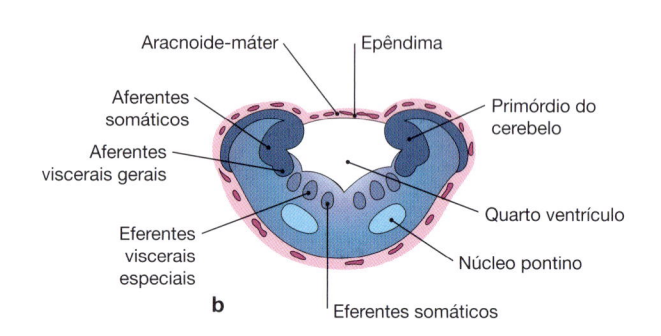

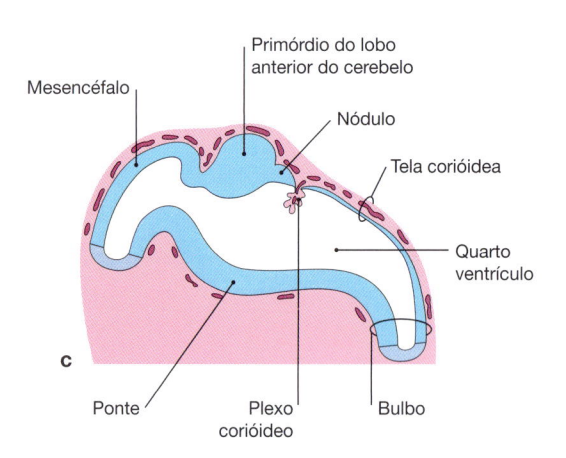

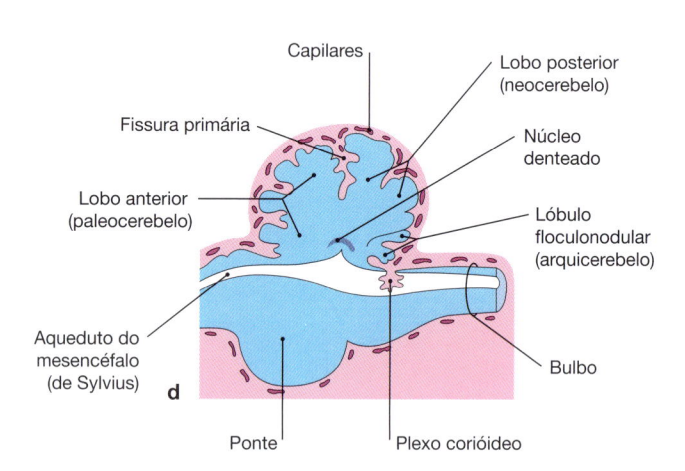

Figura 12.4a-d   Desenvolvimento do encéfalo. [E347-09]
a Vista lateral esquemática. Na **quinta semana de desenvolvimento** surgem os primórdios da ponte, do bulbo e do cerebelo (a partir da vesícula mielencefálica).
b Corte transversal esquemático. No rombencéfalo, o canal central se alarga e a lâmina alar dorsal se dobra, e, com isso, apenas uma lâmina do teto fina ainda se sobrepõe ao canal como um teto (formação da fossa romboide). Além disso, a lâmina alar e a lâmina basilar, que se localizam lado a lado, se separam através do sulco limitante. As áreas dos núcleos posteriores dos nervos cranianos estão posicionadas simetricamente lado a lado. Na sequência, o primórdio do cerebelo se expande cada vez mais posteriormente e envolve depois a fossa romboide, enquanto se unem na linha mediana (não mostrado).
c, d Corte transversal esquemático. No corte sagital através do rombencéfalo na **sexta semana (c)** e na **17ª semana (d)** pode-se reconhecer claramente o desenvolvimento progressivo da ponte e do cerebelo.

Desenvolvimento do Encéfalo

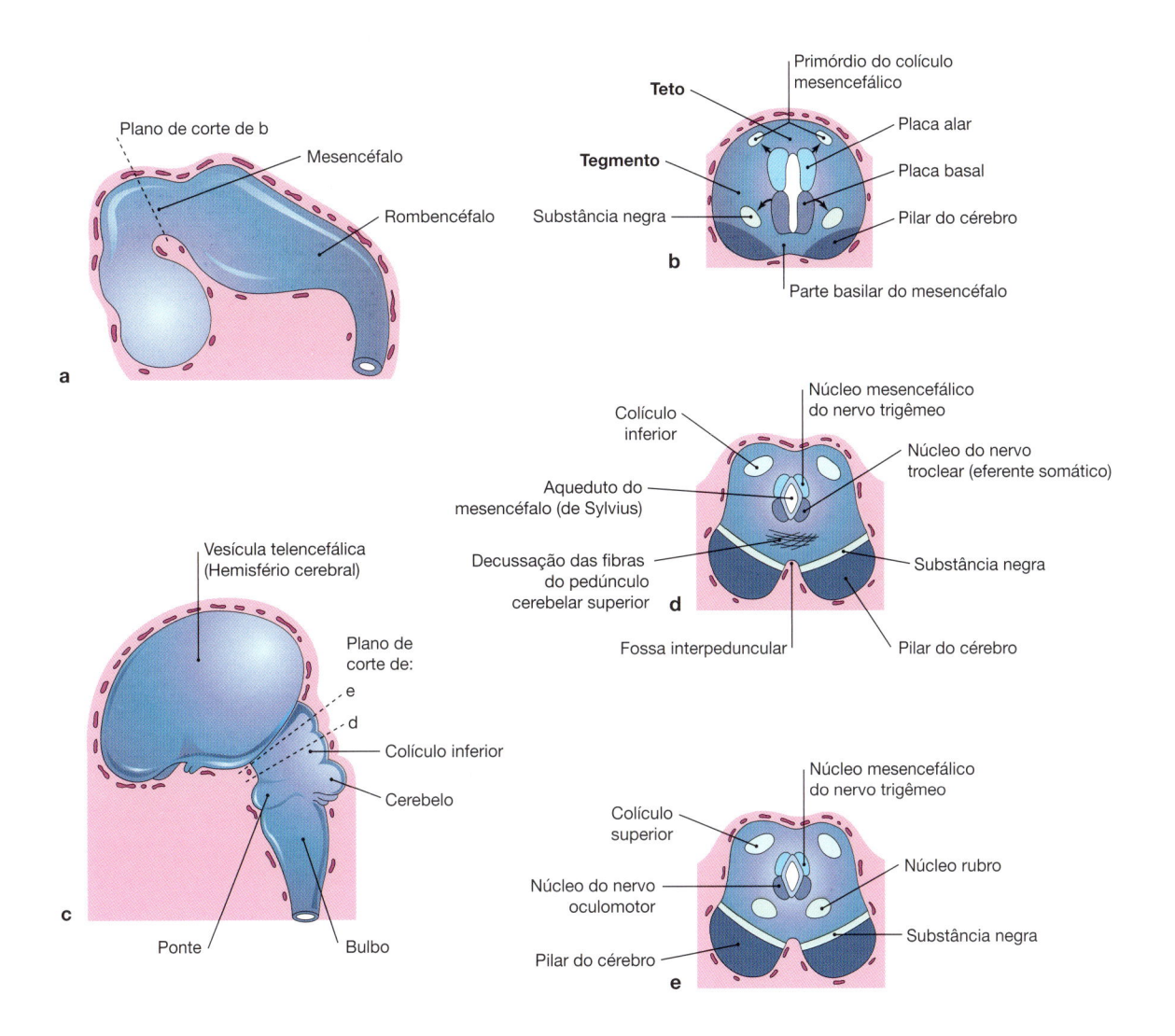

Figura 12.5a-e   Desenvolvimento do mesencéfalo. [E347-09]

a Vista lateral esquemática. Na **5ª semana de desenvolvimento** origina-se, na região da flexura mesencefálica, o primórdio do mesencéfalo. Em proporção às outras áreas do encéfalo, a área da vesícula mesencefálica sofre as menores mudanças.

b Corte transversal esquemático. O lúmen central se estreita, porque as paredes laterais crescem muito. Dessa maneira se forma, em proporção a outras partes internas do sistema de líquido cerebrospinal, o estreito aqueduto do mesencéfalo (de Sylvius), que une o terceiro ventrículo com o quarto ventrículo. O tecido circundante é dividido em **teto**, assim como um segmento anterior mais largo (**tegmento**), cuja parte mais anterior, como **parte basilar do mesencéfalo**, compreende os pilares do cérebro. A partir das placas alares, que se originam da parte dorsolateral do tubo neural, saem neuroblastos que migram para o teto do mesencéfalo e lá formam os pares de colículos superiores e inferiores. É controverso se o núcleo rubro e a substância negra se diferenciam dos neuroblastos da lâmina alar ou da lâmina do teto (está mostrada a formação da substância negra da placa basal).

c-e Corte sagital esquemático (**c**), assim como corte transversal esquemático (**d, e**) do mesencéfalo na **11ª semana de desenvolvimento**. Da placa basal anterior anterior migram neuroblastos para o tegmento do mesencéfalo e formam ali grupos de núcleos motores (p. ex., núcleo do nervo oculomotor). Na 11ª semana, a estrutura do mesencéfalo já atingiu sua forma final.

Desenvolvimento

Desenvolvimento do Encéfalo

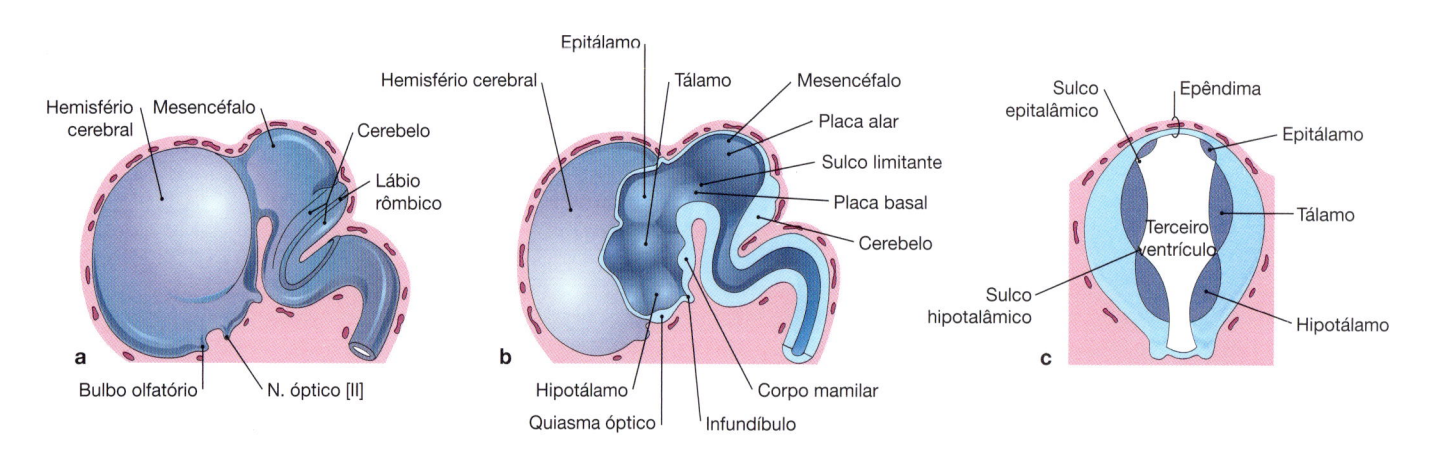

Figura 12.6a-c Desenvolvimento do encéfalo na 7ª semana. [E347-09]
a Vista superficial esquemática do encéfalo. Devido ao tamanho crescente/expansão do telencéfalo, o diencéfalo é visível do exterior apenas em alguns pontos.
b Corte mediano esquemático com prosencéfalo e mesencéfalo. A antes vesícula do diencéfalo se diferencia posteriormente em partes do diencéfalo, ao qual pertencem hipotálamo com hipófise, tálamo, epitálamo e subtálamo. O primórdio do olho também surge do diencéfalo.
c Corte transversal esquemático através do diencéfalo. O lúmen localizado centralmente se expande no terceiro ventrículo. Na parede lateral do tubo neural diferenciam-se o epitálamo, o tálamo e o hipotálamo. Entre as áreas dos núcleos formam-se as depressões (sulco epitalâmico, sulco hipotalâmico).

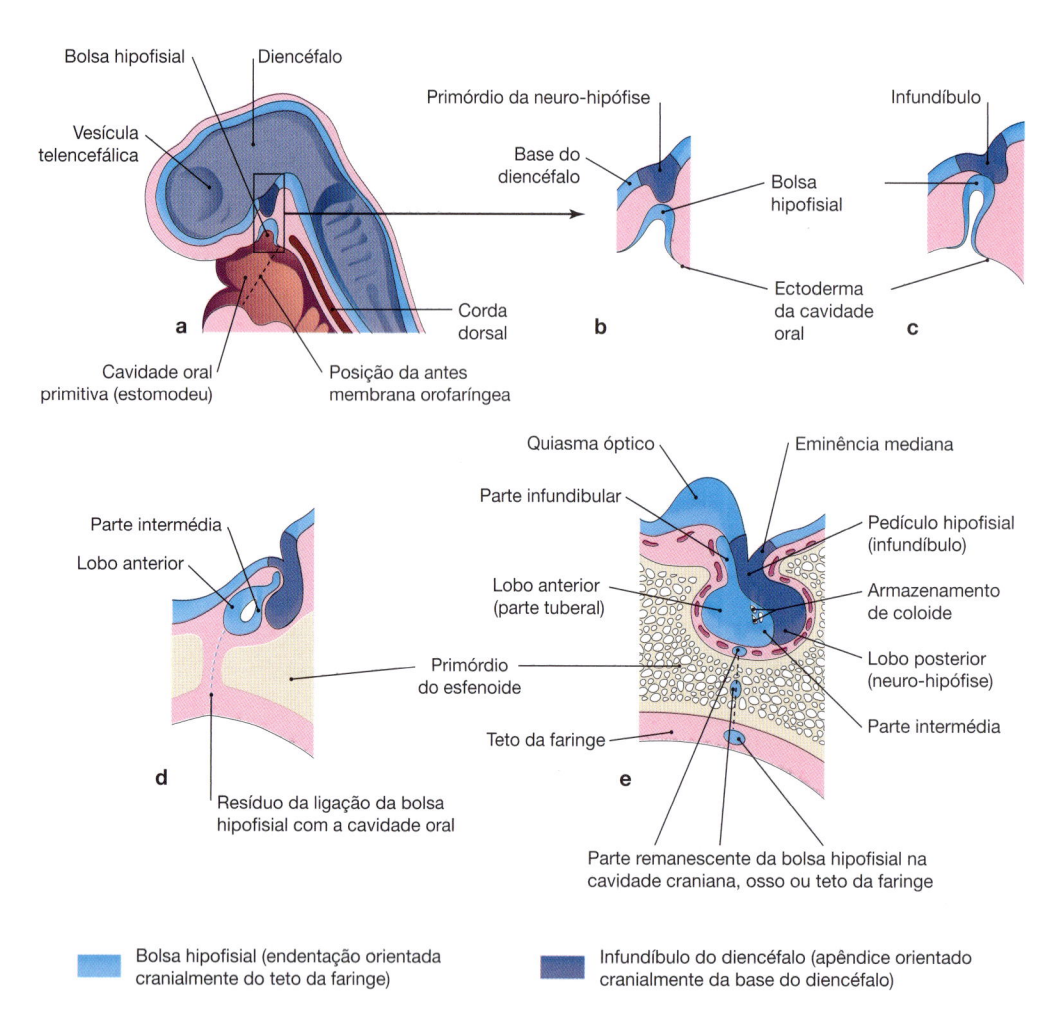

Figura 12.7a-e Desenvolvimento da hipófise. [E347-09]
a Visão geral esquemática de corte mediano com o teto da faringe e a base do diencéfalo.
b-d Pregas do epitélio do teto da faringe (divertículo hipofisial ou bolsa de Rathke, subsequente adeno-hipófise) e fusão com o infundíbulo (subsequente neuro-hipófise). A hipófise surge de dois tecidos: (1) no 36º dia do desenvolvimento, o epitélio ectodérmico se dobra no teto da faringe em uma invaginação (divertículo hipofisial, bolsa de Rathke), da qual surge a adeno-hipófise. (2) Ela cresce sobre o primórdio da neuro-hipófise, o infundíbulo, e se funde pouco tempo depois com este para formar a hipófise.
e Posição da hipófise na sela turca.

Desenvolvimento do Encéfalo

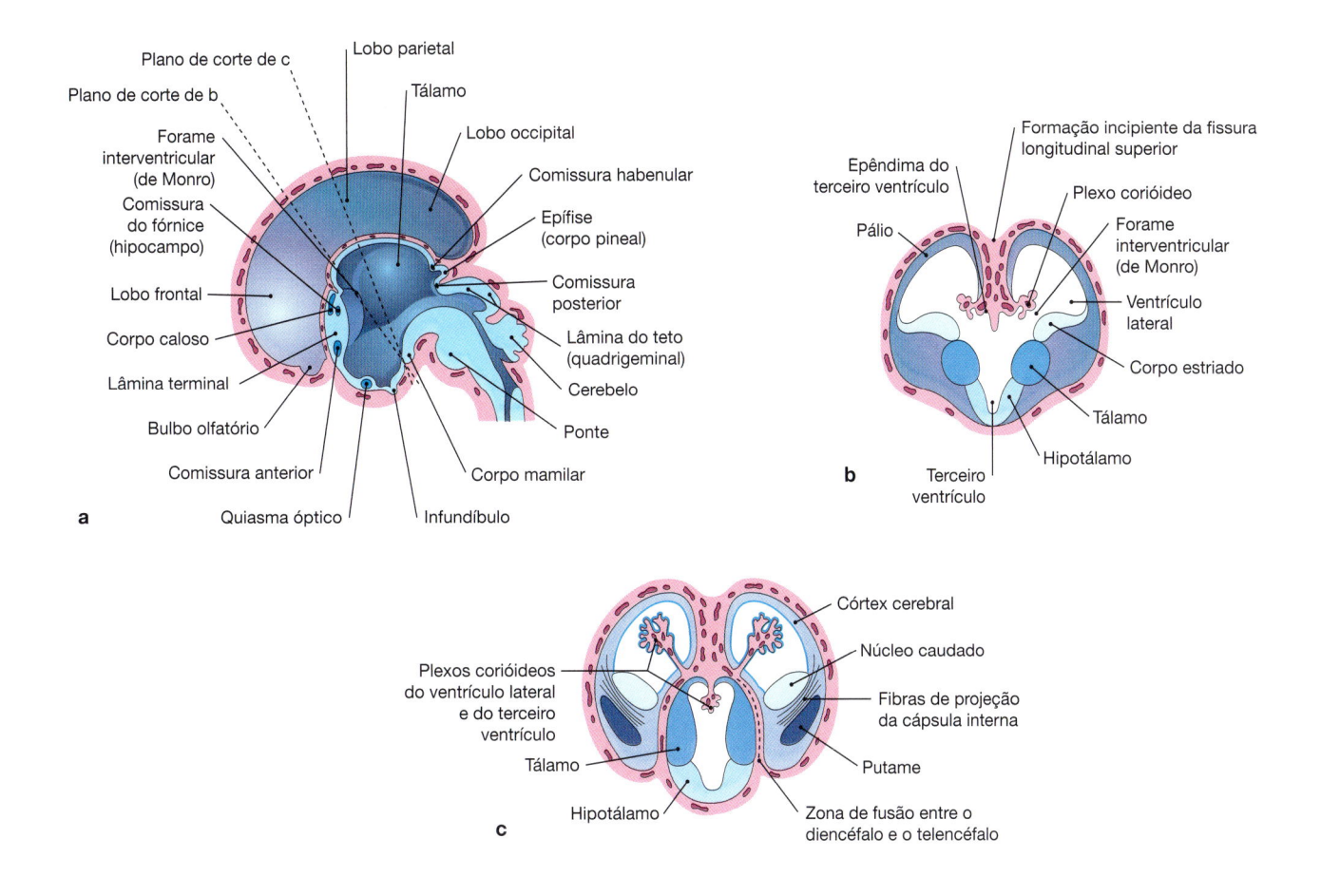

Figura 12.8a-c Desenvolvimento do prosencéfalo. [E347-09]
a Vista lateral esquemática da face medial do prosencéfalo na 10ª semana de desenvolvimento. Da vesícula do telencéfalo surgem uma parte média e dois apêndices laterais. Estes últimos se diferenciam posteriormente nos hemisférios cerebrais.
b Corte transversal do prosencéfalo na altura do forame interventricular, que mostra o corpo estriado e o plexo corióideo do ventrículo lateral. Devido ao crescimento significativamente mais lento do teto, os hemisférios cerebrais de crescimento rápido se curvam sobre o teto. Entre eles se origina consequentemente a fissura longitudinal superior; o teto passa, então, a se localizar na região do futuro corpo caloso. A placa do assoalho e as placas alares se tornam a substância cinzenta e formam o pálio. O espessamento da placa basal forma os núcleos da base na parte inferior dos ventrículos laterais. O espaço subaracnóideo surge do lúmen do tubo neural. Os ventrículos e os aquedutos entre eles se desenvolvem pelo crescimento mais rápido e mais lento de segmentos individuais. No telencéfalo, o crescimento em forma de "C" de ambos os hemisférios cerebrais resulta na estrutura típica do primeiro e do segundo ventrículos. O plexo corióideo surge da lâmina do teto e vai para os ventrículos laterais e o terceiro ventrículo.
c Corte semelhante na 11ª semana de desenvolvimento. Pelo crescimento interno da cápsula interna, o corpo estriado se divide em putame e núcleo caudado. Todas as vias circulando para ou a partir do telencéfalo precisam atravessar o diencéfalo. Uma grande parte das vias é tão visível como a cápsula interna. As áreas do núcleo do subtálamo ali localizadas são empurradas pelas vias. Essas partes laterais do diencéfalo se chamam globo pálido medial e lateral. Eles estão no telencéfalo; contudo, se originam da placa basal do diencéfalo.

Desenvolvimento

Desenvolvimento do Encéfalo

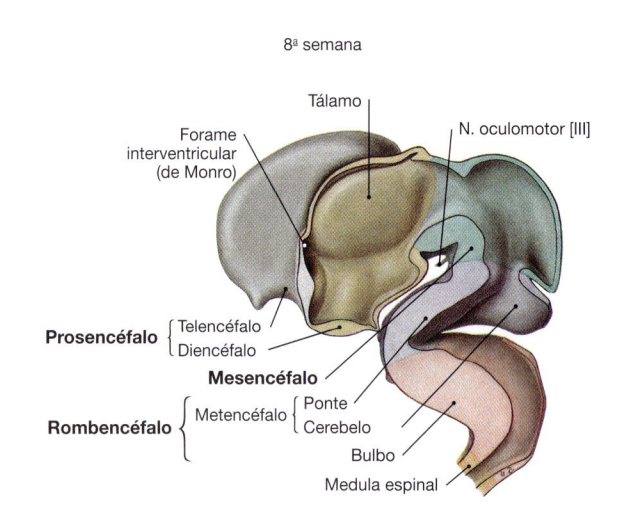

Figura 12.9 Desenvolvimento do encéfalo; corte mediano. [S700]
Na **8ª semana de desenvolvimento**, as estruturas encefálicas individuais já estão bem definidas. A partir do prosencéfalo, surgem o telencéfalo e o diencéfalo. Já se pode identificar o tálamo no diencéfalo. No mesencéfalo observa-se a saída do N. oculomotor [III]. O rombencéfalo já se diferenciou em metencéfalo e mielencéfalo (futuro bulbo). A partir do metencéfalo se originam a ponte e o cerebelo. O bulbo continua com a medula espinal.

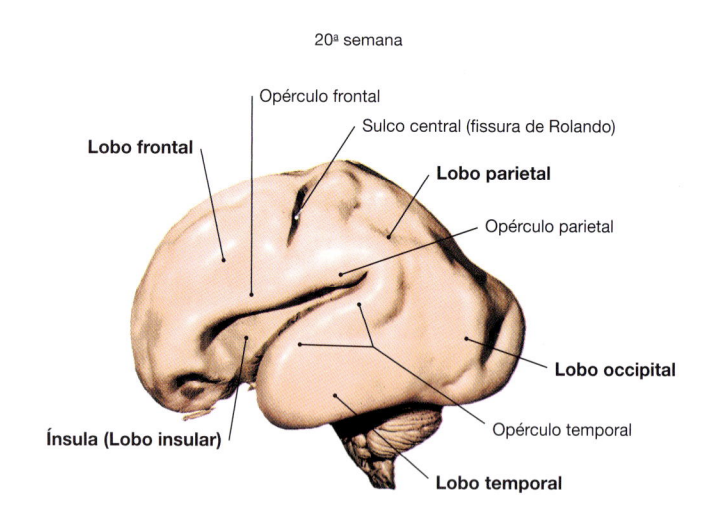

Figura 12.10 Desenvolvimento do encéfalo; vista pelo lado esquerdo. [S700]
O crescimento do telencéfalo já se encontra bastante avançado na **20ª semana de desenvolvimento** (comprimento craniocaudal de 20 cm). Em torno dos hemisférios cerebrais já estão formados os lobos frontal, parietal, occipital e temporal. O lobo insular, no entanto, ainda não está completamente recoberto pelo crescimento dos lobos frontal, parietal e temporal sobre ele. Do tronco encefálico, apenas partes da ponte e do cerebelo, além do bulbo, estão visíveis.

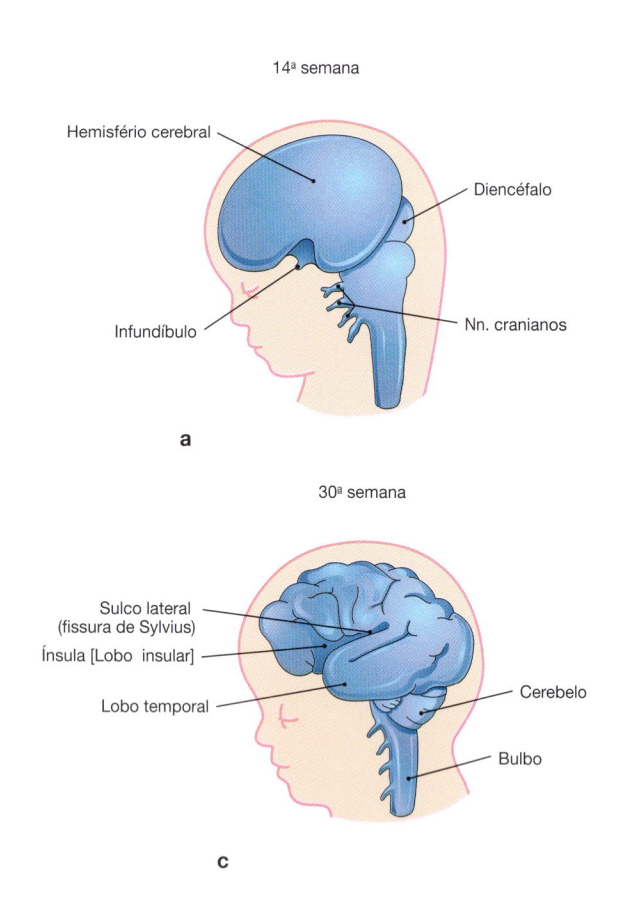

Figura 12.11a-d Desenvolvimento do hemisfério cerebral esquerdo, do diencéfalo e do tronco encefálico; representação esquemática; vista lateral. [E347-09]
a Desenvolvimento na 14ª semana. Na 14ª semana, a superfície do encéfalo (telencéfalo) ainda está completamente lisa.

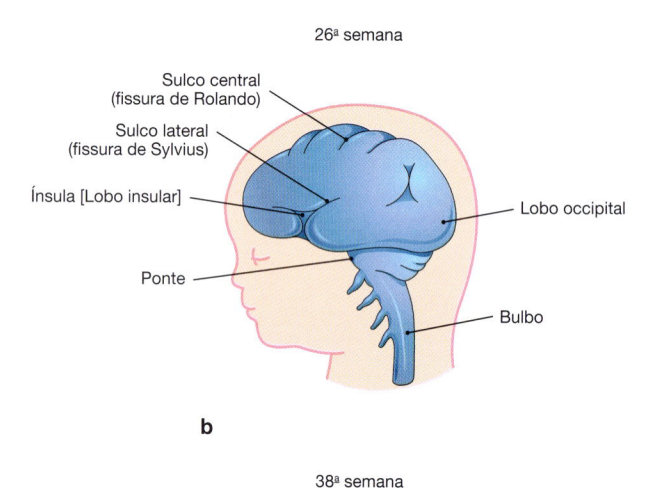

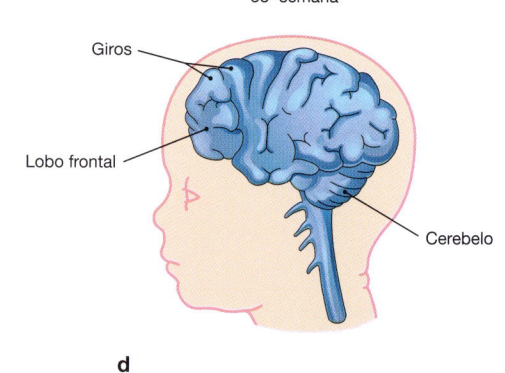

b-d Desenvolvimento na 26ª, 30ª e 38ª semanas. Os giros e os sulcos (**girificação**, aumento da superfície) desenvolvem-se progressivamente, a ínsula se desenvolve e é cada vez mais coberta pelos lobos frontal, parietal e temporal.

Correlações Clínicas

Correlações clínicas

As malformações com espaços medianos na parede do crânio (na raiz do nariz, fronte, base do crânio ou região occipital) são denominadas **encefalocele** (hérnia cerebral, prolapso externo do cérebro, crânio bífido) (→ Figura a); através desses espaços, podem se projetar partes das meninges (**meningocele**) (→ Figura b) ou do encéfalo (**meningoencefalocele**) (→ Figura c), sem envolvimento dos espaços de líquido cerebrospinal (**cenencefalocele**) ou com partes dos ventrículos encefálicos (**encefalocistocele** ou **meningo-hidroencefalocele**) (→ Figura d).

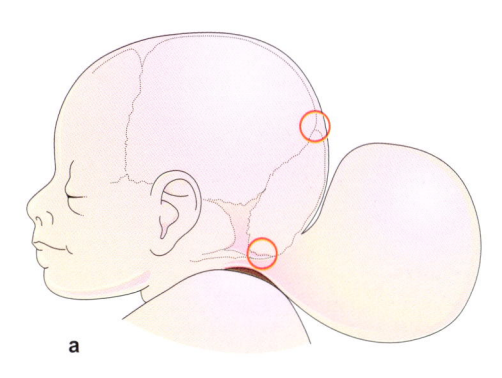

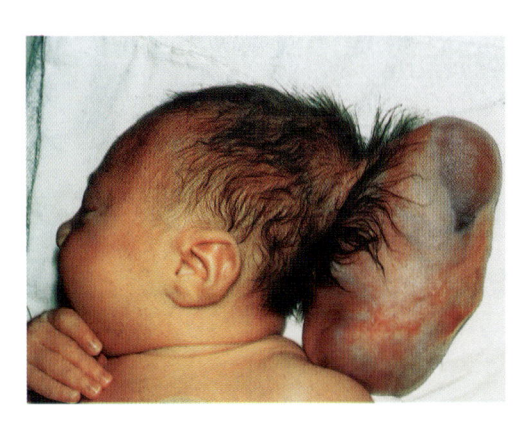

Cabeça de recém-nascido com grande protuberância na região occipital. O círculo vermelho superior no desenho é a área do defeito no fontículo posterior, o círculo vermelho inferior mostra o defeito no forame magno. [E347-09]

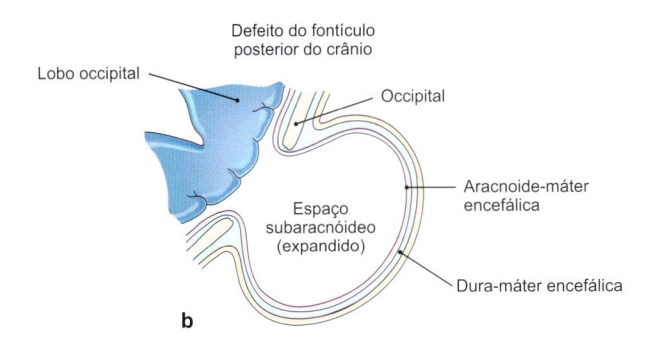

Na **meningocele**, o saco herniário é formado pela pele e pelas meninges e é preenchido com líquido cerebrospinal. [E347-09]

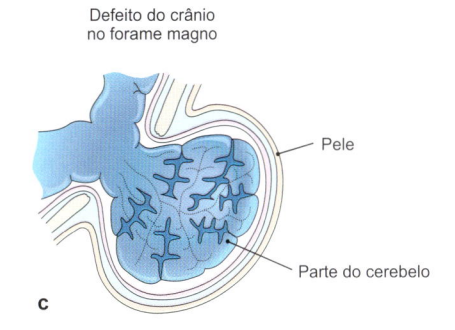

Em uma **meningoencefalocele**, o saco herniário contém partes do encéfalo (aqui o cerebelo) e é recoberto por meninges e pele. [E347-09]

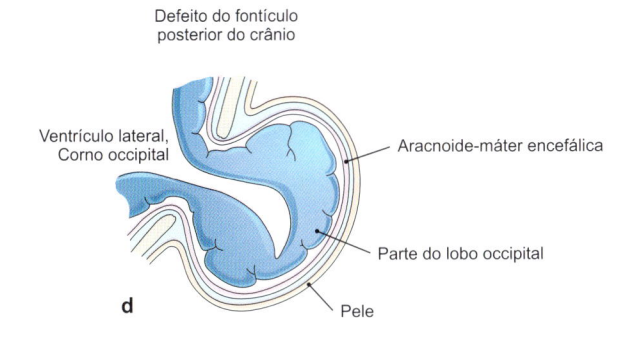

Nesta **encefalocistocele**, o conteúdo da hérnia é formado por partes do lobo occipital e parte do corno posterior do ventrículo lateral. [E347-09]

Desenvolvimento

Desenvolvimento da Medula Espinal

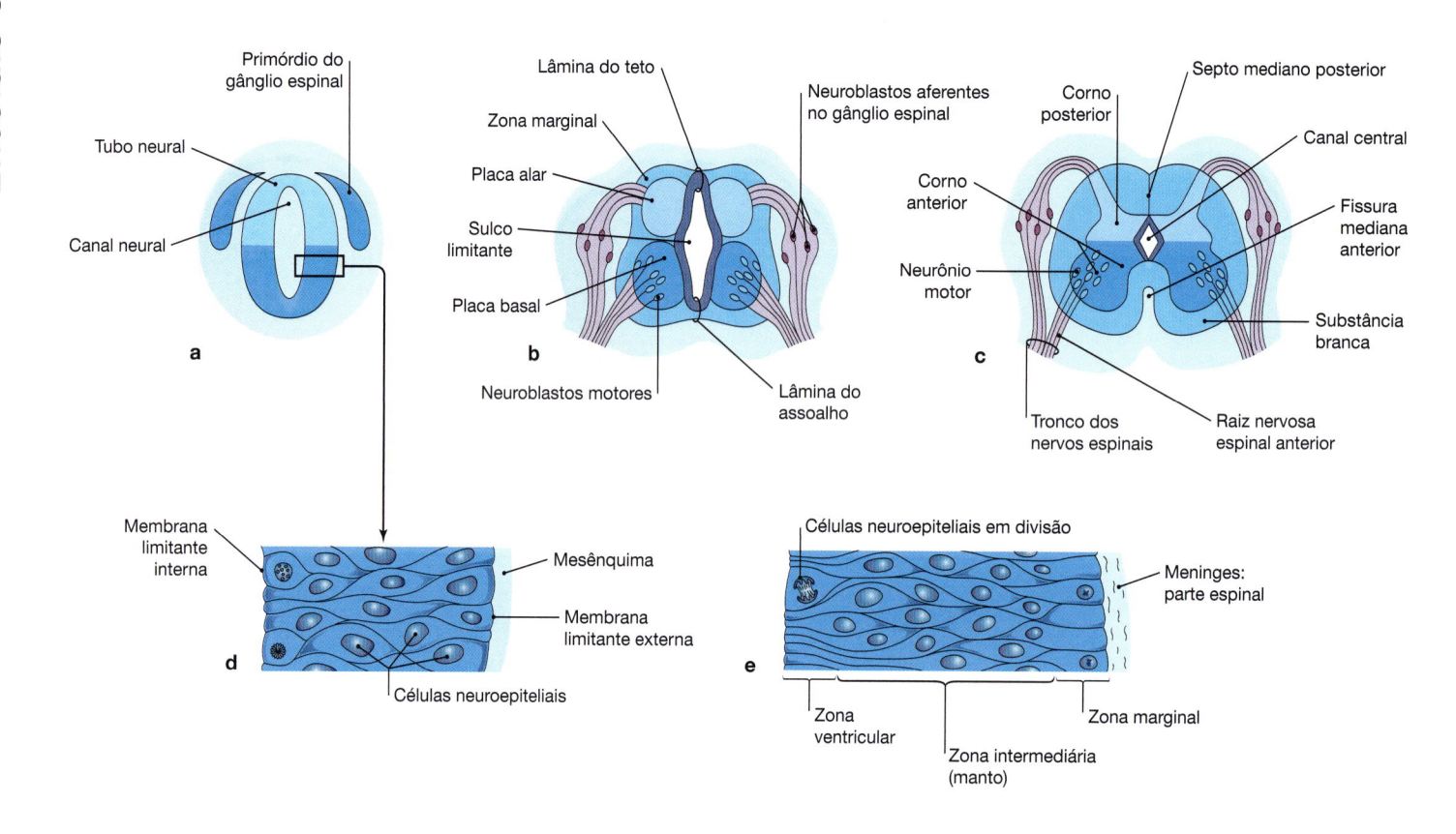

Figura 12.12a-e Desenvolvimento da medula espinal a partir da parte caudal do tubo neural, representação esquemática. [E347-09]
a No 23º dia, na região da parte caudal do tubo neural, as partes laterais das placas alar e basal se espessam.
b Sexta semana de desenvolvimento. Da placa basal (posteriormente, corno anterior motor) surgem as fibras eferentes que formam a raiz anterior. As fibras aferentes se posicionam juntas na direção da placa alar (posteriormente, corno posterior sensitivo) e formam a raiz posterior.
c Nona semana de desenvolvimento. O processo de crescimento de outras estruturas simultaneamente provoca o afastamento das lâminas do assoalho e do teto, porque esta última é deslocada profundamente. Como consequência, desenvolvem-se a fissura mediana anterior e o sulco mediano posterior. O lúmen do tubo neural quase não cresce e permanece como um canal central residual.
d, e A parede do tubo neural se espessa **(d)** e se diferencia em três zonas **(e)**: (1) zona ventricular, (2) zona intermediária (manto) e (3) zona marginal.

Correlações Clínicas

Correlações clínicas

A **espinha bífida** é a malformação congênita de um espaço ou fenda na coluna vertebral e na medula espinal, secundária a teratógenos (p. ex., álcool, medicamentos) ou ausência de indução pela notocorda. Na **espinha bífida oculta** (→ Figura a), apenas os arcos vertebrais estão afetados. Na maioria das vezes, uma a duas vértebras permanecem com os seus arcos não fusionados, com a resultante formação de uma abertura na coluna vertebral. Na região correspondente do defeito, a pele suprajacente é frequentemente dotada de pelos e intensamente pigmentada. Em geral são assintomáticas.
Na **espinha bífida cística** (→ Figura b), não ocorre a fusão dos arcos de várias vértebras adjacentes; as meninges da medula espinal se projetam na forma de um cisto na região do defeito (meningocele). Caso a medula espinal ou nervos estejam adicionalmente localizados no interior do cisto, trata-se de uma meningomielocele (normalmente associada a deficiências).
A **espinha bífida aberta** (raquísquise ou mielocele; → Figura c) é a forma mais grave de distúrbio de fechamento dos arcos vertebrais, e se acompanha de ausência da confluência das pregas neurais. Neste caso, a placa neural indiferenciada se mantém exposta na região posterior, sem que a pele a recubra. Na maioria das vezes, a morte ocorre logo após o nascimento. O defeito pode atingir a extremidade rostral do canal neural, sem formação do cérebro (**anencefalia**).
a, b [E347-09], c [G617].

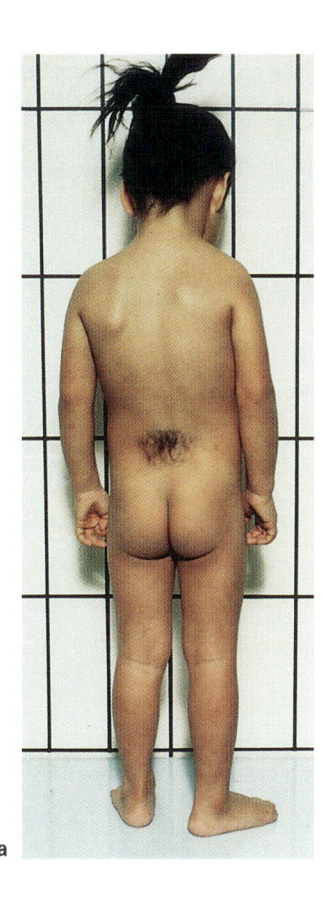

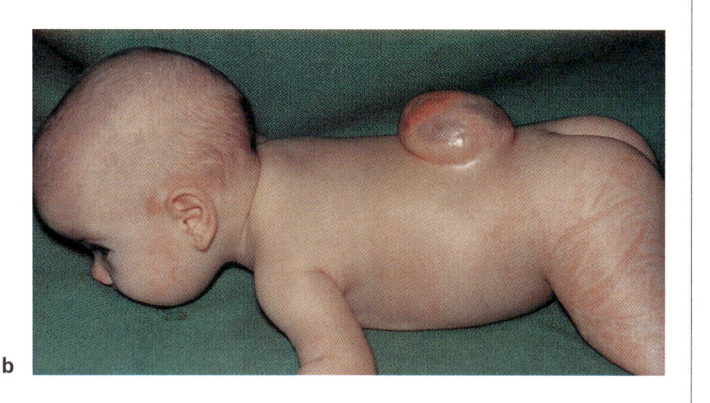

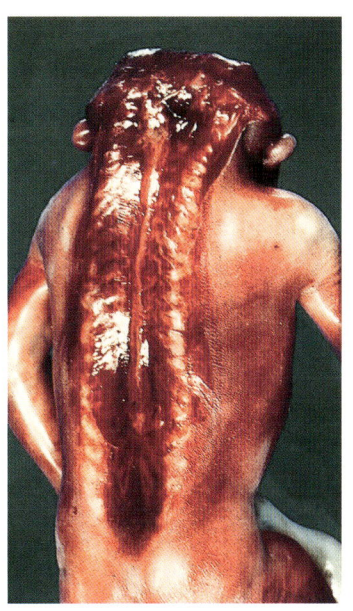

Considerações Gerais

Sistema Nervoso, Visão Geral

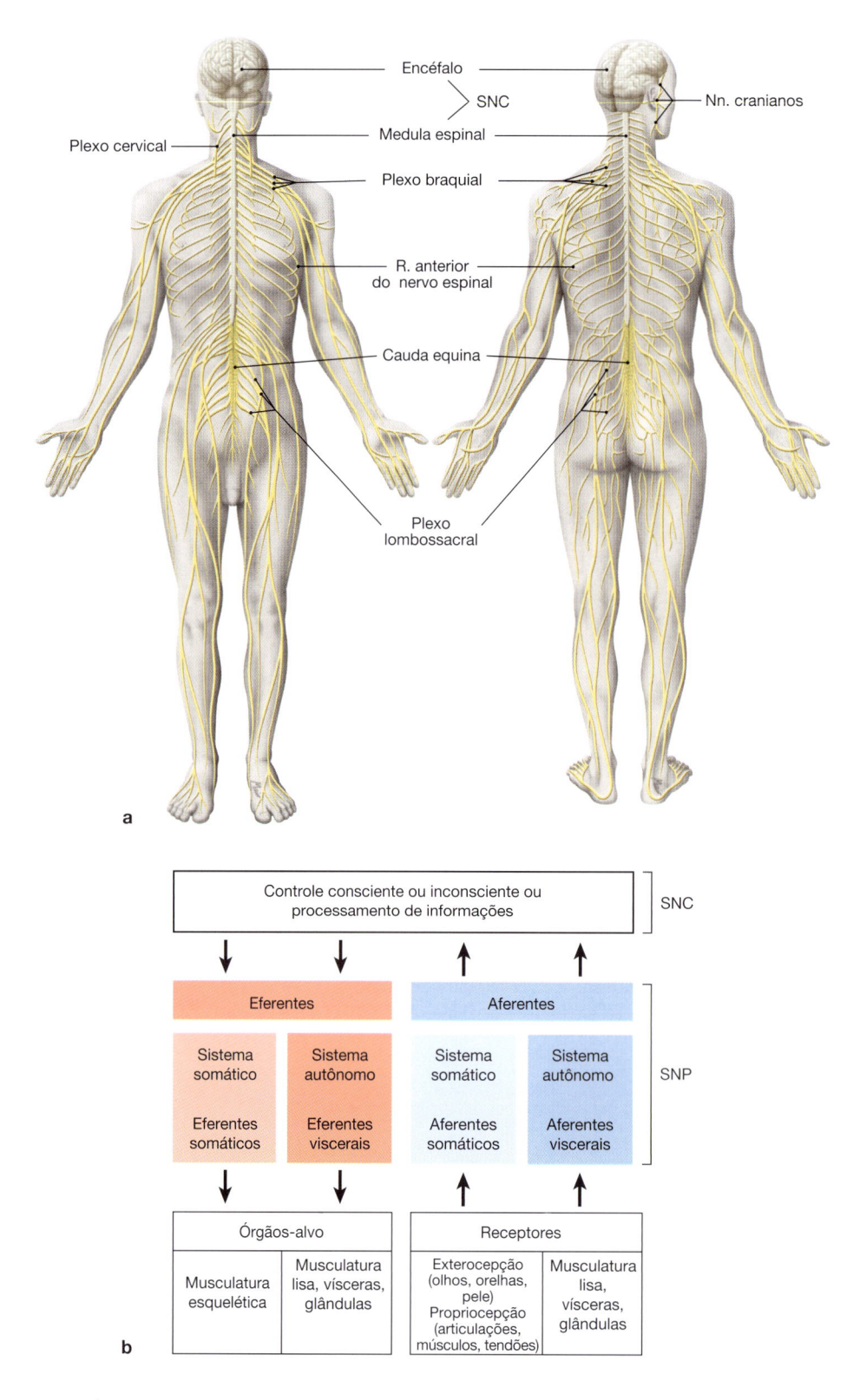

Figura 12.13a e b Organização do sistema nervoso.

a Estrutura morfológica, vistas anterior e posterior. O sistema nervoso é subdividido em parte central (SNC) e parte periférica (SNP). O **SNC** é composto pelo encéfalo e pela medula espinal e realiza funções complexas, como o armazenamento de experiências e de conhecimentos (memória), o desenvolvimento de ideias (pensamento) e de emoções, agindo, ainda, no ajuste rápido de todo o organismo em relação às alterações do meio externo e do meio interno. É bem protegido na cavidade craniana e no canal vertebral. O **SNP** é composto, principalmente, pelos nervos espinais (associados à medula espinal) e pelos nervos cranianos (associados ao encéfalo). Ele proporciona a comunicação entre os órgãos e o SNC, controla a atividade da musculatura e das vísceras e atua na comunicação entre o meio externo e o meio interno. As estruturas do SNP saem do canal vertebral pelos forames intervertebrais. [S702-L127]

b Estrutura funcional. Do ponto de vista funcional, o sistema nervoso apresenta a **divisão autônoma** (ou sistema nervoso vegetativo ou, ainda, sistema nervoso visceral, para o controle da atividade das vísceras, de modo predominantemente inconsciente) e a **divisão somática** (responsável pela inervação da musculatura esquelética, pela percepção consciente dos estímulos sensitivos e pela comunicação com o meio externo). Ambas as divisões funcionais do sistema nervoso são interligadas, influenciando-se mutuamente. A divisão funcional não corresponde, em todos os segmentos, à divisão morfológica.

Além do sistema nervoso, o sistema endócrino está envolvido no controle de todo o organismo. [S702-L126]

Nervos Cranianos e Espinais

12 Nervos cranianos
• são pares
• são organizados de modo não segmentar
• têm estrutura heterogênea
• têm nomes diferenciados

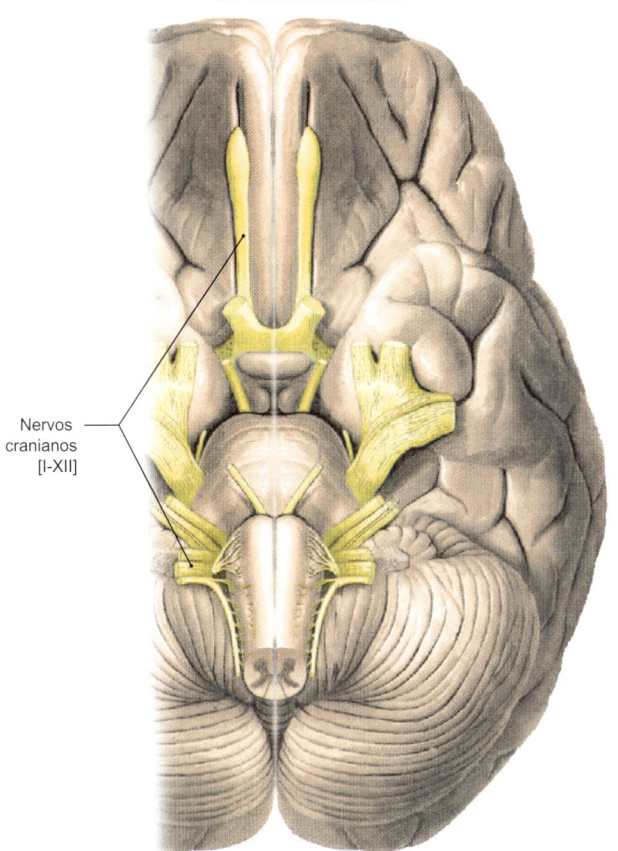

Nervos cranianos [I-XII]

31 nervos espinais
• são pares
• são organizados de forma segmentada
• em princípio têm estrutura homogênea
• não têm nomes diferenciados

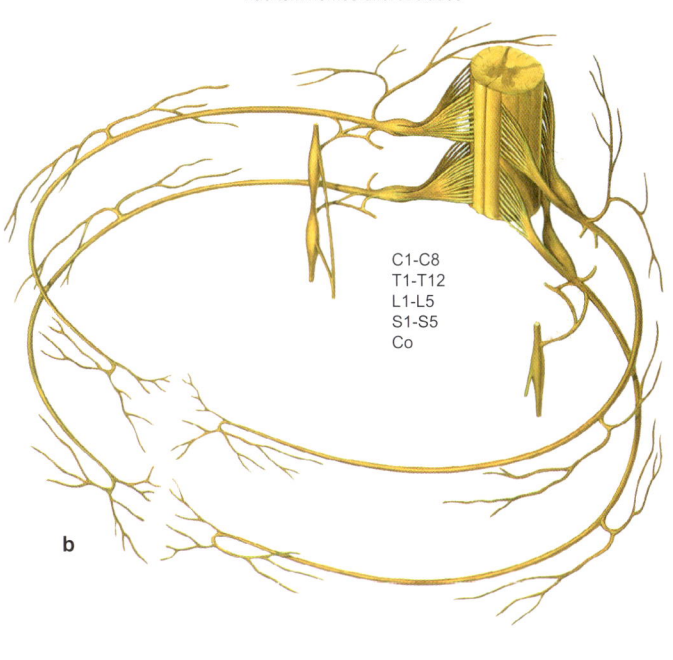

C1-C8
T1-T12
L1-L5
S1-S5
Co

Figura 12.14a e b Comparação de nervos cranianos com nervos espinais. [S700]
a Vista anterior e inferior da base do encéfalo.
b Vista superior oblíqua esquerda de dois nervos espinais com a parte correspondente da medula espinal.

Há 12 pares de **nervos cranianos**, que não estão dispostos de modo segmentar e têm estrutura heterogênea e nomes especificados. Os 31 **nervos espinais** também estão dispostos em pares, mas, ao contrário dos nervos cranianos, estão dispostos em segmentos, são basicamente de estrutura homogênea e não têm nomes diferenciados.

Considerações Gerais

Encéfalo e Medula Espinal

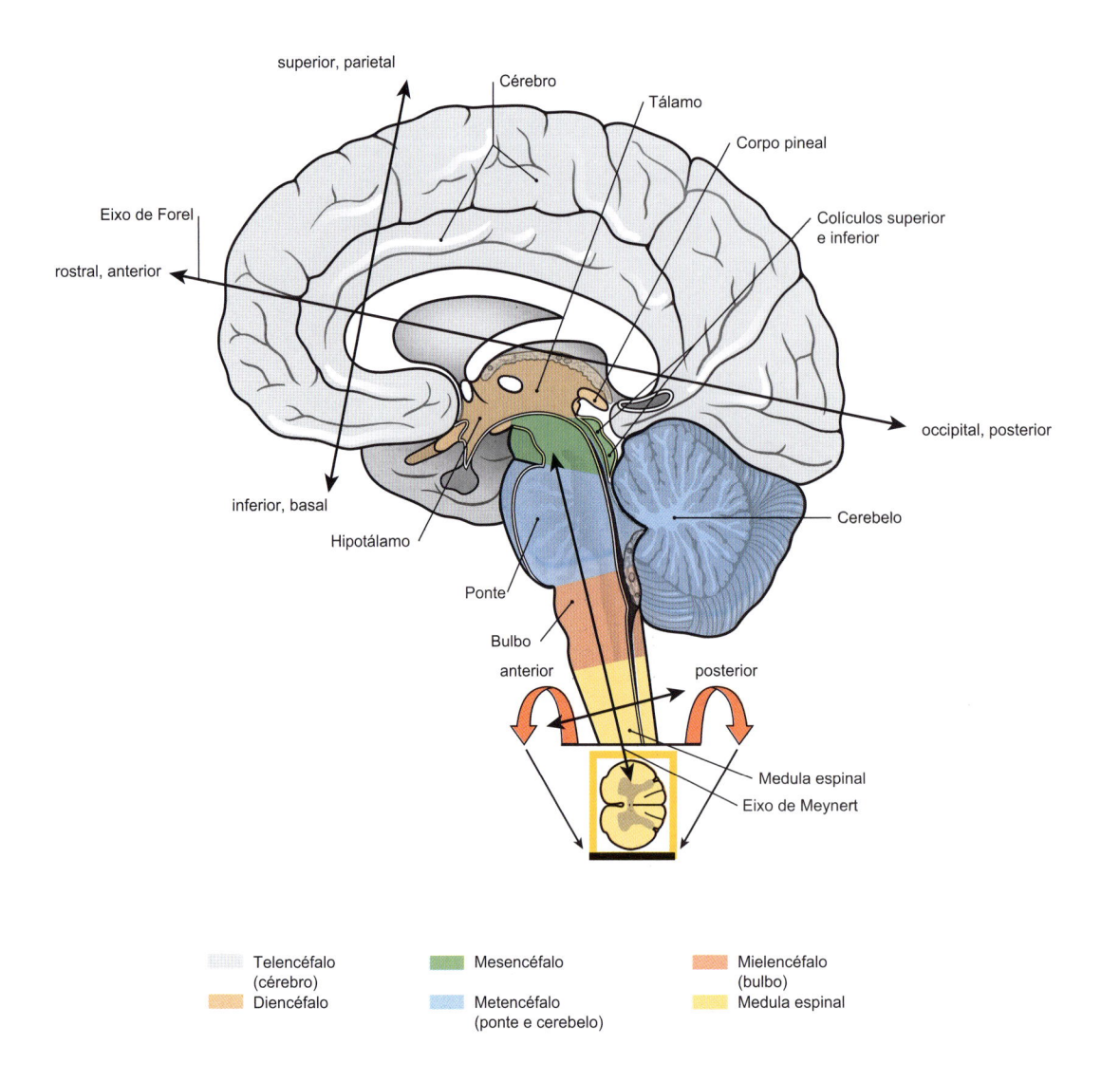

Figura 12.15 Relações de orientação e de posição no SNC (encéfalo e medula espinal); corte mediano. [S700-L126]

Durante o desenvolvimento do encéfalo, ocorre uma flexura do tubo neural. Assim, o eixo longitudinal do prosencéfalo (= diencéfalo e telencéfalo) dobra-se para a frente. Devido ao dobramento, uma nomenclatura de posição própria é instituída para o encéfalo e está representada na figura. Deste modo, por exemplo, as partes situadas inicialmente em posição occipital, como o metencéfalo, foram deslocadas em direção parietal, mais ainda são denominadas como occipitais. O eixo topográfico do telencéfalo e do diencéfalo é denominado **eixo de Forel**, e o eixo que segue através do tronco encefálico é conhecido como **eixo de Meynert**.

12 Relações de Orientação e de Posição

Tronco encefálico
• Mesencéfalo
+
• Ponte
+
• Mielencéfalo

Rombencéfalo
• Metencéfalo
+
• Mielencéfalo

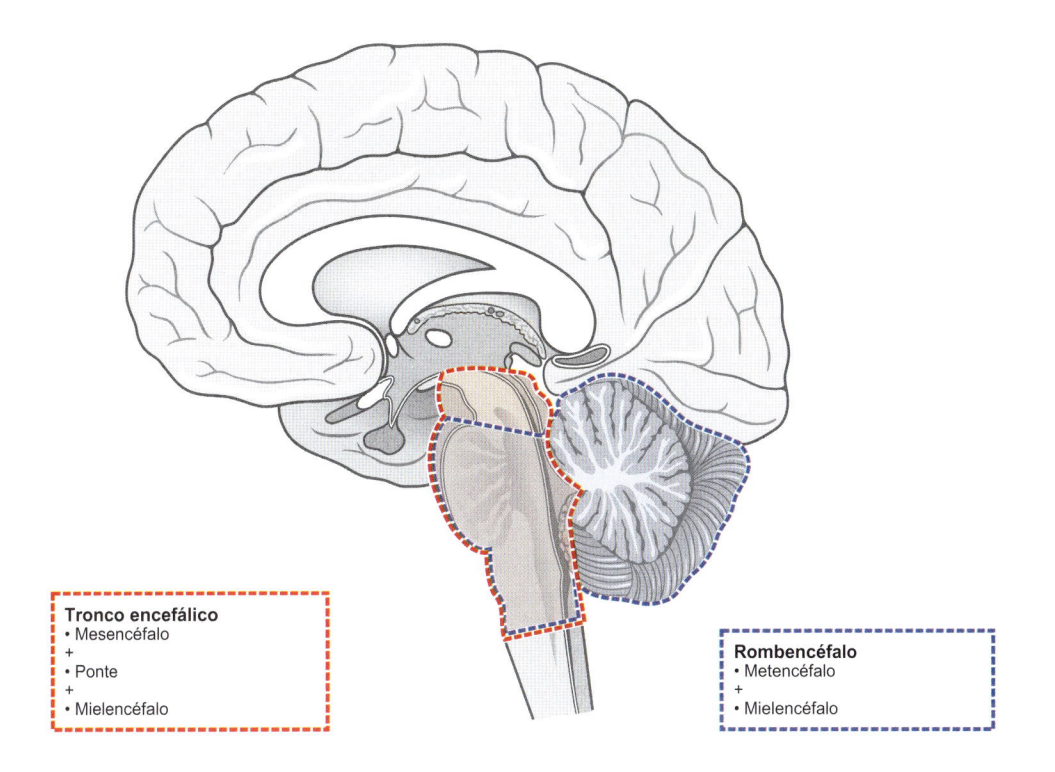

Figura 12.16 Estrutura do tronco encefálico *versus* rombencéfalo; corte mediano. [S700-L126]

O tronco encefálico abrange o mesencéfalo, a ponte e o mielencéfalo (linha tracejada vermelha). O rombencéfalo é composto pelo metencéfalo e pelo mielencéfalo (linha tracejada azul).

Correlações clínicas

O **exame clínico neurológico** compreende, além do exame físico, a anamnese, que inclui, em particular, informações sobre doenças neurológicas anteriores, traumatismos cranioencefálicos (TCE), doenças neurológicas congênitas familiares, fatores de risco e funções autônomas do corpo. Ela é complementada por uma anamnese orientada para o sintoma, bem como por técnicas de exame especiais para os sistemas funcionais e nervos cranianos correspondentes. O médico também deve avaliar o nível de consciência, a orientação espacial e temporal, o desempenho cognitivo e a memória, a capacidade de concentração e o humor básico do paciente. Os **transtornos de consciência** são clinicamente divididos em **sonolência** (sonolência anormal, embora facilmente desperto, resposta retardada ao contato verbal, resposta imediata ao estímulo doloroso), **torpor** (sonolência anormalmente profunda, dificuldade para ser despertado, defesa retardada, mas direcionada aos estímulos dolorosos) e **coma** (não mais despertado por estímulos externos). Uma estimativa quantitativa de um transtorno de consciência, por exemplo, com o objetivo de acompanhamento, pode ser conseguida com o uso da **escala de coma de Glasgow**. Assim, a gravidade do transtorno de consciência do paciente é avaliada quantitativamente com a ajuda do comportamento espontâneo, a reação ao contato verbal e pontos de estímulo doloroso. Desorientação, confusão mental e transtornos de percepção (p. ex., no contexto de um *delirium* alcoólico ou medicamentoso) podem levar a transtornos substanciais da consciência.

Encéfalo

Telencéfalo, Córtex Cerebral

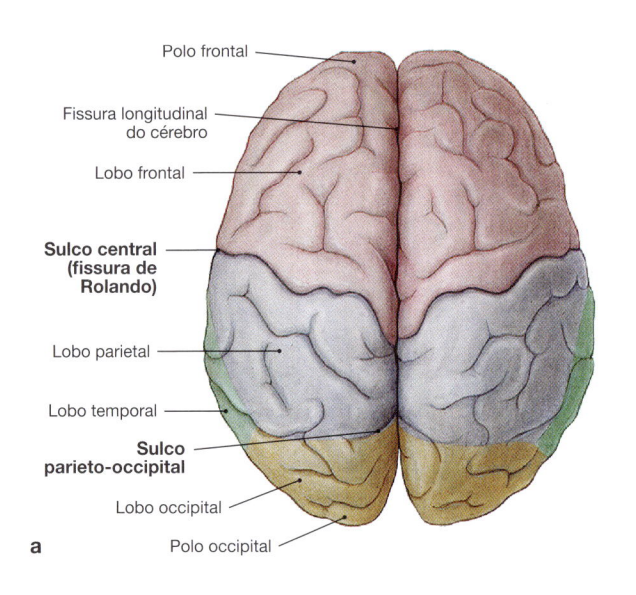

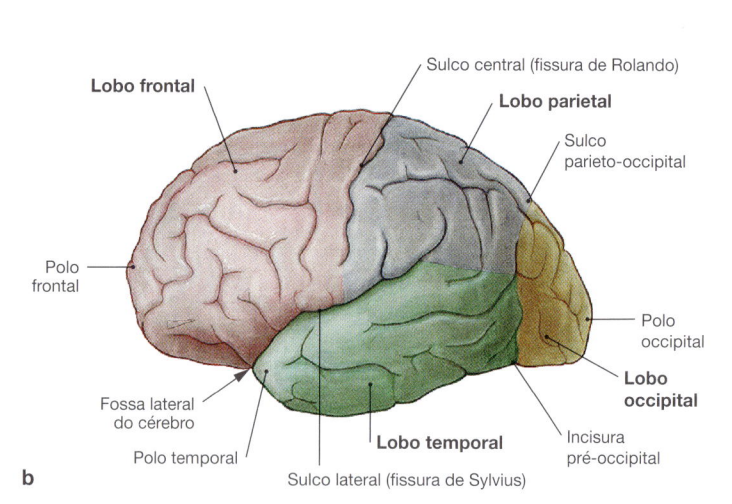

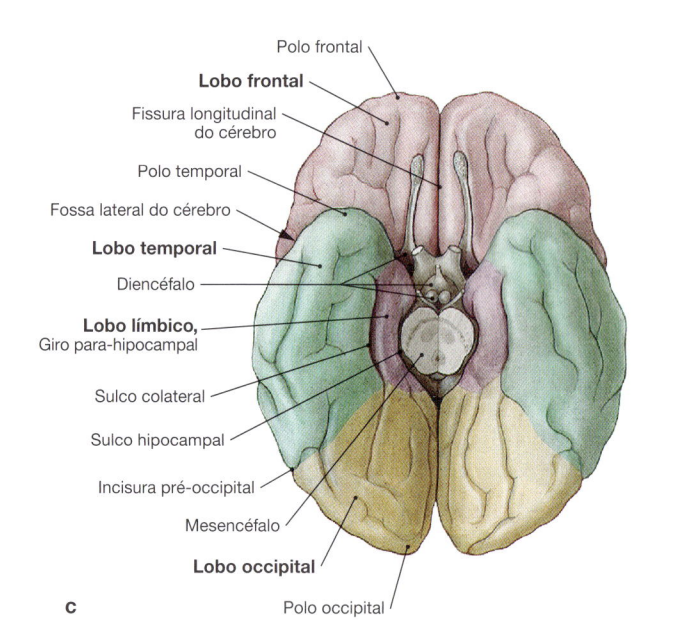

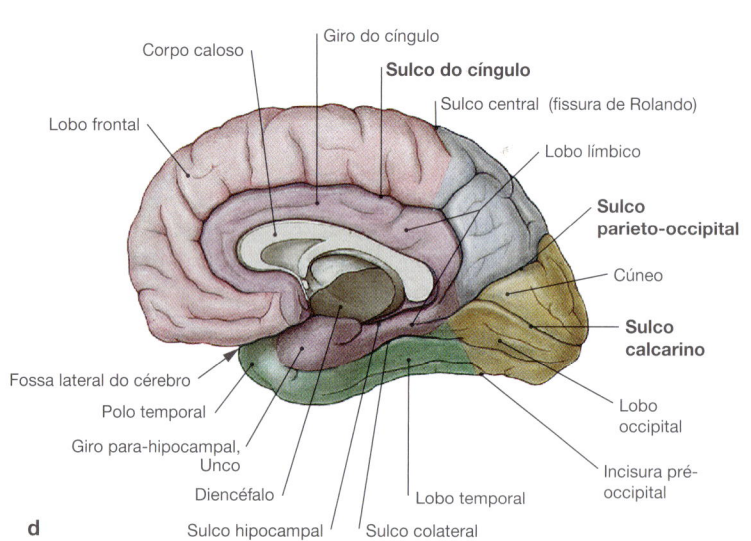

Figura 12.17a-d Lobos do cérebro. [S700]
a Vista superior.
b Vista da esquerda, externa.
c Vista inferior.
d Vista esquerda do hemisfério esquerdo, corte sagital.

Aproximadamente até o fim do 8º mês de gestação, os sulcos primários do telencéfalo estão formados. Eles são encontrados em todos os seres humanos. Cada hemisfério cerebral é subdividido em **quatro lobos**:
- Lobo frontal
- Lobo parietal
- Lobo temporal
- Lobo occipital.

Além dos quatro lobos do cérebro, existem ainda o **lobo límbico** (sua parte principal é constituída pelo giro do cíngulo e inclui, ainda, o giro para-hipocampal com o unco) e o **lobo insular** (ou ínsula, não visualizada, uma vez que é recoberta pelos opérculos dos lobos frontal, parietal e temporal) (→ Figura 12.18). Os sulcos secundários e terciários do telencéfalo variam de um indivíduo para outro. Os limites entre os lobos individuais são habitualmente arbitrários ou casuais em muitos locais (p. ex., incisura pré-occipital).

12 Telencéfalo, Córtex Cerebral

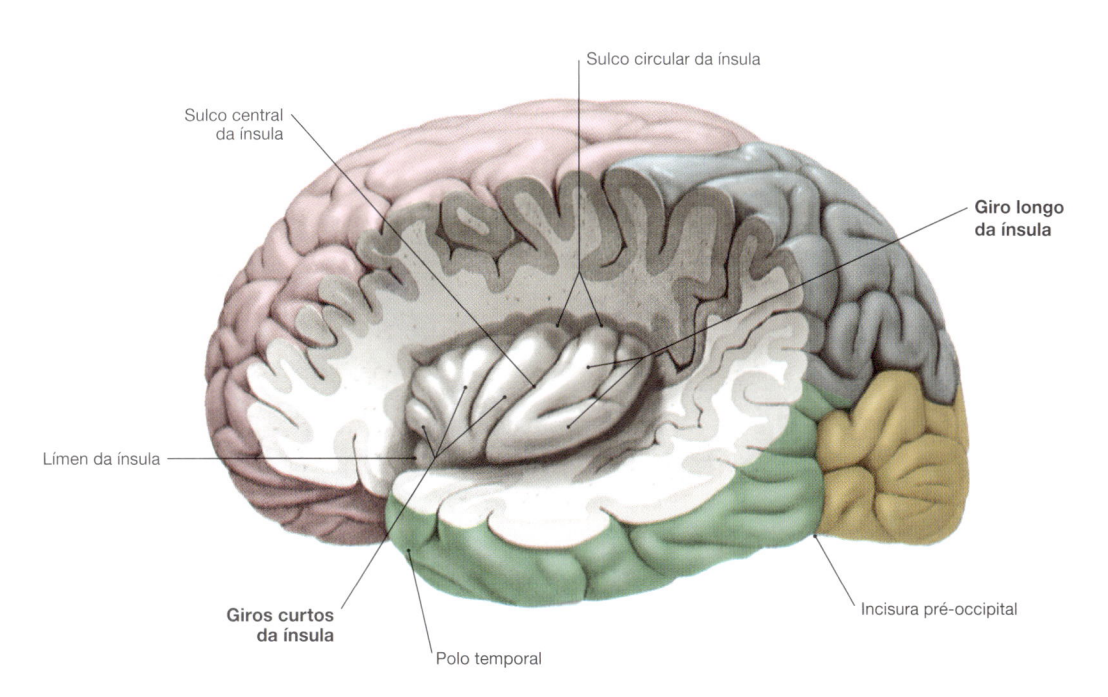

Figura 12.18 Giros e sulcos dos hemisférios cerebrais; vista pelo lado esquerdo, após a remoção das partes dos lobos frontal, parietal e temporal que recobrem a ínsula. [S700-L238]

As regiões de córtex dos lobos frontal, parietal e temporal, que circundam o sulco lateral, foram retiradas para a demonstração da ínsula e são denominadas de opérculos (→ Figura 12.17). A ínsula atua no processamento de informações olfatórias, gustatórias e viscerais. Habitualmente é considerada um lobo independente.

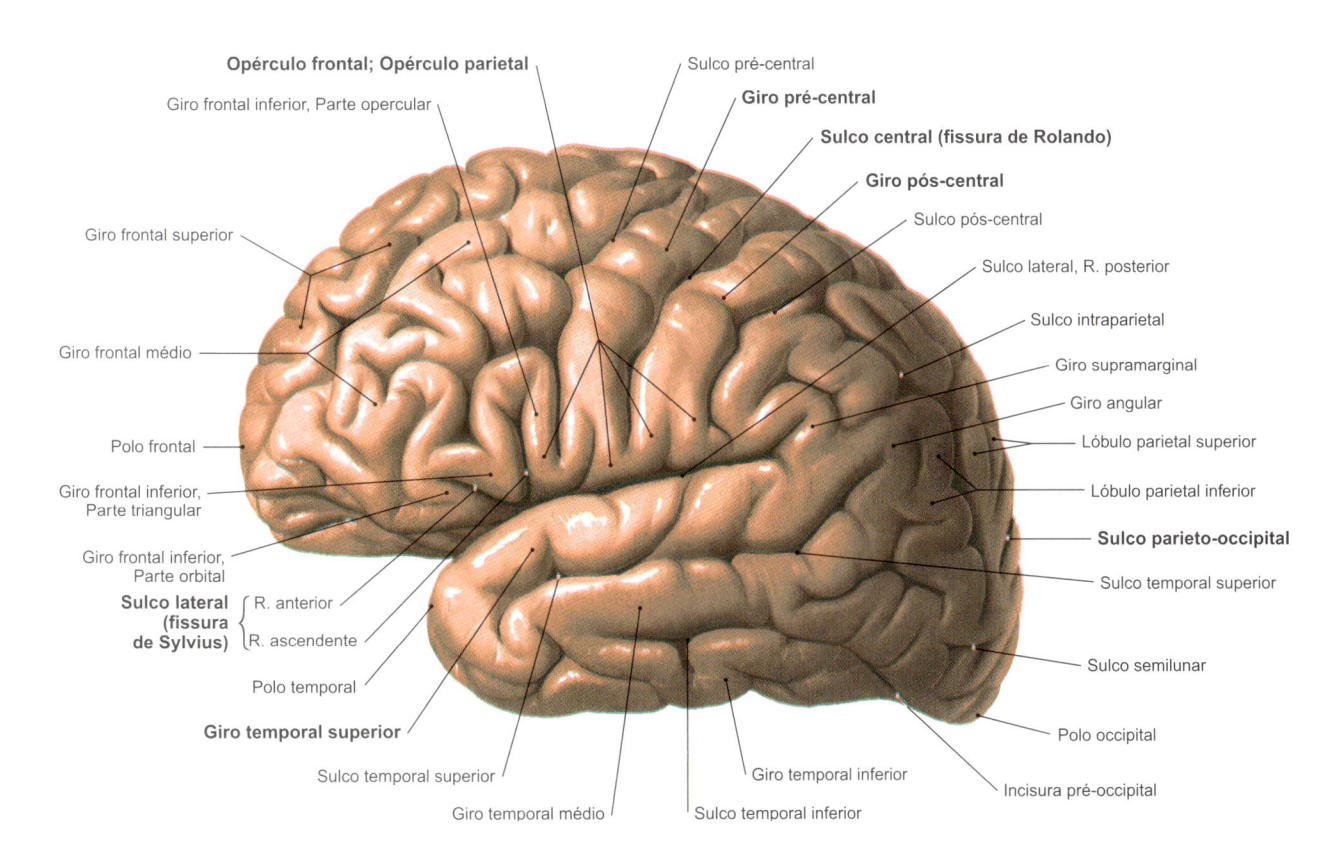

Figura 12.19 Giros e sulcos dos hemisférios cerebrais; vista pelo lado esquerdo. [S700]
Embora os giros e sulcos indicados sejam característicos do cérebro humano, nunca dois cérebros – nem mesmo os dois hemisférios do mesmo cérebro – têm um padrão idêntico de giros e sulcos. A superfície do cérebro, quanto à sua singularidade, é comparável a uma impressão digital.

299

Encéfalo

Telencéfalo, Córtex Cerebral

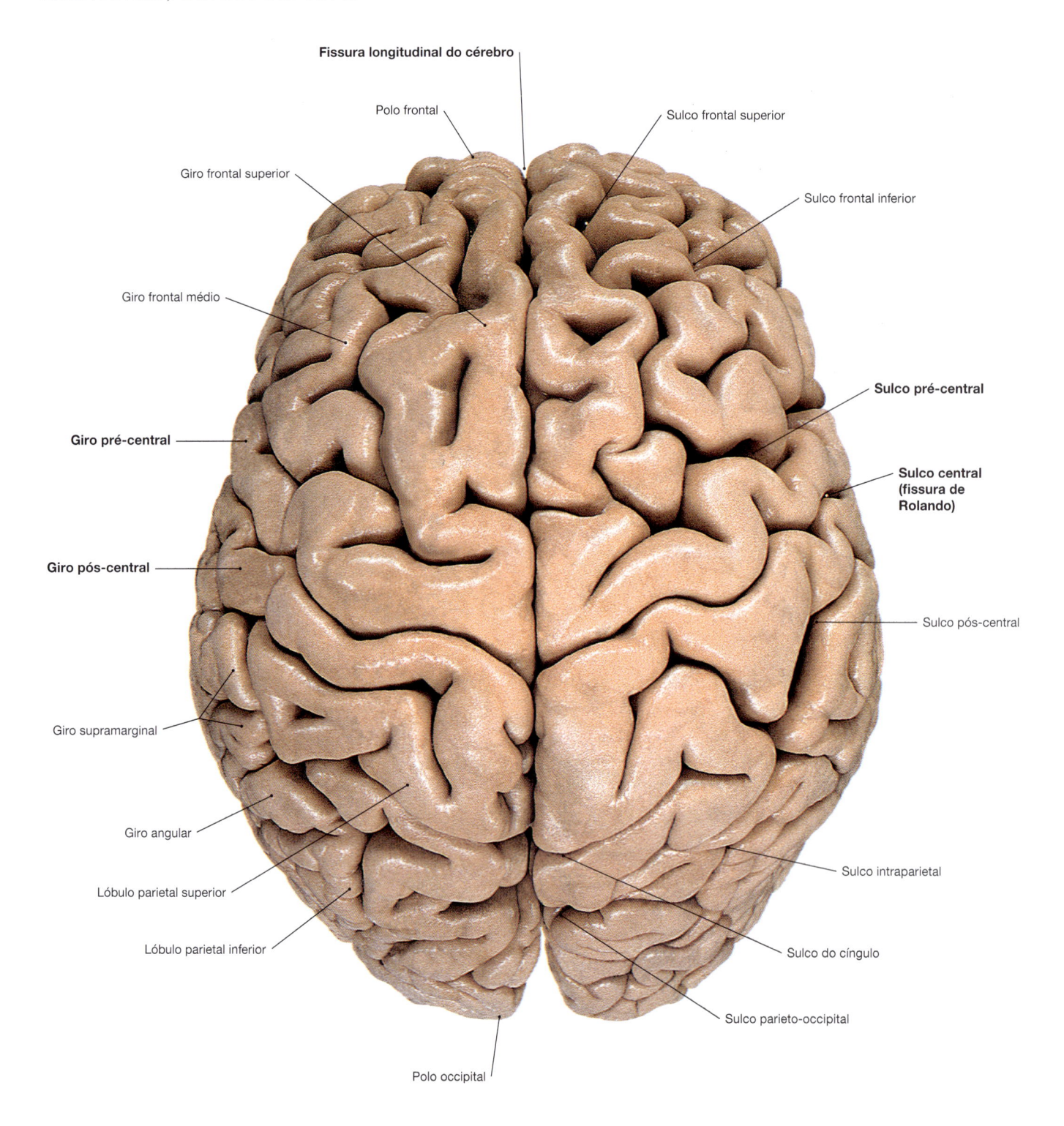

Labels on figure (clockwise from top):
- Fissura longitudinal do cérebro
- Polo frontal
- Sulco frontal superior
- Sulco frontal inferior
- **Sulco pré-central**
- **Sulco central (fissura de Rolando)**
- Sulco pós-central
- Sulco intraparietal
- Sulco do cíngulo
- Sulco parieto-occipital
- Polo occipital
- Lóbulo parietal inferior
- Lóbulo parietal superior
- Giro angular
- Giro supramarginal
- **Giro pós-central**
- **Giro pré-central**
- Giro frontal médio
- Giro frontal superior

Figura 12.20   Cérebro; vista superior, após a remoção da leptomeninge (aracnoide-máter e pia-máter). [S700]
O cérebro (telencéfalo) forma a maior parte do encéfalo. Ele é composto por **dois hemisférios** separados pela **fissura longitudinal do cérebro**. Durante o desenvolvimento inicial, a superfície do cérebro é lisa. O intenso crescimento causa a formação muito variável de **sulcos** e **giros**. Devido à formação das circunvoluções, a superfície do cérebro aumenta substancialmente. Portanto, dois terços da superfície cerebral não são visíveis externamente.

Correlações clínicas

Com o avançar da idade, ocorre **atrofia do encéfalo**, com alargamento dos sulcos e estreitamento dos giros. Entretanto, o desempenho cognitivo – o qual diminui progressivamente com o avançar da idade – não está associado diretamente a atrofia encefálica, mas sobretudo à duração encurtada das fases do sono profundo. Com a idade avançada, o período de sono profundo diminui nitidamente. Até o 26º ano de vida, cerca de 19% do sono consiste em sono profundo. Entre os 36 e os 50 anos, esse período cai para cerca de 3%. Estudos mostraram que, consequentemente, o desempenho cognitivo diminui consideravelmente.

Telencéfalo, Córtex Cerebral

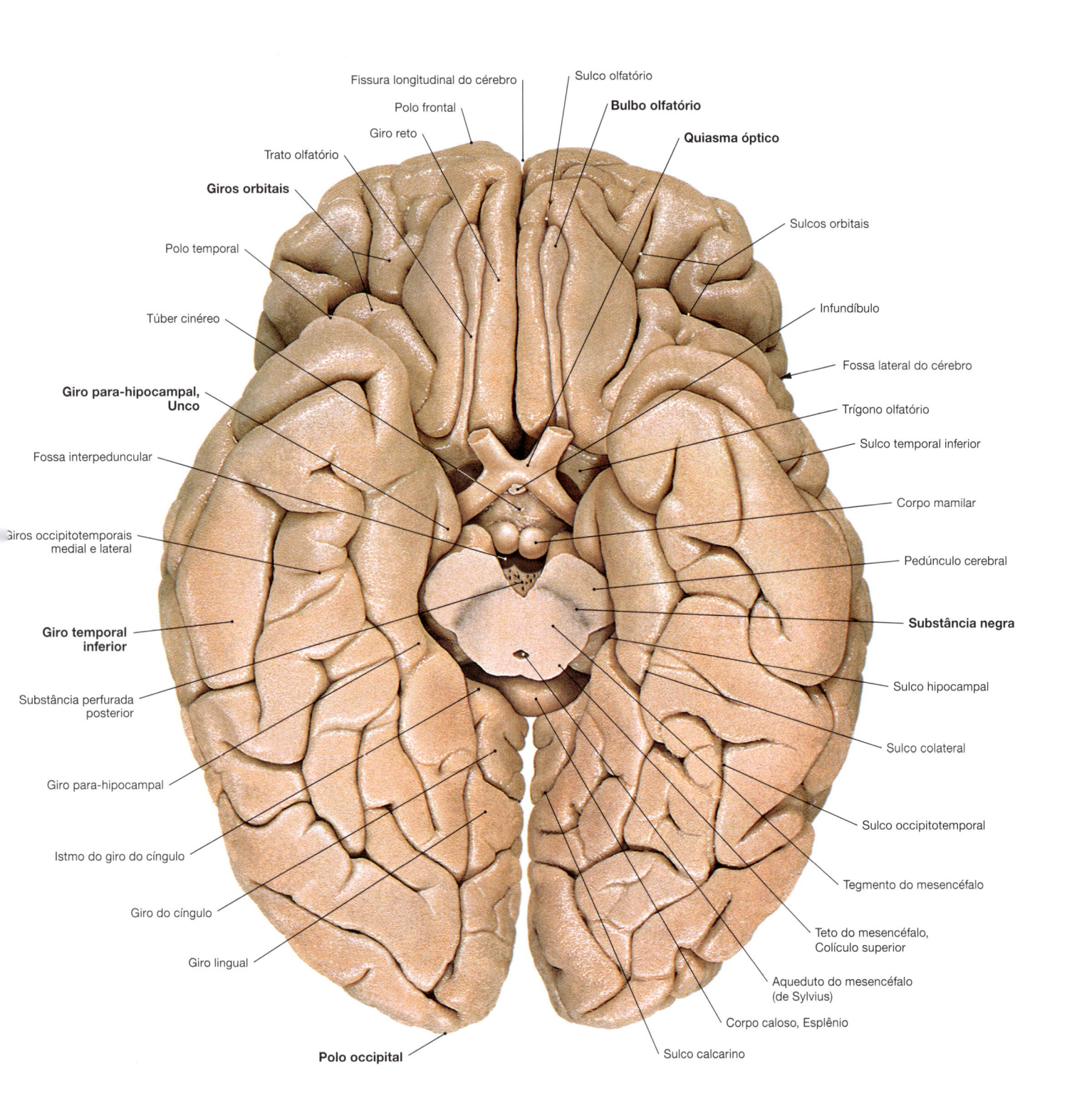

Figura 12.21 Giros e sulcos dos hemisférios cerebrais; vista inferior, após a secção do mesencéfalo. [S700]
O telencéfalo ocupa a maior parte da base do encéfalo. Aqui se encontram os giros orbitais, com os bulbos olfatórios e o trato olfatório situados sobre eles. São observados, ainda, o quiasma óptico, o giro para-hipocampal no lobo temporal com o unco, sua característica circunvolução anterior, os giros temporais e o polo occipital. No mesencéfalo, define-se nitidamente a substância negra, de tonalidade escura.

Encéfalo

Telencéfalo, Córtex Cerebral

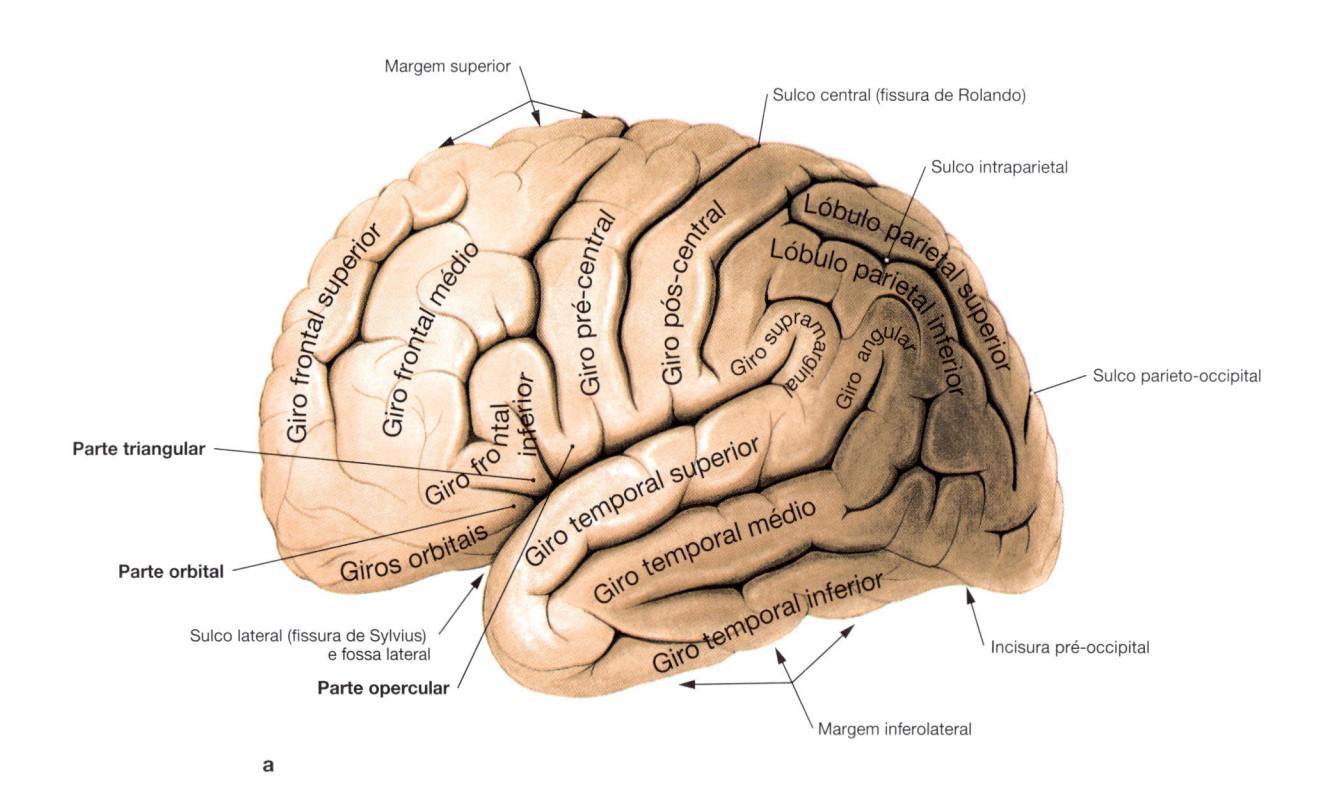

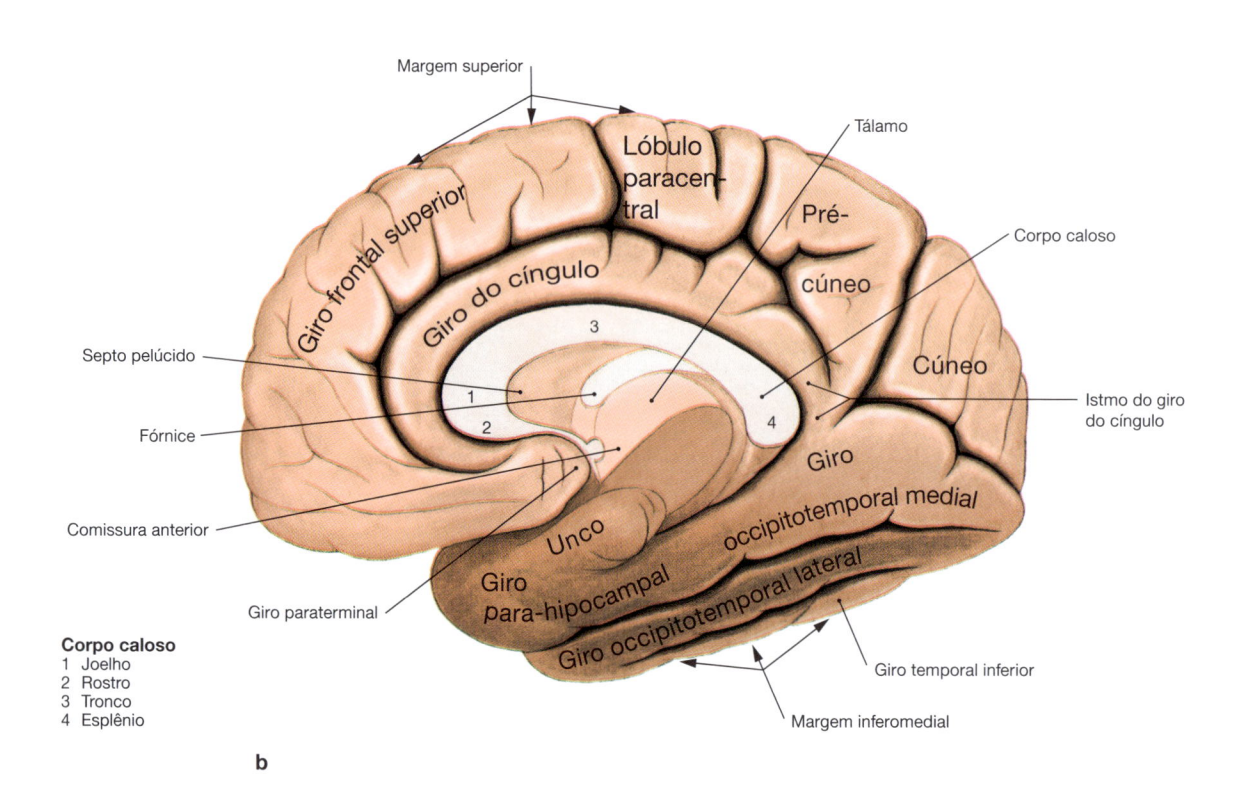

Figura 12.22a e b Giros dos hemisférios cerebrais. [S700]
a Vista pelo lado esquerdo. O giro frontal inferior é subdividido nas partes orbital, triangular e opercular.
b Vista medial. O corpo caloso é composto por regiões denominadas como rostro, joelho, tronco e esplênio. São observados, ainda, o fórnice, a comissura anterior, o tálamo e o septo pelúcido.

12 Diencéfalo

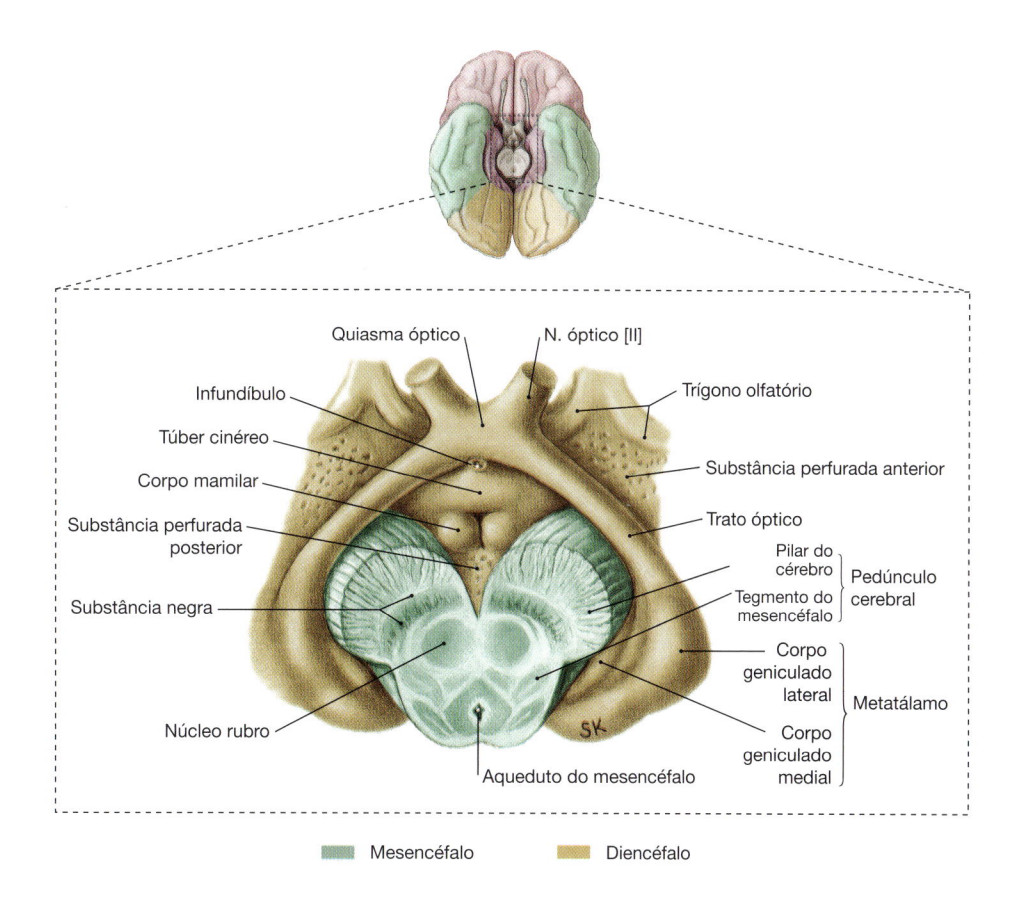

Figura 12.23 Diencéfalo; vista inferior, o tronco encefálico foi separado na altura do mesencéfalo (secção tracejada na → Figura 12.24). [S702-L238]
O diencéfalo não é apenas uma interface entre o tronco encefálico e o cérebro (telencéfalo), mas também coordena os sistemas neural e endócrino. Ele é pouco visível externamente, porque embriologicamente ele foi quase totalmente coberto pelo telencéfalo. Apenas na vista inferior algumas de suas partes são visíveis, como nervo óptico (NC II), quiasma óptico, trato óptico, corpo geniculado lateral, corpo geniculado medial, substância perfurada anterior, infundíbulo da hipófise (pedúnculo hipofisial), túber cinéreo e corpos mamilares.

Estruturas identificadas: Quiasma óptico, N. óptico [II], Infundíbulo, Túber cinéreo, Corpo mamilar, Substância perfurada posterior, Substância negra, Núcleo rubro, Trígono olfatório, Substância perfurada anterior, Trato óptico, Pilar do cérebro, Tegmento do mesencéfalo, Pedúnculo cerebral, Corpo geniculado lateral, Corpo geniculado medial, Metatálamo, Aqueduto do mesencéfalo.

Legenda: Mesencéfalo / Diencéfalo

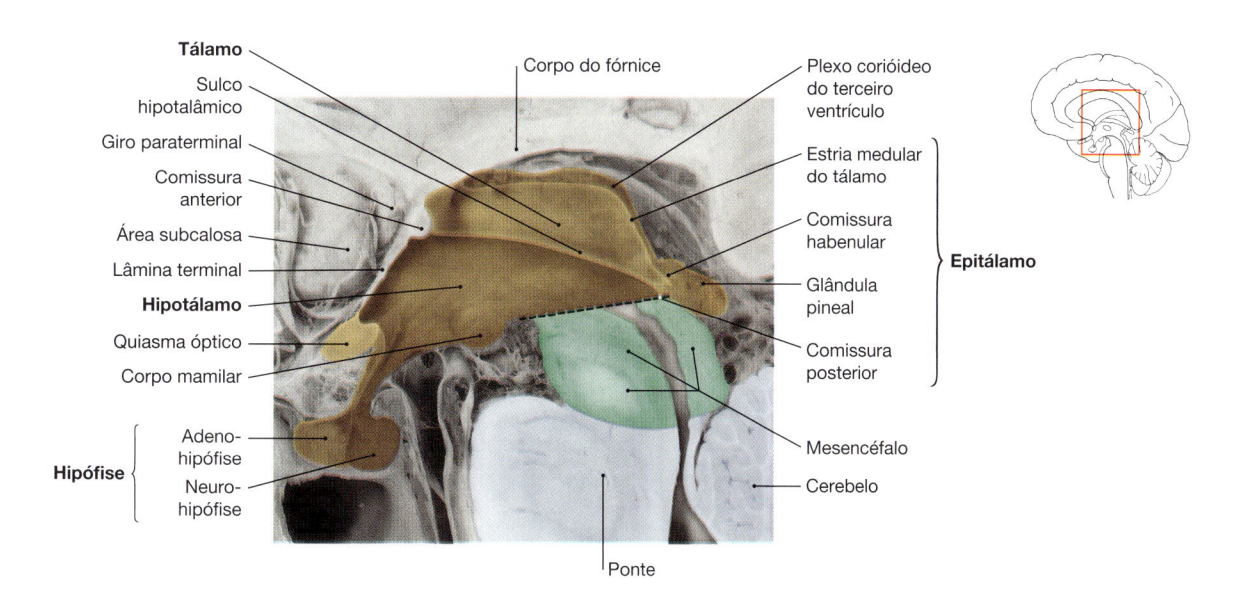

Figura 12.24 Terceiro ventrículo e estrutura em vários níveis do diencéfalo; corte mediano. [S700]
O diencéfalo pode ser dividido nos seguintes níveis:
- Epitálamo
- Tálamo
- Hipotálamo
- Subtálamo.

O subtálamo não é visível à secção, uma vez que inclui vários agregados de corpos de células nervosas que, no contexto do desenvolvimento do terceiro ventrículo, foram afastados lateralmente (→ Figura 12.8).

Estruturas identificadas: Tálamo, Sulco hipotalâmico, Giro paraterminal, Comissura anterior, Área subcalosa, Lâmina terminal, Hipotálamo, Quiasma óptico, Corpo mamilar, Hipófise (Adeno-hipófise, Neuro-hipófise), Corpo do fórnice, Plexo corióideo do terceiro ventrículo, Estria medular do tálamo, Comissura habenular, Glândula pineal, Comissura posterior, Epitálamo, Mesencéfalo, Cerebelo, Ponte.

303

12 Encéfalo

Mesencéfalo e Tronco Encefálico

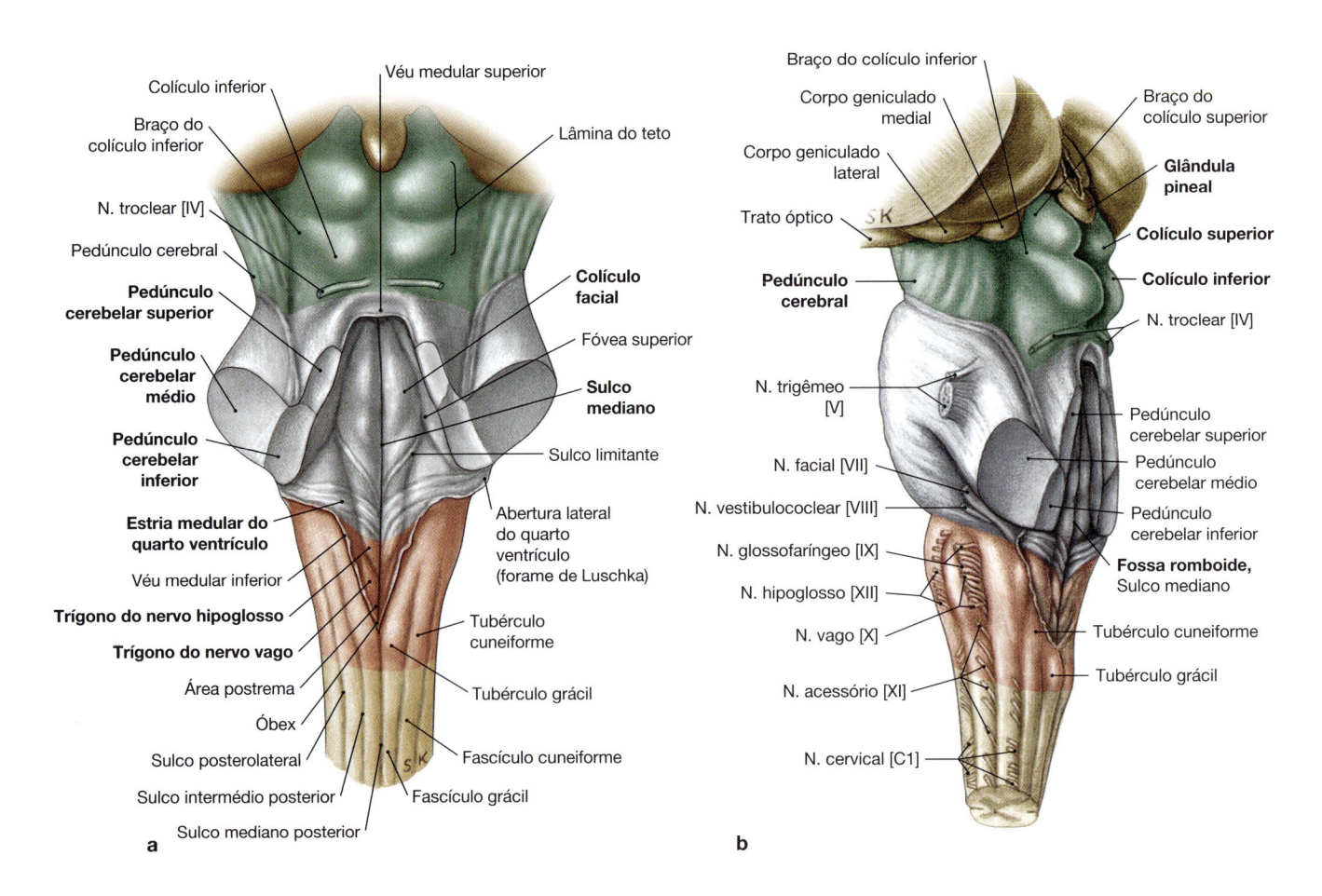

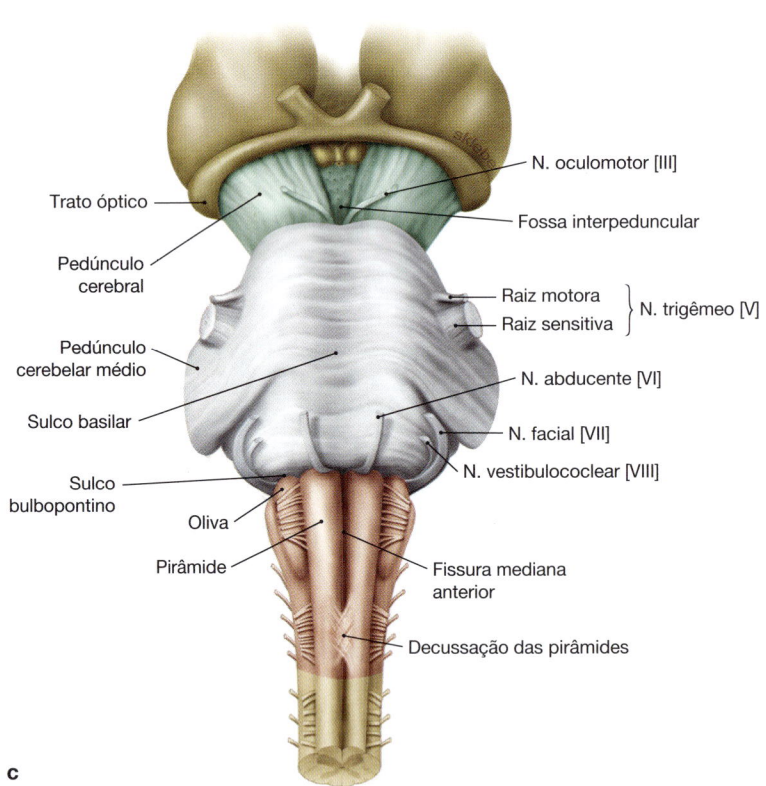

Figura 12.25a-c Tronco encefálico. [S702-L238]
a Vista posterior.
b Vista lateral.
c Vista anterior.
O tronco encefálico é composto pelo **mesencéfalo** (verde), pela **ponte** (azul) e pelo **bulbo** (vermelho). O **mesencéfalo** se estende do diencéfalo até a margem superior da ponte.

O **cerebelo** está disposto sobre os pedúnculos cerebelares. Além disso, pode-se observar os pontos de saída dos nervos cranianos III até XII, que têm suas áreas de núcleo no tronco encefálico.

Substâncias Cinzenta e Branca

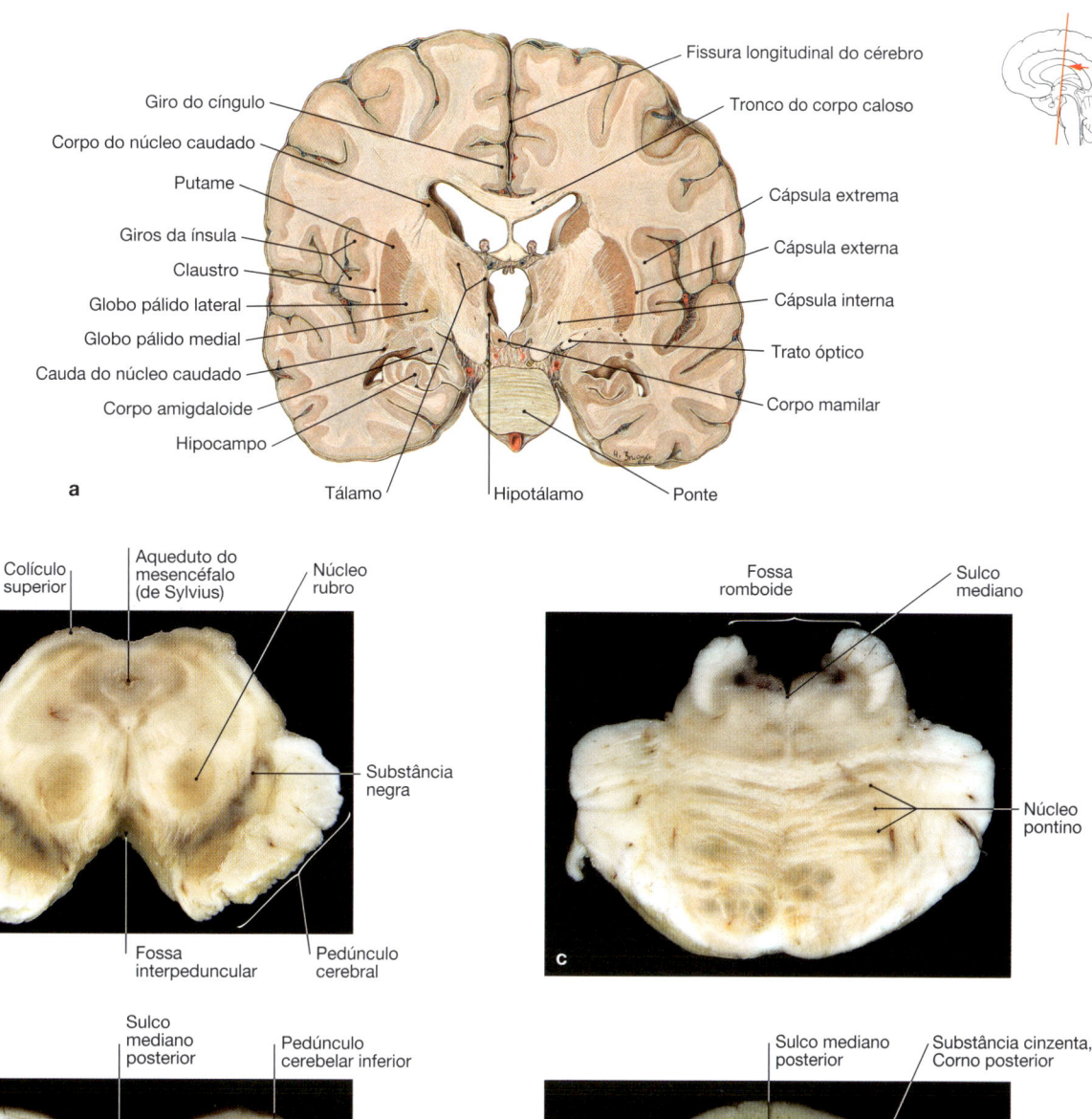

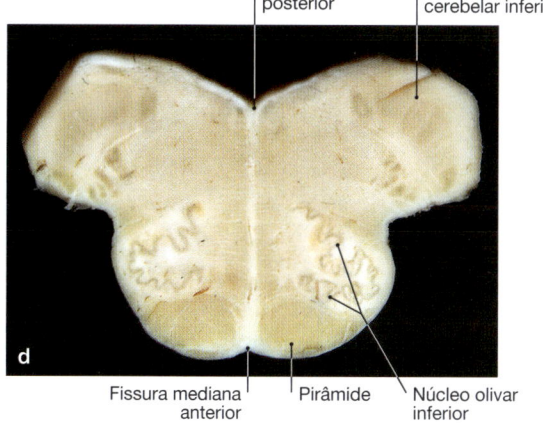

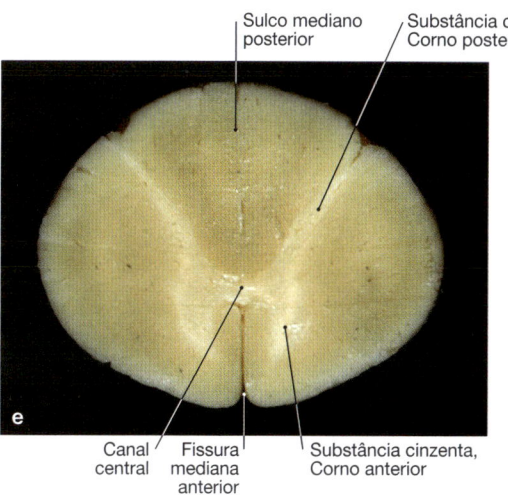

Figura 12.26a-e Distribuição das substâncias cinzenta e branca no SNC. a [S700], b–e [R247-L318]
a Telencéfalo (corte frontal na altura do corpo mamilar).
b Mesencéfalo.
c Ponte.
d Bulbo.
e Medula espinal.

Ao longo dos giros e sulcos do telencéfalo encontra-se uma camada de aproximadamente 0,5 cm de largura de substância cinzenta do cérebro, denominada córtex cerebral. O corpo celular ou pericário neuronal e as células da glia estão aqui dispostos em seis camadas, o isocórtex. O alocórtex, em comparação, tem apenas três a quatro camadas, sendo formado evolutivamente pelas partes mais antigas do encéfalo, como o paleocórtex (p. ex., córtex olfatório) e o arquicórtex (p. ex., hipocampo).

Internamente a essa camada de 0,5 cm de largura encontra-se a substância branca. Na substância branca do telencéfalo estão depositadas áreas de substância cinzenta que formam núcleos profundos (núcleo caudado, claustro, putame, globo pálido e amígdala). O mesmo ocorre no tálamo no diencéfalo. No tronco encefálico, aglomerados de substância cinzenta estão depositados na substância branca, localizada externamente. Assim, por exemplo, a substância negra e o núcleo rubro localizam-se no mesencéfalo, o núcleo pontino e o núcleo olivar inferior, no bulbo. No tronco encefálico, as substâncias branca e cinzenta estão dispostas em zonas mais ou menos bem definidas, com fibras mais ventrais de substância branca (por exemplo, pilares do cérebro), núcleos dos nervos cranianos medianos e centros dos reflexos gerais posteriores (teto, cerebelo). No mesencéfalo, fala-se, portanto, de base, tegmento e teto.

Encéfalo

Tratos de Associação e Tratos Comissurais

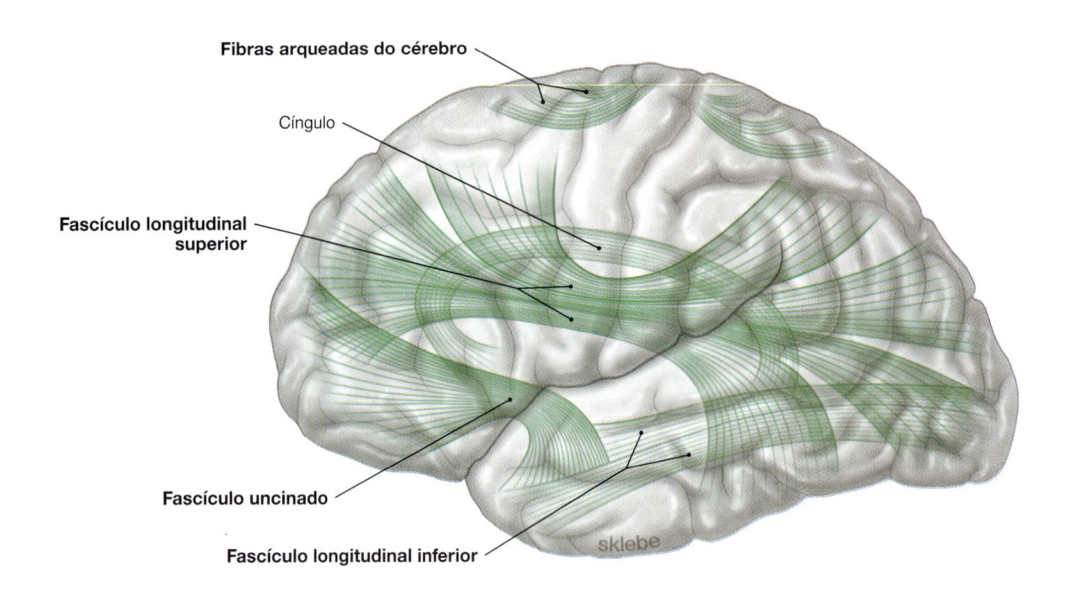

Figura 12.27 Tratos de associação e fibras arqueadas; visão geral; vista pelo lado esquerdo. [S700-L238]
As fibras de associação (→ Tabela na → Figura 12.29) incluem a maior parte das fibras da substância branca. Elas unem diferentes regiões de cada um dos hemisférios cerebrais entre si e, assim, possibilitam funções associativas e integrativas pela interconexão de áreas funcionalmente diferentes.

As **fibras de associação curtas** são as fibras arqueadas do cérebro. Elas se encontram próximo ao córtex e unem giros adjacentes, gerando tratos em formato de U. As **fibras de associação longas** encontram-se mais profundamente na substância branca e unem os lobos.
Do ponto de vista funcional, os mais importantes **feixes de fibras de associação** são os fascículos longitudinal superior, longitudinal inferior e uncinado, além das fibras arqueadas do cérebro e do cíngulo.

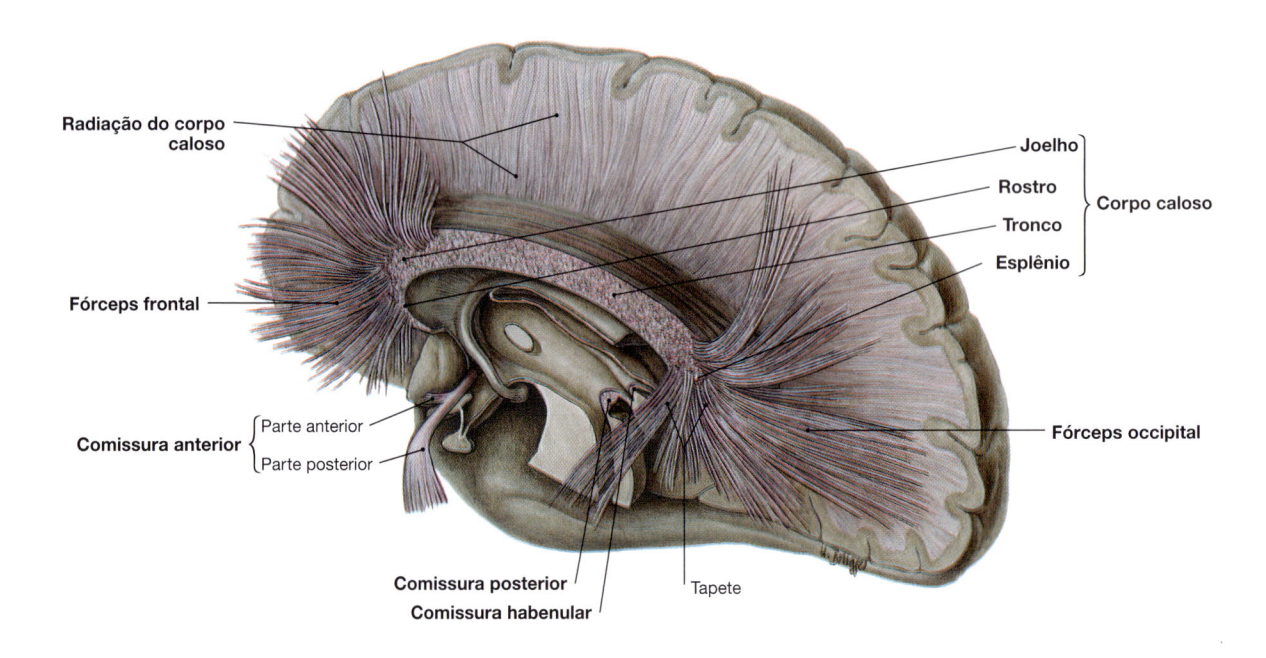

Figura 12.28 Tratos comissurais; visão geral espacial; vista pelo lado esquerdo; o corpo caloso foi amplamente seccionado lateralmente ao plano mediano, e fibras individuais do corpo caloso foram representadas. [S700]
As fibras comissurais (→ Tabela na → Figura 12.29) atuam na troca de informações entre os dois hemisférios cerebrais, p. ex., para que as informações visuais conduzidas para ambos os lados do cérebro sejam processadas de modo a formar uma impressão visual global. Consequentemente, as fibras comissurais **homotópicas** unem segmentos cerebrais correspondentes, enquanto fibras **heterotópicas** atuam na troca entre áreas cerebrais não correspondentes.

Cada parte filogenética do cérebro apresenta sua própria comissura: o paleocórtex, a comissura anterior, o arquicórtex, a comissura do fórnice e o neocórtex, o corpo caloso. Este último é composto pelas partes denominadas rostro, joelho, tronco e esplênio. Como o corpo caloso é mais curto que os hemisférios, suas fibras irradiam-se em direções anterior e occipital, em formato de leque, nos respectivos lobos (**radiação do corpo caloso**, com fórceps frontal e fórceps occipital).
Entretanto, existem também áreas cerebrais homotópicas que não estão unidas por fibras comissurais. Neste caso se incluem o córtex visual primário, o córtex auditivo secundário e as áreas somatossensitivas para a mão e para o pé.

12 Tratos de Projeção

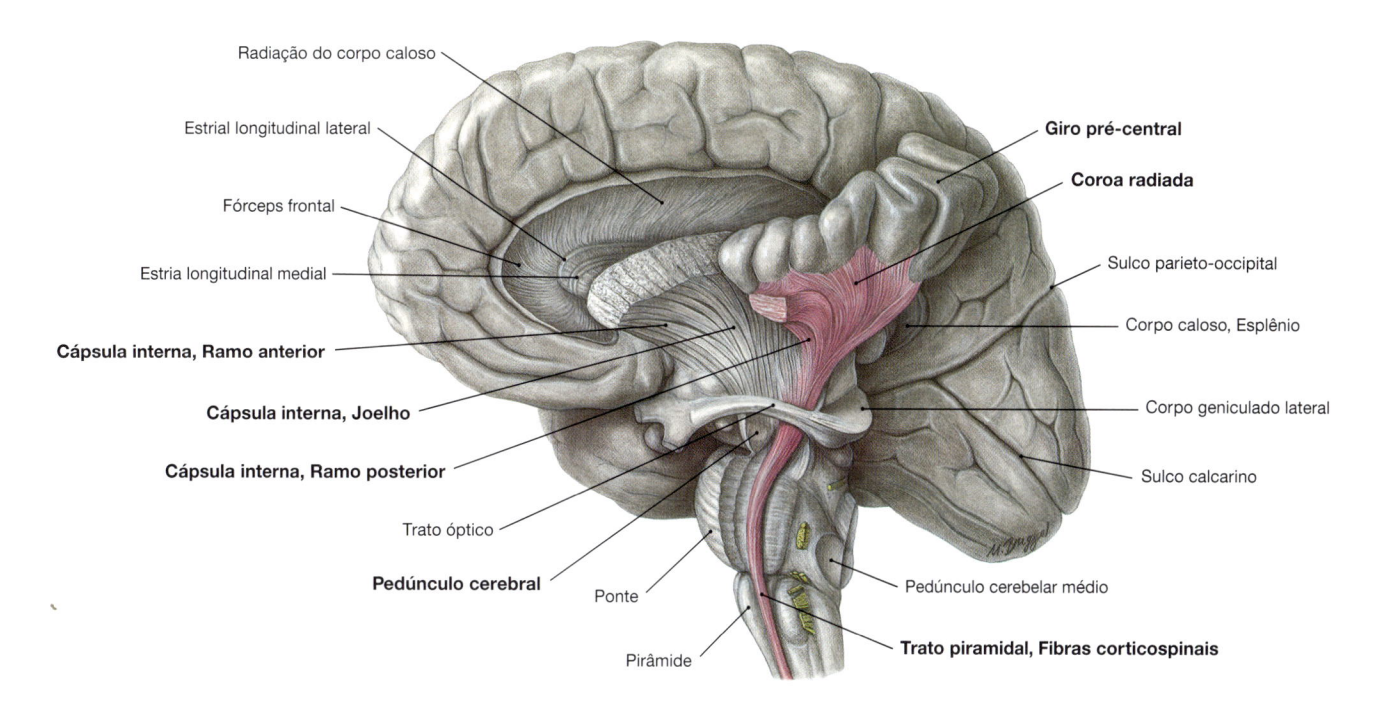

Figura 12.29 Tratos de projeção; vista pelo lado esquerdo, após exposição da cápsula interna e do trato piramidal. [S700]
Os tratos de projeção são compostos pelas fibras de projeção, que unem o córtex cerebral às estruturas do SNC situadas mais inferiormente (p. ex., tálamo, tronco encefálico). As fibras precisam passar por constrições na região do estriado e do pálido, onde convergem. Esses locais são a cápsula interna e a cápsula externa, entre o núcleo lentiforme e o claustro, além da cápsula extrema, entre o córtex insular e o claustro. A **cápsula interna** é o principal local de passagem de fibras de projeção, enquanto na **cápsula externa** e na **cápsula extrema** passam, principalmente, as fibras longas de associação. As fibras de projeção organizadas de forma irradiada entre o córtex cerebral e a cápsula interna são chamadas **coroa radiada**.

Sistemas de fibras da substância branca	
Sistema de fibras	Ligação
Fibras de associação	
Fascículo longitudinal superior	Lobo frontal com lobo parietal e lobo occipital
Fascículo longitudinal inferior	Lobo occipital com lobo temporal
Fascículo arqueado	Lobo frontal com lobo temporal (centro de Broca com centro de Wernicke)
Fascículo uncinado	Lobo frontal com lobo temporal basal
Cíngulo	Partes inferiores do lobo frontal com partes inferiores do lobo parietal e do lobo para-hipocampal
Fibras comissurais	
Corpo caloso	Lobos frontais, parietais e occipitais de ambos os hemisférios
Comissura anterior	Trato olfatório; partes anteriores do lobo temporal (amígdala, giro para-hipocampal) de ambos os hemisférios
Comissura posterior	Núcleos comissurais posteriores de ambos os hemisférios
Comissura do fórnice	Hipocampo de ambos os hemisférios
Fibras de projeção	
Trato corticospinal	Córtex (especialmente o giro pré-central) com a medula espinal
Trato corticopontino	Córtex com regiões nucleares da ponte
Trato corticonuclear	Córtex com regiões nucleares dos nervos cranianos no mesencéfalo, ponte e bulbo
Fórnice	Hipocampo com partes do sistema límbico e do diencéfalo
Fascículo talamocortical	Tálamo com córtex

Correlações clínicas

A **agenesia do corpo caloso** é uma malformação relativamente frequente no ser humano (3 a 7 casos em 1.000 nascimentos). Esta malformação pode ter muitas causas e pode estar associada à falta ou ao subdesenvolvimento de conexões entre os hemisférios direito e esquerdo, sem que isso leve, necessariamente, a alterações comportamentais. A sintomatologia depende muito da causa. Frequentemente ocorrem déficits neuropsiquiátricos e dificuldades comportamentais em relação à solução de problemas, dificuldades na linguagem ou gramática, ou na descrição oral de emoções (alexitimia).

Para tratar epilepsia resistente ao tratamento, pode ser feita uma transecção neurocirúrgica do corpo caloso (**calosotomia**); atualmente, esta prática é feita raramente. Os pacientes submetidos a esse tipo de procedimento (*split-brain patients* ou **pacientes com cérebro dividido**) ficam impossibilitados de transmitir informações que são processadas no hemisfério cerebral direito para o hemisfério cerebral esquerdo dominante e, com isso, transmiti-las ao centro da linguagem. Os pacientes são capazes de ver tais informações e podem descrevê-las, mas não conseguem nominá-las.

Encéfalo

Meninges

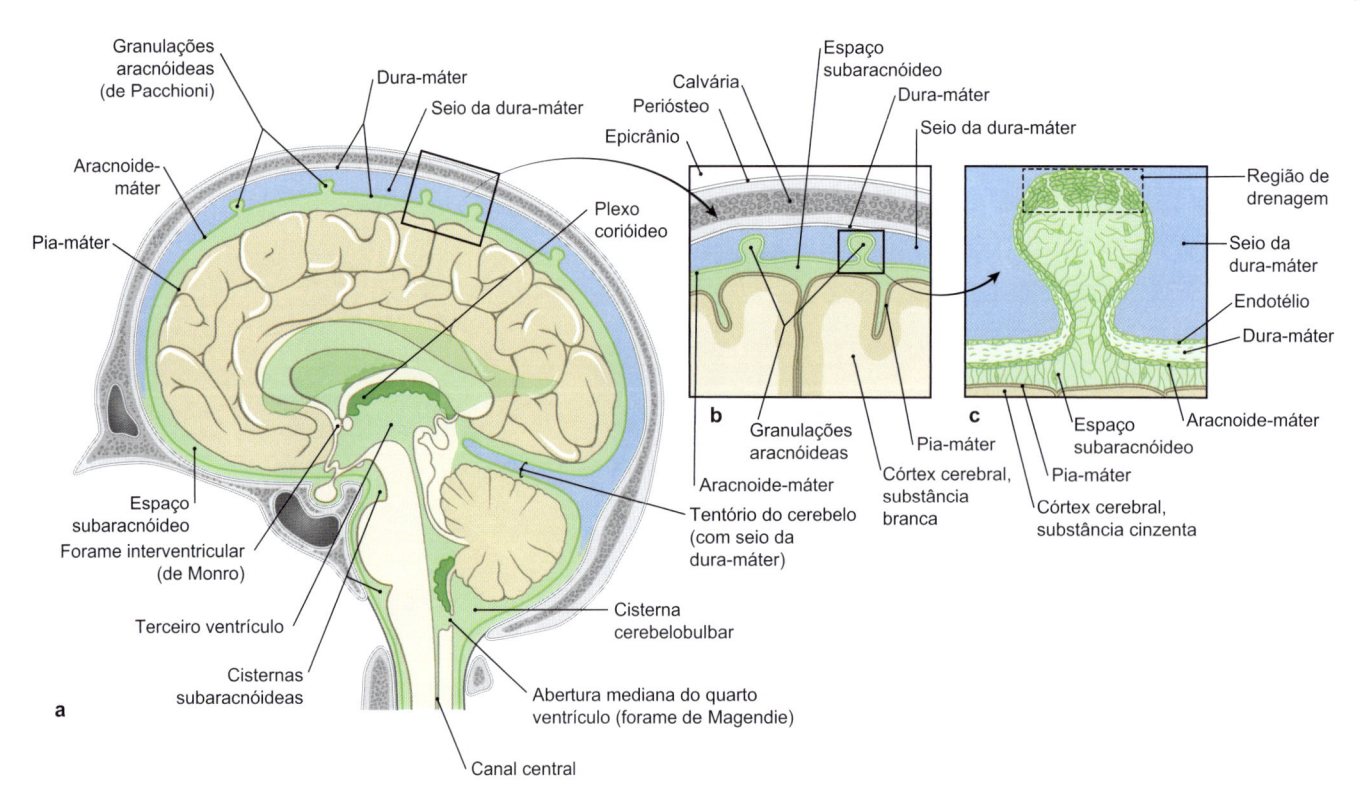

Figura 12.30a-c Posição das meninges no crânio; corte sagital, vista medial. a, b [S700-L126], c [S700-L126~F1082-001]

O encéfalo e a medula espinal são envolvidos pelas meninges, um sistema de envoltório de tecido conjuntivo. As meninges são compostas por uma parte espessa (**paquimeninge**) e outra delgada (**leptomeninge**); a leptomeninge se divide em dois outros componentes; externamente à leptomeninge, encontra-se a **dura-máter** ou paquimeninge, constituída por uma trama de tecido conjuntivo que, no crânio, se funde com o periósteo. A leptomeninge consiste em um sistema complexo de células meníngeas e fibras colagenosas finas. Como no interior da leptomeninge ocorreu a formação de uma fenda durante o período de desenvolvimento, diferenciamos um folheto externo (**aracnoide-máter**), situado diretamente junto à dura-máter, e um folheto interno (**pia-máter**), situado diretamente junto ao tecido encefálico, envolvendo todos os giros e sulcos. A fenda situada entre a aracnoide-máter e a pia-máter é o **espaço subaracnóideo** preenchido por líquido cerebrospinal. Com isso, o encéfalo e a medula espinal são completamente envolvidos pelo líquido cerebrospinal.

Granulações aracnóideas semelhantes a cogumelos ou vilosidades projetam-se do espaço subaracnóideo, particularmente ao longo do seio sagital superior, para o lúmen do seio e, às vezes, até o osso craniano. Ao contrário das suposições anteriores de que as granulações formassem a via de drenagem mais importante para o líquido cerebrospinal no sistema venoso, há muitas evidências bem fundamentadas de que a principal drenagem do líquido cerebrospinal seja perineural pelas partes extracranianas dos nervos cranianos e nervos espinais (próximo aos gânglios sensitivos dos nervos espinais) no sistema linfático ou, até mesmo, diretamente pelos vasos linfáticos meníngeos na dura-máter. Alguns autores, portanto, veem as granulações aracnóideas como válvulas de pressão intracraniana, que podem se abrir como uma espécie de "válvula de segurança" em caso de elevação da pressão intracraniana (c). No entanto, não há evidências maiores sobre isso.

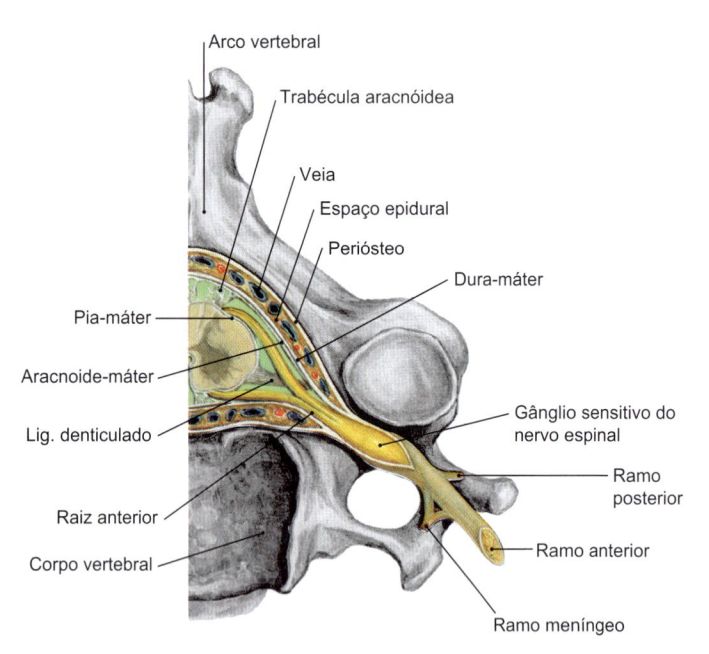

Figura 12.31 Relações posicionais das meninges dentro do canal vertebral; corte transversal na altura da vértebra C IV. [S700-L126]

Ao contrário do crânio, no qual a dura-máter está inserida no periósteo da cápsula craniana (→ Figura 12.30), a dura-máter espinal forma um saco tubular, que envolve a medula espinal e, com exceção de sua ancoragem na região do forame magno e do sacro, não está ancorada ao canal vertebral. O saco dural encontra-se circundado pelo espaço epidural preenchido por tecido adiposo e por um plexo venoso vertebral denso.

Correlações clínicas

No quadro de um traumatismo cranioencefálico (TCE), a dura-máter e a aracnoide-máter podem se romper, por exemplo, na região vizinha ao nariz ou à orelha, dando origem a uma **fístula liquórica**. Nesse caso, o líquido cerebrospinal pode escorrer do nariz (**rinoliquorreia**) ou da orelha (**otoliquorreia**). Para verificar se trata-se realmente de uma fístula liquórica, coleta-se um pouco da secreção e determina-se a presença de glicoproteína β_2-transferrina que, nessa forma, ocorre apenas no líquido cerebrospinal. A **anestesia peridural (APD)** é um padrão em anestesia. Neste caso, um anestésico local é administrado no espaço epi/peridural por meio de uma cânula (sem penetrar na dura-máter). O anestésico atua sobre as raízes espinais e os gânglios sensitivos espinais. A APD serve para eliminar a dor, por exemplo, em cirurgias nas quais não pode ser feita ou é desnecessária uma anestesia geral, por exemplo, em obstetrícia.

12 Meninges

Figura 12.32 Dura-máter encefálica (craniana) e septos; vista lateral. [S700]
No crânio, a dura-máter é constituída por duas lâminas justapostas: (1) a **lâmina externa** ou parte perióstea e (2) a **lâmina interna** ou parte meníngea, que entra em contato com a aracnoide-máter. Em várias regiões as duas lâminas são divididas em cavidades alongadas revestidas por endotélio (**seio da dura-máter**), para as quais é drenado o sangue venoso do encéfalo. Os seios formam um sistema vascular que circunda o encéfalo e direciona o sangue venoso para a V. jugular interna. Além disso, a parte meníngea forma septos de dura-máter, que separam as partes individuais do encéfalo e o estabiliza como um todo no crânio. Entre os septos da dura-máter se encontram: a **foice do cérebro**, o **tentório do cerebelo**, a **foice do cerebelo** e o **diafragma da sela**. Entre os ramos do tentório do cerebelo é formado um hiato para a passagem do tronco encefálico (**incisura do tentório**).

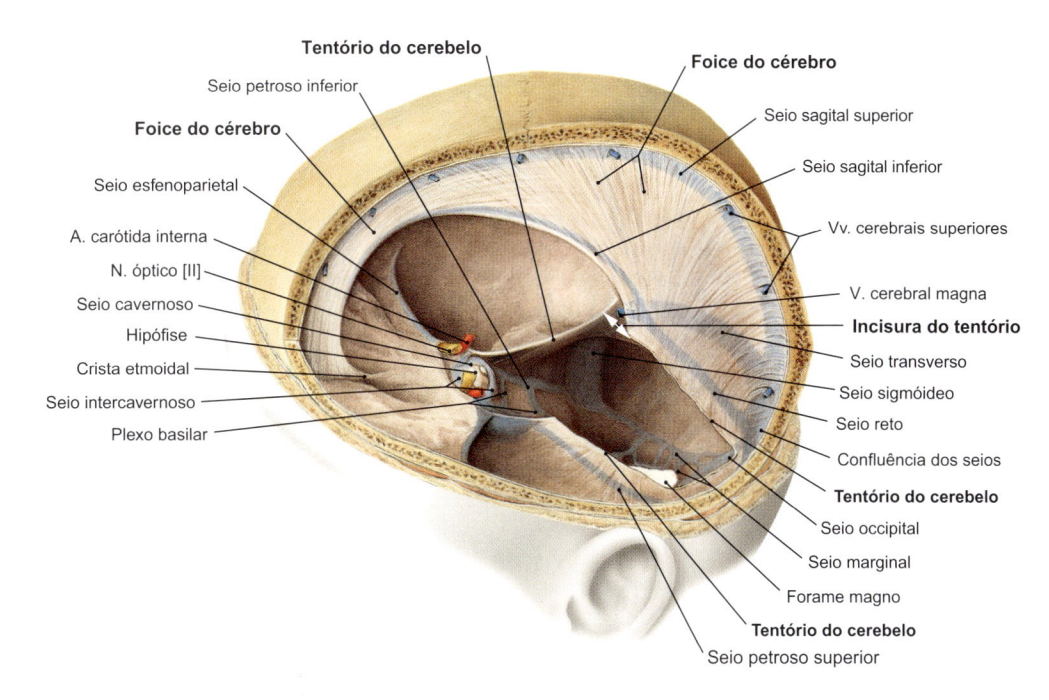

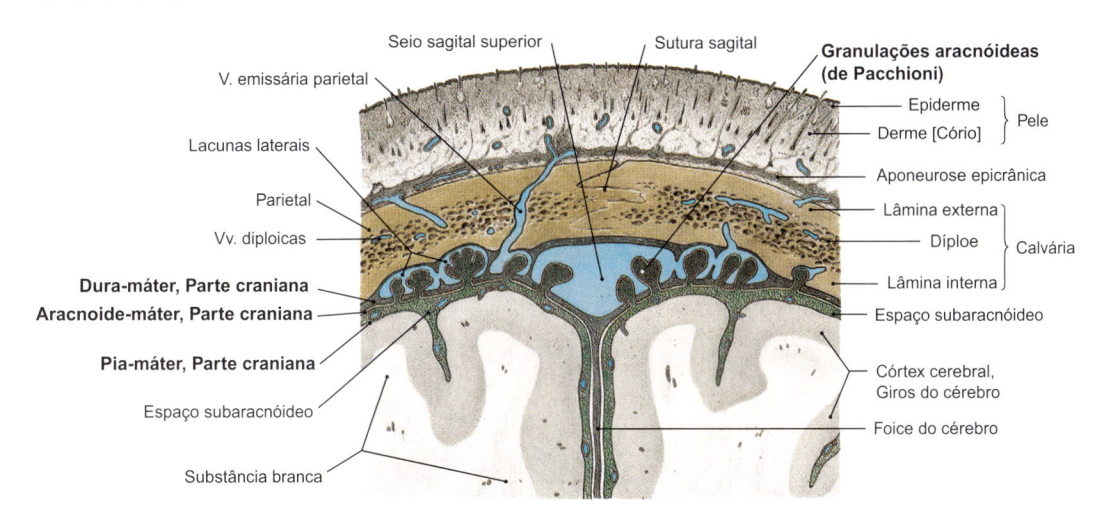

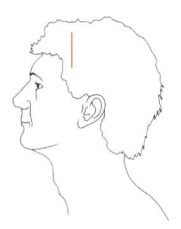

Figura 12.33 Calvária, meninges e seios da dura-máter; corte frontal. [S700]
No adulto, a reabsorção do líquido cerebrospinal ocorre, sobretudo, pelas **granulações aracnóideas** ou granulações de Pacchioni (evaginações da aracnoide-máter no seio sagital superior ou nas lacunas laterais), ao longo do seio sagital superior (→ Figura 12.30). Também ocorre nas bainhas linfáticas dos pequenos vasos sanguíneos da pia-máter e das bainhas perineurais dos nervos cranianos e espinais (não representados).

Figura 12.34 Meninges; visão oblíqua de cima. [S701-L285]
O encéfalo é cercado por um sistema de cobertura de tecido conjuntivo, que é dividido em uma parte espessa (**paquimeninge**) e uma parte delgada (**leptomeninge**). A paquimeninge está localizada mais externamente que a leptomeninge e consiste principalmente na **dura-máter**. Como uma pele externa, dura, resistente a rupturas e brilhante, está intimamente ligada ao periósteo do crânio. A situação é um pouco diferente ao redor da medula espinal (→ Figura 12.31, ver também → Figura 2.144). A leptomeninge conecta-se internamente à dura-máter e consiste na **aracnoide-máter** e na **pia-máter**, que está diretamente ligada ao tecido nervoso.
Entre a aracnoide-máter e a pia-máter, encontra-se o espaço subaracnóideo, preenchido por líquido cerebrospinal.

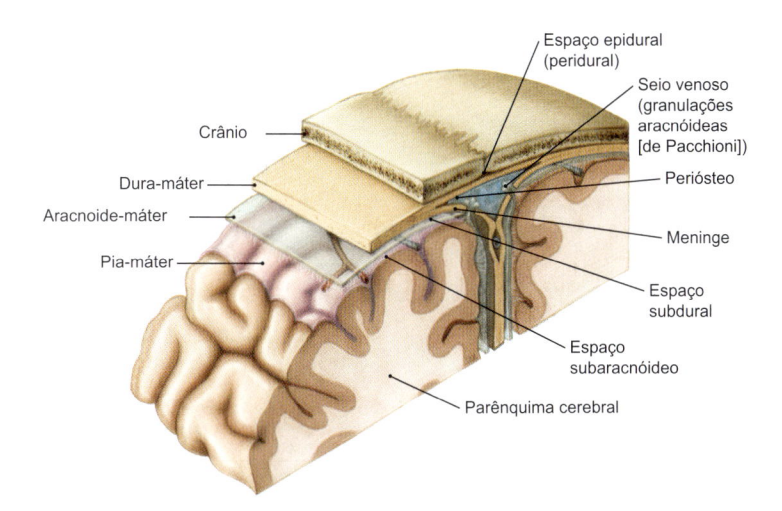

Encéfalo

Aracnoide-Máter

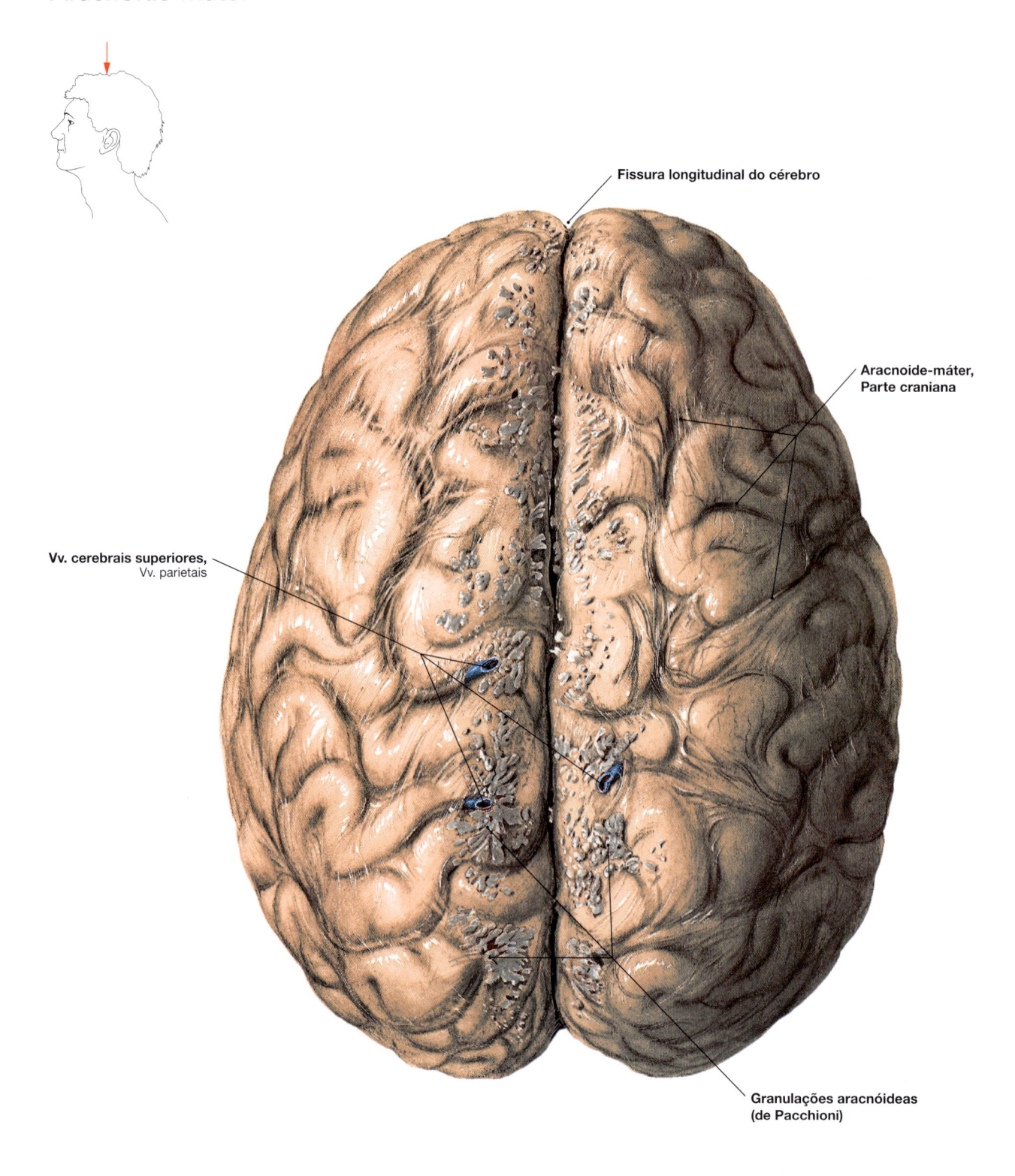

Figura 12.35 Encéfalo com aracnoide-máter; vista superior. [S700]
O encéfalo é recoberto pela aracnoide-máter. Na **fissura longitudinal do cérebro** encontra-se, normalmente, a foice do cérebro (uma prega da dura-máter craniana; → Figura 12.32), subdividindo os hemisférios cerebrais em metades esquerda e direita e estendendo-se para baixo até o corpo caloso (não representado). Lateralmente à fissura longitudinal do cérebro, observam-se numerosas granulações de Pacchioni (ou granulações aracnóideas), que se projetam acima do nível da aracnoide-máter. Elas absorvem o líquido cerebrospinal. Além disso, observam-se várias veias cerebrais (Vv. cerebrais superiores, Vv. parietais), que se originam de pequenas veias que atravessam a dura-máter em direção ao seio sagital superior.

Aracnoide-Máter, Cisternas

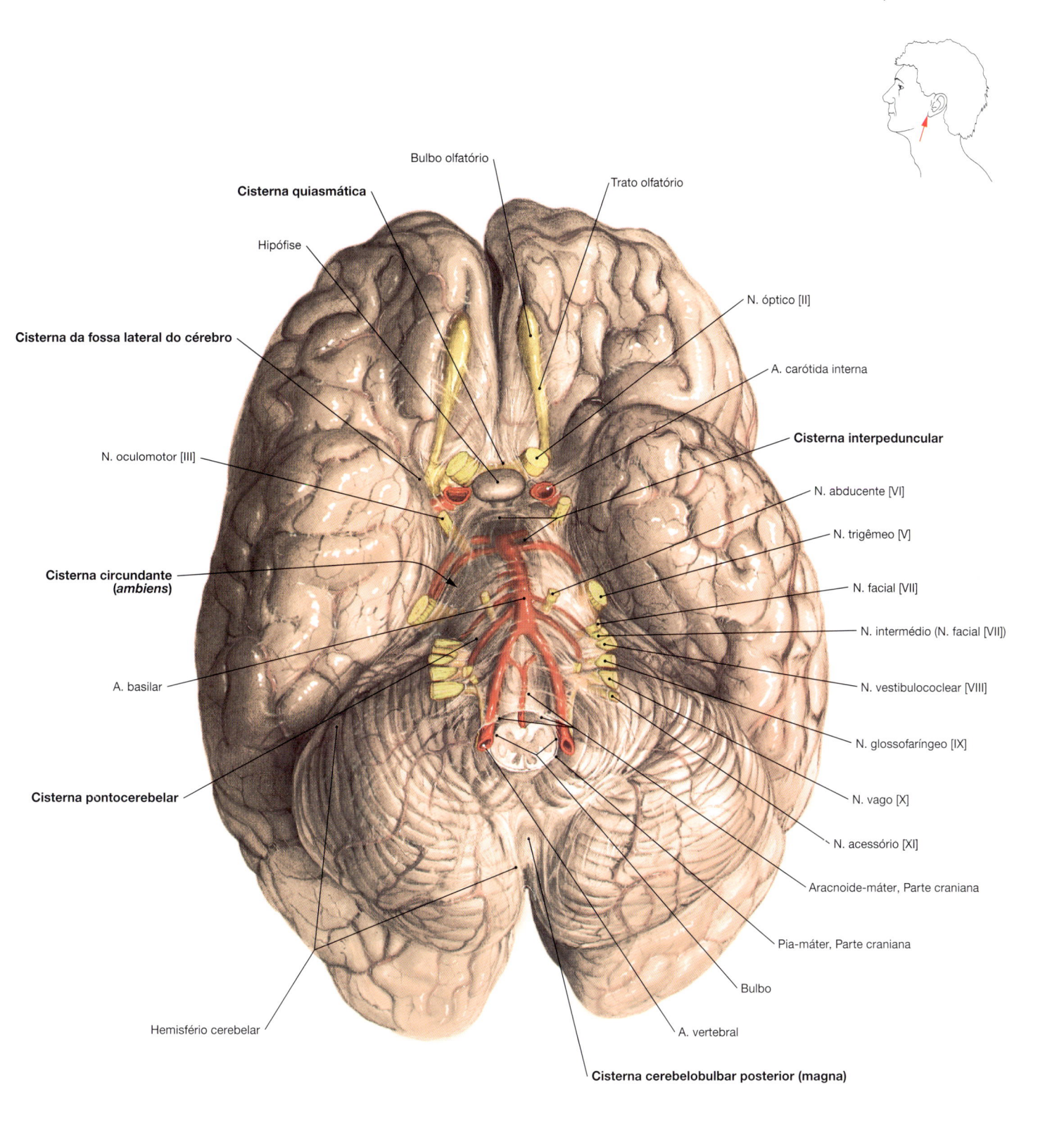

Figura 12.36 Encéfalo com aracnoide-máter; vista inferior. [S700]
O encéfalo é circundado pela aracnoide-máter. Os nervos e vasos correm no espaço subaracnóideo. Aqui são mostrados os lobos frontal, temporais e occipital, bem como o cerebelo. O círculo arterial do cérebro (círculo de Willis) (→ Figura 12.51) foi preservado, mas é mostrado apenas parcialmente. A aracnoide-máter não recobre o encéfalo regularmente com uma distância uniforme, de modo que as irregularidades na sua superfície ou na base resultam em dilatações no espaço subaracnóideo. O termo cisterna é usado para descrever os locais onde o espaço subaracnóideo é especialmente amplo. As principais cisternas são as seguintes:
- Cisterna cerebelobulbar posterior (cisterna magna)
- Cisterna quiasmática
- Cisterna interpeduncular
- Cisterna circundante (*ambiens*)
- Cisterna da fossa lateral do cérebro
- Cisterna pontocerebelar.

Encéfalo

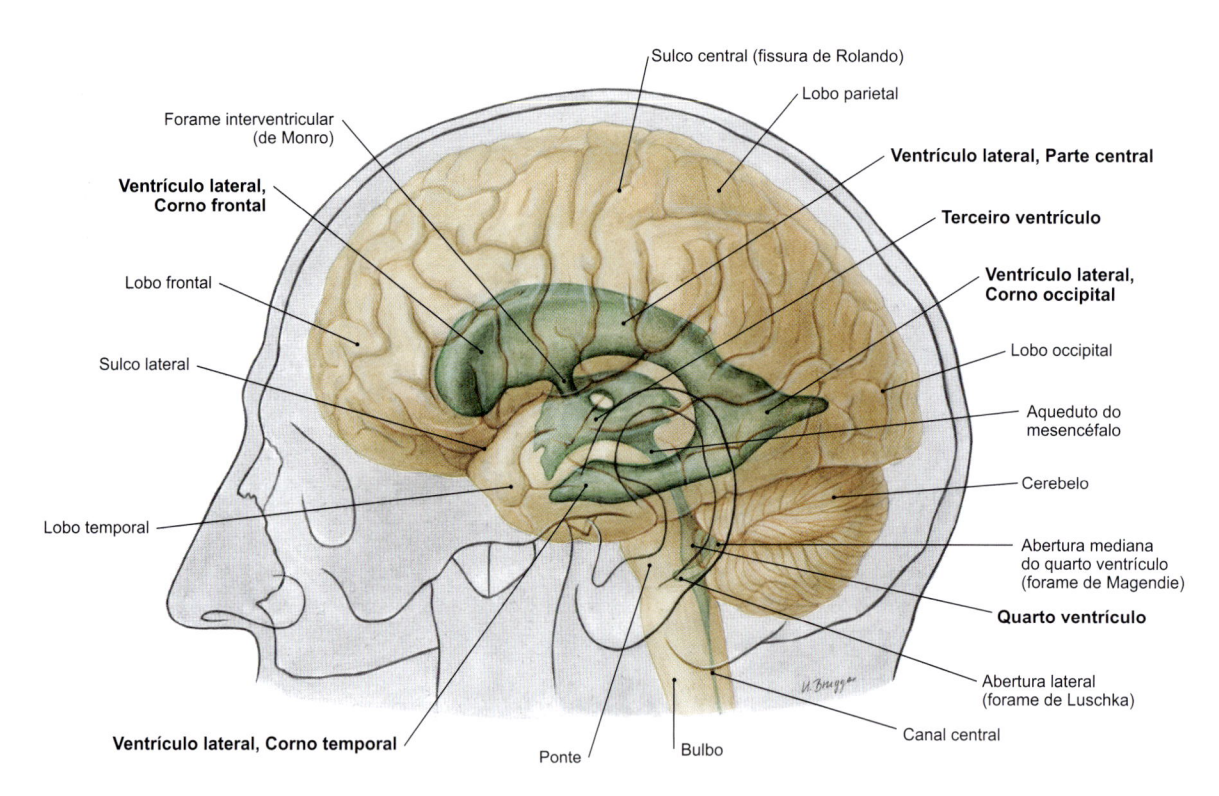

Ventrículos Encefálicos

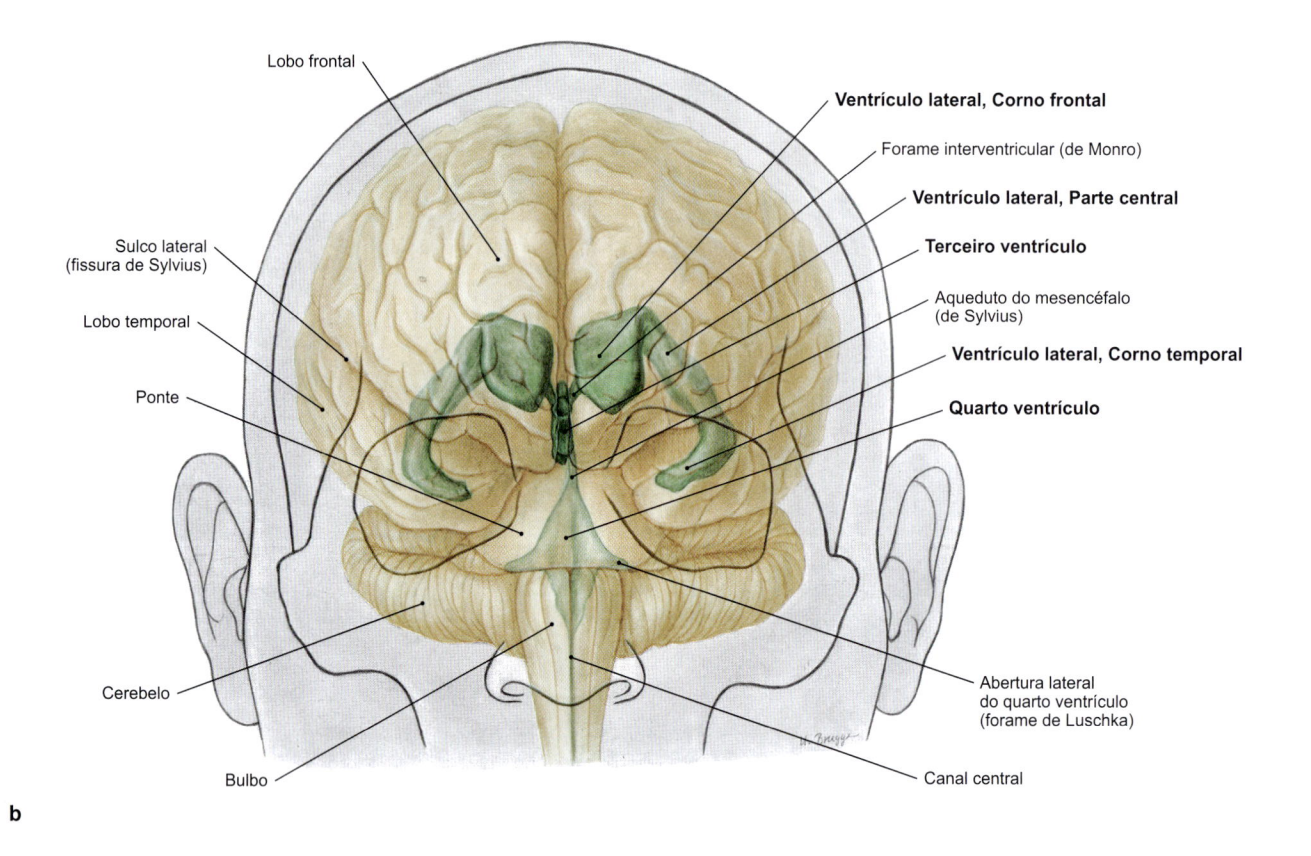

Figura 12.37a e b Ventrículos encefálicos. [S700]

a Vista da esquerda. O espaço liquórico interno consiste no sistema ventricular e no canal central da medula espinal. O sistema ventricular é composto de **dois ventrículos laterais** com seus cornos frontais, parte central, corno occipital e corno temporal, o **terceiro ventrículo**, o aqueduto do mesencéfalo e o **quarto ventrículo**.

b Vista frontal. A vista frontal mostra os dois ventrículos laterais, bem como o terceiro e quarto ventrículos situados medianamente na projeção encefálica.

12 Espaços Liquóricos Internos e Externos

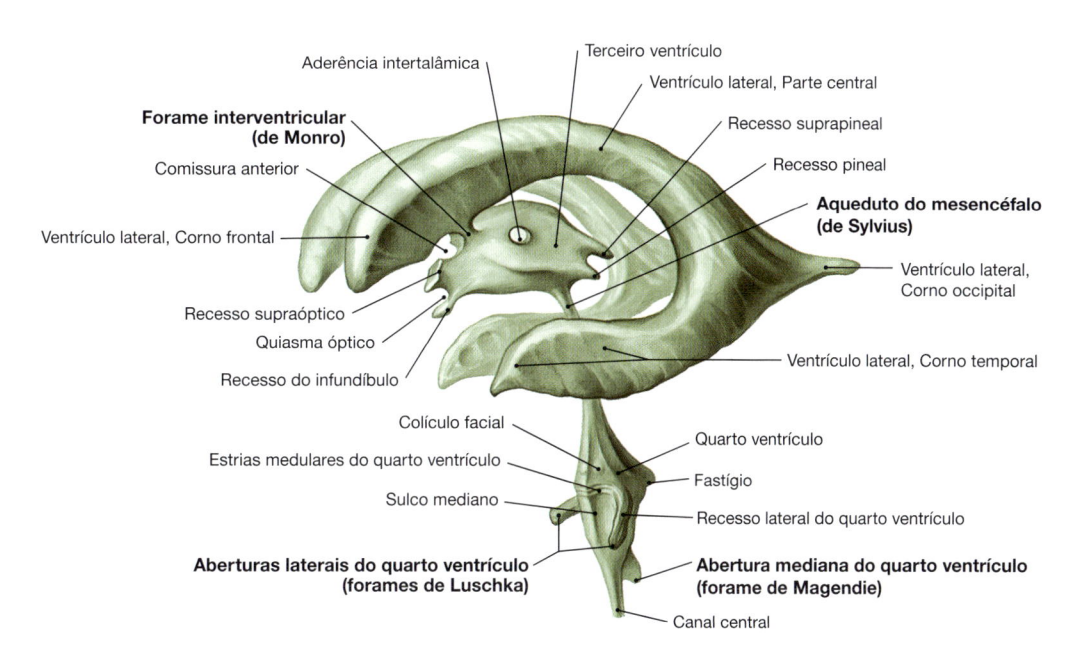

Figura 12.38 Ventrículos do encéfalo (espaços liquóricos internos); preparação por corrosão; vista oblíqua pelo lado esquerdo. [S700] Cada ventrículo lateral conecta-se com o terceiro ventrículo pelo **forame interventricular (de Monro)**. O terceiro ventrículo comunica-se com o quarto ventrículo através do **aqueduto do mesencéfalo** (de Sylvius). O quarto ventrículo tem três aberturas, que desembocam no espaço liquórico externo: a abertura mediana do 4º ventrículo (forame de Magendie) e as duas aberturas laterais do 4º ventrículo (forames de Luschka).

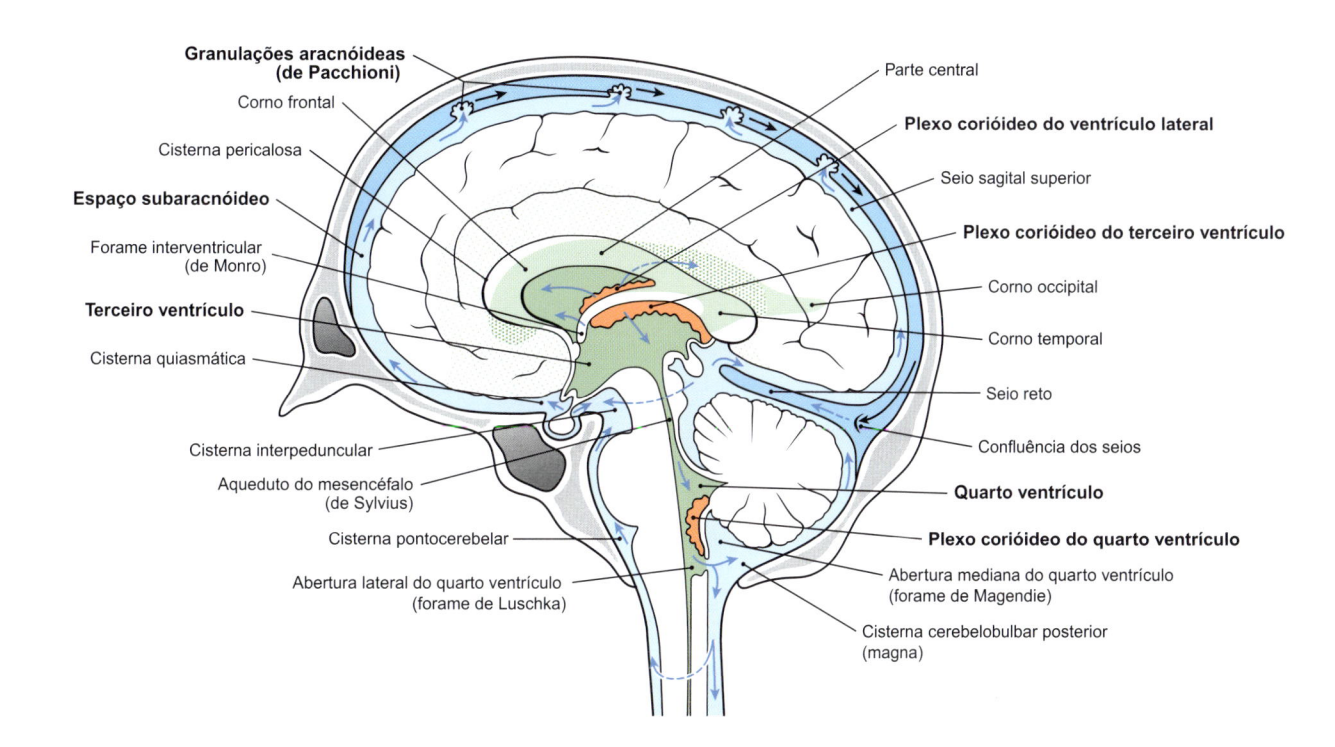

Figura 12.39 Ventrículos do encéfalo e espaço subaracnóideo; esquema da circulação (setas) do líquido cerebrospinal do espaço liquórico interno para o espaço liquórico externo (espaço subaracnóideo). [S700-L126]/[G1060-003]
O espaço liquórico externo encontra-se entre a aracnoide-máter e a pia-máter. Ele envolve tanto o encéfalo quanto a medula espinal. O líquido cerebrospinal é secretado, em sua maior parte, pelos plexos coriódeos nos ventrículos.

O volume circulante de líquido cerebroespinal (150 mℓ) é constantemente reciclado (produção diária de cerca de 500 mℓ).
Do **ponto de vista funcional**, o líquido cerebrospinal amortece impactos mecânicos, reduz o peso do SNC (o SNC flutua no líquido cerebrospinal, reduzindo assim 97% de seu peso – cerca de 1.400 g para 45 g) e atua no metabolismo do SNC, onde remove substâncias nocivas e transporta hormônios (p. ex., leptina).

313

Encéfalo

Suprimento Vascular da Dura-Máter

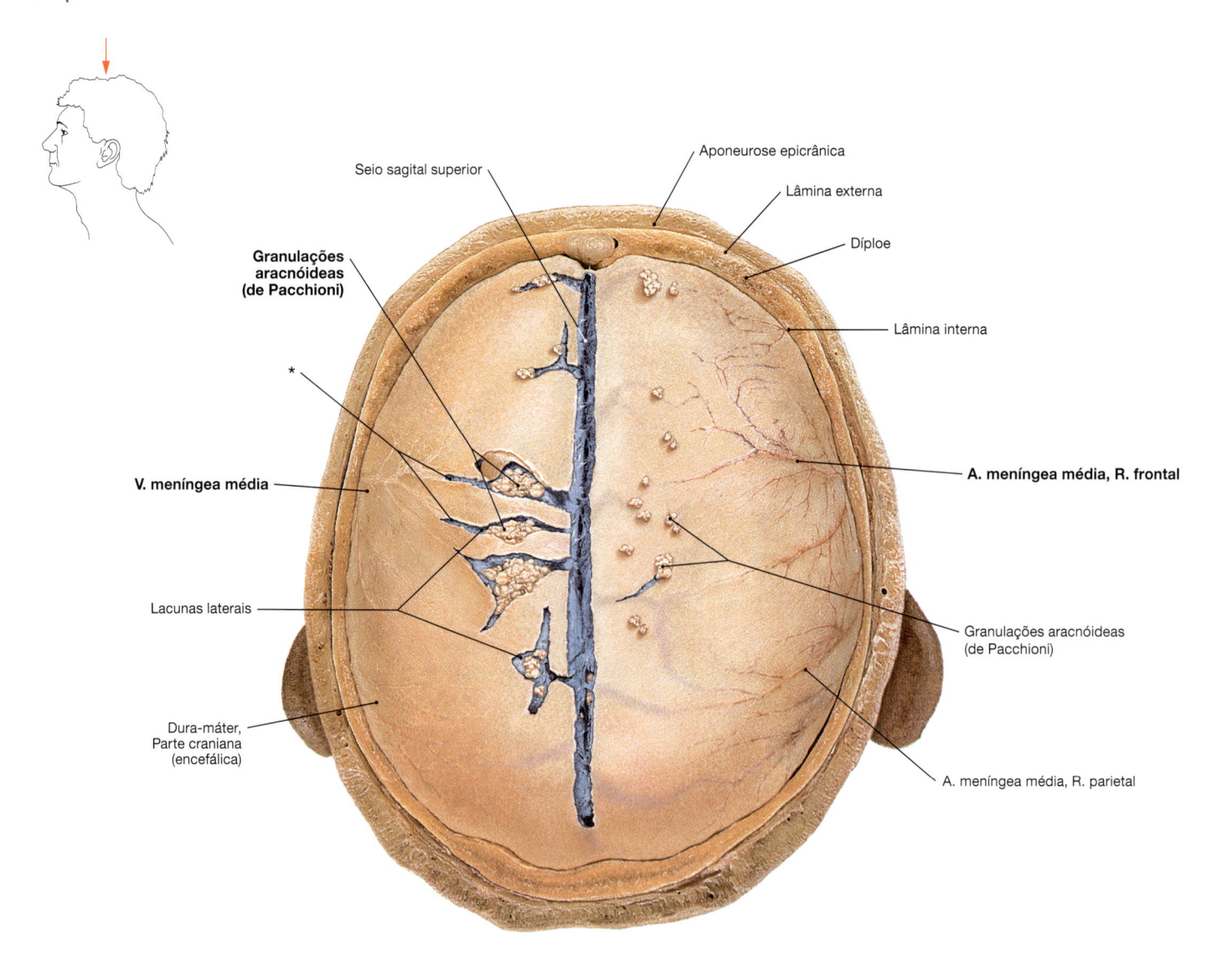

Figura 12.40 Dura-máter do crânio e seio sagital superior com algumas lacunas laterais; vista superior. [S700]
A calvária foi retirada, a dura-máter craniana está aberta no lado esquerdo ao longo das **lacunas laterais**, e observa-se a desembocadura das **Vv. meníngeas médias** nas lacunas. Nas lacunas encontram-se as granulações de Pacchioni (ou granulações aracnóideas). No lado direito observam-se granulações aracnóideas que se elevam acima do nível da dura-máter. Estas últimas se estendem para o interior da calvária, onde deixam impressões e se conectam com as Vv. diploicas.

* Desembocaduras das Vv. meníngeas médias nas lacunas laterais

---

Correlações clínicas

Meningiomas são tumores intracranianos de crescimento lento, geralmente benignos. Ocorrem principalmente na região das granulações aracnóideas (granulações de Pacchioni), ao longo da foice do cérebro, na região das asas do esfenoide e do sulco olfatório. De modo geral, originam-se nas células de revestimento da aracnoide-máter. Com frequência, persistem sem provocar alterações porque o tecido circundante consegue se adaptar à sua velocidade de crescimento. Portanto, os meningiomas podem atingir dimensões consideráveis antes de provocarem sinais/sintomas, tais como crises convulsivas abruptas ou cefaleia de intensidade crescente. Se a extração cirúrgica for possível, o prognóstico é muito bom.

Ao contrário do encéfalo e da medula espinal, as **meninges** são extremamente bem inervadas e, portanto, muito sensíveis aos estímulos álgicos. Isso é especialmente evidente na meningite, na qual o paciente sente cefaleia intensa acompanhada por rigidez de nuca e fotofobia (**meningismo**). Existem dois tipos de testes para verificar sinais de irritação meníngea:
(1) O **sinal de Brudzinski positivo** ocorre quando a tentativa de flexão passiva da nuca determina flexão involuntária das pernas e coxas.
(2) O **sinal de Kernig** é considerado positivo quando o paciente em decúbito dorsal e com o membro inferior esticado tenta fletir o joelho quando o membro é elevado (flexão do quadril), por causa da irritação meníngea.

Ventrículos Encefálicos

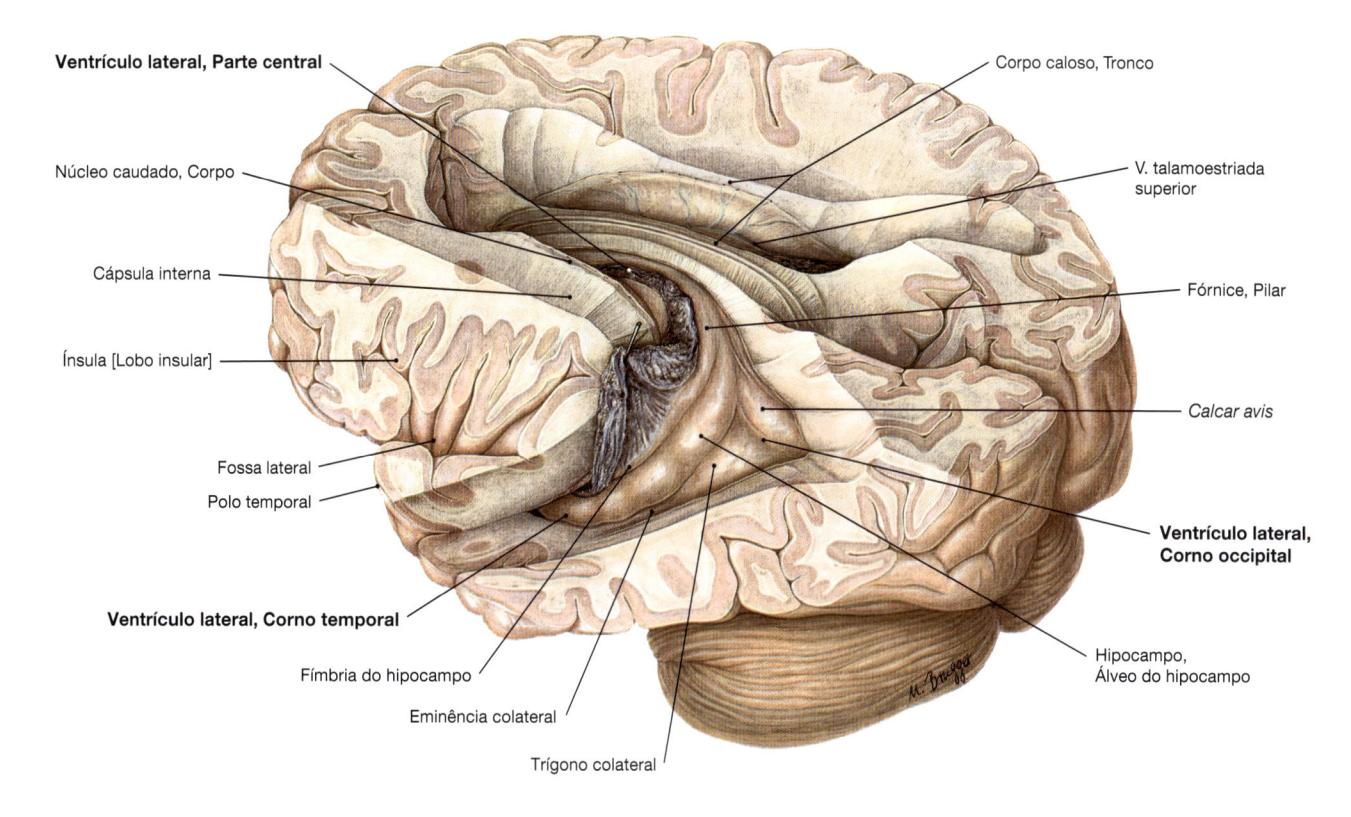

Figura 12.41 Ventrículos laterais; vista posterossuperior pelo lado esquerdo, após a retirada das partes superiores dos hemisférios cerebrais. [S700]
Os dois ventrículos laterais são observados. No ventrículo lateral esquerdo observa-se o trajeto do **plexo corióideo**, que está levantado, por um estilete, na transição da parte central para a parte temporal do ventrículo lateral. O plexo corióideo atua na **produção do líquido cerebrospinal**.
As paredes dos ventrículos e as estruturas circunjacentes são descritas na → Tabela a seguir.

Topografia dos ventrículos laterais			
Ventrículo, parte	**Parede**	**Estruturas adjacentes**	**Plexo corióideo**
Ventrículos laterais, corno frontal	Teto	Corpo caloso (tronco)	Não
	Parede anterior	Corpo caloso (joelho)	
	Parede medial	Septo pelúcido	
	Parede lateral	Cabeça dos núcleos caudados	
Ventrículos laterais, parte central	Teto	Corpo caloso	Sim
	Assoalho	Tálamo	
	Parede medial	Septo pelúcido, fórnice	
	Parede lateral	Corpo dos núcleos caudados	
Ventrículos laterais, corno occipital	Teto	Substância branca do lobo occipital	Não
	Assoalho	Substância branca do lobo occipital	
	Parede medial	*Calcar avis*	
	Parede lateral	Radiação óptica	
Ventrículos laterais, corno temporal	Teto	Cauda dos núcleos caudados	Sim
	Assoalho	Hipocampo	
	Parede medial	Fímbria do hipocampo	
	Parede lateral	Cauda dos núcleos caudados	
	Parede anterior	Amígdala	
Terceiro ventrículo	Teto	Tela corióidea do terceiro ventrículo	Sim
	Assoalho	Hipotálamo	
	Parede anterior	Lâmina terminal do terceiro ventrículo	
	Parede lateral	Tálamo, epitálamo	
Quarto ventrículo	Teto	Véu medular superior e véu medular inferior do cerebelo	Sim
	Assoalho	Fossa romboide	
	Parede lateral	Pedúnculos cerebelares	

Encéfalo

Ventrículos Encefálicos

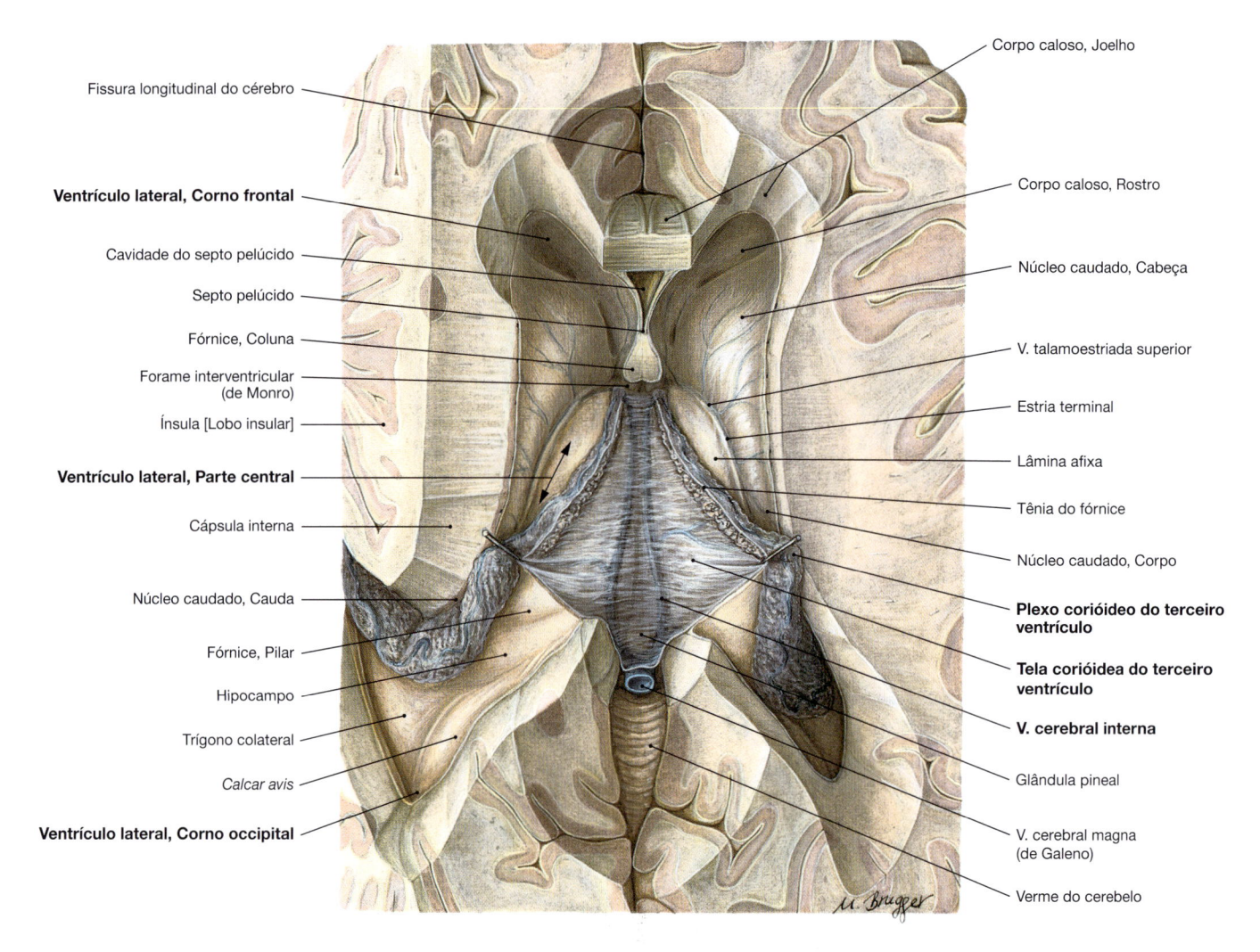

Figura 12.42 Ventrículos laterais; vista superior, após a retirada de parte do tronco do corpo caloso e do pilar do fórnice. [S700]
Na figura observa-se a **tela corióidea**, que se estende sobre o terceiro ventrículo. As Vv. cerebrais internas estão visualizadas por transparência e drenam para a V. cerebral magna. Dos ventrículos laterais, são visualizados o corno frontal, a parte central e o corno occipital. Lateralmente, o **plexo corióideo** continua no interior do corno temporal, sobre o hipocampo.

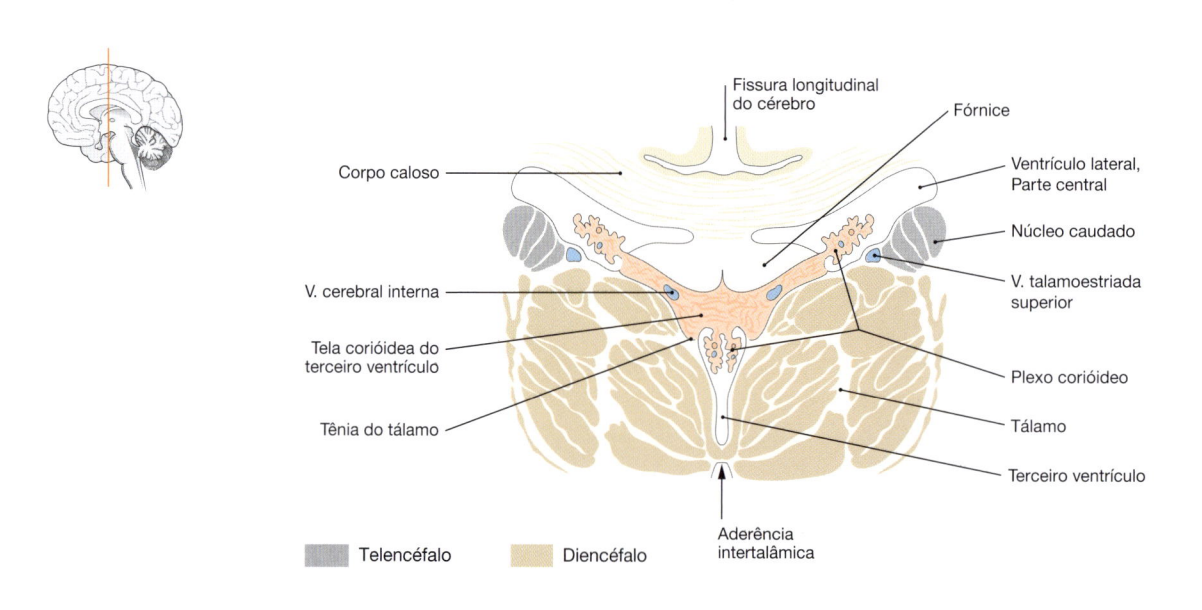

Figura 12.43 Plexo corióideo nos ventrículos laterais e no terceiro ventrículo; corte frontal esquemático. [S702-L126]/[B500-M282-L132]
O **plexo corióideo** produz líquido cerebrospinal, sendo encontrado nos ventrículos laterais (à esquerda, primeiro ventrículo lateral e, à direita, segundo ventrículo lateral), nos terceiro e quarto ventrículos (este último não representado). Nos plexos corióideos, o sangue dos capilares e o espaço liquórico estão separados pela **barreira hematoliquórica**.

Ventrículos Encefálicos

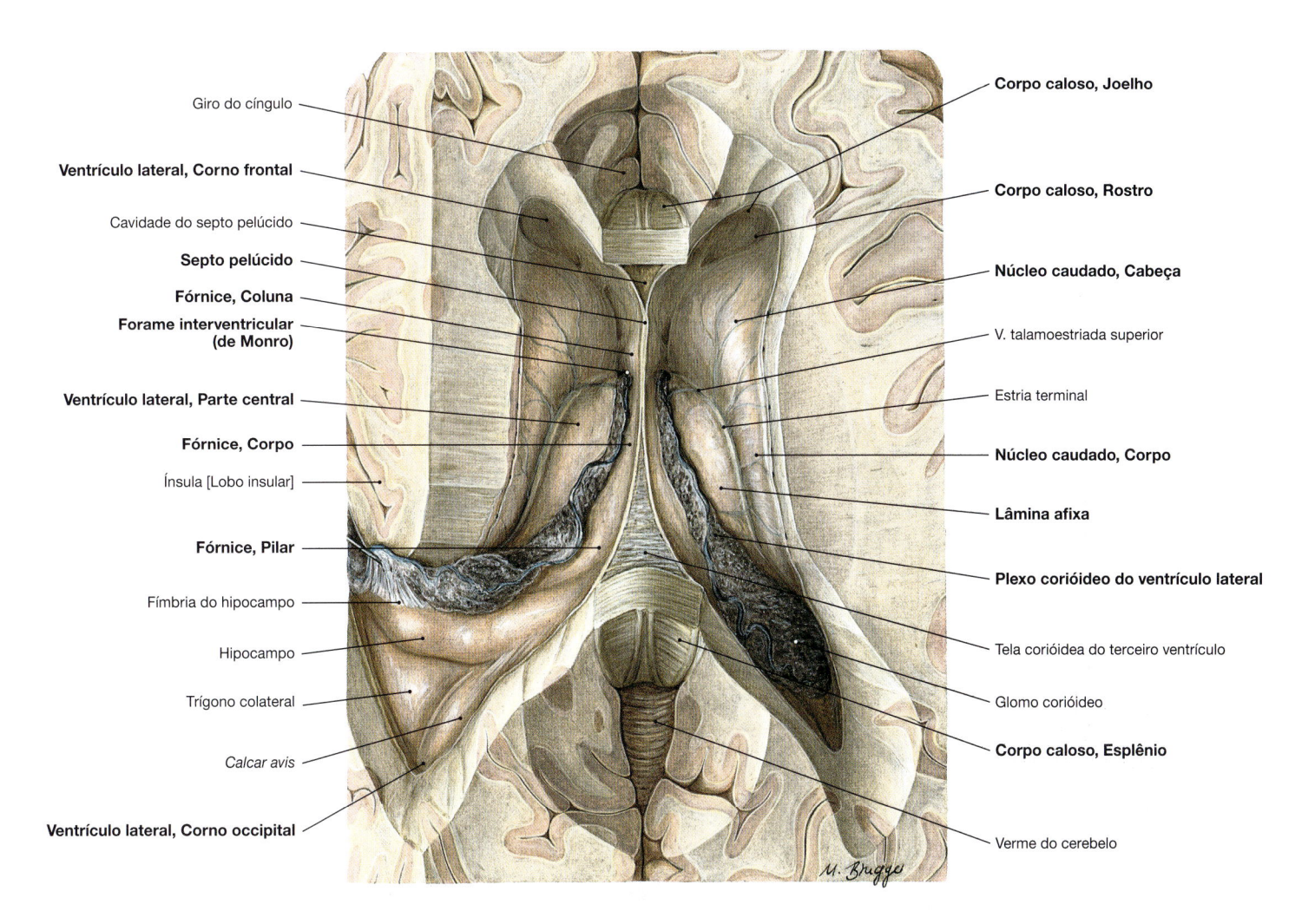

Figura 12.44 Ventrículos laterais; vista superior, após a retirada da parte superior dos hemisférios cerebrais e de parte do tronco do corpo caloso. [S700]

A vista mostra o corno frontal, a parte central e o corno occipital, além da transição para o corno temporal de ambos os ventrículos laterais. Os limites do **corno frontal** são o joelho do corpo caloso (parede anterior), o tronco do corpo caloso (teto, não visualizado, uma vez que o corpo caloso foi seccionado no joelho e no esplênio), o septo pelúcido (parede medial), a cabeça do núcleo caudado (parede lateral) e o rostro do corpo caloso (assoalho). No corno frontal observam-se, ainda, os **forames interventriculares (de Monro)**. O teto da **parte central** é formado do mesmo modo que o teto da parte frontal, pelo tronco do corpo caloso (retirado). A parede medial é formada pelo pilar do fórnice e pelo septo pelúcido, a parede lateral é formada pelo corpo do núcleo caudado, e o assoalho é formado pela lâmina afixa do plexo corióideo e pelo pilar do fórnice.

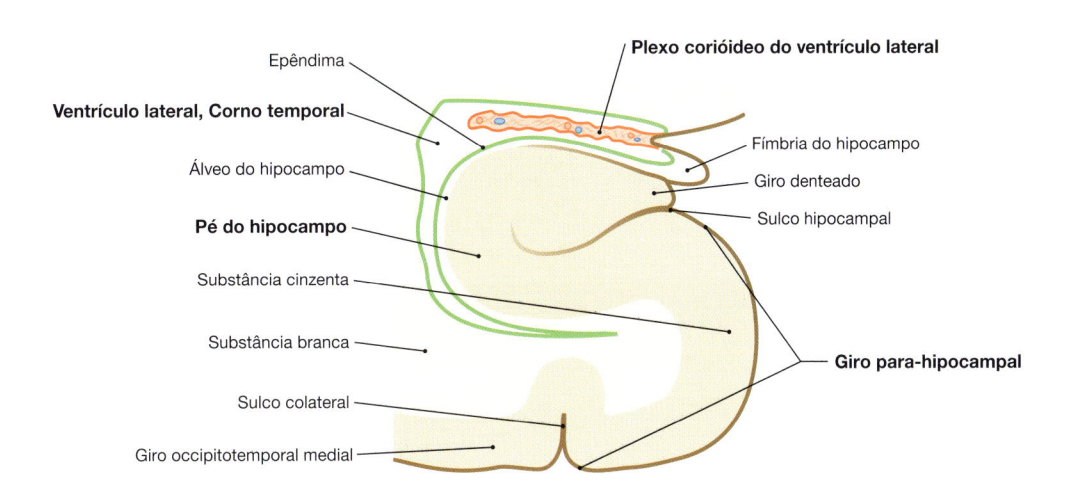

Figura 12.45 Corno temporal do ventrículo lateral; corte frontal esquemático. [S700-L126]

O esquema mostra como o ventrículo lateral está organizado ao redor da formação hipocampal. O plexo corióideo projeta-se para dentro do ventrículo lateral. As paredes do ventrículo estão representadas como linhas verde-claras, enquanto o líquido cerebrospinal e o espaço interno do ventrículo aparecem em branco.

Encéfalo

Ventrículos Encefálicos

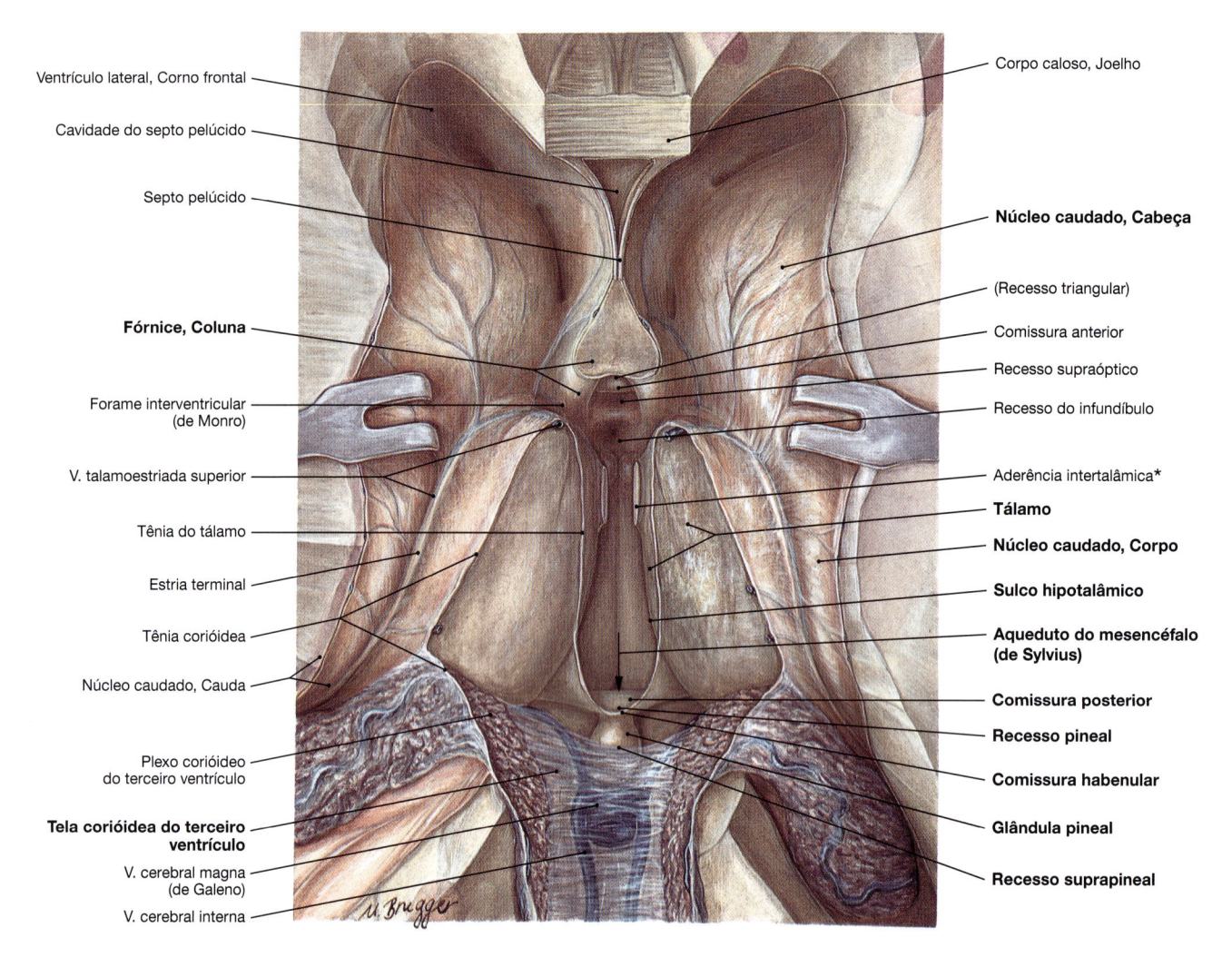

Figura 12.46 Ventrículos laterais e terceiro ventrículo; vista superior, após a retirada de parte dos hemisférios cerebrais, de parte do tronco do corpo caloso, do fórnice e do plexo corióideo, e após o rebatimento da tela corióidea do terceiro ventrículo para trás. [S700]

Os **limites do terceiro ventrículo** são arrolados na → Tabela da → Figura 12.41.

* A aderência intertalâmica foi seccionada no plano mediano

Irrigação arterial do plexo corióideo (→ Figura 12.61)	
Ventrículo	**Artéria**
Ventrículos laterais	A. corióidea anterior (ramo da A. carótida interna) A. corióidea posterior lateral (ramo da A. cerebral posterior)
Terceiro ventrículo	A. corióidea posterior medial (ramo da A. cerebral posterior)
Quarto ventrículo	A. cerebelar inferior posterior (ramo da A. vertebral) A. cerebelar inferior anterior (ramo da A. basilar)

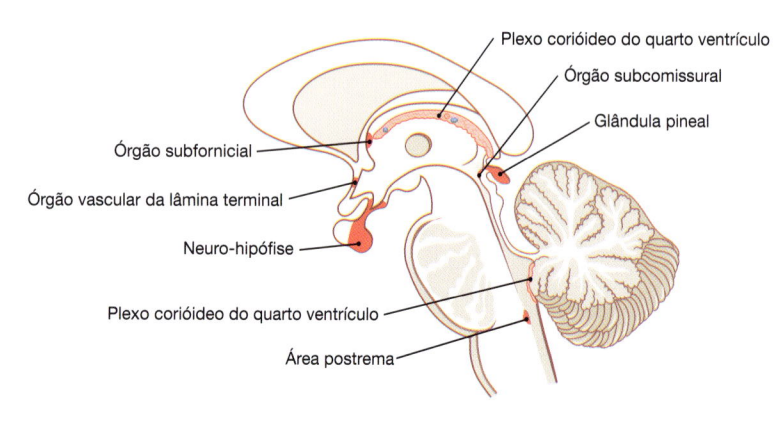

Figura 12.47 Órgãos circunventriculares; corte mediano. [S700-L126]/[B500~T1189-L316]

Os órgãos circunventriculares são caracterizados por intensa vascularização, epêndima modificado (tanicitos com zônulas de oclusão) e pela barreira hematoliquórica no lugar da barreira hematencefálica.

Os órgãos circunventriculares são divididos em sensitivos e secretores. Os órgãos secretores são a neuro-hipófise, a eminência mediana do túber cinéreo e a glândula pineal. Os órgãos circunventriculares sensitivos são, no sentido estrito, o órgão vascular da lâmina terminal e o órgão subfornicial (ambos: regulação da volemia e da pressão arterial, liberação de hormônios como angiotensina e somatostatina, deflagração de febre), o órgão subcomissural (apenas nas fases fetal e neonatal; deflagração de secreção glicoproteica) e a área postrema (zona-gatilho do vômito).

Correlações Clínicas

Correlações clínicas

Graças à formação de uma barreira hematoliquórica, em vez de uma barreira hematencefálica, os órgãos circunventriculares podem ser usados como vias de acesso farmacológico. Por exemplo, o **ácido acetilsalicílico** (AAS) é um inibidor da ciclo-oxigenase (COX) que reduz a formação de prostaglandinas. No caso de febre, a sensibilidade dos neurônios termossensíveis do órgão vascular da lâmina terminal é diminuída. De modo geral, esses neurônios desencadeiam mecanismos de resfriamento, que diminuem ou não funcionam no caso de febre. O AAS reduz a formação de prostaglandinas e, assim, aumenta a sensibilidade dos neurônios. O ponto de ajuste (*set point*) induzido pela febre é ajustado novamente para a temperatura normal, havendo defervescência. O vômito (êmese) de origem central que ocorre, por exemplo, após a administração de opioides pode ser tratado por agentes **neurolépticos**, que se ligam a receptores da área postrema e, assim, exercem efeito antiemético.

Correlações clínicas

Bloqueios da drenagem do líquido cerebrospinal (→ Figura a, TC) podem se originar devido a tumores, malformações, sangramentos ou outras causas, ocasionando dores de cabeça, náuseas e edema da papila do nervo óptico (→ Figura c, fundo do olho) em função de aumento da pressão intracraniana. Com o bloqueio do espaço liquórico interno, desenvolve-se **hidrocefalia interna**, enquanto um distúrbio de drenagem na região do espaço subaracnóideo resulta em **hidrocefalia externa**. Considera-se **hidrocefalia ex-vácuo** quando ocorre aumento de tamanho dos ventrículos como consequência de perda de substância encefálica, p. ex., na doença de Alzheimer.

Os órgãos circunventriculares (→ Figura 12.47), devido à **ausência da barreira hematencefálica**, são capazes de monitorar o plasma sanguíneo e, em função disso, não apresentam apenas interesse farmacológico. A área postrema apresenta muitos receptores para dopamina e para serotonina. Por meio de antagonistas da dopamina e da serotonina, podem ser obtidos efeitos antieméticos. A possibilidade de estímulo dos quimiorreceptores na região da área postrema representa ainda um mecanismo de proteção para todo o corpo quando, p. ex., vômitos são deflagrados por ação central, após a ingestão de alimento estragado e, assim, grande parte da substância potencialmente nociva é removida do corpo.

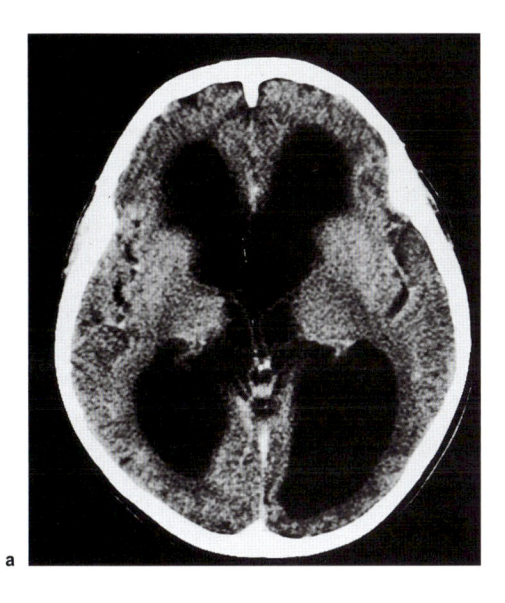

Tomografia computadorizada (TC) da cabeça de um paciente com distúrbios do fluxo liquórico (→ Figura a) devido ao estreitamento do aqueduto do mesencéfalo (de Sylvius). Os ventrículos cerebrais estão muito expandidos à custa do parênquima cerebral (hidrocefalia). O paciente apresentava perda intelectual substancial e distúrbios significativos da marcha. Uma TC de uma pessoa saudável é mostrada para comparação (→ Figura b). [R317]

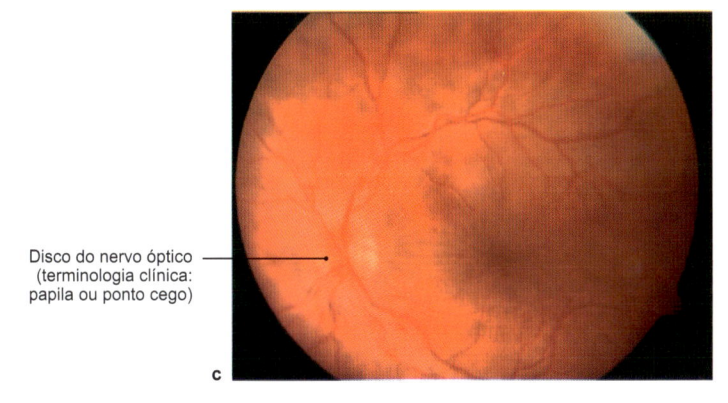

Fundo do olho; lado esquerdo; vista frontal; imagem oftalmoscópica da área central com congestão do disco óptico consequente à elevação da pressão intracraniana. Uma papila do nervo óptico congestionada é visível na parte posterior do olho com neurocitoma intraventricular de grau II da OMS. Como o nervo óptico [II] é cercado por meninges e líquido cerebrospinal, o disco do nervo óptico se projeta para dentro do bulbo do olho. [S700]

Meninges e Suprimento Sanguíneo

Artérias da Cabeça

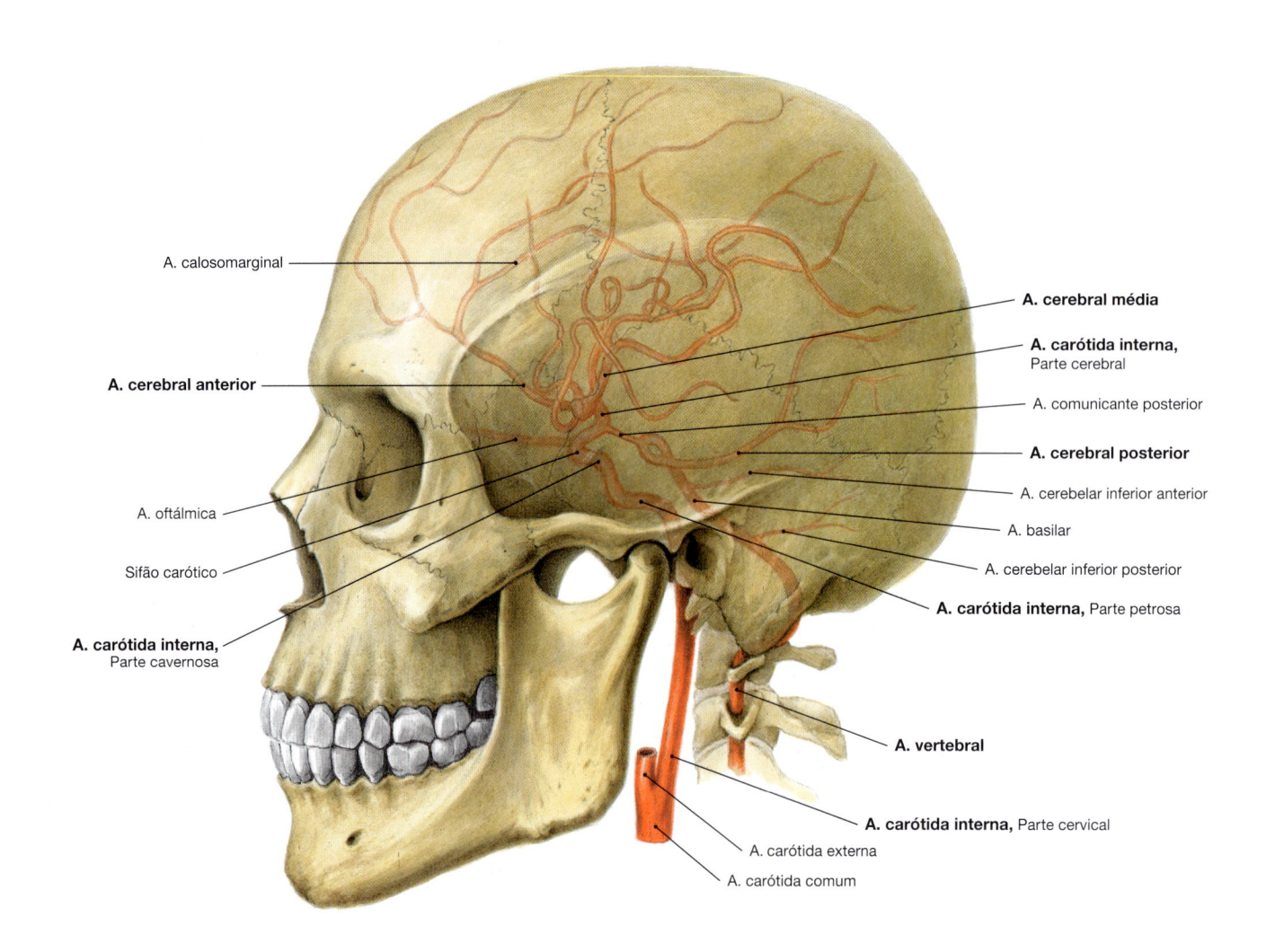

Figura 12.48 Artérias internas da cabeça. [S700]
O suprimento sanguíneo do encéfalo provém de quatro grandes artérias: as duas Aa. carótidas internas e as duas Aa. vertebrais. Os quatro vasos sanguíneos formam o **círculo arterial do cérebro** (ou **círculo de Willis**, → Figura 12.56), localizado na base do encéfalo, constituindo uma anastomose entre as Aa. carótidas internas e as Aa. vertebrais, de onde saem os pares de Aa. cerebrais anteriores, médias e posteriores.
Os vasos anastomosados do círculo arterial do cérebro (círculo de Willis) são, frequentemente, tão delgados que pode não ocorrer perfusão sanguínea considerável neles. Habitualmente, em condições normais de pressão intracraniana, cada hemisfério cerebral é suprido pela **A. carótida interna** ipsilateral e pela **A. cerebral posterior** ipsilateral. Em cerca de 10% dos casos, ambas as Aa. cerebrais anteriores se originam da A. carótida interna de um dos lados. Também em cerca de 10% dos casos, a A. cerebral posterior se origina da A. comunicante posterior, ramo da A. carótida interna. A A. carótida interna e a A. carótida externa emergem da A. carótida comum. O glomo carótico está localizado na junção das Aa. carótidas interna e externa.

Correlações clínicas

A irrigação cerebral tem grande relevância clínica. O período de tempo decorrido até que o tecido encefálico seja irreversivelmente danificado **(tolerância à isquemia)** é de 7 a 10 min, no máximo. Isso deve ser levado em conta no contexto da reanimação de pacientes com parada cardíaca. A importância da irrigação sanguínea encefálica se torna evidente na elevação súbita do corpo, quando não flui sangue suficiente para o encéfalo e temos uma sensação de *black out* ou desmaio. Algo semelhante ocorre na síncope. O encéfalo não é suprido suficientemente com sangue, deixa de funcionar, e o paciente cai no chão. Com a posição deitada, a irrigação sanguínea encefálica melhora e as funções neurais retornam. A bifurcação da carótida é um local com frequentes **alterações vasculares** (arteriosclerose extracraniana: placas, estenoses, obliteração). Na bifurcação da carótida situa-se o glomo carótico (não representado na → Figura 12.48, → Figura 12.158) que, como paragânglio, contém quimiorreceptores que reagem ao teor de oxigênio e dióxido de carbono do sangue.

A **síndrome do seio carótico** descreve a hipersensibilidade dos barorreceptores do seio carótico, na qual muitas vezes simples movimentos de rotação da cabeça desencadeiam um reflexo que reduz acentuadamente a frequência cardíaca (reflexo vasovagal). Com isso, podem ocorrer colapso circulatório e parada cardíaca.

Artérias Internas da Cabeça

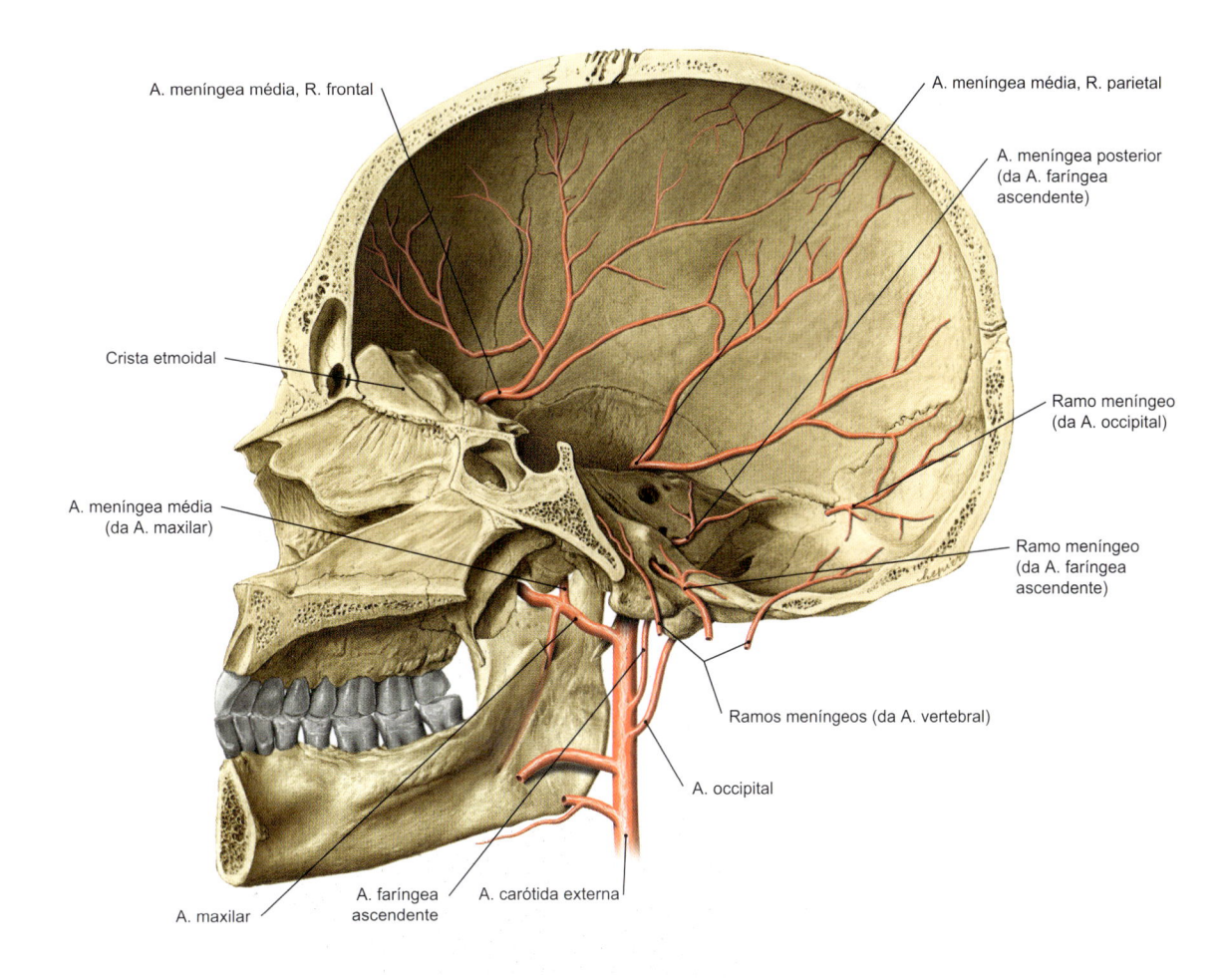

Figura 12.49 Artérias internas da cabeça; crânio em corte sagital, vista medial. [S700-L127]

As meninges são irrigadas principalmente por ramos da artéria carótida externa.

Meninges e Suprimento Sanguíneo

Artérias Internas da Cabeça

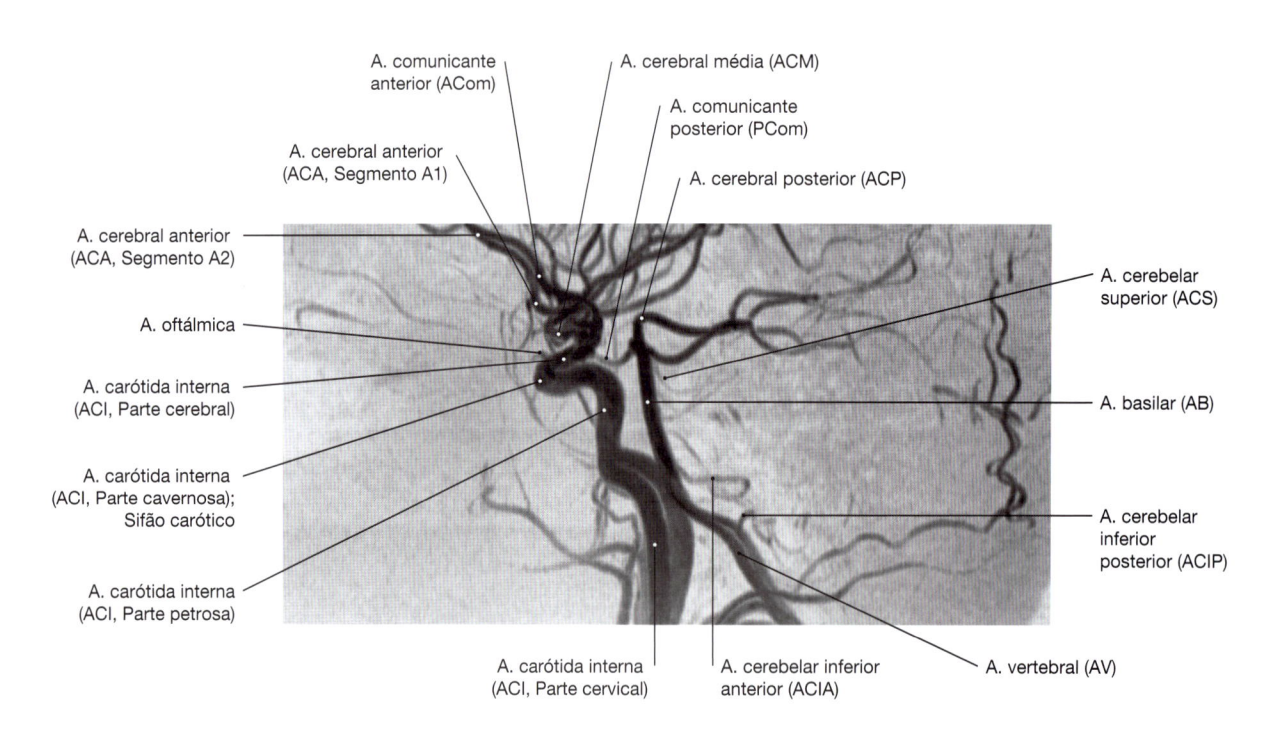

Figura 12.50 Angiorressonância magnética das artérias que irrigam o encéfalo; vista lateral. [L702-T786]

A figura mostra o sifão carótico (→ Figura 12.52).

Denominação clínica (radiológica) das partes vasculares dos grandes vasos cerebrais)		
Artéria	**Segmento**	**Topografia/estruturas anatômicas**
A. carótida interna, ACI	C1 – "cervical"	Parte cervical
	C2 – "petrosa"	Parte petrosa até o fim do canal carótico
	C3 – "lácero"	Até um ligamento entre a língula esfenoidal e o ápice da parte petrosa do temporal ("lig. petrolingual")
	C4 – "cavernoso"	No seio cavernoso até a saída da dura-máter abaixo do Proc. clinoide
	C5 – "clinoide"	Entre o Proc. clinoide anterior e a asa do esfenoide
	C6 – "oftálmico"	Até a saída da A. comunicante posterior; saída da A. oftálmica
	C7 – "comunicante"	Até a bifurcação da ACI em Aa. cerebrais anterior e média
A. cerebral anterior, ACA	A1	Parte pré-comunicante; desde seu início até a saída da A. comunicante anterior
	A2	Parte pós-comunicante; desde a saída da A. comunicante anterior até a saída da A. calosomarginal; também denominada: parte infracalosa
	A3	Parte pós-comunicante; distal da saída da A. calosomarginal (A. pericalosa); alguns autores ainda diferenciam outros segmentos (A4 e A5)
A. cerebral média, ACM	M1	Parte esfenoidal; desde sua saída até a ramificação em dois ou três ramos principais
	M2	Parte insular; na fossa lateral sobre a ínsula
	M3	Parte opercular; avança na fossa lateral em sentido lateral até a face cortical
	M4	Parte terminal; após a saída dos vasos do sulco lateral
A. cerebral posterior, ACP	P1	Parte pré-comunicante; de sua saída até a A. comunicante posterior; atravessa a cisterna interpeduncular
	P2	Parte *ambiens*; da A. comunicante posterior até a saída dos Rr. temporais anteriores (na altura da cisterna circundante)
	P3	Parte quadrigeminal; dos Rr. temporais anteriores até a divisão em Aa. occipitais mediais e laterais (na altura da cisterna colicular)
	P4	Parte calcarina; ramos finais: A. occipital medial e A. occipital lateral
A. vertebral, AV	V1	Parte pré-vertebral
	V2	Parte transversa
	V3	Parte atlântica
	V4	Parte intracraniana

Artérias Internas da Cabeça

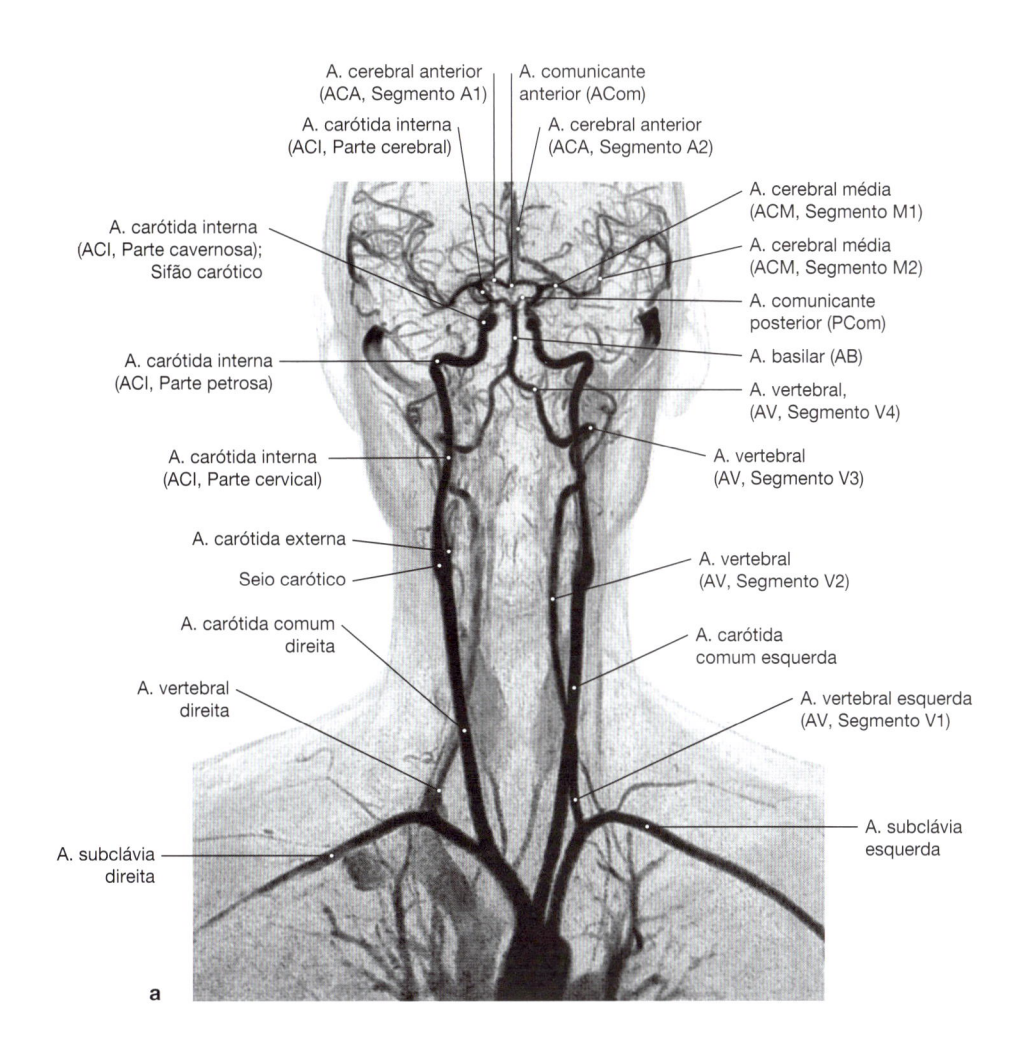

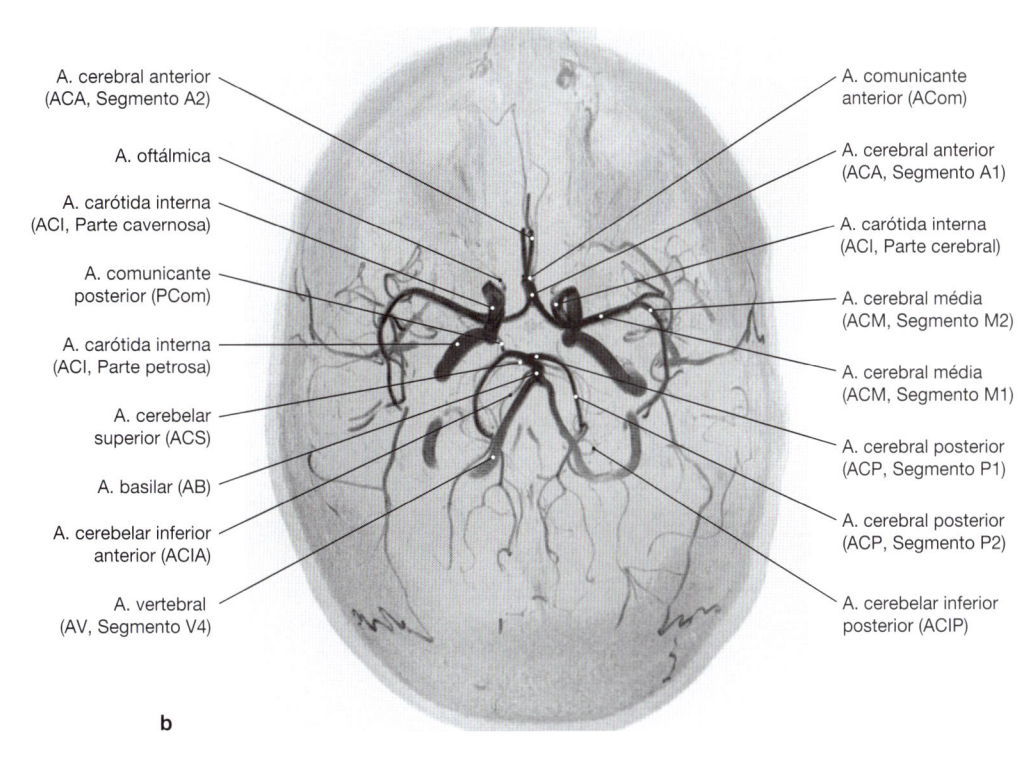

Figura 12.51a e b Angiorressonância magnética das artérias que suprem o encéfalo. [S702-T786]

a Vista frontal.
b Vista caudal.

12 Meninges e Suprimento Sanguíneo

Seio Cavernoso

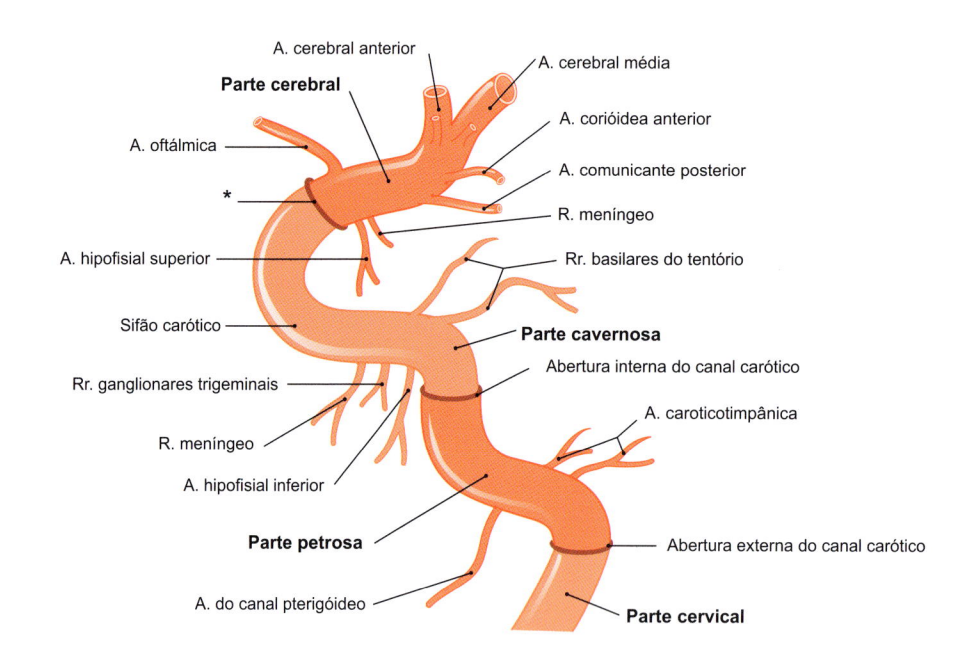

Figura 12.52 Segmentos da A. carótida interna. [S700-L126]/[E633-003]

A A. carótida interna tem formato de S (sifão carótico) e é subdividida em quatro partes: cervical, petrosa, cavernosa e cerebral. Em seu trajeto através da base do crânio, a A. carótida interna passa pela abertura externa do canal carótico, pela abertura interna do canal carótico e pela dura-máter. Não há ramos da parte cervical. O primeiro grande ramo é a A. oftálmica. No fim, a A. carótida interna se ramifica nas Aa. cerebrais anterior e média. Elas irrigam a hipófise, o gânglio trigeminal, os olhos e as partes anteriores do telencéfalo e do diencéfalo. O efluxo da A. do canal pterigóideo da parte petrosa da A. carótida interna é uma variante vascular comum. Na maioria dos casos, a A. do canal pterigóideo surge da A. maxilar.

*   Passagem pela dura-máter craniana na região do diafragma da sela

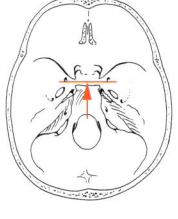

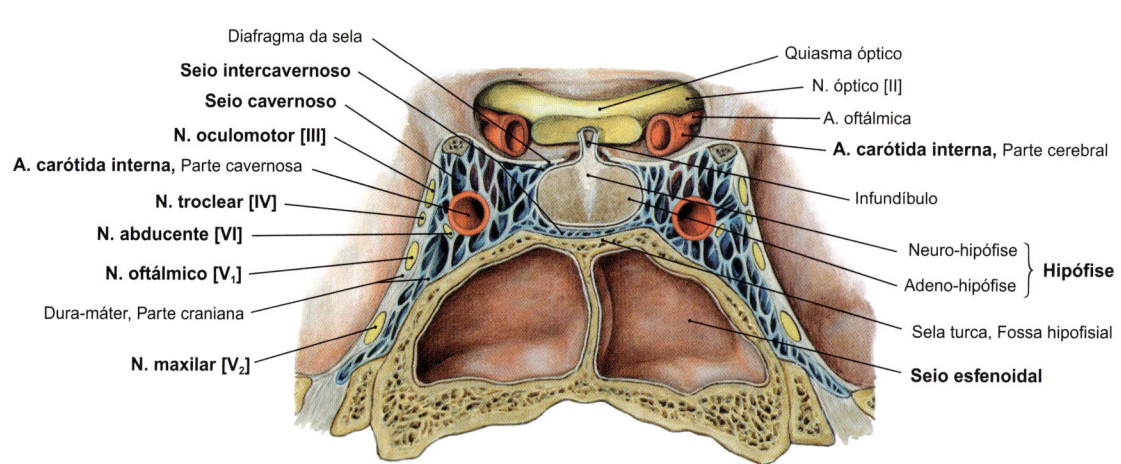

Figura 12.53 A. carótida interna, parte cavernosa; corte frontal; vista posterior. [S700]

A hipófise é circundada pelos seios cavernosos esquerdo e direito, que se comunicam pelos seios intercavernosos. A parte cavernosa da A. carótida interna e o N. abducente [VI], localizado mais lateralmente, seguem centralmente em cada seio cavernoso; os Nn. oculomotor [III], troclear [IV], oftálmico [V$_1$] e maxilar [V$_2$] encontram-se em sua parede. Abaixo da hipófise, situada na sela turca, está o seio esfenoidal.

12 Correlações Clínicas, Círculo Arterial

Correlações clínicas

As **alterações arterioscleróticas da parede vascular** ocorrem de modo comparativamente frequente na saída da A. carótida interna da A. carótida comum, assim como na parte cavernosa.

Mais de 90% dos **aneurismas cerebrais** ocorrem nos vasos do círculo arterial do cérebro (círculo ou polígono de Willis) (→ Figura). Mais frequentemente a A. comunicante anterior (ACA, até 40%) e a A. carótida interna (ACI) são acometidas. Na ablação cirúrgica de um aneurisma da A. comunicante anterior é preciso prestar atenção na artéria estriada distal medial (artéria recorrente de Heubner). Este é um ramo que geralmente se origina do segmento A2 proximal ou do segmento A1 distal da artéria cerebral anterior (→ Figura 12.63), retrógrada e lateralmente, e corre antiparalelamente a ele. As outras ramificações da A. comunicante anterior também precisam ser protegidas para prevenir transtornos pós-operatórios da memória (síndrome da A. comunicante anterior).
[G749]

Normalmente (→ Figura a), o sangue flui do sentido caudal (arco aórtico), pelas artérias que irrigam o cérebro em ambos os lados (setas pretas), para cranial, para o círculo arterial do cérebro (círculo de Willis). Um paciente com **síndrome do roubo da subclávia** (→ Figura b) geralmente tem uma estenose proximal de alto grau da artéria subclávia esquerda, que pode levar ao fluxo sanguíneo retrógrado (reverso) na artéria vertebral esquerda (setas vermelhas do lado afetado, → Figura b), especialmente em uma atividade intensa do braço esquerdo. Como resultado, o cérebro é menos irrigado (setas finas, → Figura b), o que pode estar associado a tonturas e cefaleia. A síndrome do roubo da subclávia geralmente afeta a artéria subclávia esquerda.
[S701-L126]

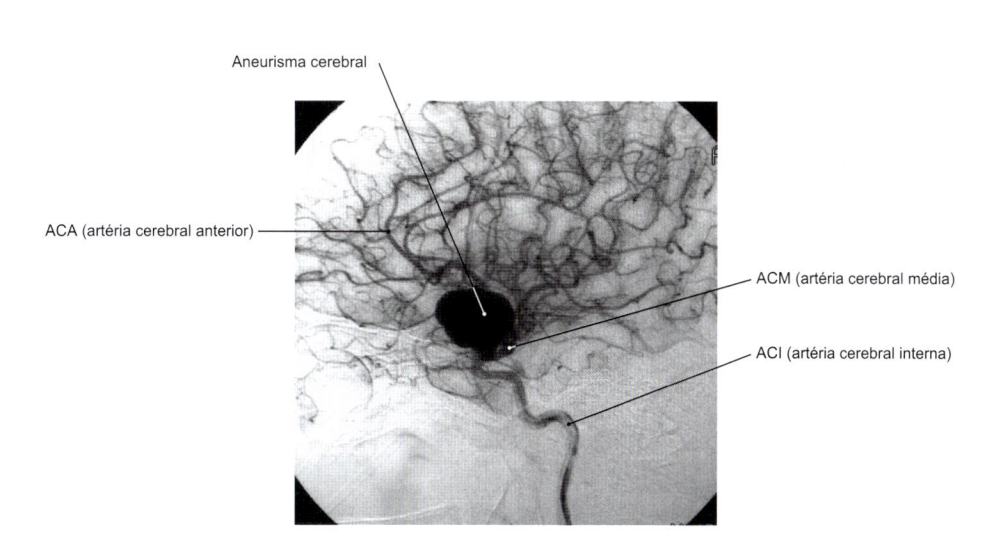

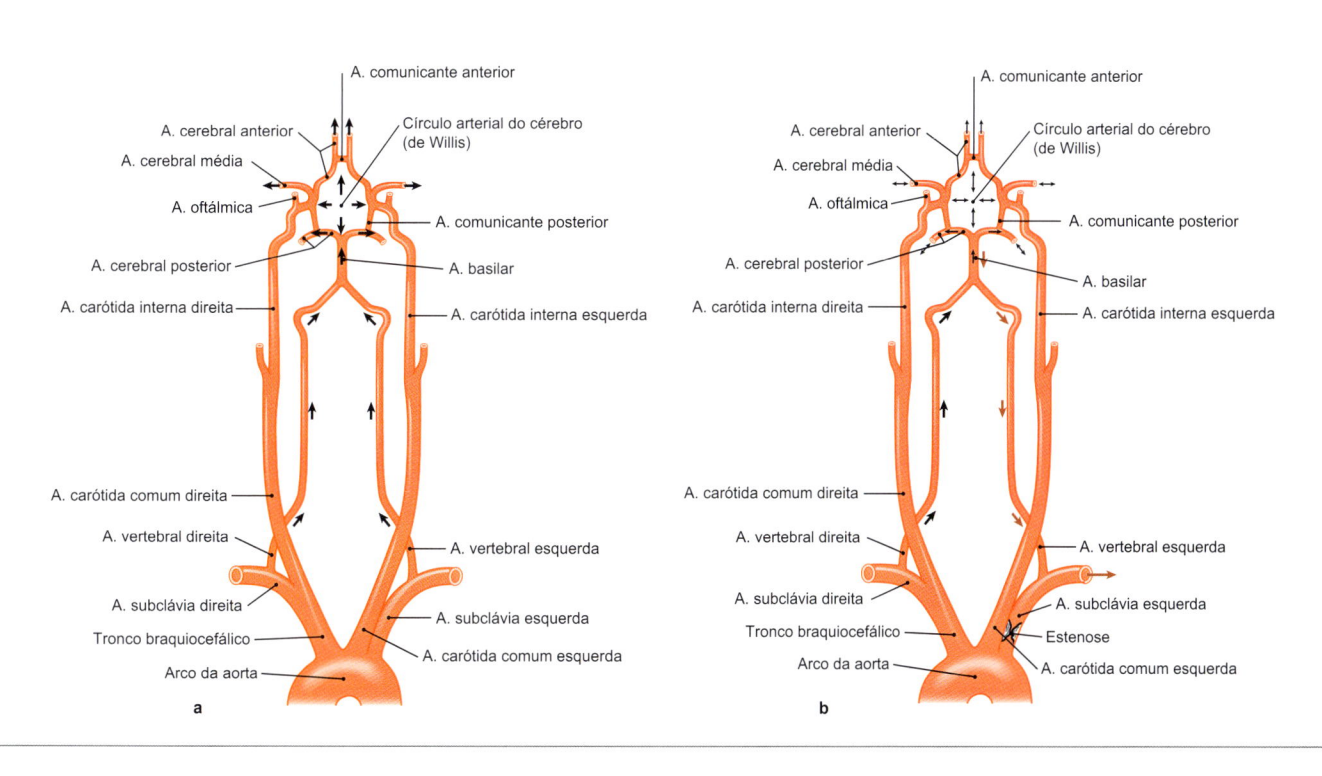

Meninges e Suprimento Sanguíneo

Artérias da Base do Encéfalo

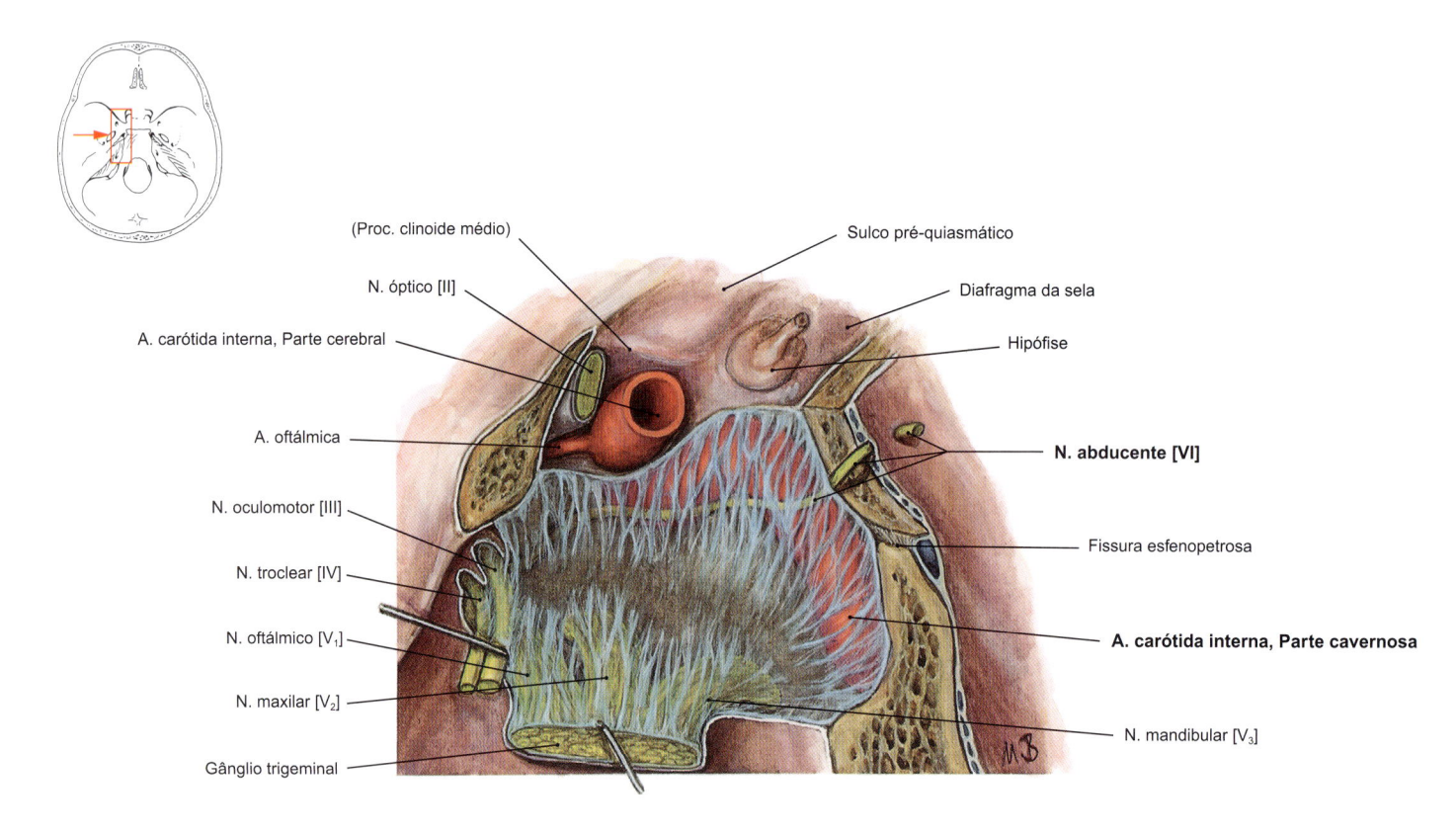

Figura 12.54 A. carótida interna, parte cavernosa, seio cavernoso esquerdo; vista lateral, após a retirada da dura-máter craniana; o gânglio trigeminal está deslocado lateralmente. [S700]
Observa-se o trajeto da parte cavernosa da A. carótida interna e do N. abducente [VI] através do seio cavernoso.

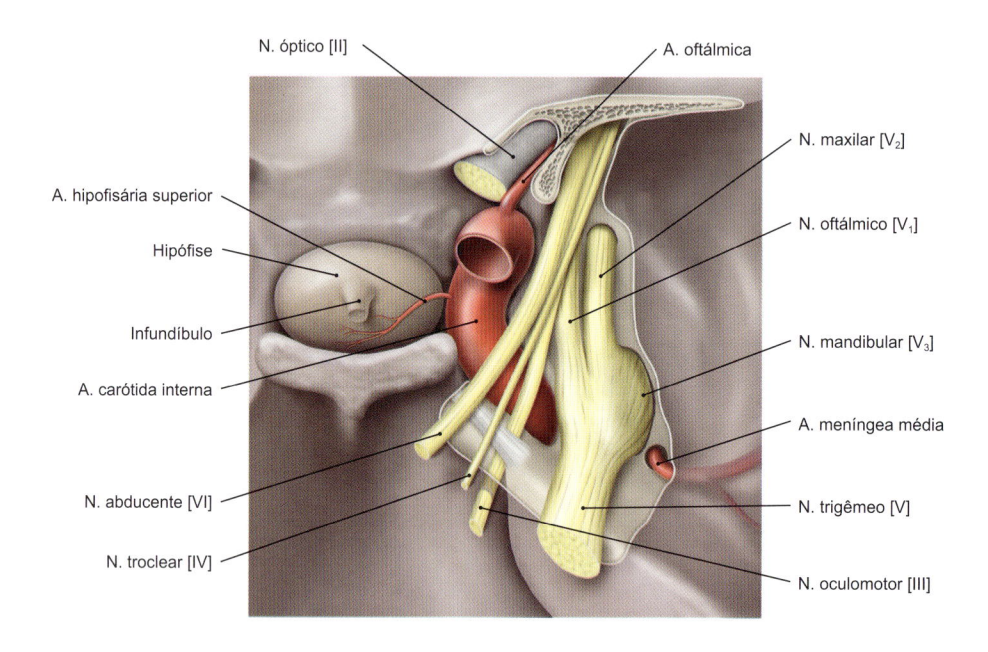

Figura 12.55 Artéria carótida interna, parte cavernosa, lado direito, vista craniana; o seio cavernoso foi removido e, portanto, é possível ver as estruturas que seguem dentro e na margem do seio. [S700-L275]

Círculo Arterial do Cérebro

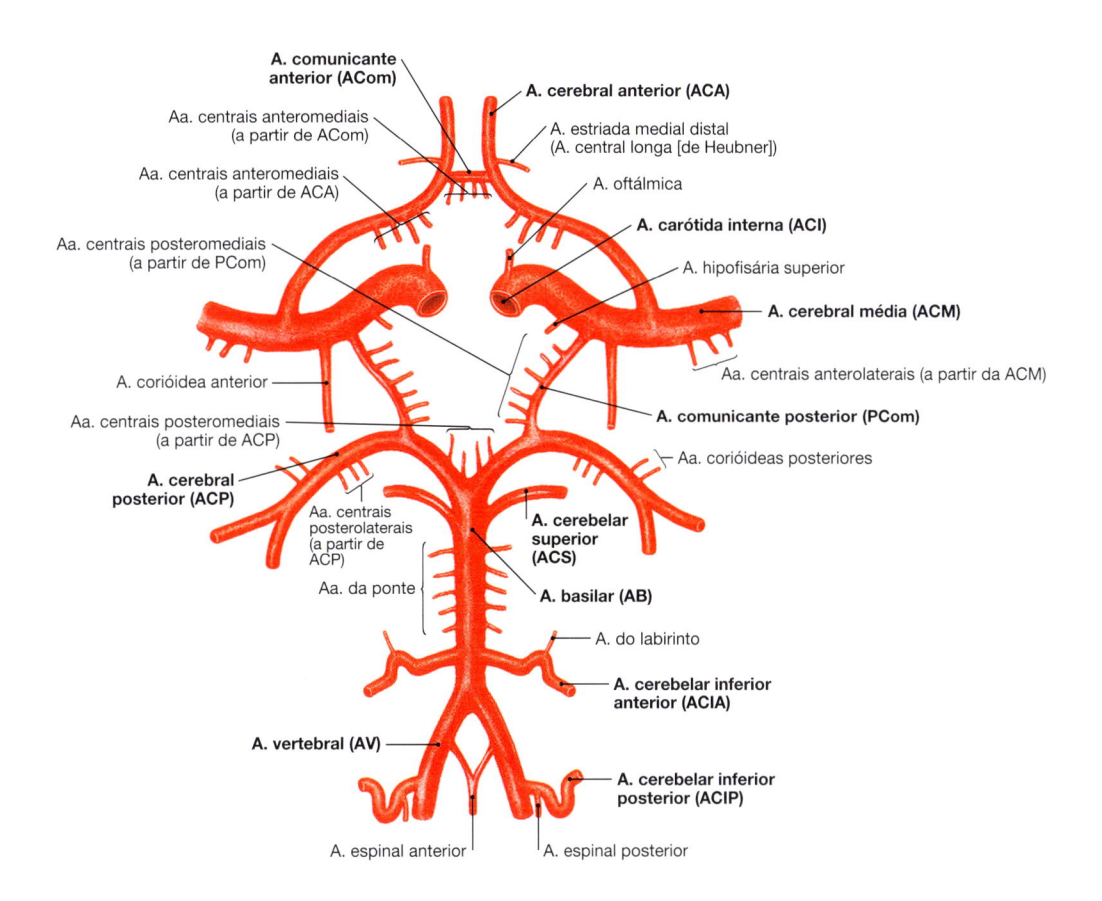

Figura 12.56 Círculo arterial do cérebro (de Willis); vista superior. [S702-L127]
As Aa. comunicantes posteriores unem, de ambos os lados, as Aa. cerebrais posteriores com as partes cerebrais das Aa. carótidas internas. Anteriormente, a A. comunicante anterior une as duas Aa. cerebrais anteriores. Desse modo, forma-se um anel arterial fechado, por meio do qual as Aa. carótidas internas se comunicam entre si e com a área de perfusão da A. vertebral.

Correlações clínicas

A maioria dos aneurismas encefálicos deve-se a defeitos congênitos da túnica média da parede vascular na saída dos ramos vasculares. Frequentemente, os aneurismas estão associados a outras doenças, tais como rins policísticos ou displasias fibromusculares. Os aneurismas são habitualmente assintomáticos. Entretanto, devido à pressão do saco aneurismal, pode haver compressões de nervos cranianos.

Os aneurismas encefálicos tendem à **ruptura** e são a causa mais frequente de hemorragia subaracnóidea. Em caso de ruptura, ocorre cefaleia intensa e súbita, acompanhada por vômitos e alterações de consciência.

Meninges e Suprimento Sanguíneo

Artérias do Encéfalo

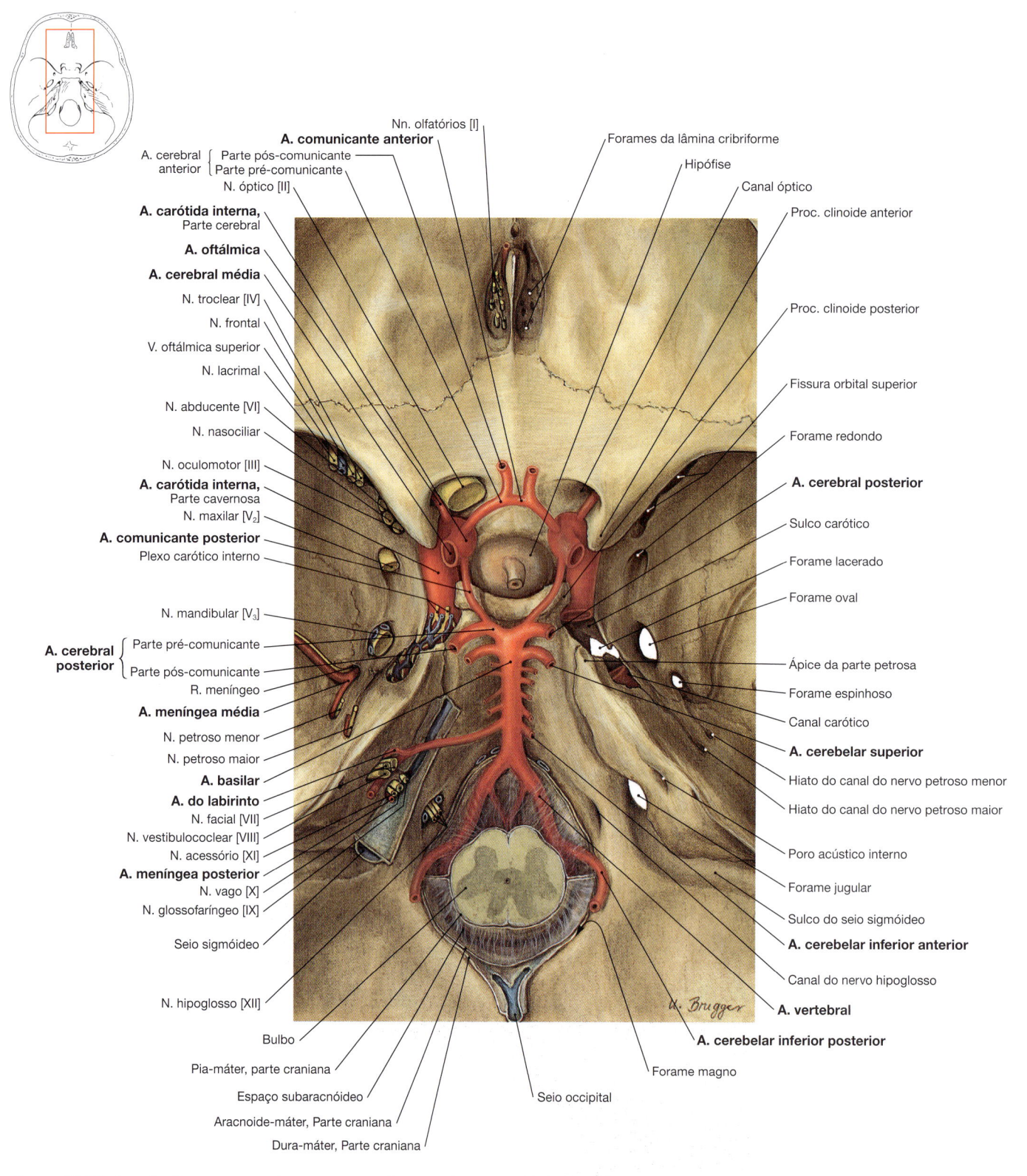

Figura 12.57 Locais de passagem de vasos sanguíneos e de nervos na base interna do crânio e círculo arterial do cérebro (de Willis); vista superior. [S700]

O círculo arterial do cérebro é observado de cima, ao redor da fossa hipofisial. A partir da **A. carótida interna** se origina a A. oftálmica, no canal óptico; esta artéria atravessa o canal ósseo juntamente com o N. óptico [II] para o interior da órbita. A **A. basilar** segue sobre o clivo. A **A. cerebelar inferior anterior**, ramo da A. basilar, atravessa o poro acústico interno ou forma alças neste poro, e origina a **A. do labirinto**.

Para uma visão geral dos locais de passagem pela base do crânio, → Figuras 8.22 e 8.23.

Correlações clínicas

A formação dos vasos sanguíneos que nutrem o cérebro exibe grande variabilidade e, consequentemente, existe uma variabilidade correspondente dos territórios supridos pelos vasos. Portanto, distúrbios circulatórios nesses **vasos "atípicos"** podem levar a uma sintomatologia de acidente vascular encefálico que não pode ser explicada com base em livros de anatomia. Não é à toa que se diz: "A variante é a regra."

Artérias do Encéfalo

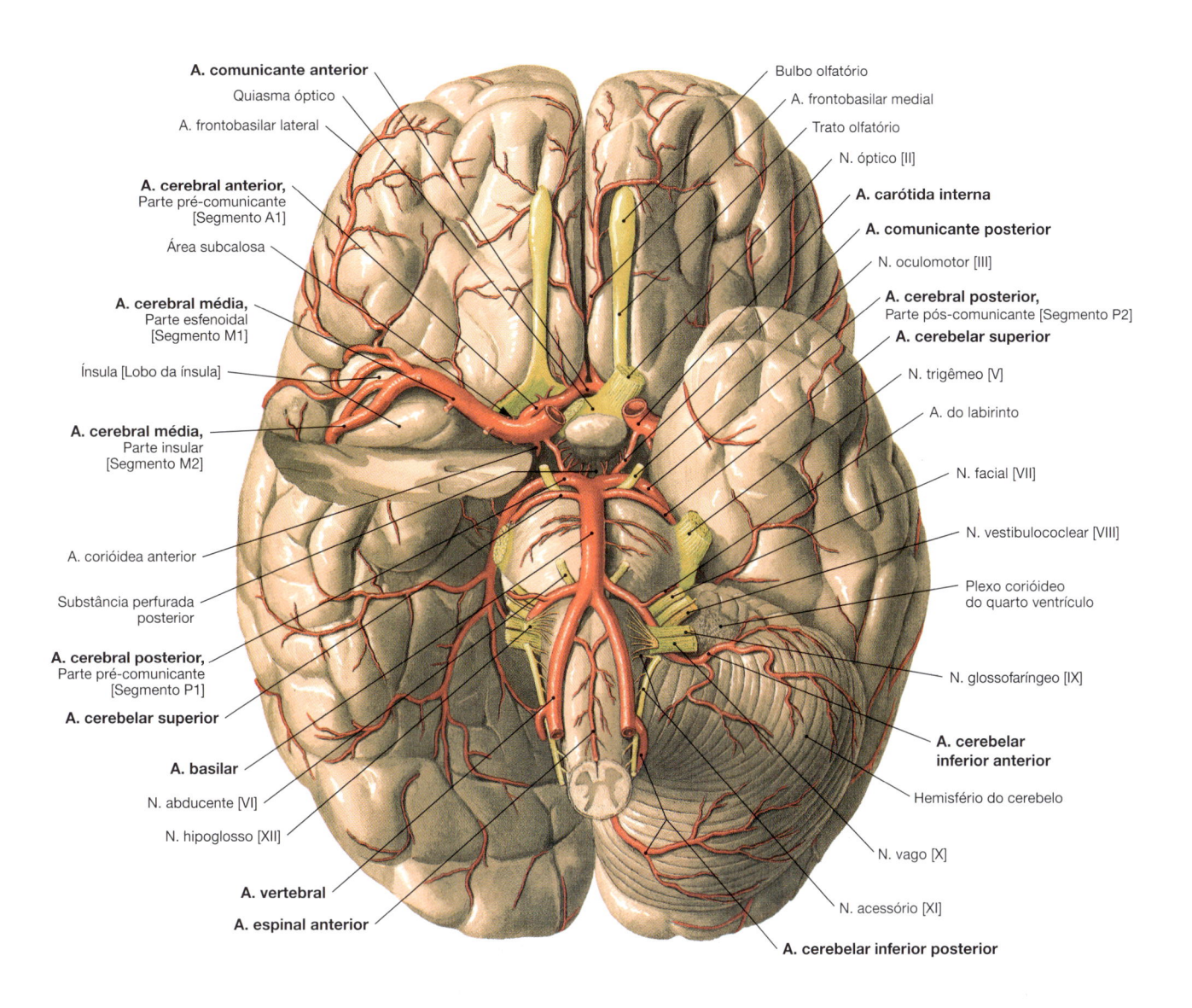

Figura 12.58 Artérias do encéfalo; vista inferior. [S700]
A figura mostra a posição das artérias na base do encéfalo. As Aa. vertebrais se unem para formar a A. basilar, originando as Aa. cerebrais posteriores e os vasos sanguíneos para o tronco encefálico, para o cerebelo e para a orelha interna (a chamada **área de perfusão da artéria vertebral**). As Aa. cerebrais posteriores se conectam com as duas Aa. carótidas internas por meio de pequenas artérias de ligação (Aa. comunicantes posteriores). De cada A. carótida interna parte uma A. cerebral média e uma A. cerebral anterior, que suprem a maior parte dos hemisférios cerebrais (a chamada **área de perfusão das artérias carótidas**). As duas Aa. cerebrais anteriores se comunicam por meio da A. comunicante anterior. Do ponto de vista clínico, as Aa. cerebrais anterior, média e posterior são divididas em segmentos (→ Tabela na → Figura 12.50). Alguns dos segmentos não são mostrados na figura.

Correlações clínicas

Um dos distúrbios mais frequentes da irrigação encefálica na área de perfusão da artéria vertebral é a **síndrome de Wallenberg** (síndrome posterolateral do bulbo). Nesse caso há obstrução ou alterações da A. cerebelar inferior posterior (ACIP) que provocam vários sinais/sintomas, tais como nistagmo, distúrbios do equilíbrio, vertigem (núcleos vestibulares, oliva inferior), hemiataxia homolateral (pedúnculo cerebelar inferior, cerebelo), perda sensitiva e anestesia dissociativa contralateral (núcleos grácil e cuneiforme, trato espinotalâmico), distúrbios da deglutição, salvas de soluços e disfonia (núcleo ambíguo), síndrome de Horner e taquicardia (sistema simpático central e centro cardiocirculatório na região rostroventrolateral do bulbo) e distúrbios respiratórios (centro respiratório na região ventrolateral do bulbo com complexo pré-Bötzinger).

Meninges e Suprimento Sanguíneo

Artérias do Encéfalo

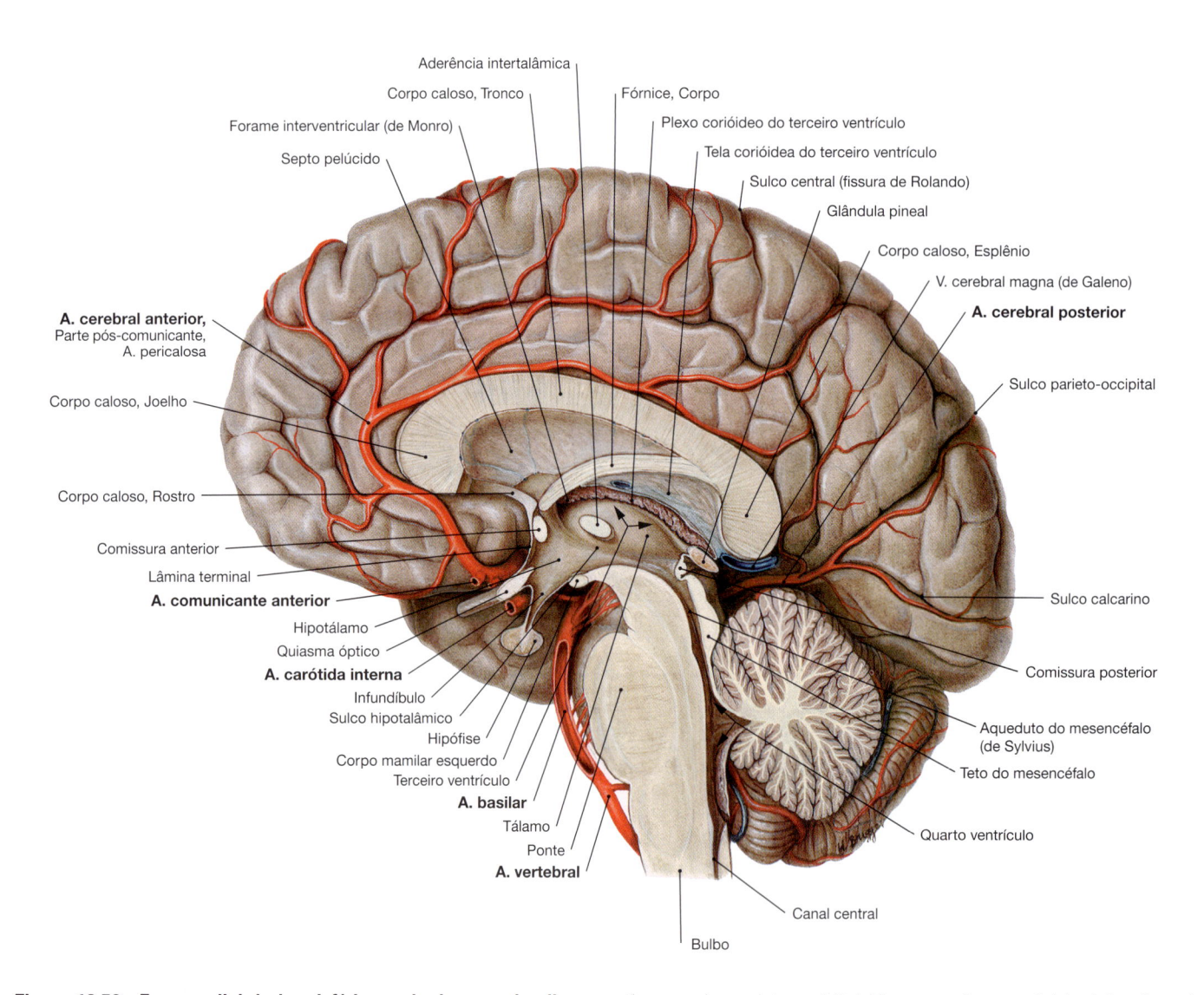

Figura 12.59 Face medial do hemisfério cerebral esquerdo, diencéfalo e tronco encefálico; corte mediano; vista pelo lado esquerdo. [S700]
Após a emissão da A. comunicante anterior com sua parte pós-comunicante (A. pericalosa), a **A. cerebral anterior** circunda o rostro e o joelho do corpo caloso, ao longo da superfície do corpo caloso. Sua extensão atinge o sulco parieto-occipital. Ela supre a face medial dos lobos frontal e parietal, as margens dos hemisférios cerebrais e uma pequena região adjacente à margem da convexidade do cérebro (→ Figura 12.66).
A **A. cerebral posterior** prossegue para o lobo occipital, a parte basal do lobo temporal, a parte inferior do estriado (não visualizado) e o tálamo.

Correlações clínicas

Um **acidente vascular encefálico** baseia-se, mais frequentemente, em um distúrbio circulatório agudo de uma área cerebral menor ou maior na região suprida pela artéria cerebral afetada (isquemia, em 80 a 90% dos casos). As hemorragias intracerebrais agudas representam cerca de 10% de todos os acidentes vasculares encefálicos, seguidas por hemorragia subaracnóidea (HSA, cerca de 3%). A primeira medida diagnóstica para esclarecer se o problema foi causado por sangramento, isquemia ou se existe uma causa completamente diferente para a sintomatologia neurológica é a **TC de crânio**. Sua grande vantagem sobre a RM é a curta duração do exame. Uma TC do crânio pode ser feita com aparelhagem moderna em menos de meio minuto. Se a isquemia foi causada por um trombo, é possível tentar uma resolução farmacológica (**trombólise**). O sucesso depende muito do tempo decorrido desde o início do acidente vascular ("tempo é cérebro"). Por isso, muitos hospitais de maior porte têm departamentos especializados em acidentes vasculares. A trombólise é contraindicada para os casos de hemorragia intracerebral. Portanto, o diagnóstico rápido é decisivo no acidente vascular encefálico.
Durante o período fetal, as três artérias cerebrais são supridas pela A. carótida interna ipsilateral. Depois que a **A. cerebral posterior** se liga à região de fluxo vertebral/basilar, o ramo vascular original para a A. comunicante posterior, que geralmente tem um calibre estreito, sofre atrofia. No entanto, em 20% dos casos, isso não acontece, de modo que nesses indivíduos adultos (como no feto) encontramos uma A. cerebral posterior suprida pela A. carótida interna.

12 Artérias do Encéfalo

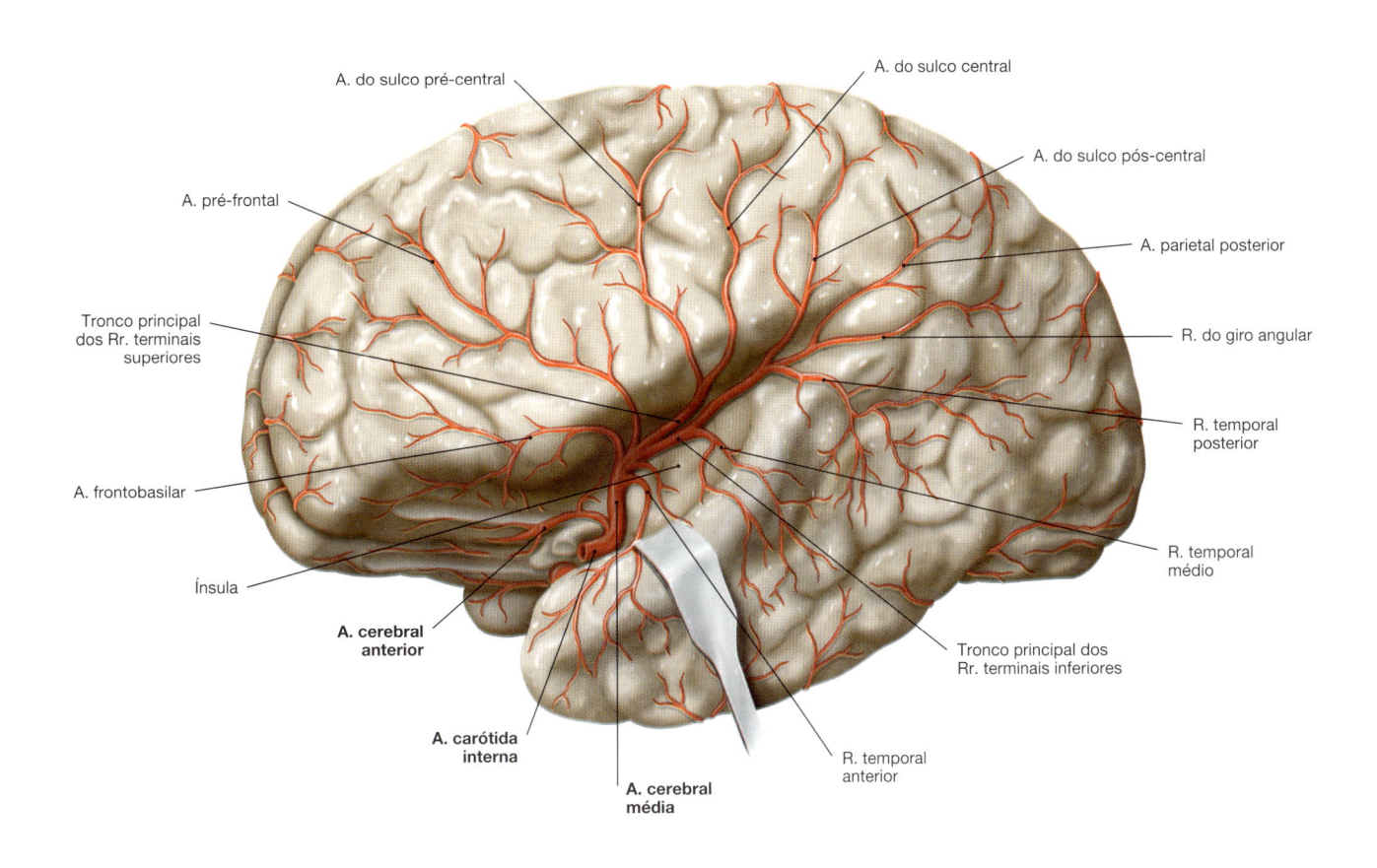

Figura 12.60 A. cerebral média na face lateral do cérebro; vista esquerda. [S702-L127]/[B500]

A **A. cerebral média** irriga a maior parte da face lateral da superfície do hemisfério, a ínsula e os ramos centrais da cápsula interna (ramo anterior e joelho da cápsula interna), bem como os núcleos da base.

Correlações clínicas

Oclusões na emergência da A. cerebral média, devido à arteriosclerose ou à embolia, causam **infarto encefálico** (acidente vascular encefálico), associado a manifestações clínicas importantes. Ocorre hemiplegia contralateral acentuada na área braquiofacial, com hipoestesia (diminuição restrita ou generalizada da sensibilidade ao toque e à pressão da pele). Caso o hemisfério dominante seja afetado, ocorrem, ainda, afasia (transtorno da fala), agrafia (incapacidade de escrever palavras e textos, embora persistam a mobilidade da mão necessária para essa atividade, a inteligência e o intelecto) e alexia (incapacidade para aprender). Em pacientes com hipertensão arterial, devido às alterações da parede das artérias cerebrais, pode ocorrer laceração com subsequente hemorragia para o interior do parênquima encefálico (até mesmo hemorragias volumosas). Consequentemente, os núcleos da base podem ser afetados.

Com frequência, alterações arterioscleróticas são encontradas nas paredes da A. carótida interna. Pequenos trombos podem se soltar das paredes arteriais e, pela A. oftálmica, provocar obstrução da A. central da retina e cegueira unilateral, abrupta e indolor. Após um curto período de tempo, se o trombo se dissolver esse quadro pode ser chamado de **amaurose fugaz** (cegueira temporária). Essa condição pode ser um precursor de um acidente vascular encefálico importante.

Artérias do Encéfalo

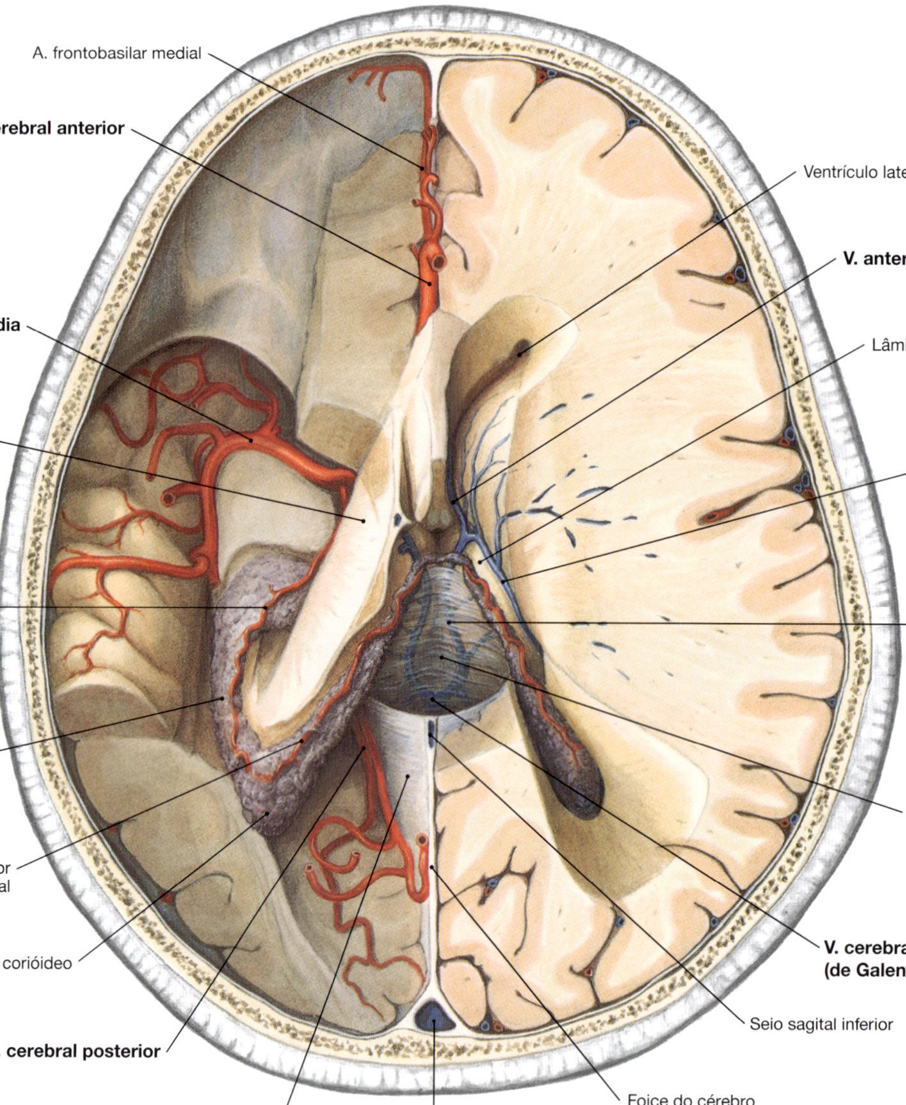
A. frontobasilar medial
A. cerebral anterior
A. cerebral média
Cápsula interna
A. corióidea anterior
Plexo corióideo
A. corióidea posterior lateral
Glomo corióideo
A. cerebral posterior
Tentório do cerebelo
Seio sagital superior
Foice do cérebro
Seio sagital inferior
V. cerebral magna (de Galeno)
Tela corióidea do terceiro ventrículo
V. cerebral interna
V. talamoestriada superior
Lâmina afixa
V. anterior do septo pelúcido
Ventrículo lateral, Corno frontal

Figura 12.61 Ramificação da A. cerebral média na região da ínsula e na face cerebral externa, artérias corióideas e veia cerebral interna; remoção de grandes áreas cerebrais com abertura da fossa lateral (esquerda) e do ventrículo lateral. [S700]

A **A. cerebral média** avança em sentido medial para dentro da fossa lateral, dividindo-se em quatro partes (→ Figura 12.58):

- A **parte esfenoidal** (M1), de onde sai a A. corióidea anterior (→ Tabela)
- A **parte insular** com ramos curtos para o córtex insular (M2)
- A **parte opercular** para o córtex do lobo temporal (Aa. frontobasais laterais e temporais; M3)
- A **parte terminal** (M4) com os Rr. terminais inferiores e superiores para o córtex na região do sulco central do lobo parietal.

Nos ventrículos laterais, a **A. corióidea anterior** (a partir da região anteroinferior; a partir da A. cerebral interna) e as **Aa. corióideas posteriores laterais** (a partir da região posterior superior; a partir da A. cerebral posterior) formam uma coroa vascular. Além disso, do lado direito, foi representado o sistema venoso interno nas imediações da tela corióidea do terceiro ventrículo.

Vasos corióideos

Vaso	Origem	Área de fluxo
A. corióidea anterior	A. carótida interna	• Trato óptico • Cápsula interna (ramo posterior) • Hipocampo anterior • Pedúnculo cerebral, tegmento do mesencéfalo • Plexo corióideo
Aa. corióideas posteriores	A. cerebral posterior	• Corpo geniculado lateral • Hipocampo e fórnice • Tálamo (partes posteriores) • Mesencéfalo posterior • Glândula pineal

Correlações clínicas

A **síndrome da artéria corióidea anterior** se deve a distúrbios da irrigação sanguínea na região dessa artéria e está associada a uma tríade de sintomas motores, sensitivos e visuais: hemiplegia (perda das vias motoras nos pedúnculos cerebrais), distúrbios do ramo posterior da cápsula interna e hemianopsia (perda do trato óptico e partes da radiação óptica). Os **distúrbios da irrigação sanguínea da A. cerebral posterior** levam principalmente a perdas visuais, mas também podem estar acompanhados de perda fugaz da memória (amnésia), uma vez que partes da formação hipocampal também são supridas com sangue a partir da A. cerebral posterior (→ Figura 12.81).

12 Artérias do Encéfalo

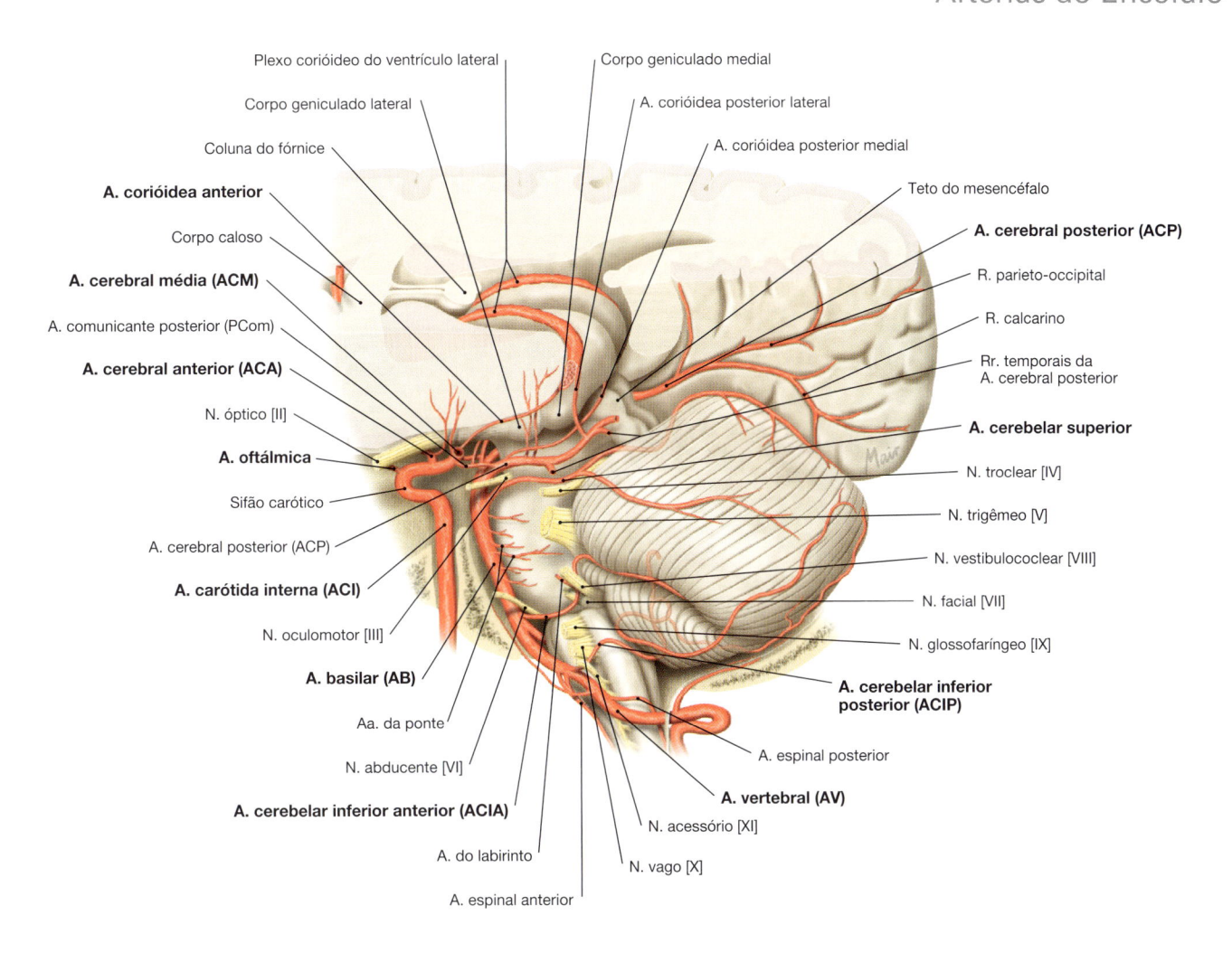

Figura 12.62 Artérias da fossa posterior do crânio: A. vertebral, A. basilar e seus ramos; vista esquerda. [S702-L127]/[G343]

As partes cerebrais posteriores, do cerebelo e do tronco encefálico são supridas principalmente por vasos do sistema vertebrobasilar. A **A. vertebral** se origina como ramo da A. subclávia na altura da vértebra T I, sendo dividida em quatro partes (→ Tabela na → Figura 12.63):

- A **parte pré-vertebral** (V1), que começa na saída da A. subclávia (na altura da vértebra T I) até o forame transversário da vértebra C IV
- A **parte transversal** (V2), nos forames transversários das vértebras C VI a C II
- A **parte atlântica** (V3) desde a transição para o atlas e arco do atlas até a passagem através do forame magno
- A **parte intracraniana** (V4) como o trecho intracraniano até a formação da A. basilar.

Em seu trajeto, a A. vertebral fornece numerosos ramos para os músculos do pescoço, meninges, cerebelo e medula espinal. Os ramos mais importantes são a **A. cerebelar inferior posterior** (de onde se origina frequentemente a A. espinal posterior) e a A. espinal anterior. As duas artérias vertebrais se fundem na altura da transição pontobulbar formando a **A. basilar**, ímpar e de trajeto medial (→ Figura 12.58). Ela avança no meio da ponte e irriga, com seus ramos, grandes partes do tronco encefálico e do cerebelo. Os ramos da A. basilar são a **A. cerebelar inferior anterior** (de onde sai a A. do labirinto para a irrigação sanguínea da orelha interna), as Aa. da ponte e a A. cerebelar superior. Aproximadamente na altura do mesencéfalo (cisterna interpeduncular), a A. basilar se divide nas Aa. cerebrais posteriores. Essas artérias irrigam grandes partes do mesencéfalo, bem como as regiões occipitotemporais dos hemisférios. Os ramos da **A. cerebral posterior** são as **Aa. centrais posteromediais,** as **Aa. centrais posterolaterais** (→ Tabela na → Figura 12.63) e as **Aa. corióideas posteriores** (→ Tabela na → Figura 12.61).

Correlações clínicas

O exame da A. vertebral é possível na região do assim chamado trígono da A. vertebral (→ Figura 2.92), entre o M. oblíquo superior da cabeça, M. oblíquo inferior da cabeça e M. reto posterior maior da cabeça. O exame visa determinar o fluxo sanguíneo na cabeça fletida para a frente, por meio de **ultrassonografia com Doppler**.
O acidente vascular encefálico se manifesta de modos bastante incomuns devido à irrigação sanguínea de determinadas regiões. Por exemplo, nos **distúrbios circulatórios das Aa. da ponte**, podem ocorrer falhas de feixes de fibras motoras nas partes anteriores da ponte, acompanhadas por paraplegia aguda. Como as partes posteriores da ponte são irrigadas por ramos da A. cerebelar superior, regiões importantes para a consciência, tais como a formação reticular, bem como os movimentos oculares, permanecem intactas. Os pacientes afetados (**síndrome de encarceramento**) estão completamente conscientes, apesar de paraplégicos, e não apresentam restrições cognitivas. No entanto, estes pacientes conseguem se comunicar apenas por meio de movimentos oculares e piscadelas.

Meninges e Suprimento Sanguíneo

Artérias do Encéfalo

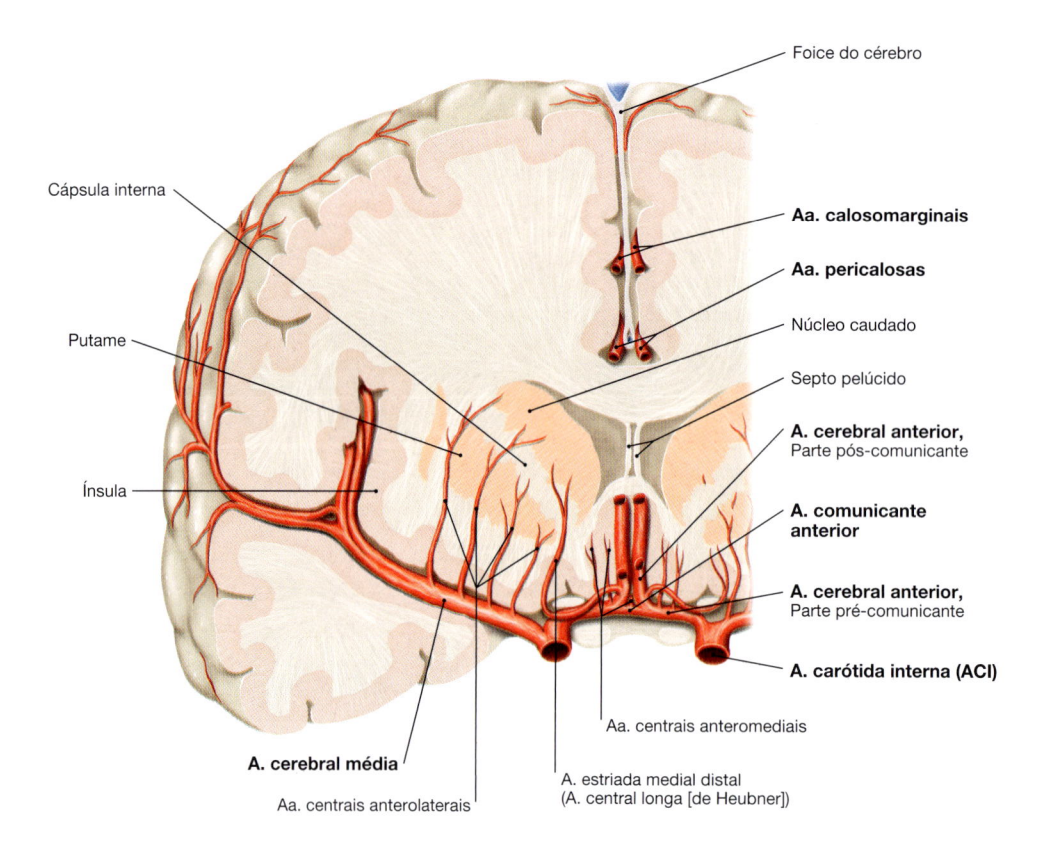

Figura 12.63 Artérias centrais; corte frontal na altura da bifurcação da A. carótida interna. [S702-L127]/[G343]

As assim chamadas artérias centrais suprem a parte interna do prosencéfalo com os núcleos subcorticais, a substância branca, incluindo a cápsula interna e o diencéfalo. Estes vasos penetrantes ocorrem em grupos vasculares junto à base do crânio e perfuram o tecido (substância perfurada; → Tabela). Eles suprem, como:
- Vasos anteromediais (Aa. centrais anteromediais), as estruturas anteromediais, como o núcleo caudado
- Vasos anterolaterais (Aa. centrais anterolaterais = A. lenticuloestriada), as estruturas situadas anterolateralmente como o globo pálido e o putame
- Vasos posteriores (Aa. centrais posteromediais e Aa. centrais posterolaterais), as estruturas posteriores como o tálamo e hipotálamo. Além disso, as partes intracerebrais são irrigadas pelos vasos corióideos (→ Tabela na → Figura 12.61). Os vasos corióideos dos ventrículos laterais estão em contato com o plexo corióideo e formam uma coroa vascular (→ Figura 12.61) que liga a região de fluxo da A. carótida interna com o sistema vertebrobasilar.

Irrigação da cápsula interna

Cápsula interna	Artérias	Origem
Ramo anterior	Aa. centrais anteromediais	A. cerebral anterior
	A. estriada medial distal (A. central longa; A. recorrente de Heubner)	A. cerebral anterior
	Aa. centrais anterolaterais	A. cerebral média
Joelho	Aa. centrais anterolaterais	A. cerebral média
Ramo posterior	Aa. centrais anterolaterais	A. cerebral média
	A. corióidea anterior	A. carótida interna

Correlações clínicas

Como as **Aa. centrais anterolaterais** saem da A. cerebral média em um ângulo praticamente reto, nesse locais ocorrem, com certa frequência, turbulências de fluxo e, secundariamente, a formação de alterações ateroscleróticas. Em pacientes hipertensos, encontram-se frequentemente **oclusões** nessas saídas vasculares. As oclusões vasculares, bem como as **hemorragias** a partir desses vasos, levam à perda tecidual na região dos núcleos da base e da cápsula interna, resultando em hemiplegia (hemiparalisia contralateral). As **lesões dos núcleos da base** provocam, dependendo da localização, graves distúrbios hipercinéticos ou hipocinéticos (distonias).

Artérias do Encéfalo

Topografia das artérias que irrigam o encéfalo

Artéria	Topografia e peculiaridades
A. carótida interna (ACI)	• Quatro partes topográfica e anatomicamente definidas: cervical, petrosa, cavernosa, cerebral • Saída do seio cavernoso lateral ao quiasma óptico
A. oftálmica	• Primeiro grande ramo da A. carótida interna • Surge abaixo do N. óptico e avança pelo canal do N. óptico para dentro da cavidade ocular • Anastomose (A. dorsal do nariz) com A. facial (A. angular)
A. corióidea anterior	• Ramo vascular da A. carótida interna • Avança ao longo do trato óptico até o corno temporal (inferior) do ventrículo lateral
A. cerebral anterior (ACA)	• Avança lateralmente ao quiasma óptico em sentido rostral • Dirige-se à fissura longitudinal do cérebro • Avança acima do corpo caloso em direção occipital
A. comunicante anterior (ACom)	• Entre as Aa. cerebrais anteriores • Situada anteriormente ao quiasma óptico
A. cerebral média (ACM)	• Avança ao redor do polo temporal para a fossa lateral do cérebro • Distribuição sobre a ínsula, saída do sulco lateral e trajeto dos ramos sobre a face lateral do telencéfalo
A. vertebral (AV)	• Quatro partes topográfica e anatomicamente definidas; pré-vertebral, transversal, atlântica e intracraniana • Dirige-se anteriormente e forma a A. basilar (aproximadamente na margem inferior da ponte)
A. cerebelar inferior posterior (ACIP)	• Saída da A. vertebral na altura da oliva (mas pode estar ausente) • Faz um alça na altura das tonsilas do cerebelo (característica radiológica) • Entrada na valécula do cerebelo através do verme
A. basilar (AB)	• Avança no sulco basilar da ponte • Divide-se em Aa. cerebrais posteriores (aproximadamente na altura do mesencéfalo)
A. cerebelar inferior anterior (ACIA)	• Saída da parte inferior da A. basilar, anterior em relação aos nervos cranianos VI, VII, VIII • Avança para o meato acústico interno, fornecendo a A. do labirinto (em regra) e de lá dirige-se para o lado inferior do cerebelo
A. cerebelar superior (ACS)	• Origem caudal ao N. oculomotor [III] a partir da A. basilar • Avança abaixo do tentório do cerebelo • Avança em sentido posterior para a superfície do cerebelo
A. cerebral posterior (ACP)	• Origem cranial ao N. oculomotor [III] • Avança acima do tentório do cerebelo • Avança em sentido posterior para a face occipitobasal do telencéfalo
A. comunicante posterior (PCom)	• Ligação da A. carótida interna e A. cerebral posterior • Avança lateralmente à hipófise e aos corpos mamilares

Vasos centrais

Vaso/grupo vascular	Atravessa	Origem	Área suprida (entre outras)
Aa. centrais anteromediais	Substância perfurada anterior	• A. cerebral anterior • A. comunicante anterior	• Cabeça do núcleo caudado • Globo pálido • Comissura anterior • Cápsula interna
Aa. centrais anterolaterais (Aa. lenticuloestriadas)	Substância perfurada anterior	• A. cerebral média	• Núcleo caudado • Putame • Globo pálido • Cápsula interna (vasos mediais)
Aa. centrais posteromediais	Substância perfurada posterior	• A. cerebral posterior • A. comunicante posterior	• Tálamo • Hipotálamo • Globo pálido
Aa. centrais posterolaterais	Substância perfurada posterior	• A. cerebral posterior (parte pós-comunicante)	• Tálamo • Corpo geniculado medial • Colículos • Glândula pineal

12 Meninges e Suprimento Sanguíneo

Artérias do Encéfalo

- Região suprida pela A. cerebral anterior (ACA)
- Região suprida pela A. cerebral média (ACM)
- Região suprida pela A. cerebral posterior (ACP)
- Região suprida pela A. basilar/Aa. vertebrais (AB/AV)
- Região suprida pela A. carótida interna (ACI)

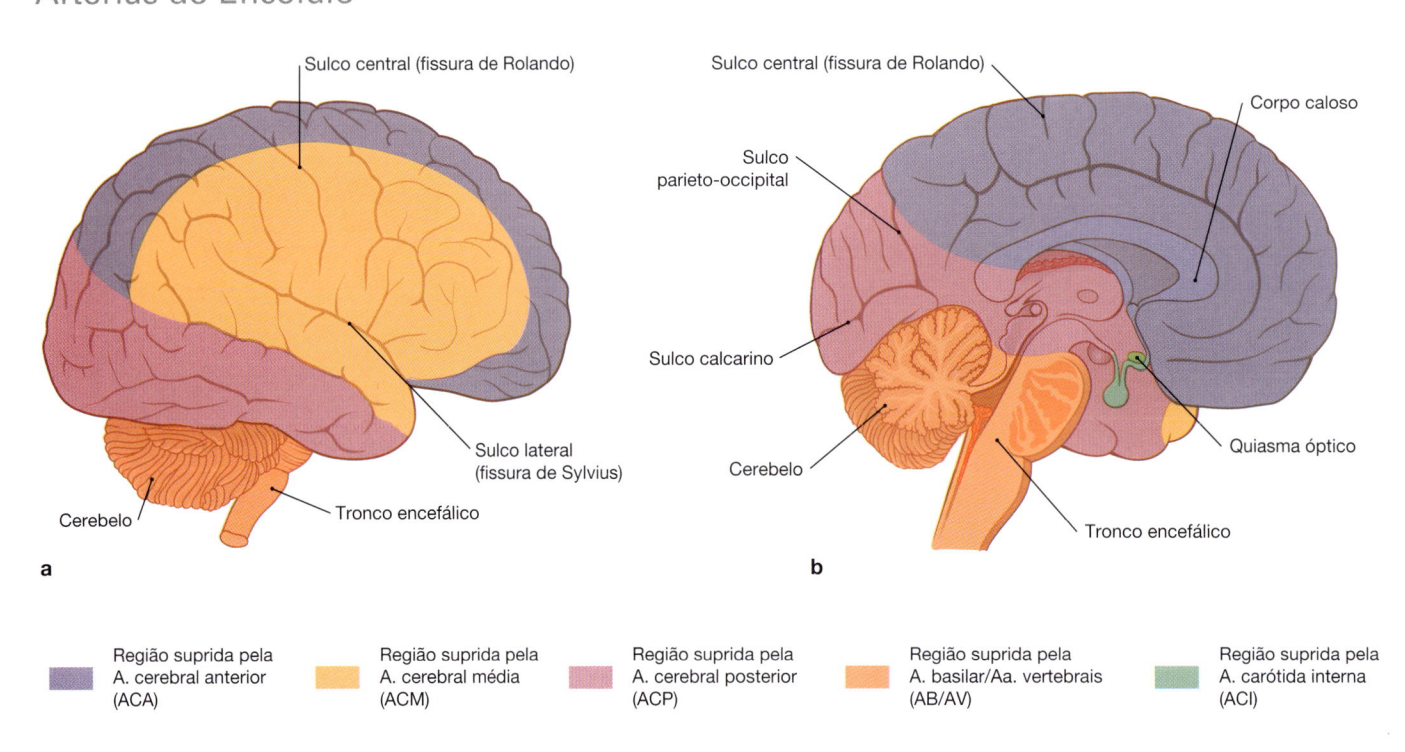

Figura 12.64a e b   Regiões supridas pelas artérias cerebrais (telencéfalo). [S702-L126]/[R247-L318]
a Vista lateral externa. A **A. cerebral anterior** irriga o córtex cerebral nas regiões frontal e parietal em cerca de 1 cm além da margem superior do cérebro (→ Tabela na → Figura 12.63). A **A. cerebral posterior** irriga o polo occipital e a margem inferior do lobo temporal. As demais regiões na face externa são supridas pela **A. cerebral média**. Desse modo, na região dos giros pré-central e pós-central, parte do suprimento sanguíneo ocorre pela A. cerebral anterior e parte pela A. cerebral média.
b Vista medial de corte sagital do encéfalo. Na vista medial, a A. cerebral anterior irriga a face medial dos lobos frontal e parietal na zona cortical parassagital até o sulco parieto-occipital. O lobo occipital e a base do lobo temporal são irrigados pela **A. cerebral posterior**. O cerebelo e o tronco encefálico são irrigados pelo sistema vertebrobasilar.

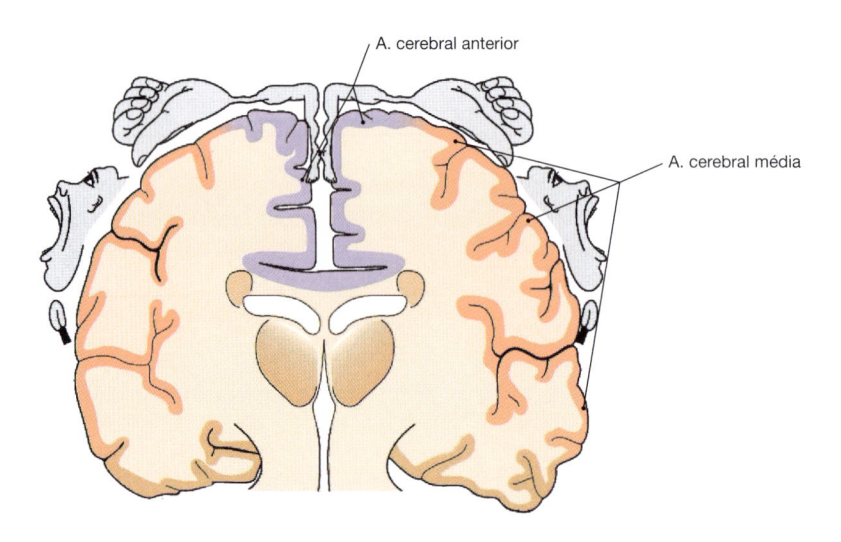

Figura 12.65   Artérias na região do giro pré-central e correspondência do córtex motor primário em relação ao homúnculo. [S700-L238]
A **A. cerebral anterior** supre o córtex do giro pré-central até cerca de 1 cm além da margem superior do cérebro e, por isso, relaciona-se às áreas de representação do membro inferior, da pelve e do tórax. As áreas de representação do membro superior e de toda a cabeça são perfundidas pela **A. cerebral média**.

Correlações clínicas

Devido ao suprimento sanguíneo na região do giro pré-central, distúrbios de perfusão da A. cerebral anterior estão associados a **paresia principalmente no membro inferior**, enquanto o comprometimento da perfusão da A. cerebral média se associa a **paresias essencialmente na região braquiofacial**. De acordo com o quadro clínico que o paciente apresenta (paresia de membros inferiores ou de região braquiofacial), pode-se determinar qual é o vaso sanguíneo afetado.

Acidente vascular encefálico ou sangramento na cápsula interna ocorre na A. estriada longa (A. estriada distal medial, A. central longa, A. de Heubner, A. recorrente), um ramo da A. cerebral anterior (pertencente às Aa. centrais anteromediais), ou na A. lenticuloestriada, um ramo da A. cerebral média (pertencente às Aa. centrais anterolaterais) (→ Figura 12.63).

Artérias do Encéfalo

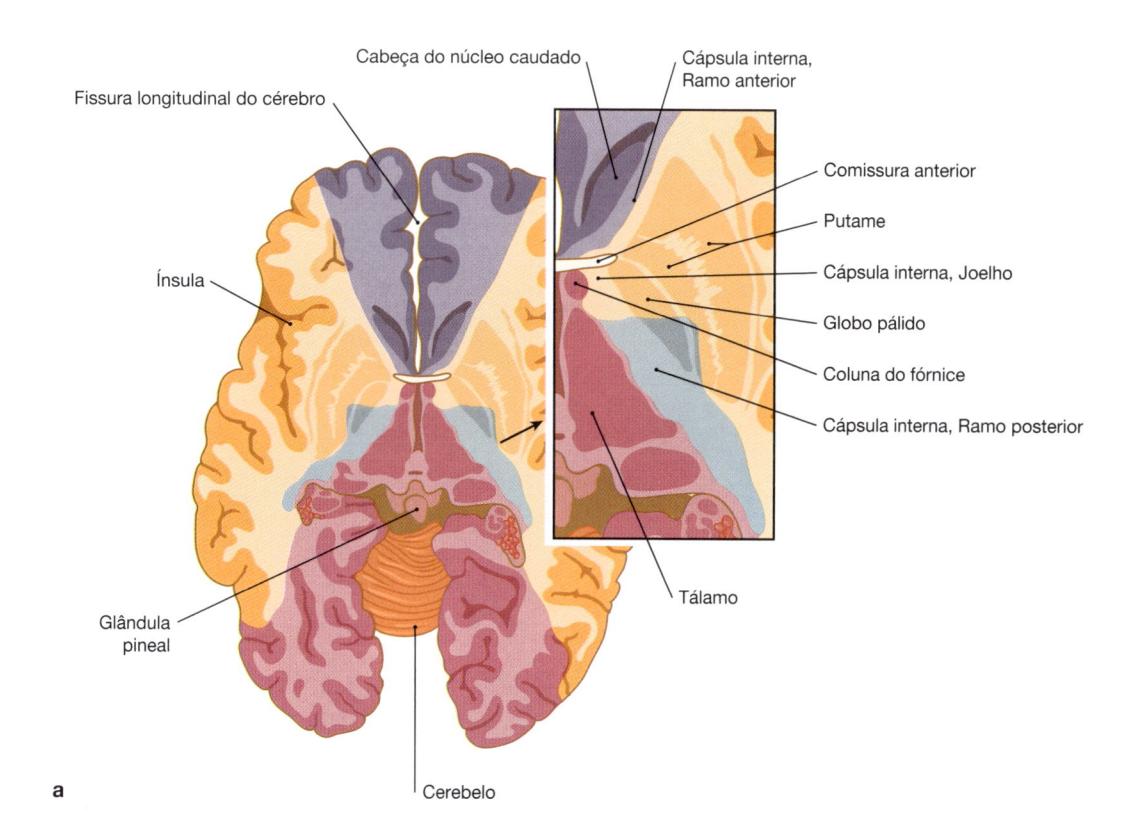

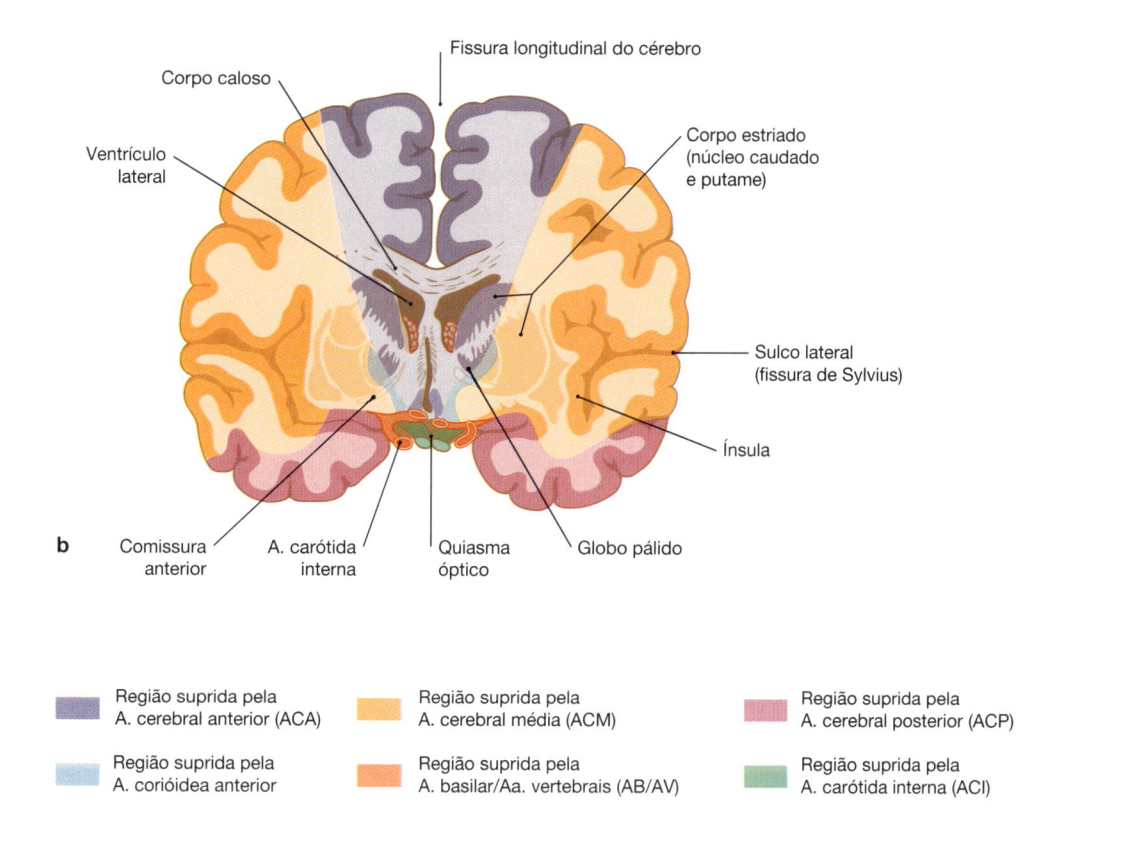

Figura 12.66a e b   Regiões supridas pelas artérias cerebrais (telencéfalo). [S702-L126]/[R247-L318]
a Corte horizontal.
b Corte frontal.

Meninges e Suprimento Sanguíneo

Artérias do Encéfalo

Rótulos da figura: Hemisfério do cerebelo; Verme do cerebelo; Mesencéfalo; N. oculomotor [III]; Ponte; Bulbo; Plexo corióideo do quarto ventrículo; Quarto ventrículo.

Legenda de cores:
- Região suprida pela A. cerebelar superior (ACS)
- Região suprida pela A. espinal anterior
- Região suprida pela A. cerebral posterior (ACP)
- Região suprida pela A. cerebelar inferior posterior (ACIP)
- Região suprida pela A. basilar (AB)
- Região suprida pela A. cerebelar inferior anterior (ACIA)

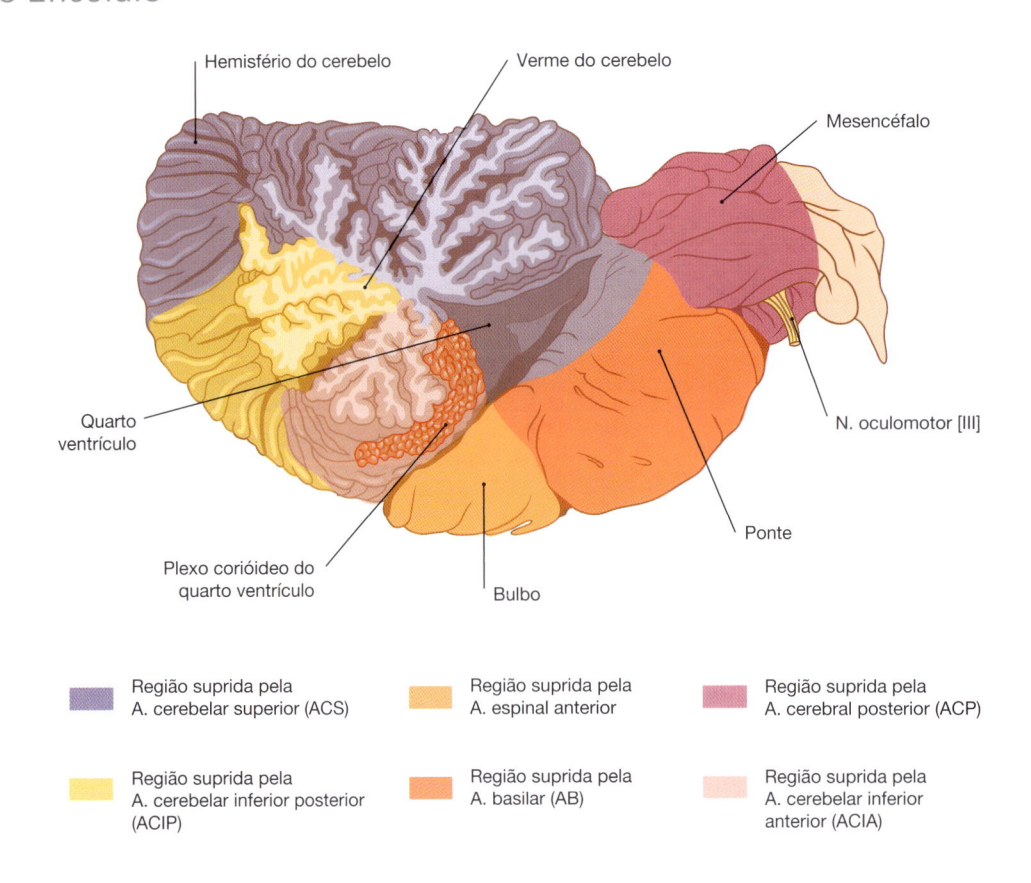

Figura 12.67 Regiões supridas pelas artérias cerebrais (tronco encefálico e cerebelo); corte sagital. [S702-L126]/[R247-L318]

Irrigação sanguínea do tronco encefálico		
Seção do tronco encefálico	Região de suprimento medial	Região de suprimento lateral
Mesencéfalo	• A. cerebral posterior	• A. cerebelar superior • A. cerebral posterior
Ponte	• A. basilar (Aa. da ponte)	• A. cerebelar superior • A. cerebelar inferior anterior (muito variável)
Bulbo	• Aa. vertebrais • A. espinal anterior • Aa. espinais posteriores	• A. cerebelar inferior posterior

Suprimento arterial do cerebelo					
Artéria	Designação clínica	Região cortical	Região central	Outras regiões irrigadas	Origem
A. cerebelar superior	ACS (constante)	Grande parte do cerebelo, parte superior do verme	Núcleo denteado	Parte superior da ponte	A. basilar
A. cerebelar inferior anterior	ACIA (variável)	Parte dos hemisférios cerebelares anteriores		Ponte lateral, em 85% do suprimento da A. do labirinto para a orelha interna	A. basilar
A. cerebelar inferior posterior	ACIP (variável)	Maior parte dos hemisférios cerebelares inferiores, flóculos	Núcleos emboliforme, globoso e do fastígio	Partes posterior e lateral do bulbo	A. vertebral

Veias da Cabeça

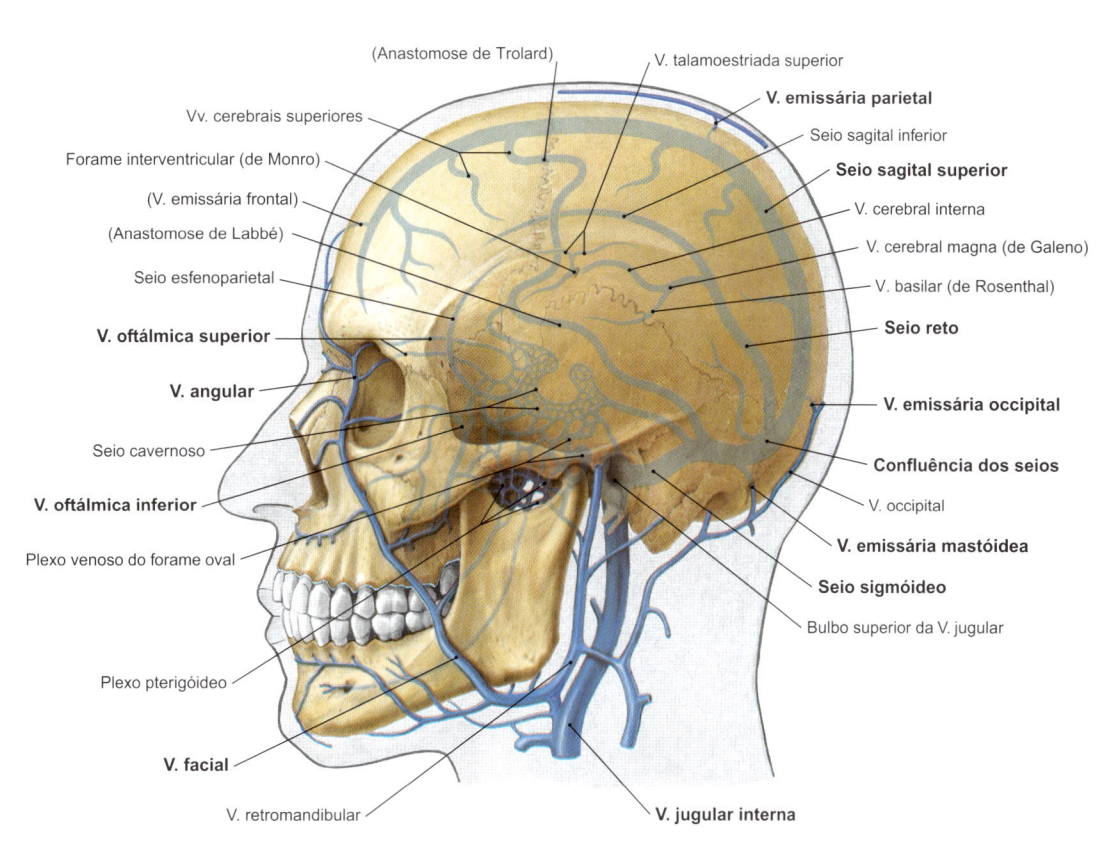

Figura 12.68 Veias internas e externas da cabeça. [S700]
As veias internas e externas da cabeça mantêm-se em conexão por meio de numerosas anastomoses, incluindo as Vv. emissárias, as Vv. oftálmicas e os plexos venosos.

Rótulos da figura:
- (Anastomose de Trolard)
- Vv. cerebrais superiores
- Forame interventricular (de Monro)
- (V. emissária frontal)
- (Anastomose de Labbé)
- Seio esfenoparietal
- **V. oftálmica superior**
- **V. angular**
- Seio cavernoso
- **V. oftálmica inferior**
- Plexo venoso do forame oval
- Plexo pterigóideo
- **V. facial**
- V. retromandibular
- V. talamoestriada superior
- **V. emissária parietal**
- Seio sagital inferior
- **Seio sagital superior**
- V. cerebral interna
- V. cerebral magna (de Galeno)
- V. basilar (de Rosenthal)
- **Seio reto**
- **V. emissária occipital**
- **Confluência dos seios**
- V. occipital
- **V. emissária mastóidea**
- **Seio sigmóideo**
- Bulbo superior da V. jugular
- **V. jugular interna**

Locais de passagem das Vv. emissárias através do crânio

V. emissária	Local de passagem
V. emissária parietal	Forame parietal
V. emissária mastóidea	Forame mastóideo
V. emissária occipital	Abertura na região da protuberância occipital externa
V. emissária condilar	Canal condilar
Plexo venoso do canal do nervo hipoglosso	Canal do nervo hipoglosso
Plexo venoso do forame oval	Forame oval
Plexo venoso carótico interno	Canal carótico

Trajetos dos seios da dura-máter

Seios da dura-máter	Trajeto e características
Seio sagital superior	• Trajeto anterior para posterior no sulco do seio sagital dos ossos cranianos • Pontes venosas desembocam nele ou em suas extensões laterais • Flui para a confluência dos seios
Seio sagital inferior	• Trajeto na margem inferior da foice para o seio reto
Seio reto	• Origina-se na região de ligação da foice ao tentório do seio sagital superior e da V. cerebral magna
Confluência dos seios	• Confluência dos seios reto, sagital superior e occipital e fluxo deles para o seio transverso
Seio occipital	• Flui para a confluência dos seios
Seio marginal	• Envolve o forame magno • Liga-se ao seio occipital e ao plexo venoso vertebral interno
Seio transverso	• Parte da confluência dos seios em direção lateral para o seio sigmóideo da dura-máter
Seio sigmóideo da dura-máter	• Trajeto em S sobre a parte mastoide do temporal até o forame jugular e para a V. jugular
Seio cavernoso	• Espaço venoso composto de câmaras em ambos os lados da sela turca • Está conectado com o seio cavernoso do lado oposto através do plexo basilar
Seios petrosos superior e inferior	• Trajeto junto à margem superior ou inferior da parte petrosa do temporal • Conexão do seio cavernoso com o seio sigmóideo da dura-máter

Correlações clínicas

Lesões do couro cabeludo podem causar reversão do fluxo sanguíneo devido à ausência de válvulas venosas nesta área e **disseminação de microrganismos pelas Vv. emissárias** e diploicas, situadas nas áreas de díploe (→ Figura 12.69), para os seios da dura-máter e, daí, para o interior do crânio.

Meninges e Suprimento Sanguíneo

Veias da Cabeça

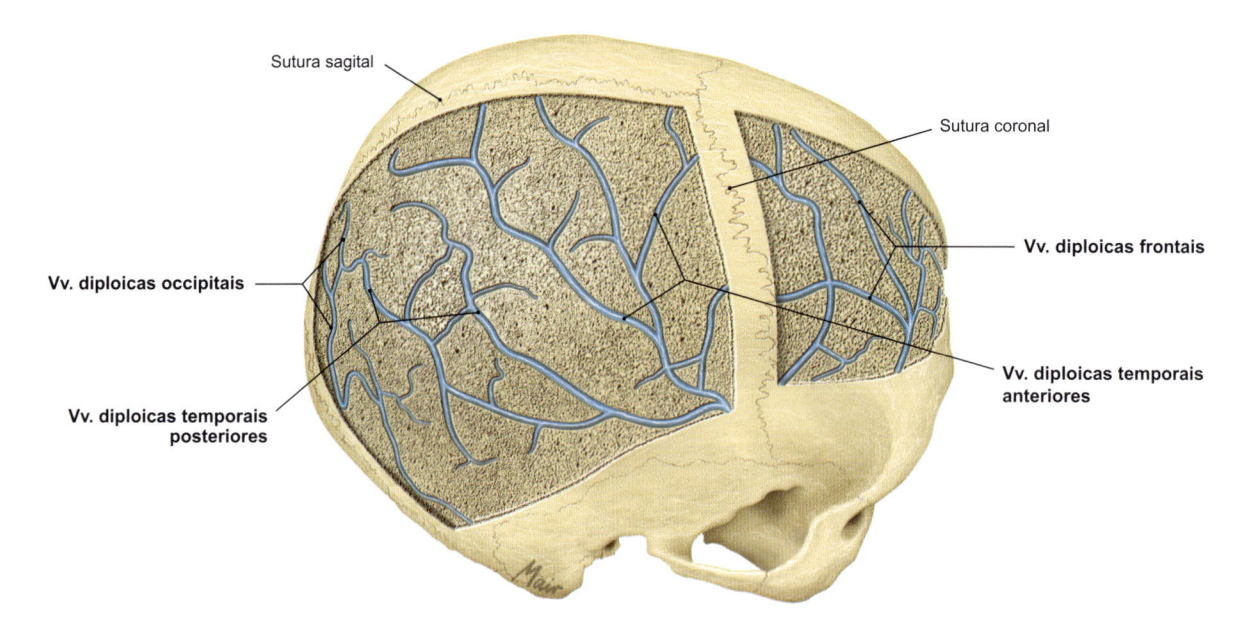

Figura 12.69 Canais diploicos e Vv. diploicas da calvária, lado direito; vista oblíqua e superior, após a remoção da lâmina externa da calvária. [S700-L127]

As áreas de díploe são cruzadas por canais venosos, nos quais seguem as Vv. diploicas. Elas se conectam com as Vv. emissárias e com os seios da dura-máter.

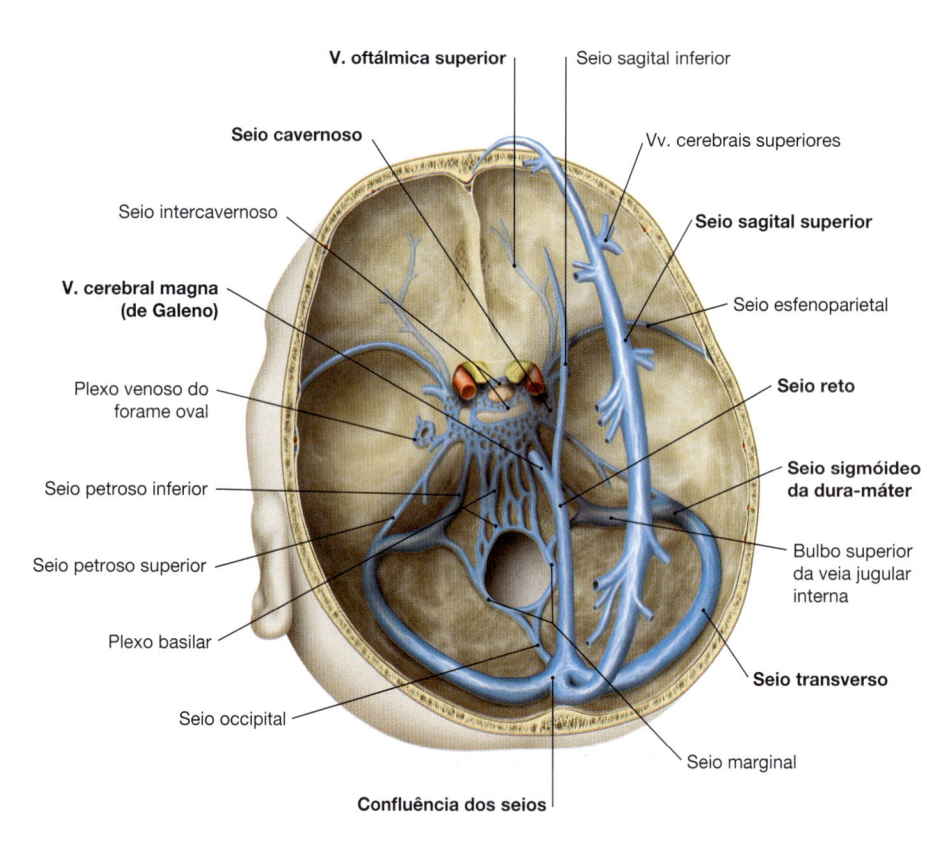

Figura 12.70 Seios da dura-máter em projeção na base do crânio; vista oblíqua superior; após a remoção da abóbada craniana. [S700-L127]/[B500]

Os seios da dura-máter se originam de grandes seios venosos ao redor do encéfalo, originados de pregas da dura-máter (→ Figura 12.33 e → Tabela na → Figura 12.68)

Correlações clínicas

O termo **mal das montanhas** descreve o aparecimento súbito de cefaleia, vertigens e náuseas em indivíduos que ascendem rapidamente e sem aclimatação para uma altitude de 2.500 m (p. ex., em uma viagem da Alemanha para La Paz, na Bolívia, a uma altitude de 3.600 m). Essa doença afeta até 25% de todos os indivíduos. Como causa, supõe-se que, em decorrência da baixa pressão parcial de oxigênio em grandes altitudes, a irrigação cerebral aumente para suprir o cérebro com mais oxigênio. Para transportar esse maior aporte de sangue, as veias cerebrais têm que se dilatar acentuadamente, mas têm uma capacidade limitada; o sangue se acumula e leva à sintomatologia.

A **trombose** em um seio da dura-máter é sempre uma condição clínica grave. As causas podem ser, por exemplo, uma inflamação prolongada na face (trombose do seio cavernoso) ou uma infecção da orelha média (trombose do seio sigmóideo da dura-máter) – tromboses sinusais sépticas –, mas também uma tendência a aumento da coagulação sanguínea. Os pacientes sofrem de cefaleia, convulsões, paralisias e distúrbios da consciência.

Vasos Sanguíneos Superficiais do Cérebro

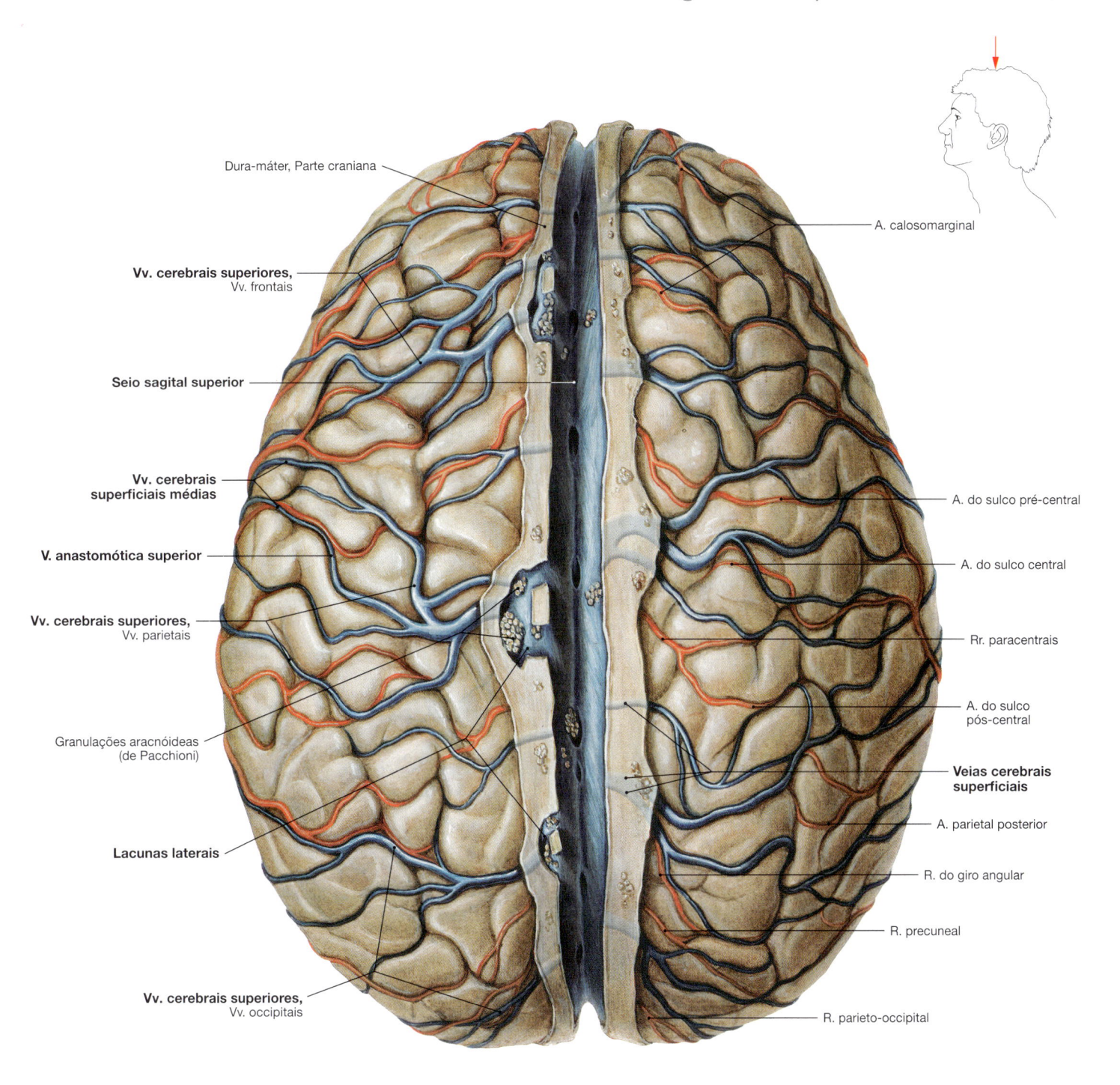

Figura 12.71 Artérias e veias superficiais do cérebro; vista superior, após a retirada da dura-máter e abertura do seio sagital superior; a aracnoide-máter também foi removida. [S700]

As artérias e veias superficiais suprem o córtex cerebral e a substância branca subjacente. Entre as veias superficiais estão as Vv. cerebrais superiores, a V. cerebral superficial média e as Vv. cerebrais inferiores (não visualizadas na figura). As grandes veias se conectam por meio de anastomoses (V. anastomótica superior [ou veia de Trolard] e V. anastomótica inferior [ou veia de Labbé] → Figura 12.68). As Vv. cerebrais superiores desembocam no seio sagital superior, onde pequenas tributárias atravessam a dura-máter craniana ou atingem lacunas laterais. Depois desembocam no seio sagital superior.

Correlações clínicas

Lesões nas veias cerebrais superficiais podem causar hemorragias entre a dura-máter e a aracnoide-máter e provocar um hematoma subdural (→ Correlações clínicas na → Figura 12.74). Idosos – devido à atrofia cerebral relacionada com a idade e com as veias frágeis – tendem a desenvolver **hematoma subdural crônico**, que pode ser ignorado, devido a um curso gradual de sangramento e à pequena intensidade dos traumatismos.

Meninges e Suprimento Sanguíneo

Veias do Encéfalo

Labels (figura superior):
- Forame interventricular (de Monro)
- V. talamoestriada superior
- Tálamo
- **Vv. cerebrais internas**
- V. lateral do ventrículo lateral
- V. anterior do septo pelúcido
- V. corióidea superior
- **V. basilar (de Rosenthal)**
- **V. cerebral magna (de Galeno)**

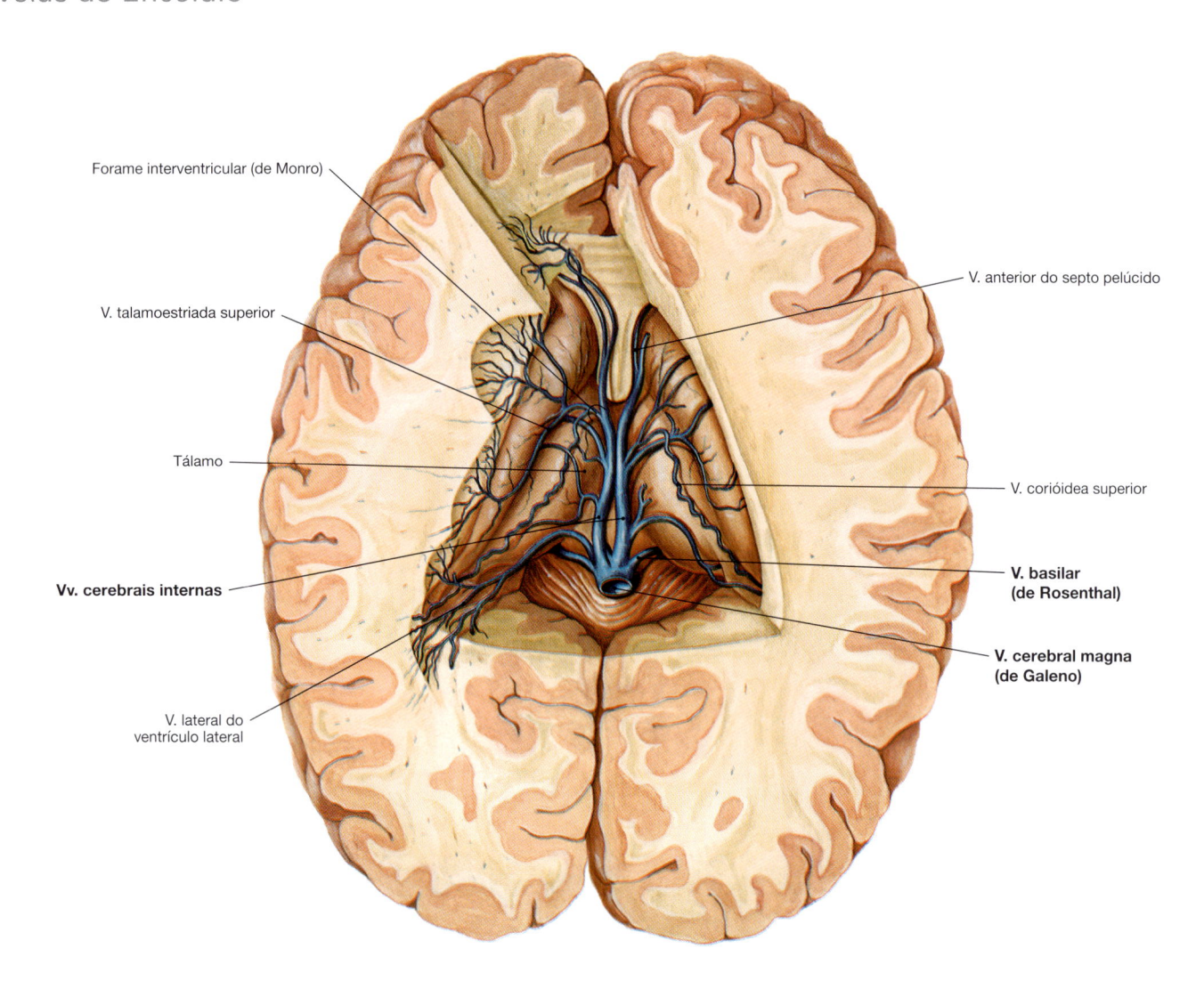

Figura 12.72 Vv. cerebrais profundas; vista superior. [S700]
As Vv. cerebrais internas seguem na tela corióidea do terceiro ventrículo. Entre as Vv. cerebrais profundas também estão incluídas as veias do sistema ventricular, dos núcleos da base e da cápsula interna. O sangue dessas estruturas é direcionado para as Vv. talamoestriadas superiores e para as Vv. cerebrais internas, chegando à V. cerebral magna (ou veia de Galeno).

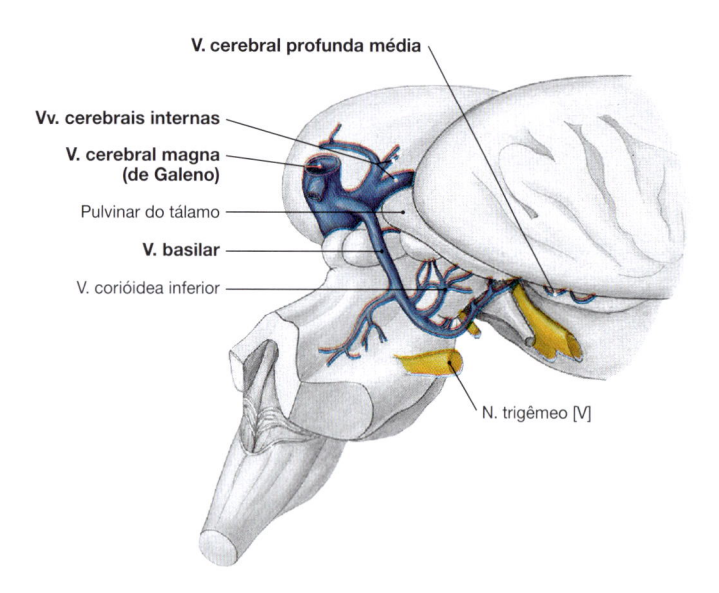

Labels (figura inferior):
- V. cerebral profunda média
- **Vv. cerebrais internas**
- **V. cerebral magna (de Galeno)**
- Pulvinar do tálamo
- **V. basilar**
- V. corióidea inferior
- N. trigêmeo [V]

Influxo para a V. cerebral magna		
Veia	Influxo mais importante	Áreas cerebrais
V. cerebral interna	V. corióidea superior	Plexo corióideo, hipocampo
	V. do septo pelúcido	Septo pelúcido
	V. talamoestriada	Núcleo caudado
V. basilar (de Rosenthal)	V. cerebral anterior	Giros circundantes
	V. cerebral profunda	Putame, globo pálido

Figura 12.73 Vv. cerebrais profundas; vista posterior pelo lado direito. [S700]
Após a remoção do cerebelo, observam-se as veias basilares do encéfalo, que drenam o sangue venoso do rombencéfalo, do mesencéfalo e da ínsula. Os vasos venosos desta região correspondem às Vv. cerebrais profundas médias e à V. basilar (ou veia de Rosenthal), as quais, como as Vv. cerebrais internas, drenam o sangue para a V. cerebral magna (ou veia de Galeno).

Hemorragias Intracranianas

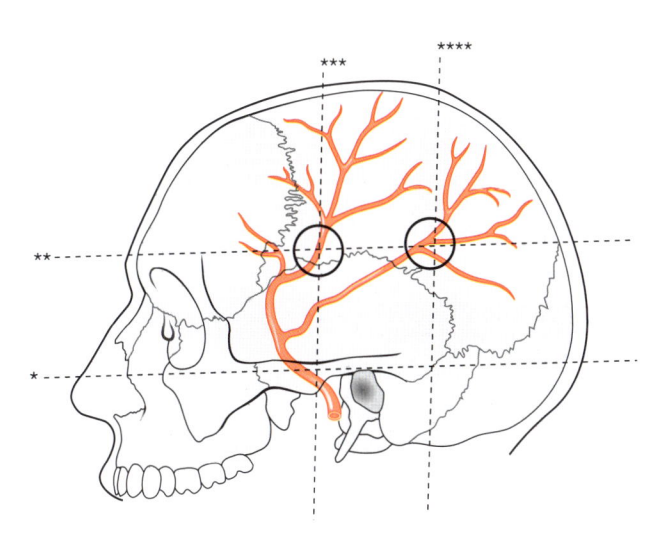

Figura 12.74 Projeção dos Rr. frontal e parietal da A. meníngea média na parede lateral do crânio. Os círculos marcam a projeção dos ramos principais da A. meníngea média. [S700-L127]
Nos pontos de interseção dos planos horizontais superiores com os verticais, através do meio do arco zigomático, e com os verticais, através da parte posterior do Proc. mastoide, seguem os principais ramos da A. meníngea média.

* Terminologia clínica: linha horizontal orbitomeatal (plano horizontal de Frankfurt)
** Terminologia clínica: linha horizontal supraorbital
*** Plano vertical através do meio do arco zigomático
**** Plano vertical através da parte posterior do Proc. mastoide

Correlações clínicas

Traumatismos cranianos não penetrantes, que atuam lateralmente sobre a cabeça, levam frequentemente a **fraturas da calota craniana** nas regiões descritas anteriormente (→ Figura 12.74). Nesses casos, podem ocorrer facilmente rupturas do R. frontal ou R. parietal da A. meníngea média, que supre a dura-máter com sangue. O paciente frequentemente não apresenta ferimentos evidentes ou não apresenta queixas nos 30 minutos iniciais após o traumatismo. O sangramento arterial leva ao descolamento da dura-máter da calota craniana e à formação de um **hematoma epidural** (→ Figura), que leva a um desvio de partes cerebrais e a sua compressão, bem como do tronco encefálico e dos nervos cranianos. Podem resultar déficits graves com reflexos patológicos. A TC do crânio mostra uma área hiperdensa (ou seja, mais densa do que o tecido circundante), com forma biconvexa, que não atravessa as suturas. Isso se deve aos locais de ancoragem da dura-máter nas suturas. Uma cirurgia feita o mais precocemente possível, com ligadura do vaso sangrante e o alívio da sintomatologia de pressão sobre o cérebro, é o fator prognóstico decisivo.

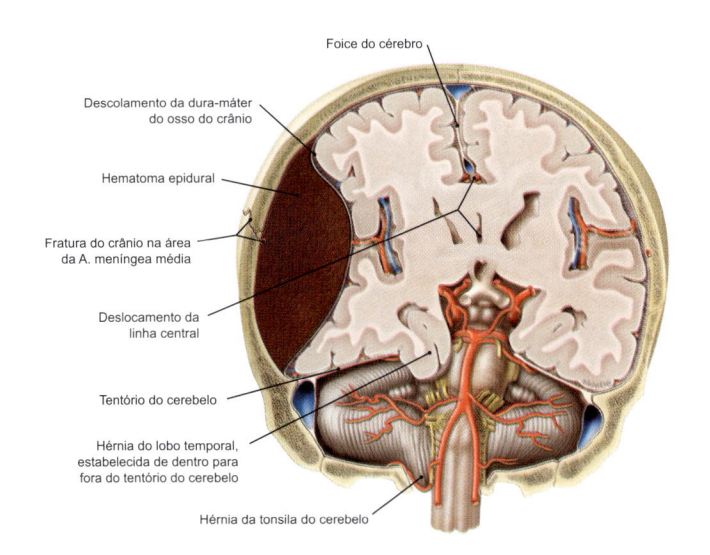

Hematoma epidural; corte frontal; vista frontal. Após lesão da A. meníngea média no lado direito do corpo, ocorreu sangramento arterial entre a calvária e a dura-máter. O hematoma desloca a linha média, e o lobo temporal foi parcialmente empurrado sob o tentório do cerebelo através da incisura do tentório. [S700-L238]

Meninges e Suprimento Sanguíneo

Hemorragias Intracranianas

Correlações clínicas

Como as veias de indivíduos mais idosos são menos resistentes em comparação com as veias de pessoas mais jovens, até mesmo ferimentos leves podem levar a ruptura ou arrancamento das pontes venosas (veias de ligação entre as veias cerebrais e os seios da dura-máter), com formação de um **hematoma subdural** (→ Figuras). Nesse caso, ocorre um acúmulo agudo ou insidioso de sangue venoso (às vezes, durante algumas semanas) entre a dura-máter e a aracnoide-máter, aliado a sintomas inespecíficos, tais como vertigem, cefaleia, sonolência, falta de iniciativa ou confusão mental. No entanto, os hematomas subdurais também podem ser acompanhados por sangramentos intracerebrais e sinais agudos correspondentes, p. ex., cefaleia, vômitos, alterações na consciência até coma e hemiplegia. Na TC, os hematomas subdurais são hiperdensos, com aspecto em crescente e atravessam as suturas. Do ponto de vista terapêutico, é feita uma intervenção cirúrgica com drenagem do hematoma.

Os **hematomas subaracnóideos** geralmente são decorrentes de rupturas de aneurismas (dilatações patológicas de artérias). Essas dilatações são especialmente frequentes na região do círculo arterial do cérebro (círculo de Willis) e, quando se rompem, sangram para dentro do espaço subaracnóideo. As hemorragias subaracnóideas também são visualizadas na TC como áreas hiperdensas, porém confinadas às regiões afetadas do espaço subaracnóideo. Podem ser muito bem visualizadas nas cisternas afetadas. Novamente, uma cirurgia o mais precocemente possível, com oclusão da fonte de sangramento, é fundamental para o prognóstico.

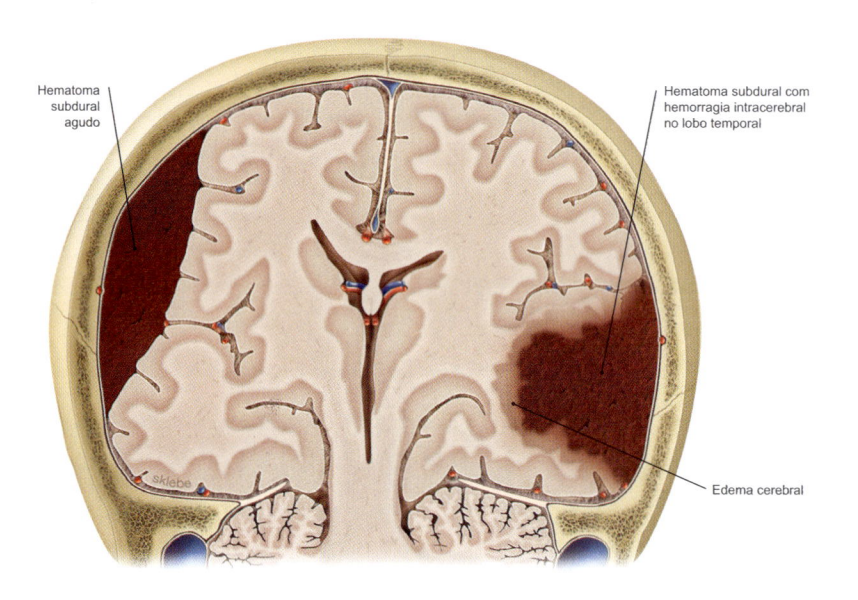

Hematoma subdural e hemorragia intracerebral; corte frontal; vista anterior. A laceração à direita de veias tributárias do seio sagital superior causa um hematoma subdural agudo, e, no lado esquerdo, causa um hematoma subdural, com hemorragia intracerebral no lobo temporal. [S700-L238]

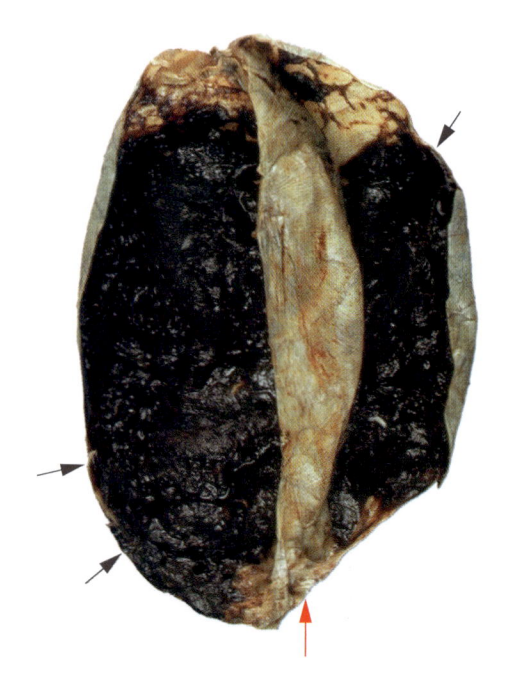

Hematoma subdural; vista superior do encéfalo. Extenso hematoma subdural bilateral traumático recente (setas) na face interna da dura-máter (seta vermelha = foice do cérebro). A dura-máter sobre o hematoma está levantada. [R235]

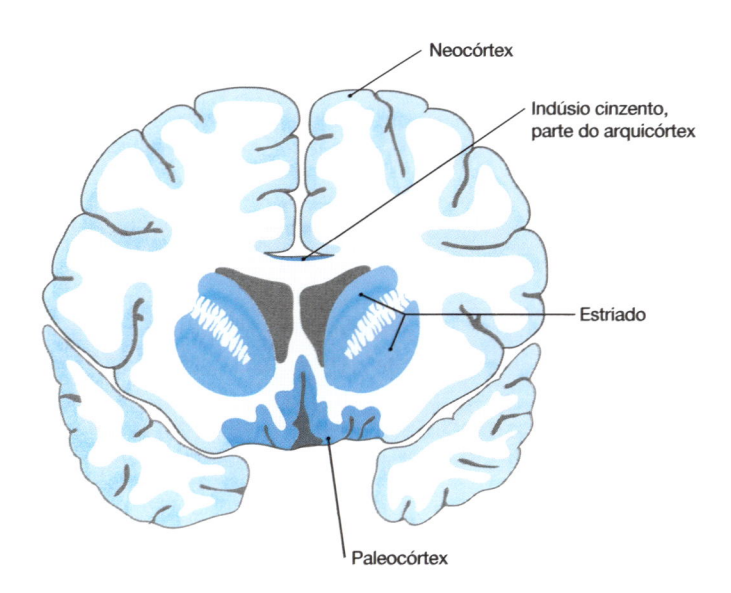

Áreas do Cérebro

Telencéfalo, Neocórtex

Figura 12.75 Partes do telencéfalo; corte frontal, representação esquemática. [S702-L126]/[R317]
As partes corticais do telencéfalo são divididas em três segmentos:
- Neocórtex – consiste predominantemente em seis camadas e perfaz a parte maior
- Arquicórtex – engloba as partes que, geralmente, consistem em três camadas (alocórtex) do sistema límbico
- Paleocórtex – geralmente consiste também em três camadas (alocórtex) do rinencéfalo.

Além disso, os núcleos subcorticais pertencem ao telencéfalo, por exemplo, o estriado.

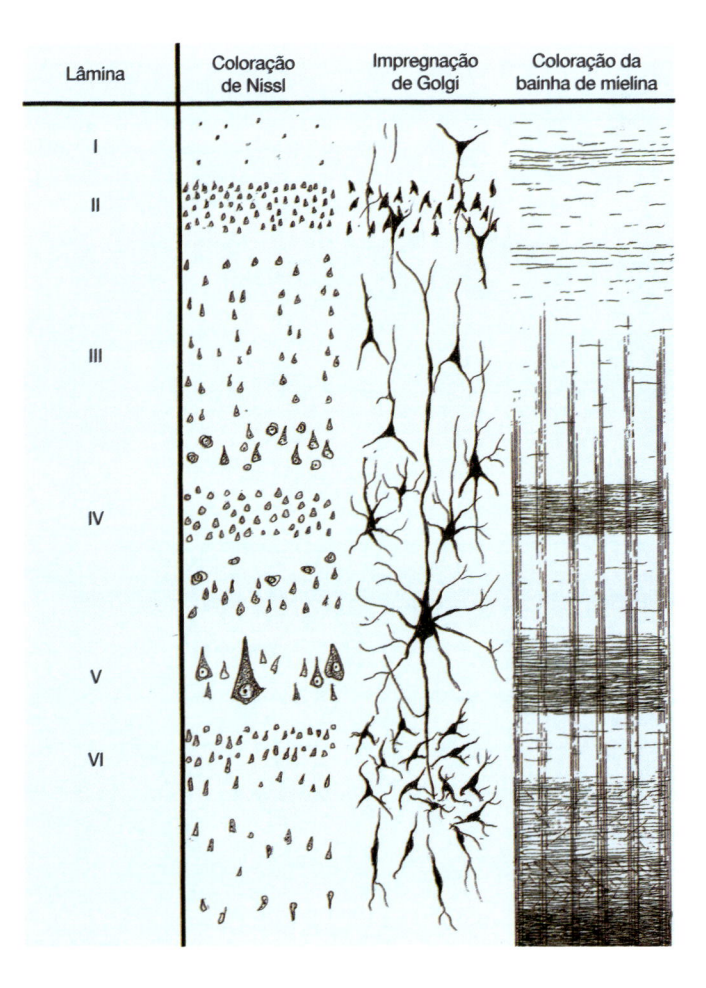

Figura 12.76 Lâminas do isocórtex (neocórtex); representação esquemática. [R170-5-L240]/[H234-001]
A estrutura laminar do córtex do telencéfalo em seis camadas, que geralmente tem uma espessura de cerca de 4 mm (no córtex visual primário, p. ex., de apenas 2 mm), é evidenciada em preparações histológicas que foram cortadas perpendicularmente à superfície cerebral. As camadas são contadas de fora para dentro:
- Lâmina I – camada molecular (lâmina molecular) – poucos neurônios, nenhuma célula piramidal, mas com células de Cajal-Retzius
- Lâmina II – camada granular externa (lâmina granular externa) – pequenas "células não piramidais" compactadas (células granulares), poucas células piramidais glutamatérgicas
- Lâmina III – camada piramidal externa (lâmina piramidal externa) – consiste em três sublâminas e pequenas células piramidais
- Lâmina IV – camada granular interna (lâmina granular interna) – pequenas células "não piramidais" (células granulares) compactadas
- Lâmina V – camada piramidal interna (lâmina piramidal interna) – células piramidais de diferentes tamanhos, incluindo células gigantes (de Betz)
- Lâmina VI – camada multiforme (lâmina multiforme) – muitas vezes consiste em uma lâmina VIa, com células mais compactadas, e em uma lâmina VIb, mais pobre em neurônios, com pequenas células piramidais.

Áreas do Cérebro

Telencéfalo, Neocórtex

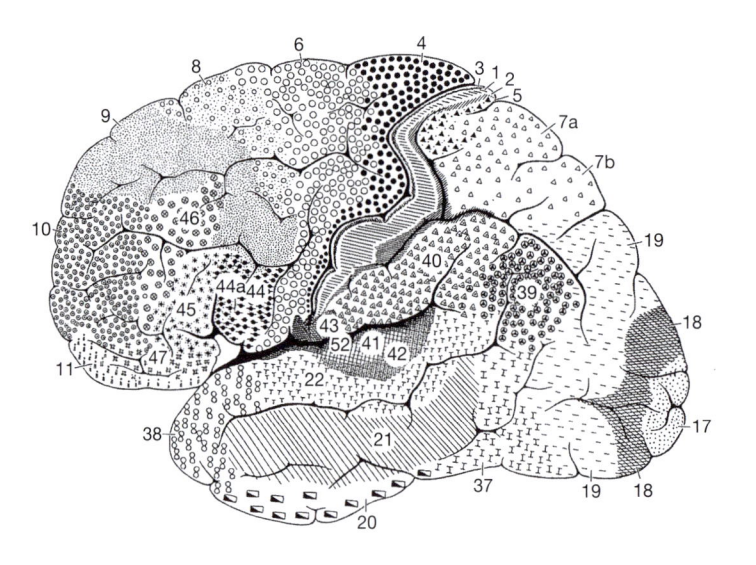

Figura 12.77 Áreas de Brodmann; vista esquerda, representação esquemática. [G1085]
O cérebro é dividido de acordo com critérios histológicos nas assim chamadas áreas de Brodmann. A estrutura em seis camadas do isocórtex varia enormemente, dependendo da região. A estrutura em camadas foi analisada extensivamente no passado, sendo mapeada em campos corticais por Brodmann. A numeração começa no giro pós-central. Os campos corticais isolados não se assemelham apenas histologicamente, mas também assumem tarefas funcionais semelhantes.

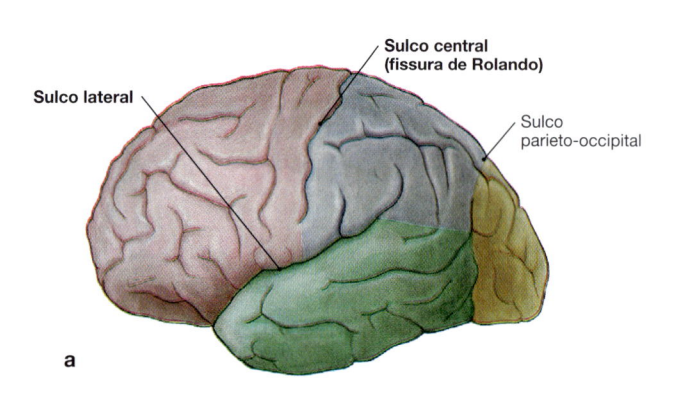

Figura 12.78a e b Sulcos primários do córtex cerebral. [S700]
a Vista esquerda.
b Vista medial.

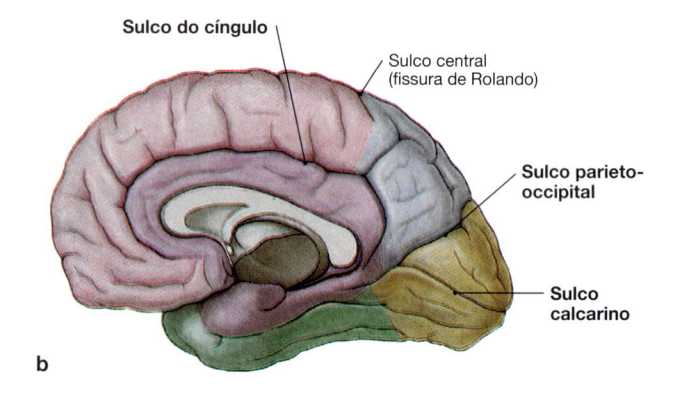

Sulcos primários (→ Tabela) e sulcos existentes e identificáveis em todos os cérebros dividem o neocórtex em cinco dos lobos visualizáveis externamente.

Sulcos primários do córtex cerebral	
Sulco	**Posição/trajeto**
Sulco central (fissura de Rolando)	Avança entre os lobos frontal e parietal; assim, separa o giro pré-central (motor) do giro pós-central (sensitivo)
Sulco lateral (fissura de Sylvius)	Separa os lobos frontal, parietal e temporal entre si; na profundidade estão situadas a fossa lateral e a ínsula
Sulco parieto-occipital	Seu trajeto se estende da fissura longitudinal do cérebro, junto à face hemisférica medial, até o sulco calcarino; separa os lobos parietal e occipital
Sulco calcarino	Assim como o sulco parieto-ocipital, corre na superfície medial e delimita o cúneo juntamente com ele
Sulco do cíngulo	Separa o giro do cíngulo (lobo límbico) dos lobos frontal e parietal

Telencéfalo, Neocórtex

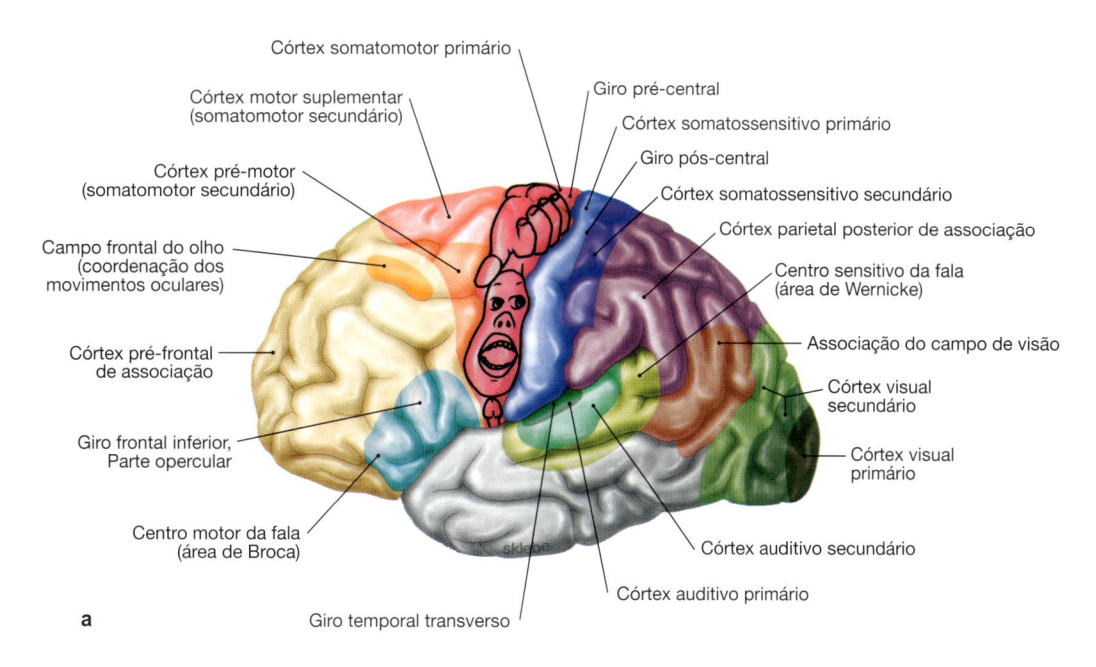

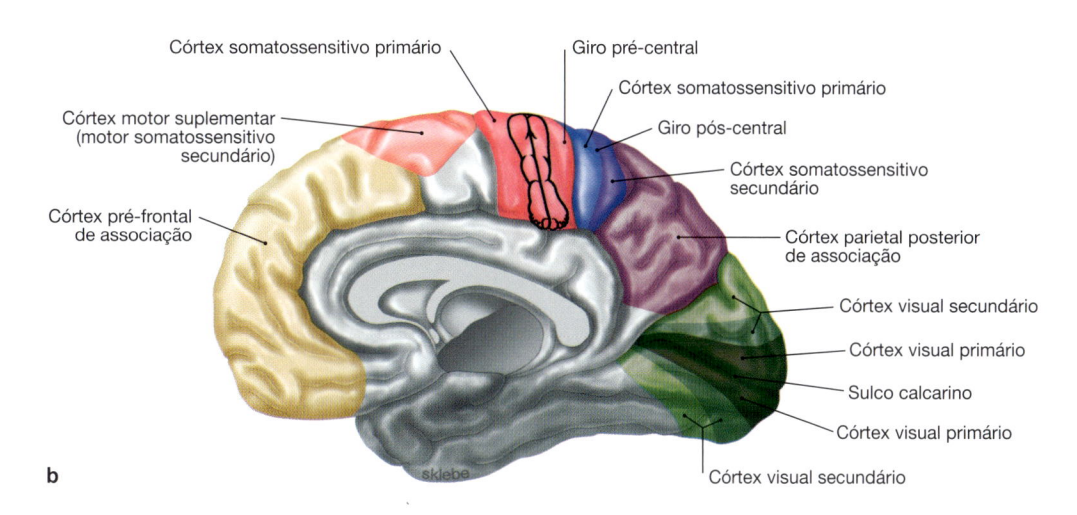

Figura 12.79a e b Áreas corticais funcionais dos hemisférios cerebrais. [S702-L238]
a Vista da esquerda. O homúnculo (a figura desenhada) reflete grosseiramente a distribuição somatotópica no córtex somatomotor primário.
b Vista medial. O córtex auditivo primário e secundário, bem como o centro de Wernicke, se estende além da margem superior do lobo temporal, em sua face interna.
Somente por meio da interação de várias áreas corticais são possíveis funções corticais superiores, como a linguagem. No neocórtex, diferenciamos as áreas primárias (p. ex., giro pré-central, córtex somatomotor primário) das áreas secundárias e de associação (p. ex., córtex pré-motor, córtex motor suplementar). Os campos primários e secundários servem para determinada função sensitiva (p. ex., percepção e interpretação de impulsos visuais no córtex do lobo occipital), e áreas de associação (p. ex., córtex pré-frontal de associação) ocupam a maior parte do neocórtex e servem para a integração de informações complexas diferentes.

Correlações clínicas

A **afasia de Broca** ocorre na presença de uma falha do centro da fala (p. ex., no infarto cerebral). Embora a produção da fala esteja gravemente limitada, a capacidade de nomear objetos, bem como a compreensão da linguagem, muitas vezes estão preservadas. A estrutura da frase geralmente é incorreta e se mistura com um defeito de vocalização.
Na **lesão do córtex auditivo primário**, com uma perda unilateral, ocorre comprometimento de localização do som, bem como problemas na diferenciação de frequências e intensidades. Quando a área de Wernicke está afetada, isso leva a intensas implicações para a compressão da linguagem (**afasia de Wernicke**). A produção e a melodia da fala estão conservadas, mas o que é falado muitas vezes não faz sentido e existe dificuldade na estruturação de frases.
As **lesões do córtex visual primário** de um lado levam à **cegueira cortical** com hemianopsia homônima. O campo visual do lado contralateral se perde por completo. Se as áreas corticais secundárias estiverem afetadas, o paciente consegue captar estímulos visuais, mas não consegue interpretá-los nem atribuir significado a eles (**agnosia visual**). As lesões na área visual frontal, que estão associadas com uma perda da área 8, levam a um desvio do olhar de ambos os bulbos dos olhos para o lado afeado (**desvio conjugado do olhar**).

Áreas do Cérebro

Telencéfalo, Arquicórtex

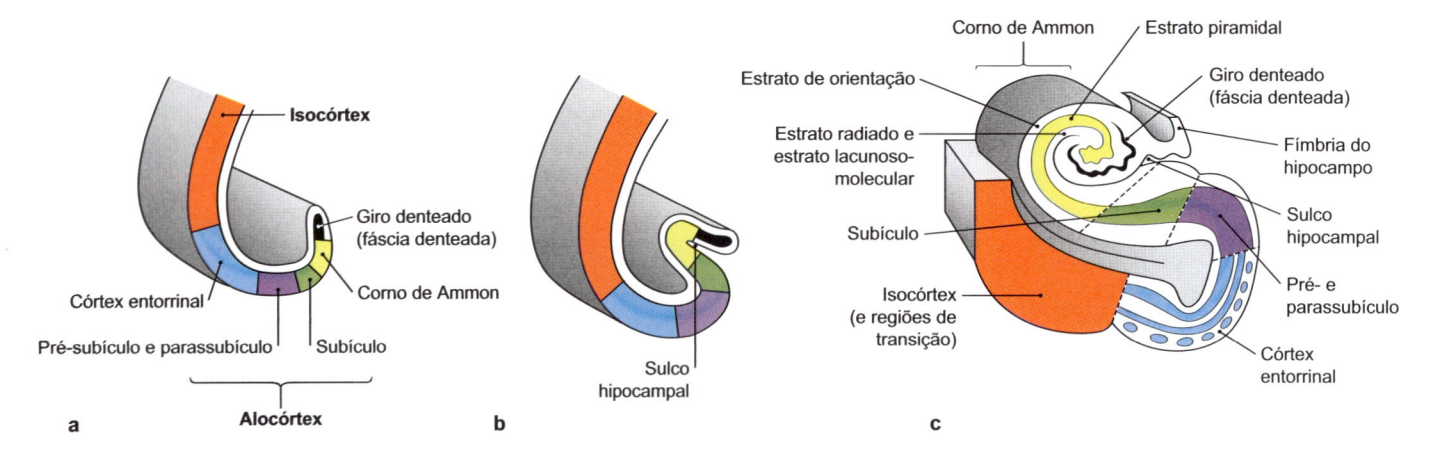

12.80a-c Desenvolvimento da formação hipocampal; cortes frontais esquemáticos. [S702-L126]

O hipocampo é resumido sob o termo **formação hipocampal**, que engloba várias regiões corticais: área entorrinal (córtex entorrinal), fáscia denteada (giro denteado), corno de Ammon (CA1, o verdadeiro hipocampo), subículo, bem como pré-subículo e parassubículo. As áreas cerebrais estão ligadas entre si de modo amplamente unidirecional e formam uma unidade funcional. O desenvolvimento do hipocampo começa na nona semana gestacional (→ Figura 12.80a), quando ocorre uma dobra em forma de S do córtex médio basal, que recebe esse nome em virtude de sua semelhança com o animal marinho hipocampo (um tipo de cavalo-marinho) (→ Figura 12.80b+c). Na fáscia denteada, é possível a formação de novas células nervosas durante toda a vida (nicho neurogênico com até 700 novas células nervosas/dia). O **arquicórtex** faz parte do sistema límbico e tem importância funcional para os processos de aprendizagem e memória. Por intermédio do sistema límbico, ele está ligado a áreas cerebrais importantes para o controle de processos vegetativos e emocionais.

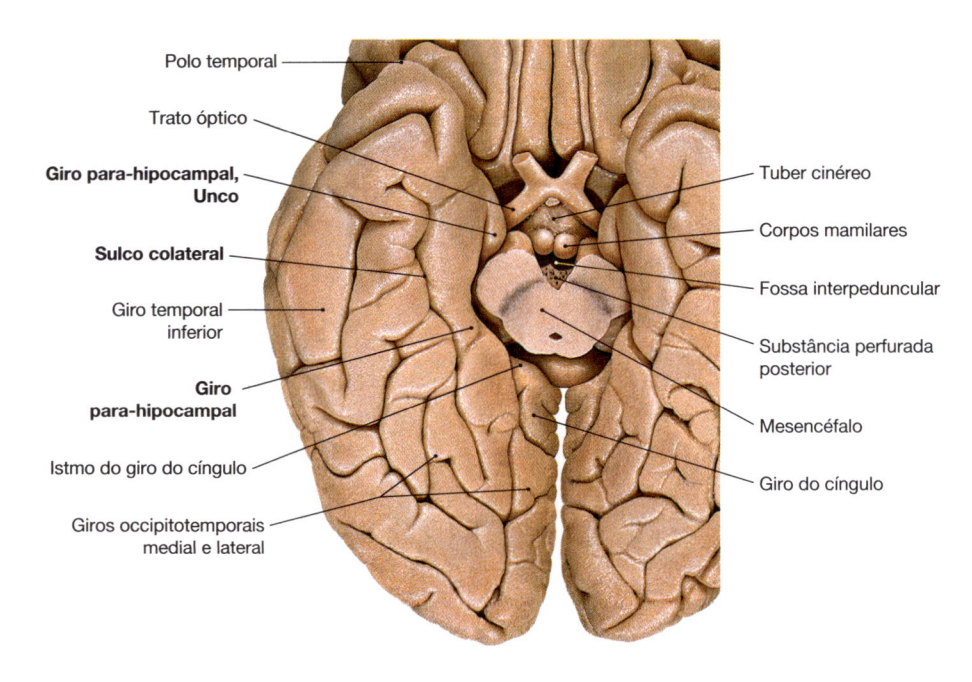

Figura 12.81 Áreas corticais funcionais do hipocampo; vista inferior; após a secção do mesencéfalo. [S700]

Com base em sua dobradura (→ Figura 12.80), é possível compreender apenas parcialmente a posição da formação hipocampal por meio da visualização da superfície cerebral em vista caudal ou posteromedial (→ Figura 12.82). O hipocampo se torna macroscopicamente identificável somente após a abertura do corno temporal (inferior) do ventrículo lateral (→ Figura 12.83). A vista inferior dos giros e sulcos dos hemisférios cerebrais mostra o giro para-hipocampal com o unco e o sulco colateral adjacente.

Correlações clínicas

O **hipocampo** tem grande importância clínica. Tem participação significativa na perda de memória em doenças neurodegenerativas (p. ex., doença de Alzheimer), neuropsiquiátricas (p. ex., esquizofrenia, depressão, autismo) e epilepsia temporal (forma comum de epilepsia).

Com frequência, a **epilepsia temporal** começa com aura (p. ex., ver *flashes* de luz), seguida por manifestações motoras (variando, p. ex., de manifestações focais, como movimentos de mastigação, até abalos em todo o corpo) e perda da consciência. A terapia consiste em medicação e, no caso de refratariedade, retirada unilateral do hipocampo.

12 Telencéfalo, Arquicórtex

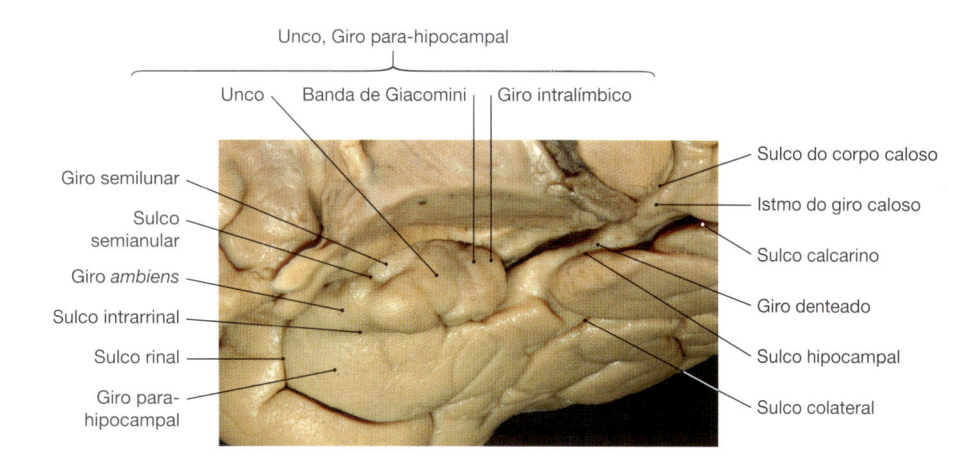

Figura 12.82 Áreas corticais funcionais do hipocampo; lobo temporal, vista posteromedial. [R247-L318]
Devido a sua dobradura (→ Figura 12.80) é possível entender apenas parcialmente a posição da formação hipocampal pela visualização da superfície cerebral a partir da vista posteromedial ou inferior (→ Figura 12.81). O hipocampo se torna macroscopicamente identificável somente após a abertura do corno temporal (inferior) do ventrículo lateral (→ Figura 12.83). A vista posteromedial mostra o unco com suas partes, o giro denteado, o giro semilunar, o giro *ambiens*, o giro para-hipocampal e os sulcos adjacentes.

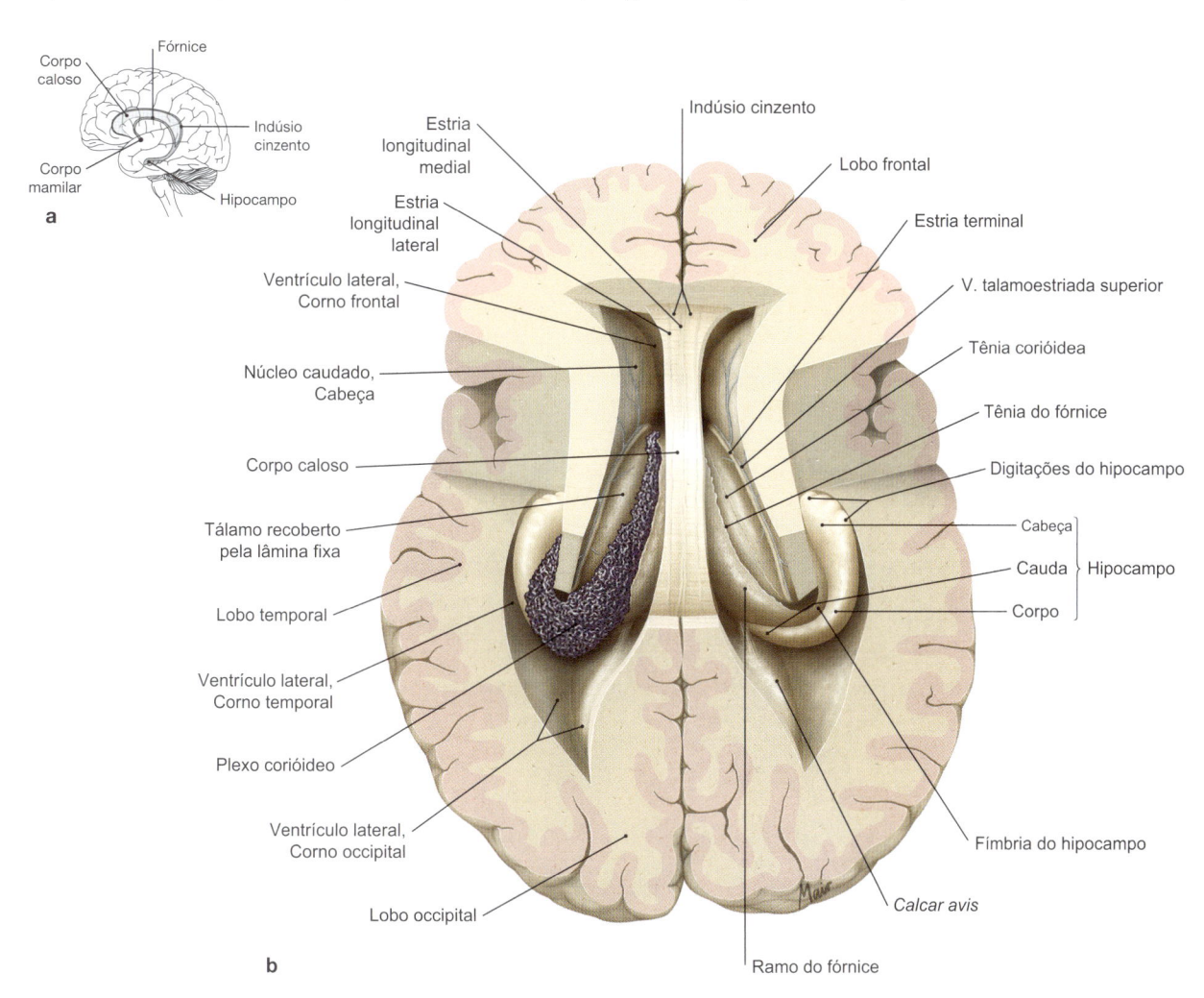

Figura 12.83a e b Ventrículo lateral aberto com hipocampo. [S702-L127]
a Vista da esquerda. O cérebro foi representado transparente para ilustrar o trajeto tridimensional do hipocampo.
b Visto a partir de cima após a abertura do ventrículo lateral, vista posterolateral.
A formação hipocampal está localizada no lobo temporal medial e em arco acima do corpo caloso. De acordo com suas relações com o corpo caloso, diferenciamos as três partes macroscópicas:

- Hipocampo retrocomissural (córtex do lobo temporal) = "hipocampo" em seu sentido verdadeiro e no linguajar clínico
- Hipocampo supracomissural (acima do corpo caloso)
- Hipocampo pré-comissural (abaixo do joelho do corpo caloso).

O hipocampo com cabeça, corpo e cauda situa-se no assoalho do corno temporal do ventrículo lateral e está coberto pelo plexo corióideo à esquerda. Do lado direito o plexo foi removido.

349

Áreas do Cérebro

Telencéfalo, Arquicórtex

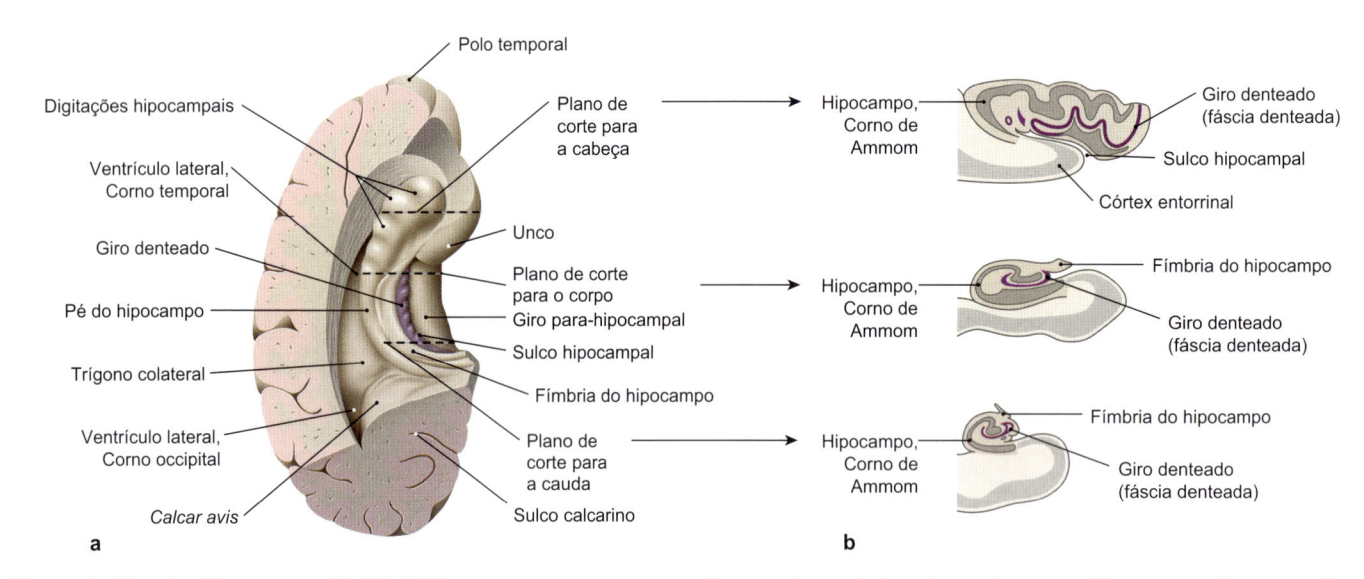

Figura 12.84a e b Hipocampo. [S700-L127]
a Vista posterior superior com o corno temporal do ventrículo lateral aberto.
b Corte transversal do hipocampo na região de cabeça, corpo e cauda.

No giro denteado (roxo) reconhecemos diferenças evidentes na disposição das células principais. Em cortes frontais na região anterior, as regiões do hipocampo foram abordadas diversas vezes; na região do corpo e da cauda é possível visualizar a disposição "clássica" das regiões do hipocampo.

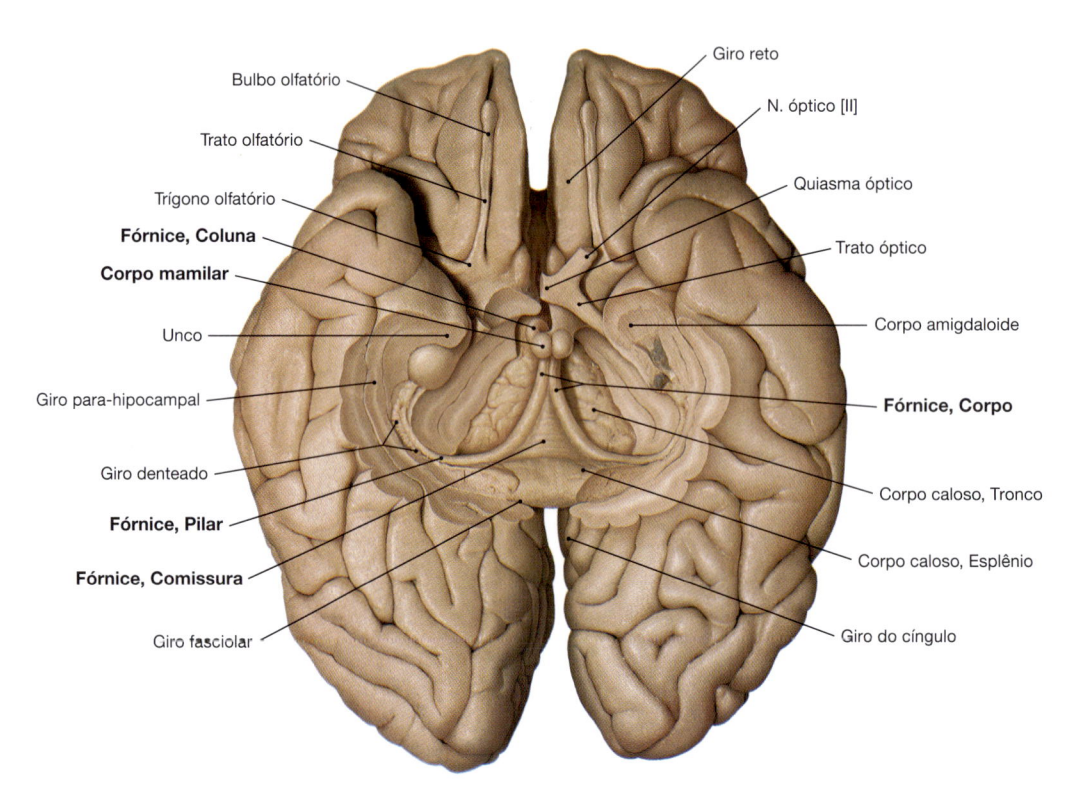

Figura 12.85 Fórnice; vista inferior, após a remoção de partes da base do encéfalo. [S700]
O fórnice é um par de estruturas composto pelo pilar, a comissura, o corpo e a coluna. Ele se origina no hipocampo e no subículo no lobo temporal e se estende, em formato de arco, sobre o terceiro ventrículo, em direção ao corpo mamilar. Antes de atingir os corpos mamilares, os dois fórnices se unem (comissura do fórnice). Neste local, há **troca de fibras** entre os dois lados. (→ Figura 12.86).

Correlações clínicas

As **doenças neurovegetativas** são acompanhadas de perda gradual de células nervosas. Quando a formação hipocampal está afetada, ocorrem distúrbios da memória espacial e da capacidade de orientação, sendo impossível armazenar experiências novas e conhecimentos atuais. A **doença de Alzheimer** é a doença neurodegenerativa mais conhecida. Nesse caso, formam-se depósitos proteicos extracelulares no cérebro ("placas amiloides"), bem como agregados de proteínas intracelulares. A formação hipocampal é precocemente afetada. Além da desorientação espacial, ocorre perda da capacidade de memorização. Se o neocórtex for afetado mais tardiamente, são apagadas também as memórias existentes. Em estágio avançado, o paciente não consegue se lembrar de pessoas, nem de eventos de sua vida.

Telencéfalo, Arquicórtex

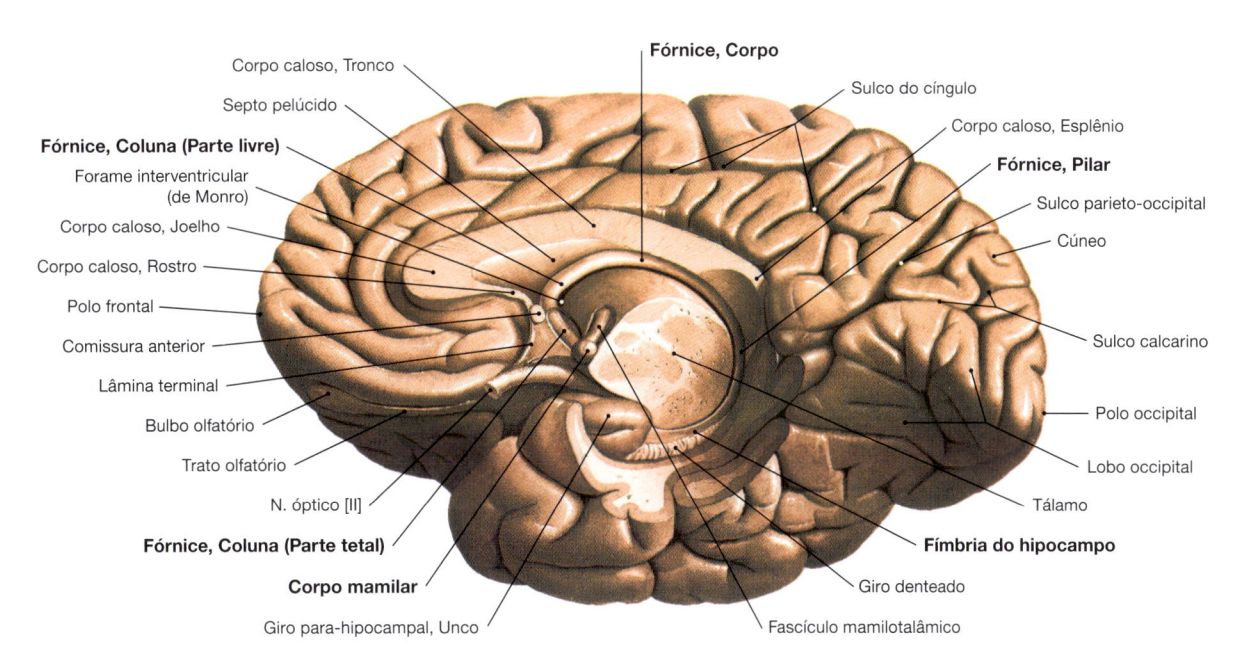

Figura 12.86 Fórnice; vista medial inferior. [S700]
O fórnice é um importante trato do sistema límbico. Existem **feixes de fibras** para os núcleos hipotalâmicos anteriores, para o tálamo e para as habênulas. A figura mostra as relações topográficas do fórnice.

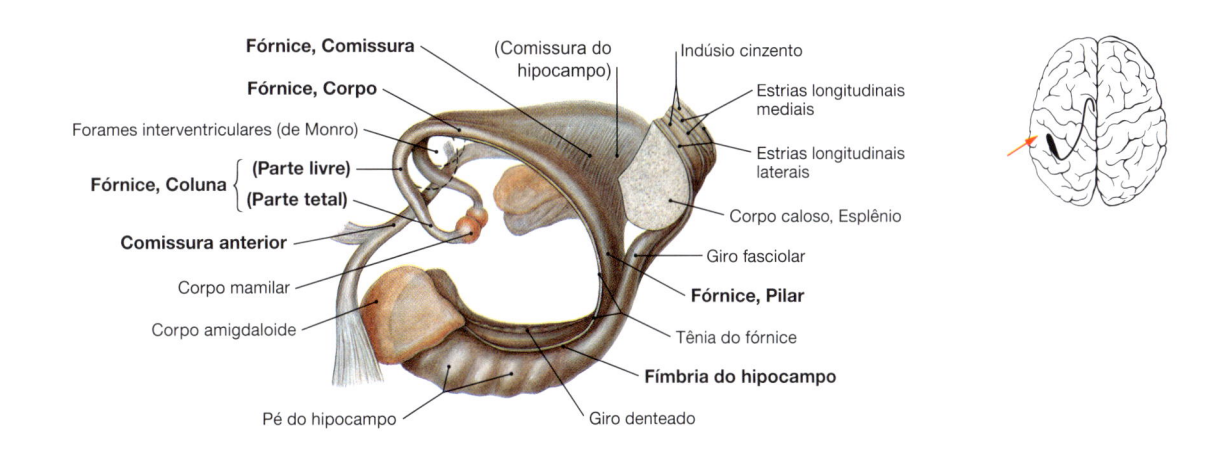

Figura 12.87 Comissura anterior, fórnice e formação hipocampal (indúsio cinzento); vista pelo lado esquerdo. [S700]
As estruturas representadas pertencem ao **sistema límbico**, um conceito funcional no qual estão envolvidas numerosas estruturas cerebrais derivadas do telencéfalo, do mesencéfalo e do diencéfalo. As principais estruturas são os hipocampos, os corpos amigdaloides, os giros do cíngulo e os núcleos septais. O sistema límbico controla funções como motivação, aprendizado, memória, emoções, embora também exerça regulações autônomas relacionadas à ingestão de alimentos, à digestão e à reprodução.
A **comissura anterior** (→ Figura 12.28 e → Tabela na → Figura 12.29) é um sistema de fibras (fibras comissurais) composto por uma parte anterior e uma parte posterior. A parte anterior une os tratos olfatórios e os córtices olfatórios de ambos os lados. A parte posterior une as partes anteriores dos lobos temporais (principalmente o córtex e os corpos amigdaloides). O corpo amigdaloide se mantém em contato com o hipocampo.
Do **hipocampo**, são observadas as digitações dos pés do hipocampo e a fímbria do hipocampo, que se continua com o pilar do fórnice. Na região da coluna do fórnice, ocorre troca de fibras entre os dois lados. Anteriormente, o fórnice continua através dos corpos nas colunas do fórnice, sendo cada coluna formada por uma parte livre e uma parte tetal. A parte tetal tem conexões com o corpo mamilar.

Correlações clínicas

Os corpos mamilares, assim como o fórnice e o hipocampo, pertencem ao sistema límbico. Eles provavelmente têm participação no desempenho cognitivo. Entretanto, suas funções ainda não são bem conhecidas. A carência de tiamina (vitamina B_1) causada, por exemplo, por etilismo crônico, pode provocar a destruição dos corpos mamilares, com graves distúrbios de memória (**amnésia**), **ataxia**, desorientação e **confabulações** (que existem apenas na fantasia) (**síndrome de Wernicke-Korsakoff**). Os pacientes tentam preencher o déficit da memória por meio de "confabulação".

Áreas do Cérebro

Telencéfalo, Arquicórtex

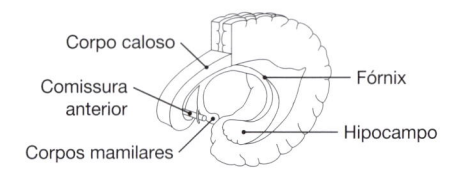

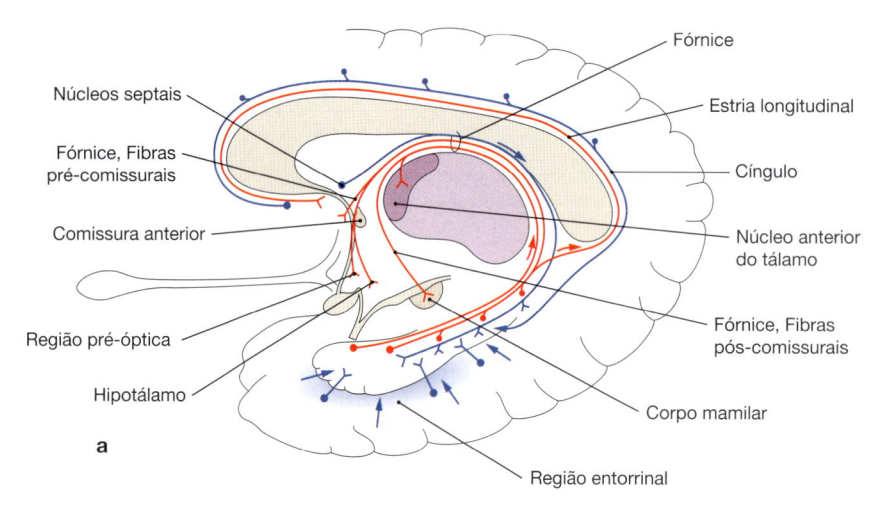

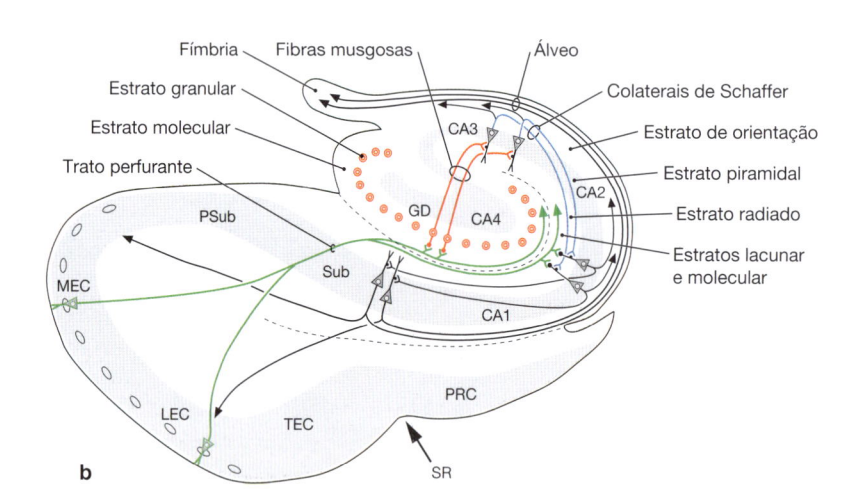

Figura 12.88a e b Ligações da formação hipocampal; circuito de Papez.
a Circuito de Papez. [S702-L127]
b Regiões da formação hipocampal e suas interligações intrínsecas. Corte frontal do corpo do hipocampo. [S702-L141]/[B500-T1190-T1189]
CA = corno de Ammon, GD = giro denteado, Sub = subículo; PSub = pré-subículo, MEC/LEC = córtex entorrinal medial/lateral, TEC = córtex transentorrinal, PRC = córtex perirrinal, SR = sulco rinal. As ligações da formação hipocampal são:
- Ligações neocorticais (via córtex entorrinal, a "porta de entrada para o hipocampo"; complexo subicular)
- Ligações intrínsecas (córtex entorrinal – fáscia denteada – CA3 – CA1 – complexo subicular – córtex entorrinal)
- Ligações comissurais (especialmente córtex entorrinal e subículo)
- Ligações subcorticais (núcleos septais, corpos mamilares, amígdala, tronco encefálico, entre outras).

O circuito neuronal (**circuito de Papez**) se estende, em termos gerais, do hipocampo sobre o fórnice até os corpos mamilares, continua sobre o feixe mamilotalâmico até o núcleo anterior do tálamo e se dirige até o giro do cíngulo. O giro do cíngulo projeta-se através do cíngulo para a região entorrinal do giro para-hipocampal que, por sua vez, projeta-se através do trato perfurante para o hipocampo, de modo a fechar o circuito. Atualmente, acredita-se que o circuito de Papez sirva para o armazenamento de conteúdos de memória, sendo que o conteúdo da memória primária é transferido em forma de memória secundária e terciária.

Correlações clínicas

Para o **tratamento da epilepsia grave do lobo temporal**, resistente ao tratamento medicamentoso, são removidas cirurgicamente as partes da formação hipocampal afetadas de um dos lados.
Embora isso não resulte em distúrbios evidentes da memória, a remoção de ambos os hipocampos é acompanhada de amnésia grave, preponderantemente anterógrada (incapacidade de armazenar novos conteúdos de memória e lembrar-se deles).

Lesões de áreas corticais do cíngulo levam a alterações cognitivas, tais como as que ocorrem também em quadros neuropsiquiátricos complexos (depressões, esquizofrenia, transtornos de ansiedade, transtornos de iniciativa).

Telencéfalo, Paleocórtex

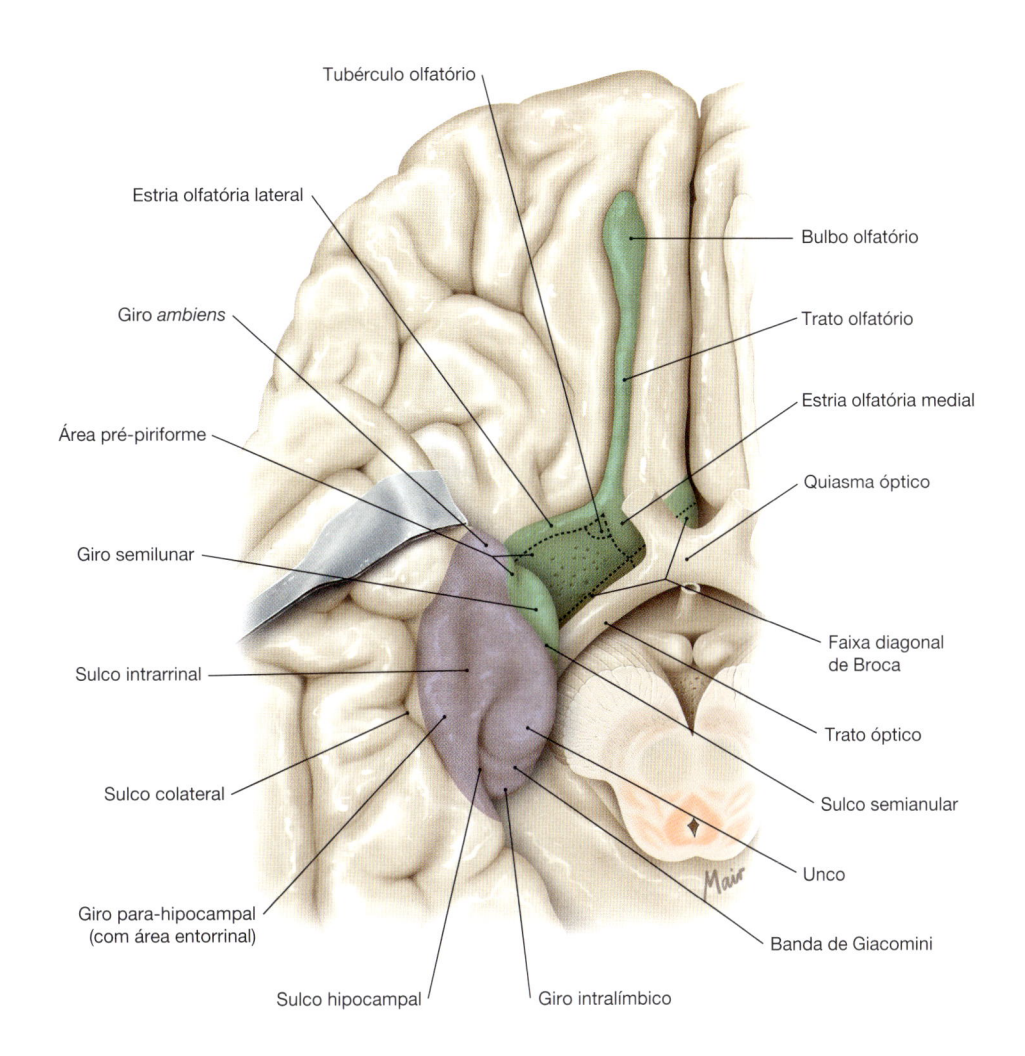

Figura 12.89 Estruturas paleocorticais (verde) e estruturas arquicorticais adjacentes (roxo). Vista inferior. [S702-L127]/[E633-002]

O paleocórtex é a parte cortical filogeneticamente mais antiga. Dele fazem parte bulbo olfatório, trato olfatório, núcleo olfatório anterior, tubérculo olfatório, núcleos septais, região periamigdaliana e região pré-piriforme. O bulbo e o trato olfatório se diferenciam, histologicamente, de modo evidente do isocórtex de seis camadas. Com isso, pertencem ao alocórtex (alo = diferente, diferente do neocórtex formado sempre por seis camadas, sendo, portanto um isocórtex). O paleocórtex é responsável pelo sentido do olfato. Das células receptoras situadas na mucosa nasal (→ Figura 12.127), as impressões olfatórias passam pelo bulbo olfatório e chegam ao córtex olfatório primário, sem conexão prévia no tálamo. Isso diferencia o sentido do olfato de todas as demais impressões sensitivas. Mesmo assim, existem ligações estreitas com diversas partes do sistema límbico. Graças a outras ligações com o tálamo e com a região insular, as áreas olfatórias corticais atuam sobre outras regiões cerebrais.

Correlações clínicas

Como as **doenças neurodegenerativas**, como a doença de Alzheimer e a doença de Parkinson, muitas vezes levam precocemente a distúrbios do olfato, discute-se a avaliação do olfato por meio de exames olfatórios padronizados como marcadores diagnósticos precoces dessas doenças.

Áreas do Cérebro

Telencéfalo, Núcleos Subcorticais

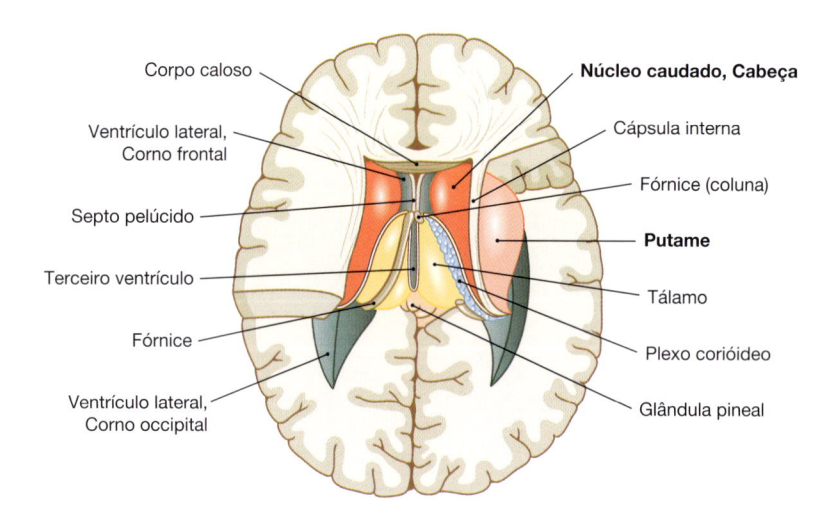

Figura 12.90 Núcleos da base, tálamo e ventrículo lateral; visão geral; vista superior após a abertura dos ventrículos laterais. [S702-L126]/[G1084]
Os núcleos da base pertencem ao grupo dos núcleos subcorticais. Outros núcleos subcorticais são a amígdala e o núcleo de Meynert (ambos não representados). As regiões nucleares participam da sequência dos movimentos, bem como da regulação de funções cerebrais superiores, tais como aprendizado, memória, motivação e emoções. Pertencem, em primeira linha, ao sistema motor extrapiramidal (SMEP).
Os núcleos da base incluem:

- Corpo estriado, consistindo em núcleo caudado e putame
- Globo pálido, não visualizado.

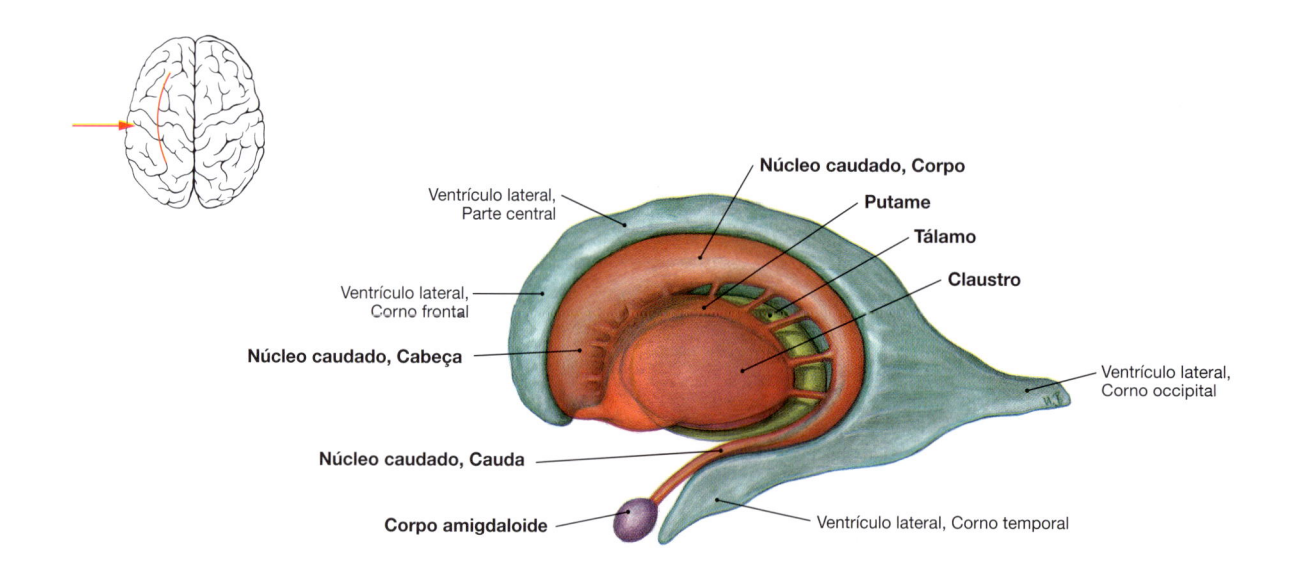

Figura 12.91 Núcleos da base e tálamo; vista pelo lado esquerdo. [S700]
A figura mostra as relações entre o ventrículo lateral, o núcleo caudado, o corpo amigdaloide, o putame, o globo pálido e o tálamo. Muitos dos núcleos do telencéfalo são denominados **núcleos da base**. Entre estes estão incluídos o estriado (núcleo caudado e putame) e o globo pálido, que estão representados, além do núcleo subtalâmico e da substância negra no mesencéfalo, não representados.

Telencéfalo, Núcleos Subcorticais

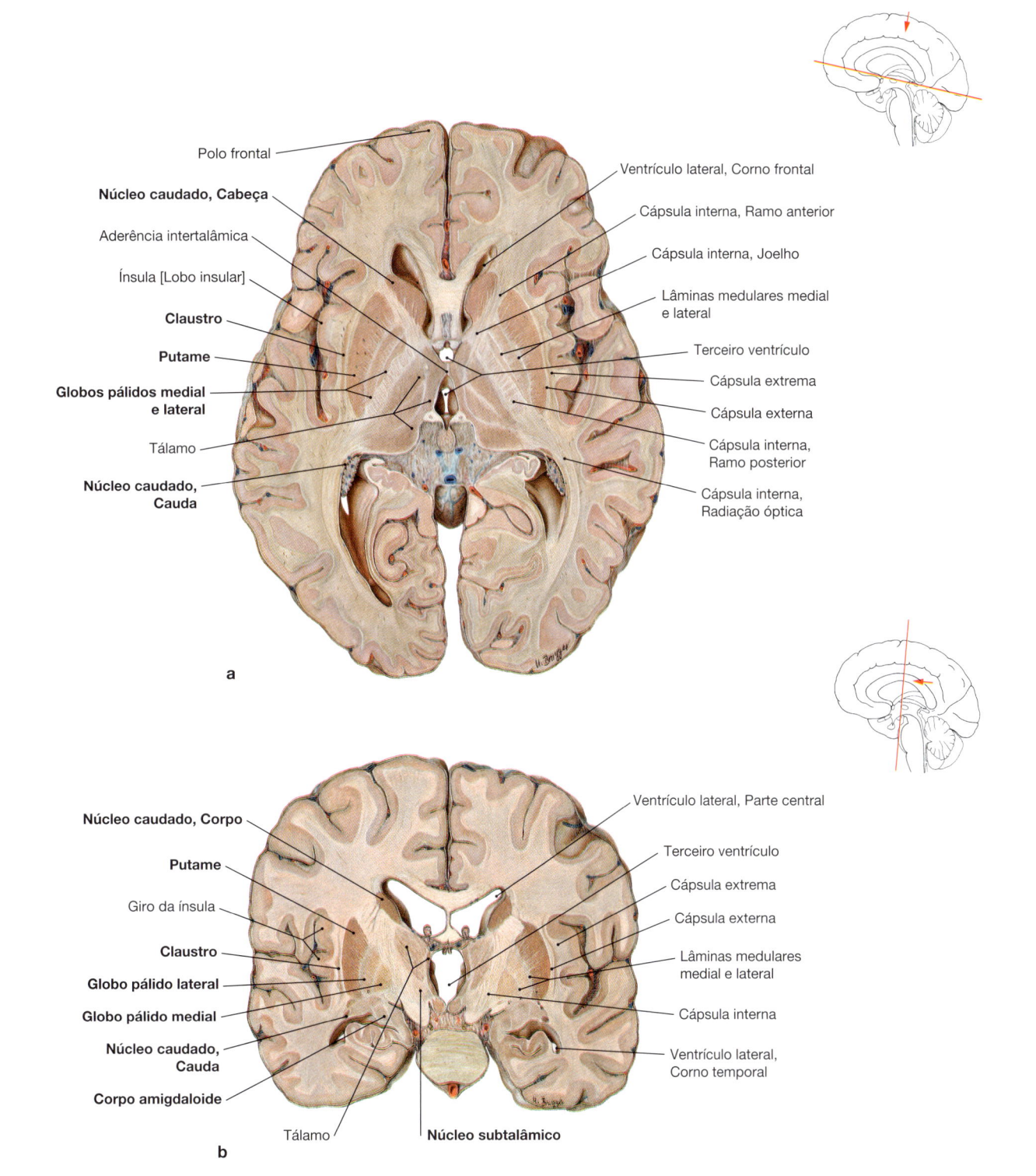

Figura 12.92a e b Estruturas nucleares subcorticais. [S700]
a Corte horizontal da metade do terceiro ventrículo.
b Corte frontal na altura dos corpos mamilares.

Correlações clínicas

A **doença de Parkinson** é decorrente da degeneração de neurônios dopaminérgicos e, com isso, há perda de fibras nigroestriatais (fibras entre a substância negra e o estriado). O resultado é a inibição geral da atividade motora, com restrições do impulso dos movimentos (levando a hipocinesia até acinesia = pobreza de movimentos). Isso se manifesta por marcha em pequenos passos e falta dos movimentos associados dos braços. Além disso, existe um tremor de repouso geralmente unilateral (tremor de uma das mãos, tremor "de enrolar pílula"), bem como rigidez muscular generalizada (rigidez, p. ex., falta da mímica facial). Além disso, os pacientes sofrem de aumento da secreção salivar, lacrimal, sudorípara e das glândulas sebáceas (fácies oleosa). Psiquicamente são lentos e apresentam labilidade emocional. A doença afeta cerca de 1% dos indivíduos acima de 60 anos. Doenças semelhantes ao Parkinson podem ocorrer após encefalite, intoxicações, ingestão de psicofármacos por períodos prolongados, entre outros.

Áreas do Cérebro

Telencéfalo, Núcleos Subcorticais

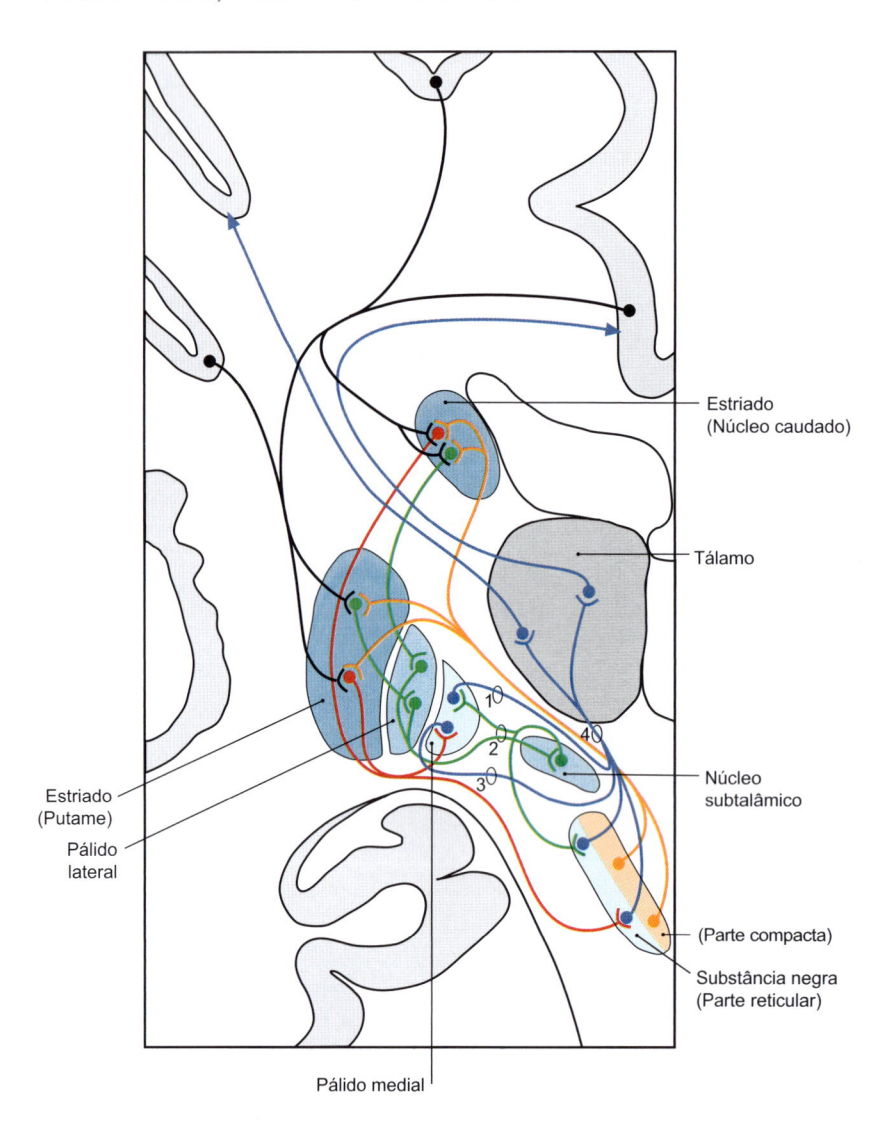

Figura 12.93 Interligações neuronais das estruturas nucleares subcorticais; representação esquemática, corte frontal. [B500-T1189-L316]
Estrutura interna e ligações das fibras dos núcleos da base. O estriado é a principal estação de entrada nos núcleos da base (→ Figura 12.94).

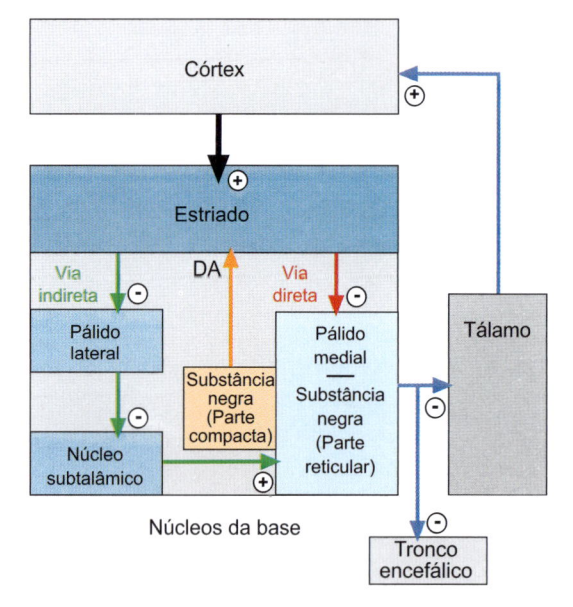

Legendas da figura: Estriado (Núcleo caudado); Tálamo; Núcleo subtalâmico; (Parte compacta); Substância negra (Parte reticular); Pálido medial; Pálido lateral; Estriado (Putame).

Figura 12.94 Interligações neuronais de estruturas nucleares subcorticais; representação esquemática. [B500-T1189-L316]
Por intermédio de diversas alças de retroalimentação cortical (córtex – núcleos da base – tálamo – córtex), os núcleos da base participam da **elaboração de programas de movimentos**. Sua função principal é a modulação de movimentos (força, direção, deflexão). Os impulsos que chegam aos núcleos da base são processados em uma via direta, estimuladora da motricidade, e uma via indireta, inibidora da motricidade. DA = dopamina

Legendas da figura: Córtex; Estriado; Via indireta; Via direta; DA; Pálido lateral; Pálido medial — Substância negra (Parte reticular); Substância negra (Parte compacta); Núcleo subtalâmico; Tálamo; Núcleos da base; Tronco encefálico.

Correlações clínicas

Alterações no gene da huntingtina levam à **coreia de Huntington**, herdada de modo autossômico dominante. A doença neurodegenerativa é acompanhada de degeneração de neurônios de projeção estriatal GABAérgicos, especialmente da via indireta, que leva ao aparecimento de movimentos involuntários amplos, com redução do tônus muscular (hipercinesia coreática).

Lesões do núcleo subtalâmico promovem distúrbios da via indireta. Os pacientes executam movimentos involuntários abruptos e violentos, proximais do lado contralateral (extremidades) **(hemibalismo)**.

Diencéfalo

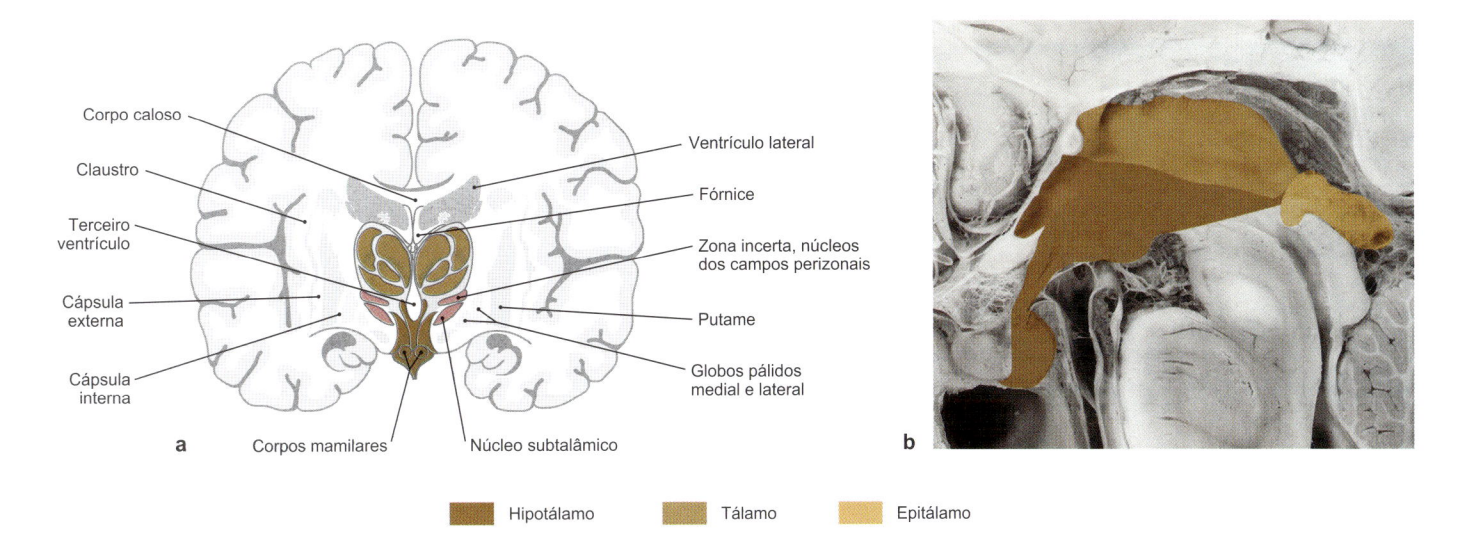

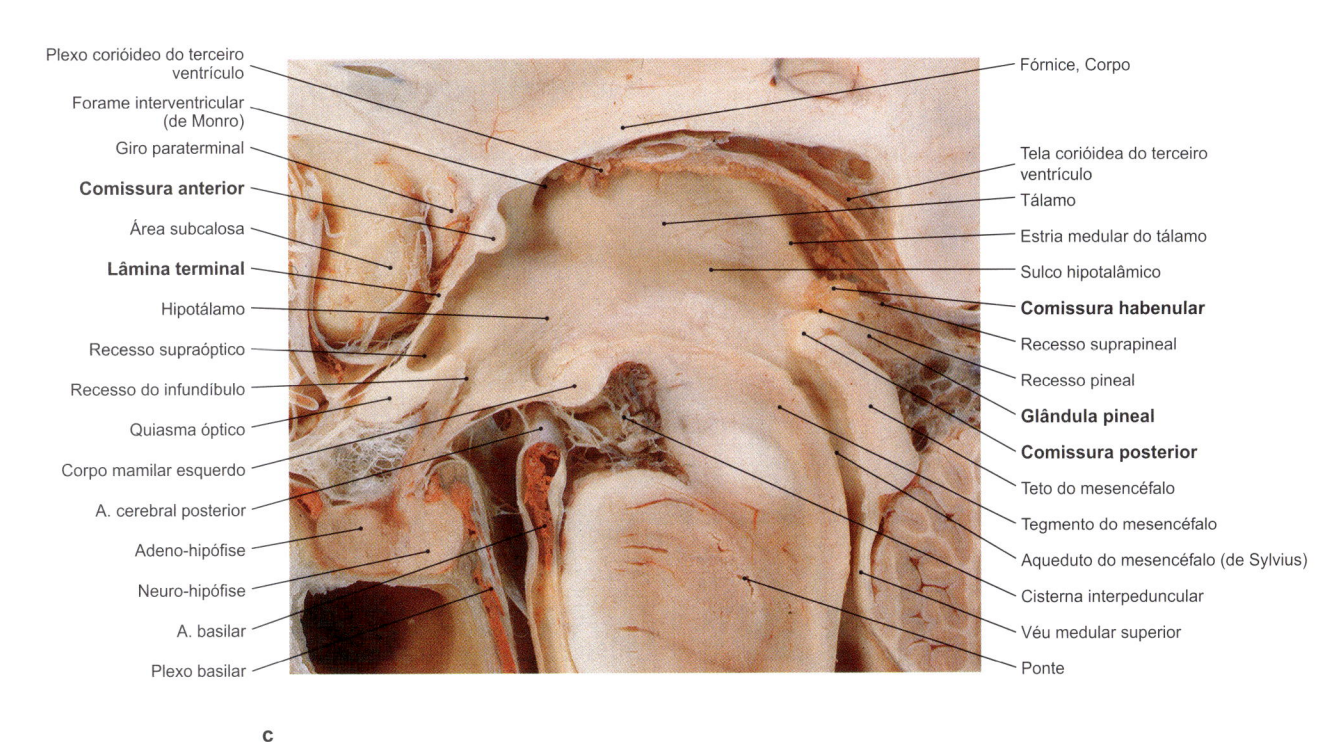

Figura 12.95a-c   Partes do diencéfalo.
a Corte frontal, representação esquemática. [S702-L126]/[(B500-T1189-L316)/G1081]
b Corte sagital mediano. [S700]
c Imagem original. [S700]
O diencéfalo é dividido estrutural e funcionalmente em quatro níveis:
- Epitálamo (nível superior, situa-se sobre o tálamo; dele fazem parte a glândula pineal, a habênula e a comissura posterior)
- Tálamo posterior (complexo nuclear grande e compacto, estende-se em forma de feijão de ambos os lados do terceiro ventrículo; fazem parte os corpos geniculados = metatálamo)
- Subtálamo (tálamo anterior, zona de transição entre diencéfalo e mesencéfalo, zona motora do mesencéfalo, regiões nucleares para controle da motricidade como o globo pálido e núcleo subtalâmico)
- Hipotálamo (nível inferior, região nuclear e vias fibrosas junto ao assoalho do terceiro ventrículo e nas partes inferiores do ventrículo lateral).

Do ponto de vista evolutivo, o diencéfalo pertence ao prosencéfalo e situa-se entre o telencéfalo e o mesencéfalo. Envolve o terceiro ventrículo. Em sentido rostral o mesencéfalo é delimitado por comissura anterior e lâmina terminal (comissura anterior até o quiasma óptico). A limitação posterior é formada por comissura posterior, comissura habenular e glândula pineal.

Áreas do Cérebro

Diencéfalo, Epitálamo e Tálamo

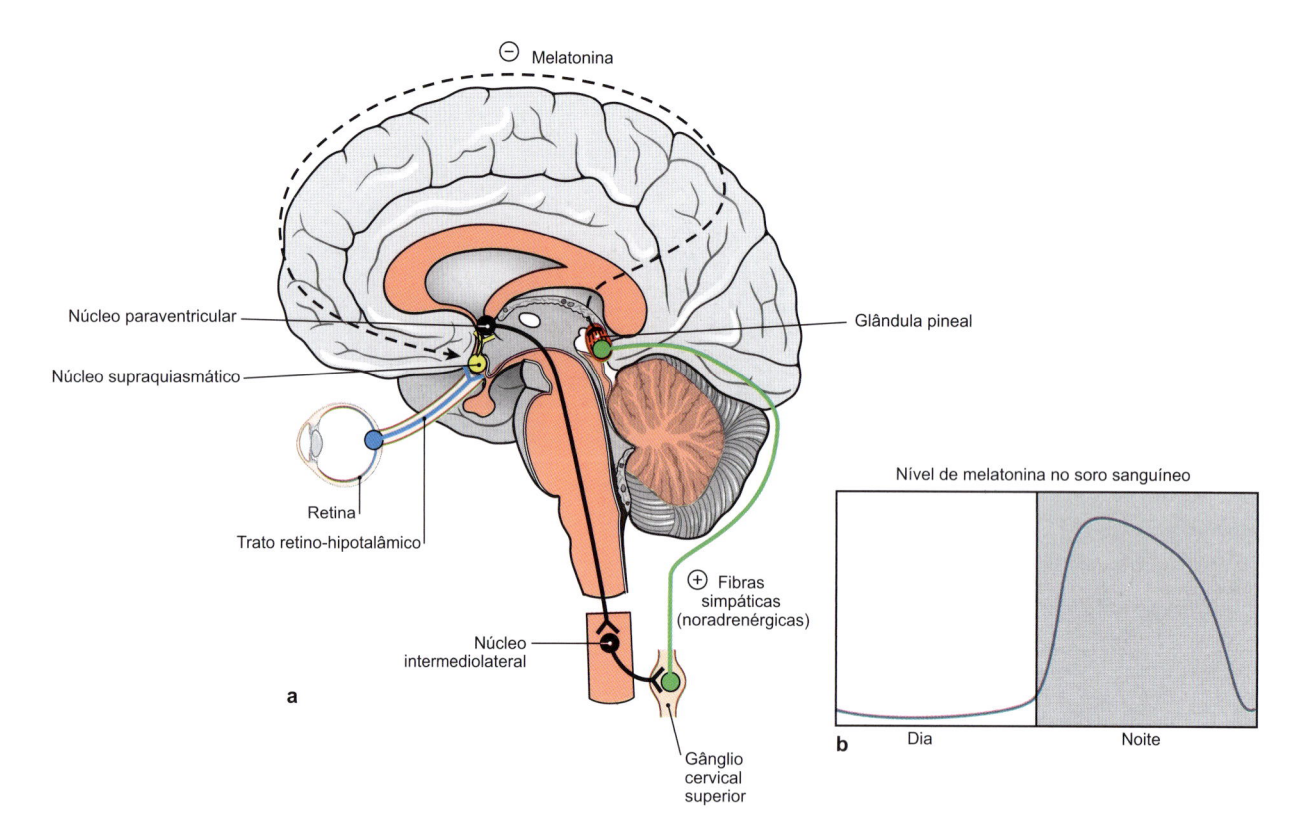

Figura 12.96a e b   Circuito para a regulação/controle da glândula pineal; corte sagital mediano esquemático. [S700-L126]~[B500-T1188]

O epitálamo inclui as estrias medulares do tálamo, as habênulas, os núcleos habenulares, a comissura habenular, a comissura posterior (ou comissura epitalâmica), a área pré-tetal e a glândula pineal. Os pinealócitos, células típicas da glândula pineal, sintetizam a **melatonina**, cuja produção é dependente da presença de luz, sendo um hormônio que regula o ritmo circadiano por meio do efeito sobre outros órgãos endócrinos. Além disso, a melatonina faz parte de um *feedback* com o núcleo supraquiasmático durante a sincronização dos ritmos endógenos com o ambiente.

O **circuito** começa com os fotorreceptores da retina (**a**), que conduzem sinais para o núcleo supraquiasmático no hipotálamo (trato retino-hipotalâmico). Então, as informações são conduzidas pelo núcleo paraventricular do hipotálamo para o gânglio cervical superior da parte simpática, e, daí, para os pinealócitos da glândula pineal. A melatonina tem a sua produção aumentada na escuridão (**b**).

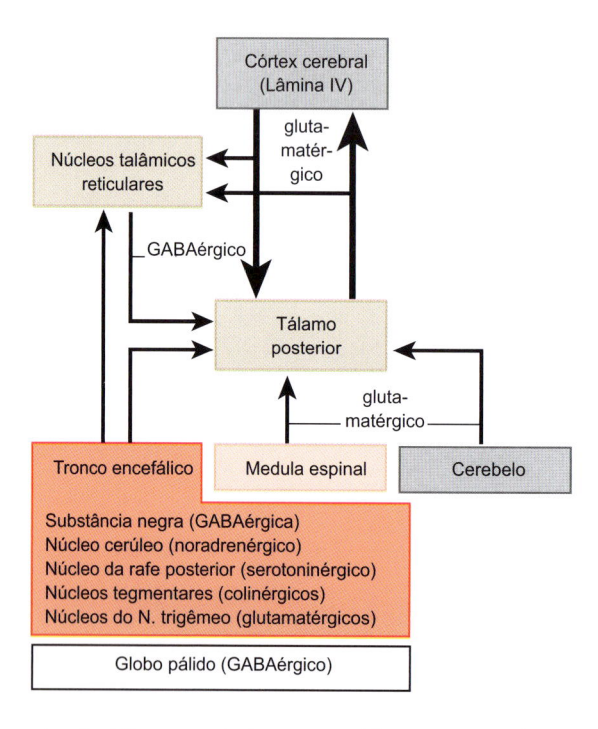

Figura 12.97   Ligações aferentes e eferentes do tálamo posterior; representação esquemática. [S702-L126]/[B500-M492-L316]

O tálamo assume tarefas-chave consideráveis para a comunicação de áreas corticais com a periferia e da periferia para regiões cerebrais centrais (**"portal de entrada para a consciência"**). Todas as percepções sensitivas, exceto o sistema olfatório, são comutadas no tálamo. Além disso, regiões nucleares especializadas participam do controle da motricidade e estão integradas em diversos circuitos de controle subcortical, como o sistema límbico. Finalmente, o tálamo participa de processos motores e vegetativos.

Diencéfalo, Tálamo

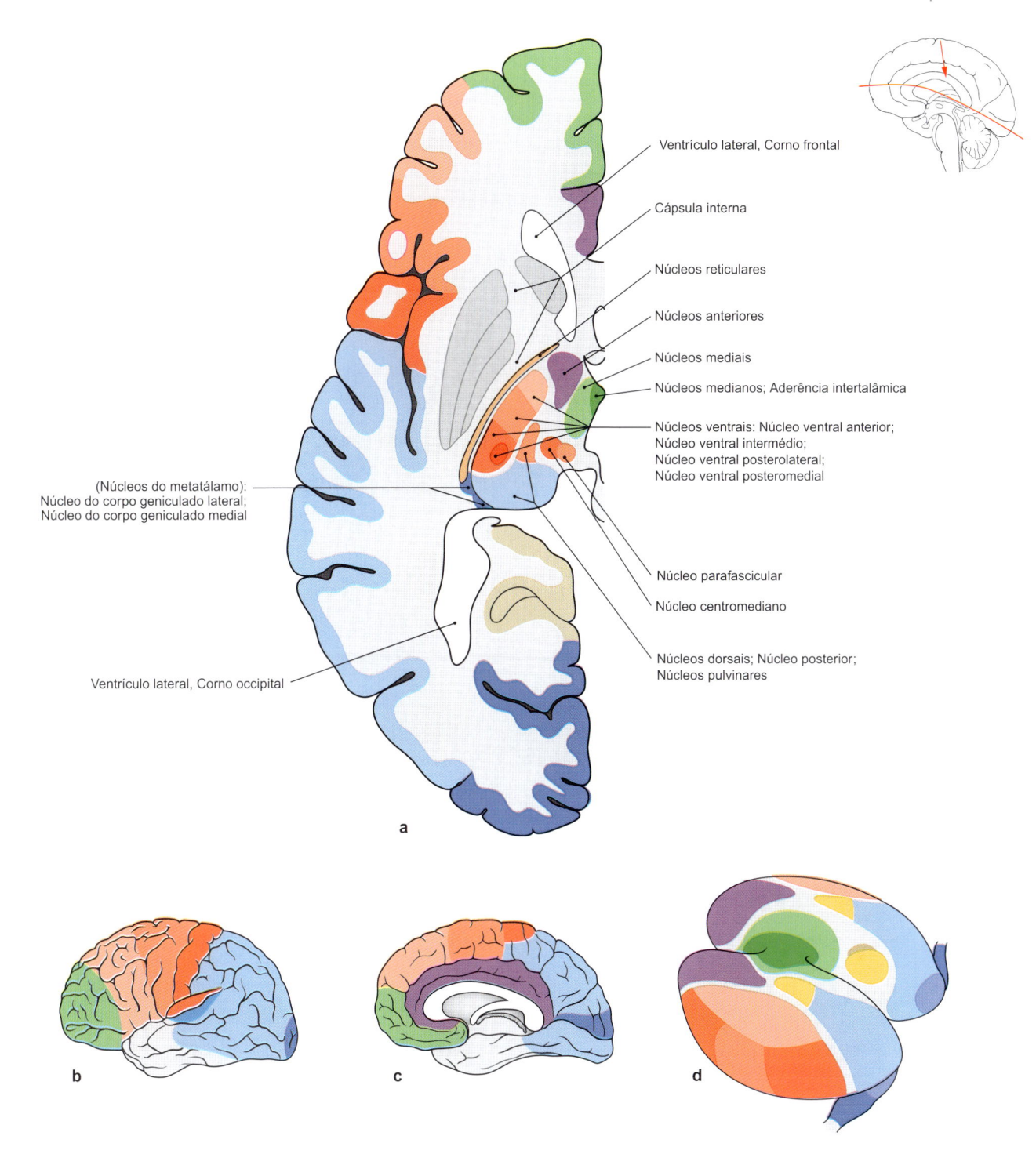

Figura 12.98a-d Núcleos e projeções corticais do tálamo. Os núcleos e as áreas corticais associadas estão esquematizadas com as mesmas cores. [S700-L126]
a Corte horizontal através do hemisfério cerebral esquerdo.
b Hemisfério cerebral esquerdo visto pelo lado esquerdo.
c Hemisfério cerebral direito em vista medial.
d Visão geral superior oblíqua dos dois tálamos.

Ao tálamo chegam todos os impulsos sensitivos do corpo (exceção: olfato); aí são distribuídos, integrados e retransmitidos ao córtex. Além disso, o tálamo participa de processos autônomos e motores. Seus núcleos centrais são divididos estruturalmente em três áreas pela **lâmina medular medial do tálamo**:

- Grupo ventrolateral (**núcleos ventrais laterais**)
- Grupo medial (**núcleos medianos**)
- Grupo anterior (**núcleos anteriores**).

Além disso, entre os núcleos medianos na lâmina medular medial, são diferenciados o núcleo pulvinar, de localização occipital, e os núcleos reticulares. Os respectivos núcleos centrais podem ser divididos em unidades funcionais menores (mais de 100). Núcleos específicos controlam áreas específicas do córtex (projeções primárias e campos de associação). Núcleos inespecíficos se projetam para o tronco encefálico e para algumas áreas corticais difusas.

Correlações clínicas

Lesões na região dos núcleos talâmicos inespecíficos, p. ex., no caso de distúrbios de irrigação sanguínea, comprometem o nível de consciência e de atenção. Caso os **núcleos talâmicos específicos** sejam lesionados, de acordo com a localização, o paciente sofre distúrbios de sensibilidade (núcleo ventral posterolateral), hemianopsia, dor (dor talâmica), distúrbios motores, tais como paresias e ataxias (núcleo anterior ventrolateral), além de alterações da personalidade.

Áreas do Cérebro

Diencéfalo, Tálamo e Hipotálamo

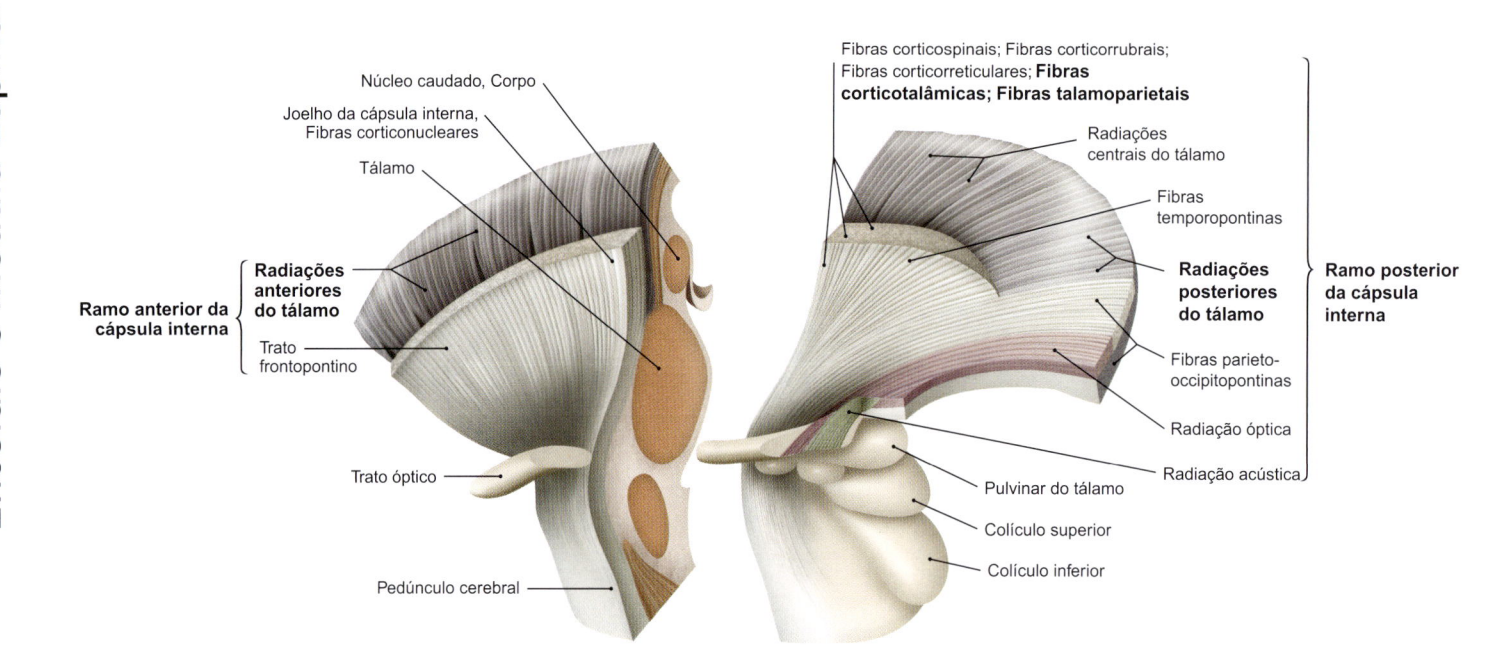

Figura 12.99 Radiações talâmicas e cápsula interna; vista pelo lado esquerdo; separadas em duas partes por secção frontal. [S700-L275]
Os núcleos do tálamo projetam-se, em sua maior parte, para o córtex cerebral. Seus tratos formam partes dos pilares anterior e posterior da cápsula interna. Entre os tratos estão incluídas as radiações anteriores e posteriores do tálamo. Outros tratos são as fibras corticotalâmicas e as fibras talamoparietais.

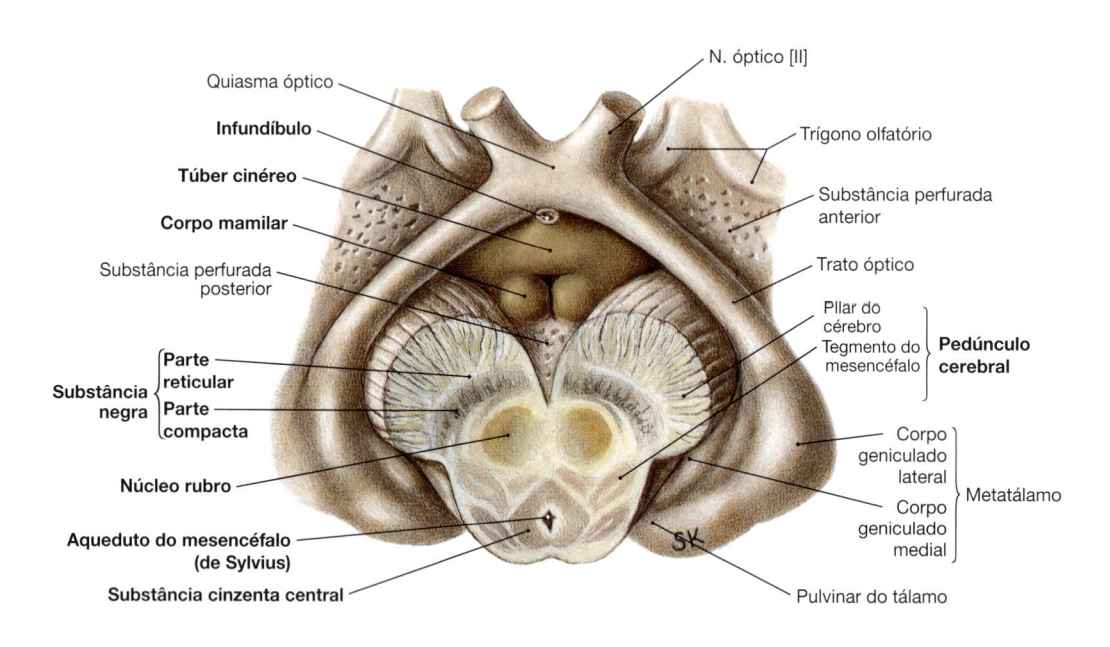

Figura 12.100 Mesencéfalo e diencéfalo; vista inferior; o mesencéfalo está seccionado. [S700-L238]
A figura mostra a organização do mesencéfalo em base, tegmento e teto. A substância negra e o núcleo rubro, além do aqueduto do mesencéfalo com a substância cinzenta central ao redor, estão bem delimitados. A substância negra está dividida em uma parte reticular e uma parte compacta.

Diencéfalo, Hipotálamo e Hipófise

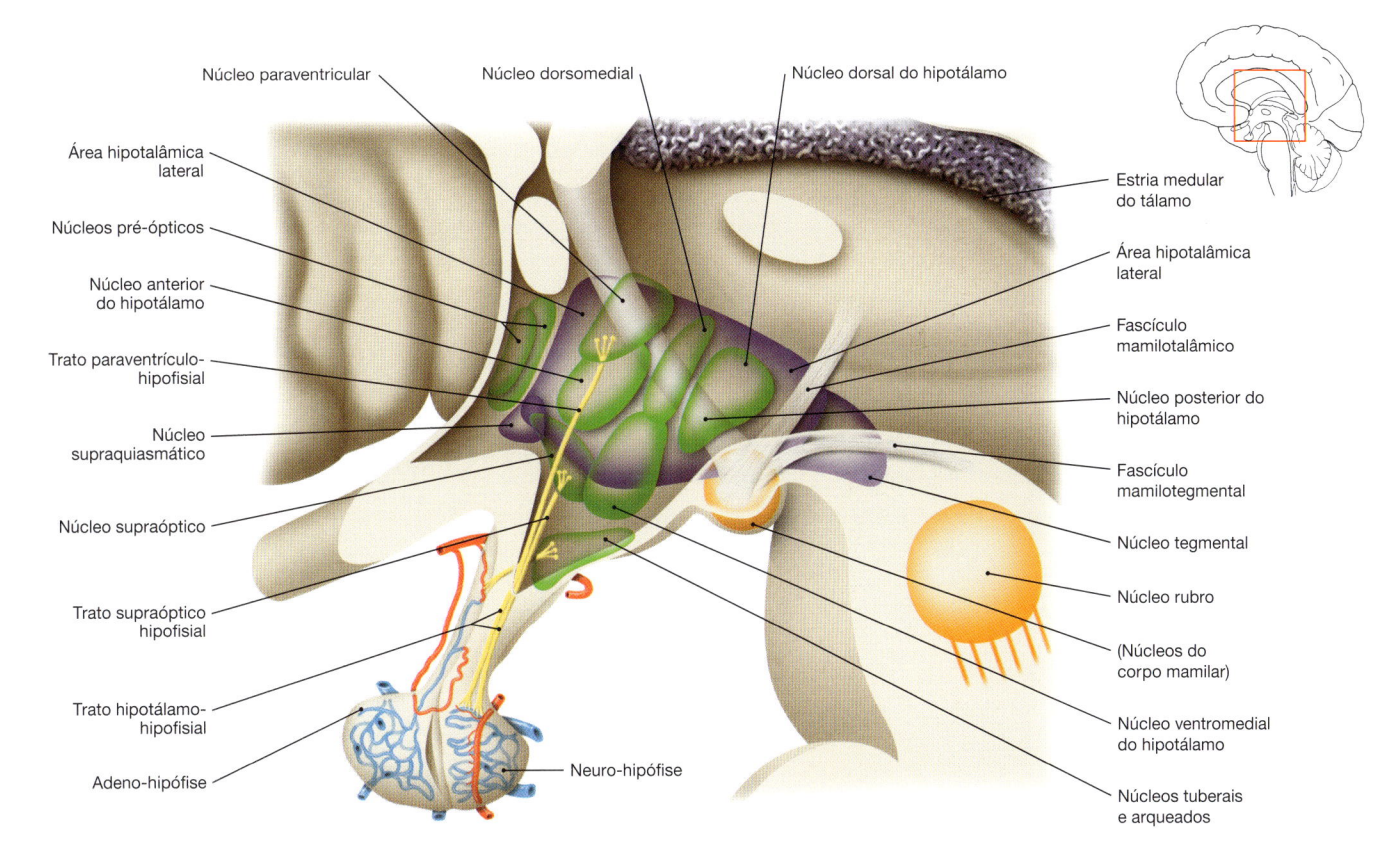

Figura 12.101 Hipotálamo; vista medial; visão geral; as áreas de núcleos estão esquematizadas por transparência. [S700-L127]

O hipotálamo forma o assoalho do diencéfalo e se constitui em um centro superior de controle da divisão autônoma do sistema nervoso. No hipotálamo existem vários núcleos que – segundo sua localização – estão organizados em grupos anteriores, intermédios e posteriores:

- O **grupo de núcleos anteriores** inclui o núcleo supraquiasmático (marca-passo central do ritmo circadiano, do ciclo sono-vigília, da temperatura corporal e da pressão sanguínea), os núcleos paraventricular e supraóptico (produção de hormônio antidiurético [HAD] e ocitocina e transporte axônico [trato hipotalâmico-hipofisário] na neuro-hipófise) e os núcleos pré-ópticos (participação na regulação da pressão sanguínea, da temperatura corporal, do comportamento sexual, do ciclo menstrual e das gonadotrofinas)
- O **grupo de núcleos intermédios** inclui os núcleos tuberais, dorsomedial, ventromedial e arqueado [infundibular ou semilunar] (produção e secreção de hormônios liberadores e inibidores da liberação de hormônios hipofisários, participação no circuito da ingestão de água e de alimentos)
- O **grupo de núcleos posteriores** inclui os núcleos do corpo mamilar, os quais estão integrados ao sistema límbico por meio de aferências derivadas do fórnice e de eferências em direção ao tálamo (fascículo mamilotalâmico). Eles influenciam as funções sexuais e são importantes no desempenho cognitivo e nas emoções. Por intermédio do fascículo mamilotegmental, eles se mantêm em conexão com o tegmento do mesencéfalo.

Através do infundíbulo, o hipotálamo continua para baixo com a hipófise, que é composta pela adeno-hipófise e pela neuro-hipófise. A hipófise é irrigada pela A. hipofisial superior, um ramo da parte cerebral da A. carótida interna. O sangue é drenado para duas áreas de fluxo venoso. A primeira se encontra na eminência mediana do hipotálamo (região de axônios neurossecretórios de pequenos neurônios [parvocelulares]). Aí eles liberam seus hormônios inibidores e liberadores no sangue venoso. O segundo sistema venoso está localizado na adeno-hipófise. Ele absorve os hormônios (→ Tabela na p. 362) aí produzidos e os carreia para o corpo.

Organização do hipotálamo em regiões, zonas, áreas e núcleos importantes

Zona periventricular	Zona medial	Zona lateral
Região pré-óptica/quiasmática		
- Núcleo pré-óptico mediano - Núcleos periventriculares, pré-ópticos e anteriores do hipotálamo - Núcleo supraquiasmático	- Área pré-óptica medial (Núcleo pré-óptico medial) - Área hipotalâmica anterior (Núcleo anterior do hipotálamo) - Núcleo paraventricular - Núcleo supraóptico - Núcleos intersticiais anteriores do hipotálamo	- Área pré-óptica - Área hipotalâmica lateral - Núcleos intersticiais anteriores do hipotálamo
Região intermediária (tuberal)		
- Núcleo arqueado	- Núcleo ventromedial - Núcleo posteromedial	- Área hipotalâmica lateral - Núcleos tuberais laterais - Núcleo tubero mamilar
Região posterior (mamilar)		
- Núcleo periventricular posterior - Área hipotalâmica posterior (Núcleo posterior do hipotálamo)	- Núcleos mamilares mediais e laterais	- Área hipotalâmica lateral - Núcleo tubero mamilar

Áreas do Cérebro

Diencéfalo, Hipotálamo e Hipófise

Aferentes e eferentes do hipotálamo

Aferentes importantes do hipotálamo

- Sistema límbico
- Hipocampo
- Corpo amigdaloide
- Região septal
- Lobo olfativo
- Formação reticular, corno posterior da medula espinal, núcleo dos nervos cranianos sensitivos
- Retina
- Interior do hipotálamo
- Lobo insular

Eferentes importantes do hipotálamo

- Córtex cerebral, região talâmica central
- Núcleos dos nervos cranianos, formação reticular
- Medula espinal
- Interior do hipotálamo
- Parte do sistema magnocelular para a neuro-hipófise

Hormônios da adeno-hipófise

Hormônio	Característica de coloração	Função	Regulação hipotalâmica por meio de
Parte distal			
Prolactina (PRL)	Acidófila	Síntese de leite	Prolactostatina (dopamina)
Hormônio do crescimento (GH)	Acidófilo	Crescimento	GHRH
Corticotropina ou hormônio adrenocorticotrófico (ACTH)	Basófila	Estímulo da glândula suprarrenal	CRH
Melanotropina (α-MSH)	Basófila	Pigmentação da pele	CRH
β-Endorfina	Basófila	Receptores de opioide	CRH
Hormônio foliculoestimulante (FSH)	Basófilo	Maturação de óvulos/espermatozoides	GnRH
Hormônio luteinizante (LH)	Basófilo	Ovulação, formação de corpo-lúteo	GnRH
Tireotropina (TSH)	Basófila	Estímulo das células da glândula tireoide	TRH
Parte intermédia			
Corticotropina ou hormônio adrenocorticotrófico (ACTH)	Basófila	Estímulo da glândula suprarrenal	CRH
Melanotropina (MSH)	Basófila	Pigmentação da pele	CRH
β-Endorfina	Basófila	Ligada a receptores de opioide	CRH
Parte tuberal			
Células específicas da parte tuberal	Cromófobas	Ritmo circadiano/circanual	? (Melatonina)

GHRH, hormônio liberador do hormônio do crescimento; CRH, hormônio liberador de corticotropina; TRH, hormônio liberador de tireotropina.

Correlações clínicas

Lesões do núcleo paraventricular e, especialmente, do núcleo supraóptico causam deficiência de **hormônio antidiurético (= vasopressina)** com resultante má reabsorção de água nos ductos coletores dos rins. Isso é conhecido como **diabetes insípido central**. O paciente com este distúrbio excreta até 20 ℓ de urina diariamente.

A adeno-hipófise pode ser afetada por diferentes tumores. Esses tumores secretam, mais comumente, prolactina, hormônio do crescimento (GH) e corticotropina (CRH). Os prolactinomas (adenomas secretores de prolactinas) provocam, na mulher, amenorreia (ausência de fluxo menstrual), galactorreia (lactação de glândula mamária) e infertilidade, com sinais de masculinização. **Acromegalia** é o aumento pronunciado dos membros do corpo ou protração de estruturas do corpo (extremidades), como mãos, pés (→ Figura), mento, mandíbula, orelhas, nariz, arcos superciliares ou órgãos genitais. Uma causa é a superprodução de hormônio de crescimento (**GH**) na adeno-hipófise, principalmente devido a um tumor benigno, mais raramente por um tumor maligno. Se, antes da conclusão do crescimento, ocorrer a formação de tumores produtores de GH na adeno-hipófise, o paciente apresentará **gigantismo** (gigantismo hipofisário). Após a fusão epifisária, ocorrerá apenas aumento de extremidades. Os tumores produtores de corticotropina, que são bastante raros, causam a **síndrome de Cushing** (com hipertonicidade, estrias, obesidade abdominal e vermelhidão da bochecha).

Tumores da hipófise podem comprimir o quiasma óptico (hemianopsia bitemporal; → Figura 12.130) ou os nervos no seio cavernoso (→ Figura 12.53).

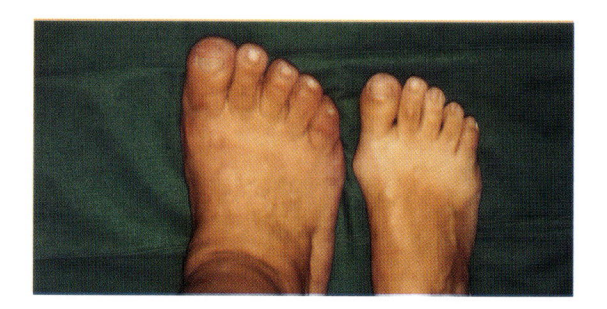

Pé de uma paciente com acromegalia (à esquerda) comparado ao pé de uma pessoa sadia com a mesma altura corporal. A doença se baseia na produção excessiva do hormônio do crescimento (ou somatotrofina) pela adeno-hipófise. A causa habitual é um tumor benigno da adeno-hipófise, que está associada ao diencéfalo. [R236]

Mesencéfalo

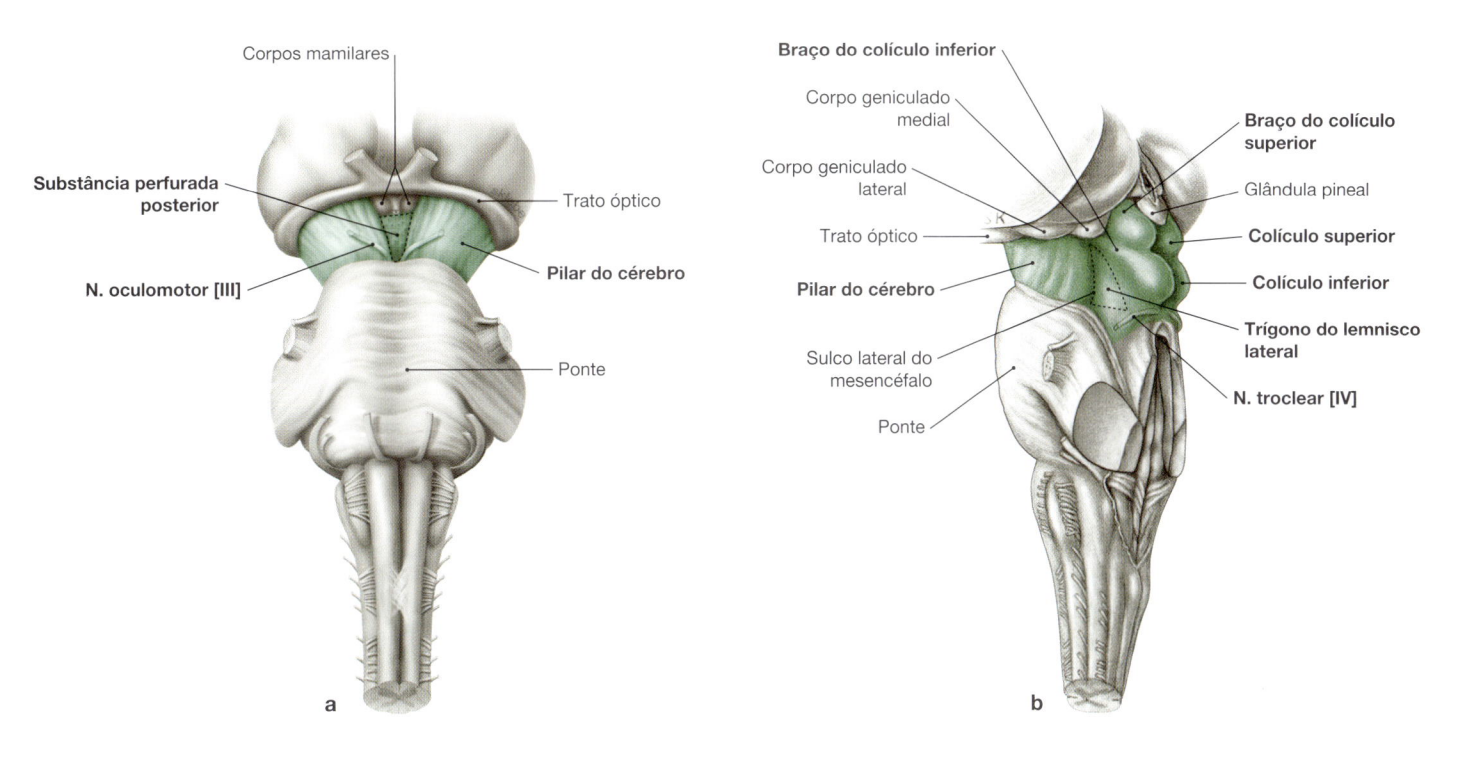

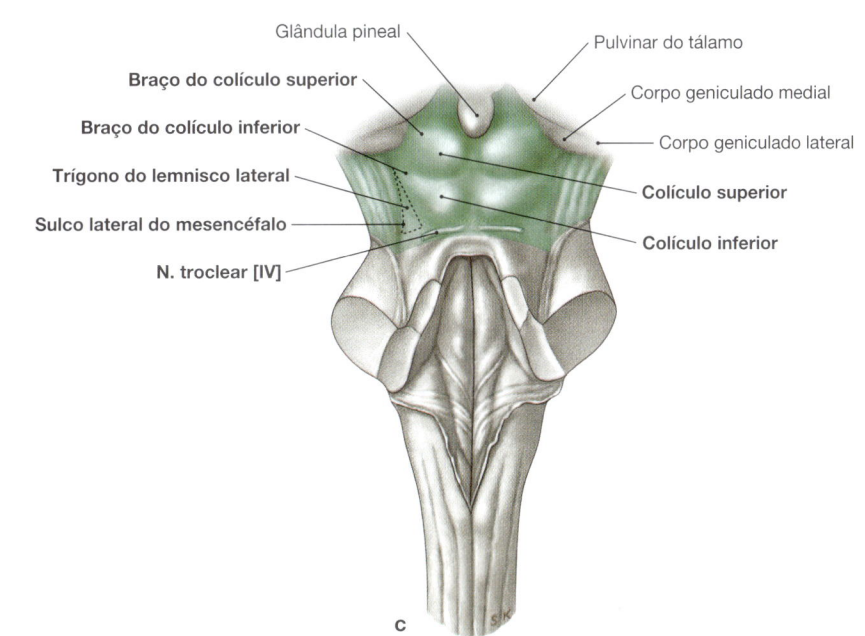

Figura 12.102a-c Mesencéfalo. [S702-L238]
a Vista anterior.
b Vista lateral.
c Vista posterior.

O mesencéfalo é a parte mais superior do tronco encefálico. Acima é limitado pelo diencéfalo, abaixo, pela ponte. Anteriormente a ele, estão localizados os pedúnculos cerebrais. Posteriormente, encontram-se os colículos superiores e inferiores do teto do mesencéfalo, que, devido a sua forma, são conhecidos em conjunto como lâmina do teto. Acima da lâmina do teto, está localizada a glândula pineal, que pertence ao diencéfalo e, abaixo, o mesencéfalo está associado ao quarto ventrículo, que se encontra na altura da ponte e do bulbo.

Correlações clínicas

Nos processos expansivos supratentoriais, acima do tentório do cerebelo (p. ex., hemorragias, tumores), as partes mediais de um ou ambos os lobos temporais no espaço entre o mesencéfalo e o tentório do cerebelo podem ser pressionadas (**constrição superior**). Como resultado, pode ocorrer deficiência do N. oculomotor ipsolateral [III] com midríase, compressão do trato piramidal nos pilares do cérebro com insuficiências motoras, espasmos de extensão dos membros e reflexos proprioceptivos excessivos, assim como compressão dos sistemas de vias e dos centros autônomos da substância cinzenta central do mesencéfalo. Esta última pode causar desregulação cardiovascular, colapso do sistema autônomo e perda da consciência (**síndrome mesencefálica**).

As endorfinas do corpo exercem efeito sobre os receptores opioides, bem como os opiáceos (como a morfina e seus derivados), que podem ser usados no **tratamento da dor central**. Elas estimulam os neurônios na substância cinzenta central, que ativam o sistema inibitório endógeno da dor.

Áreas do Cérebro

Mesencéfalo

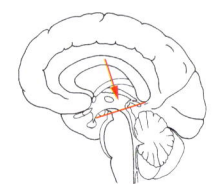

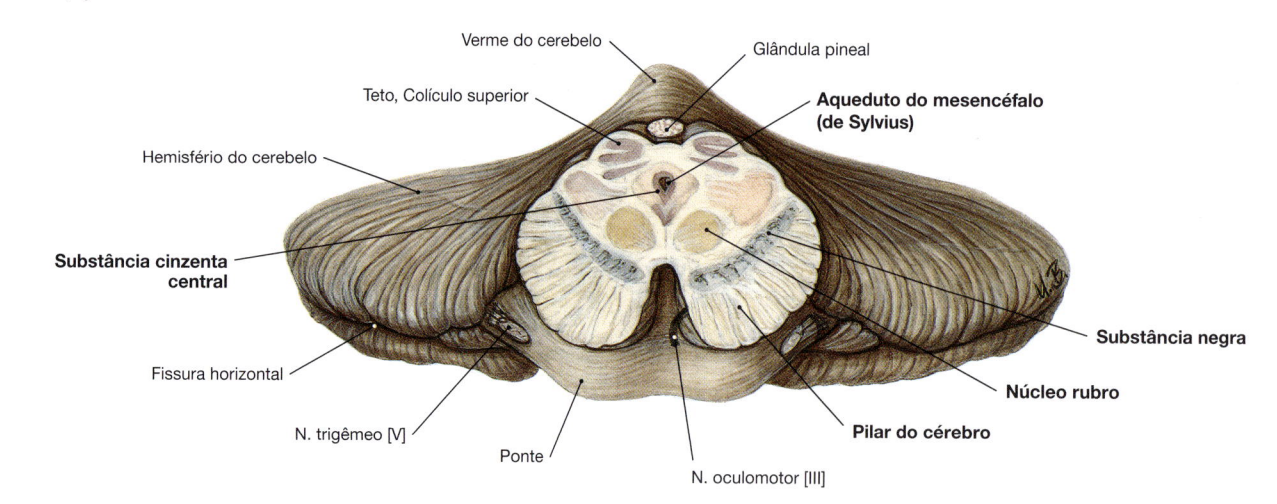

Figura 12.103 Mesencéfalo; corte transversal na altura dos colículos superiores; vista superior e anterior. [S700]

O mesencéfalo é atravessado pelo aqueduto do mesencéfalo (de Sylvius) e é dividido em base, tegmento e teto. O tegmento e a base são considerados, em conjunto, como pilar do cérebro.

A **base** inclui os pilares do cérebro, nos quais seguem diferentes tratos (p. ex., fibras corticonucleares).

O **tegmento do mesencéfalo** inclui a substância cinzenta central, que circunda o aqueduto do mesencéfalo (participação na supressão central de dores, mediação de reflexos de medo e fuga, além da regulação de processos autônomos) e a substância negra, que faz parte dos núcleos da base. O tegmento do mesencéfalo inclui, ainda, o núcleo rubro, uma importante estação do sistema motor, além de partes mesencefálicas da formação reticular, os núcleos dos nervos cranianos III e IV, além de tratos ascendentes e descendentes.

O **teto do mesencéfalo** (lâmina do teto) inclui os colículos superiores e inferiores, as principais estações de retransmissão para reflexos oculares (colículos superiores) e auditivos (colículos inferiores).

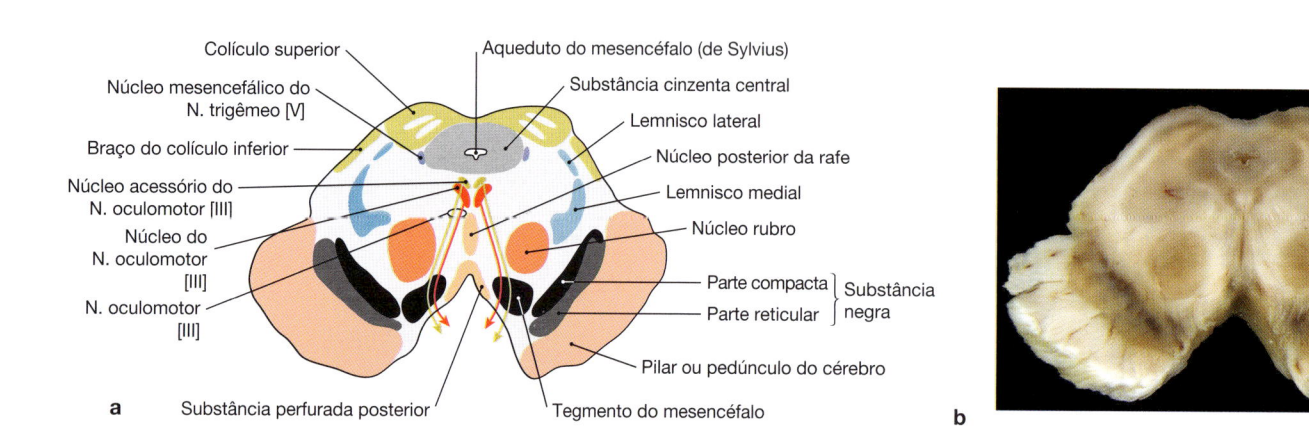

Figura 12.104a e b Mesencéfalo; corte do mesencéfalo rostral na altura da abertura do N. oculomotor [III].
a Representação esquemática. [S700-L126]/[R47-L318]
b Peça anatômica. [R247-L318]

O mesencéfalo contém áreas nucleares fundamentais, como núcleo do N. oculomotor, núcleo do N. troclear, núcleo oculomotor acessório (de Edinger-Westphal), núcleo mesencefálico do N. trigêmeo, núcleo rubro, substância negra e formação reticular, e é atravessado por múltiplos tratos importantes, dos quais apenas alguns são apresentados: trato corticospinal, tratos espinotalâmicos anterior e lateral, trato tegmental central, lemniscos medial e lateral, fascículos longitudinais medial e posterior, fibras corticopontinas, fibras corticonucleares e fibras temporopontinas.

12 Ponte e Bulbo

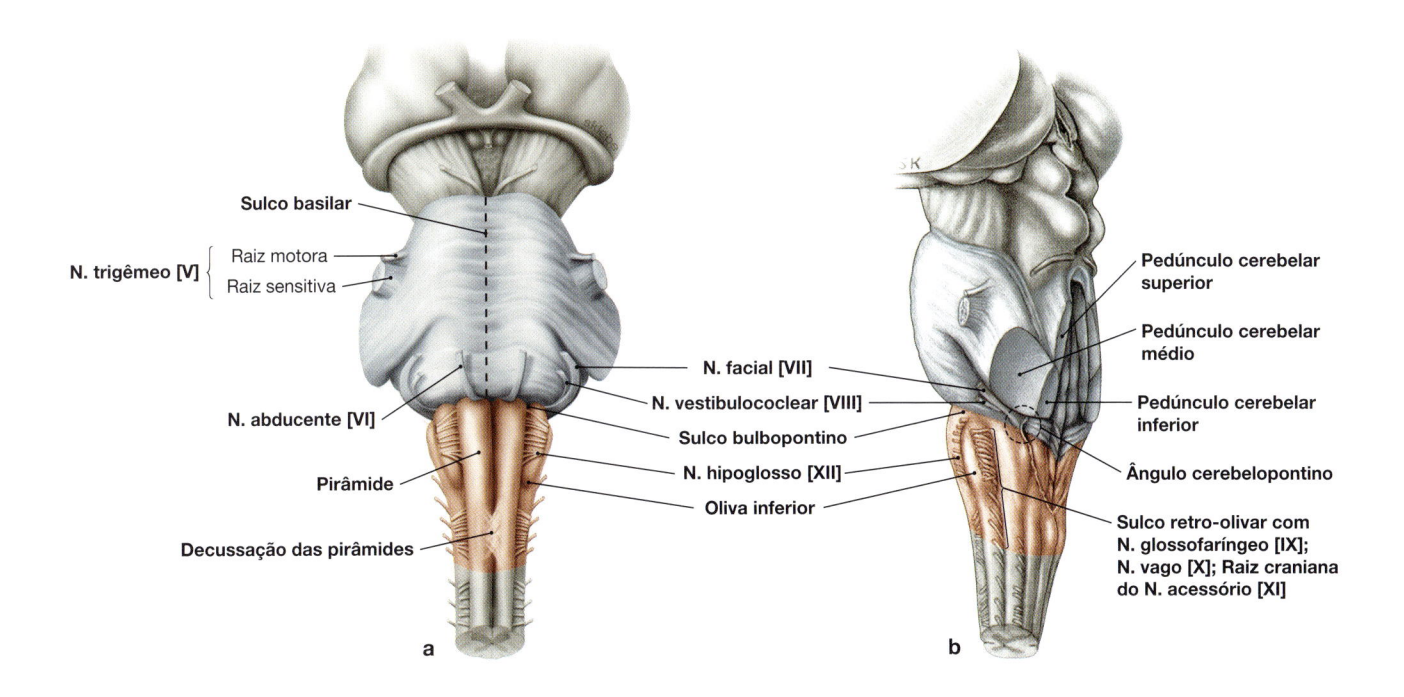

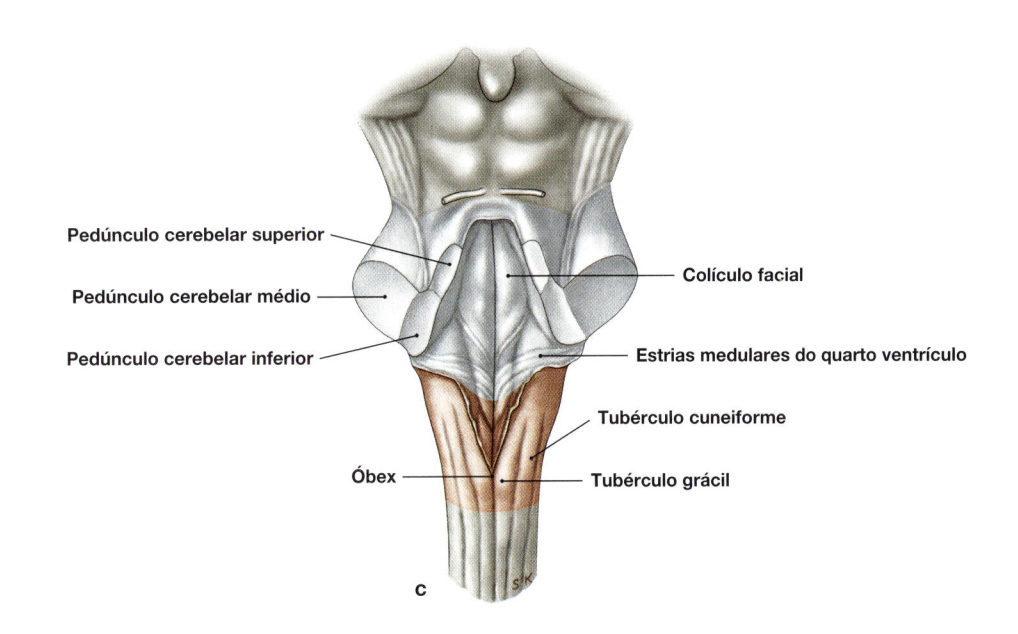

Figura 12.105a-c Ponte e bulbo. [S702-L238]
a Vista anterior.
b Vista lateral.
c Vista posterior.
A ponte e o bulbo pertencem, juntamente com o cerebelo, ao rombencéfalo. O nome tem origem na fossa romboide. Esta representa o assoalho do quarto ventrículo e é limitada pelos pedúnculos cerebelares, pela ponte e pelo bulbo. No interior da fossa romboide, são distinguidos o sulco mediano, o colículo facial (fibras do N. facial [VII]) e as estrias medulares do quarto ventrículo, que pertencem ao sistema auditivo.

Áreas do Cérebro

Ponte e Bulbo

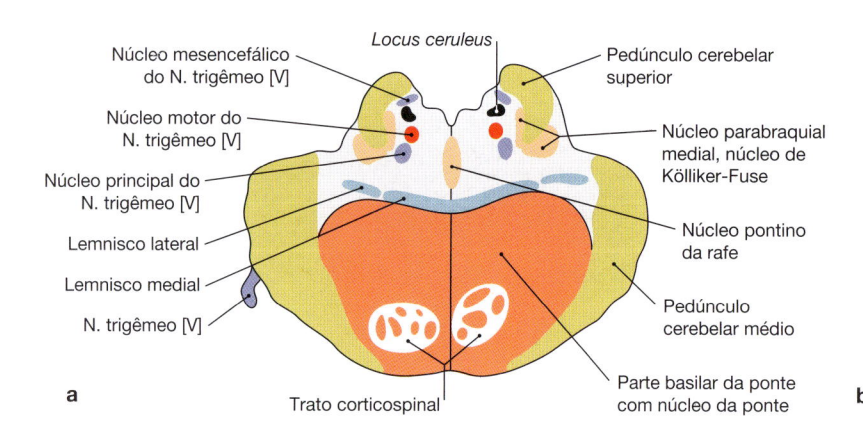

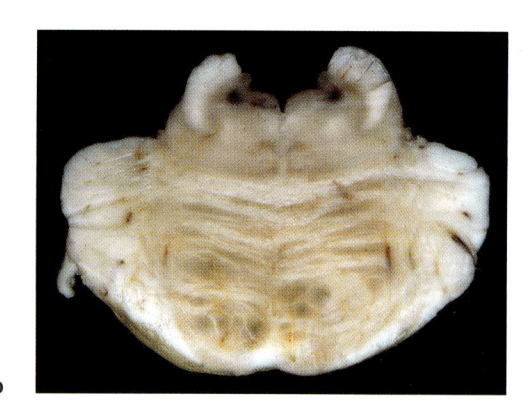

Figura 12.106a e b   Ponte; corte transversal da ponte rostral na altura da saída do N. trigêmeo [V].
a Representação esquemática. [S702-L126]/[R247-L318]
b Peça anatômica. [R247-L318]

Na região da fossa romboide, existem, na ponte e no bulbo, áreas fundamentais para a regulação da circulação, assim como os núcleos dos nervos cranianos (→ Figuras 12.125 e 126) V a X e, parcialmente, XI, XII. A ponte recebe informações sensitivas, especialmente do meato acústico interno e da face, e as encaminha para o cerebelo.

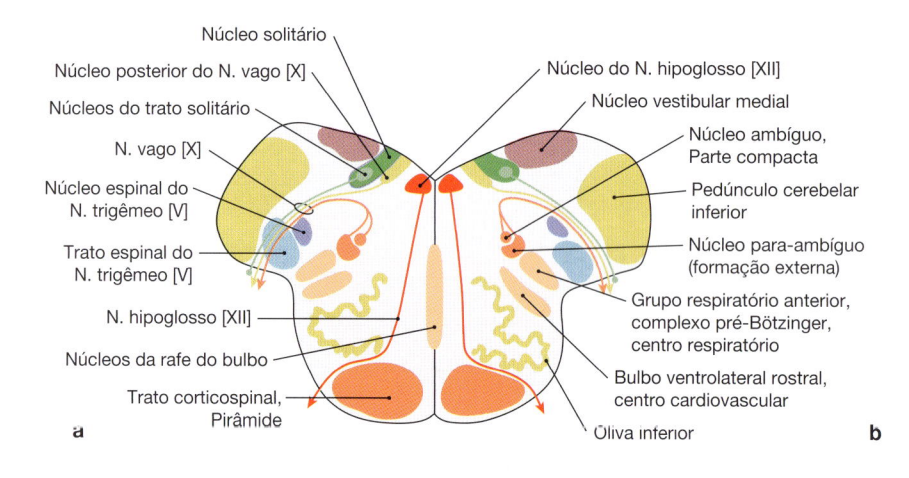

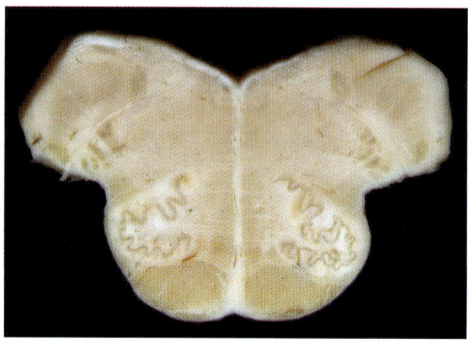

Figura 12.107a e b   Bulbo; corte transversal do bulbo rostralmente na altura da saída do N. vago [X].
a Representação esquemática. [S702-L126]/[R247-L318]
b Preparação anatômica. [R247-L318]
No bulbo, três segmentos são diferenciados funcionalmente: tegmento, pirâmide e oliva. O tegmento, com os núcleos dos nervos cranianos, está localizado na região posterior, a pirâmide e a oliva estão localizadas anteriormente. O bulbo contém os importantes centros neuronais para o controle da circulação sanguínea, o centro respiratório, o centro do vômito e os centros dos reflexos de espirro, de tosse, de deglutição e de sucção. Além disso, nele se encontram os receptores para a regulação do equilíbrio ácido-básico (→ Tabela da → Figura 12.108).

Correlações clínicas

A **paralisia bulbar** é uma lesão bilateral de todos os núcleos dos nervos cranianos motores no bulbo. Nela ocorre a paralisia dos músculos da língua e da garganta, com subsequentes atrofia e distúrbios da deglutição e da fala (fala arrastada). A causa pode ser, por exemplo, uma doença neurodegenerativa dos neurônios motores, como a esclerose lateral amiotrófica (ELA).

12 Tronco Encefálico

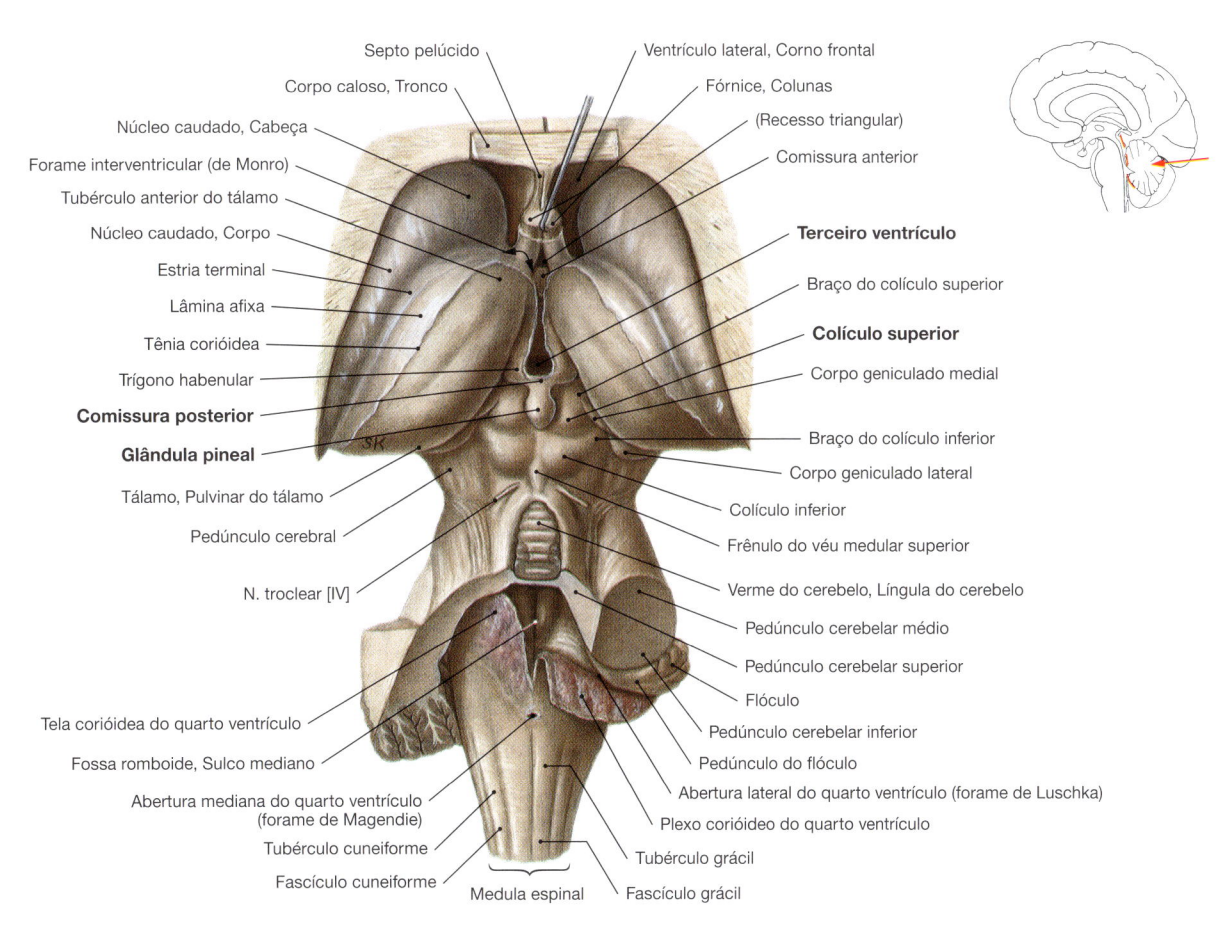

Figura 12.108 Tronco encefálico; vista posterossuperior, após a retirada do corpo caloso e da maior parte do cerebelo; a tela corióidea do quarto ventrículo foi cortada ao meio e rebatida para trás e para a direita. [S700-L238]

No tronco encefálico existem importantes **centros** (→ Tabela).

Labels (no sentido horário, a partir do alto):
- Septo pelúcido
- Corpo caloso, Tronco
- Núcleo caudado, Cabeça
- Forame interventricular (de Monro)
- Tubérculo anterior do tálamo
- Núcleo caudado, Corpo
- Estria terminal
- Lâmina afixa
- Tênia corióidea
- Trígono habenular
- **Comissura posterior**
- **Glândula pineal**
- Tálamo, Pulvinar do tálamo
- Pedúnculo cerebral
- N. troclear [IV]
- Tela corióidea do quarto ventrículo
- Fossa romboide, Sulco mediano
- Abertura mediana do quarto ventrículo (forame de Magendie)
- Tubérculo cuneiforme
- Fascículo cuneiforme
- Medula espinal
- Fascículo grácil
- Tubérculo grácil
- Plexo corióideo do quarto ventrículo
- Abertura lateral do quarto ventrículo (forame de Luschka)
- Pedúnculo do flóculo
- Pedúnculo cerebelar inferior
- Flóculo
- Pedúnculo cerebelar superior
- Pedúnculo cerebelar médio
- Verme do cerebelo, Língula do cerebelo
- Frênulo do véu medular superior
- Colículo inferior
- Corpo geniculado lateral
- Braço do colículo inferior
- Corpo geniculado medial
- **Colículo superior**
- Braço do colículo superior
- **Terceiro ventrículo**
- Comissura anterior
- (Recesso triangular)
- Fórnice, Colunas
- Ventrículo lateral, Corno frontal

Visão geral da anatomia funcional do tronco encefálico

Centro/sistema	Função/reflexo	Área do núcleo ou região do cérebro	Nervos cranianos aferentes envolvidos	Nervos cranianos eferentes ou da medula espinal envolvidos
Olho/visão	Reflexo pupilar	Área pré-tetal	N. óptico [II]	Núcleo acessório do N. oculomotor [III]
	Atividade motora ocular	Centros pré-oculomotores, colículos superiores	N. óptico [II]	Núcleo do N. oculomotor [III], núcleo do N. troclear [IV], núcleo do N. abducente [VI]
	Reflexo da córnea, fechamento da pálpebra		Núcleo principal do N. trigêmeo [V]	Núcleo do N. facial [VII]
Orelha/audição	Audição direcional, movimento da cabeça para a fonte de som	Núcleo olivar superior, corpo trapezoide, colículos inferiores	Núcleos cocleares [VIII]	Medula espinal (corno anterior cervical)
Equilíbrio	Postura, orientação espacial	Núcleo olivar inferior, cerebelo	Núcleos vestibulares [VIII]	Medula espinal
Nariz	Reflexo do espirro	Centro respiratório, bulbo ventrolateral	Núcleo principal do N. trigêmeo [V_2]	Núcleo ambíguo (IX, X), medula espinal (corno anterior)
Sistema digestório	Paladar, salivação		Parte rostral do núcleo do trato solitário (VII, IX, X)	Núcleo salivatório superior [VII] e núcleo salivatório inferior [IX]
	Deglutição	Centro de deglutição, bulbo ventrolateral	Núcleo principal do N. trigêmeo (V_2, V_3), núcleo medial do trato solitário (IX, X)	Núcleo motor do N. trigêmeo [V_3], núcleo do N. facial [VII], núcleo ambíguo (IX, X), núcleo do N. hipoglosso [XII]
	Vômito	Área postrema	Núcleo medial do trato solitário [X]	Núcleo posterior do N. vago [X]
	Digestão (líquido e peristaltismo)		Núcleo medial do trato solitário [X]	Núcleo posterior do N. vago [X]
Respiração	Reflexo respiratório (p. ex., reflexo de extensão da língua, reflexo de tosse)	Centro respiratório, bulbo ventrolateral	Núcleo lateral do trato solitário [X]	Núcleo ambíguo (IX, X), núcleo do N. hipoglosso [XII], medula espinal (corno anterior)
Coração/circulação sanguínea	Reflexo circulatório (p. ex., reflexo de barorreceptores e quimiorreceptores)	Centro circulatório, bulbo ventrolateral rostral (BVLR)	Núcleo posterolateral do trato solitário (IX, X)	Núcleo ambíguo, formação externa [X], sistema nervoso simpático, medula espinal (corno lateral)

Áreas do Cérebro

Tronco Encefálico e Cerebelo

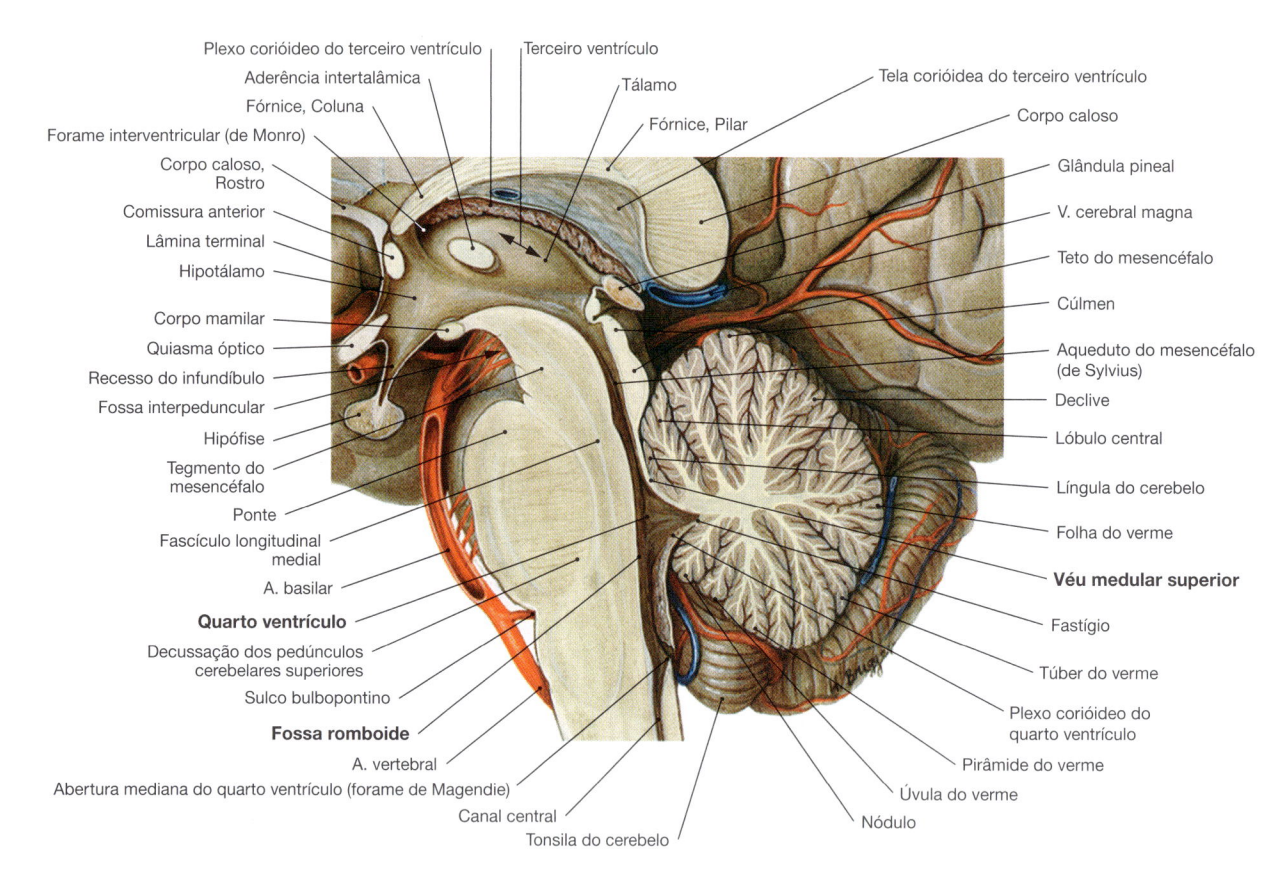

Figura 12.109 Tronco encefálico, com quarto ventrículo e cerebelo; corte mediano. [S700]

No tronco encefálico existem poucos núcleos, relativamente pequenos, que utilizam o sistema serotoninérgico e outros sistemas monoaminérgicos (p. ex., sistemas dopaminérgico, histaminérgico e noradrenérgico) graças aos quais partes significativas do encéfalo e da medula espinal podem ser alcançadas pelas fibras axonais ramificadas (→ Tabela). Além do tronco encefálico, o corte mediano revela a estrutura característica que é conhecida como **árvore da vida** do cerebelo, com proeminente pregueamento (aumento da superfície) do córtex cerebelar.

A fossa romboide, que forma o assoalho do quarto ventrículo, está à frente do cerebelo. À frente do quarto ventrículo encontra-se o tronco encefálico – com o mesencéfalo, a ponte e o bulbo – e, ainda mais à frente, a A. basilar segue sobre o tronco encefálico. No corte mediano, a parede posterior do quarto ventrículo continua, a partir do cerebelo, como o véu medular superior na lâmina do teto (ou lâmina quadrigeminal). Acima desta lâmina encontram-se a glândula pineal e o corpo caloso.

Sistemas de neurotransmissores monoaminérgicos no tronco encefálico			
Nome da região do núcleo	**Localização no tronco encefálico**	**Neurotransmissores utilizados**	**Alvos de projeção**
Substância negra, parte compacta	Limite entre a base e o tegmento do mesencéfalo	Dopamina	Corpo estriado
Área tegmentar ventral (ATV)	Tegmento do mesencéfalo	Dopamina	Córtex cerebral, sistema límbico, núcleo *accumbens*
Núcleo cerúleo e *locus ceruleus*	Parte da formação reticular no tegmento da ponte	Norepinefrina	Córtex cerebral, sistema límbico, tálamo, hipotálamo, cerebelo
Núcleo da rafe	Grupos de núcleos na região da rafe do mesencéfalo até o bulbo	Serotonina	SNC inteiro

Correlações clínicas

Transtornos afetivos, como depressão, são doenças psiquiátricas comuns. De acordo com o conhecimento atual, as projeções noradrenérgicas do núcleo cerúleo, assim como as projeções serotoninérgicas dos núcleos da rafe, são importantes neste contexto. Supõe-se que a causa seja a deficiência de norepinefrina e/ou serotonina na fenda sináptica, porque muitos pacientes apresentam melhora significativa dos sinais/sintomas pela administração contínua de um inibidor seletivo da recaptação de norepinefrina ou da recaptação de serotonina.

Cerebelo

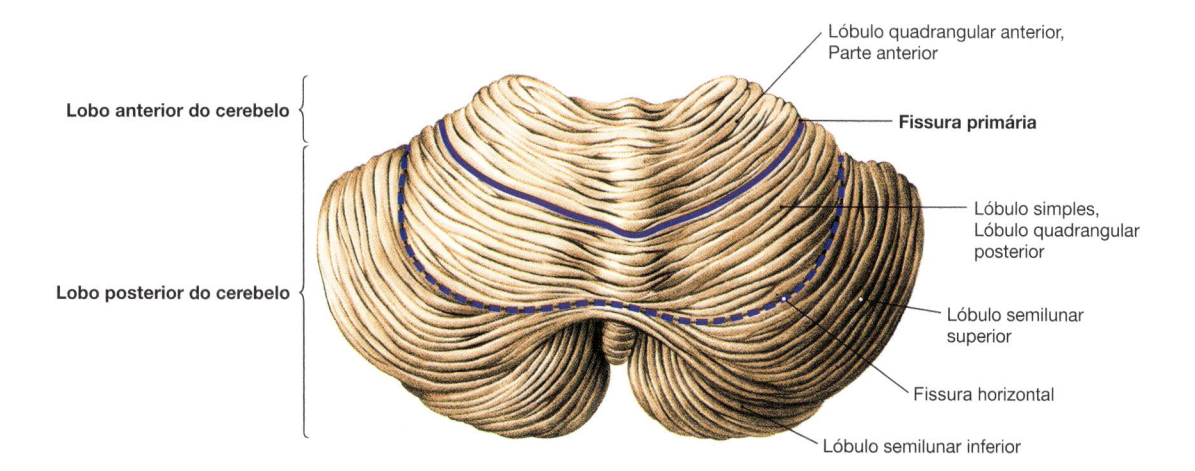

Figura 12.110 Cerebelo; vista posterossuperior. [S700]
O cerebelo está organizado no **verme do cerebelo** e em dois **hemisférios**. No verme do cerebelo são observados o túber, a folha, o declive e o cúlmen, além do lóbulo central e da língula do cerebelo. Os hemisférios do cerebelo são subdivididos em **três lobos** (→ Figura 12.116):
- Lobo anterior do cerebelo
- Lobo posterior do cerebelo
- Lóbulo floculonodular (nódulo + flóculo, → Figura 12.112).

Os lobos são ainda subdivididos em **lóbulos**, como o lóbulo quadrangular anterior, o lóbulo quadrangular posterior (parte do lóbulo simples) e os lóbulos semilunares superior e inferior.
A face superior confronta o tentório do cerebelo. É possível ver bem a fissura primária e a fissura horizontal. Embora a fissura horizontal não seja uma margem funcional, forma uma linha divisória entre as faces superior e inferior.

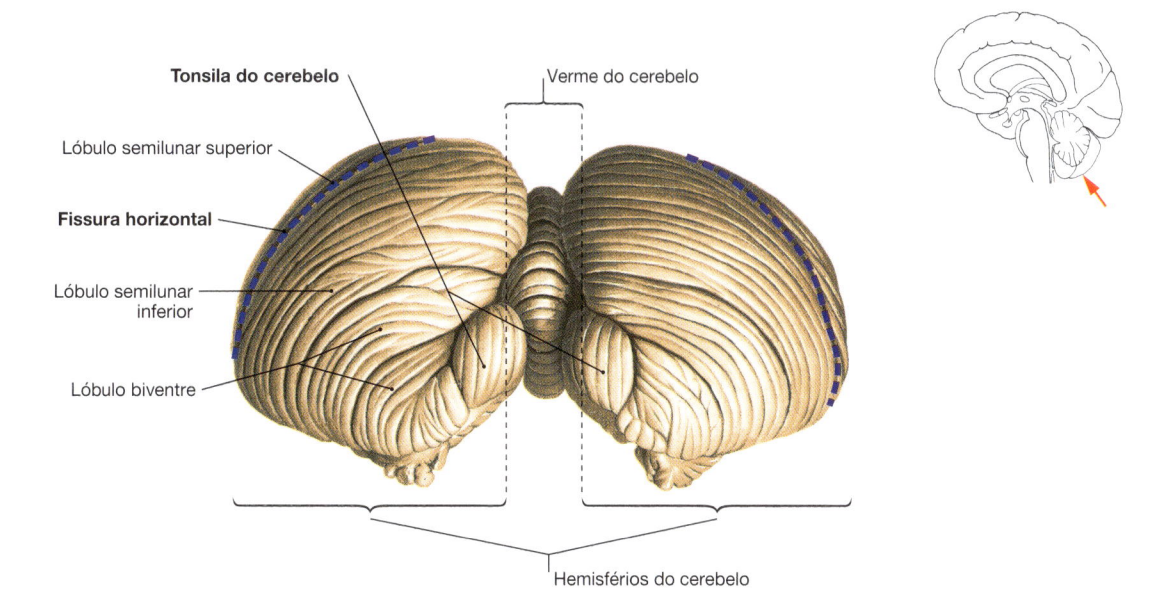

Figura 12.111 Cerebelo; vista posteroinferior (face inferior). [S700]
A face inferior está localizada em oposição ao occipital e à cisterna cerebelobulbar. Nessa vista é possível observar o verme do cerebelo e os dois hemisférios do cerebelo. Também podem ser reconhecidas as tonsilas do cerebelo, juntamente com os lóbulos semilunares superior e inferior, separados pela fissura horizontal. Abaixo do lóbulo semilunar inferior está localizado o lóbulo biventre.

Correlações clínicas

Como estruturas cerebelares situadas em posição mais inferior, as tonsilas do cerebelo podem ser comprimidas na região do forame magno, entre o osso e o bulbo, no caso de aumento da pressão intracraniana (p. ex., tumor ou hemorragia). Por sua vez, a compressão do bulbo pode comprometer estruturas vitais, como, p. ex., o centro da respiração, e ocasionar até mesmo a morte. Essa **compressão inferior** se contrapõe à **compressão superior** (compressão do mesencéfalo na incisura do tentório), com possível formação de uma síndrome do mesencéfalo (comprometimento da formação reticular e dos sistemas de tratos corticobulbares e rubrospinais). Esta última precede a compressão inferior.

Áreas do Cérebro

Cerebelo

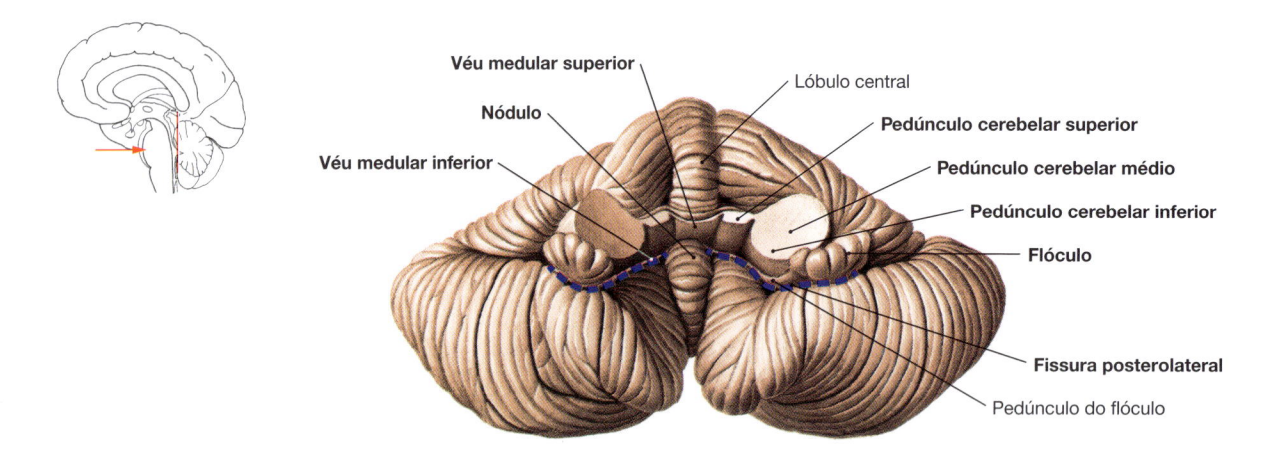

Figura 12.112 Cerebelo; vista anterior, após secção dos pedúnculos cerebelares (face anterior). [S700]
A face anterior mostra os pedúnculos cerebelares, a partir dos quais o cerebelo foi separado do tronco encefálico: pedúnculos cerebelares superior, médio e inferior. O verme do cerebelo está desconectado do véu medular superior, que une os dois pedúnculos cerebelares entre si. O par de véus medulares inferiores encontra-se à esquerda e à direita do nódulo e continua, de ambos os lados, até o flóculo. Externamente estão situados os hemisférios do cerebelo.

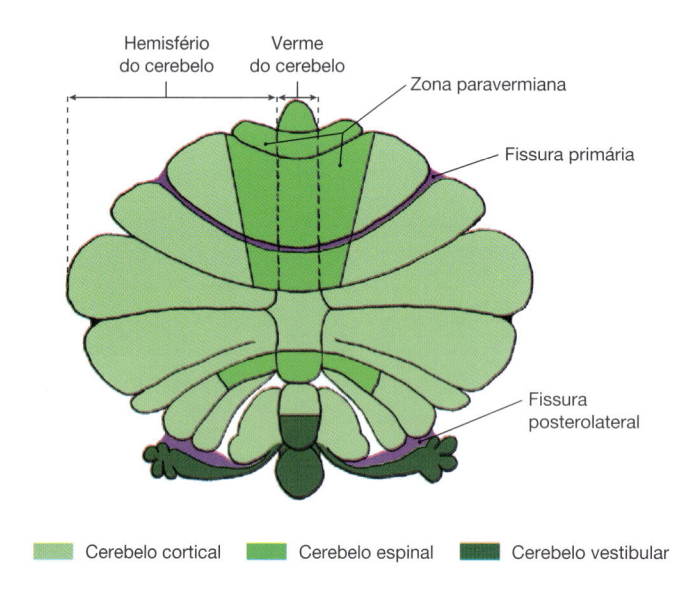

Figura 12.113 Cerebelo. Divisão anatomofuncional do córtex cerebelar expandido. [R247-L318]
Funcionalmente, o cerebelo é dividido em três partes:
- **Cerebelo cortical** (coordenação de habilidades motoras precisas direcionadas a um alvo e músculos da fala)
- **Cerebelo espinal** (regulação do tônus muscular e, juntamente com cerebelo vestibular, controle da atividade motora de suporte)
- **Cerebelo vestibular** (controle da atividade motora de suporte = estabilização da postura e da marcha, ajuste fino dos movimentos oculares, bem como coordenação de ambas as funções com o órgão do equilíbrio = manutenção do equilíbrio).

Correlações clínicas

Um tremor de intenção na execução de um movimento direcionado a um alvo é típico de **lesão no cerebelo cortical**. Esse tremor nos membros é mais pronunciado quanto mais próximo o membro estiver do alvo. O comprometimento da coordenação muscular está associado a assinergia, que se manifesta como dismetria (distúrbio de sequenciamento de movimentos arbitrários) e disdiadococinesia (comprometimento da capacidade de alternar rapidamente movimentos antagônicos).
Lesões do cerebelo espinal causam transtornos de coordenação dos movimentos, que dificilmente podem ser corrigidos. A falta de coordenação ou coordenação muito limitada entre os músculos agonistas e antagonistas é acompanhada por ataxia de postura e marcha, bem como movimentos excessivos e muito curtos (dismetria).
Lesões do cerebelo vestibular estão principalmente associadas a transtornos do equilíbrio. Os pacientes têm capacidade limitada de controlar, por meio de informações vestibulares, os movimentos oculares durante os movimentos da cabeça, assim como os músculos dos membros em posição ortostática, sentada ou durante a marcha (ataxia de marcha, postura e instabilidade do tronco, distúrbios de coordenação do movimento). Transtornos na coordenação das atividades motoras da visão provocam, entre outras coisas, nistagmo espontâneo e movimentos espasmódicos dos olhos.

12 Cerebelo

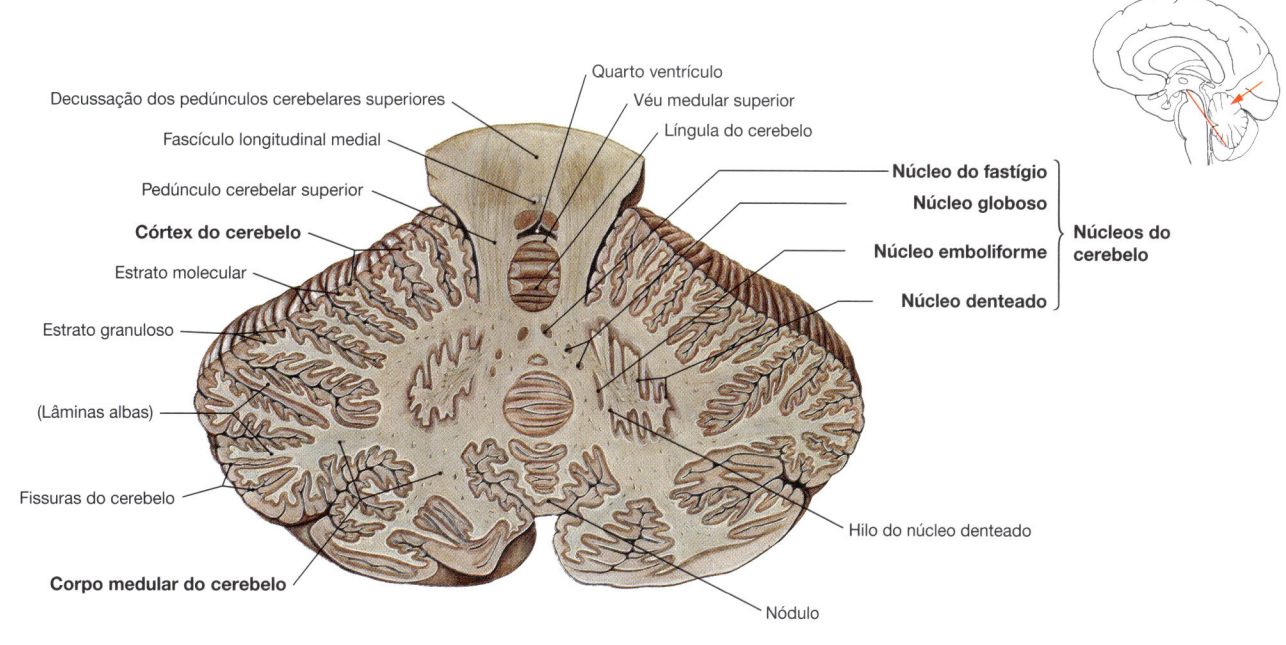

Figura 12.114 Cerebelo com seus núcleos; corte transversal do pedúnculo cerebelar superior; vista posterior. [S700]

O cerebelo é composto pela **substância branca** (ou corpo medular do cerebelo), na qual os núcleos do cerebelo estão incluídos, e pelo **córtex do cerebelo**, que circunda o corpo medular. No corte transversal são observados todos os quatro núcleos de ambos os hemisférios do cerebelo (corticopontocerebelo). O **núcleo denteado** tem formato de U e aspecto serrilhado. Medialmente ao núcleo denteado se encontra o **núcleo emboliforme** e, em posição mais medial ainda, o **núcleo globoso**. O núcleo emboliforme e o núcleo globoso formam o **núcleo interpósito**. Ambos os núcleos são muito semelhantes, do ponto de vista funcional, e apresentam conexões com o cerebelo espinal. No corpo medular do verme encontram-se os **núcleos** direito e esquerdo do **fastígio**, em íntima associação funcional com o córtex do lóbulo floculonodular (cerebelo vestibular). Os núcleos do cerebelo abrigam neurônios com projeções eferentes, principalmente multipolares, para outras regiões do cérebro.

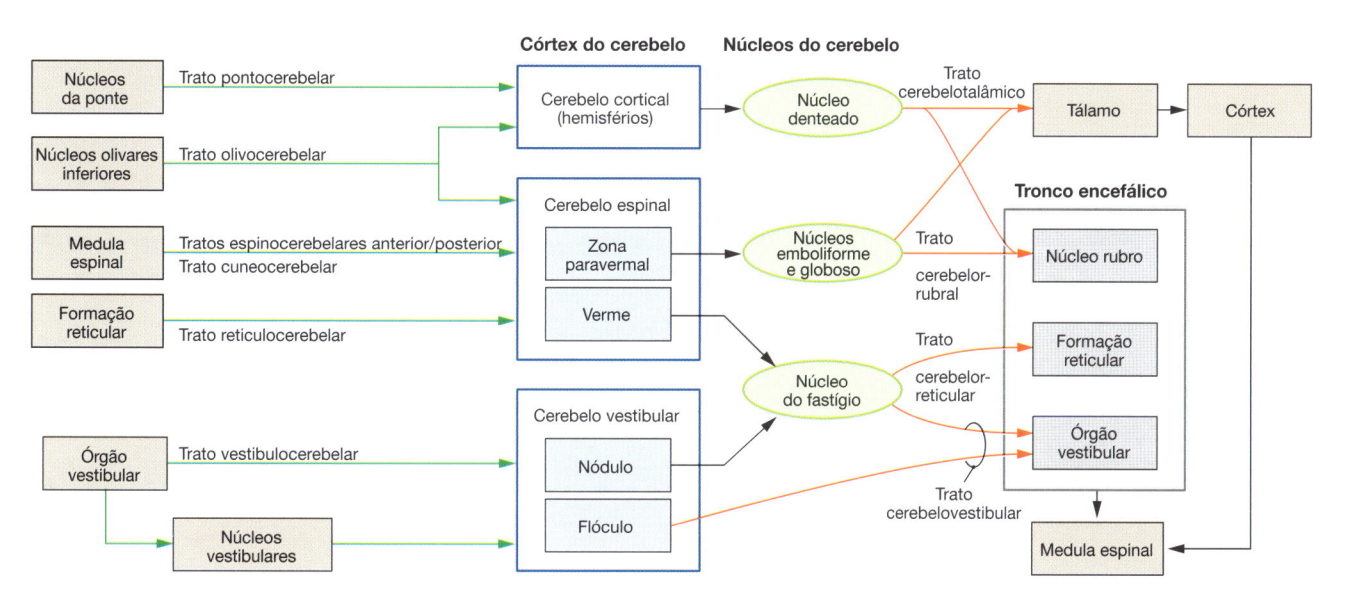

Figura 12.115 Representação dos compartimentos do cerebelo com conexões aferentes e eferentes correspondentes. [R254]

Correlações clínicas

Antes acreditava-se que o cerebelo e seus circuitos não estivessem associados a atividades cerebrais mais nobres, tais como interação social e comunicação. Todavia, graças às disfunções cerebrais, sabemos atualmente que esse não é o caso. A integridade das células de Purkinje, características do cerebelo, é muito importante. No cérebro de um paciente com **autismo** foi encontrada redução do número de células de Purkinje em determinados cortes do cerebelo.

Nos alcoólatras (**abuso crônico do consumo de álcool etílico**) pode ocorrer lesão permanente do cerebelo, sobretudo atrofia. Isso ocorre no cerebelo vestibular, bem como no verme e no cerebelo espinal. As pessoas acometidas não conseguem mais coordenar os movimentos oculares e exibem distúrbios do equilíbrio (distúrbios na posição ortostática e durante a marcha associados a oscilação e propensão a queda).

As **lesões do núcleo rubro** causam sinais/sintomas por causa de sua inclusão na cadeia cerebelo – núcleo rubro – cerebelo – oliva – cerebelo, que também podem ocorrer nas lesões do cerebelo, tais como tremor de intenção e redução do tônus muscular.

Áreas do Cérebro

Cerebelo

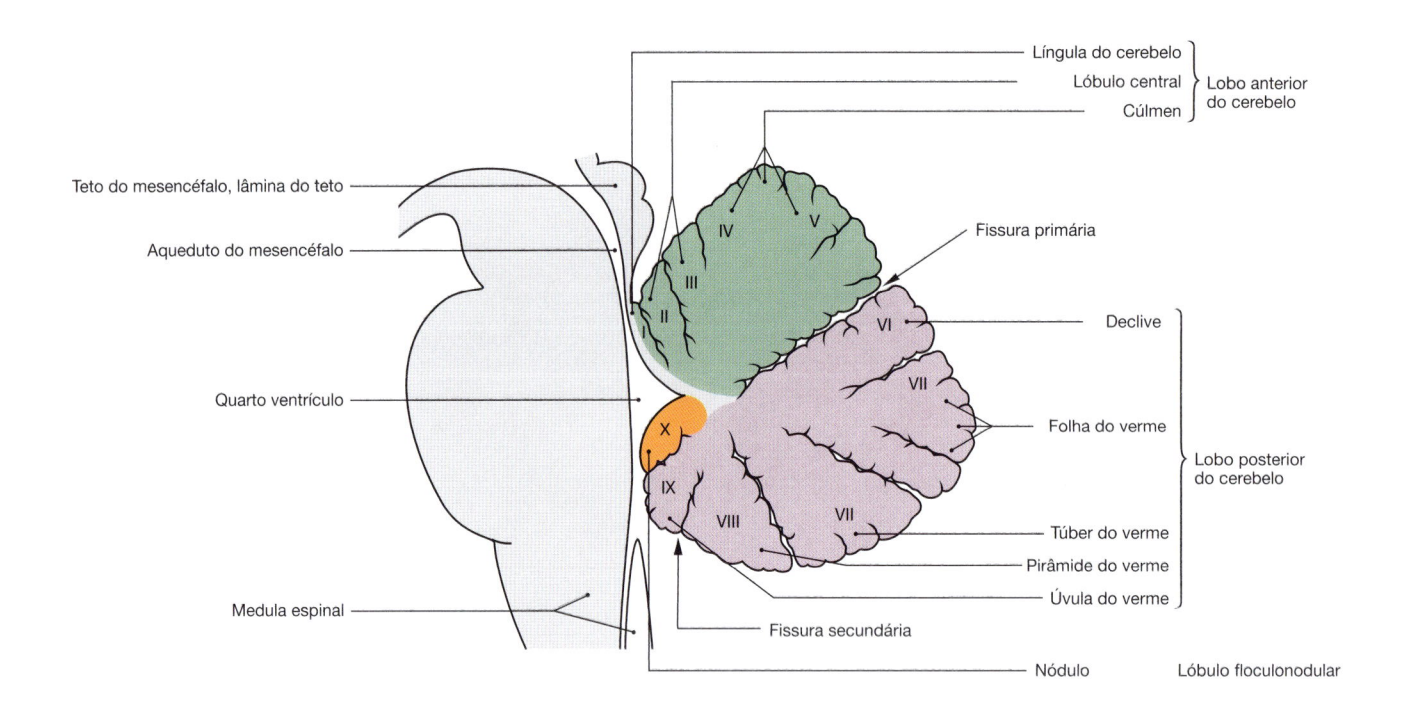

Figura 12.116 Partes do verme do cerebelo, I a X; corte mediano; visão geral. [S700]
O verme do cerebelo é um componente não ímpar, localizado na linha mediana do cerebelo, sobre o qual os hemisférios do cerebelo se comunicam.

Organização do verme do cerebelo (os algarismos romanos representam a classificação segundo Larsell)	
I	Língula do cerebelo
II, III	Lobo central
IV, V	Cúlmen
Fissura primária	
VI	Declive
VII A	Folha do verme
Fissura horizontal	
VII B	Túber do verme
VIII	Pirâmide do verme
Fissura secundária	
IX	Úvula do verme
Fissura posterolateral	
X	Nódulo

Nervos Cranianos

Visão Geral

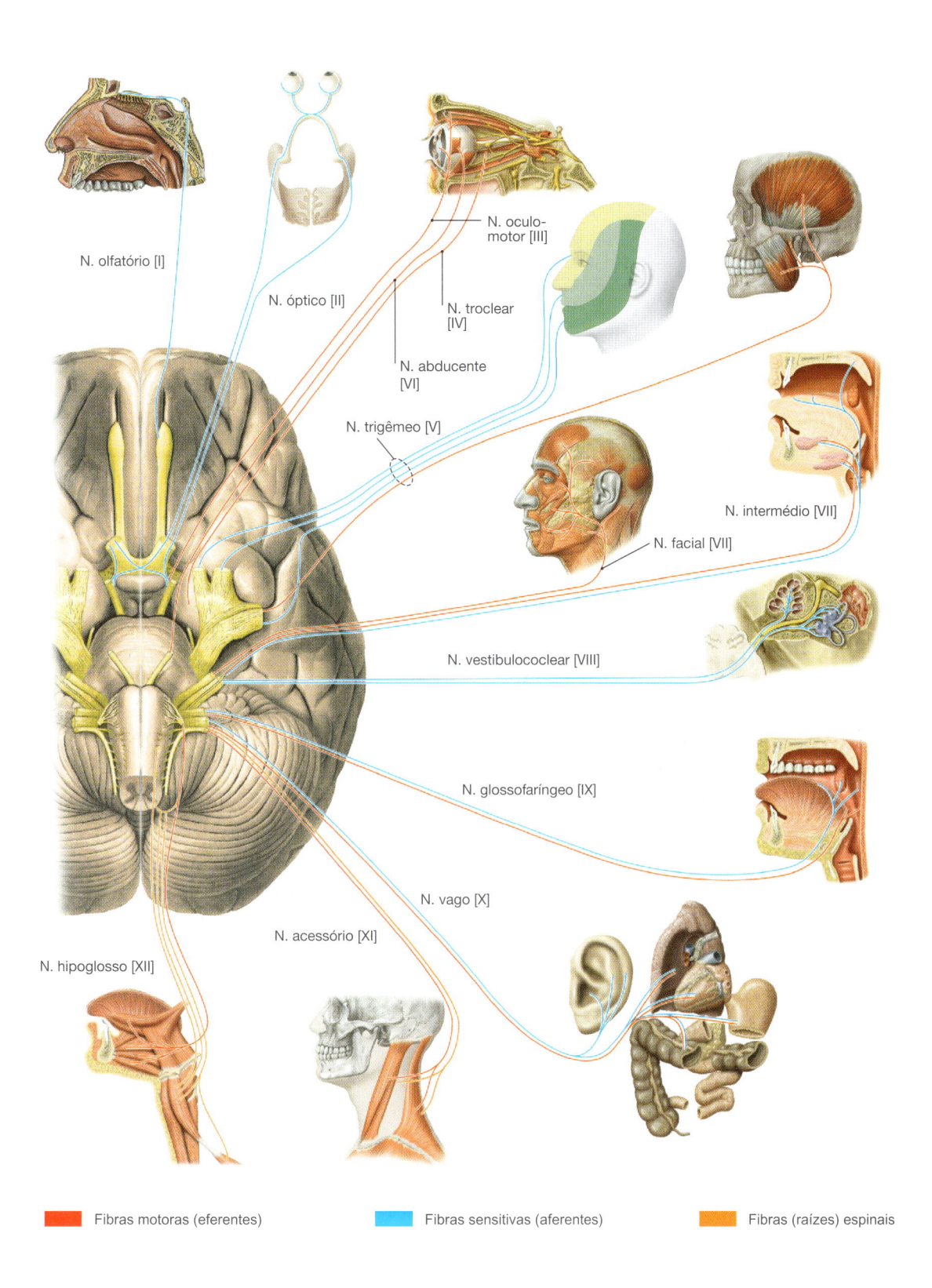

Fibras motoras (eferentes) — **Fibras sensitivas (aferentes)** — **Fibras (raízes) espinais**

Figura 12.117 Nervos cranianos; visão geral funcional do cérebro, do tronco encefálico e do cerebelo; vista inferior. [S702-L127]

Da base do encéfalo partem doze pares de nervos cranianos, numerados com algarismos romanos (I a XII) na sequência de sua saída, da frente para trás. O nervo craniano I é formado pelos filamentos olfatórios, reunidos como **N. olfatório [I]**. Os neurônios olfatórios bipolares (neurônios sensitivos encontrados na túnica mucosa olfatória) projetam-se através dos filamentos olfatórios para o bulbo olfatório, que é uma parte do cérebro deslocada para a frente durante o desenvolvimento. Consequentemente, o bulbo olfatório é um núcleo de terminação para o N. olfatório [I], porém ele não se localiza no tronco encefálico, mas se encontra deslocado anteriormente, sobreposto à lâmina cribriforme. O nervo craniano I distingue-se dos demais, uma vez que seus neurônios são muito curtos e o núcleo de terminação não se situa no tronco encefálico. Uma posição excepcional ocorre com o **N. óptico [II]**, que conduz o 3º, ou até mesmo o 4º neurônio, da via visual. Em comparação com todos os outros nervos cranianos, ele é uma evaginação projetada do diencéfalo e, estritamente falando, não é um nervo periférico.

→ T 58, T 60

Nervos Cranianos

Visão Geral

Visão geral dos doze nervos cranianos e suas principais áreas de inervação [R254]

Uma demonstração mais detalhada das áreas de inervação para cada nervo craniano está representada nas → Figuras 12.127 a 12.174.
ASG: aferente somático geral; ESG: eferente somático geral; AVG: aferente visceral geral; EVG: eferente visceral geral; ASE: aferente somático especial; AVE: aferente visceral especial; EVE: eferente visceral especial

Nervo craniano	Tipos	Principais áreas de inervação
N. olfatório [I]	(AVE)	Túnica mucosa olfatória
N. óptico [II]	(ASE)	Retina
N. oculomotor [III]	ESG, EVG	Músculos intrínsecos e extrínsecos do bulbo do olho
N. troclear [IV]	ESG	Músculos extrínsecos do bulbo do olho
N. trigêmeo [V]	EVE, ASG	Musculatura da mastigação, pele da face
N. abducente [VI]	ESG	Músculos extrínsecos do bulbo do olho
N. facial [VII]	EVG, EVE, AVE, ASG	Musculatura da expressão facial, órgão do paladar, glândulas
N. vestibulococlear [VIII]	ASE	Órgãos do equilíbrio e da audição
N. glossofaríngeo [IX]	EVG, EVE, ASG, AVG, AVE	Musculatura da faringe, glândula salivar parótida
N. vago [X]	EVG, EVE, ASG, AVG, AVE	Musculatura da faringe, laringe, órgãos internos
N. acessório [XI]	EVE	Mm. trapézio e esternocleidomastóideo
N. hipoglosso [XII]	ESG	Musculatura da língua

Visão geral dos nervos cranianos com duas ou mais áreas de núcleos no tronco encefálico [R254]

Os Nn. troclear [IV], abducente [VI], acessório [XI] e hipoglosso [XII] têm, cada um, apenas um núcleo de mesmo nome e, por isso, não são mencionados aqui.

Nervo craniano	Núcleos correspondentes
N. oculomotor [III]	• Núcleo do nervo oculomotor • Núcleo acessório do nervo oculomotor
N. trigêmeo [V]	• Núcleo motor do nervo trigêmeo • Núcleo mesencefálico do nervo trigêmeo • Núcleo pontino (sensitivo principal) do nervo trigêmeo • Núcleo espinal do nervo trigêmeo
N. facial [VII]	• Núcleo do nervo facial • Núcleo salivatório superior • Núcleo espinal do nervo trigêmeo • Núcleos do trato solitário
N. vestibulococlear [VIII]	• Núcleos vestibulares • Núcleos cocleares
N. glossofaríngeo [IX]	• Núcleo salivatório inferior • Núcleo ambíguo • Núcleo espinal do nervo trigêmeo • Núcleos do trato solitário
N. vago [X]	• Núcleo posterior do nervo vago • Núcleo ambíguo • Núcleo espinal do nervo trigêmeo • Núcleos do trato solitário

Visão geral dos núcleos dos nervos cranianos com áreas de núcleos para dois ou mais nervos cranianos [R254]

Todas as outras áreas de núcleos podem ser atribuídas, cada uma, a um nervo craniano.

Núcleo	Nervos correspondentes
Núcleo ambíguo	• N. glossofaríngeo [IX] • N. vago [X] • N. acessório [XI] (Raiz craniana)
Núcleos do trato solitário	• N. facial [VII] • N. glossofaríngeo [IX] • N. vago [X]
Núcleo espinal do nervo trigêmeo	• N. trigêmeo [V] • N. facial [VII] • N. glossofaríngeo [IX] • N. vago [X]

Visão Geral

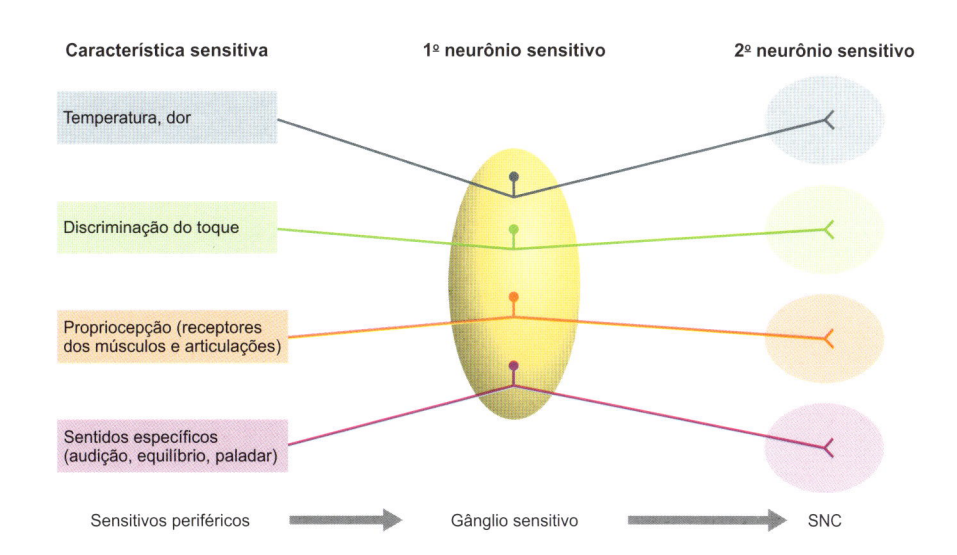

Figura 12.118 Organização dos gânglios sensitivos dos nervos cranianos; representação esquemática [S701-L127].

Organização básica dos gânglios sensitivos e seu papel na conexão de vários sistemas sensitivos periféricos a núcleos sensitivos definidos no SNC (ver detalhes nos nervos cranianos individuais).

Vista geral dos nervos cranianos com os tipos de fibras sensitivas

Nervo craniano	Gânglio sensitivo	Tipo de célula ganglionar	Função
N. trigêmeo [V]	Gânglio trigeminal [de Gasser]	Pseudounipolar	Sensações na face, cavidade oral, cavidade nasal, seios paranasais e meninges supratentoriais
N. facial [VII]	Gânglio geniculado	Pseudounipolar	Percepção gustativa dos dois terços anteriores da língua, contato com o meato acústico externo
N. vestibulococlear [VIII]	Gânglio espiral	Bipolar	Audição
		Bipolar	Equilíbrio
N. glossofaríngeo [IX]	Gânglio superior do nervo glossofaríngeo	Pseudounipolar	Meato acústico externo, orelha média, faringe, percepção do paladar e terço posterior sensível da língua
	Gânglio inferior do nervo glossofaríngeo	Pseudounipolar	Meato acústico externo, orelha média, faringe, percepção do paladar e sensibilidade geral no terço posterior da língua, glomo carótico
N. vago [X]	Gânglio superior do nervo vago	Pseudounipolar	Orelha, faringe, meninges infratentoriais
	Gânglio inferior do nervo vago	Pseudounipolar	Percepção gustativa da faringe e epiglote, bem como percepção da laringe, coração, arco aórtico, trato respiratório, pulmões, órgãos abdominais até a flexura esquerda do colo (ponto de Cannon-Böhm)

Estrutura e função

Os gânglios dos nervos cranianos com o tipo de fibra sensitiva (aferente somática geral [ASG] e aferente somática especial [ASE]) abrigam o corpo (pericário) dos primeiros neurônios aferentes. Estes são principalmente neurônios pseudounipolares (ASG); apenas os neurônios vestibulococleares são bipolares (ASE). As fibras aferentes conduzem impulsos dos receptores sensitivos periféricos para o encéfalo, onde suas fibras fazem contato com o segundo neurônio da via sensitiva. Os nervos cranianos que têm gânglios sensitivos estão listados na tabela acima.

Nervos Cranianos

Gânglios Parassimpáticos da Cabeça

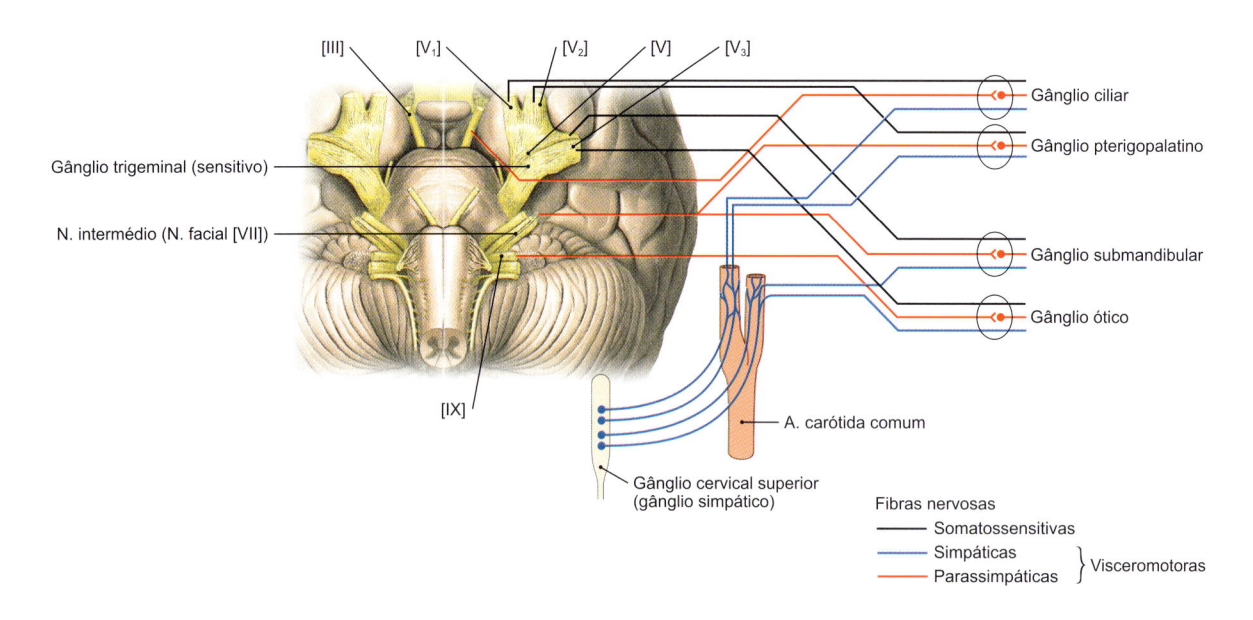

Figura 12.119 Organização dos gânglios sensitivos dos nervos cranianos; representação esquemática [S701-L127].
Nos quatro gânglios parassimpáticos da cabeça, as fibras eferentes pré-ganglionares parassimpáticas dos nervos cranianos [III, VII e IX] entram em contato com os neurônios parassimpáticos pós-ganglionares, cujos axônios atingem os órgãos-alvo (→ Tabela). As fibras sensitivas do N. trigêmeo [V] (ASG) e fibras pós-ganglionares simpáticas que sofreram transferência de pré para pós-ganglionares no gânglio cervical superior passam pelos gânglios parassimpáticos sem transferência.

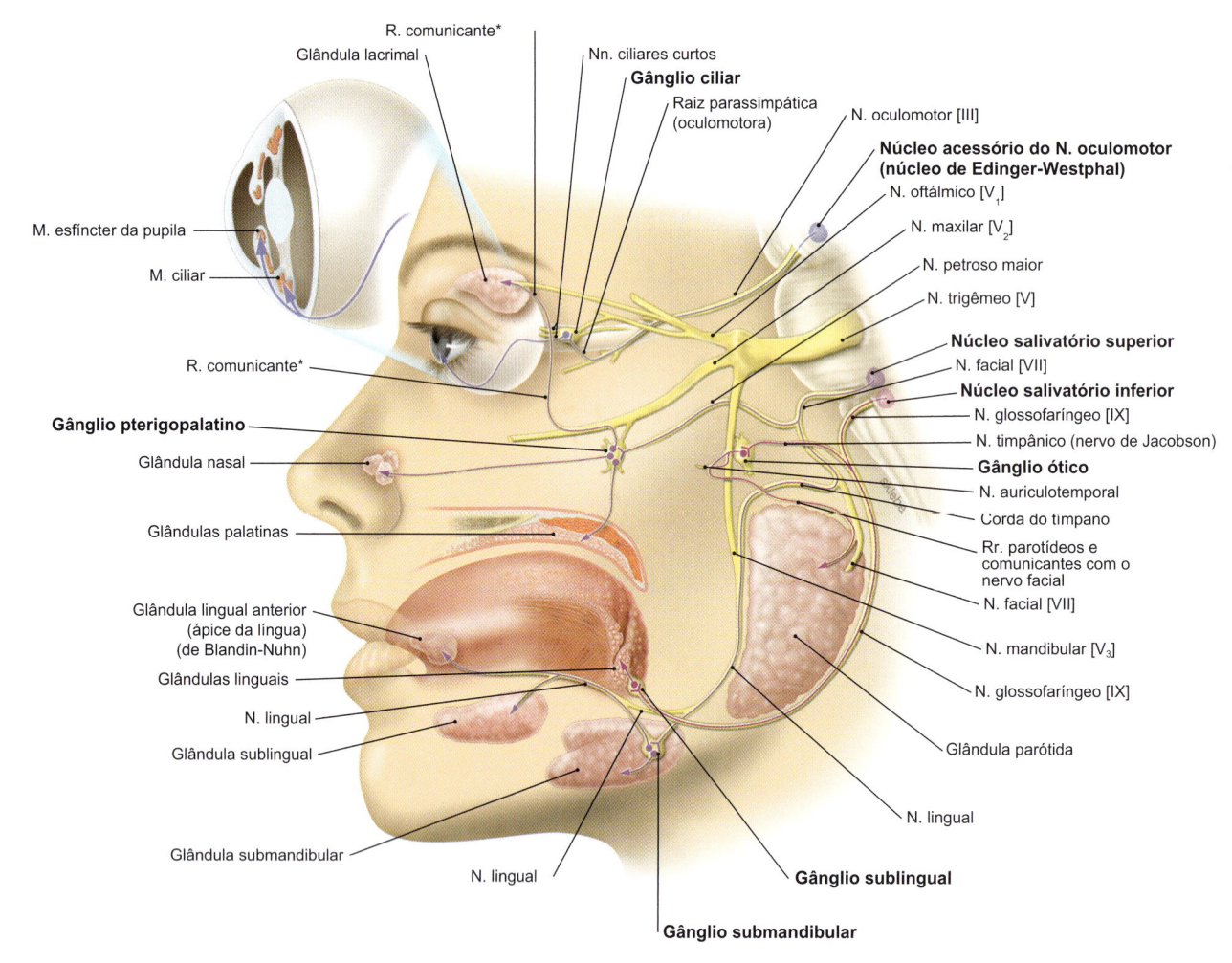

Figura 12.120 Inervação das glândulas da cabeça com gânglios autônomos da cabeça; representação esquemática. [S700-L238].
Representação dos gânglios parassimpáticos da cabeça com o trajeto das fibras parassimpáticas das áreas correspondentes dos núcleos dos nervos cranianos (compare com → Figura 8.192).
*Anastomose da glândula lacrimal.

Gânglios Parassimpáticos da Cabeça

Visão geral dos nervos cranianos com gânglios parassimpáticos			
Núcleos parassimpáticos no tronco encefálico (1º neurônio)	Nervo craniano com fibras parassimpáticas	Gânglio parassimpático (2º neurônio)	Função
Núcleo acessório do nervo oculomotor [núcleo de Edinger-Westphal]	N. oculomotor [III]	Gânglio ciliar	Miose (M. esfíncter da pupila), acomodação (M. ciliar)
Núcleo salivatório superior	N. intermédio (N. facial [VII])	Gânglio esfenopalatino	Glândula lacrimal, glândulas mucosas do nariz, garganta, seios paranasais
		Gânglio submandibular	Glândula submandibular, glândula sublingual, glândula lingual anterior [glândula de Blandin-Nuhn]
Núcleo salivatório inferior	N. glossofaríngeo [IX]	Gânglio ótico	Glândula parótida
		Gânglio sublingual	Glândulas linguais
Núcleo ambíguo*	Plexo cardíaco	Coração	
Núcleo dorsal do nervo vago	N. vago [X]	• Plexos mioentérico (Auerbach) e submucoso (Meissner) • Plexo órgão-específico (p. ex., dos pulmões)	Vias respiratórias, pulmões, esôfago, rins, sistema digestório até a flexura esquerda do colo (ponto de Cannon-Böhm)

*Além de seus neurônios motores para inervação dos músculos do palato mole, da faringe e da laringe, o núcleo ambíguo também contém neurônios parassimpáticos colinérgicos, que compõem o plexo cardíaco parassimpático

Estrutura e função

Há uma diferença essencial entre os gânglios do sistema nervoso autônomo e do sistema sensitivo (ASG, ASE). Nos gânglios simpáticos e parassimpáticos do sistema nervoso autônomo, os axônios pré-ganglionares entram em contato com os neurônios pós-ganglionares.

Nenhuma sinapse é formada nos gânglios do sistema sensitivo, mas os gânglios acomodam os pericários dos primeiros neurônios aferentes.

Nervos Cranianos

Topografia

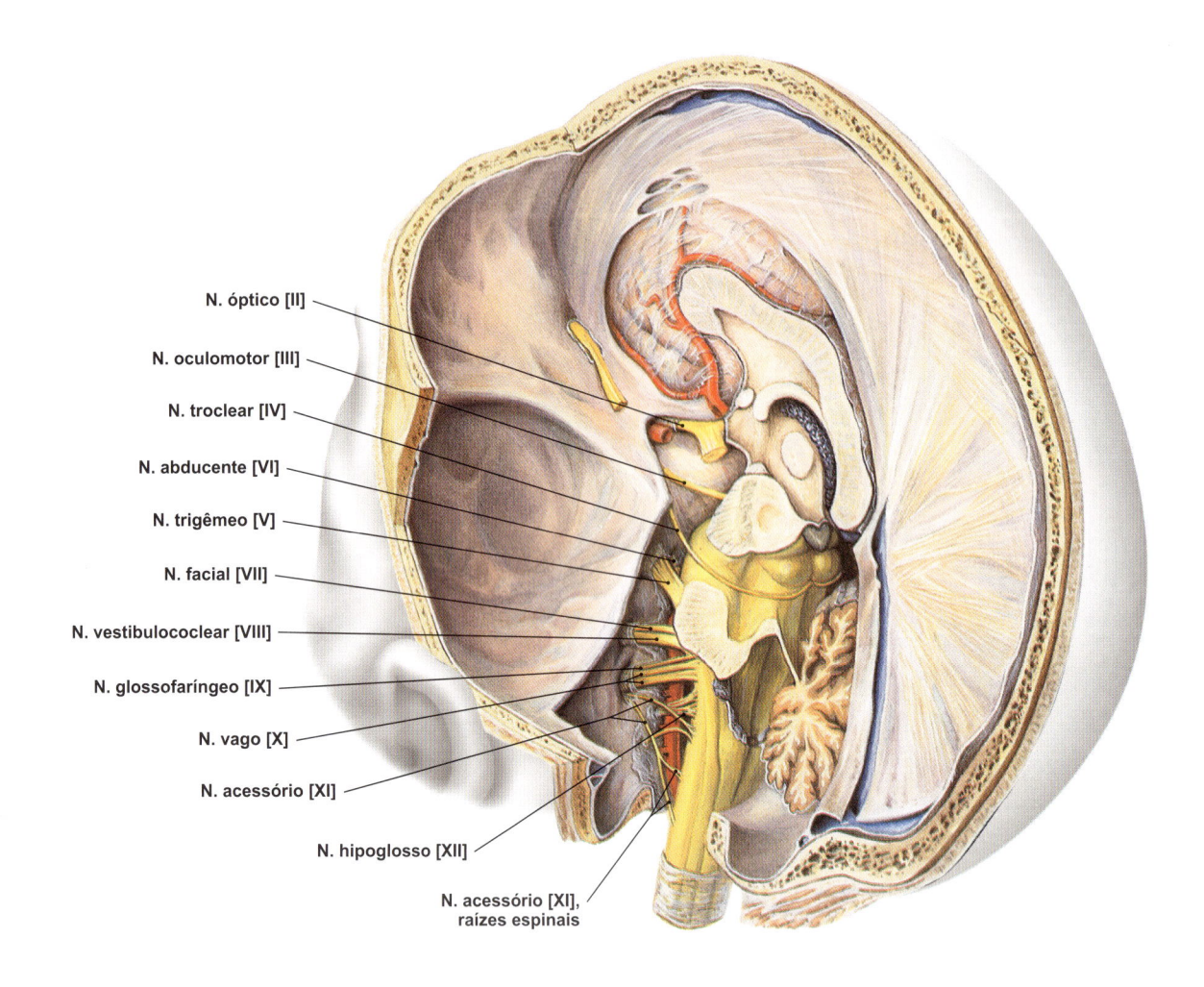

- N. óptico [II]
- N. oculomotor [III]
- N. troclear [IV]
- N. abducente [VI]
- N. trigêmeo [V]
- N. facial [VII]
- N. vestibulococlear [VIII]
- N. glossofaríngeo [IX]
- N. vago [X]
- N. acessório [XI]
- N. hipoglosso [XII]
- N. acessório [XI], raízes espinais

Figura 12.121 Trajeto dos nervos cranianos no espaço subaracnóideo; vista posterossuperior e pelo lado esquerdo, após a retirada das metades esquerdas do cérebro e do cerebelo e do tentório do cerebelo. [S700] Os nervos cranianos III a XII saem do tronco encefálico, de acordo com sua sequência, de cima para baixo. Em alguns casos, saem como feixes radiculares que acabam formando o nervo craniano propriamente dito (IX a XII). O N. troclear [IV] é o mais delgado dos nervos cranianos e é o único que sai da região posterior do tronco encefálico. O N. abducente [VI] tem o mais longo trajeto intradural até o seu local de passagem através da base do crânio.

→ T 60

Comparação das características dos nervos cranianos e dos nervos espinais	
Nervos espinais	**Nervos cranianos**
Arranjo segmentar	Sem arranjo segmentar
Geralmente 31 nervos espinais pares	Doze pares cranianos
Emergem da medula espinal	Emergem do tronco encefálico
Atravessam os forames intervertebrais segmentares	Penetram através de orifícios de distribuição não segmentar na base do crânio
Quatro tipos de fibras funcionais	Sete tipos de fibras funcionais
Os órgãos-alvo estão localizados primariamente abaixo da abertura superior do tórax	Os órgãos-alvo estão localizados primariamente acima da abertura superior do tórax

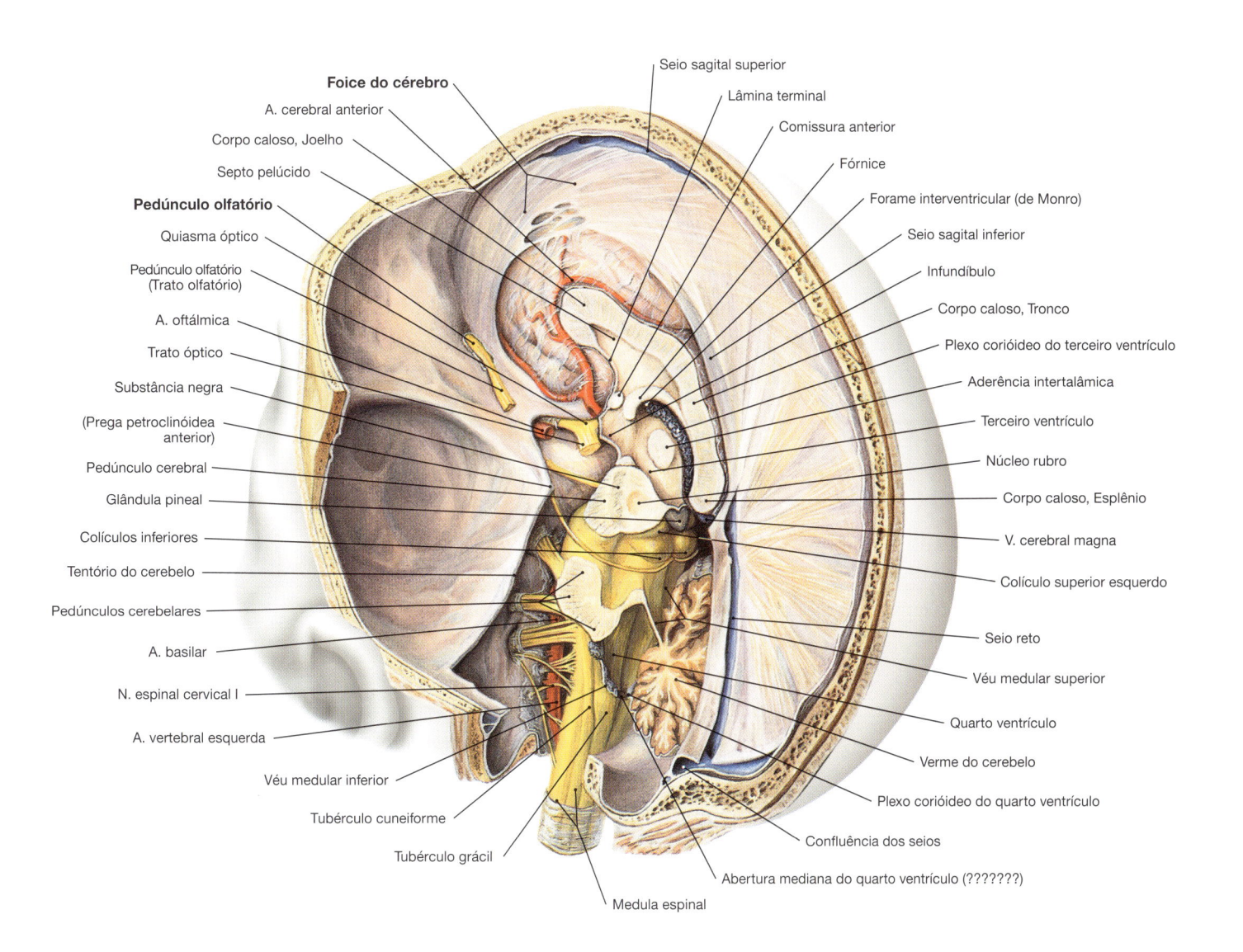

Figura 12.122 Trajeto dos nervos cranianos no espaço subaracnóideo; vista posterossuperior esquerda; após a remoção das metades esquerdas do cérebro e do cerebelo, bem como do tentório do cerebelo. [S700]

Em contraste com a → Figura 12.121, todas as estruturas são nomeadas, com exceção dos nervos cranianos.

→ T 60

Nervos Cranianos

Núcleos dos Nervos Cranianos

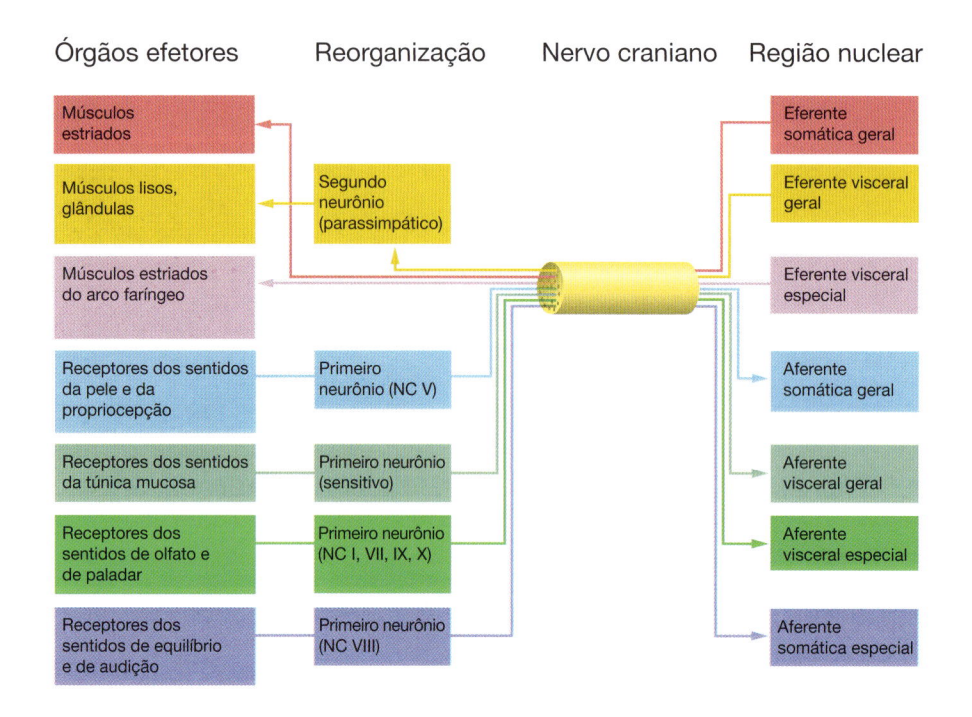

Figura 12.123 Tipos de fibras (dos núcleos) dos nervos cranianos; representação colorida dos tipos de fibras (dos núcleos) dos nervos cranianos, com possíveis conexões e pontos de reorganização e os respectivos órgãos efetores. [S702-L127]

Nos nervos cranianos, há sete tipos diferentes de fibras (→ Tabela), mas nem todo nervo craniano contém todos os tipos de fibras.

Tipos de fibras, diferenciados entre aferentes e eferentes	
Tipo de fibra	Inervação
Eferente	
Eferente somática geral	Motora: músculo esquelético
Eferente visceral geral	Parassimpática: glândulas, músculo liso
Eferente visceral especial	Braquiomotora: músculos do arco faríngeo
Aferente	
Aferente somática geral	Proprioceptiva (articulações, músculos) e exteroceptiva (sensibilidade da pele)
Aferente visceral geral	Enteroceptiva (sensibilidade da túnica mucosa; vasos sanguíneos)
Aferente visceral especial	Órgãos do olfato e do paladar
Aferente somática especial	Sensitiva: visão, audição e órgãos do equilíbrio

12 Desenvolvimento

- Núcleos eferentes somáticos gerais (ESG)
- Núcleos eferentes viscerais gerais (EVG)
- Núcleos eferentes viscerais especiais (EVE)
- Núcleos aferentes viscerais especiais e gerais (AVE/G)
- Núcleos aferentes somáticos gerais (ASG)
- Núcleos aferentes somáticos especiais (ASE)

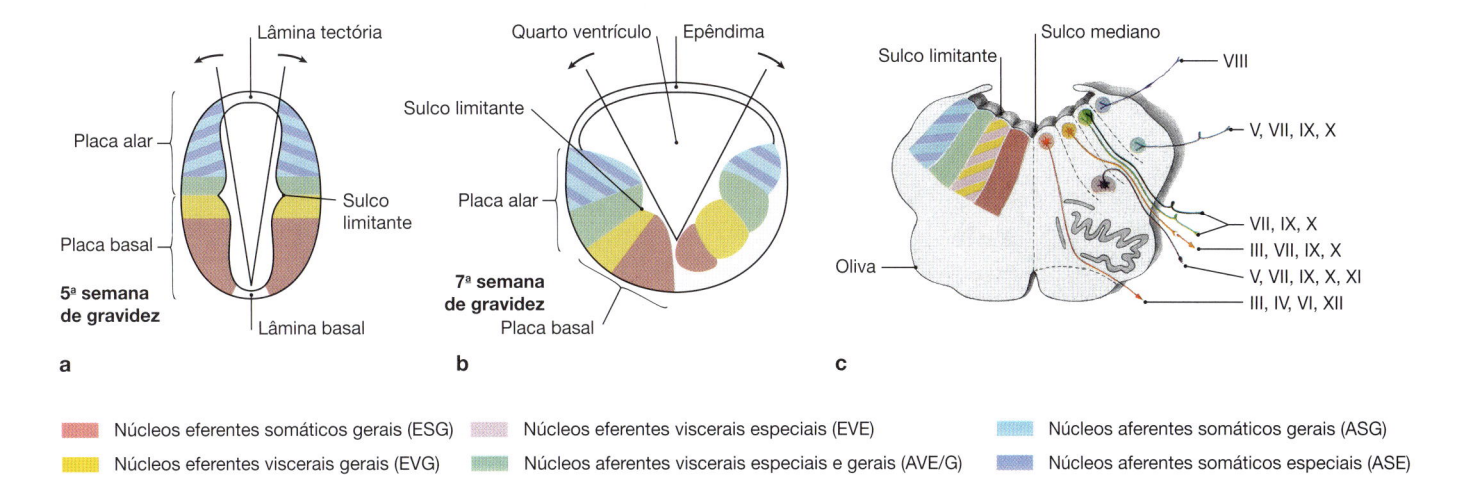

Figura 12.124a-c Desenvolvimento do rombencéfalo e disposição mediolateral dos núcleos dos nervos cranianos segundo sua função.
a Originalmente existe um arranjo dorsoventral no tubo neural (5ª semana de desenvolvimento). [S702-L126]/[R247-L318]
b Esse arranjo se torna medialateral com a expansão do canal central para o quarto ventrículo (7ª semana de desenvolvimento). [S702-L126]/[R247-L318]
c Os respectivos núcleos dos nervos cranianos estão dispostos de acordo com as características das fibras. [S700]

No tronco encefálico, as áreas de núcleos que têm as mesmas funções estão organizadas uma sobre a outra, de cima para baixo. Devido à proximidade espacial, as áreas de núcleos se encontram uma ao lado da outra na forma de **quatro colunas de núcleos** orientadas longitudinalmente. Da região medial para a lateral, existe uma coluna eferente somática, uma coluna eferente visceral, uma coluna aferente visceral e uma coluna aferente somática. No interior das colunas de núcleos eferente visceral, aferente visceral e aferente somático, podem ser distinguidos núcleos aferentes gerais e especiais.

Correlações entre os principais nervos cranianos e os respectivos arcos faríngeos e seus músculos faríngeos associados		
Arcos faríngeos	**Nervos do arco faríngeo**	**Músculos**
1º arco faríngeo (arco mandibular)	N. trigêmeo [V]; N. mandibular [V₃]	• Músculos da mastigação • M. milo-hióideo • Ventre anterior do M. digástrico • M. tensor do tímpano • M. tensor do véu palatino
2º arco faríngeo (arco hióide)	N. facial [VII]	• Músculos da expressão facial • M. estilo-hióideo • Ventre posterior do M. digástrico • M. estapédio
3º arco faríngeo (arco faríngeo)	N. glossofaríngeo [IX]	• Músculos da faringe • M. estilofaríngeo • M. levantador do véu palatino
4º arco faríngeo (arco laríngeo)	N. vago [X] com N. laríngeo superior	• Músculos da laringe • Músculos da faringe: M. cricotireóideo
5º arco faríngeo	– Regride –	– Regride –
6º arco faríngeo	N. vago [X] com N. laríngeo inferior (N. recorrente)	• Músculos internos da laringe • Músculos superiores do esôfago

Nervos Cranianos

Núcleos dos Nervos Cranianos

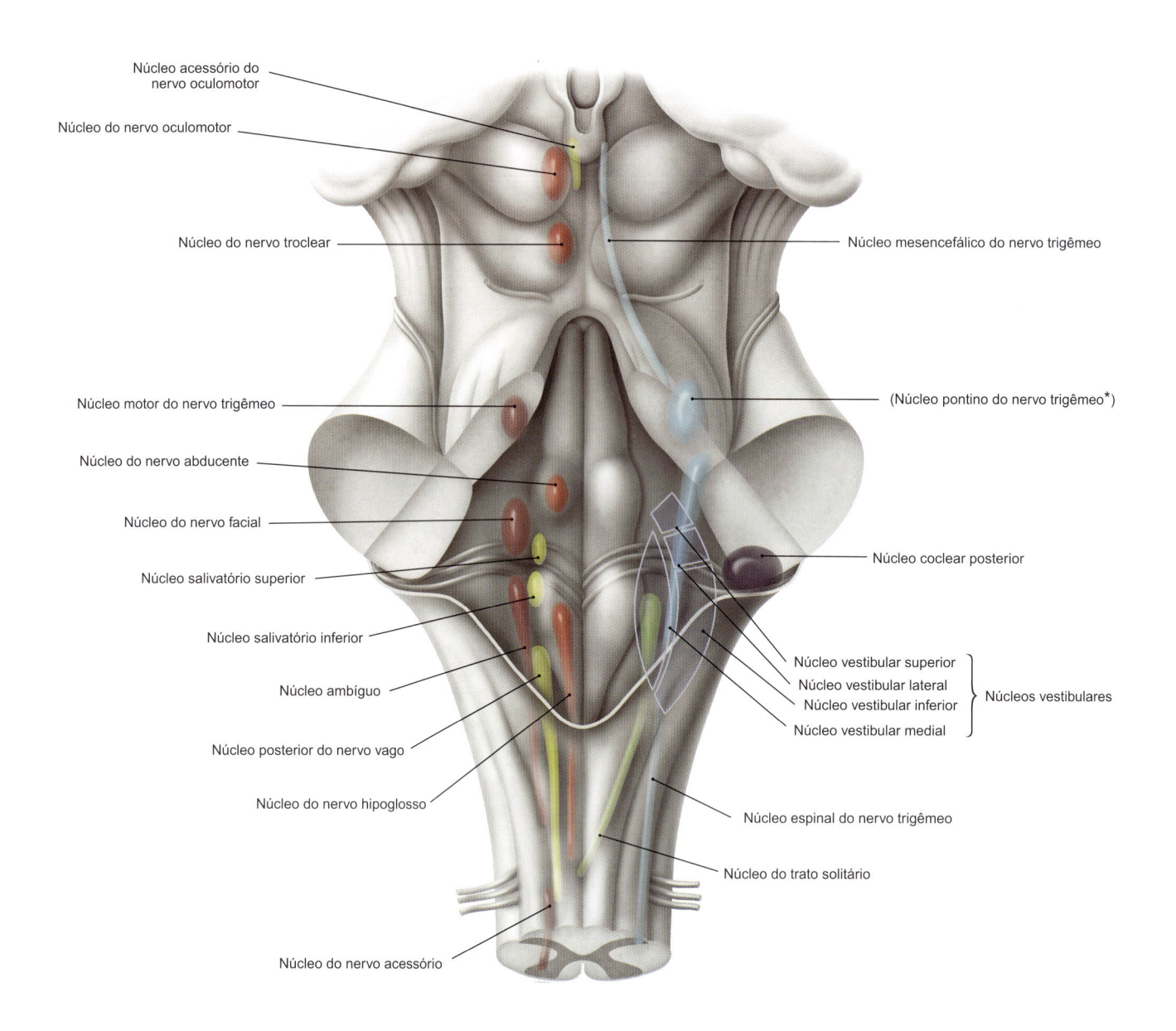

Figura 12.125 Nervos cranianos; visão geral espacial dos núcleos; vista posterior. [S700-L275]/[S700-L238]

Com exceção dos nervos cranianos I e II, todos os demais nervos cranianos (III a XII) têm núcleos no tronco encefálico. As **áreas de núcleos** para os nervos cranianos III e IV encontram-se no mesencéfalo, as dos nervos cranianos V a VII, na ponte, e as áreas dos nervos cranianos VIII a XII, no bulbo.

A organização dos núcleos dos nervos cranianos pode ser mais facilmente compreendida quando se reproduz sua divisão em colunas funcionais de núcleos (→ Figura 12.124). À esquerda estão os núcleos de origem, onde se localizam os corpos celulares de neurônios eferentes que se estendem para a periferia. Nos núcleos terminais, no lado direito, chegam as fibras aferentes derivadas da periferia e que fazem sinapses com o 2º neurônio da via sensitiva.

*Terminologia clínica: núcleo sensitivo principal do nervo trigêmeo

→ T 59

12 Núcleos dos Nervos Cranianos

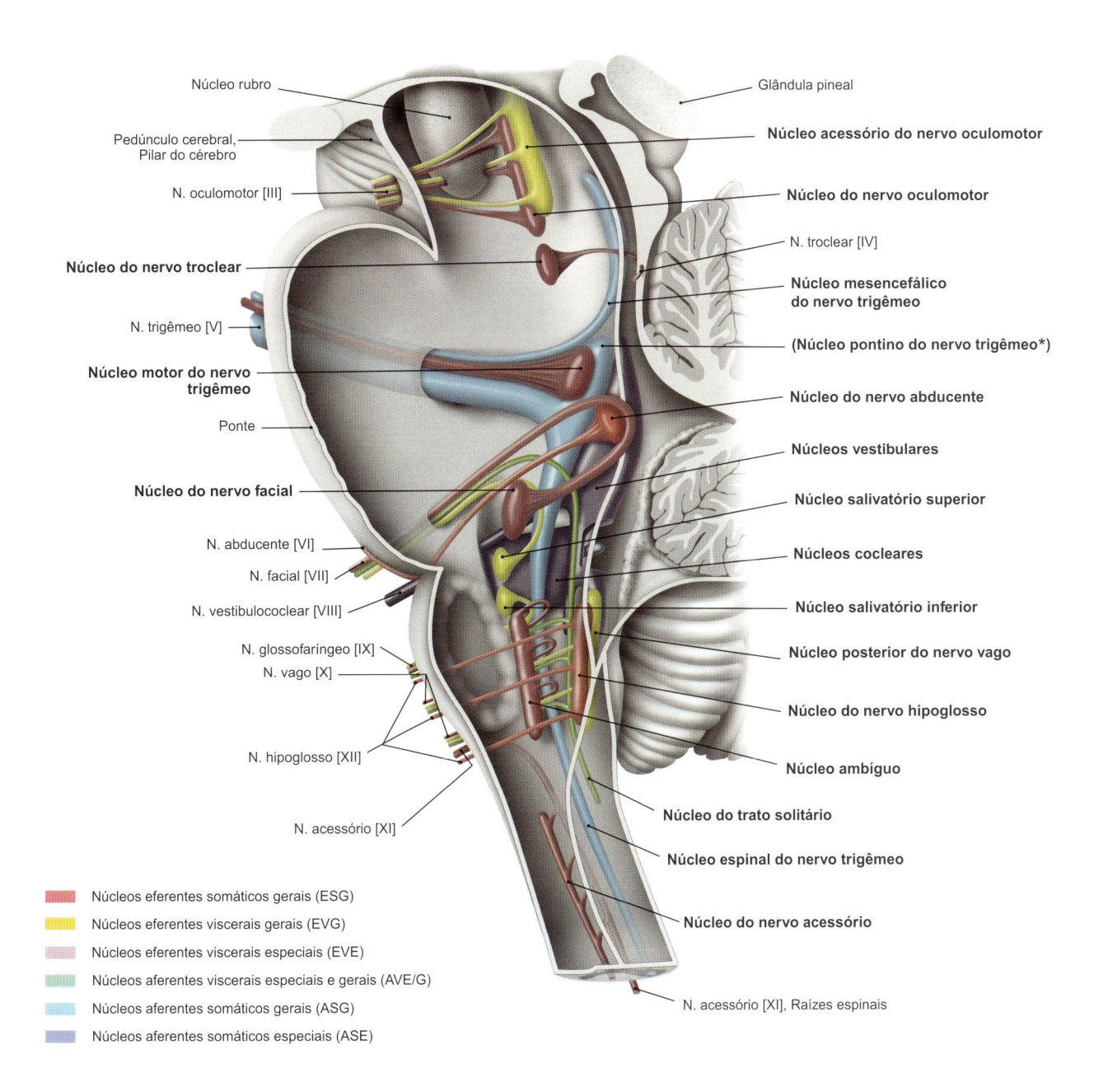

Figura 12.126 Nervos cranianos; visão geral espacial dos núcleos dos nervos cranianos III a XII a partir do plano mediano. [S700-L275]/[S700-L238]

Os **núcleos de origem**, com os corpos celulares de neurônios de fibras eferentes (ou motoras), estão divididos da seguinte maneira:

- Núcleos eferentes somáticos gerais (núcleos dos nervos oculomotor [III, músculos extrínsecos do bulbo do olho], troclear [IV, M. oblíquo superior], abducente [VI, M. reto lateral] e hipoglosso [XII, musculatura da língua])
- Núcleos eferentes viscerais gerais (núcleos acessórios do nervo oculomotor [III, Mm. esfíncter da pupila e ciliar], salivatório superior [VII, glândulas salivares submandibular e sublingual, lacrimais, nasais e palatinas], salivatório inferior [IX, glândula salivar parótida] e posterior do nervo vago [X, vísceras])
- Núcleos eferentes viscerais especiais (núcleos motores do nervo trigêmeo [V, músculos da mastigação, músculos do assoalho da boca], do nervo facial [VII, musculatura da mímica], ambíguo [IX, X, raiz craniana do XI, musculatura da faringe e da laringe] e núcleo do nervo acessório [XI, raiz espinal, musculatura do ombro]).

Os **núcleos terminais**, nos quais as fibras aferentes (sensitivas) terminam, são divididos da seguinte maneira:

- Núcleos aferentes viscerais gerais (núcleos do trato solitário, parte inferior [IX, X, inervação sensitiva da musculatura lisa (vísceras)])
- Núcleo aferente visceral especial (núcleos do trato solitário, parte superior [VII, IX, X], fibras gustativas)
- Núcleos aferentes somáticos gerais (núcleos mesencefálicos do nervo trigêmeo [V, propriocepção da musculatura da mastigação], sensitivo principal do nervo trigêmeo [V, tato, vibração, posicionamento da articulação temporomandibular], espinal do nervo trigêmeo [V, sensações de dor e temperatura na região da cabeça])
- Núcleos aferentes somáticos especiais (núcleos vestibulares superior, lateral, medial e inferior [VIII, parte vestibular, equilíbrio] e cocleares anterior e posterior [VIII, parte coclear, audição]).

*Terminologia clínica: núcleo sensitivo principal do nervo trigêmeo

→ T 59

Nervos Cranianos

Nervo Olfatório [I]

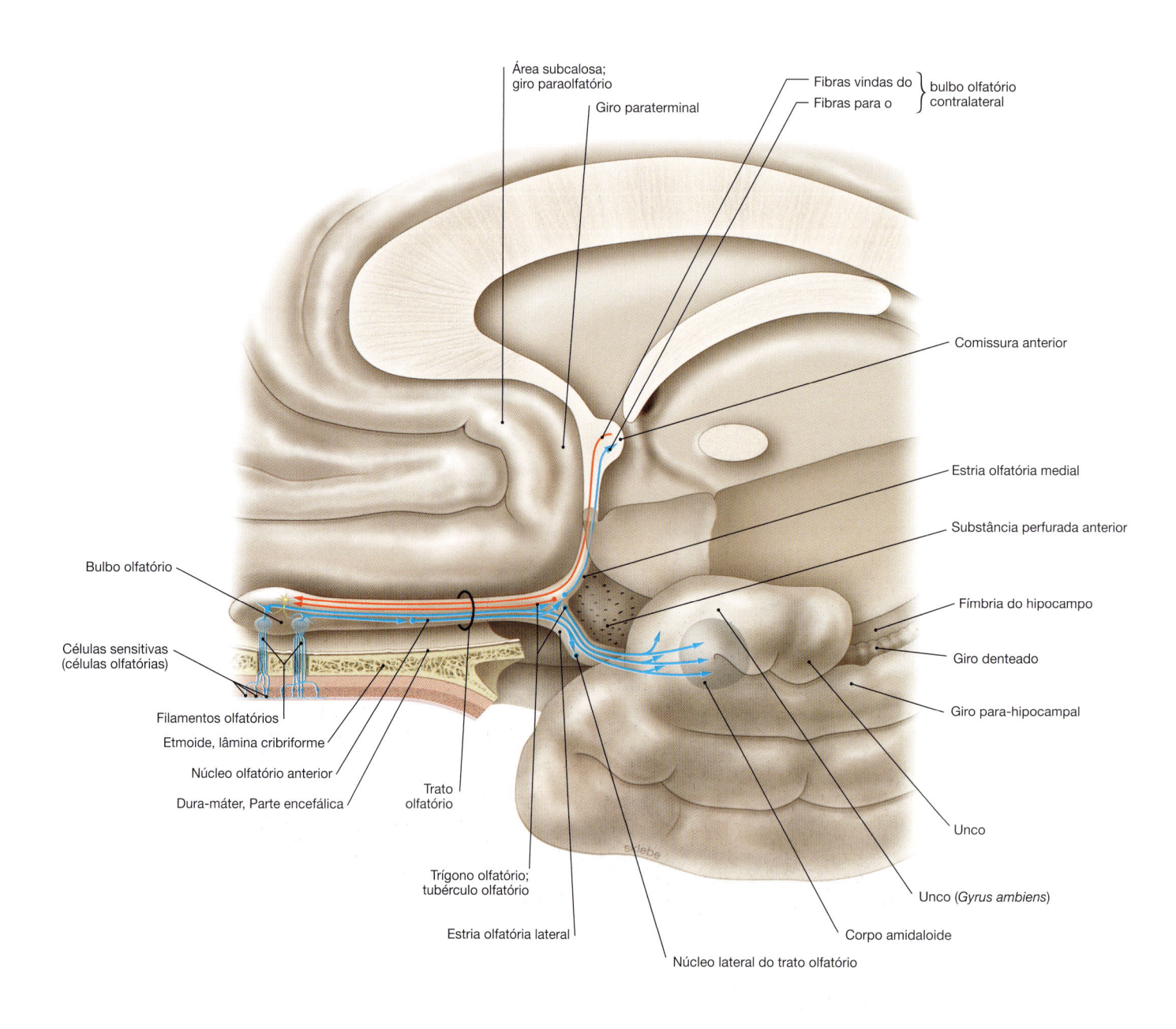

Figura 12.127 N. olfatório [I], com os filamentos olfatórios e a condução do olfato; vista pelo lado esquerdo. [S700-L238]

No teto da cavidade nasal, de ambos os lados, está a túnica mucosa olfatória (região olfatória), sobre uma superfície de 3 cm² de cada lado. Ela abriga cerca de 30 milhões de células receptoras (células olfatórias), que reagem a estímulos químicos. Nesse caso, trata-se de neurônios bipolares (neurônios olfatórios, 1º neurônio, AVE) que mantêm contato com o meio externo e, por outro lado, formam os **filamentos olfatórios** com seus axônios. Eles têm um tempo de vida de apenas 30 a 60 dias e, por isso, são constantemente substituídos durante toda a vida devido à atividade das células-tronco.

Os filamentos olfatórios são denominados em conjunto N. olfatório [I]. Eles convergem para cada bulbo olfatório sobre cerca de 1.000 **glomérulos**. Daí, a informação olfatória é transmitida para diferentes áreas da base do cérebro e do lobo temporal (áreas corticais olfatórias primárias). Destas áreas, por meio de conexões diretas e indiretas, as informações seguem para áreas corticais olfatórias secundárias e para outras regiões cerebrais, como o hipotálamo. Aqui, os odores são percebidos de forma consciente e associados a outras impressões sensitivas.

→ T 60.1

Nervo Olfatório [I]

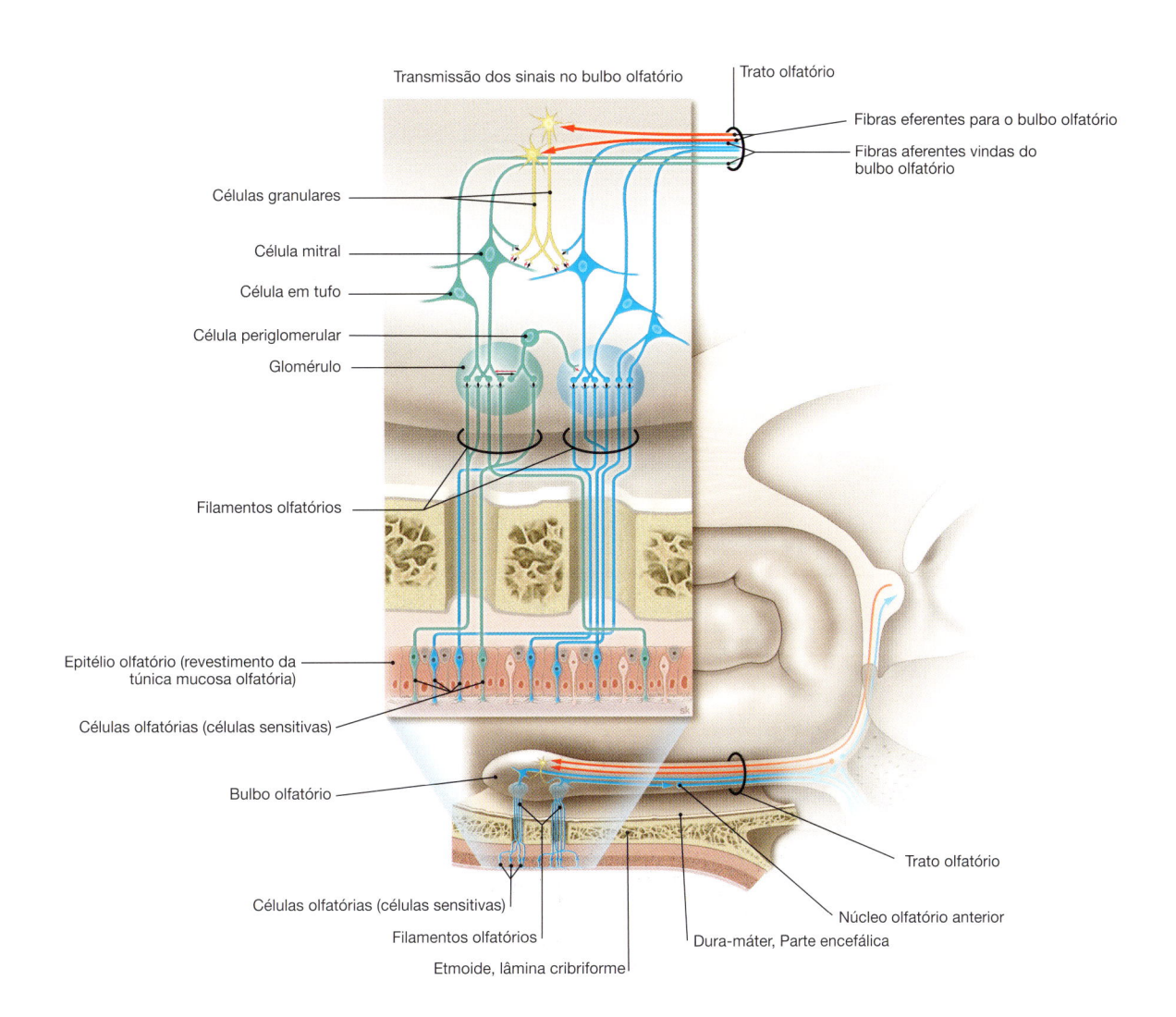

Figura 12.128 Esquema das projeções e conexões sinápticas dos filamentos olfatórios; vista pelo lado esquerdo. [S700-L238]

Todos os filamentos olfatórios convergem, em cada bulbo olfatório, para cerca de 1.000 **glomérulos** (para exemplificação, dois glomérulos estão representados na figura), e, juntos, formam o trato olfatório. Nos glomérulos, ocorrem numerosas sinapses com **células mitrais** (2º neurônio). Com isso, todos os neurônios olfatórios com os mesmos receptores para odores atingem o glomérulo com os seus axônios. Existe especificamente um total de 1.000 receptores para odores. As células mitrais projetam-se para diferentes áreas da base do cérebro e do lobo temporal (→ Figura 12.127). Para melhor diferenciação dos estímulos, existem mecanismos de *feedback* que atuam entre as células mitrais sobre as células granulares.

Correlações clínicas

Infecções virais, sinusites crônicas, obstruções devido a desvios das vias respiratórias em direção à túnica mucosa olfatória (p. ex., nas alergias), efeitos colaterais de medicamentos, tumores cerebrais ou traumatismos cranioencefálicos (TCE) com lesões dos nervos olfatórios durante a passagem pela lâmina cribriforme podem causar **hiposmia** (redução do olfato) ou **anosmia** (perda total do olfato).

Nervos Cranianos

Nervo Óptico [II]

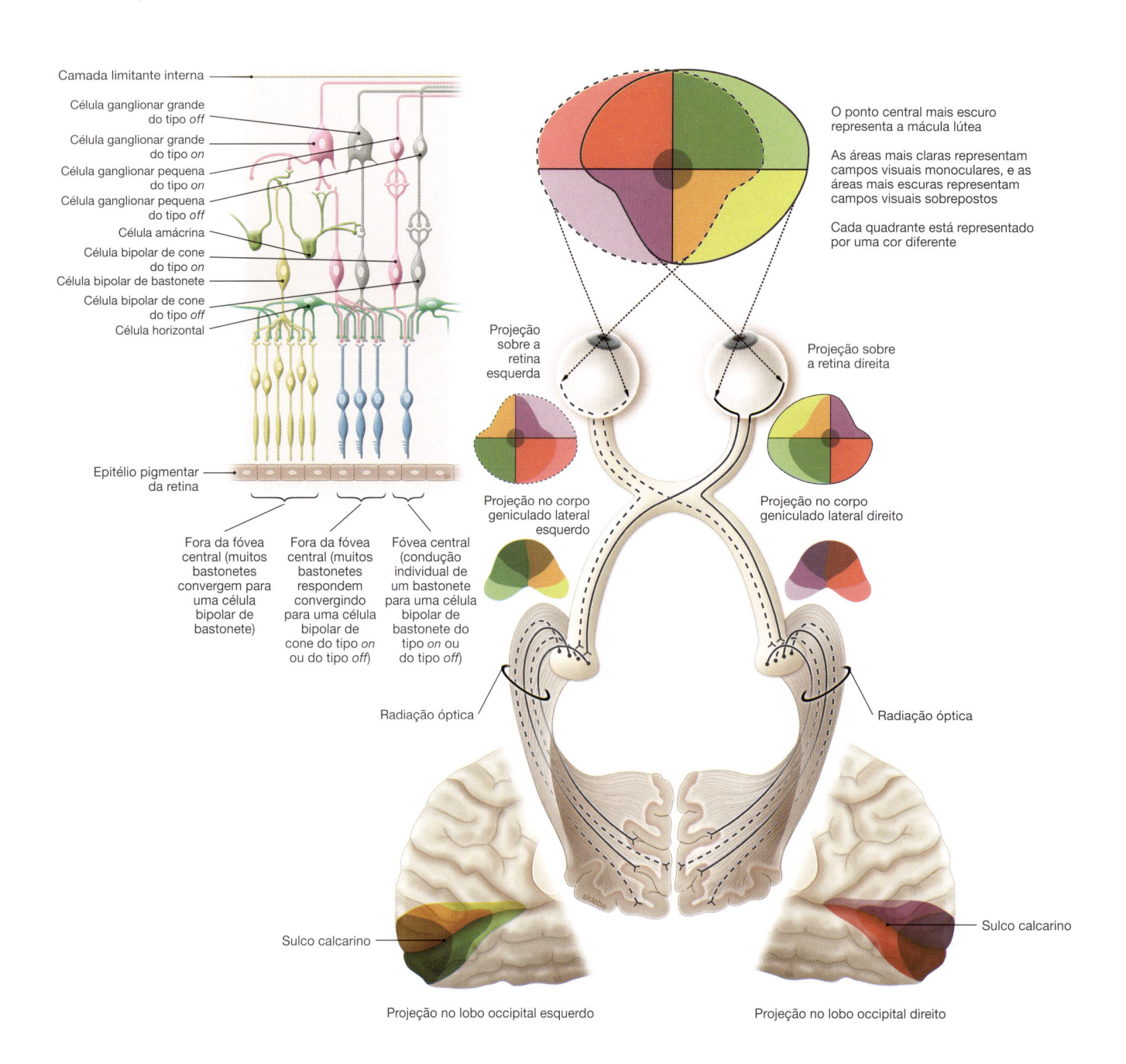

Figura 12.129 Conexões neuronais na retina e representação da via visual; esquema muito simplificado. [S700-L238]
Os **cones** (1º neurônio) conduzem a informação para **células bipolares de cones** (2º neurônio), que a transmitem para uma **célula ganglionar** (3º neurônio). Células horizontais e células amácrinas atuam sobre a transmissão das informações, modificando-as. Os axônios das células ganglionares se unem para formar o N. óptico [II]. A conexão representada de uma **cadeia intrarretiniana** formada por três neurônios vale somente para os cones (para os bastonetes, → Figura 9.79 e livros-texto de histologia). Sobre a via visual, → Figuras 9.79 a 9.81.

→ T 60.2

Correlações clínicas

A perda visual unilateral, súbita e potencialmente reversível pode ser um sinal de inflamação aguda do nervo óptico **(neurite do nervo óptico, neurite retrobulbar)**. Visto que o olho em si é pouco acometido, ou simplesmente não é afetado, o médico não encontra alterações, embora o paciente apresente cegueira unilateral. Em aproximadamente um terço dos casos, a neurite do nervo óptico é a primeira manifestação de esclerose múltipla, uma doença autoimune do SNC relativamente comum.

Nervo Óptico [II]

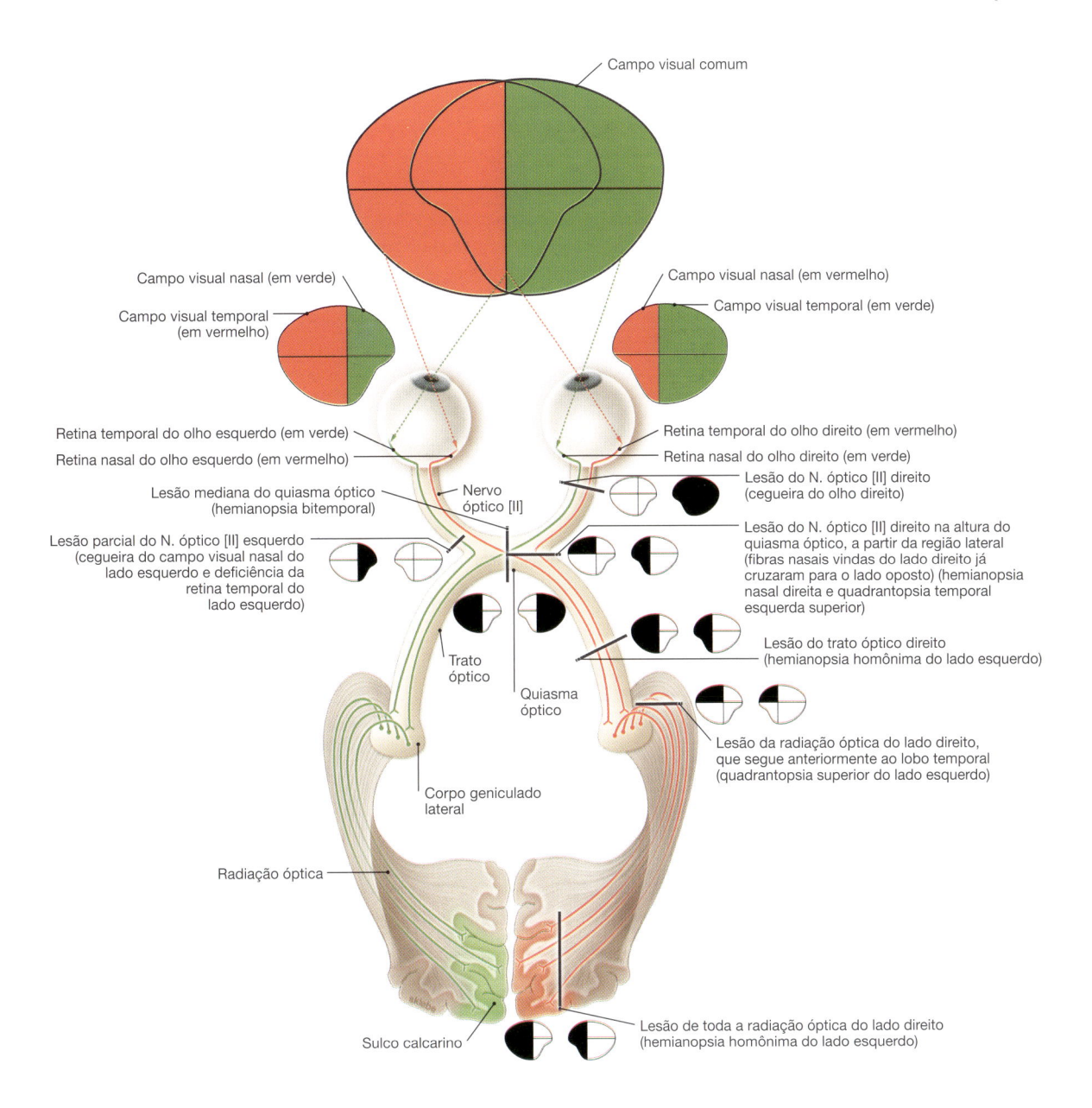

Figura 12.130   N. óptico [II] e via visual. [S700-L238]/[R317]
A via visual se inicia no interior da retina. Aqui estão situados os três primeiros neurônios de projeção e os interneurônios (células horizontais e células amácrinas) da via visual (→ Figura 9.81).
Cerca de até 40 **bastonetes** transmitem o seu sinal para uma **célula bipolar de bastonete** e daí a condução do sinal segue por via indireta – sob mediação das células amácrinas (segundo a literatura, também existem cerca de 20 a 50 diferentes tipos destas células) – para uma **célula ganglionar** (portanto, com os bastonetes, são encontrados os quatro primeiros neurônios na retina). Os axônios das células ganglionares seguem no N. óptico em direção ao **quiasma óptico**. Aqui as fibras da parte nasal da retina (em vermelho) cruzam para o lado oposto. As fibras da parte temporal (em verde) não cruzam.
No trato óptico, subsequente ao quiasma óptico, seguem as fibras que medeiam as informações para as metades contralaterais dos campos visuais. Em sua maior parte (raiz lateral), fazem conexão sináptica no corpo geniculado lateral. Algumas fibras (raiz medial) já se ramificam antes e se estendem para a área pré-tetal, para o colículo superior e para o hipotálamo. Do corpo geniculado lateral, através da **radiação óptica** (ou **radiação de Gratiolet**), elas se estendem na área ao redor do sulco calcarino em direção às áreas 17 e 18 do córtex cerebral (área estriada).

Correlações clínicas

- Lesões do N. óptico [II] antes do quiasma óptico, p. ex., devido a TCE, causam a perda de visão do lado lesionado (→ Figura 12.130)
- Lesões do N. óptico [II] na altura do quiasma óptico na região lateral (fibras nasais da direita já cruzaram para o lado oposto), p. ex., devido a um tumor, causam **hemianopsia** no lado nasal direito e **quadrantopsia** temporal superior esquerda (→ Figura 12.130)
- Lesões medianas do quiasma óptico, comumente devido a um tumor da hipófise, causam hemianopsia bitemporal (→ Figura 12.130)
- Lesões do trato óptico (geralmente no lado direito), p. ex., devido a hemorragia, causam hemianopsia homônima do lado esquerdo (→ Figura 12.130)
- Lesões na radiação óptica (em geral no lado direito) de trajeto anterior no lobo temporal, p. ex., devido a isquemia, causam quadrantopsia superior do lado esquerdo (→ Figura 12.130)
- Lesões de toda a radiação óptica (geralmente no lado direito), p. ex., devido a hemorragia volumosa, causam hemianopsia homônima do lado esquerdo (→ Figura 12.130).

Nervos Cranianos

Nervo Oculomotor [III], Nervo Troclear [IV] e Nervo Abducente [VI]

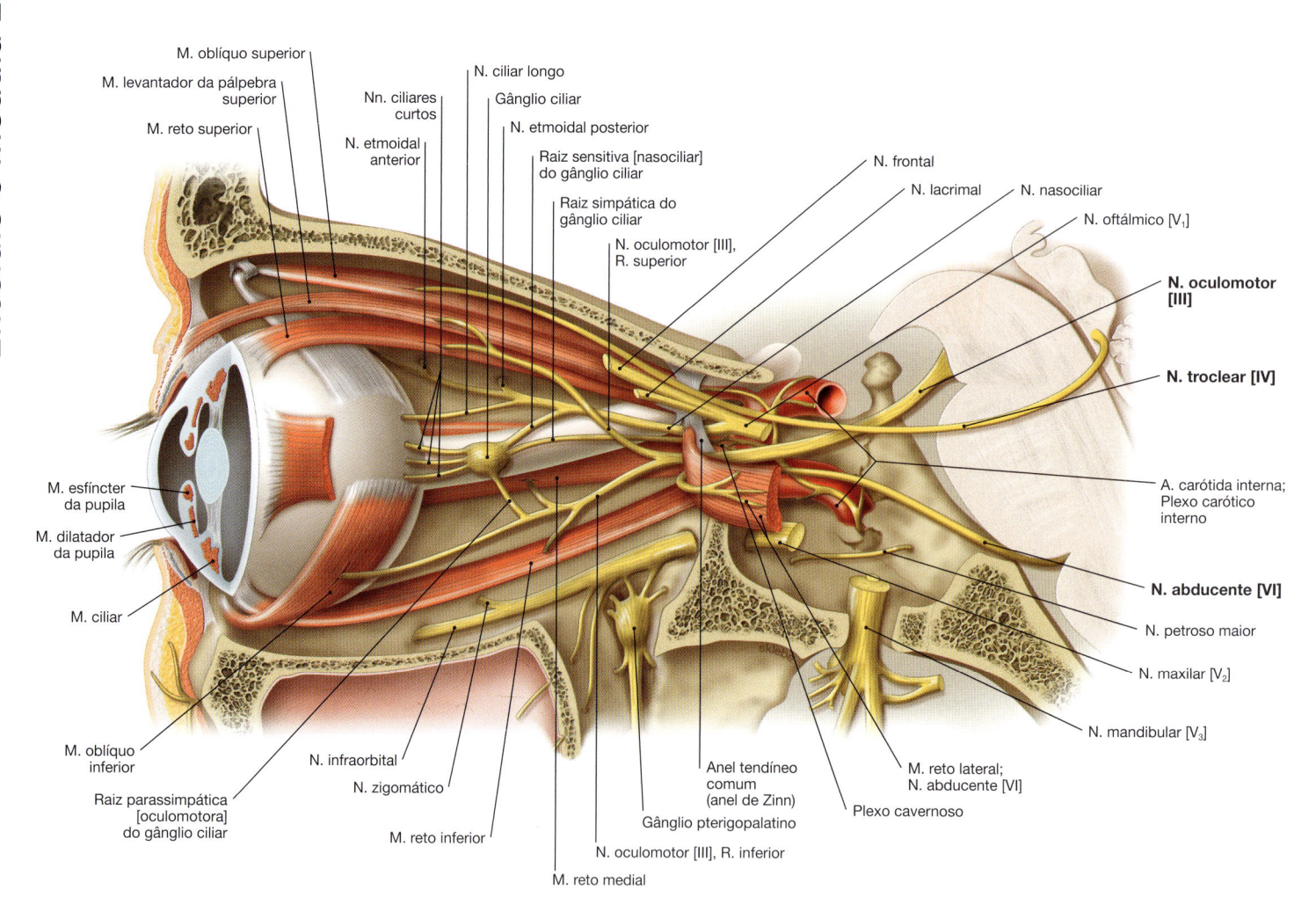

Figura 12.131 Nn. oculomotor [III], troclear [IV] e abducente [VI], lado esquerdo; vista lateral; a órbita está aberta, e o corpo adiposo da órbita foi retirado; o M. reto lateral foi seccionado, logo atrás de sua inserção, e rebatido para trás. [S700-L238]
O N. oculomotor [III] inerva os músculos extrínsecos do bulbo do olho, com exceção do M. oblíquo superior (N. troclear [IV]) e do M. reto lateral (N. abducente [VI]). Além disso, o nervo craniano III se estende, com seus componentes parassimpáticos, para o M. esfíncter da pupila e para o M. ciliar (dois músculos intrínsecos do bulbo do olho).

→ T 60.3, T 60.4, T 60.6

Nervo Oculomotor [III], Nervo Troclear [IV] e Nervo Abducente [VI]

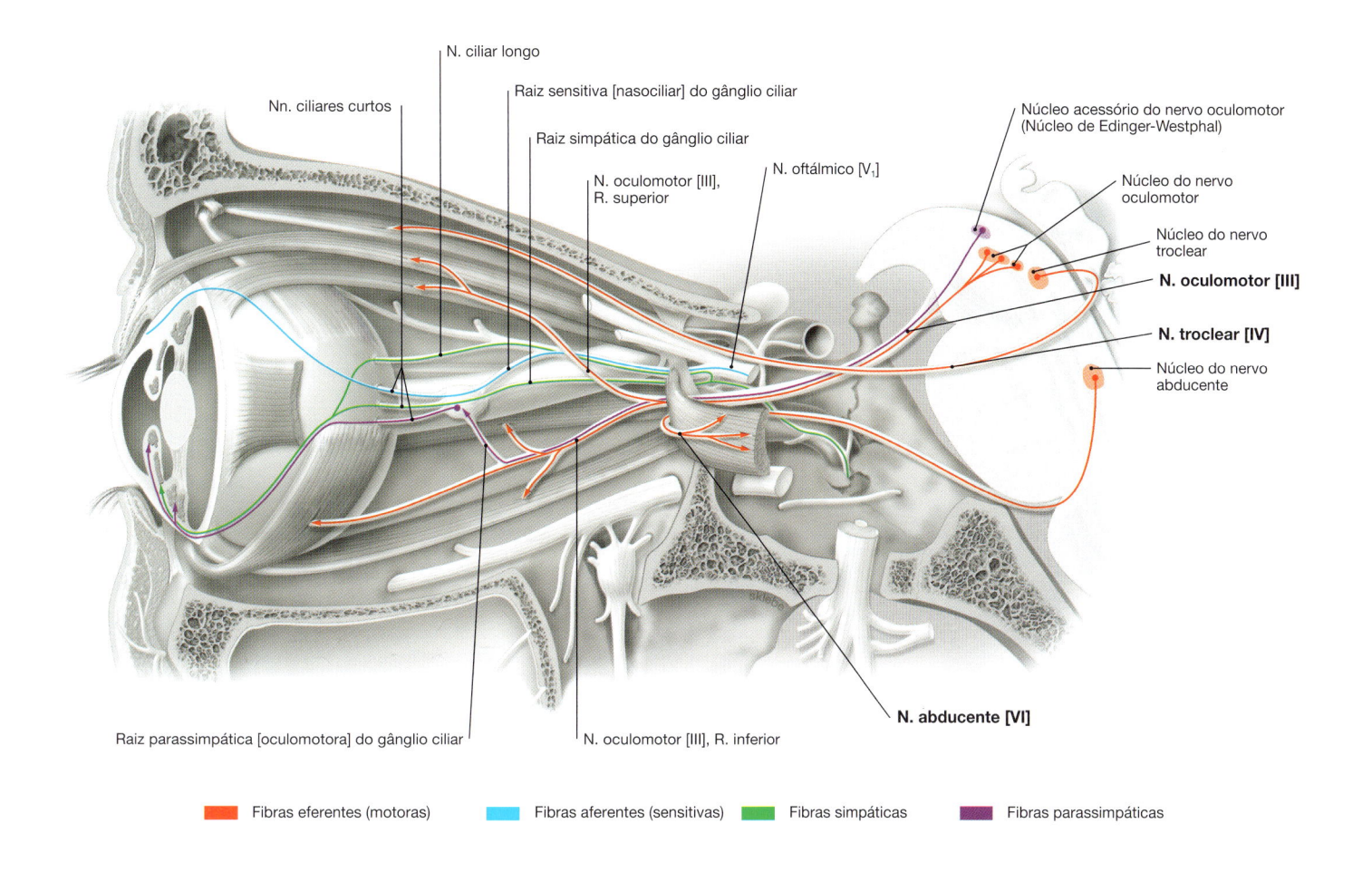

Figura 12.132 Tipos de fibras dos Nn. oculomotor [III], troclear [IV] e abducente [VI], lado esquerdo; vista lateral. [S700-L238]

O **N. oculomotor [III]** conduz fibras motoras (ESG) do núcleo do nervo oculomotor para a maior parte dos músculos extrínsecos do bulbo do olho. No interior da órbita, o nervo se divide em um ramo superior, que inerva os Mm. reto superior e levantador da pálpebra superior, e em um ramo inferior, que inerva os Mm. reto medial, reto inferior e oblíquo inferior. Fibras parassimpáticas (EVG) do núcleo visceral do nervo oculomotor (núcleo de Edinger-Westphal) se estendem para o gânglio ciliar através do R. inferior e de uma raiz parassimpática (oculomotora). No gânglio ciliar, as fibras parassimpáticas pré-ganglionares fazem sinapses com os corpos celulares de neurônios das fibras pós-ganglionares, seguem com os Nn. ciliares curtos em direção ao bulbo do olho, e, através de suas paredes, atingem os Mm. ciliar e esfíncter da pupila.

O **N. troclear [IV]** leva fibras motoras (ESG) do núcleo do nervo troclear no tronco encefálico para o M. oblíquo superior.

O **N. abducente [VI]** leva fibras motoras (ESG) do núcleo do nervo abducente para o M. reto lateral.

Correlações clínicas

Lesões dos nervos individuais dos músculos oculares causam paresias dos músculos oculares correspondentes, com mau posicionamento do bulbo do olho, cuja orientação e magnitude dependem do predomínio dos músculos ainda intactos (dos nervos ainda intactos) em relação aos músculos paralisados. Para maiores detalhes, → Figura 9.48.

Paresia unilateral dos nervos abducente e oculomotor em combinação com distúrbios da sensibilidade referentes ao N. oftálmico [V₁] indicam doença do seio cavernoso (**síndrome do seio cavernoso**; trombose do seio cavernoso, tumor, metástase, aneurisma da A. carótida interna, infiltração inflamatória). Quando a instalação dos sinais/sintomas é aguda e existem manifestações de distúrbio de drenagem venosa, tais como congestão venosa do conteúdo orbital, com edema palpebral e conjuntival associados a protrusão do bulbo do olho, é preciso descartar a possibilidade de trombose venosa e/ou fístula entre a A. carótida interna e o seio cavernoso.

Nervos Cranianos

Nervo Oculomotor [III]

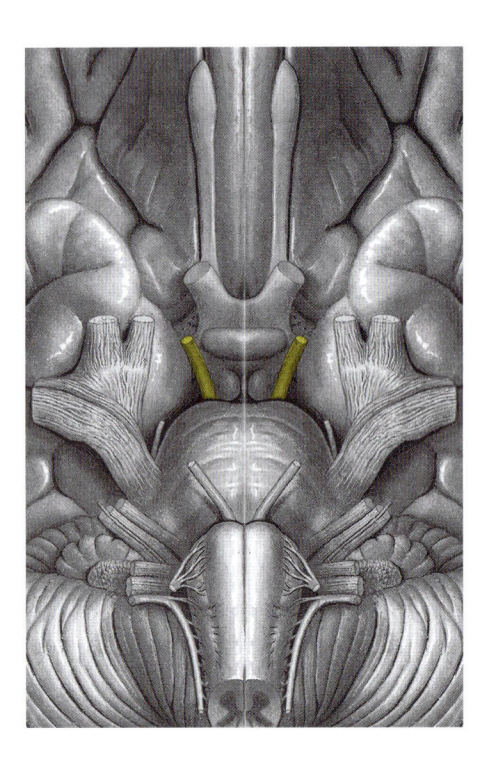

Figura 12.133 Emergência do N. oculomotor [III] no tronco encefálico; vista inferior. [S700]
O terceiro nervo craniano sai diretamente acima da ponte.

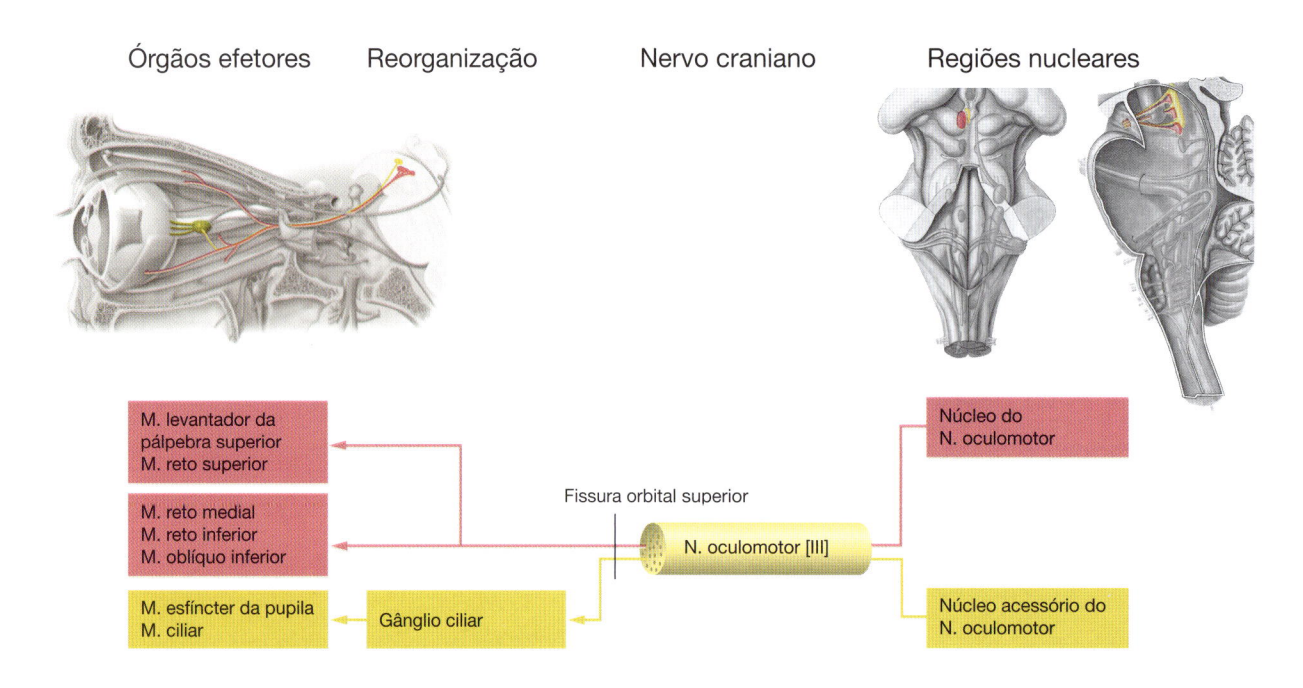

Figura 12.134 Trajeto, ramos e tipos de fibras do N. oculomotor [III]; vista lateral. [S700-L127-L238] Comparar com → Figura 12.132

Correlações clínicas

Na **paresia oculomotora** completa, em virtude da falha do M. levantador da pálpebra superior, ocorre flacidez da pálpebra superior sobre o eixo visual (**ptose**). Na paralisia dos Mm. reto superior, reto medial, reto inferior e oblíquo inferior, **o bulbo do olho é direcionado para fora e para baixo** (em decorrência da tração dos ainda intactos Mm. reto lateral e oblíquo superior). Como o M. esfíncter da pupila também está paralisado, a pupila é ainda mais posicionada pela predominância do M. dilatador da pupila de inervação simpática (**midríase**). Além disso, a acomodação a um ponto próximo, devido à falha do M. ciliar, e a reação de convergência, devido à falha do M. reto medial de um lado, não funcionam mais. Os pacientes relatam visão dupla quando a pálpebra afetada é puxada para cima pelo examinador ou pelo próprio paciente.

Nervo Troclear [IV]

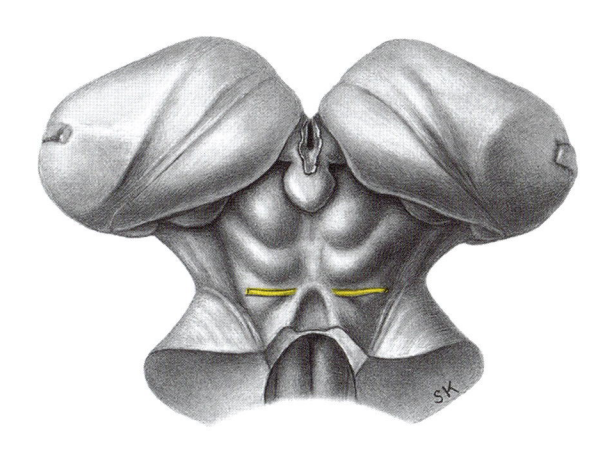

Figura 12.135 Emergância do N. troclear [IV] no tronco encefálico; vista posterior. [S700-L238]

O quarto nervo craniano sai abaixo dos colículos inferiores.

Órgão efetor　　　　Nervo craniano　　Região nuclear

Fissura orbital superior

M. oblíquo superior ← N. troclear [IV] ← Núcleo do N. troclear

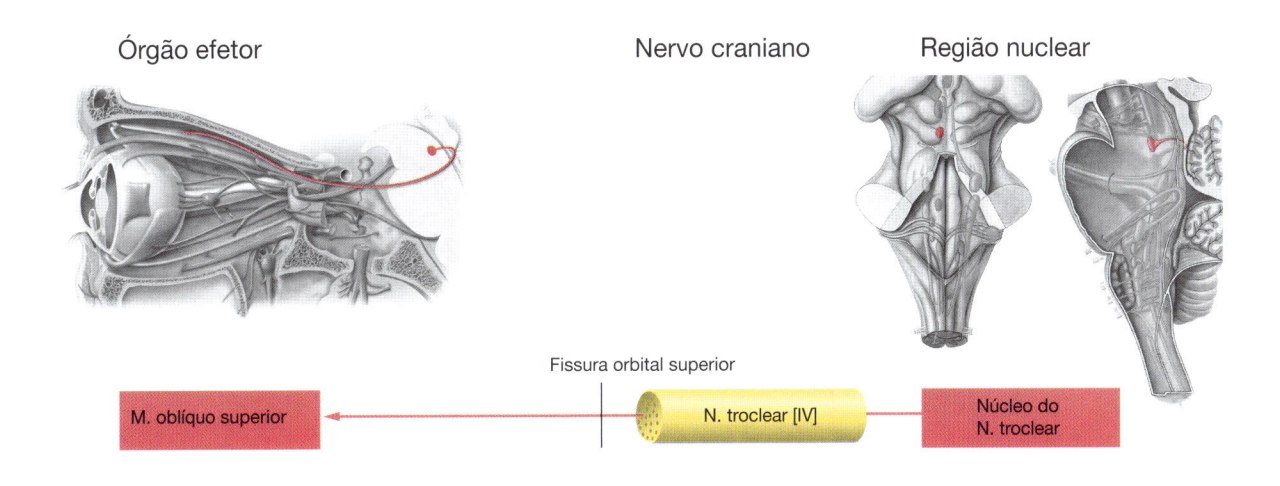

Figura 12.136 Curso, ramos e tipos de fibras do N. troclear [IV]; vista lateral. [S700-L127-L238] Comparar com → Figura 12.132

Correlações clínicas

A **paresia troclear** ocorre em virtude da falha do M. oblíquo superior e da predominância de todos os outros músculos extrínsecos do bulbo do olho para a rotação do bulbo em direção nasal superiormente. Os pacientes afetados relatam visão dupla, especialmente quando olham em direção nasal inferiormente. Eles tentam compensar isso inclinando a cabeça para o lado saudável.

Nervos Cranianos

Nervo Trigêmeo [V]

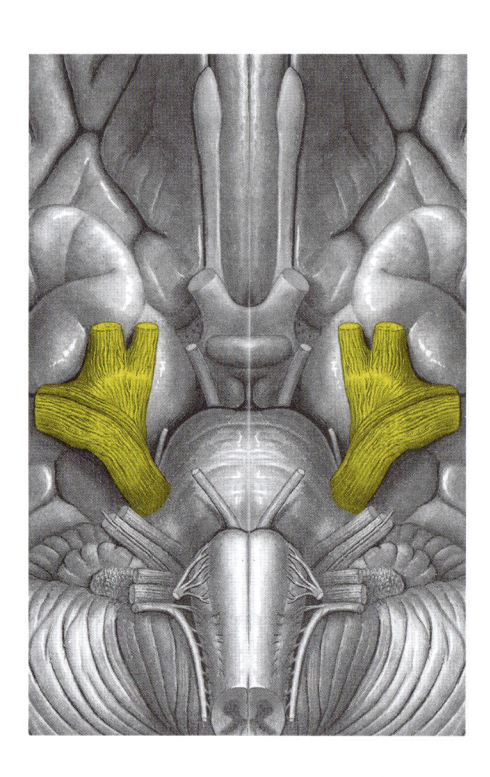

Figura 12.137 Emergência do N. trigêmeo [V] no tronco encefálico; vista inferior. [S700]
O NC V emerge da parte externa da ponte.

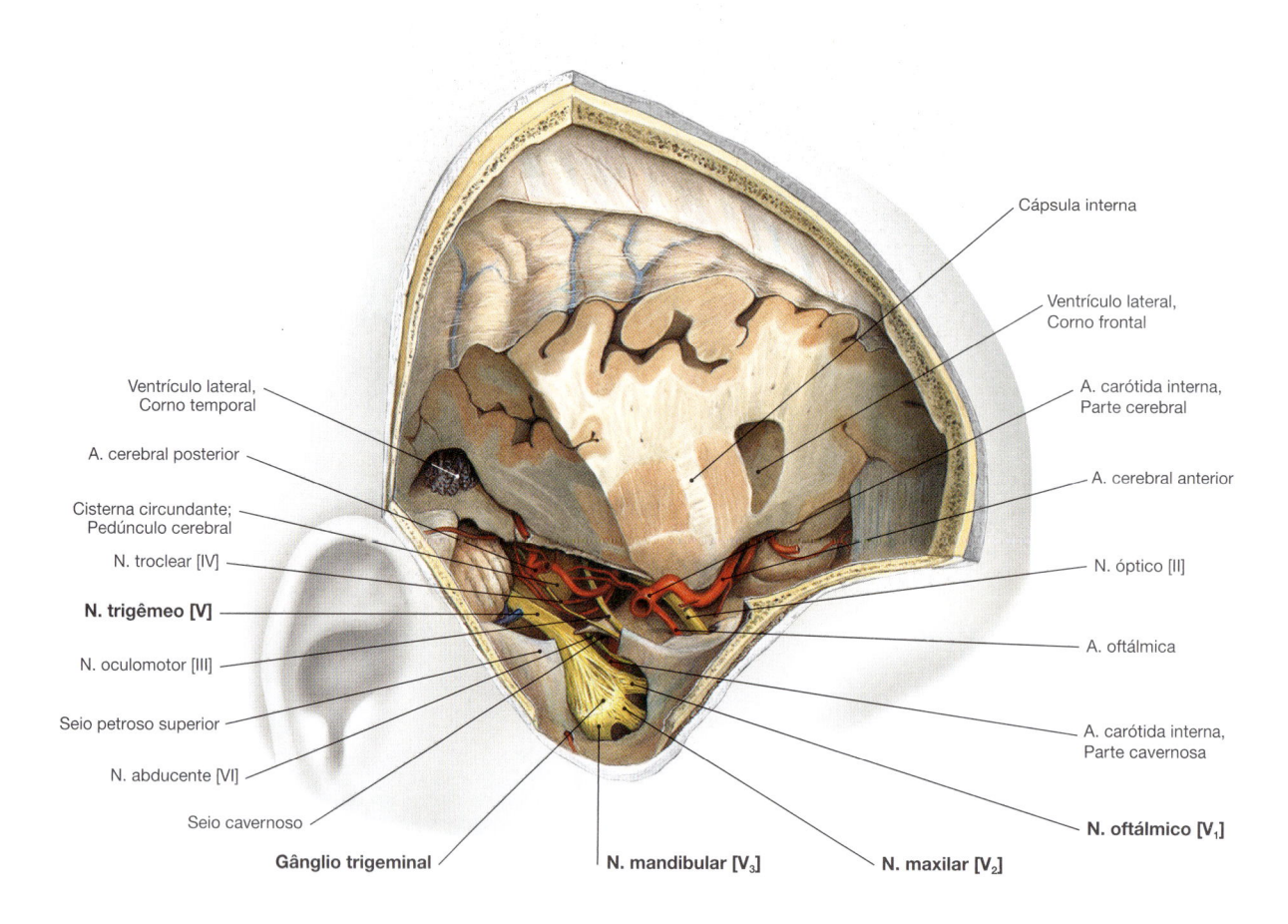

Figura 12.138 Trajeto do N trigêmeo [V] na fossa média do crânio; vista pelo lado direito. [S700]
Grandes partes dos lobos frontal e temporal foram retiradas, permitindo a visualização da base do crânio, em posição subjacente. Além disso, a cavidade trigeminal (ou cavidade de Meckel) está aberta. Em seu interior se encontra o **gânglio trigeminal** (gânglio do nervo craniano V ou gânglio de Gasser), do qual saem os três ramos principais do N. trigêmeo (N. oftálmico [V₁], N. maxilar [V₂] e N. mandibular [V₃]). Além do N. trigêmeo [V], observa-se na região da base do crânio uma parte do trajeto dos Nn. óptico [II], oculomotor [III] e troclear [IV], assim como as artérias que se originam da parte cerebral da A. carótida interna (A. oftálmica e A. cerebral anterior).

→ T 60.5

Nervo Trigêmeo [V]

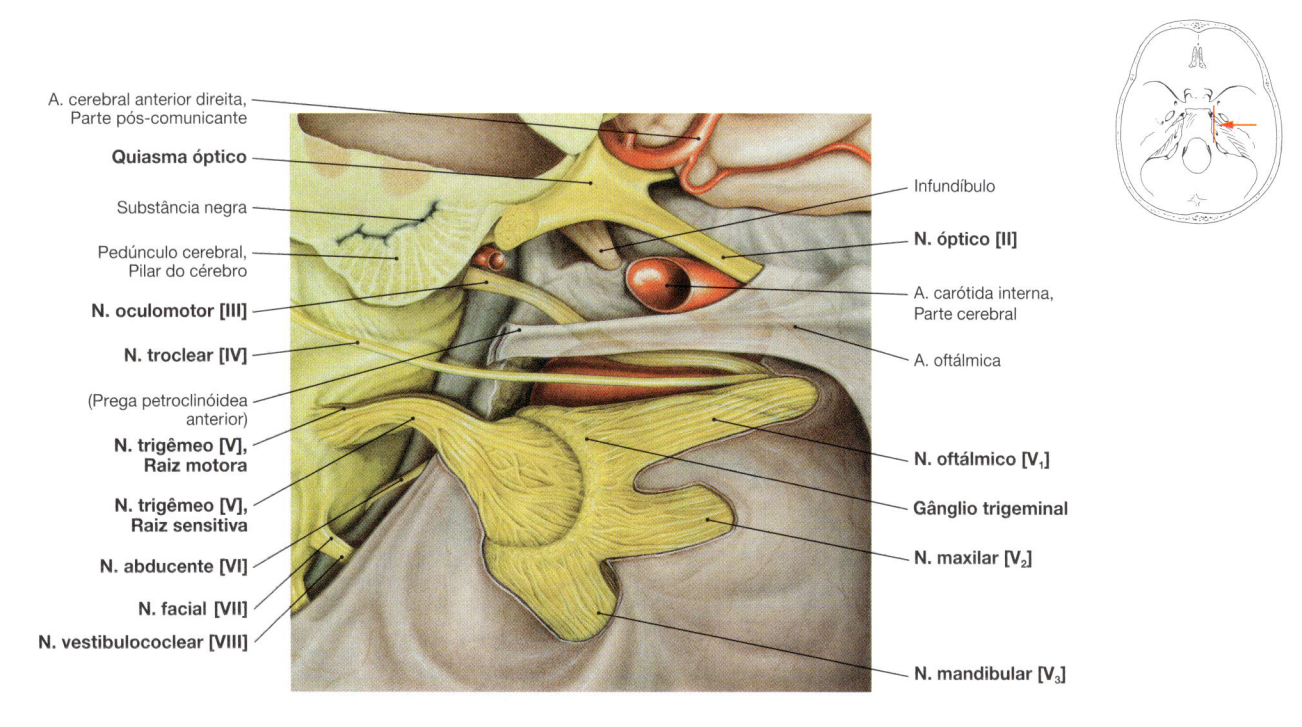

Figura 12.139 Artérias e nervos na região da sela turca e do seio cavernoso; vista pelo lado direito. [S700]
A cavidade trigeminal (ou cavidade de Meckel) está aberta, foram retiradas a dura-máter craniana e a aracnoide-máter. Observa-se o gânglio trigeminal (gânglio do nervo craniano V ou gânglio de Gasser) com a ramificação nos três ramos do N. trigêmeo. Observa-se, ainda, o trajeto dos nervos cranianos III, IV e VI a VIII após sua emergência do tronco encefálico, até a sua entrada na base do crânio. A parte cavernosa da A. carótida interna continua com a parte cerebral e, neste ponto, está próxima ao N. óptico [II]. Acima do infundíbulo da hipófise, encontra-se o quiasma óptico.

→ T 60

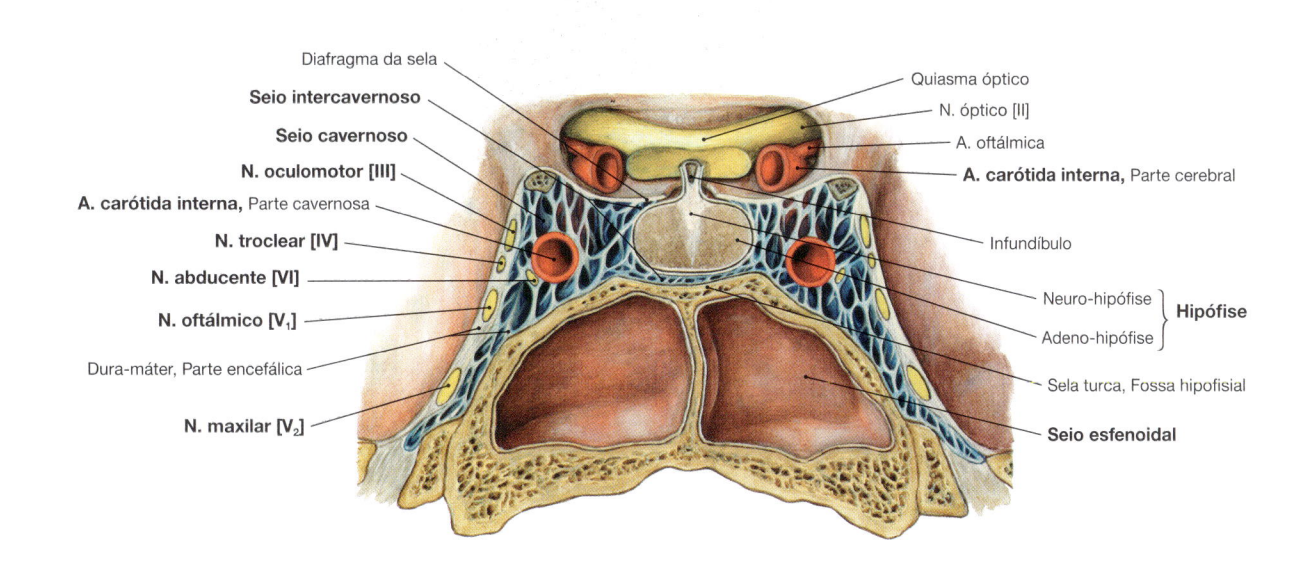

Figura 12.140 Artérias e nervos na região da sela turca e do seio cavernoso; corte coronal; vista posterior. [S700]
Os Nn. oftálmico [V₁] e maxilar [V₂] estão localizados, juntamente com os Nn. oculomotor [III] e troclear [IV], na parede do seio cavernoso; o N. abducente [VI] e A. carótida interna seguem dos dois lados, centralmente, através do seio cavernoso; a hipófise está localizada na linha média e é limitada pelos seios cavernosos esquerdo e direito.

Correlações clínicas

Estímulos mecânicos, mas também visuais (luz intensa) ou acústicos, causam o **reflexo corneano** (reflexo de fechamento da pálpebra, reflexo orbicular-ocular, reflexo de piscar, mecanismo de proteção do olho). Trata-se de um reflexo extrínseco, que pode desaparecer em lesões de nervos periféricos, mas também no contexto de lesões graves do tronco encefálico. Ele é testado geralmente por meio do toque da córnea com cotonetes de algodão. Os impulsos excitatórios procedem pelas fibras do N. oftálmico [V₁] até o complexo nuclear do trigêmeo. O arco reflexo ocorre polissinapticamente através dos colículos superiores, da formação reticular e do complexo nuclear do N. facial, cujas fibras motoras ativam o M. orbicular do olho e, assim, provocam o fechamento da pálpebra.

Nervos Cranianos

Nervo Trigêmeo [V]

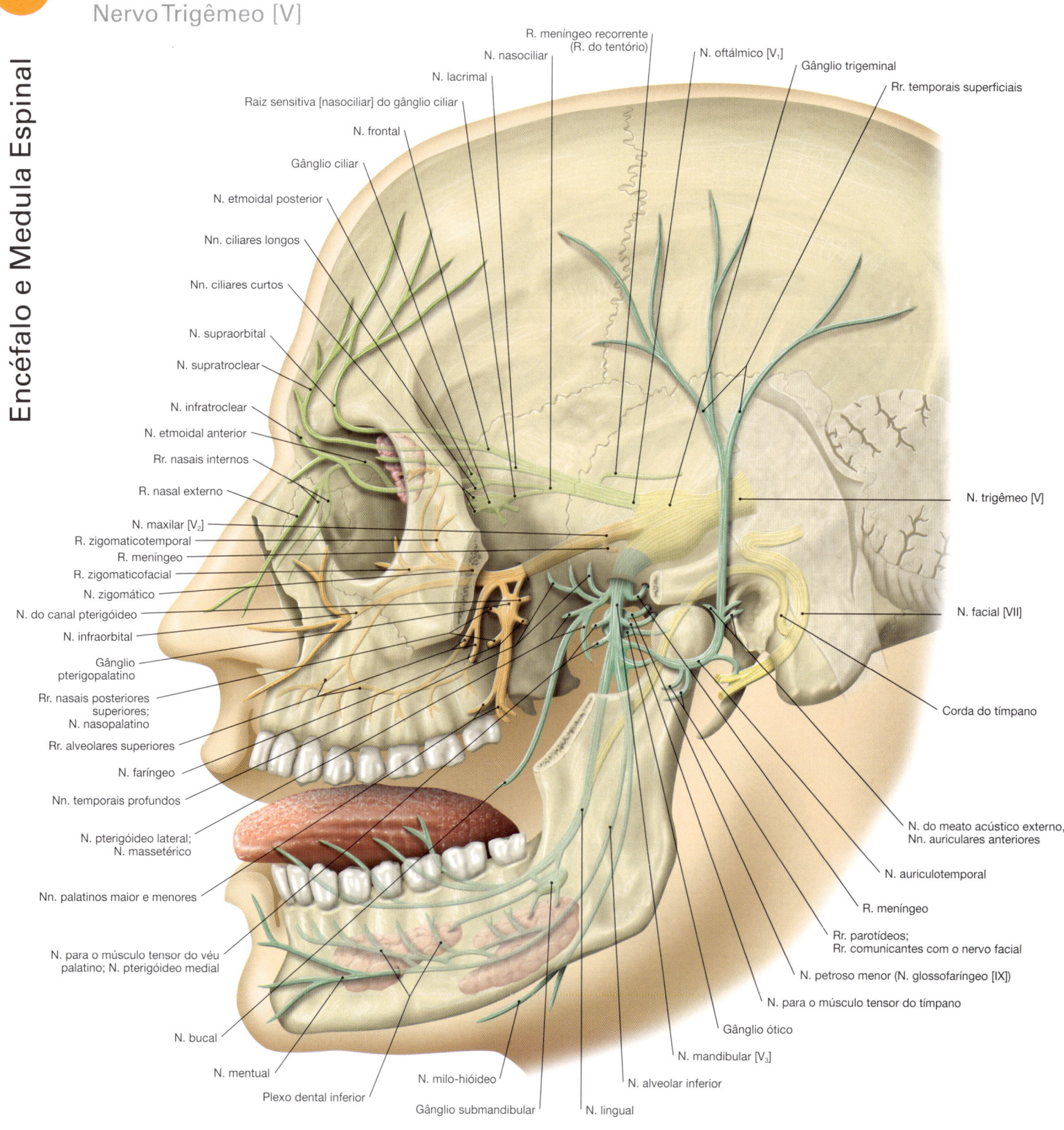

Figura 12.141 N. trigêmeo, lado esquerdo; vista lateral. [S700-L127]
O nervo trigêmeo [V] é o nervo do primeiro arco faríngeo e é composto pelos ramos principais conhecidos como Nn. oftálmico [V$_1$] (em verde-claro), maxilar [V$_2$] (em laranja) e mandibular [V$_3$] (em turquesa). Ele leva principalmente fibras aferentes somáticas gerais (ASG). Existem ainda fibras eferentes viscerais especiais (EVE).

O **N. oftálmico [V$_1$]** inerva o bulbo do olho (incluindo a córnea e a túnica conjuntiva), a pele das pálpebras superiores, a fronte, o dorso do nariz e as túnicas mucosas das cavidades nasais e dos seios paranasais. Fibras parassimpáticas para a inervação das glândulas lacrimais o acompanham em seu trajeto periférico.

O **N. maxilar [V$_2$]** inerva a pele da região temporal anterior e da parte superior das bochechas, além da pele abaixo dos olhos. Ele ainda proporciona a inervação sensitiva do palato, dos dentes superiores, da gengiva e da túnica mucosa do seio maxilar.

O **N. mandibular [V$_3$]** inerva os músculos da mastigação, dois músculos do assoalho da boca (M. milo-hióideo e o ventre anterior do M. digástrico) e os Mm. tensor do véu palatino e tensor do tímpano. Além disso, seus ramos sensitivos se estendem para a pele da região temporal posterior, das bochechas e do mento e inervam os dentes inferiores e a gengiva adjacente. Seus ramos incorporam fibras parassimpáticas para as grandes glândulas salivares e fibras gustatórias para a língua, suprindo os dois terços anteriores com a inervação sensitiva.

→ T 60.5

Nervo Trigêmeo [V]

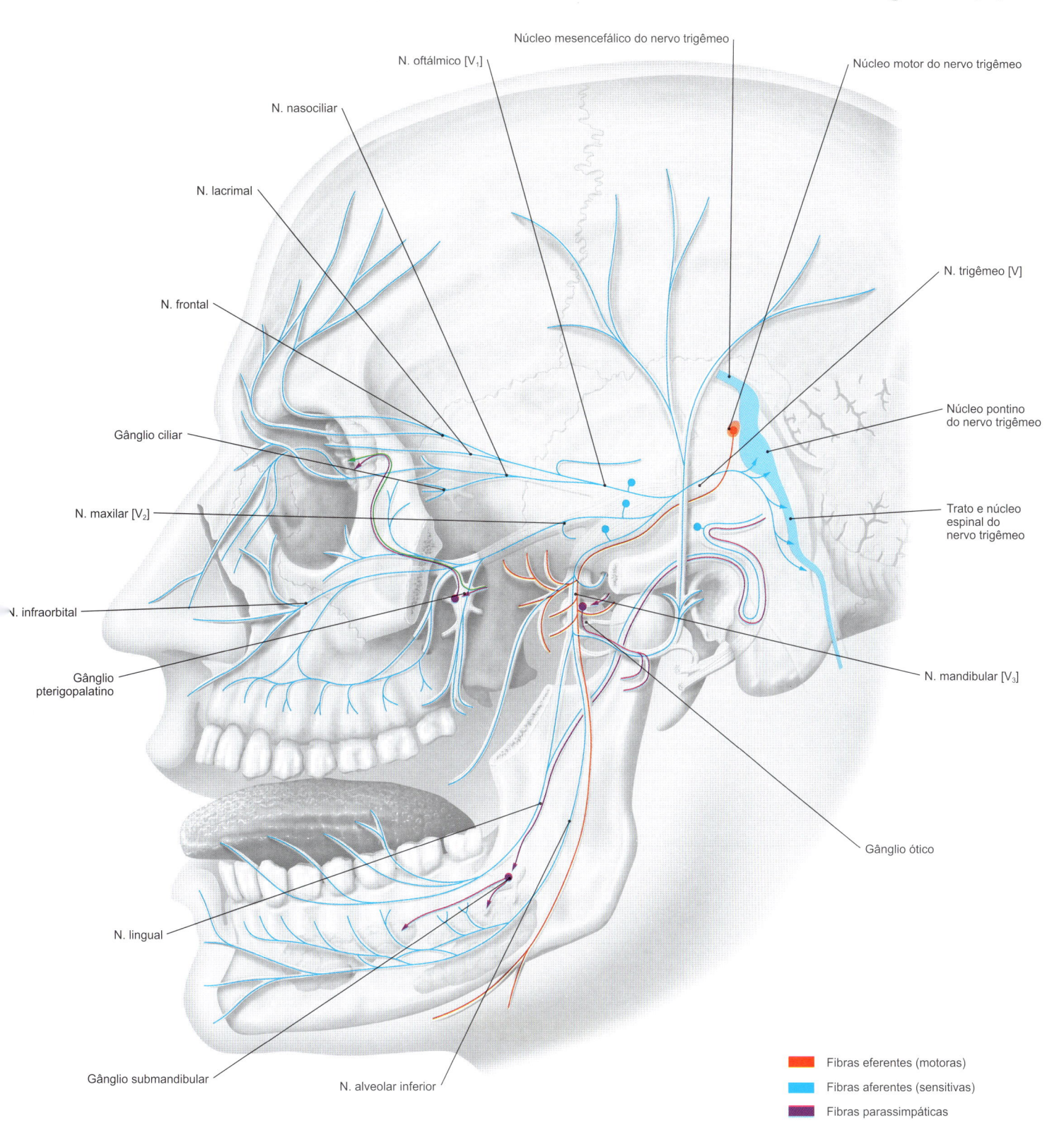

Figura 12.142 Tipos de fibras do N. trigêmeo [V], lado esquerdo; vista lateral. [S700-L127]

Os **núcleos de origem** e os **núcleos de terminação** do N. trigêmeo [V] são o núcleo mesencefálico do nervo trigêmeo (somático sensitivo), o núcleo sensitivo principal do nervo trigêmeo (somático sensitivo), o núcleo espinal do nervo trigêmeo (aferente somático geral, ASG) e o núcleo motor do nervo trigêmeo (eferente visceral especial, EVE).

O N. trigêmeo [V] é composto por uma **raiz sensitiva** (parte maior) e uma **raiz motora** (parte menor). Após a emergência na ponte, o N. trigêmeo estende-se através da margem da parte petrosa do temporal para o gânglio trigeminal (gânglio de Gasser, que contém neurônios pseudounipolares e conduz sensibilidades protopáticas e epicríticas para os núcleos pontino e espinal do nervo trigêmeo) e, em seguida, se divide em seus três ramos principais – o N. oftálmico [V_1], o N. maxilar [V_2], e o N. mandibular [V_3].

Nervos Cranianos

Nervo Trigêmeo [V]

Órgãos efetores — Reorganização — Nervo craniano — Regiões nucleares

- Termo/nocicepção da pele da região maxilar, seio nasal/seio maxilar, palato etc.
- Mecanorreceptores da pele da região frontal, seio esfenoidal, seio etmoidal, bulbo etc.

Gânglio ciliar ← N. oculomotor [III]

N. oftálmico [V₁]

R. comunicante do N. zigomático

Gânglio pterigopalatino ← N. facial [VII]

N. petroso maior

- Termo/nociceptores da pele da região maxilar, seio nasal, seio maxilar, palato etc.
- Mecanorreceptores da pele da região maxilar, cavidade nasal/seio maxilar, palato etc.

N. maxilar [V₂]

Forame redondo — Fissura orbital superior

- Termo/nocicepção da região mandibular, cavidade oral etc.
- Mecanorreceptores da pele da região mandibular, da cavidade oral etc.
- Propriocepção da musculatura mastigatória

Gânglio trigeminal

N. trigêmeo [V], raiz sensitiva → Núcleo espinal do N. trigêmeo (tato protopático)

→ Núcleo principal do N. trigêmeo (tato epicrítico)

→ Núcleo mesencefálico do N. trigêmeo (proprioceptivo)

N. trigêmeo [V], raiz motora

- M. tensor do véu palatino
- M. tensor do tímpano

Forame oval

- Assoalho da boca:
  – M. milo-hióideo
  – Ventre anterior do M. digástrico

N. mandibular [V₃] — Corda do tímpano — N. facial [VII]

Núcleo motor do N. trigêmeo

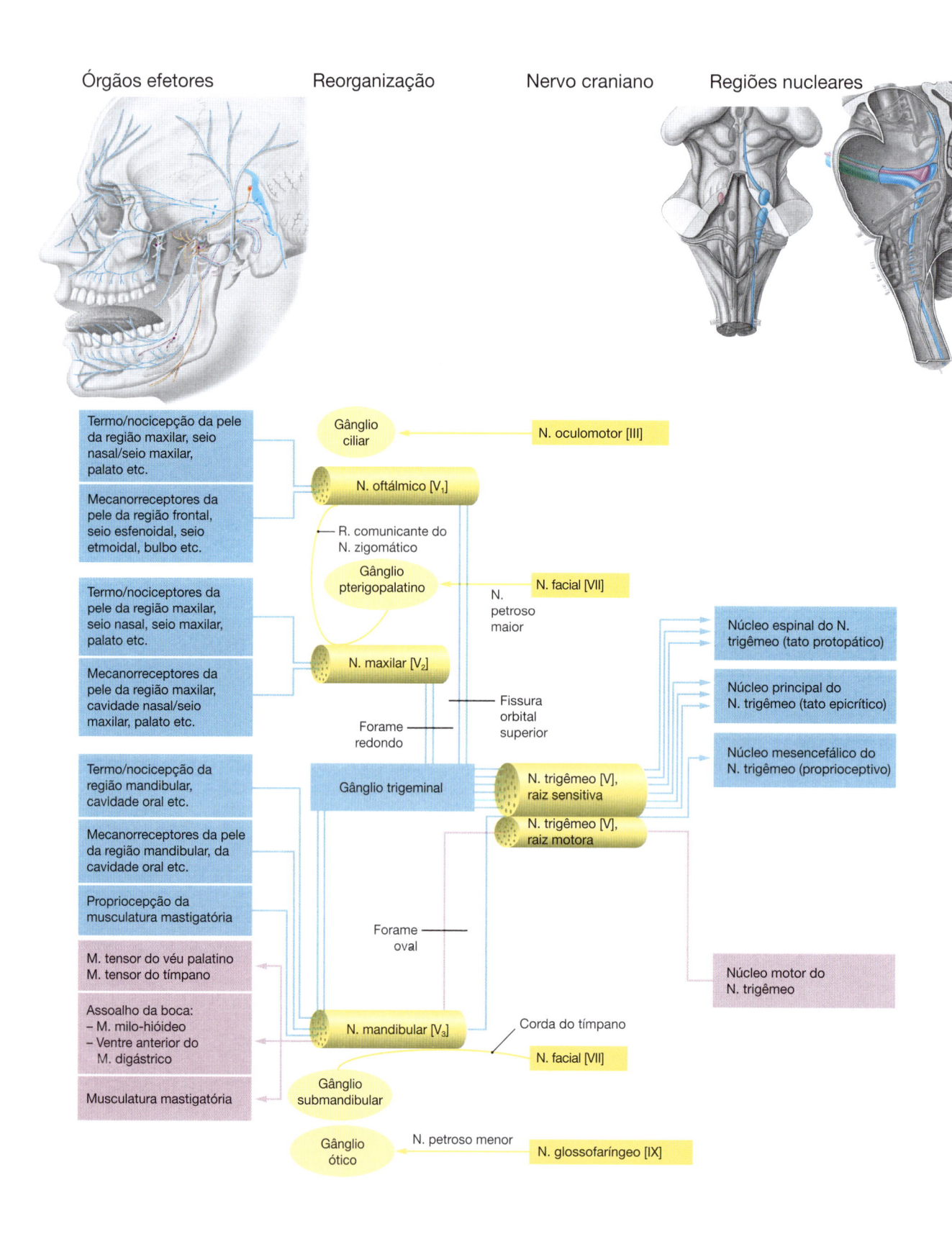

- Musculatura mastigatória

Gânglio submandibular

Gânglio ótico ← N. petroso menor — N. glossofaríngeo [IX]

Figura 12.143 Características da fibra nervosa, núcleos de nervos cranianos e órgãos-alvo do N. trigêmeo [V]; vista lateral. [S700-L127-L238]

Nervo Trigêmeo [V]

Ramos do N. oftálmico [V_1] (puramente aferente somático)

Ramo	Ramos secundários	Área de inervação
R. meníngeo recorrente [R. do tentório]		Partes das meninges
N. frontal	Nervo supraorbital	Pele da fronte e túnica mucosa do seio frontal
	N. supratroclear	Pele e túnica conjuntiva do ângulo medial do olho
N. lacrimal		Glândula lacrimal (para a inervação secretora, fibras parassimpáticas pós-ganglionares derivadas do N. zigomático se unem), pele e túnica conjuntiva do ângulo lateral do olho
N. nasociliar	(→ Tabela abaixo)	Seios paranasais, parte anterior da cavidade nasal, além da íris, do corpo ciliar e da córnea (→ Tabela abaixo)

Ramos do N. nasociliar (derivado de V_1)

Ramo	Trajeto	Área de inervação
Raiz sensitiva do gânglio ciliar [R. comunicante com o gânglio ciliar]	Contribui com o componente sensitivo para o gânglio ciliar, que origina os Nn. ciliares curtos	Bulbo do olho e sua túnica conjuntiva (juntamente com os Nn. ciliares longos)
Nn. ciliares longos	Unem-se ao N. óptico e se estendem com os Nn. ciliares curtos, derivados do gânglio ciliar, em direção ao bulbo do olho; além disso, fibras simpáticas, derivadas do plexo carótico, se associam a eles	Bulbo do olho e sua túnica conjuntiva; as fibras simpáticas inervam o M. dilatador da pupila
N. etmoidal posterior	Estende-se através do forame de mesmo nome para as células etmoidais posteriores e para o seio esfenoidal	Túnica mucosa das células etmoidais posteriores e do seio esfenoidal
N. etmoidal anterior	Estende-se através do forame de mesmo nome para a fossa anterior do crânio e daí, através da lâmina cribriforme, entra na cavidade nasal; ele termina com os Rr. nasais externos na pele do dorso do nariz	Túnica mucosa da parte anterior da cavidade nasal e das células etmoidais anteriores e pele do dorso do nariz
N. infratroclear	Estende-se abaixo da tróclea para o ângulo medial do olho	Pele do ângulo medial do olho

Ramos do N. maxilar [V_2] (puramente aferente somático)

Ramo	Ramos secundários	Área de inervação
R. meníngeo		Partes das meninges
N. zigomático	R. zigomaticotemporal	Pele da região da têmpora
	R. zigomaticofacial	Pele da região superior das bochechas; para a inervação secretora da glândula lacrimal, fibras parassimpáticas pós-ganglionares seguem com o N. zigomático, que sai nas proximidades do N. lacrimal
Rr. ganglionares para o gânglio pterigopalatino	(→ Tabela na próxima página, parte superior)	Contribui com fibras sensitivas para o gânglio pterigopalatino; inervação do palato e do nariz (→ Tabela na próxima página, parte superior); fibras simpáticas e parassimpáticas se associam a ele para as glândulas nasais e palatinas (fibras eferentes viscerais especiais), além de fibras gustatórias
N. infraorbital	Nn. alveolares superiores, com Rr. alveolares superiores posteriores, médios e anteriores	Túnica mucosa do seio maxilar, dentes superiores e gengiva associada
		Pele e túnica conjuntiva das pálpebras inferiores, pele lateral às asas do nariz, pele do lábio superior e região lateral das bochechas, entre a pálpebra inferior e o lábio superior

Nervos Cranianos

Nervo Trigêmeo [V]

Ramos dos Rr. ganglionares para o gânglio pterigopalatino (derivado de V_2)

Ramo	Trajeto	Área de inervação
N. palatino maior	Estende-se ao longo do canal palatino maior através do forame palatino maior	Túnica mucosa do palato duro, glândulas palatinas, corpúsculos gustativos no palato
Nn. palatinos menores	Passam pelo canal palatino maior através dos forames palatinos menores	Túnica mucosa do palato mole, tonsila palatina, glândulas palatinas, corpúsculos gustativos no palato
Rr. nasais posteriores superiores laterais e mediais	Estendem-se através do forame esfenopalatino para a cavidade nasal e originam o N. nasopalatino, que se estende através do canal incisivo para o palato duro	Túnica mucosa das conchas nasais, septo nasal, parte anterior da túnica mucosa do palato duro, dentes incisivos superiores com gengiva associada, glândulas nasais

Ramos do N. mandibular [V_3] (aferente somático e eferente visceral)

Ramo	Ramos secundários	Área de inervação
R. meníngeo		Parte das meninges
N. massetérico		M. masseter
Nn. temporais profundos		M. temporal
N. pterigóideo lateral		M. pterigóideo lateral
N. pterigóideo medial		M. pterigóideo medial
N. do músculo tensor do véu palatino		M. tensor do véu palatino
N. do músculo tensor do tímpano		M. tensor do tímpano
N. bucal		Pele e túnica mucosa das bochechas e gengiva da mandíbula
N. auriculotemporal	Rr. parotídeos	Fibras parassimpáticas pós-ganglionares, derivadas do gânglio ótico, se unem e inervam a glândula salivar parótida
	Rr. comunicantes com o nervo facial	Fibras parassimpáticas pós-ganglionares, derivadas do gânglio ótico, se unem e inervam a glândula salivar parótida
	N. do meato acústico externo	Meato acústico externo e tímpano
	Nn. auriculares anteriores	Pele anterior à aurícula
	Nn. temporais superficiais	Pele da parte posterior da região da têmpora
N. lingual	Rr. do istmo das fauces	Túnica mucosa do palato mole
	N. sublingual	Túnica mucosa do assoalho da boca
		Inervação sensitiva dos dois terços anteriores da língua; fibras gustatórias dos dois terços anteriores da língua, com colaboração de fibras parassimpáticas pré-ganglionares derivadas do corda do tímpano, e saída destas fibras para o gânglio submandibular
N. alveolar inferior		Dentes inferiores e gengiva associada
	N. milo-hióideo	M. milo-hióideo e ventre anterior do M. digástrico
	N. mentual	Pele do mento

Nervo Trigêmeo [V]

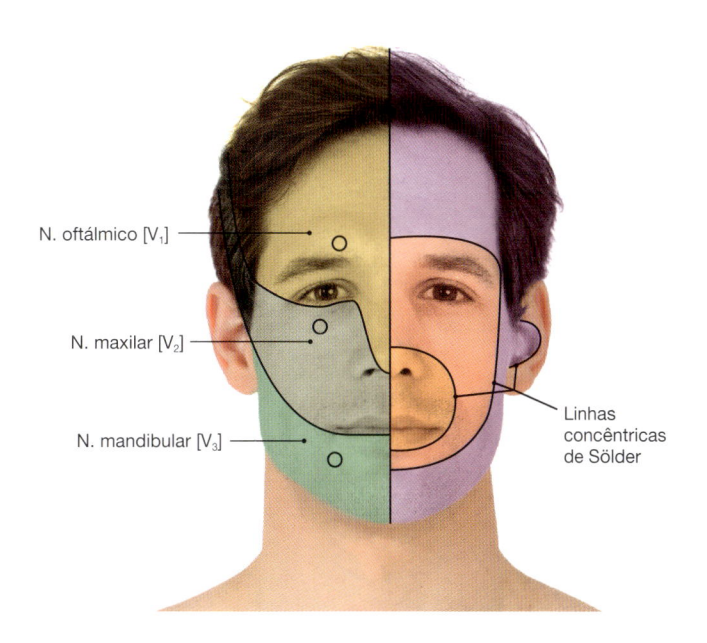

Figura 12.144 Áreas de inervação da pele da face, emergência dos nervos e sensibilidade protopática. [S700-J803]
A organização somatotópica da sensibilidade protopática está representada na metade esquerda da face. Na metade direita da face são observadas as áreas de inervação e os pontos de saída dos três ramos do nervo trigêmeo.

Correlações clínicas

No caso de distúrbios da perfusão sanguínea, podem ocorrer **lesões do N. trigêmeo [V]**. Elas comumente afetam apenas áreas individuais de núcleos de modo seletivo ou parcial e, raramente, afetam todo o N. trigêmeo [V]. Tais lesões podem se manifestar, p. ex., como paralisia ipsilateral da musculatura da mastigação ou déficit mais seletivo da sensibilidade epicrítica. As fibras aferentes da sensibilidade protopática atingem o núcleo espinal do nervo trigêmeo em organização somatotópica (→ Figura 12.144). Determinado segmento do núcleo espinal do nervo trigêmeo inerva uma área concêntrica da pele da face. Para que a extensão de uma lesão do núcleo seja determinada, pode-se, portanto, testar a sensibilidade protopática ao longo das **linhas concêntricas de Sölder**.

Correlações clínicas

A redução da sensibilidade na área de inervação de um ramo do nervo trigêmeo indica comumente uma **lesão periférica** do nervo. As causas são – em relação ao N. oftálmico [V₁] e ao N. maxilar [V₂] – a trombose do seio cavernoso (→ Correlações clínicas na → Figura 12.132), os tumores e as fraturas da base do crânio. Distúrbios da sensibilidade na região da mandíbula ou paralisias da musculatura da mastigação são frequentemente de causa iatrogênica (p. ex., tratamento odontológico malsucedido).

A **neuralgia do trigêmeo** (que frequentemente é consequente a contato patológico entre a A. cerebelar superior e o N. trigêmeo na sua emergência do tronco encefálico), uma afecção frequente e até hoje ainda não completamente compreendida, caracteriza-se por hipersensibilidade do N. trigêmeo [V], com episódios de dor súbita e lancinante na área de inervação sensitiva do ramo afetado do nervo trigêmeo. Os mais leves toques na região do ponto de saída do nervo correspondente (→ Figura 12.144) deflagram a dor.

A neuralgia do N. oftálmico [V₁] pode ocorrer com um quadro pós-zóster (ou seja, após um **zóster oftálmico**), uma infecção do primeiro ramo do nervo trigêmeo com o vírus varicela-zóster (→ Figura).

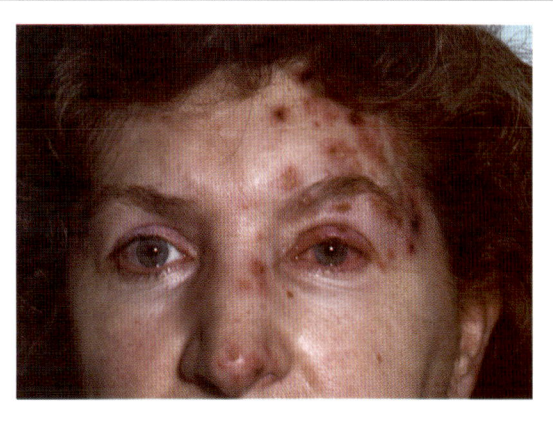

Zóster oftálmico.
Fotografia de uma paciente com zóster oftálmico (envolvimento da pele na área de suprimento do primeiro ramo do nervo trigêmeo com o vírus varicela-zóster, ou erisipela facial). Especialmente perigoso (risco de cegueira) e doloroso é o acometimento concomitante dos epitélios da superfície dos olhos (epitélio da córnea e epitélio da túnica conjuntiva). Observa-se evidente vermelhidão da túnica conjuntiva e rima da pálpebra estreitada. [E943]

Nervos Cranianos

Nervo Abducente [VI]

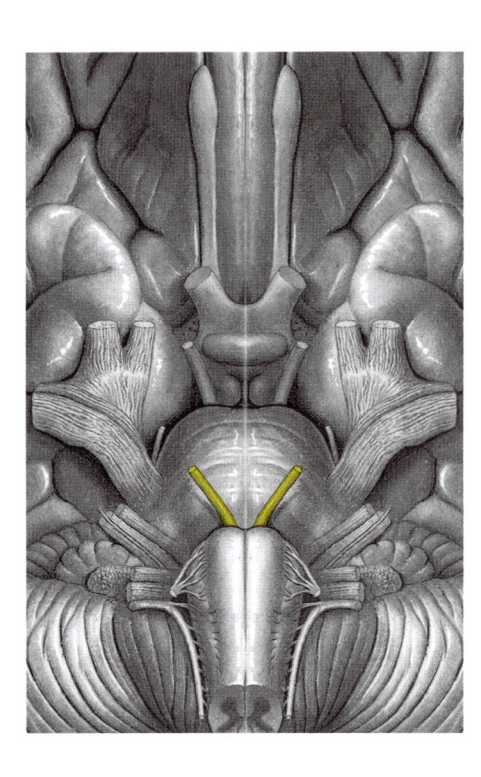

Figura 12.145 Emergência do N. abducente [VI] no tronco encefálico; vista inferior. [S700]
O NC VI emerge da parte inferior da ponte.

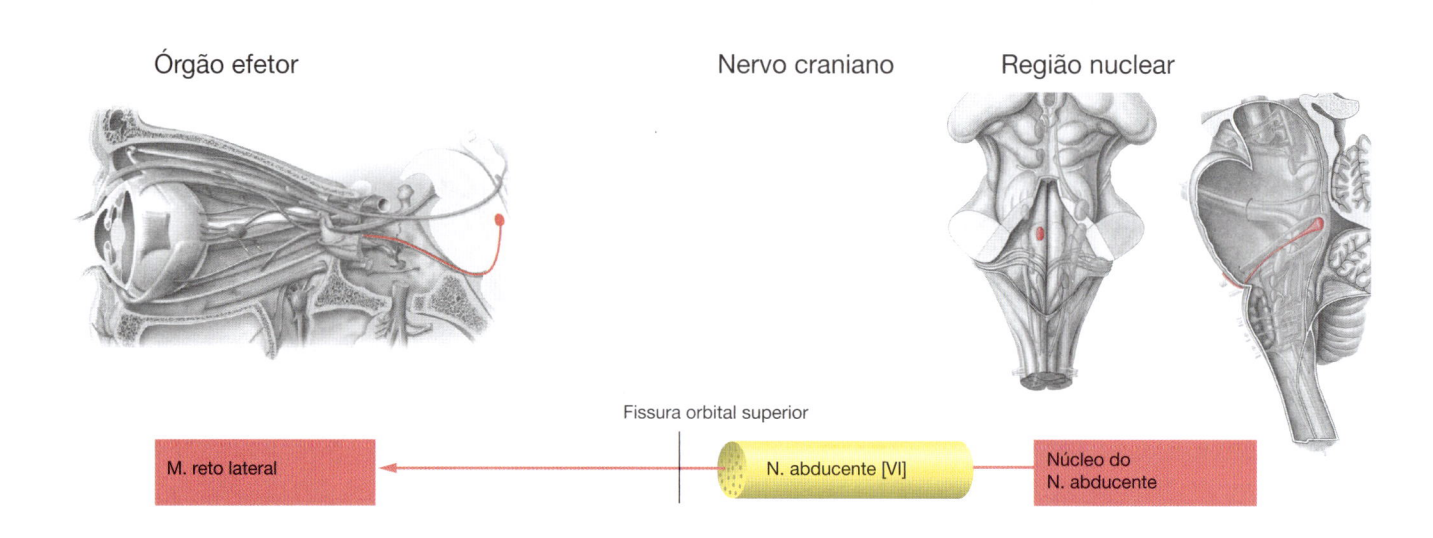

Órgão efetor — Nervo craniano — Região nuclear

Fissura orbital superior

M. reto lateral ← N. abducente [VI] ← Núcleo do N. abducente

Figura 12.146 Trajeto, ramos e características das fibras do N. abducente [VI]; vista lateral. [S700-L127-L238] Comparar com → Figura 12.132.

Correlações clínicas

A **paresia do N. abducente** é especialmente frequente em decorrência do longo trajeto extradural do N. abducente ao longo do clivo (por fratura da base do crânio) e de sua passagem pelo seio cavernoso (trombose do seio cavernoso). Solicita-se ao paciente para olhar no sentido temporal com o olho acometido. O bulbo do olho permanece voltado para frente, porque o M. reto lateral está paralisado. O paciente apresenta diplopia (visão dupla).

Nervo Facial [VII]

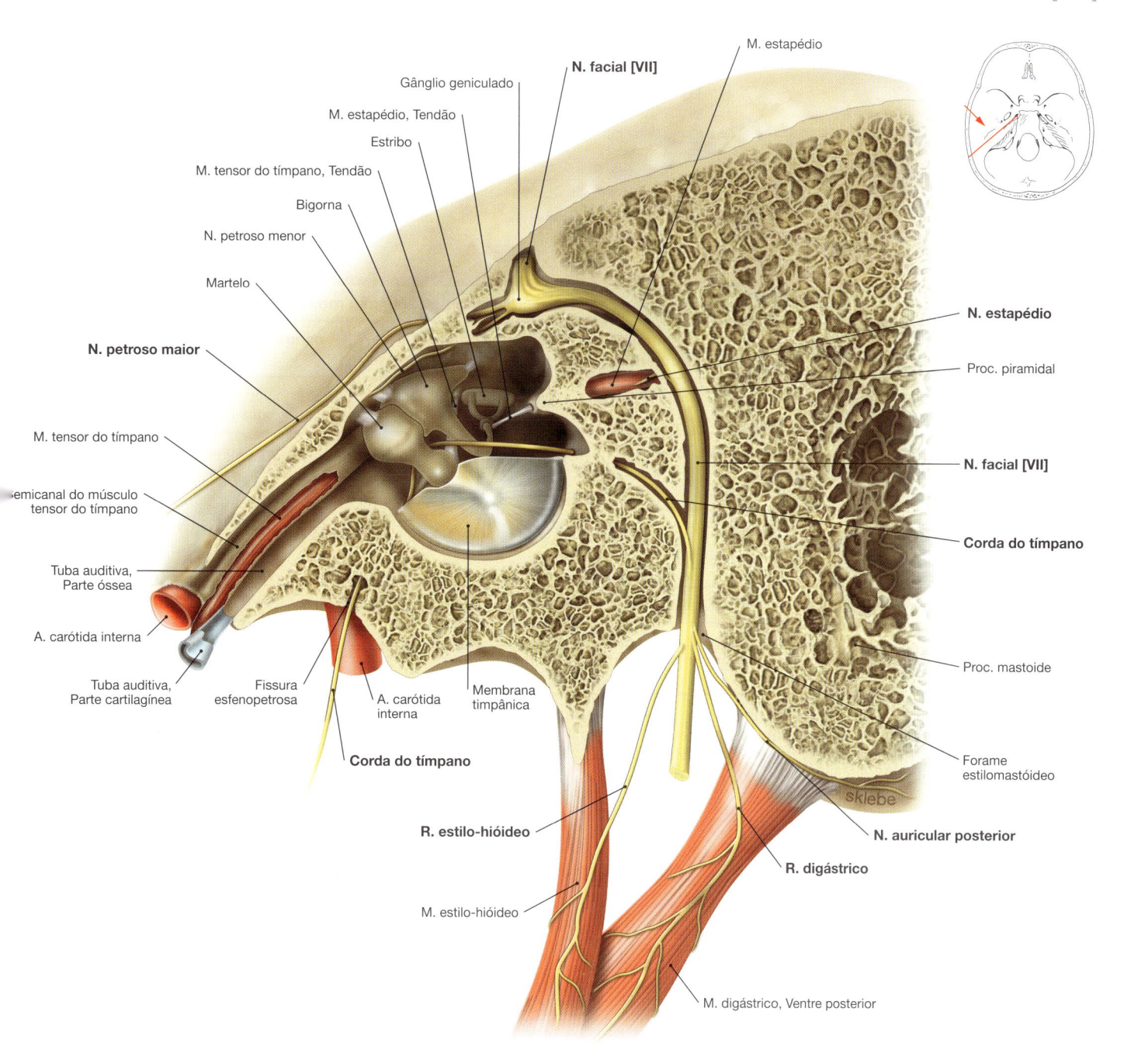

Figura 12.147 Trajeto do N. facial [VII]; corte vertical do canal facial; vista pelo lado esquerdo. [S700-L238]
Cerca de 1 cm após a entrada na parte petrosa do temporal, através do poro acústico interno (não representado), o N. facial [VII] forma o joelho externo do nervo facial (ou gânglio geniculado). O tronco principal do nervo segue em um canal ósseo em direção ao forame estilomastóideo.

Durante o trajeto na parte petrosa do temporal, o N. facial [VII] dá origem ao N. petroso maior, ao N. estapédio e ao corda do tímpano (→ Tabela na → Figura 12.151).

→ T 60.7

Correlações clínicas

Em razão da proximidade do canal do nervo facial e a cavidade timpânica, no caso de fraturas da parte petrosa do temporal, otite média, mastoidite e cirurgias nas orelhas média e interna, o N. facial [VII] pode ser lesionado. Os sintomas dependem da localização da lesão. **Caso a lesão se situe na região do gânglio geniculado ou pouco antes**, todos os músculos da expressão facial ficam paralisados. Ocorrem, ainda, deficiência do M. estapédio (hiperacusia), distúrbios do paladar e danos à secreção das glândulas lacrimais, nasais e salivares.
Se a lesão estiver localizada abaixo da saída do N. estapédio, além dos músculos da expressão facial, as funções gustatórias e secretórias associadas ao corda do tímpano são comprometidas. O **corda do tímpano** pode ser especificamente lesionado nas otites médias (→ Correlações clínicas na → Figura 10.30) ou durante intervenções cirúrgicas nas orelhas média e interna, devido ao seu trajeto desprotegido entre o martelo e a bigorna.
O maior problema em uma lesão periférica do nervo facial é a **lagoftalmia** (o olho não pode mais ser fechado por causa da deficiência do M. orbicular do olho; → Figura 12.152c), com resultante ressecamento da córnea (perda da visão devida à ausência do piscar e produção reduzida de liquído lacrimal).

Nervos Cranianos

Nervo Facial [VII]

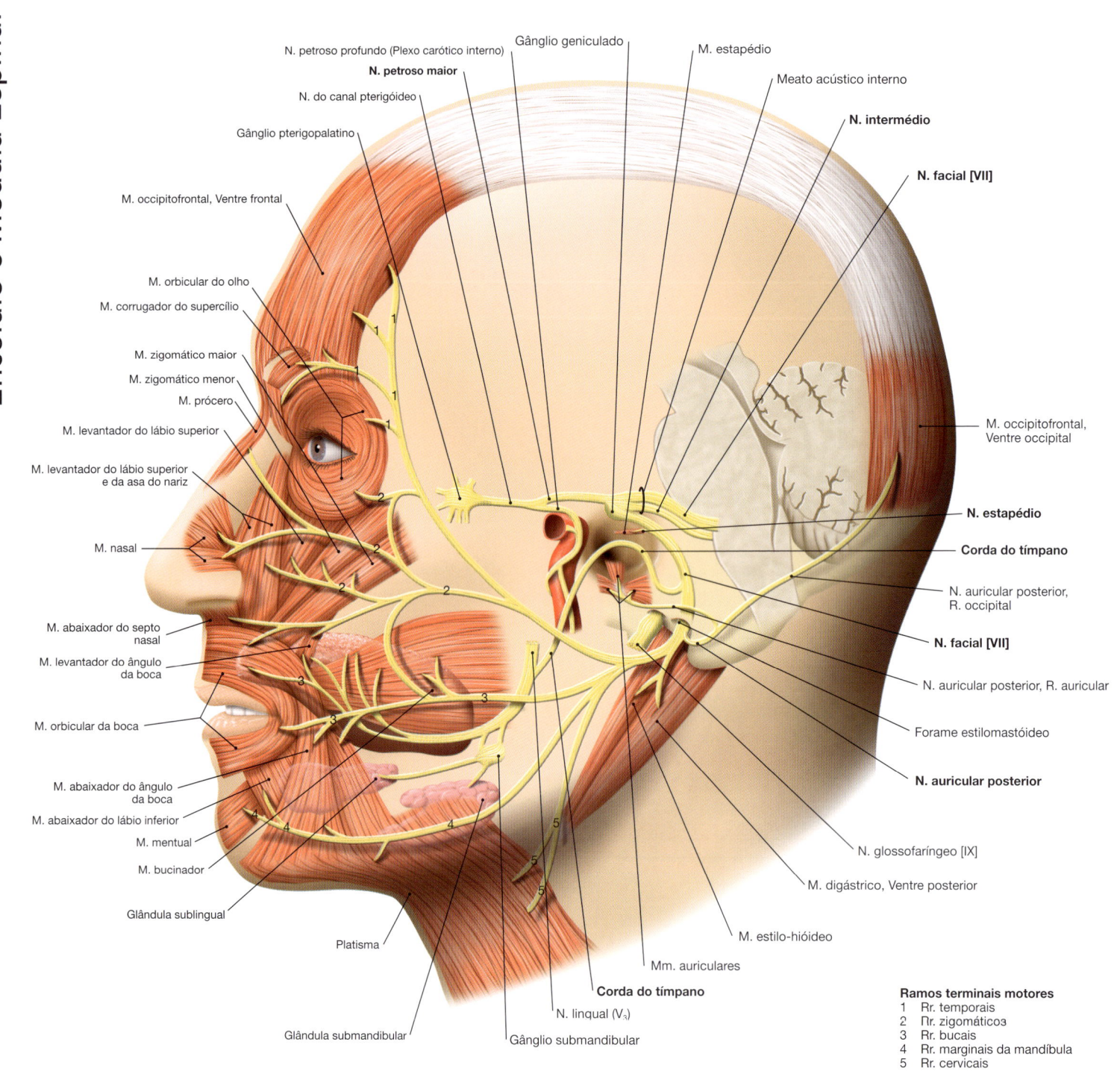

Figura 12.148 N. facial [VII], lado esquerdo; vista lateral. [S700-L127] O N. facial [VII] emerge do ângulo pontocerebelar, juntamente com o N. intermédio (uma parte do N. facial [VII], frequentemente considerada um nervo independente) e o N. vestibulococlear [VIII]. Após um curto percurso, o N. intermédio se associa ao N. facial [VII]. O N. facial [VII] e o N. vestibulococlear [VIII] seguem sobre a parte petrosa do temporal e entram no osso através do poro acústico interno e do meato acústico interno. Após a origem dos Nn. cocleares e vestibular, o N. facial [VII] se estende no canal do nervo facial (→ Figura 12.147). Aí ele se dobra quase em ângulo reto para trás (joelho externo do nervo facial). O gânglio geniculado está situado um pouco antes do joelho. Em seu trajeto subsequente no canal do nervo facial, o N. facial origina numerosos ramos (→ Tabela na → Figura 12.151). Após a saída pela base do crânio no forame estilomastóideo, ele se volta em direção anterior, origina outros ramos e entra, em seguida, na glândula salivar parótida, onde se divide em seus ramos motores terminais (plexo intraparotídeo; → Tabela na → Figura 12.151).

→ T 60.7

Ramos terminais motores
1. Rr. temporais
2. Rr. zigomáticos
3. Rr. bucais
4. Rr. marginais da mandíbula
5. Rr. cervicais

Nervo Facial [VII]

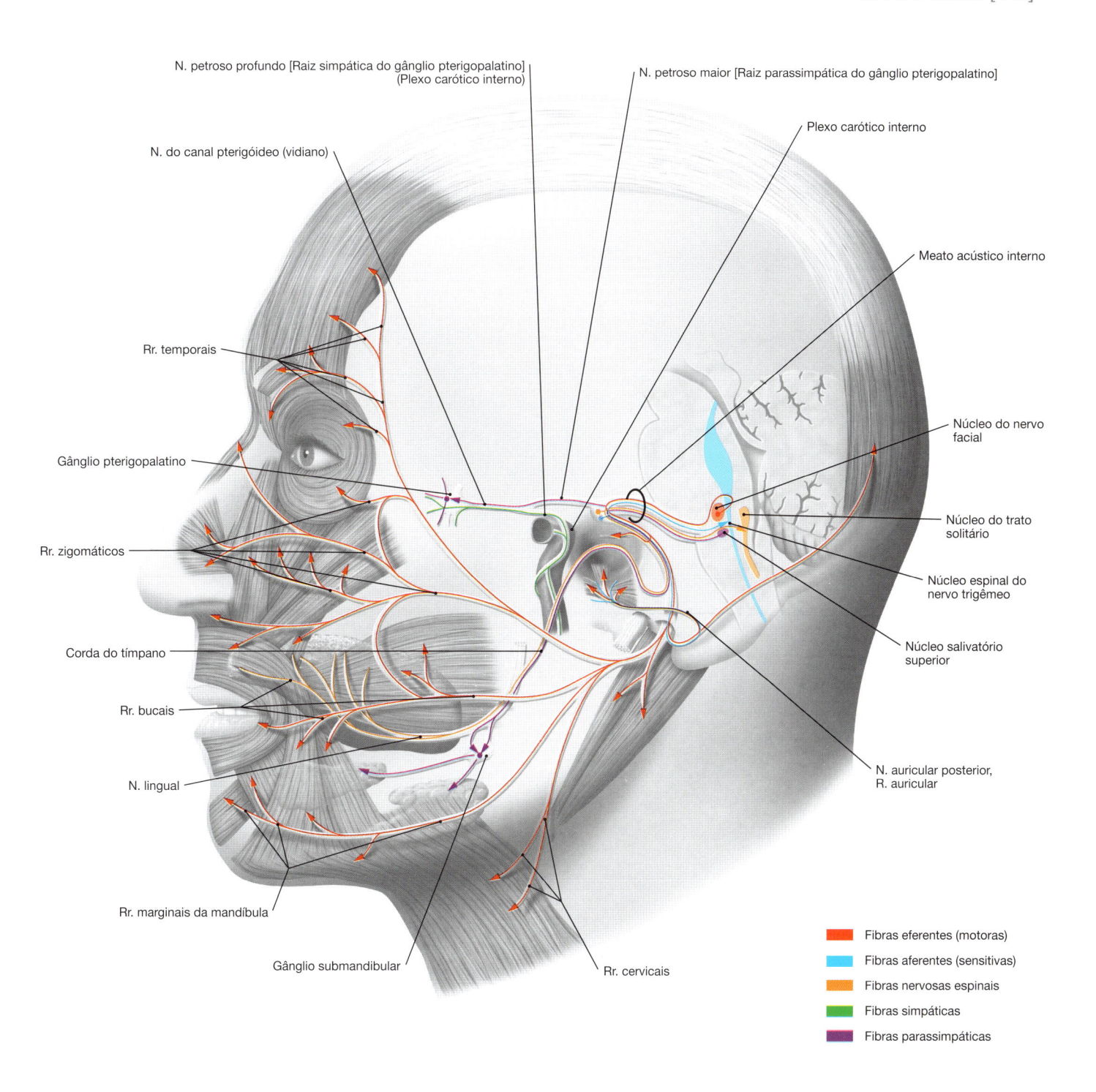

Figura 12.149 Tipos de fibras do N. facial [VII], lado esquerdo; vista lateral. [S700-L127]

O N. facial [VII] é o nervo do segundo arco faríngeo. É um nervo misto. Suas **fibras motoras** (eferentes viscerais especiais, EVE) se originam do **núcleo do nervo facial**. Elas se estendem posteriormente, em um arco, ao redor do núcleo do nervo abducente (joelho interno do nervo facial). Na parte superior do núcleo estão localizados os neurônios para as musculaturas frontal e ocular da expressão facial, enquanto a parte inferior do núcleo abriga os neurônios para os músculos da expressão facial abaixo do olho. A parte superior do núcleo tem uma dupla inervação, a partir de ambos os hemisférios (→ Figura 12.153). Consequentemente, recebe fibras corticonucleares ipsilaterais e contralaterais. A parte inferior do núcleo é suprida apenas por fibras corticonucleares contralaterais.

Fibras parassimpáticas pré-ganglionares originam-se do **núcleo salivatório superior** (eferentes viscerais gerais, EVG). Elas seguem com a parte do N. intermédio sobre o N. facial [VII]; em seguida, cursam, via N. petroso maior, até o gânglio pterigopalatino ou se unem ao corda do tímpano, projetando-se para o N. lingual (derivado de V_3) e atingindo o gânglio submandibular. Nos gânglios ocorrem as conexões sinápticas nos neurônios que emitem as **fibras pós-ganglionares**. Estas se estendem, subsequentemente, para as glândulas lacrimais, nasais e palatinas, além das glândulas salivares sublingual e submandibular (→ Tabela em N. trigêmeo [V], → Figura 12.143).

A parte superior do **núcleo do trato solitário** recebe fibras aferentes viscerais especiais (AVE) dos dois terços anteriores da língua, que transmitem o paladar. As fibras seguem com o N. lingual, pelo corda do tímpano, para o N. facial [VII], e deste para o tronco encefálico.

Fibras aferentes somáticas gerais (ASG) derivadas da parede posterior do meato acústico externo e da parte posterior da aurícula e, ainda, da membrana do tímpano seguem o N. vago [X] (ramo comunicante com o nervo vago); porém, estas já saem na parte petrosa do temporal e se unem ao N. facial [VII]. Os corpos celulares dos neurônios dessas fibras encontram-se no gânglio geniculado, da mesma forma que os corpos celulares dos neurônios das fibras gustatórias. Elas atingem o núcleo espinal do nervo trigêmeo através do N. intermédio do N. facial [VII].

Nervos Cranianos

Nervo Facial [VII]

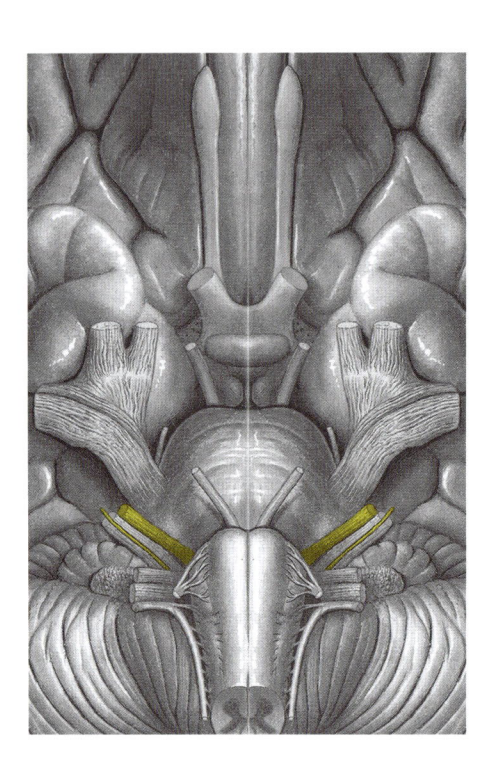

Figura 12.150 Emergência do N. facial [VII] no tronco encefálico; vista inferior. [S700]
O NC VII emerge do ângulo pontocerebelar. O N. intermédio junto ao N. vestibulococlear [VIII] está representado na cor amarela.

Órgãos efetores | Reorganização | Nervo craniano | Regiões nucleares

- Glândula lacrimal, Glândulas nasais e palatinas ← Gânglio pterigopalatino
- Glândula submandibular, Glândula sublingual ← Gânglio submandibular
- M. estapédio
- M. digástrico, ventre posterior; M. estilo-hióideo
- Músculos da expressão facial
- Pele da orelha externa
- Paladar (2/3 anteriores da língua)

N. facial [VII]
N. intermédio
Poro acústico interno

- Núcleo salivatório superior
- Núcleo do N. facial
- Núcleo espinal do N. trigêmeo
- Núcleo solitário, parte superior (núcleo oval)

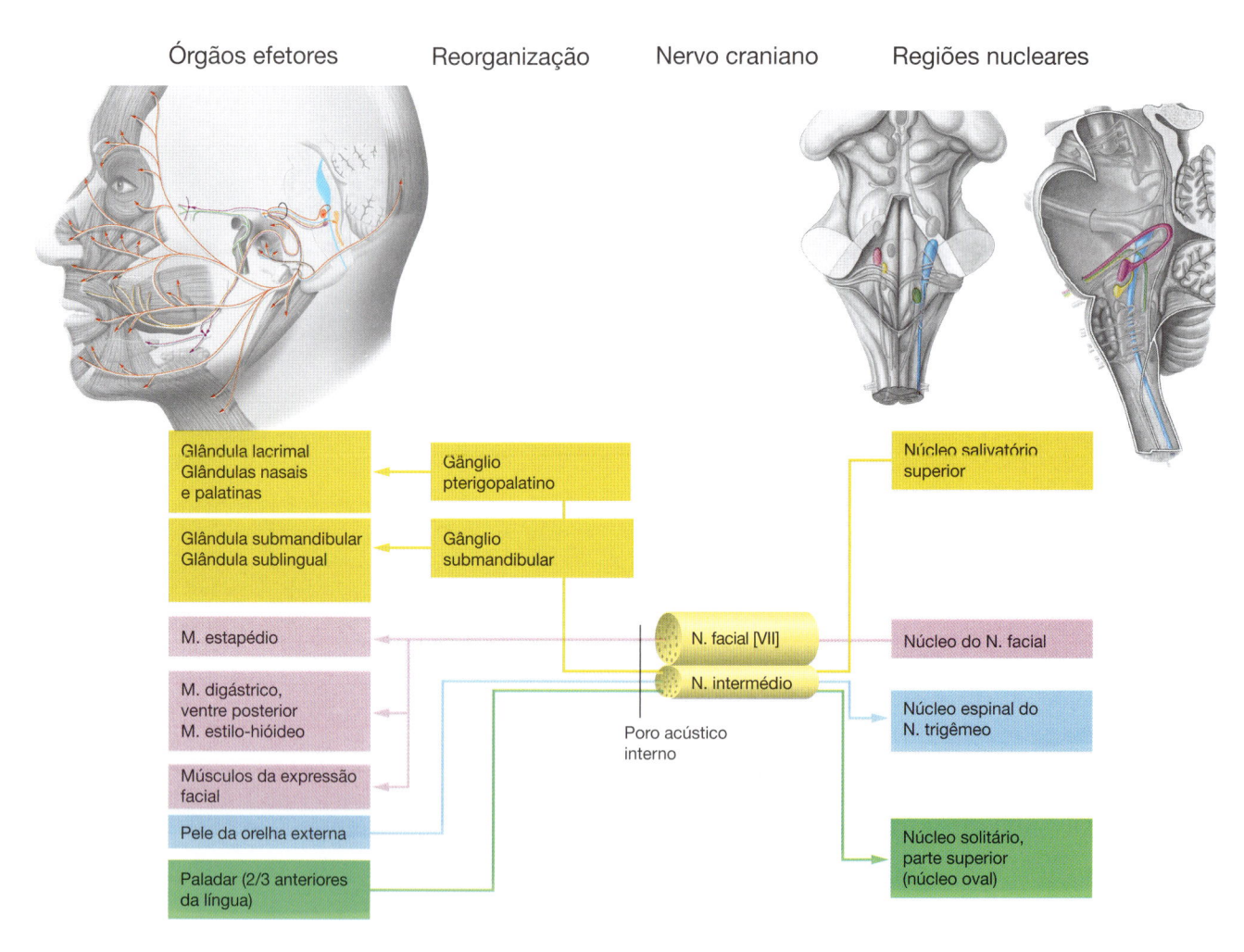

Figura 12.151 Trajeto, ramos, características das fibras, núcleos dos nervos cranianos e eferentes do N. facial [VII]; vista lateral. [S700-L127-L238]

Nervo Facial [VII]

Ramos do N. facial [VII]		
Ramo	Trajeto	Áreas de inervação
N. petroso maior [raiz parassimpática do gânglio pterigopalatino	Estende-se do joelho externo do nervo facial através do canal do nervo petroso maior, na fossa média do crânio; passa pelo forame lacerado para o interior do canal pterigóideo, no qual ele se estende, juntamente com o N. petroso profundo (simpático), como N. do canal pterigóideo, em direção ao gânglio pterigopalatino (conexão sináptica das fibras parassimpáticas)	**EVG** (através de ramos do N. maxilar [V_2]): glândulas lacrimais, nasais, palatinas e faríngeas **AVE** (através de ramos do N. mandibular [V_3]): corpúsculos gustativos do palato
N. estapédio	Saída na parte inferior do canal do nervo facial	**EVE:** M. estapédio
Corda do tímpano	Estende-se um pouco antes do fim do canal do nervo facial para trás, através de um canal ósseo próprio, em direção à cavidade timpânica, a qual ele atravessa sem proteção óssea posteriormente à membrana timpânica, entre o cabo do martelo e o ramo longo da bigorna; após passagem pela fissura esfenopetrosa, se associa ao N. lingual (derivado do N. V_3)	**EVG** (através do N. lingual, conexões sinápticas no gânglio submandibular): glândulas salivares submandibular e sublingual **AVE** (através do N. lingual): dois terços anteriores da língua
N. auricular posterior	Origem logo após a saída pelo canal do nervo facial	**EVE:** M. occipitofrontal, músculos da orelha
Rr. digástrico e estilo-hióideo	Pequenos ramos musculares	**EVE:** M. digástrico (ventre posterior), M. estilo-hióideo
Plexo intraparotídeo	Os ramos terminais motores para a musculatura da expressão facial se dividem, no interior da glândula salivar parótida, em uma parte temporofacial e uma parte cervicofacial, que, por sua vez, dá origem a cinco ramos terminais, em formato de leque: Rr. temporais, Rr. zigomáticos, Rr. bucais, Rr. marginais da mandíbula e R. cervical (ou Rr. cervicais, → Figura 8.95)	**EVE:** musculatura da expressão facial, incluindo o M. bucinador e o platisma

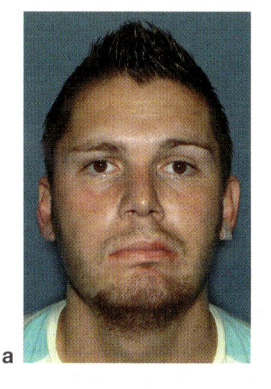

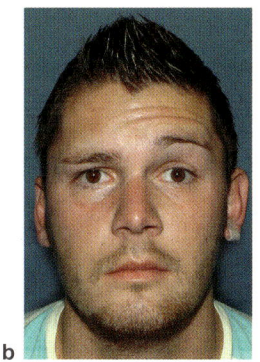

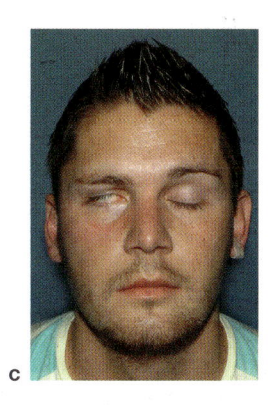

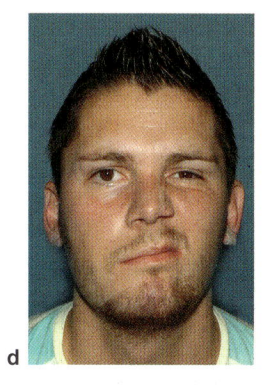

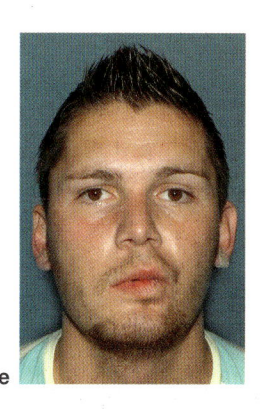

Figura 12.152a-e   Lesão periférica do N. facial [VII], lado direito. [S700-T887]

a Diagnóstico do paciente na admissão. As pregas cutâneas da metade direita da face estão distendidas.
b Após solicitar que o paciente eleve os supercílios, apenas o lado esquerdo da fronte forma pregas (deficiência do M. occipitofrontal, indicando lesão periférica do nervo facial).
c Ao solicitar que o paciente feche firmemente os olhos, isto não é possível no lado lesionado (lagoftalmia). O bulbo do olho gira automaticamente para cima durante o fechamento dos olhos. Como a pálpebra não se fecha mais, observa-se a esclera, de cor branca, no lado afetado (fenômeno de Bell).
d O paciente não consegue franzir o nariz no lado direito da face.
e Ao tentar assobiar, não produz som, pois o ar escapa pelos lábios no lado paralisado.

Correlações clínicas

No caso de uma **lesão supranuclear** (lesão das fibras corticonucleares, p. ex., devido a infarto na cápsula interna), ocorre **lesão central do nervo facial** (a chamada paralisia facial inferior). Devido à dupla inervação das musculaturas ocular e frontal da expressão facial, em comparação com a lesão infranuclear (periférica), apenas a metade inferior contralateral da face é afetada pelas deficiências motoras (→ Figura 12.153).
No caso de uma **lesão infranuclear** (lesão após ou abaixo do núcleo do nervo facial), por exemplo, devido a um tumor maligno da glândula salivar parótida, ocorre deficiência de todos os ramos terminais motores do N. facial [VII] do lado afetado **(lesão periférica do nervo facial)**.

Um **neurinoma do nervo vestibulococlear (acústico)** (→ Correlações clínicas na → Figura 12.157) se origina nas células de Schwann do N. vestibulococlear [VIII] ou do N. facial [VII]. O tumor benigno cresce lentamente e, mais cedo ou mais tarde, causa lesão em ambos os nervos. No N. facial [VII], isto se manifesta como paralisia periférica. Todos os testes no diagnóstico topográfico (ver acima) são negativos. A definição do diagnóstico se dá por meio de RM ou TC.

Nervos Cranianos

Nervo Facial [VII]

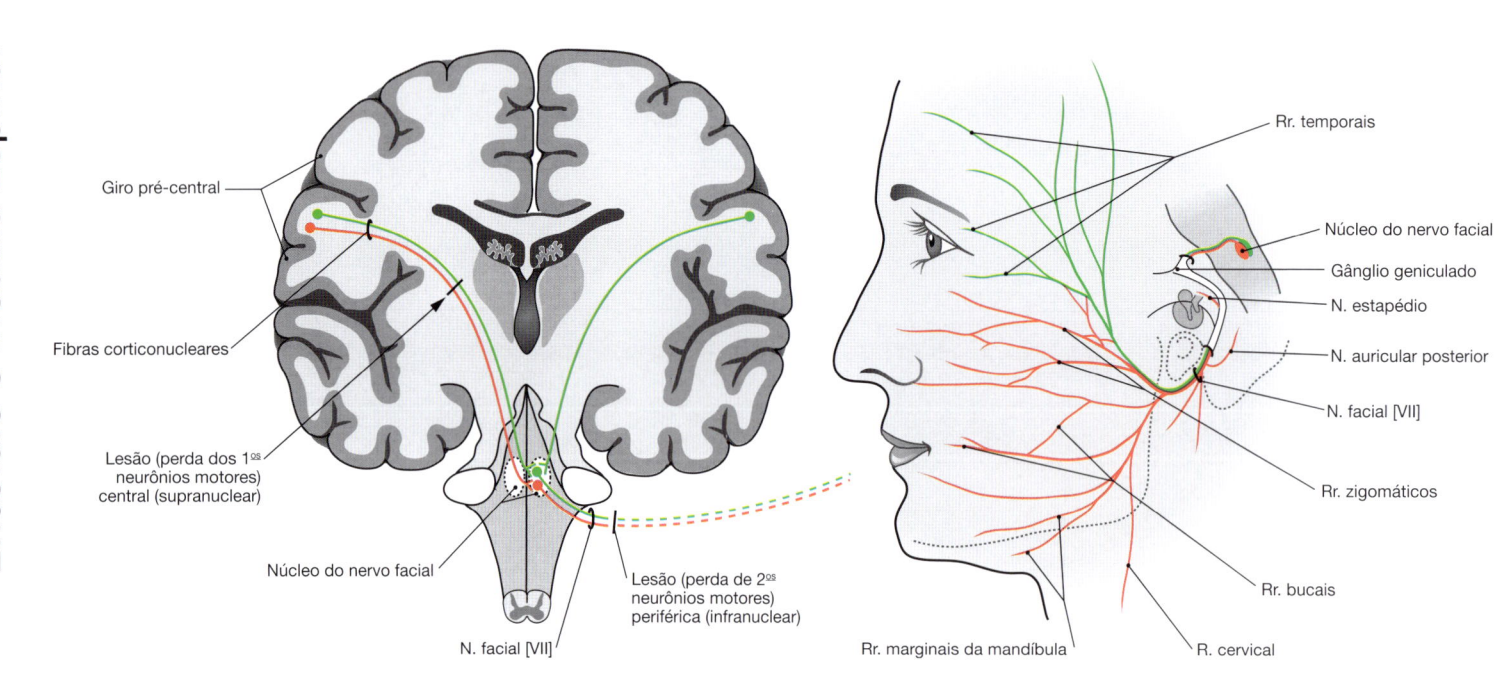

Figura 12.153 Conexões corticonucleares e trajeto periférico do N. facial [VII]. [S700-L126]/[B500-M282-L232]
À esquerda, as conexões centrais com o núcleo do nervo facial foram representadas de forma simplificada. Os tratos corticonucleares em direção à parte superior do núcleo (para os Rr. temporais, em verde) vêm dos dois hemisférios cerebrais. A parte inferior do núcleo (para os Rr. zigomáticos, bucais, marginais da mandíbula e o R. cervical) é suprida apenas por tratos do hemisfério contralateral (em vermelho).
À direita, as fibras oriundas das partes superior e inferior do núcleo (EVE) estão representadas de modo correspondente até a periferia.

Correlações clínicas

Localização dos sinais nas lesões periféricas do nervo facial
O diagnóstico topográfico clássico perdeu a sua importância com as modernas técnicas de imagem de alta resolução, uma vez que, em comparação ao eletrodiagnóstico, as evidências com relação ao prognóstico e ao tempo de cura de uma lesão do nervo facial são habitualmente inespecíficas e pouco sensíveis. Não obstante, o teste individual fornece um significado clínico.

- O teste de Schirmer fornece informação sobre a normalidade da produção de fluido lacrimal (→ Correlações clínicas na → Figura 9.28)
- A prova do reflexo do estapédio mede a função do N. estapédio
- Por meio da gustometria (avaliação do paladar), obtêm-se informações sobre a integridade do corda do tímpano
- Os músculos da expressão facial podem ser estimulados eletricamente nos testes de excitabilidade nervosa
- A eletroneurografia permite comparar a velocidade de condução entre os lados sadio e afetado.

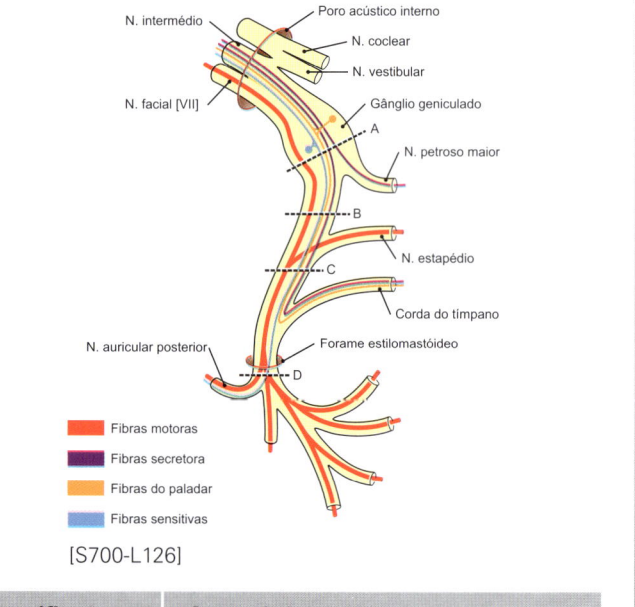

[S700-L126]

Tipo de lesão	Diagnóstico topográfico	Causa da lesão
Abaixo da área do núcleo, no tronco encefálico (A na → Figura)	RM, TC, teste de Schirmer (teste funcional da glândula lacrimal)	Por exemplo, neurinoma do acústico
Após a origem do N. petroso maior (B na → Figura)	Prova do reflexo do estapédio	Por exemplo, otite média
Após a origem do corda do tímpano (C na → Figura)	Gustometria (prova do paladar)	Por exemplo, otite média
Após a saída do forame estilomastóideo (D na → Figura)	Análise da atividade motora facial	Por exemplo, tumor maligno da glândula salivar parótida

Nervo Vestibulococlear [VIII]

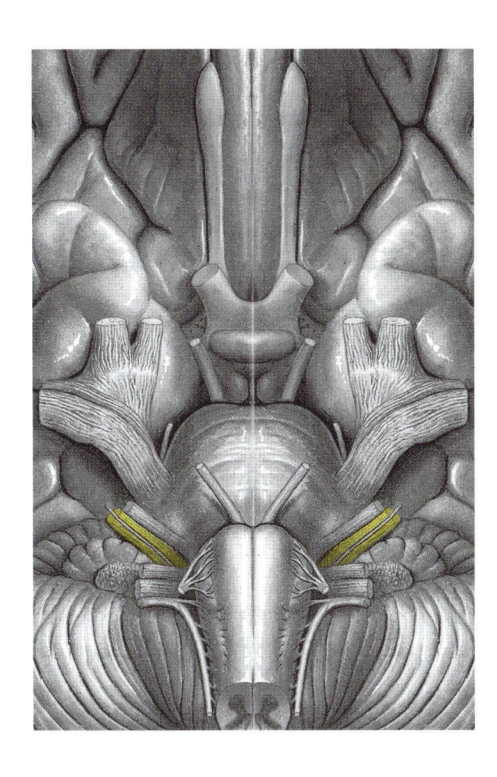

Figura 12.154 Emergência do N. vestibulococlear [VIII] no tronco encefálico; vista inferior. [S700]
O NC VIII emerge do ângulo pontocerebelar.

Órgãos efetores · Nervo craniano · Regiões nucleares

- Células ciliadas internas do utrículo e do sáculo → Gânglio vestibular
- Células ciliadas internas do órgão de Corti → Gânglio espiral da cóclea
- Células ciliadas externas e internas do órgão de Corti

Poro acústico interno

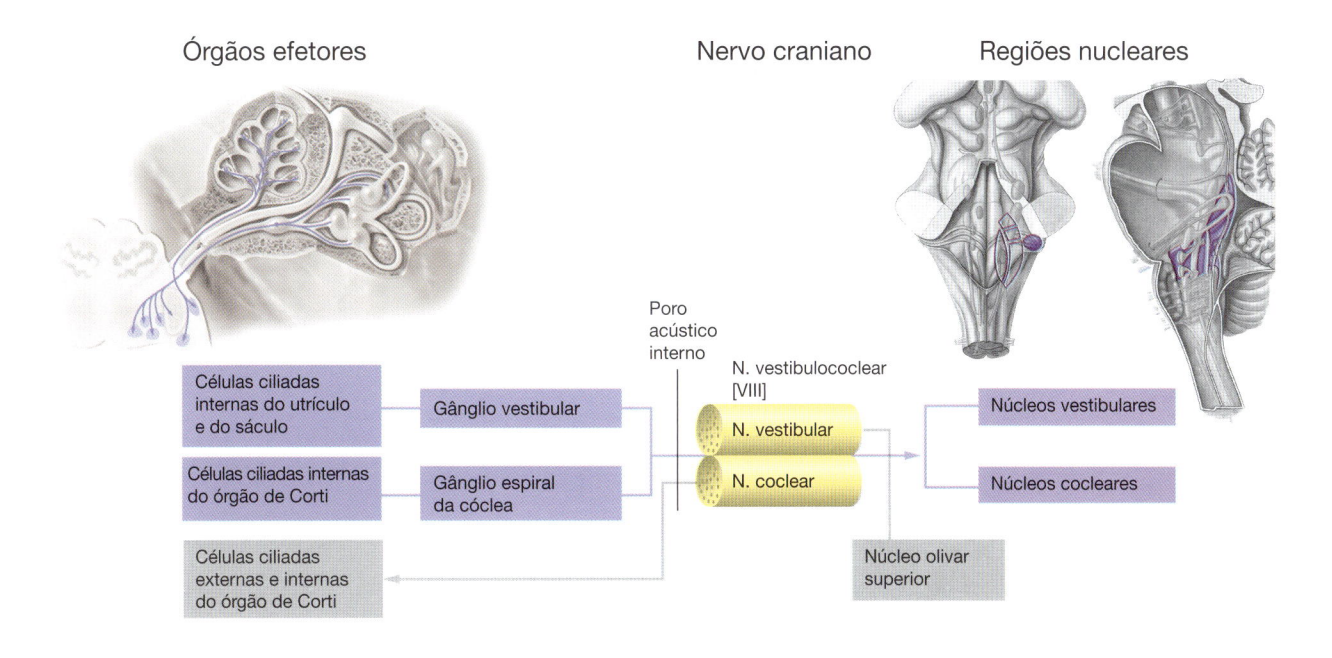

N. vestibulococlear [VIII]
- N. vestibular → Núcleos vestibulares
- N. coclear → Núcleos cocleares

Núcleo olivar superior

Figura 12.155 Trajeto, ramos e características das fibras do N. vestibulococlear [VIII]; vista lateral. [S700-L127-L238]

Nervos Cranianos

Nervo Vestibulococlear [VIII]

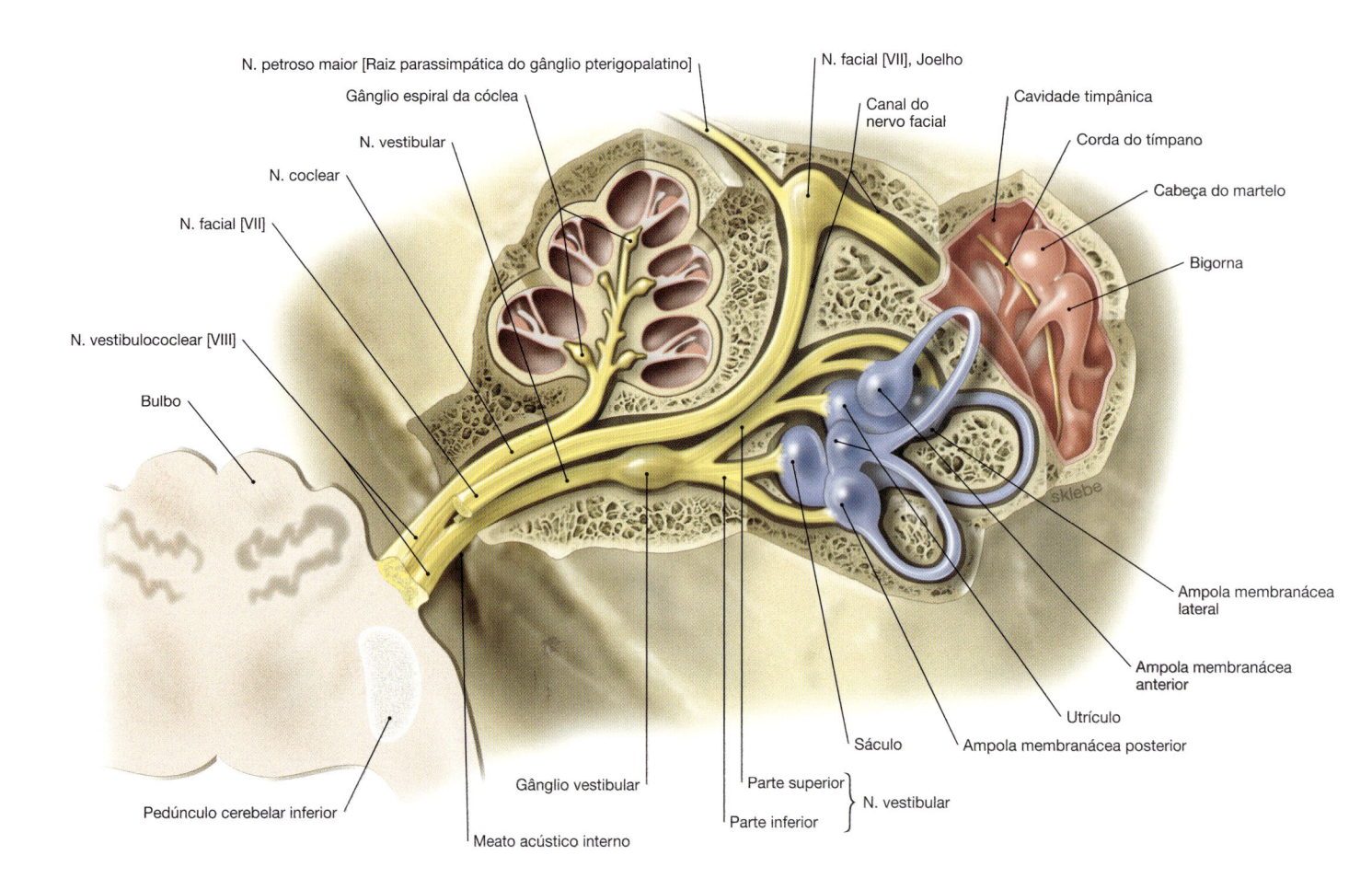

Figura 12.156 N. vestibulococlear [VIII], trajeto na parte petrosa do temporal; vista superior; a parte petrosa está aberta. [S700-L238]
As fibras nervosas que formam o **N. coclear** se originam do órgão espiral (de Corti), na cóclea. Os corpos celulares de seus neurônios se localizam no gânglio espiral da cóclea, no interior do modíolo (neurônios bipolares). Os prolongamentos celulares centrais formam, subsequentemente, o N. coclear. O órgão do equilíbrio também apresenta neurônios bipolares. Como ocorre com os neurônios da via auditiva, eles captam as informações a partir das células pilosas. Seus corpos celulares se localizam no gânglio vestibular, que se encontra no assoalho do meato acústico interno. Os prolongamentos celulares centrais dos neurônios formam o **N. vestibular**, que se une com o N. coclear para formar o N. vestibulococlear [VIII] no meato acústico interno e entra no tronco encefálico no ângulo pontocerebelar.

O trajeto do N. facial [VII] no meato acústico interno e, subsequentemente, no canal facial do nervo também está representado. São observados, ainda, o gânglio geniculado, a origem do N. petroso maior e o trajeto do N. facial [VII] na parede da cavidade timpânica. O corda do tímpano atravessa entre o martelo e a bigorna.

→ T 60.8

Nervo Vestibulococlear [VIII]

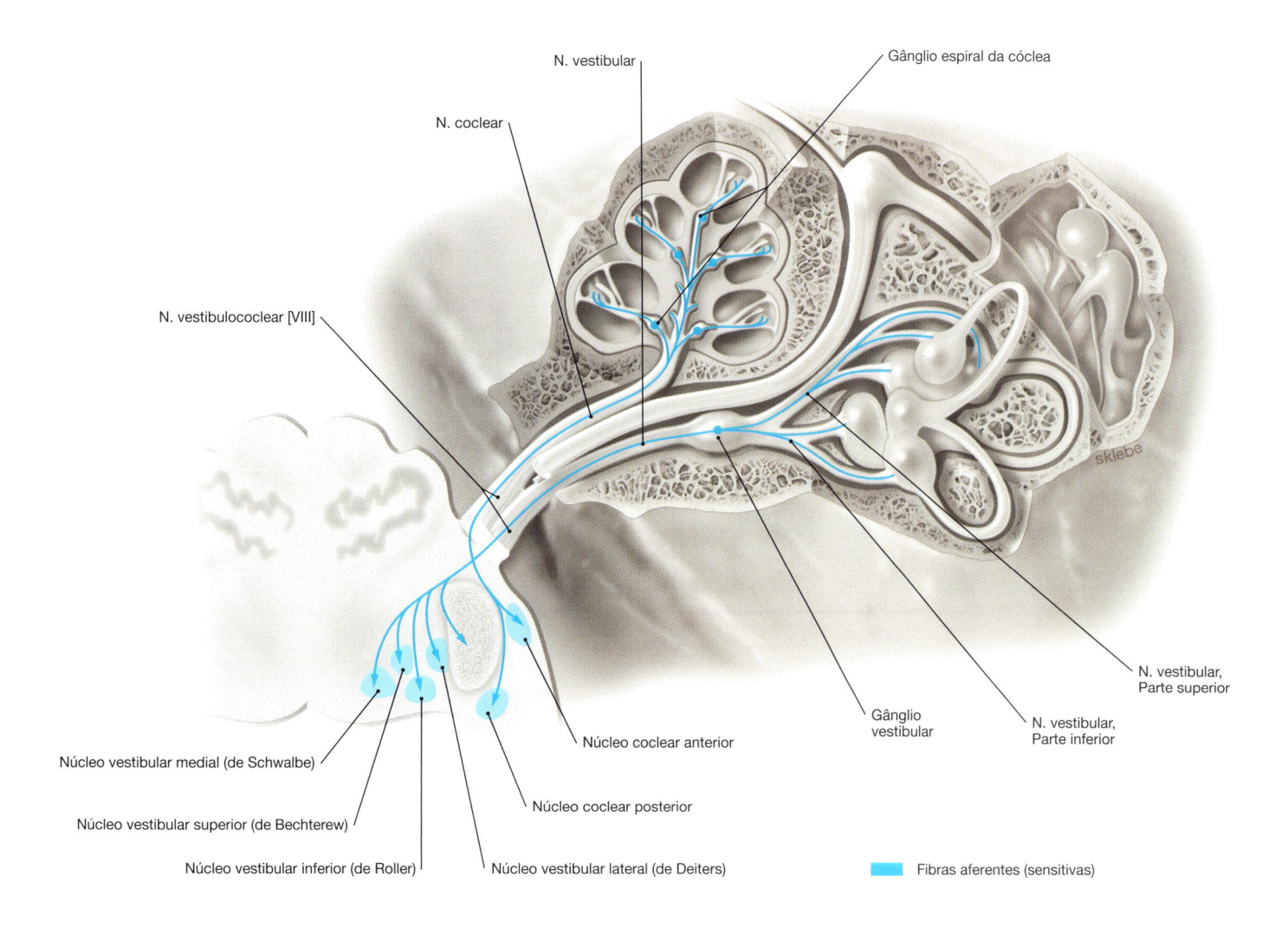

Figura 12.157 Tipos de fibras do N. vestibulococlear [VIII]; vista superior; a parte petrosa do temporal está aberta. [S700-L238]
As células pilosas internas do órgão espiral (de Corti) e as células pilosas nos ductos semicirculares, no utrículo e no sáculo do aparelho vestibular transmitem estímulos para as fibras nervosas aferentes somáticas especiais (ASE). Estas fibras são os prolongamentos periféricos dos neurônios bipolares (1º neurônio da via auditiva e da via do equilíbrio). Os corpos celulares dos neurônios bipolares se encontram no gânglio espiral da cóclea ou no gânglio vestibular. Os **prolongamentos centrais** do **gânglio espiral** se unem para formar o **N. coclear**, se estendem através do meato acústico interno e atingem o tronco encefálico no ângulo pontocerebelar. Aqui eles atingem os núcleos cocleares anterior e posterior. Os **prolongamentos centrais dos 1os neurônios da via do equilíbrio** (ASE) se unem para formar o **N. vestibular** e também atingem o bulbo no ângulo pontocerebelar. Aqui eles se projetam para os núcleos vestibulares medial (de Schwalbe), superior (de Bechterew), inferior (de Roller) e lateral (de Deiters).

Correlações clínicas

Diminuição abrupta de audição, tinido, distúrbios do equilíbrio e vertigem podem ser as primeiras manifestações de um **neurinoma do acústico**. Trata-se de um tumor benigno derivado do tecido conjuntivo e do tecido nervoso, que, em geral, se origina nas células de Schwann da parte vestibular do N. vestibulococlear [VIII] **(schwannoma do nervo vestibular)** e se localiza no ângulo pontocerebelar ou no meato acústico interno. Em 5% dos casos, o neurinoma se desenvolve em ambos os lados. Devido ao mesmo trajeto com o N. facial [VII], pode ocorrer a lesão periférica do nervo facial.
a RM, corte axial, 1,5 Tesla (ponderada em T2).
b RM, corte coronal, 3 Tesla (ponderada em T1).
[S700-O534]

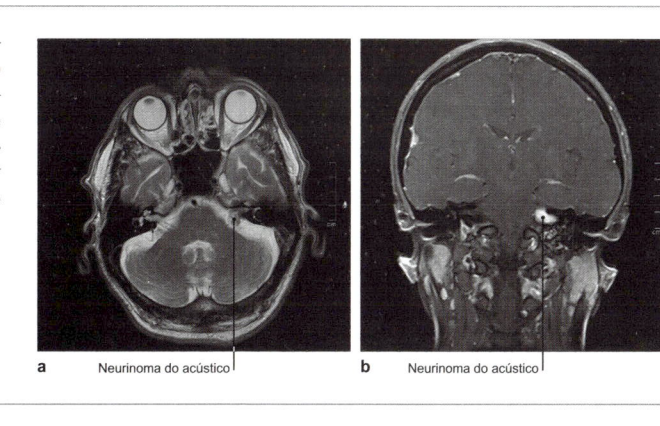

Nervos Cranianos

Nervo Glossofaríngeo [IX]

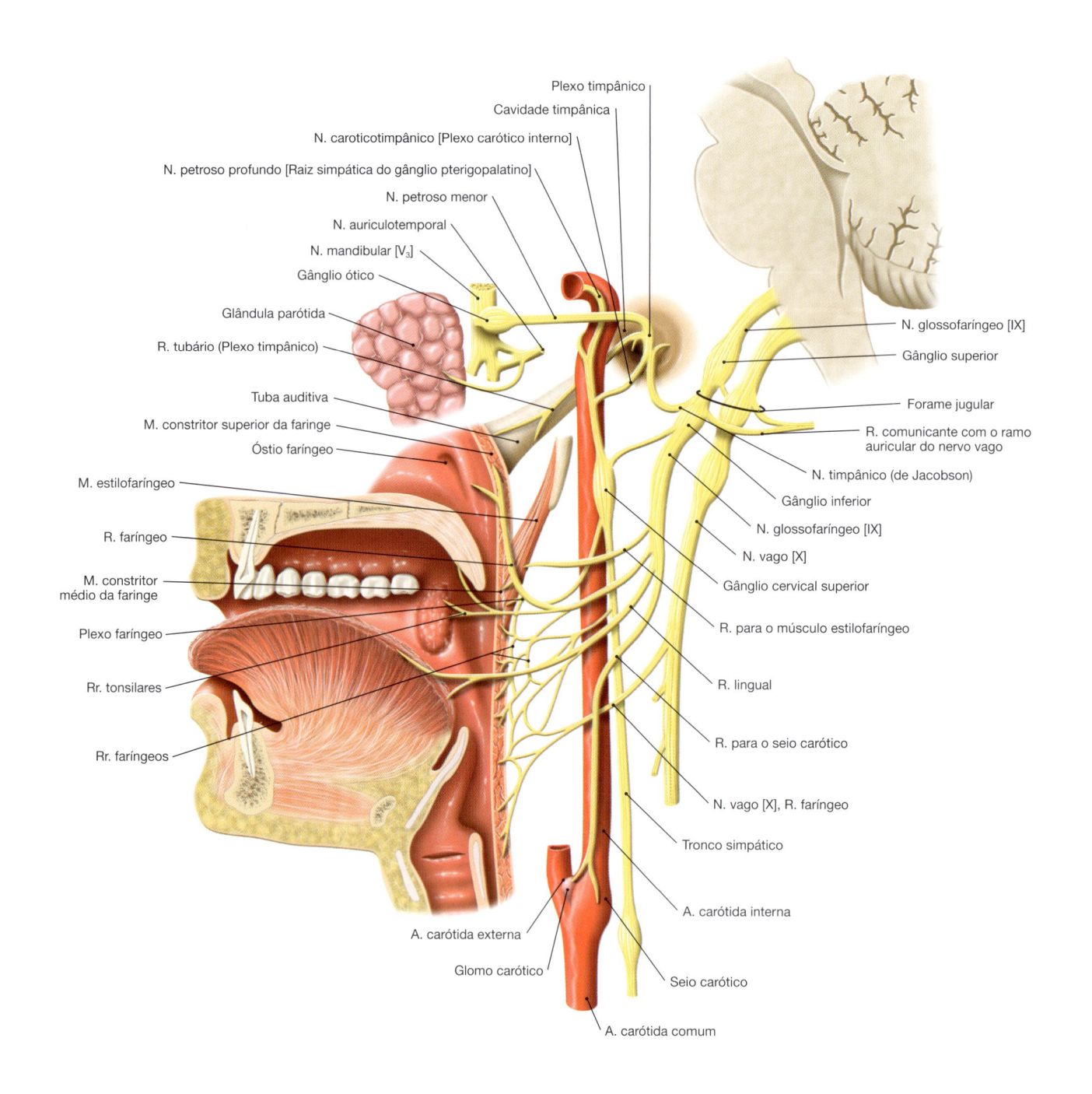

Figura 12.158 N. glossofaríngeo [IX]; corte mediano esquemático; vista pelo lado esquerdo. [S700-L127]

O N. glossofaríngeo [IX] emerge, juntamente com o N. vago [X] e com o N. acessório [XI], pelo sulco retro-olivar do tronco encefálico, e passa com os outros dois nervos pela base do crânio através do forame jugular. No nível do forame se localiza o seu pequeno gânglio superior, e, imediatamente abaixo deste, o gânglio inferior. Subsequentemente, o nervo segue para baixo, entre a V. jugular interna e a A. carótida interna, e entra, posteriormente, em forma de arco, na raiz da língua, entre os Mm. estilofaríngeo e estiloglosso. Em seu trajeto, ele dá origem ao **N. timpânico**, que se estende para a cavidade timpânica, se divide na túnica mucosa para formar o plexo timpânico e finalmente sai da cavidade timpânica como **N. petroso menor**. O N. petroso menor segue ao lado do N. petroso maior na face anterior da parte petrosa do temporal, passa pelo forame lacerado e atinge o gânglio ótico. Através desse gânglio, o N. glossofaríngeo [IX] inerva a glândula salivar parótida.

Outros **ramos** são o R. para o músculo estilofaríngeo para o músculo de mesmo nome e os Rr. faríngeos para os Mm. constritor superior da faringe, palatoglosso e palatofaríngeo, além de fibras sensitivas para a túnica mucosa da faringe e fibras para as glândulas da faringe.

Outras fibras formam o **plexo faríngeo** com o tronco simpático e com o N. vago [X]; este plexo inerva o M. constritor inferior da faringe, o M. levantador do véu palatino e o M. da úvula.

Os Rr. tonsilares suprem a inervação sensitiva da tonsila palatina e da túnica mucosa do istmo das fauces, e os Rr. linguais conduzem fibras gustatórias do terço posterior da língua. O R. para o seio carótico conduz estímulos de mecanorreceptores e de quimiorreceptores do seio carótico e do glomo carótico para o tronco encefálico.

→ T 60.9

Nervo Glossofaríngeo [IX]

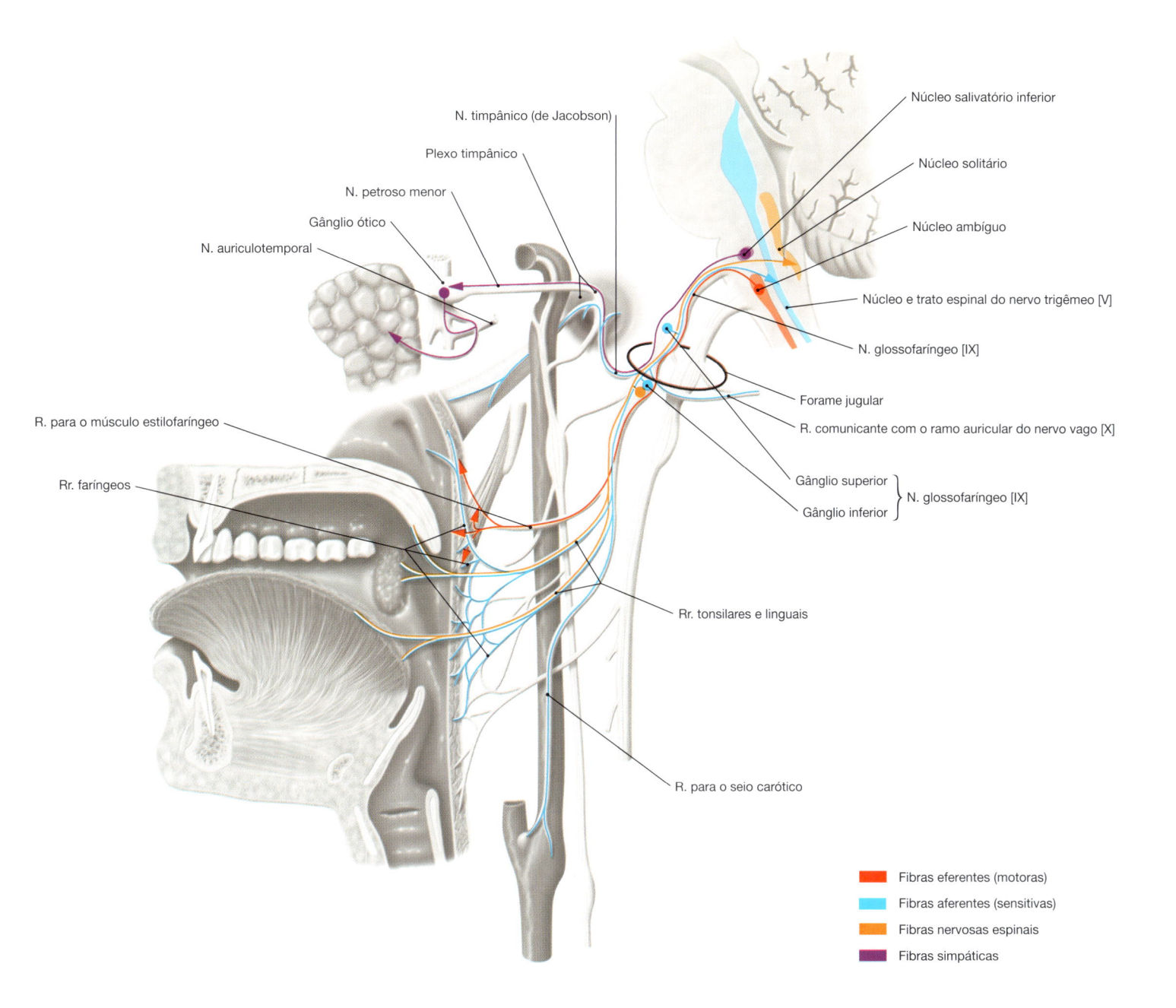

Figura 12.159 Tipos de fibras do N. glossofaríngeo [IX]; corte mediano esquemático; vista pelo lado esquerdo. [S700-L127]

As fibras **motoras** (EVE) do N. glossofaríngeo [IX], derivadas do núcleo ambíguo, inervam a musculatura da faringe e a musculatura do palato mole, juntamente com fibras motoras do N. vago [X] (também derivadas do núcleo ambíguo, EVE).

As fibras **parassimpáticas** (EVG) vêm do núcleo salivatório inferior e – via N. timpânico, plexo timpânico e N. petroso menor – chegam ao gânglio ótico, onde fazem sinapses com neurônios que emitem fibras pós-ganglionares. As fibras **pós-ganglionares** estendem-se através do N. auriculotemporal (derivado de V_3) e do N. facial [VII], para a glândula salivar parótida. Outras fibras parassimpáticas (EVG) atingem as glândulas da faringe.

Numerosas fibras **aferentes somáticas gerais** (ASG), que se projetam para o núcleo espinal do nervo trigêmeo, vêm da cavidade timpânica, da túnica mucosa da faringe e do terço posterior da língua.

Fibras **aferentes viscerais gerais** (AVG) conduzem estímulos de mecanorreceptores no seio carótico (que monitora a pressão sanguínea) e de quimiorreceptores no glomo carótico (que monitora a pressão parcial de O_2 e de CO_2, além do pH do sangue). Os impulsos estendem-se para o tronco encefálico. Aí causam – de modo reflexo – alteração da frequência respiratória e da pressão sanguínea.

Fibras **aferentes viscerais especiais** (AVE) conduzem sensações gustatórias do terço posterior da língua para o núcleo solitário.

Correlações clínicas

Lesões do N. glossofaríngeo [IX] comprometem deglutição (paralisia do M. constritor superior da faringe, ausência de formação do anel de Passavant), causam desvios da úvula para o lado sadio (paralisia dos Mm. levantador do véu palatino, palatoglosso, palatofaríngeo e da úvula), distúrbios da sensibilidade na região da faringe (ausência do reflexo do vômito), perda do paladar no terço posterior da língua e alteração da secreção da glândula salivar parótida. De modo geral, o N. glossofaríngeo [IX] não é afetado isoladamente. Fraturas, aneurismas, tumores ou tromboses dos vasos cerebrais na região do forame jugular também lesam frequentemente os Nn. vago [X] e acessório [XI].

Nervos Cranianos

Nervo Glossofaríngeo [IX]

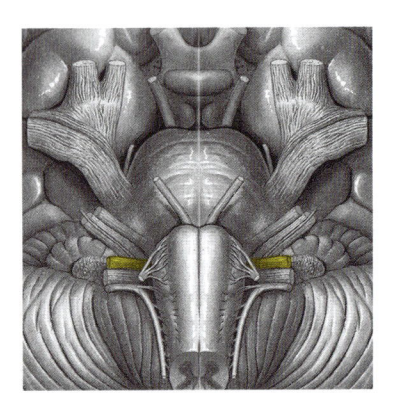

Figura 12.160 Local de emergência do N. glossofaríngeo [IX] no tronco encefálico; vista inferior. [S700]
O nervo craniano IX emerge no sulco retro-olivar entre a oliva e o pilar inferior do cérebro no bulbo.

Órgãos efetores | Reorganização | Nervo craniano | Regiões nucleares

Glândula parótida / Glândulas labiais / Glândulas bucais ← Gânglio ótico ← Através do N. auriculotemporal, N. mandibular [V₃] e N. facial [VII] — Núcleo salivatório inferior

Musculatura faríngea / M. estilofaríngeo / M. palatofaríngeo / Mm. constritores da faringe

Hiato do canal do nervo petroso menor
Canalículo timpânico
N. timpânico

N. glossofaríngeo [IX] — Núcleo ambíguo

Musculatura do palato / M. palatoglosso / M. levantador do véu palatino

Forame jugular

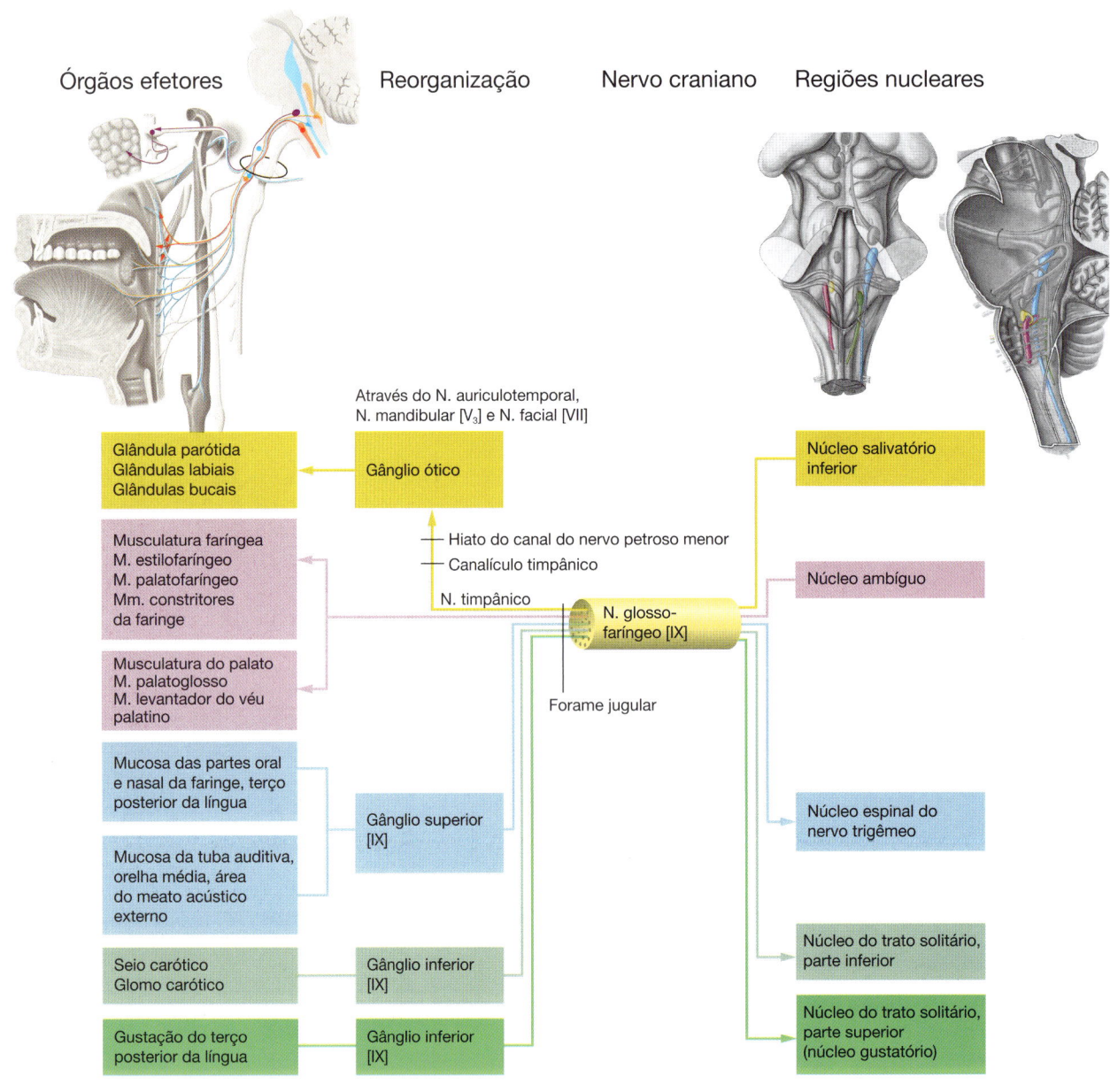

Mucosa das partes oral e nasal da faringe, terço posterior da língua → Gânglio superior [IX]

Mucosa da tuba auditiva, orelha média, área do meato acústico externo → Gânglio superior [IX] — Núcleo espinal do nervo trigêmeo

Seio carótico / Glomo carótico → Gânglio inferior [IX] — Núcleo do trato solitário, parte inferior

Gustação do terço posterior da língua → Gânglio inferior [IX] — Núcleo do trato solitário, parte superior (núcleo gustatório)

Figura 12.161 Características das fibras, núcleos de nervos cranianos e órgãos-alvo do N. glossofaríngeo, vista lateral. [S700-L127-L238]

Correlações clínicas

Na presença de um trajeto aberrante da A. cerebelar inferior anterior, por exemplo, entre os locais de emergência do N. glossofaríngeo [IX] e do N. vago [X], o pulso arterial pode irritar o N. glossofaríngeo. Isto pode levar a crises de dor unilateral na língua, no palato mole ou na faringe **(neuralgia glossofaríngea)**. Em casos raros, o N. vago [X] pode estar afetado **(neuralgia do vago)**, com bradicardia reflexa ou assistolia (parada cardíaca).

Nervo Vago [X]

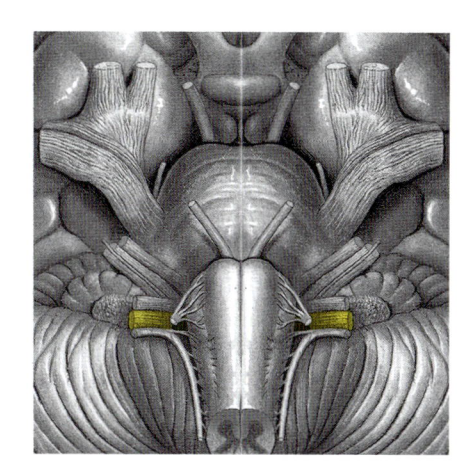

Figura 12.162 Emergência do N. vago [X] no tronco encefálico; vista inferior. [S700]
O NC X passa no sulco entre os pontos de emergência do N. glossofaríngeo [IX] (cranial) e o N. acessório [XI] (caudal).

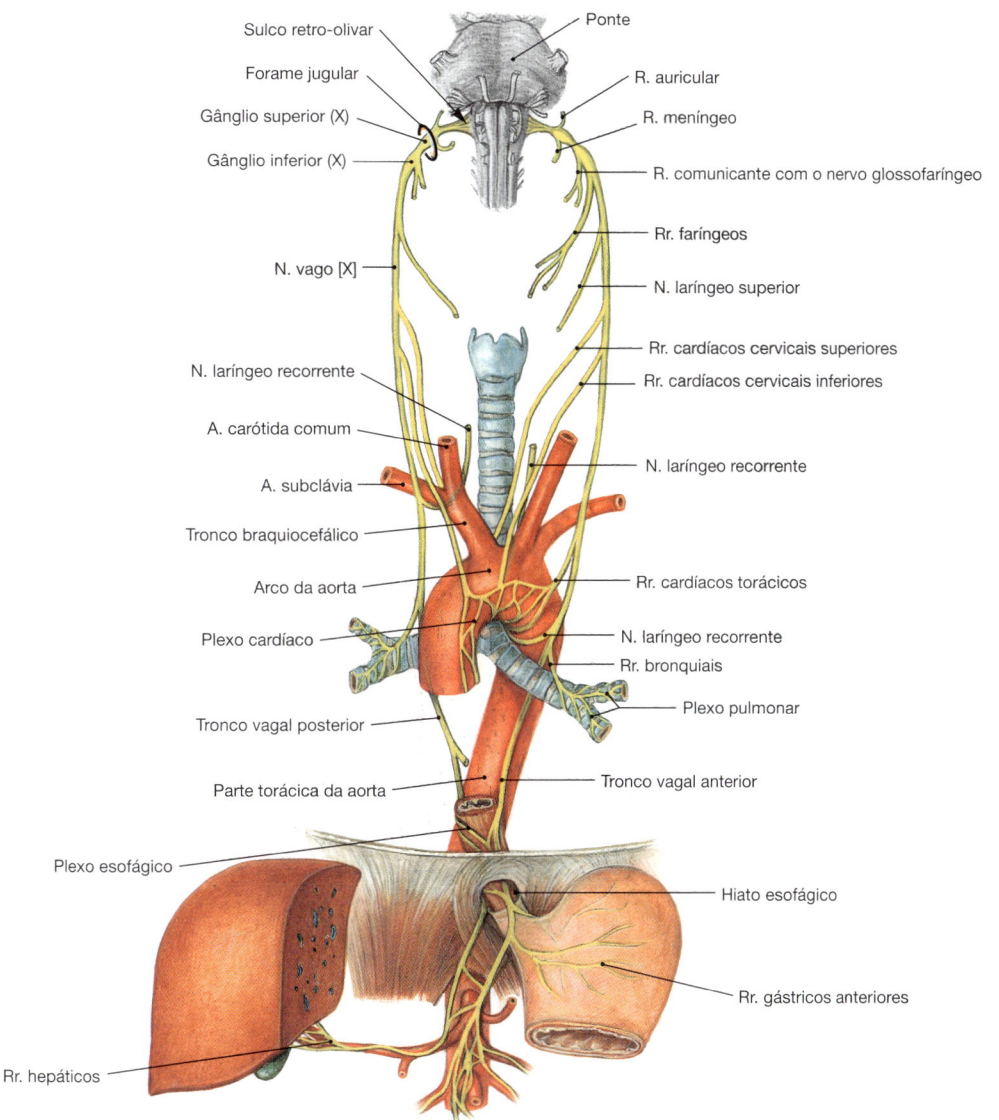

Figura 12.163 N. vago [X]; os dois ramos nervosos; vista anterior. [S700-L127]

A figura mostra o trajeto um tanto diferente dos Nn. vagos direito e esquerdo e o trajeto dos dois ramos derivados até a transição para a cavidade abdominal.

→ T 60.10

Correlações clínicas

Lesões completas do N. vago [X] ocorrem, mais frequentemente, na região do forame jugular. Por isso, na maioria das vezes, os Nn. glossofaríngeo [IX] e acessório [XI] também são afetados. De acordo com a localização da lesão, podem ocorrer problemas de deglutição e desvio da úvula para o lado sadio (lesão do plexo faríngeo), déficits sensitivos na faringe e na epiglote (ausência do reflexo do vômito, distúrbios do paladar), rouquidão (paralisia dos músculos da laringe) e taquicardias e arritmias (inervação do coração). Lesões unilaterais não afetam as funções autônomas. Lesões bilaterais, entretanto, podem causar problemas respiratórios e circulatórios, e até mesmo a morte.

Nervos Cranianos

Nervo Vago [X]

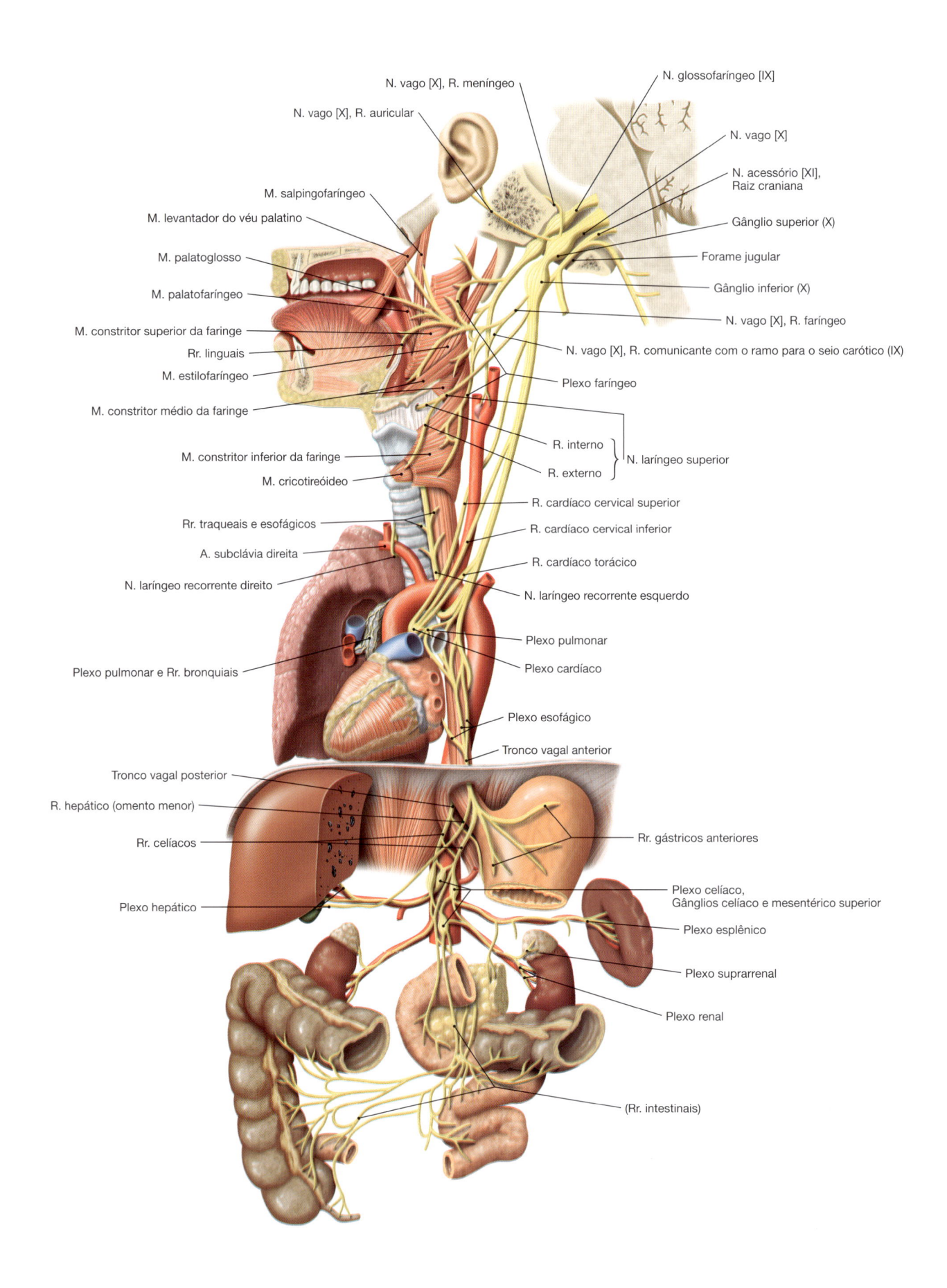

Figura 12.164 N. vago [X]; corte mediano esquemático na região da cabeça. [S700-L127]

A descrição detalhada do trajeto do N. vago [X] se encontra nas páginas seguintes.

→ T 60.10

Nervo Vago [X]

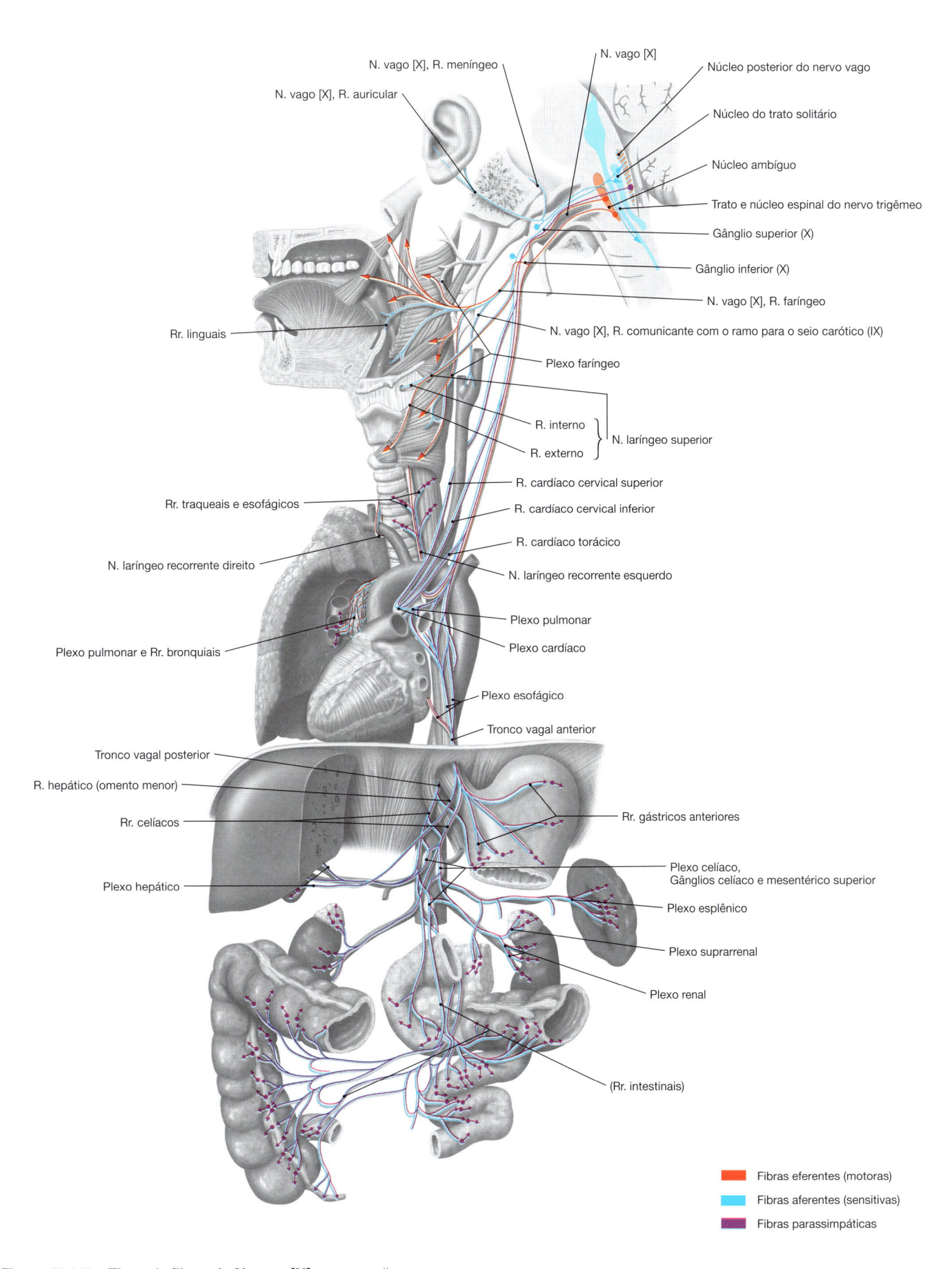

Figura 12.165 Tipos de fibras do N. vago [X]; corte mediano esquemático na região da cabeça. [S700-L127]
Os **tipos de fibras do N. vago [X]** se encontram na → Figura 12.166 e na próxima página.

415

Nervos Cranianos

Nervo Vago [X]

Nervo vago [X] → Figura 12.164
O N. vago [X] emerge, juntamente com os Nn. glossofaríngeo [IX] e acessório [XI], do sulco retro-olivar do tronco encefálico, e passa, através do forame jugular, pela base do crânio. No forame jugular está situado o seu **gânglio superior**, do qual se origina um R. meníngeo retrogradamente para a inervação sensitiva das meninges na fossa posterior do crânio. Além disso, um R. auricular se divide para a inervação de partes da parede do canal auditivo, da aurícula e do tímpano. Logo abaixo do forame jugular se encontra o **gânglio inferior**.

O N. vago [X] atravessa o pescoço e a cavidade torácica e entra na cavidade abdominal. Em seu trajeto, o N. vago [X] cada vez mais vai perdendo o seu aspecto como um tronco único. A partir do esôfago, já são percebidos dois troncos nervosos ramificados (troncos vagais anterior e posterior), e a partir do estômago as fibras se ramificam cada vez mais e se estendem através de numerosos **plexos** para o fígado, pâncreas, baço, rins, glândulas suprarrenais, intestino delgado e intestino grosso. Na altura do ponto de Cannon-Böhm (flexura esquerda do colo), as fibras do N. vago [X] terminam.

No trajeto através do **pescoço**, Rr. faríngeos se originam do N. vago [X] e esses ramos – juntamente com o N. glossofaríngeo [IX] e com fibras simpáticas – formam o **plexo faríngeo** (para inervação motora [EVE] dos Mm. constritores médio e inferior da faringe, levantador do véu palatino e da úvula; para inervação parassimpática [EVG] das glândulas da faringe; e para inervação sensitiva [AVG] da túnica mucosa da faringe).

Originam-se, ainda, o R. lingual (fibras gustatórias da raiz da língua e da epiglote, AVE), o N. laríngeo superior (com um R. externo para os Mm. cricotireóideo e constritor inferior da faringe e um R. interno para a inervação sensitiva da túnica mucosa da laringe acima das pregas vocais), e os Rr. cardíacos cervicais superiores e inferiores para formar o plexo cardíaco (por isso também controla a pressão sanguínea).

Na **parte torácica**, o N. vago [X] origina o N. laríngeo recorrente. Ele contorna à esquerda o arco da aorta e, à direita, a A. subclávia, e se estende para trás em direção à laringe. Aí ele inerva todos os músculos da laringe (com exceção do M. cricotireóideo) e a túnica mucosa abaixo das pregas vocais. Na região torácica origina ainda os Rr. cardíacos torácicos para formar o plexo cardíaco. Os Rr. bronquiais atingem o plexo pulmonar e inervam a musculatura e as glândulas da árvore bronquial. O estado de tensão dos alvéolos pulmonares é detectado por intermédio do N. vago [X], agindo no ajuste reflexo da respiração.

Os Nn. vagos [X] direito e esquerdo formam, ao redor do segmento médio do esôfago, um plexo denso (plexo esofágico), do qual se originam, finalmente, o tronco vagal anterior (com fibras derivadas, principalmente, do N. vago [X] esquerdo) e o tronco vagal posterior (com fibras derivadas, principalmente, do N. vago [X] direito). Ambos os troncos se estendem com o esôfago através do diafragma para a **cavidade abdominal**. A partir do estômago, os troncos se ramificam mais ainda e atingem os órgãos abdominais acima mencionados por meio de numerosos plexos.

Tipos de fibras do N. vago [X] → Figuras 12.165 e 12.166
As fibras **parassimpáticas** (EVG) do N. vago [X] originam-se do núcleo posterior do nervo vago no bulbo e inervam as glândulas e a musculatura lisa das vísceras.

As fibras **aferentes viscerais gerais** (AVG) desses mesmos órgãos se projetam para o núcleo posterior do nervo vago e para o núcleo solitário.

As fibras **eferentes viscerais especiais** (EVE) originam-se do núcleo ambíguo e inervam a musculatura estriada esquelética do palato, da faringe, da laringe e do esôfago.

As fibras **aferentes viscerais gerais** (AVG) derivadas da túnica mucosa dessas mesmas estruturas projetam-se para o núcleo posterior do nervo vago e para o núcleo solitário.

As fibras **aferentes somáticas gerais** (ASG), derivadas do meato acústico externo e das meninges da fossa posterior do crânio, projetam-se para o núcleo espinal do nervo trigêmeo.

As **fibras gustatórias** (AVE) da raiz da língua e da epiglote estendem-se para o núcleo do trato solitário.

N. vago [X]	
Núcleos (tipo)	• Núcleo ambíguo (EVE) • Núcleo solitário (AVE, AVG) • Núcleo espinal do nervo trigêmeo (ASG) • Núcleo posterior do nervo vago (EVG, AVG)
Local de saída no encéfalo	• Bulbo: sulco retro-olivar
Posição no espaço subaracnóideo	• Cisterna basal
Passagem pela base do crânio	• Forame jugular
Áreas de suprimento	**Inervação motora:** • Músculos da faringe (parte caudal), M. levantador do véu palatino, M. da úvula • Músculos da laringe **Inervação sensorial:** • Base da língua **Inervação sensitiva:** • Dura-máter da fossa posterior do crânio • Meato acústico externo (parte profunda em formato de meia-lua) • Membrana timpânica (externamente) **Inervação parassimpática:** • Órgãos do pescoço, do tórax e do abdome até a flexura esquerda do colo (ponto de Cannon-Böhm)

Nervo Vago [X]

Órgãos efetores | Reorganização | Nervo craniano | Regiões nucleares

- Glândulas, musculatura lisa até o ponto de Cannon-Böhm
- Pescoço (p. ex., glândulas traqueais)
- Tórax (p. ex., coração e pulmões)
- Abdome (p. ex., intestino)

Órgãos próximos, geralmente gânglios intramurais

- Musculatura da faringe
- Musculatura do palato
- Musculatura da laringe

- Tegumento
  - do meato acústico externo
  - da aurícula
  - dura-máter

Gânglio superior [IX]

- Receptores de estiramento da aorta e dos pulmões
- Mucosa da faringe e da laringe
- Mucosa do sistema digestório

Gânglio inferior [IX]

- Paladar (faringe e epiglote)

Gânglio inferior [IX]

Forame jugular — N. vago [X]

- Núcleo posterior do N. vago
- Núcleo ambíguo
- Núcleo espinal do N. trigêmeo
- Núcleo do trato solitário, parte inferior
- Núcleo do trato solitário, parte superior (núcleo gustatório)

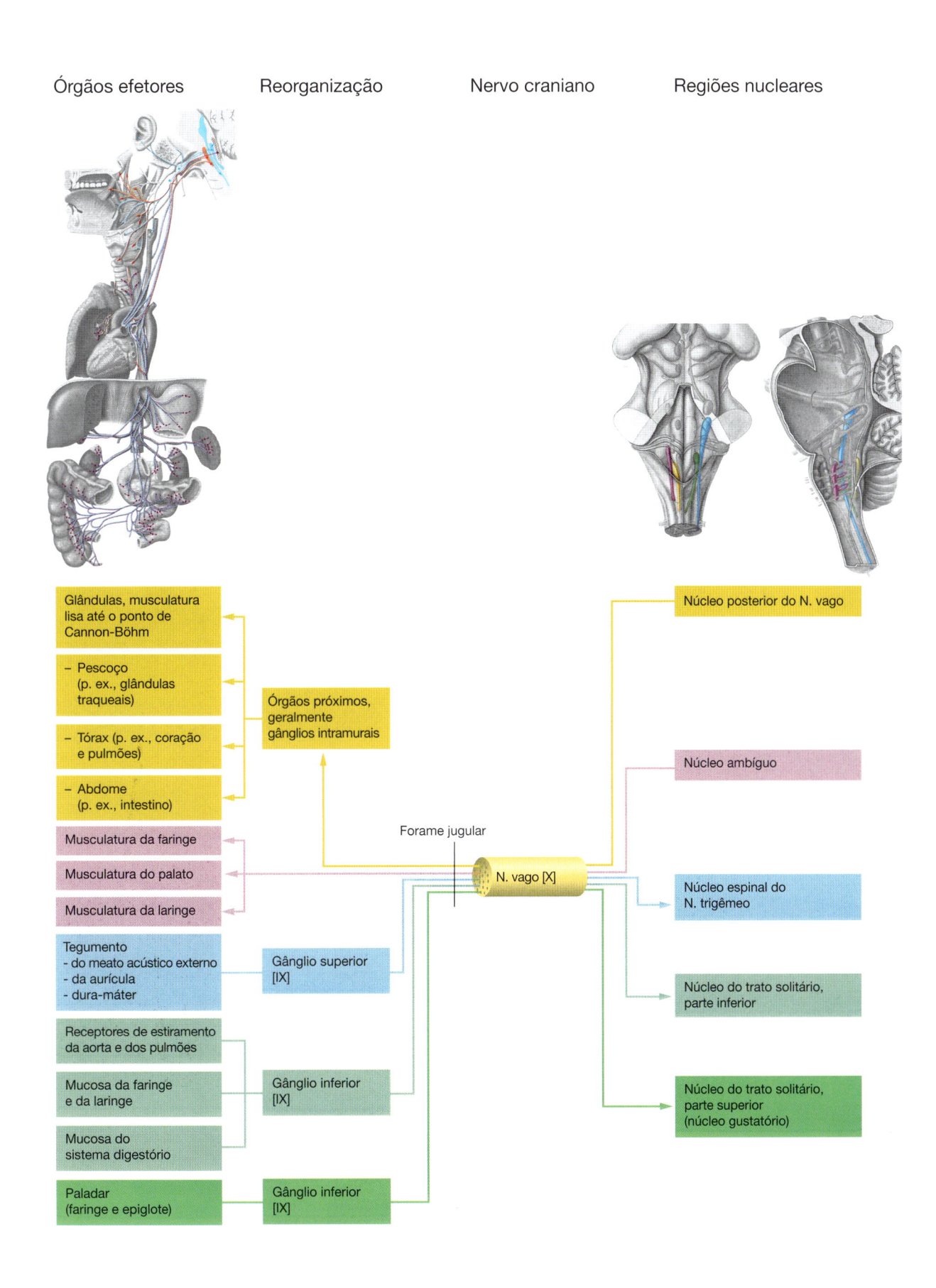

Figura 12.166 Características das fibras, núcleos dos nervos cranianos e efetores do N. vago [X]; vista lateral. [S700-L127-L238]

Nervos Cranianos

Nervo Acessório [XI]

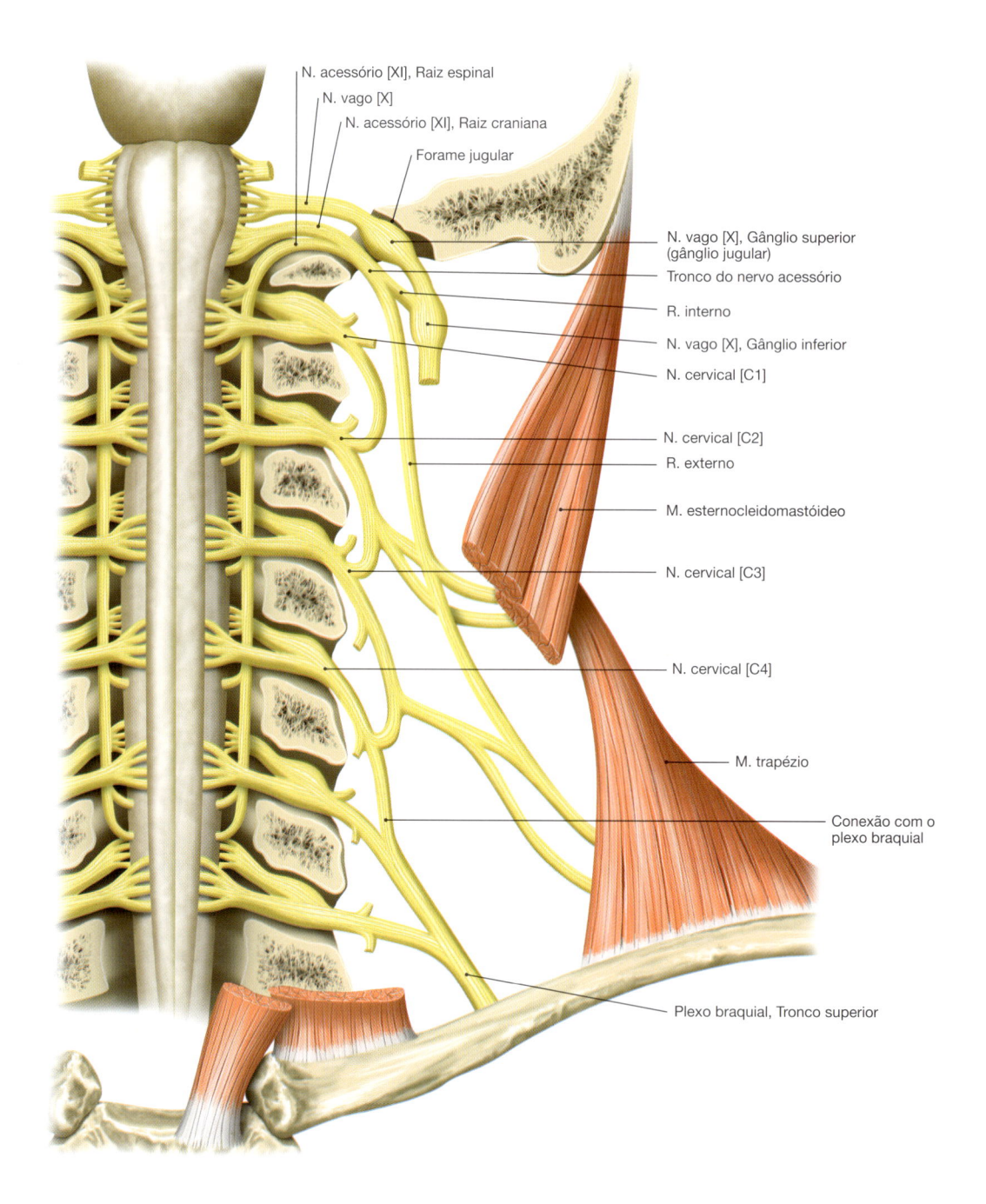

Figura 12.167 N. acessório [XI]; vista anterior; o canal vertebral e o crânio estão abertos. [S700-L127]

O N. acessório [XI] emerge, juntamente com o N. glossofaríngeo [IX] e o N. vago [X], do sulco retro-olivar do tronco encefálico e passa pelo forame jugular com os outros dois nervos através da base do crânio. Suas fibras têm duas raízes. A **raiz craniana** do N. acessório [XI] origina-se do núcleo ambíguo no bulbo. Ela se une à **raiz espinal** do N. acessório [XI] na altura do forame jugular; as fibras da raiz espinal originam-se, de forma segmentar, entre as raízes anteriores e posteriores da região cervical da medula espinal. No entanto, existe uma discussão quanto ao N. acessório [XI] ser realmente um nervo craniano, porque seu núcleo espinal (núcleo do N. acessório) está localizado nas células anteriores da parte cervical da medula espinal, enquanto o núcleo cranial pode ser atribuído à parte basilar do núcleo ambíguo e, portanto, ao N. vago [X]. De modo correspondente, as fibras originadas de C1 a C7 são combinadas em uma **raiz espinal do N. acessório**, e as fibras do núcleo ambíguo são combinadas em uma **raiz craniana do N. acessório**. Segundo os livros-texto, as fibras da raiz craniana passam por baixo do forame jugular como o R. interno em direção ao N. vago [X] (entretanto, de acordo com achados recentes, o N. acessório [XI] não teria uma raiz craniana, nem conexões com o N. vago [X], enquanto outras pesquisas não confirmam isto). A raiz craniana está envolvida na inervação da musculatura da faringe e da laringe e, por isso, tecnicamente falando, não é propriamente atribuída ao N. acessório [XI]. As fibras da raiz espinal seguem caudalmente, suprindo o M. esternocleidomastóideo e, em seguida, através do trígono cervical lateral, seguem em direção à margem anterior do M. trapézio, inervando também este músculo.

→ T 60.11

Nervo Acessório [XI]

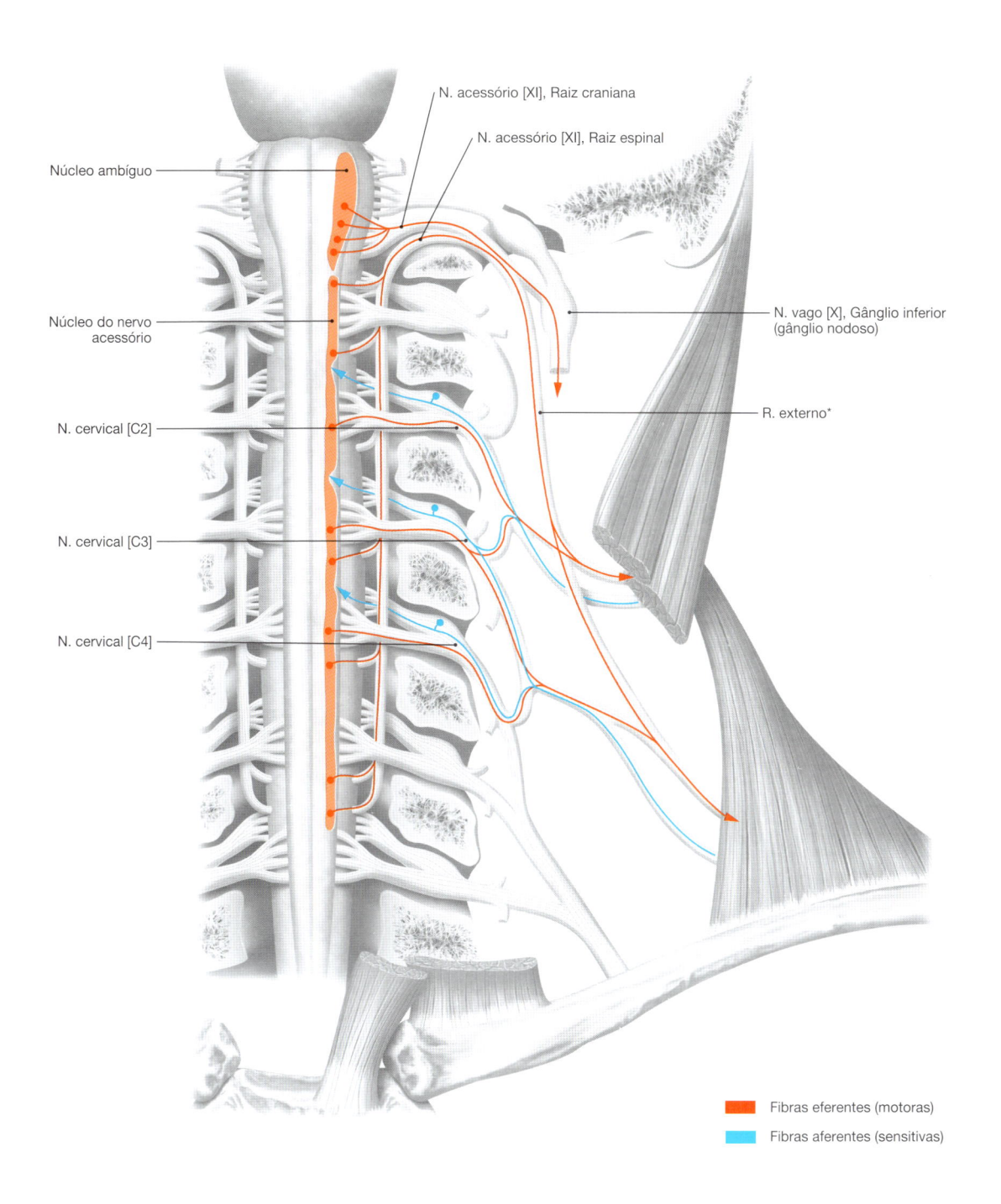

Figura 12.168 Tipos de fibras do N. acessório [XI]; vista anterior; o canal vertebral e o crânio estão abertos. [S700-L127]

O N. acessório [XI] inerva os Mm. esternocleidomastóideo e trapézio. Suas fibras se originam do núcleo do nervo acessório, correspondendo às fibras **eferentes viscerais especiais** (EVE).

*Para o M. esternocleidomastóideo e para o M. trapézio

Correlações clínicas

Devido a seu trajeto relativamente superficial no trígono cervical lateral, as **lesões do N. acessório [XI]** são frequentes. São geralmente de natureza iatrogênica (p. ex., após ressecção de linfonodos), ou após lesões no pescoço. Caso o N. acessório [XI] tenha sido lesionado acima da saída dos ramos para o M. esternocleidomastóideo, o paciente não consegue mais virar a cabeça para o lado sadio (paralisia do M. esternocleidomastóideo). Além disso, a pessoa não consegue levantar o braço acima da horizontal (paralisia do M. trapézio). No entanto, na maioria das vezes, a lesão do nervo se encontra abaixo da saída dos ramos para o M. esternocleidomastóideo no trígono cervical lateral. As consequências são o abaixamento do ombro e dificuldades de levantar o braço acima da horizontal.

Nervos Cranianos

Nervo Acessório [XI]

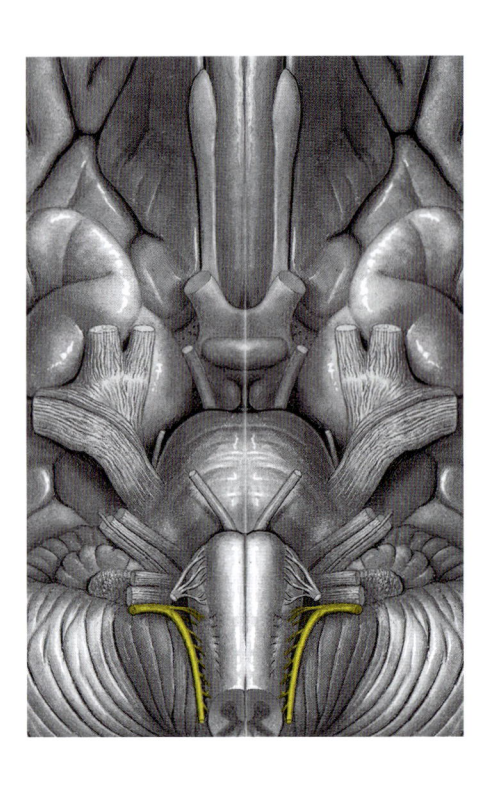

Figura 12.169 Emergência do N. acessório [XI] no tronco encefálico; vista inferior. [S700]
O NC XI emerge anterior do tronco encefálico, posteriormente à oliva.

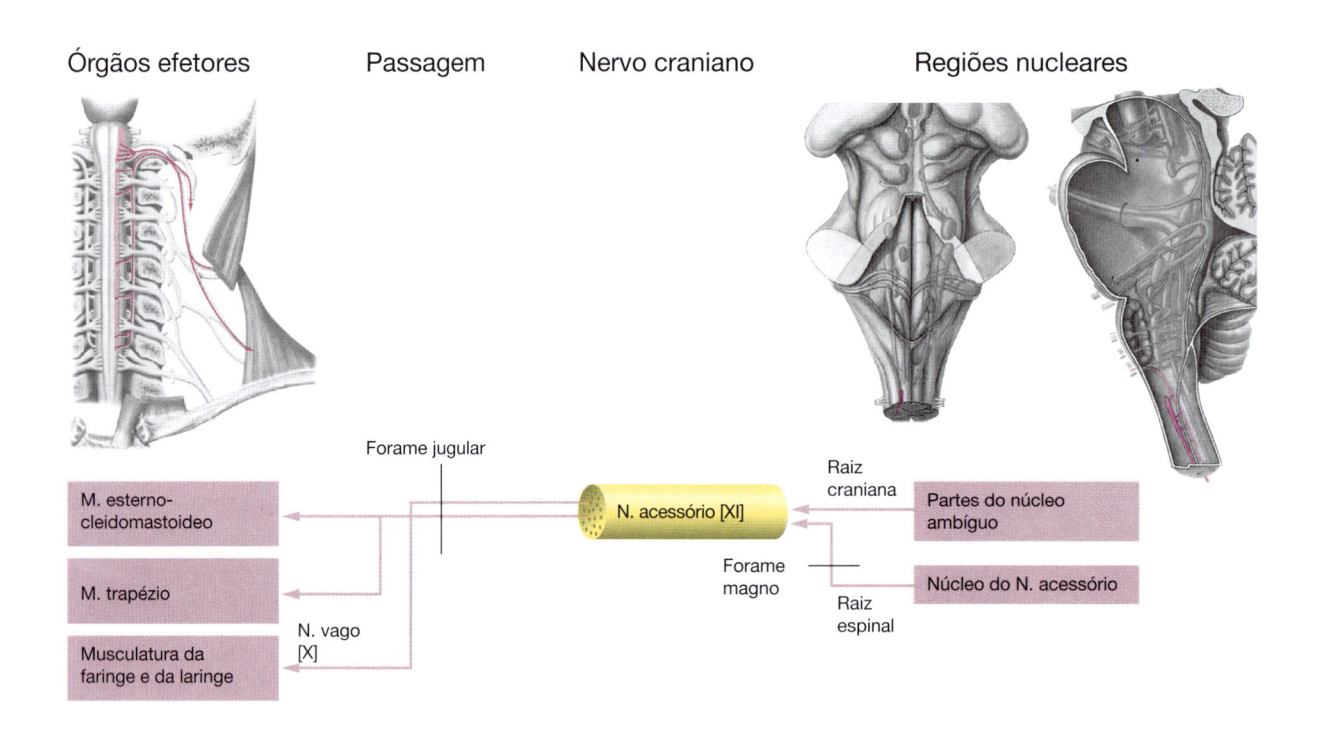

Figura 12.170 Características das fibras, núcleos dos nervos cranianos e efetores do N. acessório [XI]; vista frontal, canal vertebral e crânio abertos. [S700-L127-L238]

Nervo Hipoglosso [XII]

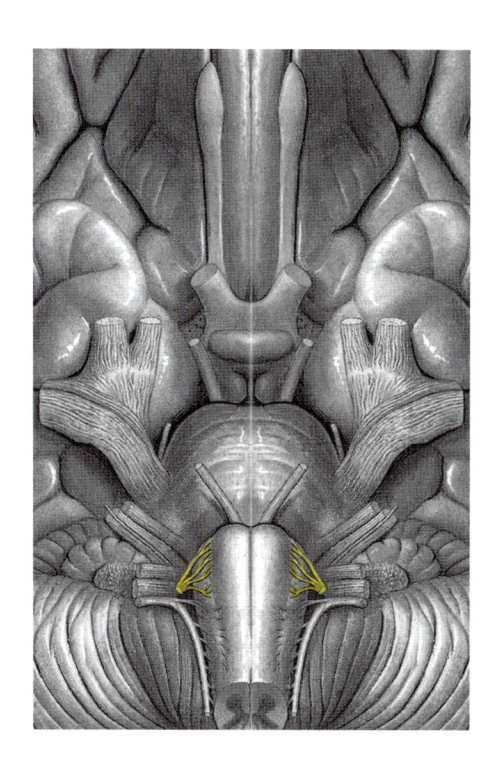

Figura 12.171 Emergência do N. hipoglosso [XII] no tronco encefálico; vista inferior. [S700]
O NC XII surge no lado anterior do tronco encefálico, no sulco anterolateral entre a oliva e a pirâmide (sulco pré-olivar).

Órgãos efetores   Passagem   Nervo craniano   Regiões nucleares

Canal do N. hipoglosso

Mm. longitudinais superior e inferior da língua
M. vertical da língua
M. transverso da língua

M. estiloglosso
M. hioglosso
(retração)

M. genioglosso
(protrusão)

N. hipoglosso [XII]

Núcleo do N. hipoglosso

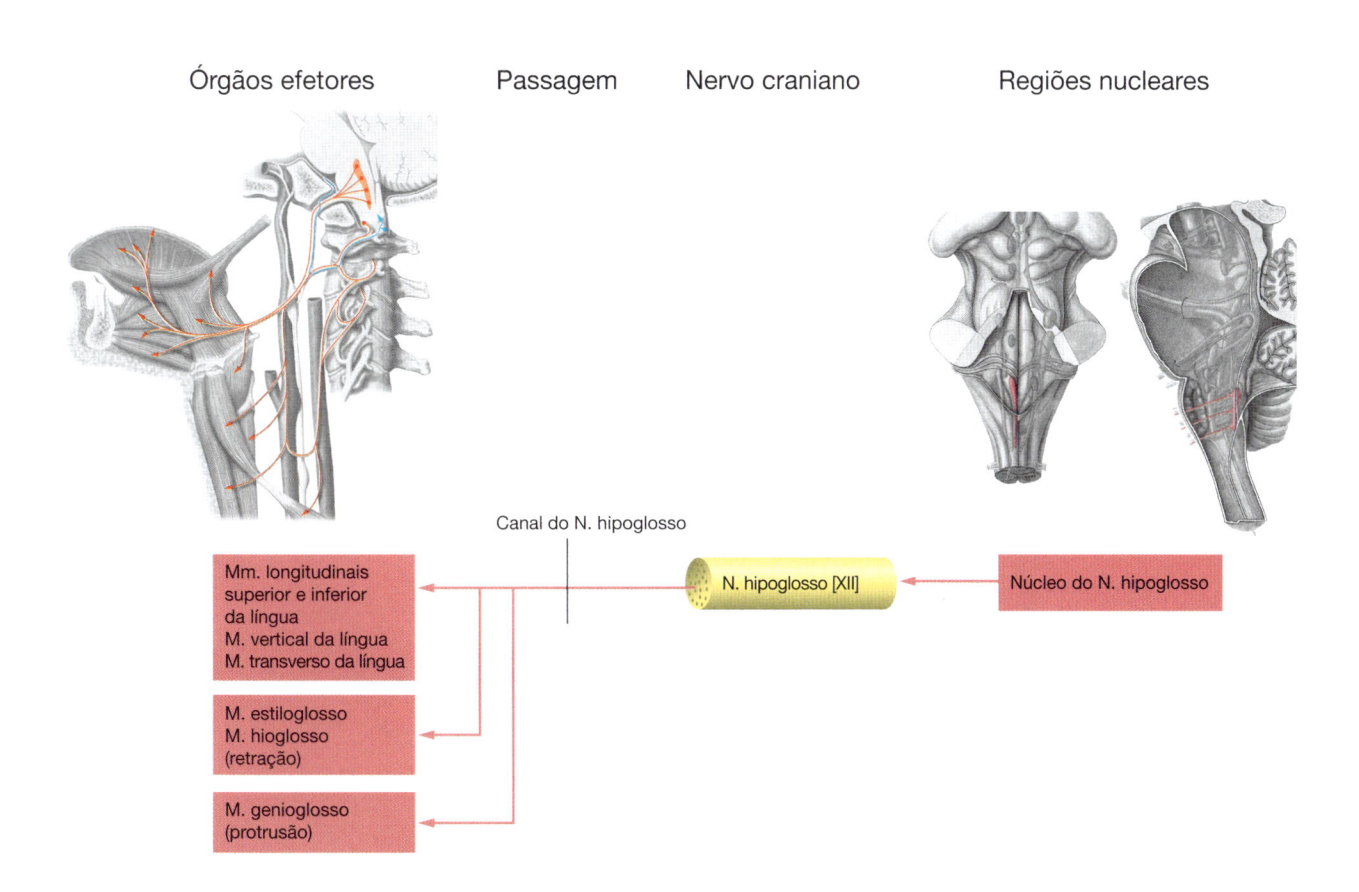

Figura 12.172 Características das fibras, núcleos dos nervos cranianos e efetores do N. hipoglosso [XII]; vista esquerda. [S700-L-127-L238]

Nervos Cranianos

Nervo Hipoglosso [XII]

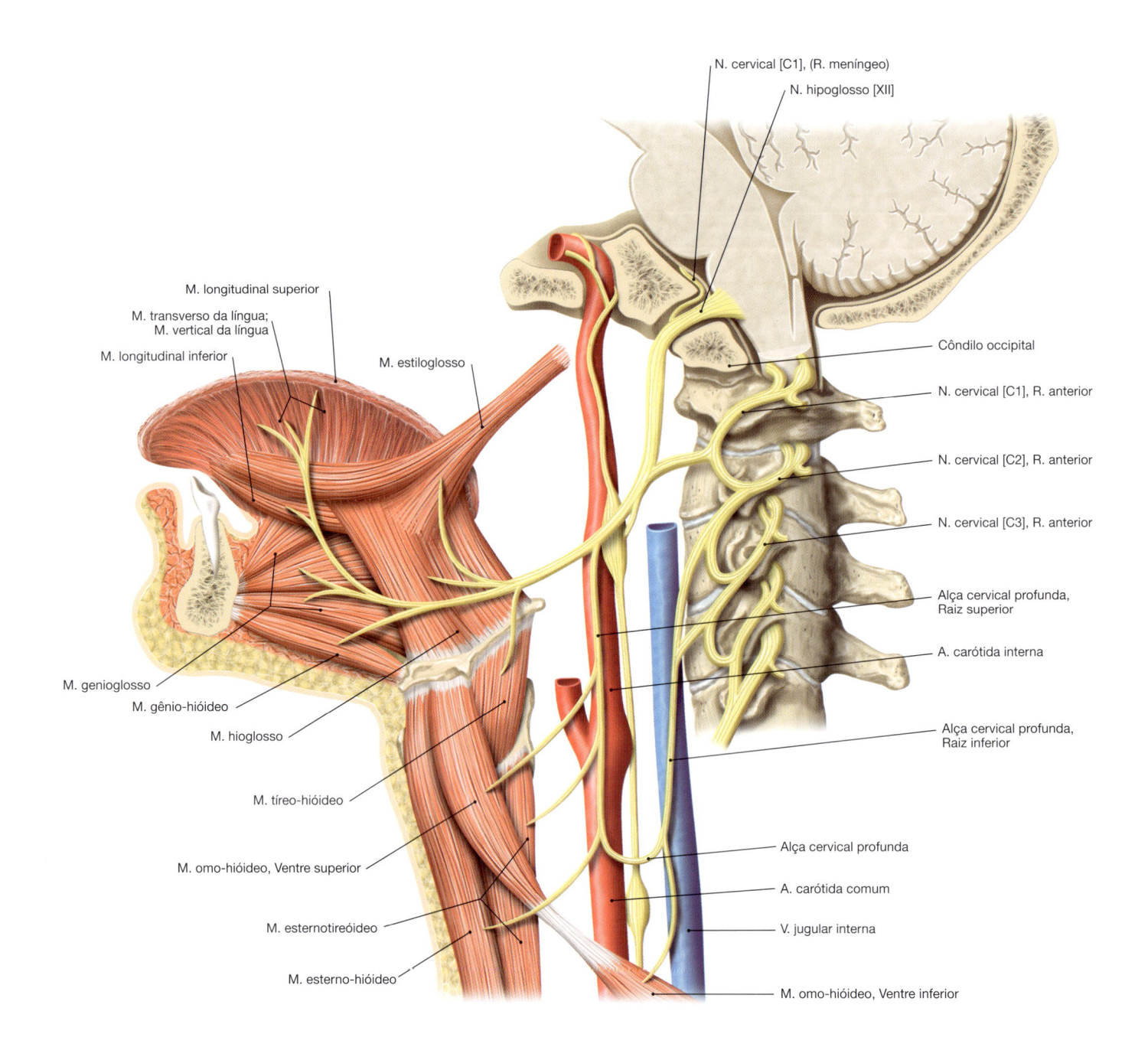

Figura 12.173 N. hipoglosso [XII]; corte mediano esquemático; vista pelo lado esquerdo. [S700-L127]

As fibras do N. hipoglosso [XII] originam-se do núcleo do nervo hipoglosso no bulbo e emergem na forma de vários feixes radiculares, entre a pirâmide e a oliva, no sulco anterolateral. Após a associação das fibras para a formação do N. hipoglosso [XII], o nervo atravessa o **canal do nervo hipoglosso**. Abaixo da base do crânio, as fibras dos nervos espinais C1 e C2 se unem, acompanhando o N. hipoglosso [XII] por um pequeno segmento. Com outras fibras derivadas de C2 e C3, formam a **alça cervical profunda** e também inervam o M. gênio-hióideo. O N. hipoglosso [XII] estende-se para baixo, por trás do N. vago [X], no feixe vasculonervoso, posterior à faringe e, em seguida, se volta, em forma de arco, em torno de 90° na direção anteromedial. Ele segue pela margem superior do trígono carótico, cruza a A. carótida externa no local de saída da A. lingual e, entre o M. hioglosso e o M. milo-hióideo, chega à língua, cuja musculatura intrínseca é completamente inervada por ele, além dos Mm. estiloglosso, hioglosso e genioglosso.

→ T 60.12

Nervo Hipoglosso [XII]

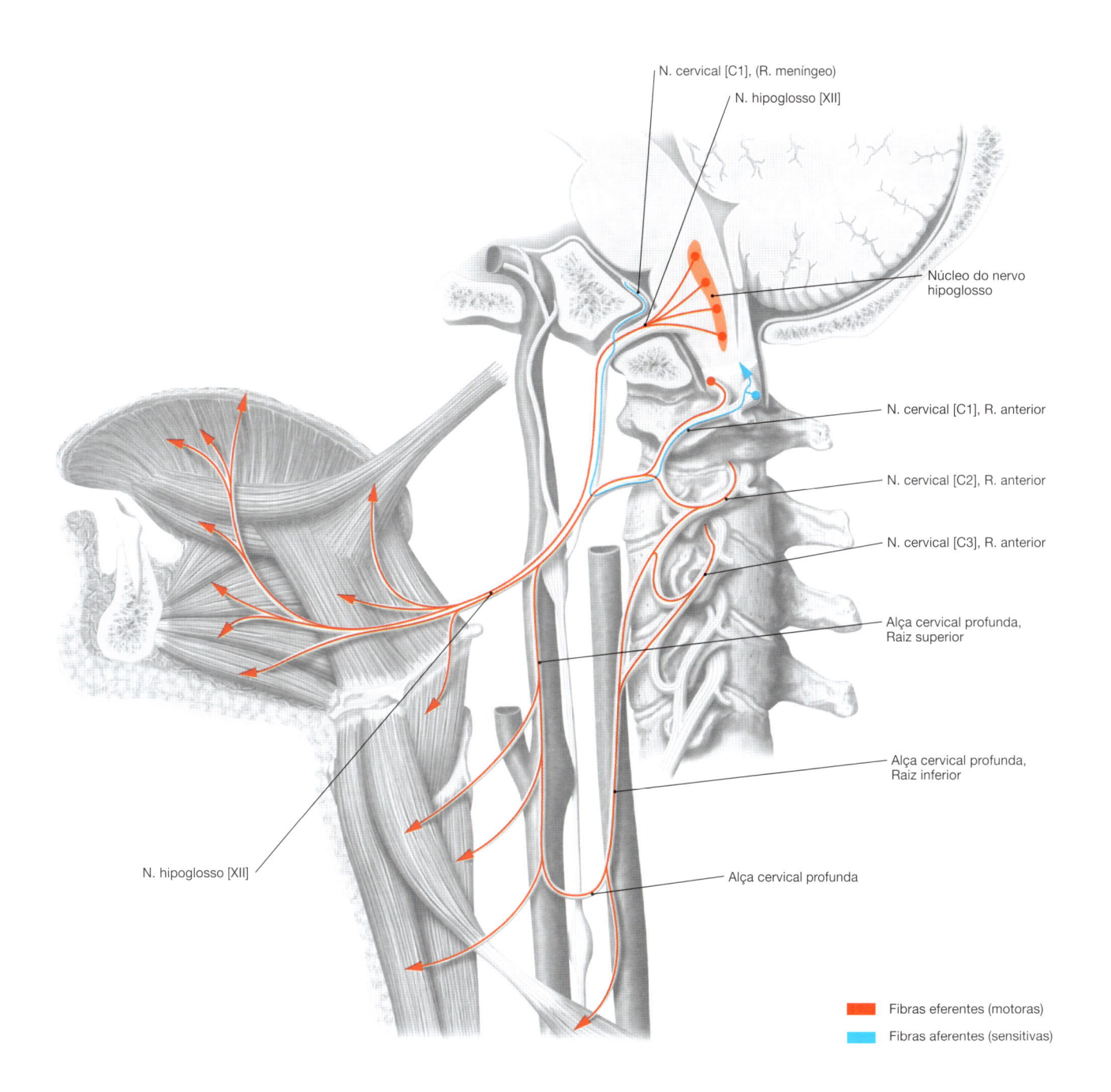

Figura 12.174 Tipos de fibras do N. hipoglosso [XII]; corte mediano esquemático; vista pelo lado esquerdo. [S700-L12/]
O N. hipoglosso [XII] é composto por fibras **eferentes somáticas gerais** (ESG) derivadas do núcleo do nervo hipoglosso, com as quais inerva a musculatura intrínseca da língua, além dos Mm. estiloglosso, hioglosso e genioglosso.

Correlações clínicas

A **lesão unilateral** periférica **do N. hipoglosso [XII]** ou de seu núcleo, por exemplo, devido a uma fratura na base do crânio, causa desvios da língua para o lado afetado, uma vez que a musculatura lingual ainda intacta do lado oposto comprime o lado paralisado (→ Figura). Caso a paralisia ainda se mantenha por mais tempo, são observados sinais de atrofia muscular no lado paralisado. Devido à deficiência da musculatura da língua, ocorrem, ainda, disfagia (distúrbio da deglutição) e disartria (distúrbio da fala). No caso de lesão supranuclear, os músculos contralaterais da língua são paralisados, de modo que o local do agravo no encéfalo é o mesmo que o lado íntegro da língua. Devido à posição paramediana próxima, ocorre com frequência lesão bilateral dos núcleos do N. hipoglosso.

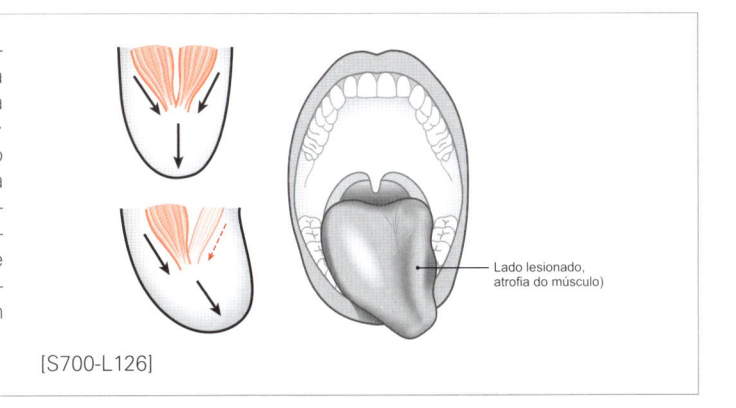

[S700-L126]

Medula Espinal

Segmentos da Medula Espinal

Segmentos cervicais [C1–C8]

Segmentos torácicos [T1–T12]

Raízes dos nervos torácicos

Segmentos lombares [L1–L5]

Segmentos sacrais [S1–S5]

Segmentos coccígeos [Co1–Co3]

Cauda equina

Raízes dos nervos lombares

Raízes dos nervos sacrais

Raízes dos nervos coccígeos

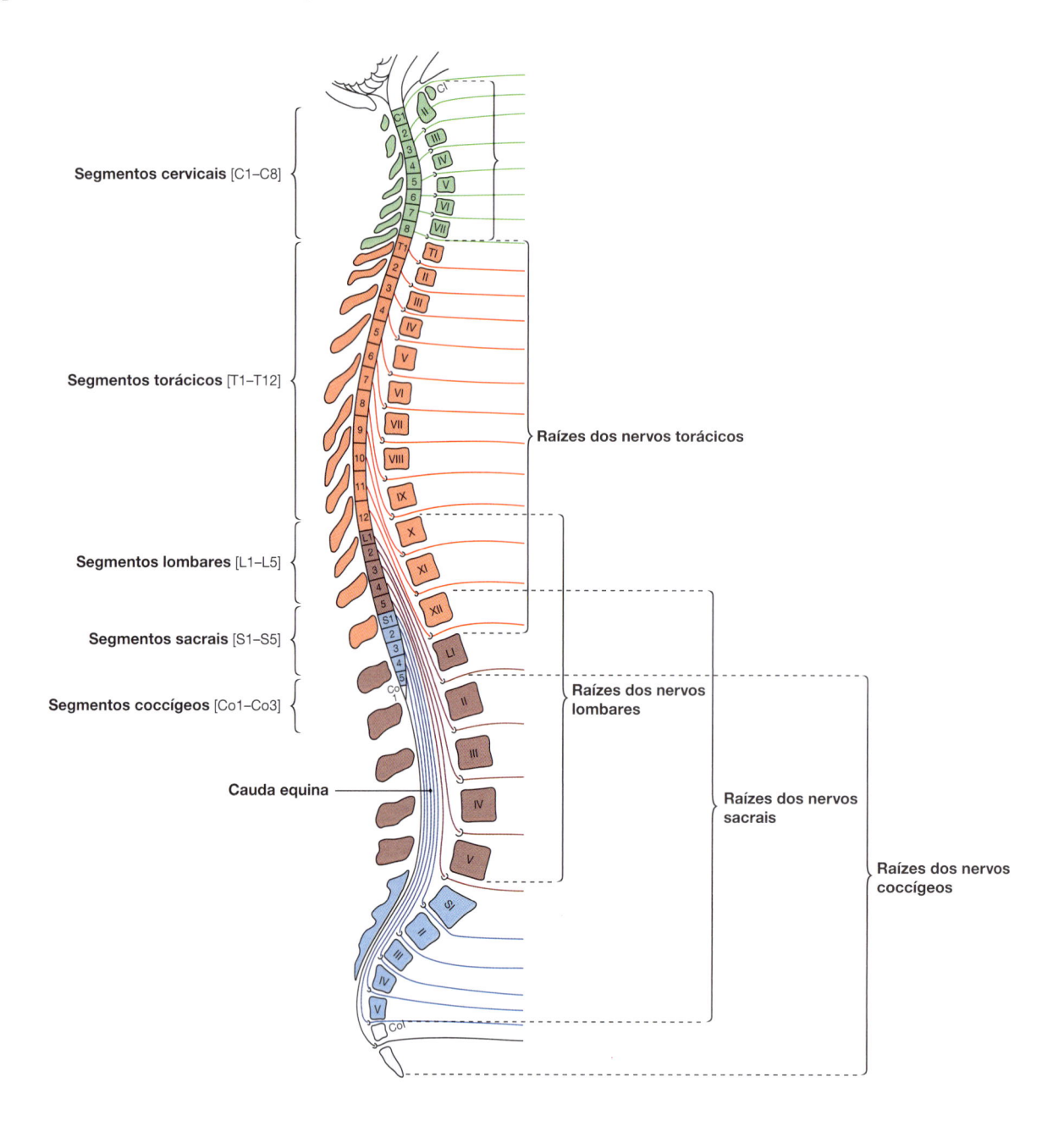

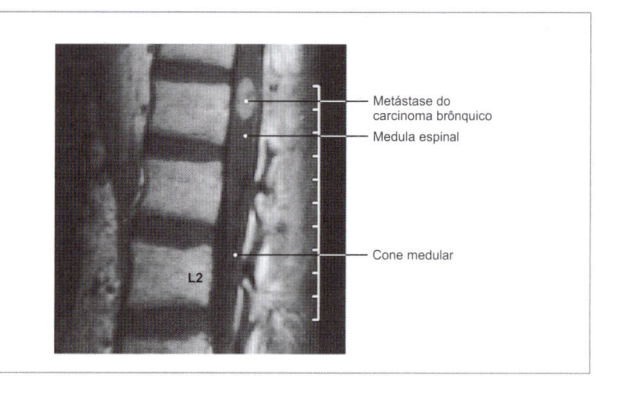

Figura 12.175 Segmentos da medula espinal; corte mediano esquemático; vista pelo lado esquerdo; os segmentos foram destacados em cores. [S700-L126]/[(B500~M492-L316)/G1083]
A medula espinal é composta por oito segmentos cervicais (C1 a C8), doze segmentos torácicos (T1 a T12), cinco segmentos lombares (L1 a L5), cinco segmentos sacrais (S1 a S5) e um a três segmentos coccígeos (Co1 a Co3). No adulto, a medula espinal atinge o nível das 1ª a 2ª vértebras lombares (L I a L II).

As raízes segmentares dos nervos espinais atravessam seus respectivos forames intervertebrais. Como a medula espinal termina em posição muito mais alta do que os forames relacionados com as raízes dos nervos espinais correspondentes, no canal vertebral, em consequência do crescimento mais rápido deste último, o trajeto das raízes dos nervos espinais no canal vertebral é cada vez mais longo da região cranial para a caudal. Abaixo de L I a L II, as raízes dos nervos espinais que seguem no interior do canal vertebral formam a chamada cauda equina.

Correlações clínicas

Estreitamentos do canal vertebral de todos os tipos ocasionam distúrbios dos neurônios relacionados com os segmentos. Tumores ou prolapsos medianos dos discos intervertebrais abaixo do segmento S3 da medula espinal podem causar a **síndrome do cone medular** (lesão dos segmentos S3 a Co3 da medula espinal) ou a **síndrome da cauda equina** (lesão das raízes dos nervos espinais na região da cauda equina). Consequentemente, ocorrem distúrbios de sensibilidade (bloqueio em sela), paralisias flácidas, incontinência e disfunção erétil.
[R317]

- Metástase do carcinoma brônquico
- Medula espinal
- Cone medular

Segmentos da Medula Espinal

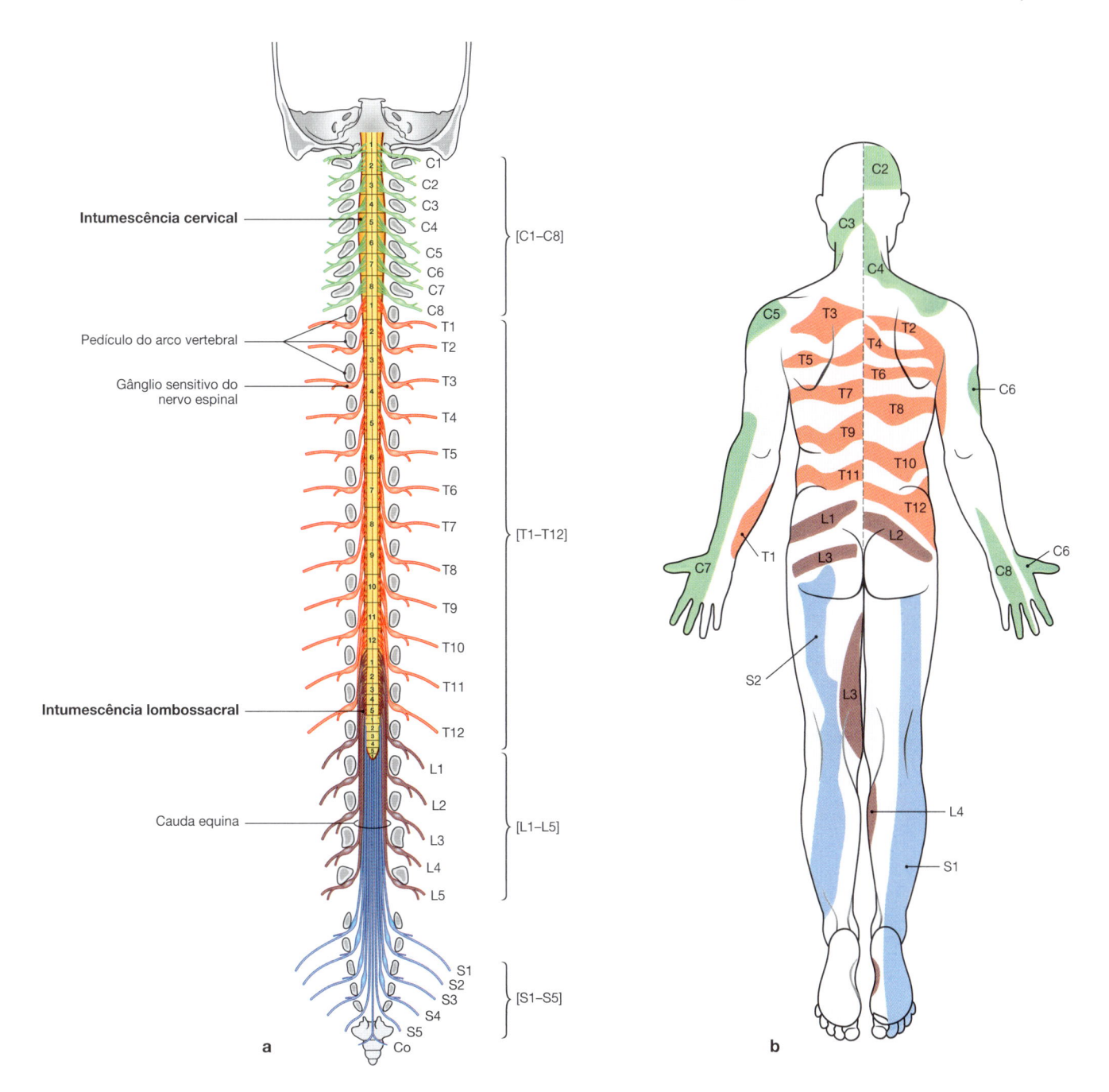

Figura 12.176a e b Segmentos da medula espinal e seus dermátomos.
a Representação esquemática de corte frontal; vista anterior. [S700-L126]/[E402-004]
b Representação esquemática dos dermátomos inervados e os segmentos correspondentes da medula espinal. [S700-L126]/[F1067-001]
Como a medula espinal – devido ao crescimento mais lento durante o desenvolvimento – é essencialmente mais curta do que a coluna vertebral, as raízes dos nervos espinais são sempre mais longas da região cranial para a caudal, e seguem em direção lateral com um trajeto cada vez mais diagonal. No adulto, a medula espinal termina aproximadamente na altura de L I a L II (ela pode também terminar já na altura de T XII ou atingir a altura de L II a L III). Consequentemente, as raízes anteriores e posteriores se localizam em segmentos da coluna vertebral que são mais altos do que o nervo espinal associado que sai do canal vertebral. Abaixo do cone medular, as raízes anteriores e posteriores dos nervos lombares, sacrais e coccígeos seguem formando um feixe em direção caudal, até atingir os seus locais de saída a partir do canal vertebral. Este aglomerado de raízes nervosas é denominado cauda equina. No lado direito são mostradas as áreas cutâneas do dorso do corpo cuja inervação autônoma é feita pelas fibras sensitivas dos segmentos correspondentes da medula espinal.

Correlações clínicas

A **dor referida** é uma interpretação incorreta da dor visceral pelo cérebro. A dor visceral não é percebida no seu local de origem, mas em regiões cutâneas (**zonas de Head**) distantes. Normalmente, a dor se origina de uma região como o intestino, que tem poucos aferentes sensitivos; eles convergem no mesmo nível na medula espinal dos aferentes de uma determinada área da pele que tenha muitos aferentes sensitivos. Assim sendo, o cérebro refere a dor visceral para a região cutânea correspondente. Um exemplo típico é a angina do peito ou o infarto do miocárdio, que são referidos para o braço esquerdo.

Medula Espinal

Segmentos da Medula Espinal

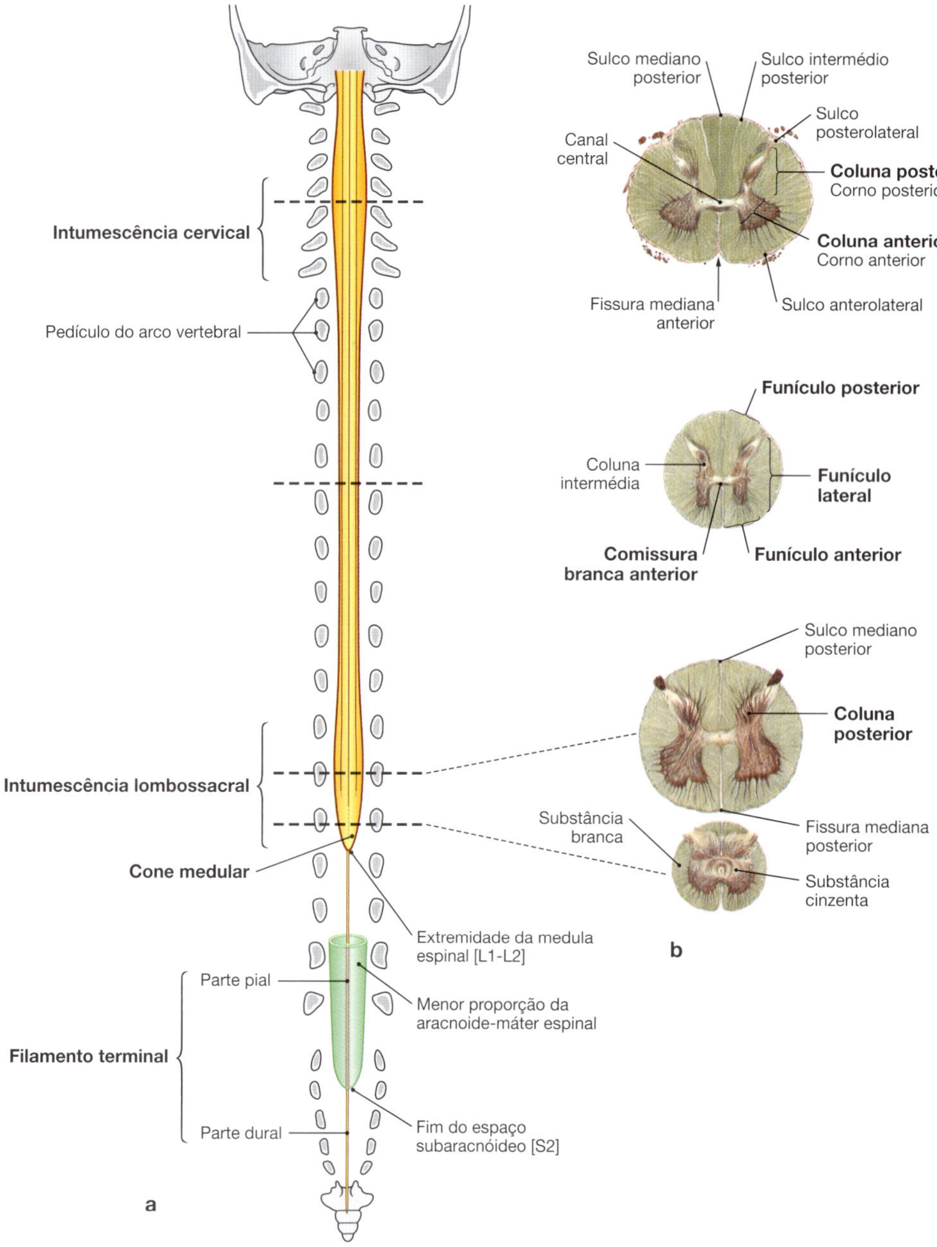

Figura 12.177a e b Medula espinal; segmentos e corte transversal.
a Vista anterior. [S700-L126]
b Corte transversal no nível das linhas tracejadas das partes cervical, torácica, lombar e sacral. [S700]

A medula espinal é a parte do SNC localizada nos dois terços superiores do canal vertebral. No adulto, ela se estende do forame magno até aproximadamente a altura de L I a L II. No recém-nascido, a medula espinal atinge a altura de L III, ou mesmo até L IV. A extremidade distal tem o formato de um cone (cone medular). No cone medular, uma delicada rede de tecido conjuntivo (filamento terminal) derivada de partes da pia-máter, se apresenta pendente e continua em direção caudal no canal vertebral. Na região das raízes dos nervos espinais para os membros, o diâmetro da medula espinal se alarga. O alargamento superior (intumescência cervical, C5 a T1) contém neurônios para a inervação dos membros superiores, e o alargamento inferior (intumescência lombossacral) se encontra na altura das raízes dos nervos espinais L1 a S3 e está relacionado com a inervação dos membros inferiores. Os cortes transversais através da medula espinal tornam visível a típica distribuição das substâncias branca e cinzenta. Ao contrário do cérebro, a substância cinzenta está localizada no centro da medula espinal e é circundada pela substância branca.

Os segmentos da medula espinal mais frequentemente examinados na prática clínica e seus músculos principais associados		
Segmento da medula espinal	Músculo associado	Dermátomo
C5	M. deltoide	Face lateral do braço; região do ombro
C6	M. bíceps braquial; M. braquiorradial	Polegar; região tenar
C7	M. tríceps braquial	Dedo médio
C8	Mm. interósseos da mão	Dedo mínimo; região hipotenar
L3	M. quadríceps femoral; M. iliopsoas	Face lateral do joelho
L4	M. tibial anterior	Face medial da perna
L5	M. extensor longo do hálux	Região do hálux
S1	M. tríceps sural	Região crural lateral e região da perna

12 Nervos Espinais

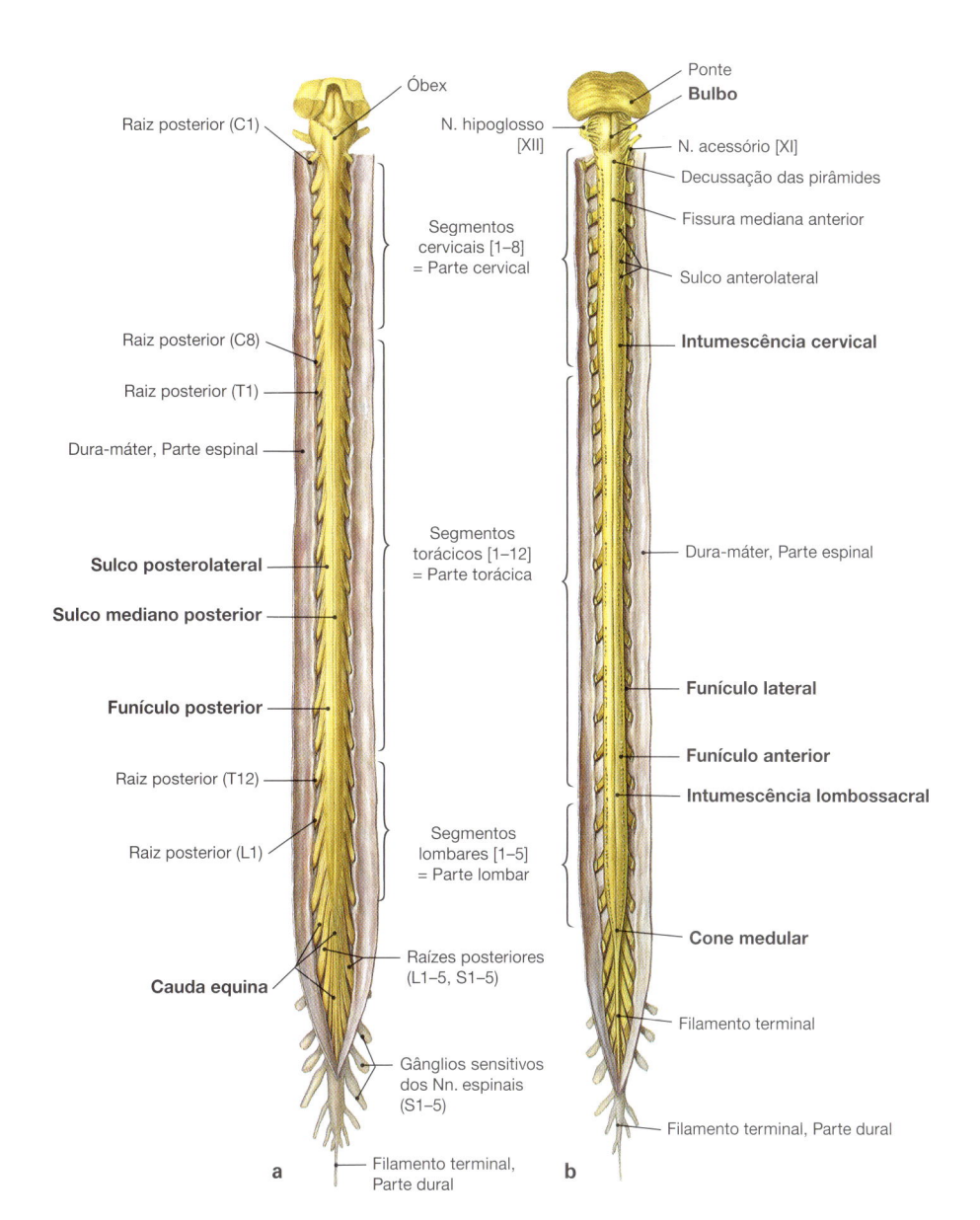

Figura 12.178a e b   Medula espinal e nervos espinais após a abertura do canal vertebral e do saco dural. [S700]
a Vista posterior.
b Vista anterior.

A medula espinal tem formato semelhante ao de uma espada e apresenta diâmetro de 1 a 1,5 cm. Ela continua caudalmente a partir do bulbo do tronco encefálico. Nas regiões cervical e lombar, sua espessura encontra-se aumentada para formar a intumescência cervical (C5 a T1) e a intumescência lombossacral (L2 a S3). Nesses locais encontram-se numerosos neurônios e fibras nervosas que estão envolvidos principalmente na inervação dos membros.

Caudalmente, a medula espinal se afila em sua extremidade, formando o cone medular.

A superfície da medula espinal é caracterizada pela presença de **sulcos longitudinais**. Anteriormente, a fissura mediana anterior segue na linha média, enquanto na face posterior segue o sulco mediano posterior. Lateralmente à fissura mediana anterior, o funículo anterior segue de ambos os lados. Associado a este se encontra o sulco anterolateral, que separa o funículo anterior do funículo lateral. Posteriormente, os funículos posteriores se encontram à direita e à esquerda do sulco mediano posterior; os funículos posteriores estão separados dos funículos laterais pelos sulcos posterolaterais.

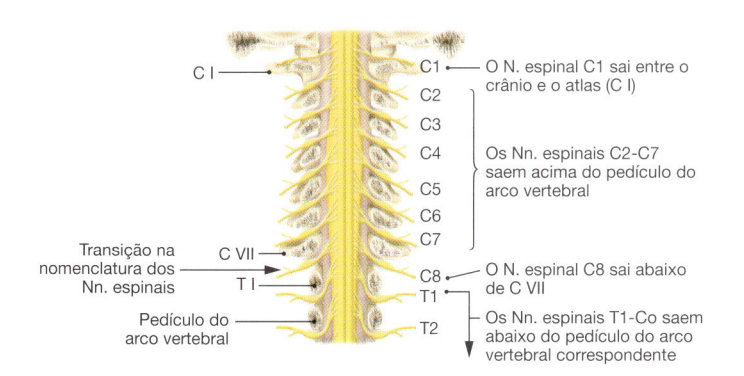

Figura 12.179   Nomenclatura dos nervos espinais. [S700-L284]
Diferentemente dos demais segmentos da medula espinal, o número de segmentos da região cervical da medula espinal não coincide com o número de vértebras. Na **região cervical**, oito segmentos cervicais estão associados a apenas sete vértebras cervicais. O primeiro par de nervos cervicais sai entre o crânio e o atlas (C I). Cada um dos pares de nervos espinais C2 a C7 sai **acima** do pedículo do arco vertebral correspondente. Na transição da 7ª vértebra cervical para a 1ª vértebra torácica, a relação muda, uma vez que o 8º nervo espinal sai abaixo da 7ª vértebra cervical. A partir de então, todos os pares de nervos subsequentes (T1 a Co) saem sempre **abaixo** do arco vertebral correspondente.

Medula Espinal

Plexos Nervosos Somáticos e Viscerais

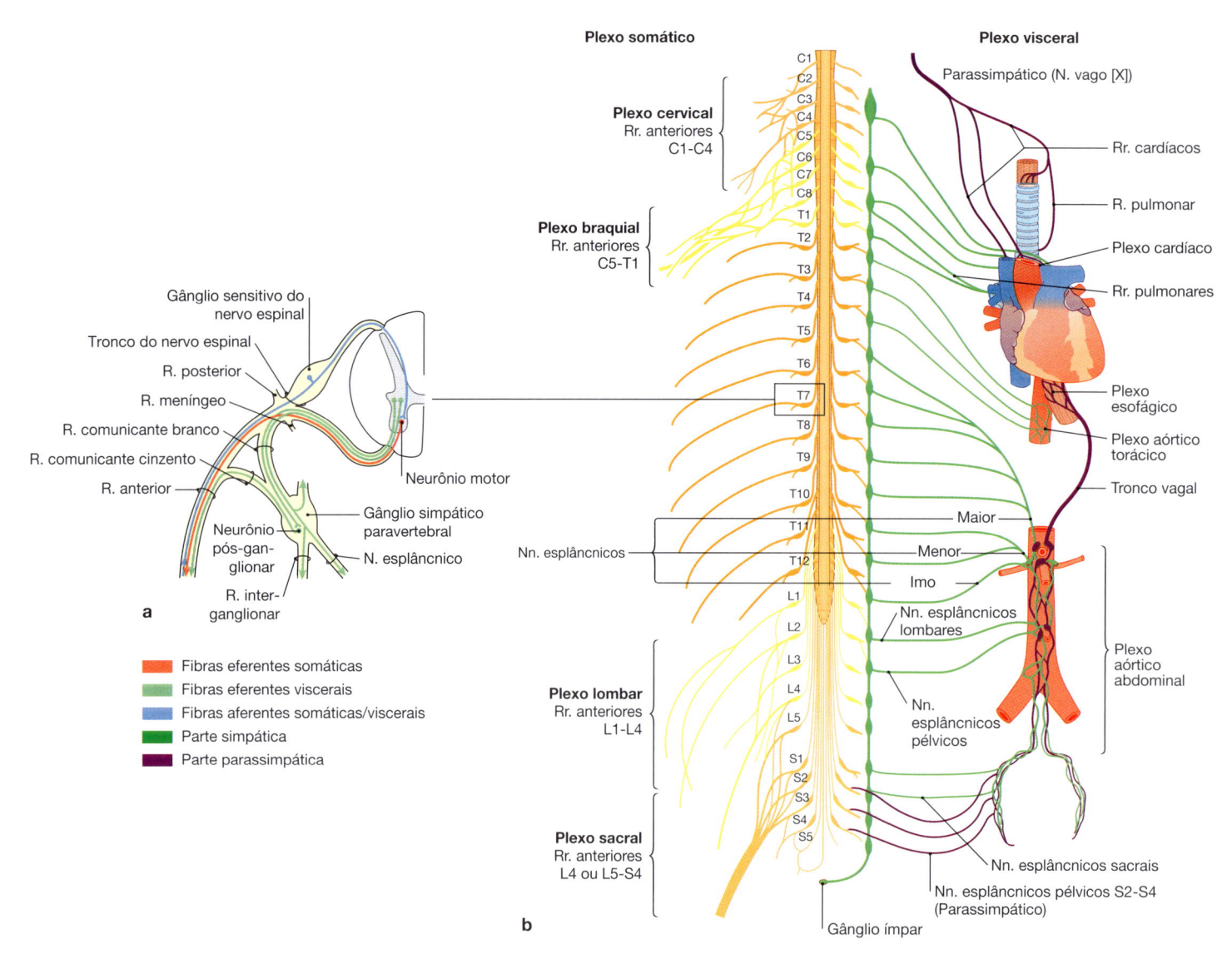

Figura 12.180a e b   Nervo espinal e plexo nervoso.
a Composição e ramificação de um nervo espinal torácico. [S700-L126]/[B500-M492-L316]
b Plexos nervosos somáticos (metade esquerda da figura) e autônomos (metade direita da figura). [S700-L126]/[E402-004]

Os **nervos espinais** são compostos por filamentos radiculares das raízes nervosas anterior e posterior, que deixam a medula espinal como **raiz anterior** (raiz motora, axônios dos neurônios motores) junto ao sulco anterolateral ou como **raiz posterior** (raiz sensitiva, axônios pseudounipolares de células nervosas, gânglio sensitivo do nervo espinal, situado na região do forame intervertebral) que penetram na medula. As fibras das raízes anterior e posterior se unem formando o tronco do nervo espinal que, com isso, recebe qualidades de fibras mistas (somatomotoras, somatossensitivas, autônomas). O tronco do nervo espinal se divide imediatamente em seus ramos terminais: **R. meníngeo, R. posterior, R. anterior**, bem como em um **R. comunicante branco** na região toracolombar para o tronco simpático e um **R. comunicante cinzento** para a condução de impulsos simpáticos.

Os **plexos nervosos (b)** podem ser somáticos (à esquerda na figura) ou viscerais (à direita na figura) e consistem em fibras de características e níveis diferentes. Do plexo partem nervos para os diferentes tecidos e órgãos-alvo. Os plexos do sistema nervoso entérico são gerados independentemente das atividades reflexas do SNC.

Os grandes **plexos nervosos somáticos** se originam a partir dos Rr. anteriores dos nervos espinais: plexo cervical (C1 a C4), plexo braquial (C5 a T1), plexo lombar (L1 a L4), plexo sacral (L4 a S4) e plexo coccígeo (S5 a Co). Com exceção do nervo espinal T1, todos os Rr. anteriores dos nervos espinais torácicos seguem independentemente e não estão envolvidos na formação de plexos.

Os **plexos nervosos viscerais** ficam próximos às vísceras e, normalmente, incluem partes eferentes (simpáticas e parassimpáticas) e partes aferentes. Entre os plexos viscerais estão incluídos os plexos cardíaco e pulmonar na cavidade torácica e o plexo aórtico abdominal, no abdome, anteriormente à aorta, o qual se estende caudalmente até as paredes laterais da pelve. O plexo pré-vertebral conduz eferências para todas as vísceras abdominais e pélvicas e inclui aferências a partir destas últimas.

Correlações clínicas

Irritações ou lesões de raízes nervosas isoladas são resumidas sob a denominação **radiculopatia**. A causa mais frequente é uma hérnia mediolateral de disco (→ Figura 12.189). Os segmentos mais comumente afetados são C4-C7 e L4/L5, bem como L5/S1 da transição lombossacral. Os pacientes se queixam geralmente de perda da sensibilidade, fraqueza muscular ou até mesmo paralisias. Os reflexos proprioceptivos estão diminuídos. Clinicamente é preciso diferenciar com precisão entre lesões radiculares e periféricas. Lesões radiculares seguem a estrutura segmentar da medula espinal. Lesões distais ao plexo se tornam perceptíveis de acordo com o padrão de inervação dos nervos periféricos.

12 Citoarquitetura Funcional da Medula Espinal

Figura 12.181 Medula espinal; organização laminar da substância cinzenta do ponto de vista citoarquitetônico (segundo Rexed, 1952), tendo como exemplo um segmento torácico (T10). [B500-L238]

Do ponto de vista histológico (ou citoarquitetônico), a substância cinzenta está dividida em várias **camadas** (ou lâminas), numeradas da região posterior para anterior de I a X (a conformação e o número de lâminas variam nos segmentos individuais da medula espinal). Além disso, diferentes **núcleos de nervos espinais** podem ser delimitados. Entretanto, os núcleos podem se estender através de várias camadas citoarquitetônicas de neurônios. A divisão em áreas de núcleos baseia-se em uma organização funcional.

Nos **cornos posteriores** (lâminas I a VI: núcleo torácico posterior [coluna de Stilling-Clark], núcleo próprio, substância gelatinosa) encontram-se neurônios para aferências sensitivas (estímulos cutâneos, estímulos da sensibilidade profunda, estímulos de dor derivados da periferia), que, neste local, são interconectadas e retransmitidas. Os **cornos laterais** (lâmina VII) abrigam neurônios (núcleo intermediolateral) para as eferências autônomas. Nos **cornos anteriores** (coluna anterior; lâminas VIII e IX) estão localizados os neurônios motores para as eferências direcionadas à musculatura (neurônios eferentes somáticos).

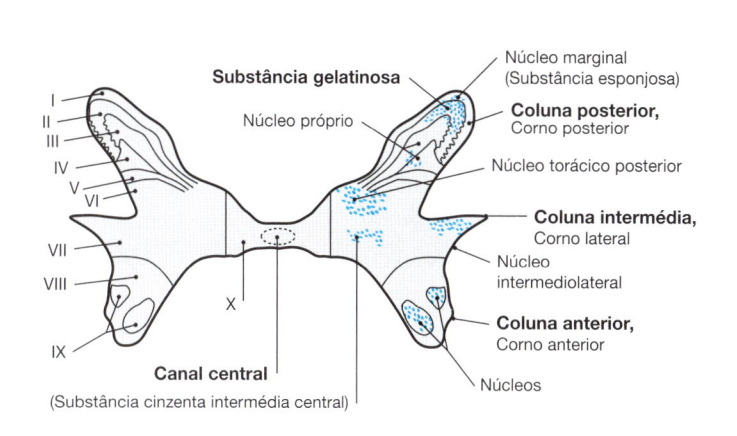

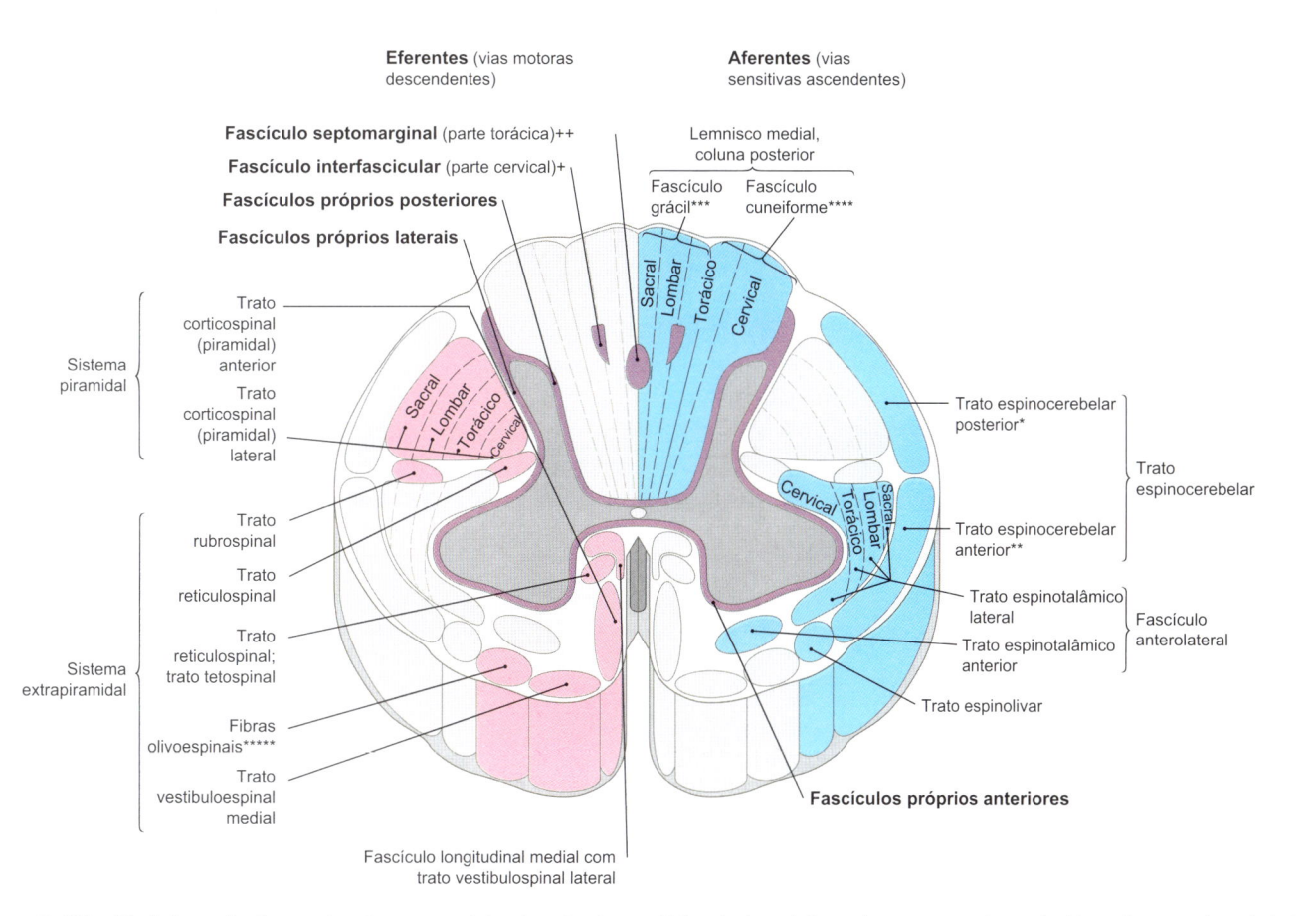

Figura 12.182 Medula espinal; organização esquemática da substância branca, tendo como exemplo um segmento cervical inferior. [S700-L127]/[B500-M492-L316]

Os tratos aferentes (= ascendentes) estão representados em azul e os tratos eferentes (= descendentes) estão representados em roxo.

Nas regiões indicadas com + e ++ encontram-se colaterais descendentes dos tratos do funículo posterior.

*Epônimo: trato de Flechsig
**Epônimo: trato de Gowers
***Epônimo: trato de Goll
****Epônimo: trato de Burdach
*****A existência real destas fibras ainda não foi definitivamente esclarecida
+Trato de Schultze (parte cervical)
++Campo oval de Flechsig (parte torácica)

O fascículo grácil conduz as sensações epicríticas dos membros inferiores até o segmento T6 da medula espinal. A partir de T6, as sensações epicríticas, incluindo as do membro superior, passam pelo fascículo cuneiforme. As sensações protopáticas são conduzidas pelos tratos espinotalâmicos anterior e lateral. A propriocepção inconsciente é transmitida ao cerebelo pelos tratos espinocerebelares anterior e posterior. As eferências motoras (descendentes) são responsáveis pelas contrações musculares do corpo. As fibras eferentes do trato piramidal para a região cervical localizam-se mais medialmente. Elas são as primeiras a fazer contato com os neurônios motores na região do pescoço, ativando, assim, os músculos do pescoço. Os tratos de fibras para as regiões torácica, lombar e sacral seguem mais lateralmente.

Medula Espinal

Correlações Clínicas

Sistemas eferente e aferente da substância branca da medula espinal		
Tipo	**Vias/sistema**	**Trato/fascículo**
Sistema de vias eferentes		
Fibras autônomas (vegetativas)		
Fibras nervosas motoras	Vias piramidais	• Trato corticospinal lateral • Trato corticospinal anterior

	Vias extrapiramidais	• Via lateral: trato rubrospinal
		• Vias mediais:
		  – Trato tetospinal
		  – Trato reticulospinal
		  – Tratos vestibulospinais (medial e lateral)

Sistema de vias aferentes		
Fibras proprioceptivas	Sistema do funículo posterior	• Fascículo grácil • Fascículo cuneiforme
Fibras de dor	Sistema espinotalâmico	• Trato espinotalâmico lateral • Trato espinotalâmico anterior • Trato espinorreticular • Trato espinotetal
	Sistema espinocerebelar	• Trato espinocerebelar posterior • Trato espinocerebelar anterior • Trato espinocerebelar superior • Trato espino-olivar

Correlações clínicas

Graças a um programa de vacinação implementado de modo consistente (inicialmente com vacina viva e desde 1998 com vacina de microrganismos mortos), a **poliomielite** (paralisia infantil) na Alemanha é considerada praticamente extinta. A infecção pelo poliovírus resulta em déficit isolado dos neurônios motores α (segundo neurônio do sistema motor). Essa infecção provoca paralisia flácida e perda dos reflexos proprioceptivos com preservação da sensibilidade. O primeiro neurônio no giro pré-central está conservado, mas os neurônios motores da medula espinal e os núcleos dos nervos motores são lesionados pelo poliovírus. Em 95% dos casos, a infecção é assintomática, enquanto em 5% provoca paralisia infantil.

Correlações clínicas

A **lesão ou compressão** da medula espinal pode ser causada por tumores intramedulares (Correlações clínicas na → Figura 12.175) ou extramedulares, por hérnia de disco medial (→ Figura), por espondilófitos dorsais ou como resultado de um acidente. No caso de **paraplegia completa**, todas as características de sensibilidade, funções motoras e autônomas são perdidas abaixo do local da lesão. No início, ocorre uma paralisia flácida abaixo da lesão (choque espinal), que após algum tempo se transforma em paresia espástica.
A **síndrome Brown-Séquard** refere-se à hemiplegia espinal na qual ocorrem paresia espástica abaixo do local da lesão e transtorno de sensibilidade dissociada com perda de sensibilidade profunda (cordões posteriores) no lado afetado e perda da sensação de dor e temperatura no lado oposto (cordões laterais; Correlações clínicas na → Figura 12.203).

RM da coluna lombar com transição toracolombar e lombossacral (ponderada em T2). Hérnia de disco mediana, em que o foco clínico estava nos sintomas de L5 com fraqueza do dedão do pé e dor nas costas do lado esquerdo. [S700-O534]

Artérias da Medula Espinal

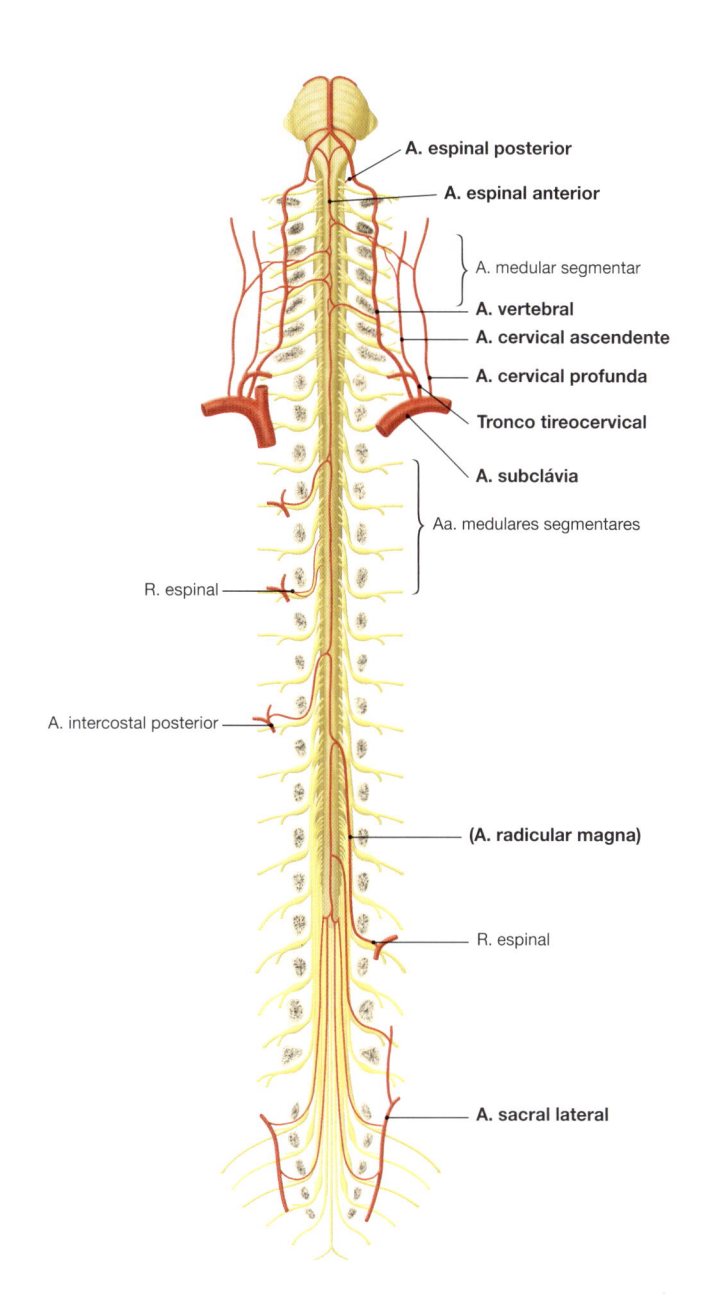

Figura 12.183 Artérias da medula espinal; vista anterior; nem todos os ramos espinais estão representados. [S700-L284]

O suprimento arterial da medula espinal ocorre por meio de três fontes:
- Da **A. subclávia** (região cervical), via A. espinal anterior e de Rr. radiculares anteriores e posteriores derivados das Aa. vertebral, cervical ascendente e cervical profunda
- Da **parte torácica da aorta** (região torácica), via A. intercostal suprema e Aa. intercostais posteriores
- Da **parte abdominal da aorta** (região lombossacral), via Aa. lombares.

A A. ilíaca interna supre a cauda equina por meio das Aa. iliolombar e sacral lateral. Todas as artérias mencionadas originam Rr. espinais. O maior R. espinal é a **A. radicular magna** (artéria de Adamkiewicz), que se encontra entre as vértebras T VIII e L III: em 50% dos casos T IX/T X, e em 75% dos casos do lado esquerdo. Artérias radiculomedulares adicionais ocorrem em 43% dos casos.

Correlações clínicas

Obstruções da A. espinal anterior (região de suprimento → Figura 12.184) podem ser causadas por trombose, tumor etc., e, na região de suprimento, podem causar a **síndrome da A. espinal anterior**. Neste caso, na altura da obstrução ocorre lesão dos cornos anteriores e, com isso, paralisia flácida dos músculos e partes musculares inervados por este segmento da medula espinal. Simultaneamente, os vasos sanguíneos no funículo anterolateral entram em colapso. Nas regiões do corpo que são inervadas pela medula espinal abaixo da obstrução ocorre paraparesia espástica, com perda da sensibilidade álgica e térmica, além de distúrbios de micção, defecação e função sexual (→ Figura 12.208).

A interrupção do suprimento sanguíneo derivado da maioria dos vasos sanguíneos radiculares anteriores causa a **síndrome da A. radicular magna**. Neste caso, de acordo com a localização do nível da lesão, ocorre paraplegia nas regiões torácica inferior ou lombar superior, na qual há comprometimento funcional de toda a medula espinal situada caudalmente.

Medula Espinal

Artérias e Meninges da Medula Espinal

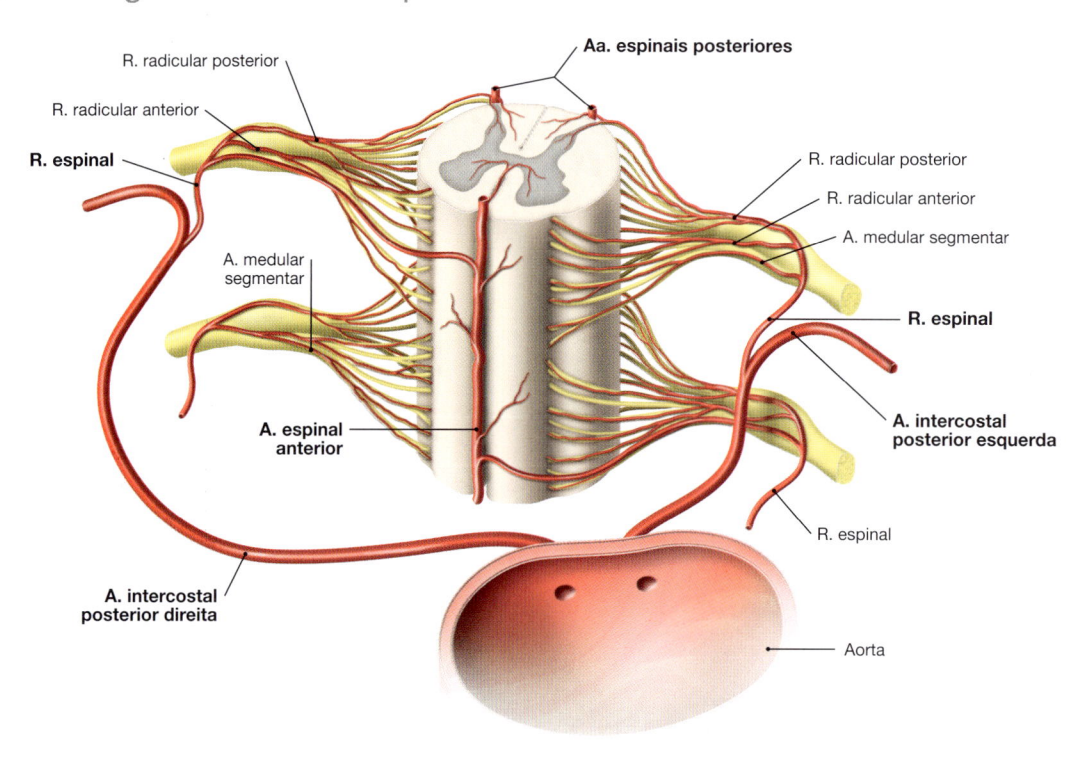

Figura 12.184 Suprimento arterial segmentar da medula espinal. [S700-L275]

O suprimento sanguíneo da medula espinal provém da **A. espinal anterior** e das **Aa. espinais posteriores**, vasos sanguíneos orientados longitudinalmente à medula espinal que se originam na região cervical, e também por intermédio de artérias nutrícias (ramos espinais derivados das Aa. vertebrais, das artérias cervicais profundas, das Aa. intercostais e das Aa. lombares), que entram no canal vertebral através dos forames intervertebrais. Após a passagem pelos forames intervertebrais, as artérias se dividem na altura de cada plano da medula espinal em **Rr. radiculares anteriores** e **posteriores**, seguem as raízes anteriores e posteriores dos nervos espinais e os suprem. Em diferentes níveis, as **Aa. medulares** segmentares se originam dos ramos espinais; as Aa. medulares segmentares se estendem diretamente para as artérias de orientação longitudinal e se anastomosam com elas.

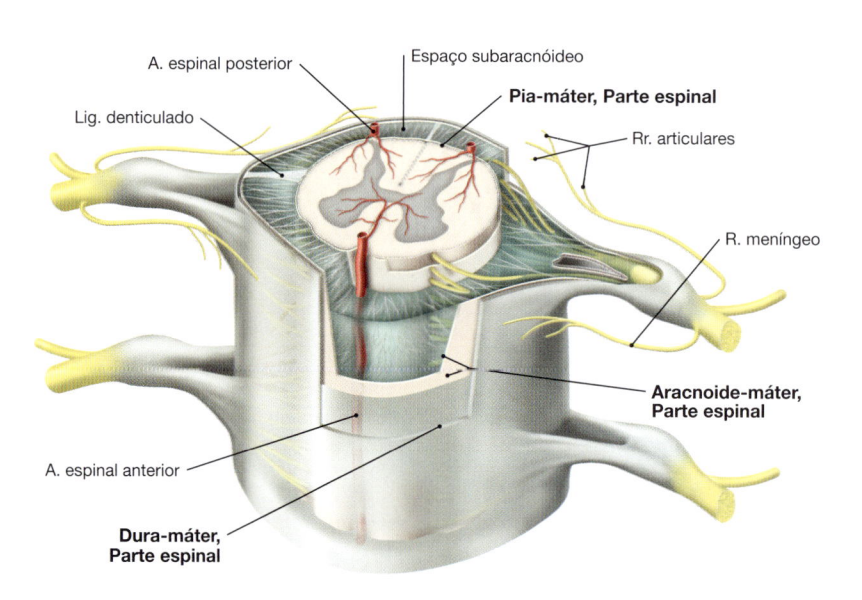

Figura 12.185 Meninges da medula espinal; vista oblíqua anterior. [S700-L275]

Como ocorre no encéfalo, as três meninges envolvem a medula espinal, protegendo-a e mantendo-a suspensa no canal vertebral.

A **parte espinal da dura-máter** é a meninge mais espessa e mais externa. Os nervos espinais que saem lateralmente e suas raízes são envolvidos por bainhas durais tubulares, que se irradiam para as bainhas dos nervos espinais (epineuro) e se fundem com elas. A aracnoide-máter situa-se internamente à dura-máter. Ela está separada da parte espinal da pia-máter pelo espaço subaracnóideo, que contém o líquido cerebrospinal. Delicados feixes de tecido conjuntivo (trabéculas aracnóideas, não representadas) unem a aracnoide-máter de um lado à parte espinal da pia-máter do outro lado. O tecido conjuntivo envolve, também, os vasos sanguíneos situados no espaço subaracnóideo.

A **parte espinal da pia-máter**, que envolve a medula espinal mais internamente, é uma membrana conjuntiva ricamente vascularizada, firmemente associada à superfície da medula espinal. Ela se projeta para a fissura mediana anterior, forma uma espécie de bainha ao redor das raízes posteriores e anteriores dos nervos espinais e as acompanha em seu trajeto através do espaço subaracnóideo. Na região de entrada e de saída das raízes, a parte espinal da pia-máter se une à **parte espinal da aracnoide-máter**. De ambos os lados da medula espinal, projeções da pia-máter continuam lateralmente em direção à aracnoide-máter e à dura-máter como os ligamentos denticulados. Eles colaboram para a fixação da medula espinal no centro do espaço subaracnóideo.

Vascularização da Medula Espinal

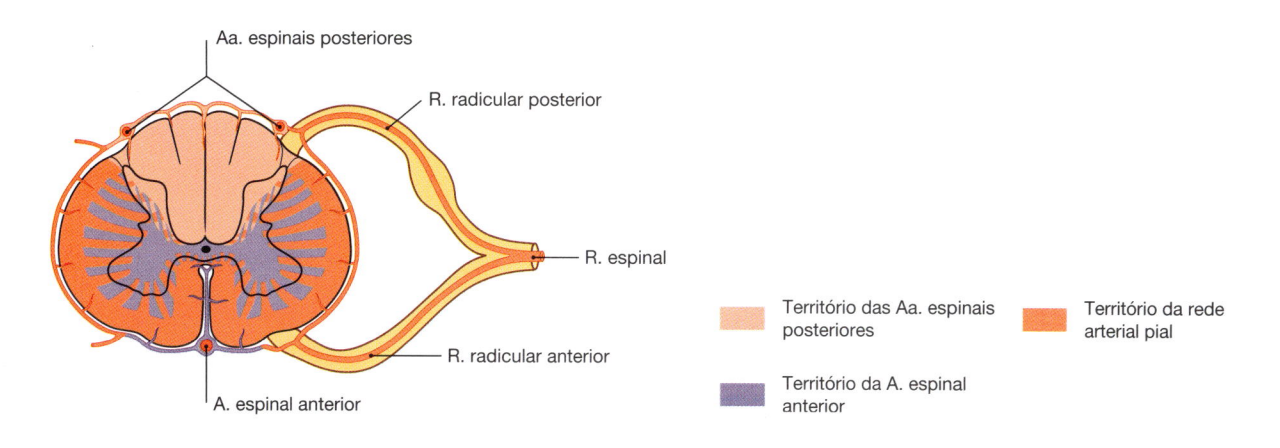

Figura 12.186 Irrigação arterial da medula espinal; corte transversal. [S700-L126]/[R247-L318]

A medula espinal é irrigada pela A. espinal anterior, pelas Aa. espinais posteriores e pela rede arterial pial.

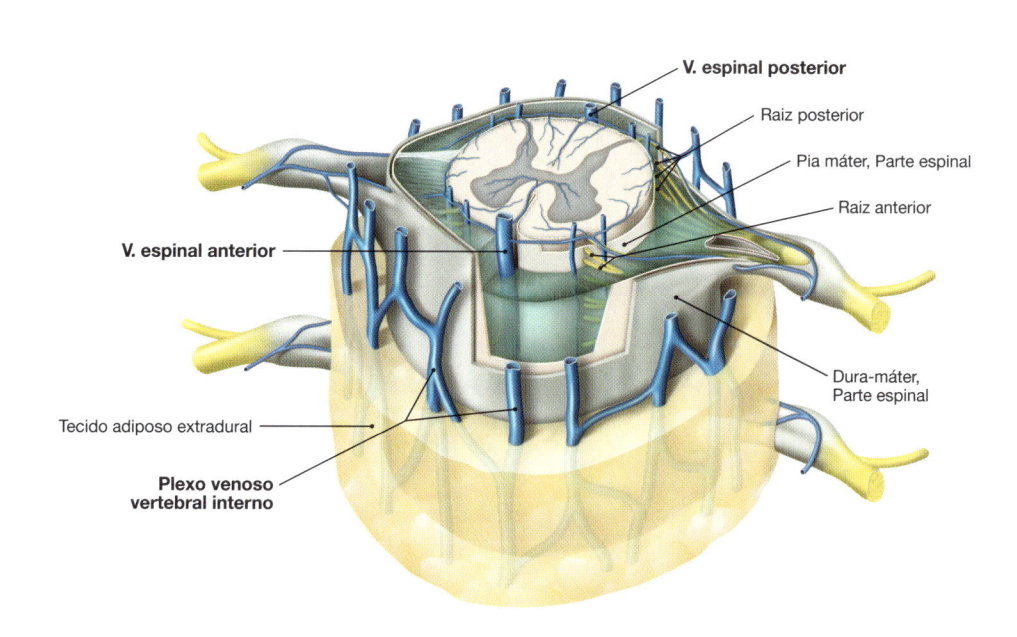

Figura 12.187 Veias do canal vertebral; vista oblíqua anterior. [S700-L275]

As veias que drenam a medula espinal formam, em sua maior parte, troncos vasculares de orientação longitudinal. Dois pares de veias de trajeto longitudinal recobrem, de ambos os lados, a saída e a entrada das raízes anteriores e das raízes posteriores na medula espinal. Além disso, a **V. espinal anterior** segue ao longo da fissura mediana anterior, e a **V. espinal posterior** segue ao longo do sulco mediano posterior. Essas veias drenam o sangue para o **plexo venoso vertebral interno** no espaço epidural do canal vertebral. Esse plexo é conectado às veias calibrosas do corpo, como o sistema ázigo, por veias com disposição segmentar. Também se comunica com as veias intracranianas.

Medula Espinal

Reflexos da Medula Espinal

1 = Pele
2 = Interneurônio
3 = Célula motora do corno anterior
4 = Placa terminal motora
5 = Fuso muscular

Gânglio sensitivo do nervo espinal

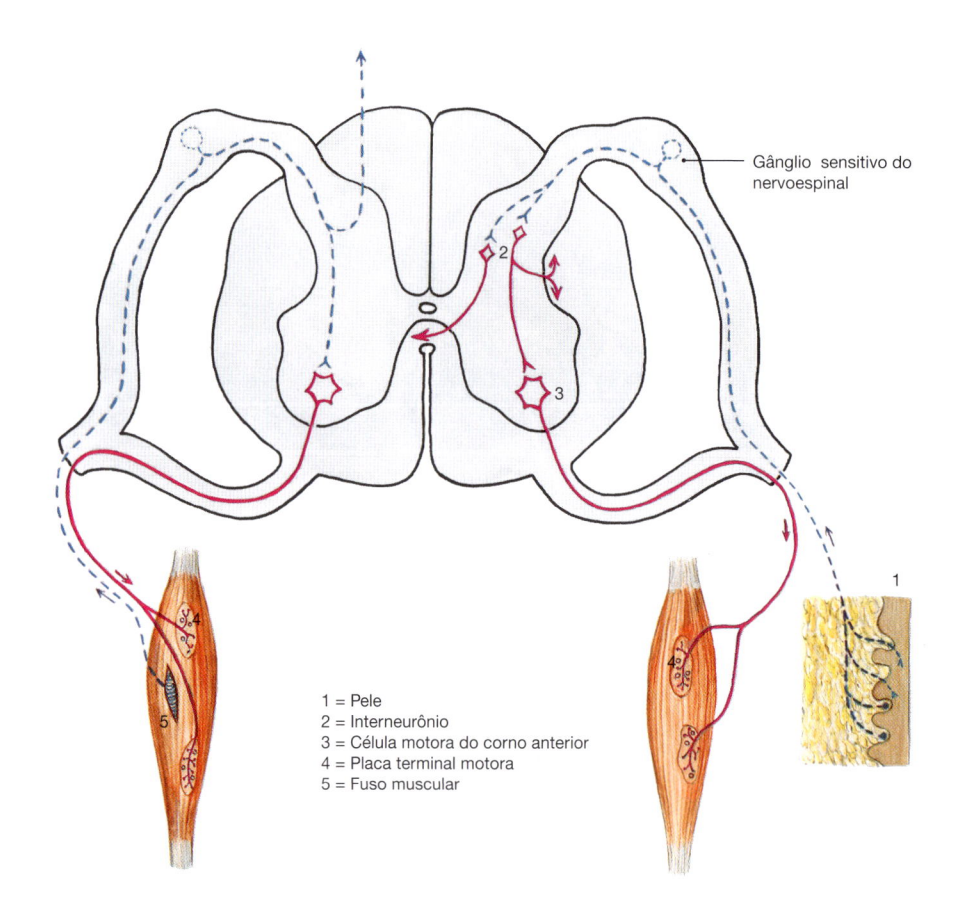

Figura 12.188 Reflexos da medula espinal. [S700]
A medula espinal inclui um **conjunto de fascículos de conexão** que une a medula espinal a centros supraespinais e um **conjunto de fascículos próprios**, pelo qual seguem reflexos espinais que independem do encéfalo. Os reflexos espinais atuam, p. ex., na manutenção do tônus muscular na postura ereta e na marcha, ou na proteção do organismo (p. ex., a retirada reflexa de um membro ao contato com um calor mais intenso).

Devido às conexões para transmissão e à complexidade, são distinguidas duas **formas de reflexos**: monossinápticos e polissinápticos. Os reflexos polissinápticos são particularmente influenciados por centros supraespinais.
À esquerda na figura: conexões de um reflexo monossináptico (bineuronal, proprioceptivo; p. ex., reflexo patelar, reflexo aquileu etc.).
À direita na figura: conexões de um reflexo polissináptico (polineuronal; p. ex., reflexos abdominal, cremastérico, plantar etc.).

Reflexos proprioceptivos e polissinápticos relacionados ao segmento raquimedular correspondente para o diagnóstico cliniconeurológico			
Reflexo	**Estímulo desencadeante**	**Resposta reflexa**	**Segmento medular**
Reflexos proprioceptivos			
Reflexo bicipital	Golpe sobre o tendão bicipital	Contração do M. bíceps braquial (flexão na articulação do cotovelo, supinação)	C6 (C5-C6)
Reflexo tricipital	Golpe sobre o tendão tricipital	Contração do M. tríceps braquial (extensão na articulação do cotovelo)	C7 (C6-C8)
Reflexo patelar	Golpe sobre o ligamento da patela	Contração do M. quadríceps femoral (extensão na articulação do joelho)	L3 (L2-L4)
Reflexo aquileu	Golpe sobre o tendão do calcâneo	Contração do M. tríceps sural (flexão plantar do pé)	S1 (L5-S2)
Reflexos polissinápticos			
Reflexo cremastérico	Estimulação da pele na região interna da coxa	Contração do M. cremaster (elevação do testículo em direção ao tronco)	L1-L2
Reflexo cutâneo abdominal	Estimulação da pele abdominal lateral	Contração ipsilateral da musculatura abdominal (p. ex., M. oblíquo externo do abdome)	T6-T12
Reflexo anal	Estimulação da pele anal	Contração do M. esfíncter externo do ânus	S3-S5

Correlações Clínicas

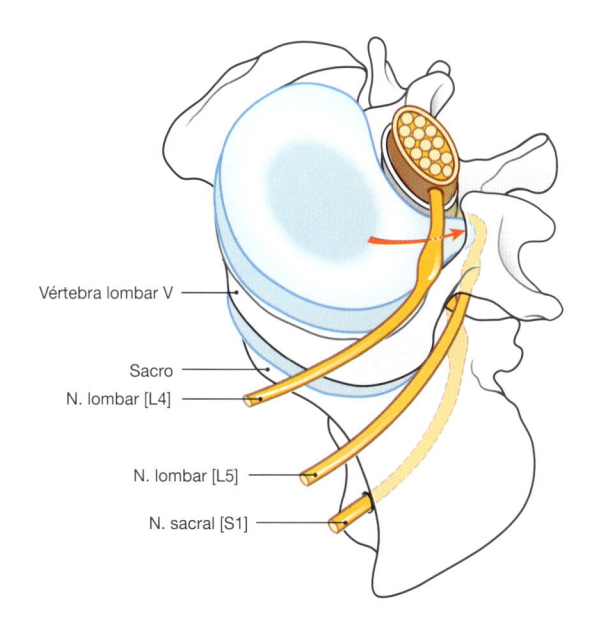

Figura 12.189 Prolapso mediolateral do disco intervertebral entre os corpos das 4ª e 5ª vértebras lombares (representação esquemática); vista superior e anterolateral. [S700-L126]/[R317]
Devido ao prolapso do disco intervertebral, ocorre compressão do segmento da raiz do nervo espinal L5 que sai mais profundamente; a raiz de L4, que sai do mesmo segmento, porém em posição um pouco mais medial, permanece intacta.

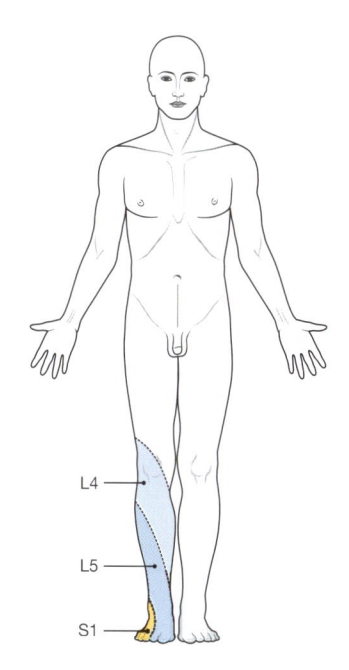

Figura 12.190 Alteração da inervação cutânea no caso de lesão de determinados nervos espinais que costumam ser comprometidos. [S700-L126]
Os nervos espinais L4, L5 e S1 são acometidos com frequência nos casos de hérnia de disco intervertebral.

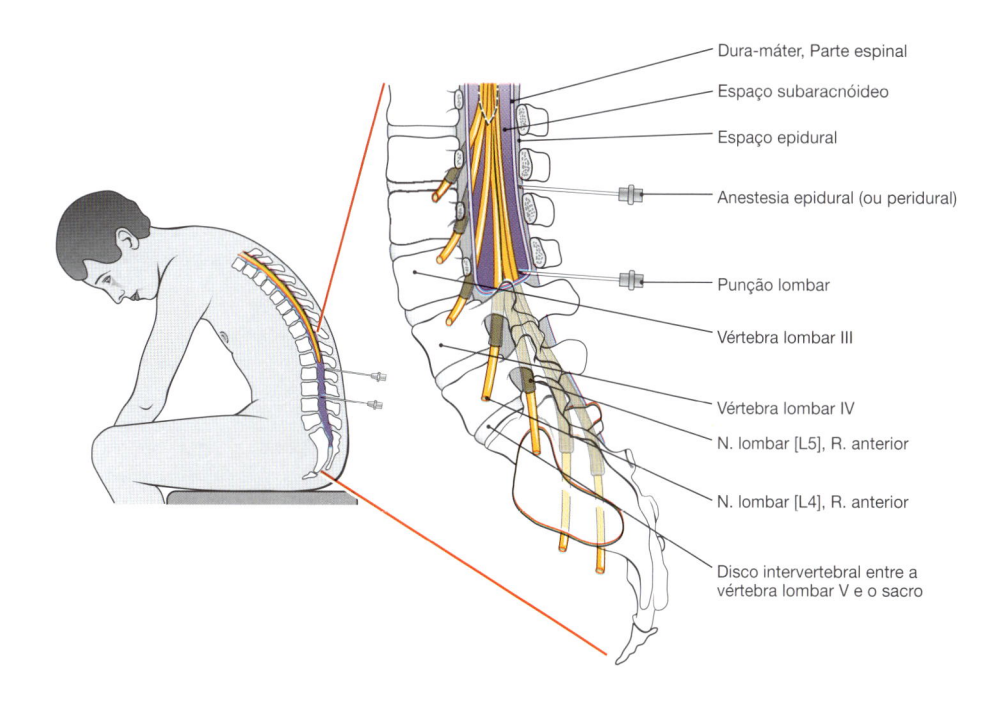

Figura 12.191 Anestesia epidural (ou peridural) e raquianestesia (bloqueio subaracnóideo). [S700-L126]/[R317]
Para a anestesia seletiva de determinados nervos espinais, o anestésico é injetado no espaço epidural (anestesia epidural ou peridural). Devido ao tecido adiposo, o anestésico se difunde pouco para outros segmentos da medula espinal.
Em contraste com a anestesia epidural, na **raquianestesia** o anestésico é aplicado no espaço subaracnóideo. Entretanto, como o medicamento se mistura com o líquido cerebrospinal, acaba seguindo a força da gravidade, se mantendo abaixo do nível do local da injeção (com o paciente sentado com as costas retas) e, consequentemente, também anestesiando apenas os prolongamentos de nervos abaixo do local da injeção.
Durante uma **punção lombar**, com o tronco bem flexionado, a agulha de punção é introduzida habitualmente entre os processos espinhosos das vértebras lombares III e IV ou entre as vértebras lombares IV e V. A agulha é introduzida lentamente até perfurar a parte espinal da dura-máter e sua extremidade atingir e se posicionar no espaço subaracnóideo. Desse modo, o líquido cerebrospinal pode ser coletado para fins diagnósticos, ou um anestésico pode ser injetado.

Medula Espinal

Medula Espinal e Canal Vertebral, Técnicas de Imagem

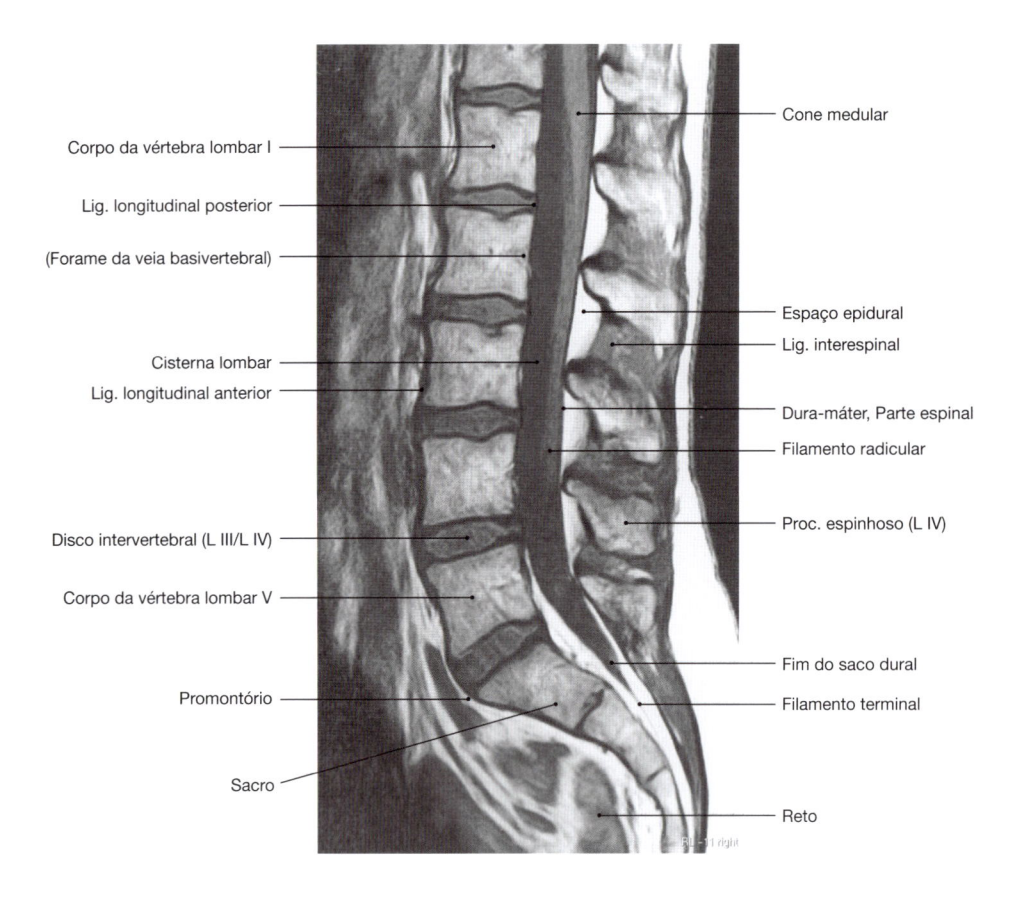

Figura 12.192 Região lombar da coluna vertebral; corte mediano das regiões torácica inferior e lombar da coluna vertebral em ressonância magnética (RM) ponderada em T1. [R316-007]

Observa-se nitidamente onde a medula espinal termina, na altura de L I/L II. A cauda equina ocupa apenas parcialmente o canal vertebral.

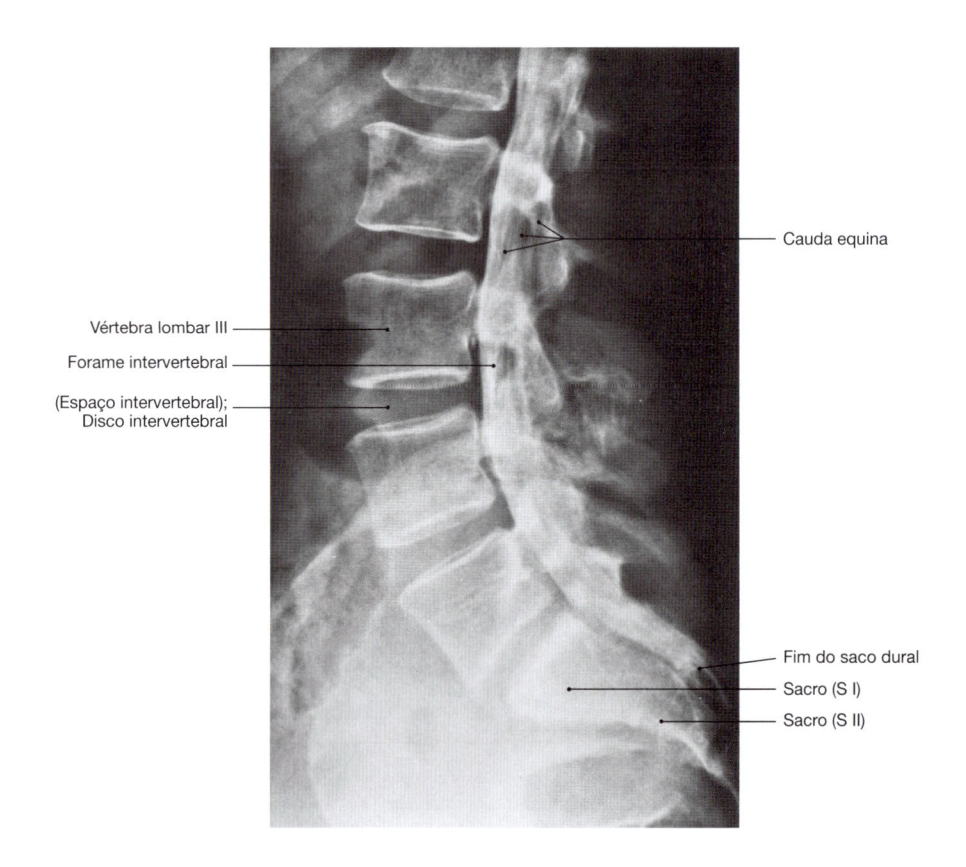

Legendas: Corpo da vértebra lombar I; Lig. longitudinal posterior; (Forame da veia basivertebral); Cisterna lombar; Lig. longitudinal anterior; Disco intervertebral (L III/L IV); Corpo da vértebra lombar V; Promontório; Sacro; Cone medular; Espaço epidural; Lig. interespinal; Dura-máter, Parte espinal; Filamento radicular; Proc. espinhoso (L IV); Fim do saco dural; Filamento terminal; Reto.

Figura 12.193 Mielografia da transição lombossacral; radiografia em incidência lateral. [R316-007].

O meio de contraste se difundiu pelo espaço subaracnóideo. O saco dural (espaço liquórico, espaço subaracnóideo) termina na altura da 2ª vértebra sacral.

Legendas: Vértebra lombar III; Forame intervertebral; (Espaço intervertebral); Disco intervertebral; Cauda equina; Fim do saco dural; Sacro (S I); Sacro (S II).

Trato Piramidal

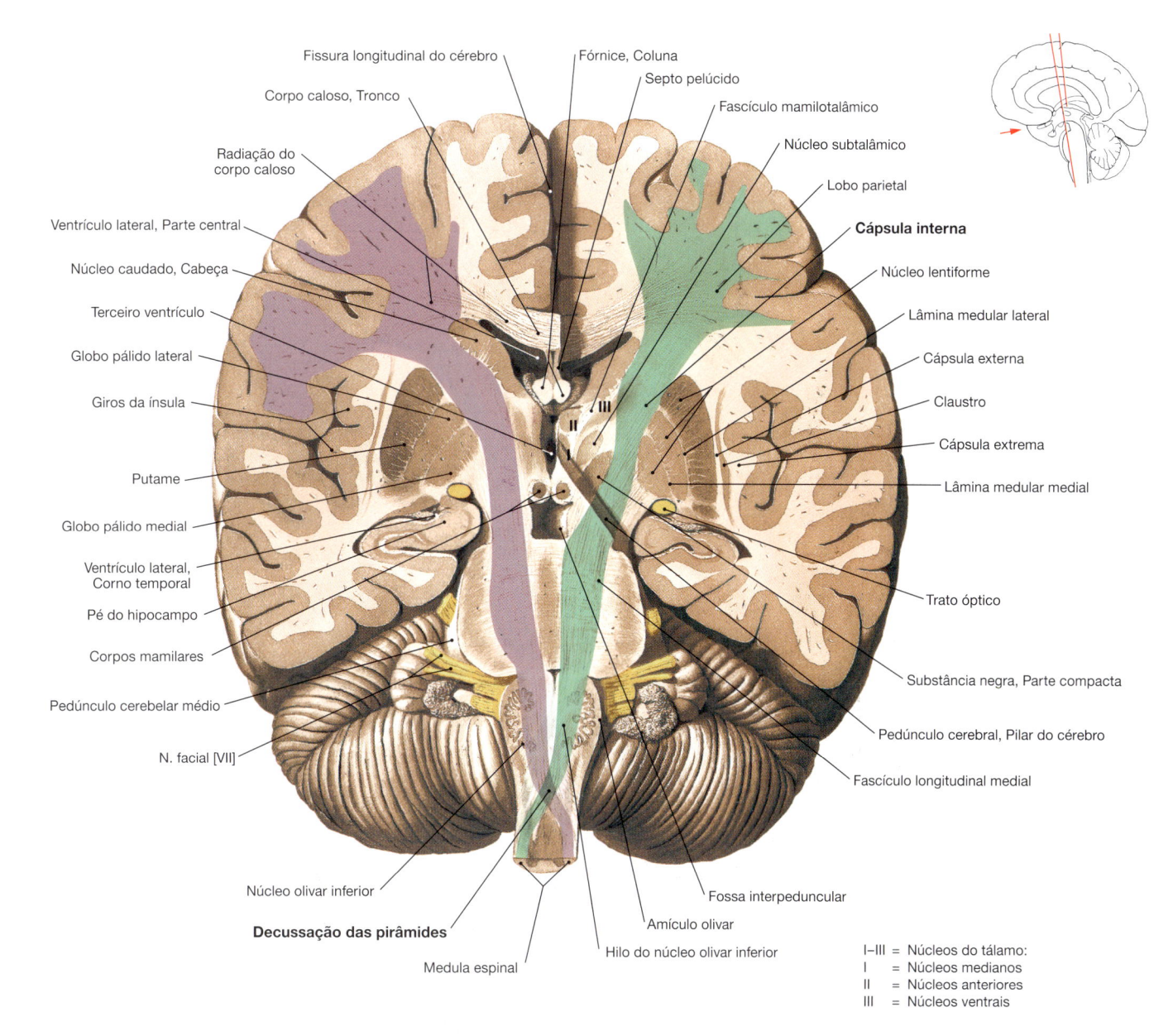

Figura 12.194   Trato piramidal e núcleos da base; corte oblíquo em diferentes níveis do ramo posterior da cápsula interna, dos pedúnculos cerebrais e do bulbo; vista anterior; os tratos piramidais estão destacados em cores – o direito em rosa e o esquerdo em verde. [S700]

O trato piramidal conduz sinais do córtex motor para os núcleos motores dos nervos cranianos (fibras corticonucleares) e para os neurônios motores do corno anterior da medula espinal (fibras corticospinais). As fibras se **originam** no giro pré-central, em áreas secundárias e em áreas somatossensitivas do córtex. Elas **convergem** para a coroa radiada e se estendem, em organização somatotópica, através do joelho e do ramo posterior da cápsula interna (→ Figura 12.196). Em seguida, passam pelos **pilares do cérebro**, no mesencéfalo. No trajeto através do tronco encefálico, as fibras corticonucleares saem do trato piramidal em diferentes níveis. Em seguida, na **decussação das pirâmides**, a maioria das fibras remanescentes cruza para o lado oposto, uma pequena parte segue no mesmo lado um pouco mais para baixo, e cruza somente na medula espinal.

Legendas:
I–III = Núcleos do tálamo:
I = Núcleos medianos
II = Núcleos anteriores
III = Núcleos ventrais

Correlações clínicas

Lesões do trato piramidal causam, inicialmente, paralisia flácida da musculatura contralateral, embora a condução dos estímulos na parte periférica do sistema nervoso e na musculatura ainda seja funcionante. Neste caso, a atividade motora fina da mão e do pé está afetada. Habitualmente, movimentos mais grosseiros dos membros superiores e do tronco ainda são possíveis. No contexto da lesão, ocorrem ainda os reflexos primitivos suprimidos pelo trato piramidal. Tais reflexos podem ser deflagrados em crianças saudáveis até os 2 anos, uma vez que nesta idade as fibras nervosas do trato piramidal ainda não estão completamente mielinizadas. Desse modo, o **reflexo de Babinski** (a estimulação da parte lateral da planta do pé causa a flexão dorsal do hálux) ainda pode ser deflagrado.

Mais tardiamente no curso de uma lesão do trato piramidal aparecem tônus muscular aumentado, reflexos monossinápticos exacerbados e reflexos extrínsecos diminuídos ou ausentes. Entretanto, essa síndrome da paralisia espástica é consequente à lesão concomitante dos tratos reticulospinais (extrapiramidais).

Medula Espinal

Trato Piramidal

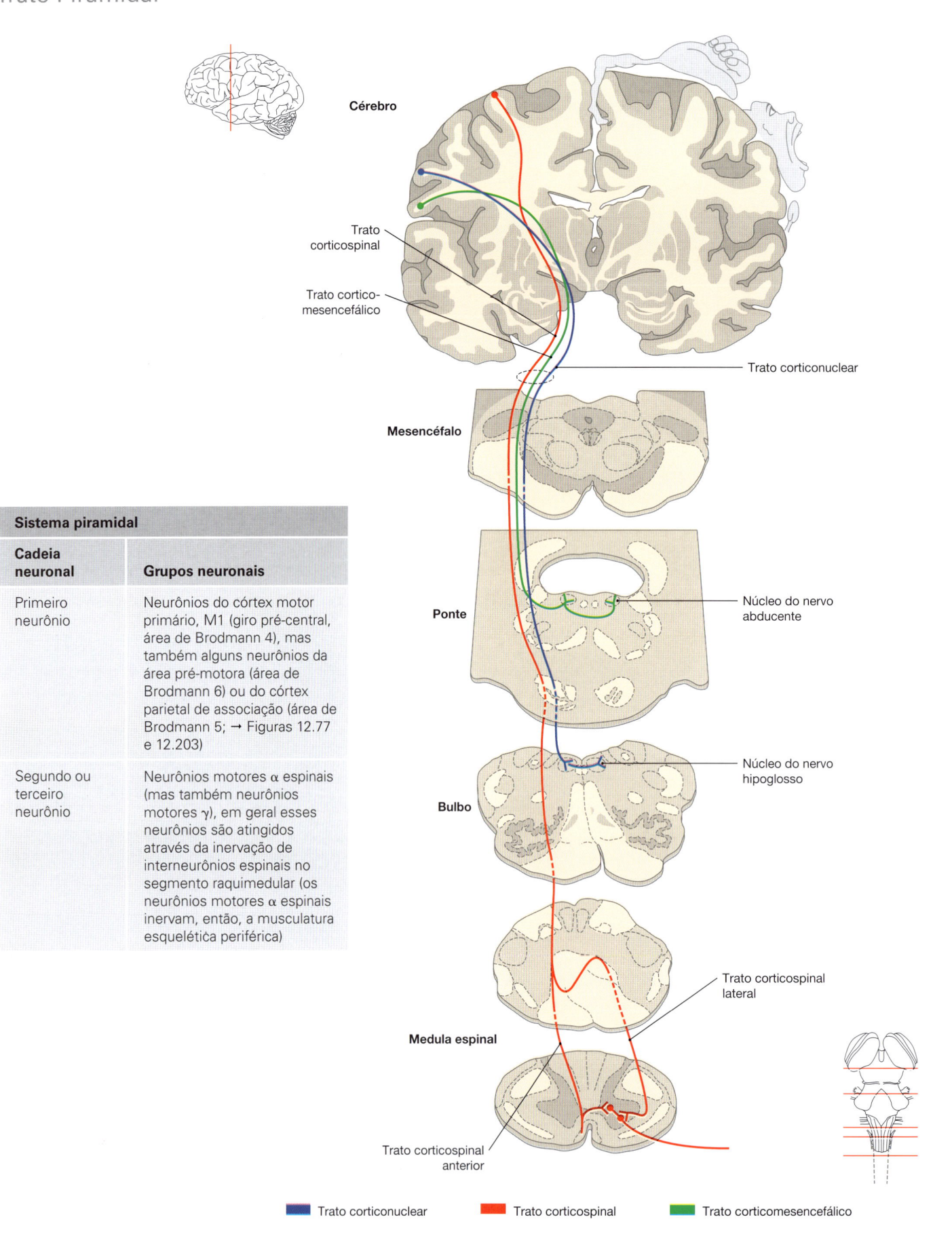

Sistema piramidal	
Cadeia neuronal	**Grupos neuronais**
Primeiro neurônio	Neurônios do córtex motor primário, M1 (giro pré-central, área de Brodmann 4), mas também alguns neurônios da área pré-motora (área de Brodmann 6) ou do córtex parietal de associação (área de Brodmann 5; → Figuras 12.77 e 12.203)
Segundo ou terceiro neurônio	Neurônios motores α espinais (mas também neurônios motores γ), em geral esses neurônios são atingidos através da inervação de interneurônios espinais no segmento raquimedular (os neurônios motores α espinais inervam, então, a musculatura esquelética periférica)

Figura 12.195 Partes e trajeto da via piramidal; representação esquemática. [S702-L127]/[G1081]

O trato corticospinal (em vermelho) trafega através da cápsula interna e, na altura das pirâmides, forma os tratos corticospinais anterior e lateral. O trato corticonuclear termina cruzado e não cruzado nos núcleos motores dos nervos cranianos. As fibras provenientes do campo visual central, que terminam nos núcleos motores dos nervos cranianos III, IV e VI (p. ex., aqui representado: núcleo do nervo abducente), pertencem ao trato corticomesencefálico (verde).

Cápsula Interna

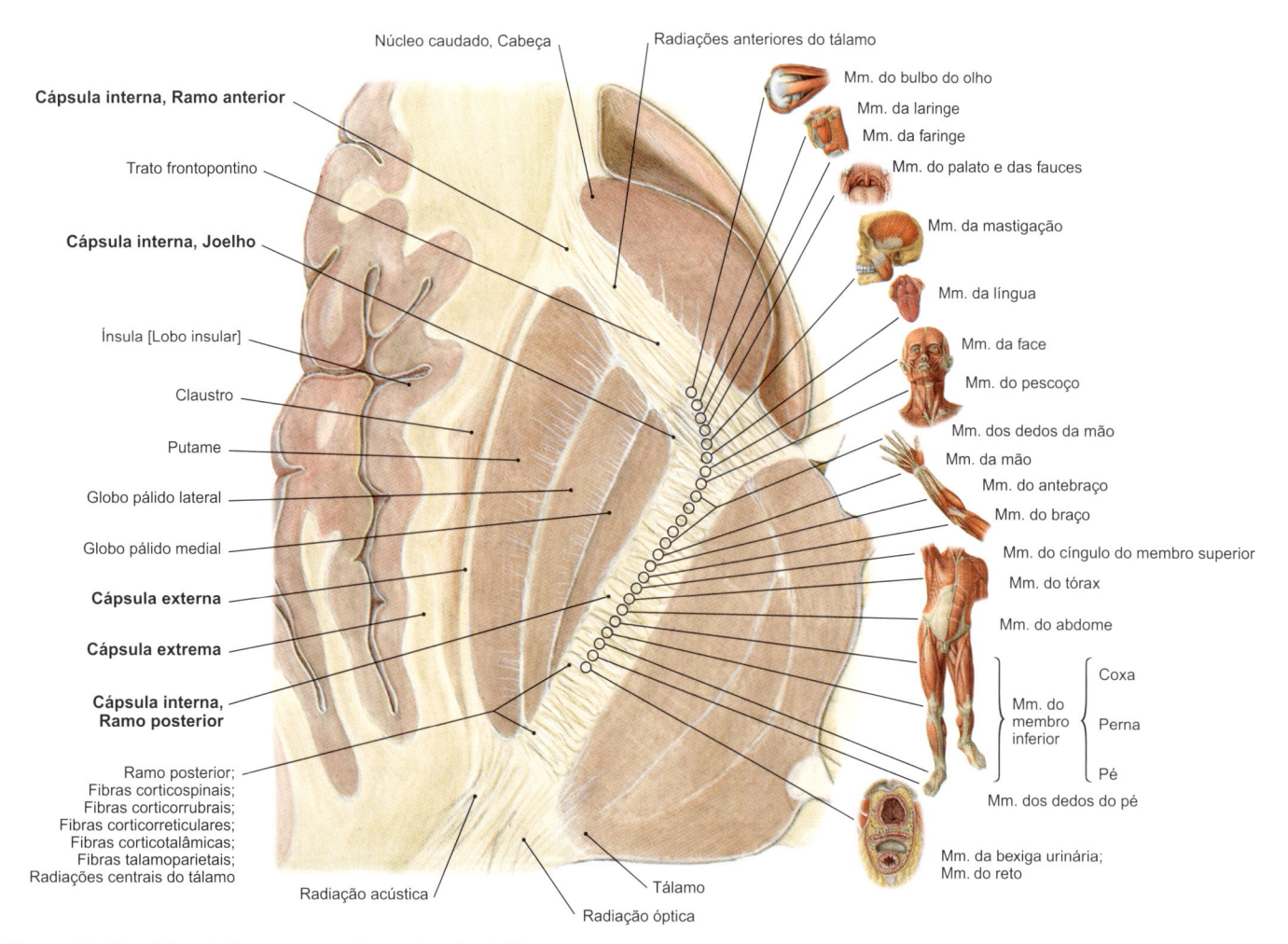

Figura 12.196 Cápsula interna; organização funcional. [S700]
A cápsula interna é particularmente relevante, do ponto de vista clínico, uma vez que aqui seguem por um estreito espaço quase todos os **tratos corticais de projeção**. Medial e anteriormente, a cápsula interna é delimitada pelo núcleo caudado, medial e posteriormente pelo tálamo e lateralmente pelo globo pálido e pelo putame. No corte horizontal, a cápsula interna tem um aspecto angular. Podem ser distinguidos um ramo anterior, um joelho e um ramo posterior. No interior da cápsula interna, os tratos descendentes estão organizados de **forma somatotópica**. As fibras corticonucleares seguem no joelho, e as fibras corticospinais para o membro superior, tronco e membro inferior estão organizadas de modo somatotópico da frente para trás no ramo posterior.

Tratos e irrigação arterial da cápsula interna		
Localização	Tratos*	Suprimento sanguíneo
Ramo anterior	• Trato frontopontino (do lobo frontal para a ponte) • Radiação talâmica anterior (do tálamo para o córtex frontal)	Aa. centrais anteromediais (derivadas da A. cerebral anterior)
Joelho	• Trato corticonuclear (parte do trato piramidal)	Aa. centrais anterolaterais (derivadas da A. cerebral média) = Aa. lenticuloestriadas
Ramo posterior	• Trato corticospinal • Trato corticorrubral e trato corticorreticular • Radiação central do tálamo (dos núcleos rostrais do tálamo para o córtex motor) • Radiação posterior do tálamo (do corpo geniculado lateral e dos outros núcleos talâmicos para os lobos parietal e occipital) • Trato parietotemporopontino e trato occipitopontino (dos lobos temporal e occipital para a ponte) • Radiação óptica (do corpo geniculado lateral para o lobo occipital) • Radiação acústica (do corpo geniculado medial para o lobo temporal)	Ramos da cápsula interna (derivados da A. corióidea anterior)

*Aqui, de modo análogo ao uso clínico, as fibras são equiparadas a tratos.

Correlações clínicas

Os vasos sanguíneos para a cápsula interna são artérias terminais. **Oclusões vasculares** e **sangramentos extensos** após ruptura de um vaso (particularmente as Aa. centrais anterolaterais), com hemorragia para a cápsula, não são raros. Consequentemente, ocorre a destruição dos tratos de fibras, com resultante **acidente vascular encefálico**. Essa manifestação depende da localização da lesão na cápsula interna. Paralisia contralateral (hemiplegia), distúrbios de sensibilidade e déficit da metade do campo visual contralateral (hemianopsia) são frequentes.

Medula Espinal

Sistema Motor Extrapiramidal

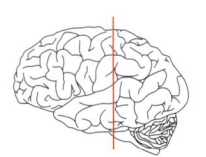

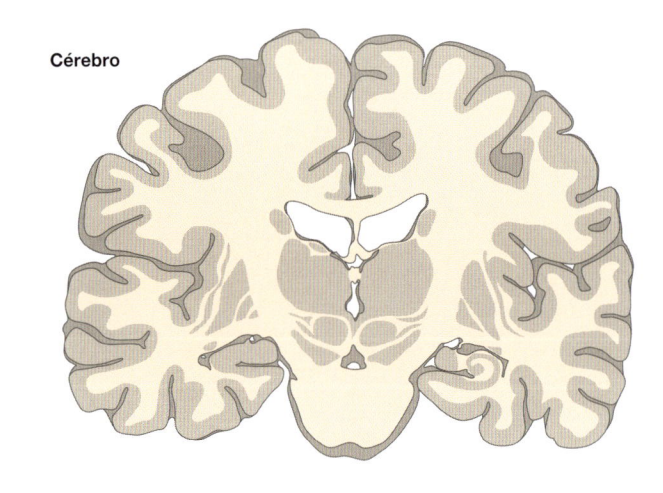

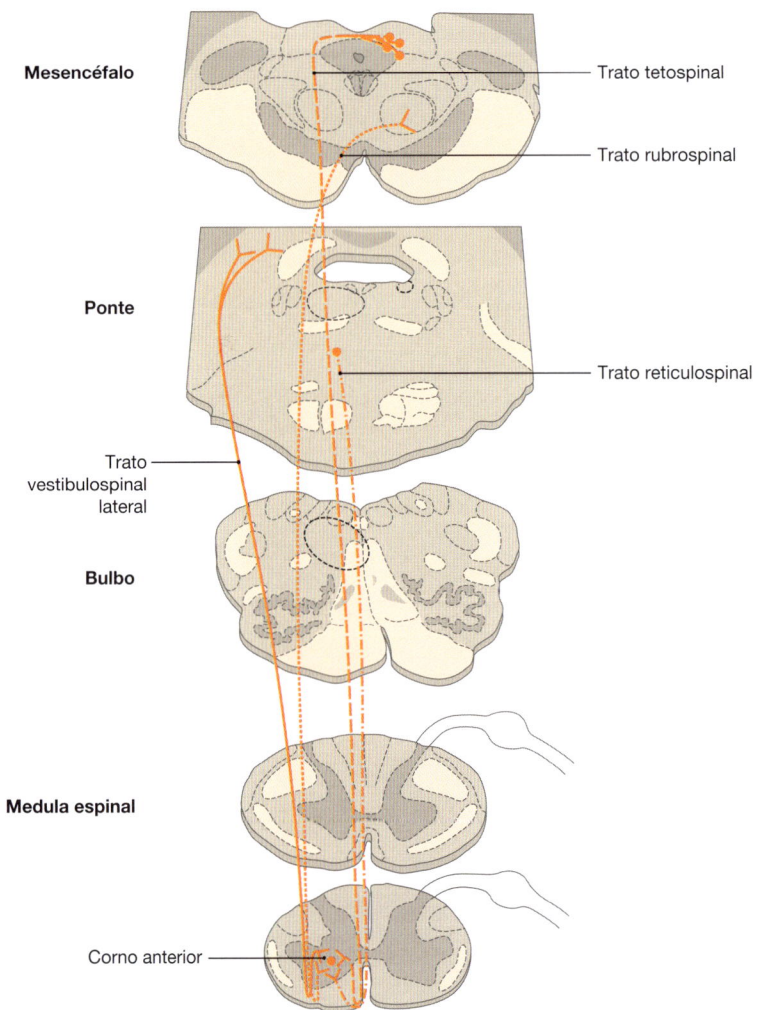

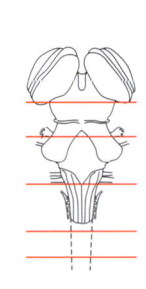

Figura 12.197 Sistema motor extrapiramidal (SMEP); representação esquemática. [S702-L127]

O sistema motor extrapiramidal (SMEP) é filogeneticamente mais antigo em comparação ao sistema piramidal e consiste em sistemas de fibras descendentes que se originam em diferentes regiões nucleares do tronco encefálico. Essas fibras seguem cruzadas ou não cruzadas no plano frontal da medula espinal. As principais áreas são a formação reticular (trato reticulospinal), o núcleo rubro (trato rubrospinal), o teto (colículos superiores, trato tetospinal), bem como os núcleos vestibulares lateral e medial (trato vestibulospinal). As áreas nucleares recebem aferentes do cerebelo e do córtex cerebral e estão intimamente relacionadas com os núcleos da base (especialmente com o estriado). Elas participam do controle dos movimentos conscientes e inconscientes, coordenando o processo de movimento, controlando a maioria dos movimentos involuntários e assegurando o equilíbrio e o tônus muscular. O trato reticulospinal, o trato vestibulospinal e o trato tetospinal pertencem anatômica e funcionalmente ao sistema medial, que é responsável pela inervação dos músculos do tronco e dos membros inferiores (entre outras, função motora de postura); em contraste, o trato rubroespinal pertence ao sistema lateral, responsável principalmente pela inervação dos membros superiores em padrões de movimento dos braços e das mãos.

12 Parte Periférica – Via Motora Final Comum

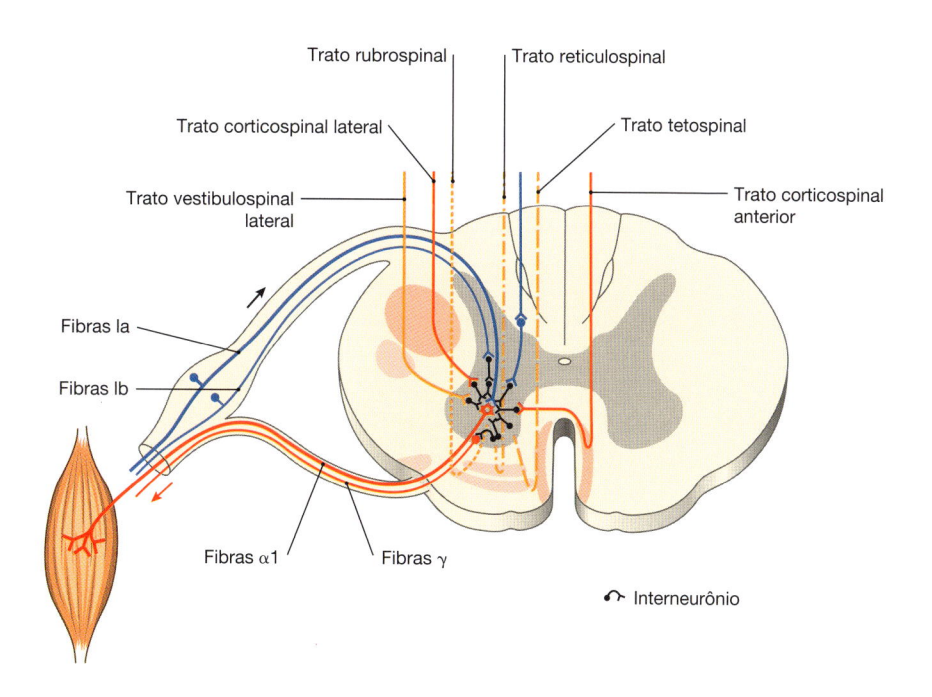

Figura 12.198 Via motora final comum e unidade motora; representação esquemática. [S702-L127]
Os neurônios motores α e γ na medula espinal (geralmente através de interneurônios) são inervados por diferentes vias de fibras dos sistemas piramidal e extrapiramidal. Neurônios motores individuais (células do corno anterior), seus axônios e as fibras musculares por eles inervadas são chamados de **unidade motora**. Por meio de fibras aferentes, os neurônios motores também recebem informações de fibras musculares correspondentes (p. ex., por receptores de estiramento ou alongamento).

Correlações clínicas

Lesões da unidade motora causam **paralisia flácida**. Isso provoca redução da força muscular, com hipotonia ou atonia, hiporreflexia ou arreflexia dos músculos, assim como atrofia muscular.
Se as vias motoras centrais forem danificadas, ocorre **paralisia espástica**, em que há redução da força e das habilidades motoras finas, aumento do tônus espástico, aumento do reflexo de extensão, atenuação dos reflexos externos e ocorrência de **reflexo patológico** (como reflexo de Babinski, reflexo de Oppenheim) na musculatura inicialmente preservada. Na fase inicial de uma lesão das vias centrais ocorre paralisia flácida, porque o reflexo de extensão é suprimido. No entanto, isso se transforma rapidamente em paralisia espástica.
Reflexo de Babinski positivo: a estimulação plantar lateral leva a extensão lenta do hálux com movimento em leque dos outros dedos do pé (em recém-nascidos, o reflexo é fisiológico, mas depois desaparece no início da maturação neuronal).
Reflexo de Oppenheim positivo: movimentos idênticos dos dedos do pé ao reflexo de Babinski, no entanto, após fricção da crista da tíbia.

Nos países de língua inglesa, as doenças neurodegenerativas (quando os neurônios motores são afetados) são distinguidas entre "**doenças dos neurônios motores superiores**" e "**doenças dos neurônios motores inferiores**". Como dito anteriormente, nas lesões do primeiro neurônio motor, ocorre paralisia espástica (p. ex., acidente vascular encefálico, esclerose múltipla, traumatismo cranioencefálico). Exceções são lesões isoladas do primeiro neurônio motor, que causam paralisia flácida. As lesões do segundo neurônio motor causam paralisia flácida (p. ex., **poliomielite, síndrome de Guillain-Barré**, dano ao plexo ou danos a um nervo periférico). Há também doenças de neurônio motor com danos a ambos os neurônios motores (p. ex., **esclerose lateral amiotrófica**, que se expressa como um misto de paralisia flácida e paralisia espástica). Além disso, doenças em centros que atuam na função motora podem levar a patologias marcantes (p. ex., **doença de Parkinson, doença de Huntington, hemibalismo**).

Medula Espinal

Movimentos Voluntários

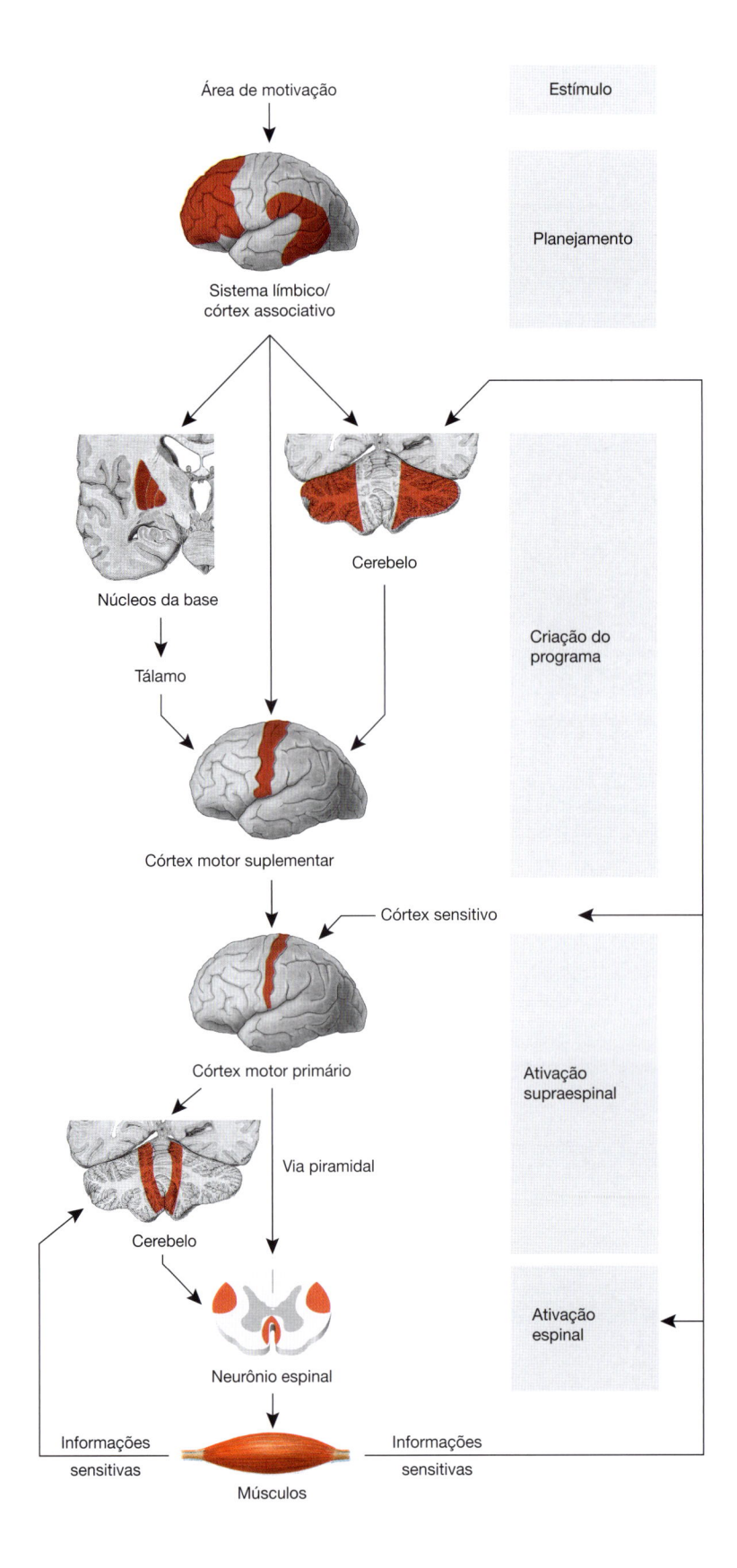

Figura 12.199 Planejamento e execução de movimentos voluntários; representação esquemática. [S702-L127]
As estruturas mostradas no esquema agem em conjunto na execução de movimentos voluntários. Trata-se de uma sequência de processos, que são, temporariamente, tão bem acoplados que funcionam como um mecanismo único.

Sistema Somatossensitivo

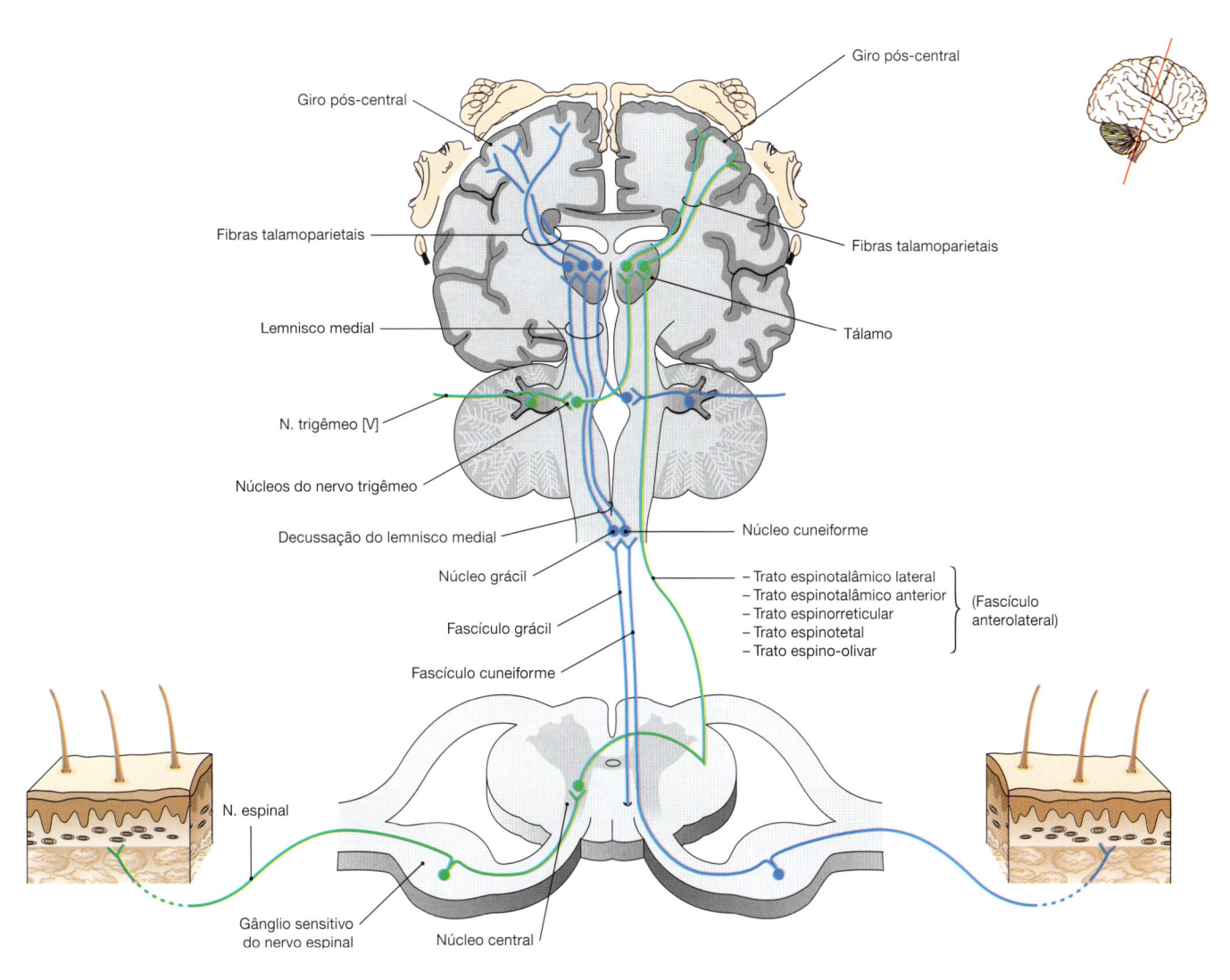

Figura 12.200 Organização da sensibilidade epicrítica e do funículo posterior (em azul), dos aferentes espinais e do sistema aferente trigeminal; organização da percepção de dor/temperatura e trajeto dos sistemas neoespinotalâmicos (em verde). [S700]
Interconexão da sensibilidade epicrítica (sistema somatossensitivo; → Tabela), interconexão da **sensibilidade protopática** (sensação de dor, temperatura e percepção geral de pressão):
- **1º Neurônio** (não cruzado): a partir de receptores (exteroceptores) da pele, das túnicas mucosas etc., para os cornos posteriores, lâminas I a V (corpos celulares de neurônios nos gânglios sensitivos dos nervos espinais)
- **2º Neurônio** (cruzado, algumas fibras eventualmente não cruzadas): a partir dos cornos posteriores para o tálamo, na formação reticular e para o teto do mesencéfalo (tratos espinotalâmicos anterior e lateral, trato espinorreticular, trato espinotetal; corpos celulares de neurônios nas colunas posteriores)
- **3º Neurônio** (não cruzado): a partir do tálamo, entre outros, para o córtex cerebral, em particular para o giro pós-central (fibras talamocorticais, corpos celulares de neurônios no tálamo).

Sistema somatossensitivo	
Cadeia neuronal	**Localização**
Primeiro neurônio	Corpos celulares de células ganglionares pseudounipolares no gânglio sensitivo do nervo espinal ou no gânglio trigeminal
Segundo neurônio	• No corno posterior • No núcleo cuneiforme ou núcleo grácil do bulbo • No núcleo posterior do tálamo • No núcleo espinal do N. trigêmeo
Terceiro neurônio	Corpos celulares no núcleo anterior posterolateral contralateral do tálamo
Quarto neurônio	Córtex somatossensitivo primário: giro pós-central e lóbulo paracentral
Quinto neurônio	Córtex somatossensitivo secundário: opérculo parietal

Medula Espinal

Sistema Somatossensitivo

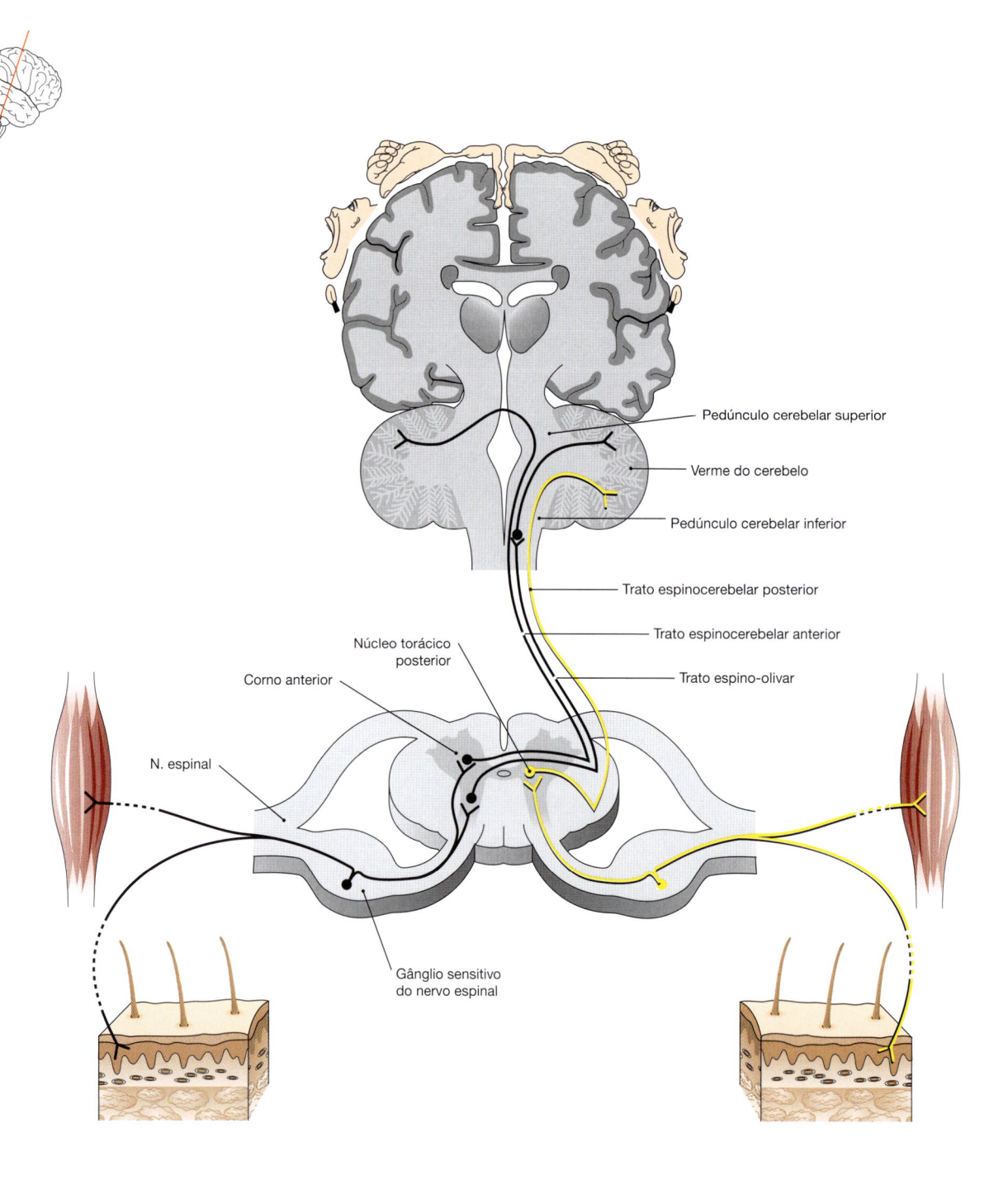

Figura 12.201 Condução da sensibilidade profunda inconsciente (via aferente). Trato espinocerebelar anterior, em preto, e trato espinocerebelar posterior, em amarelo. [S700]

Propriocepção, cinestesia e percepção de força são percebidas como sensibilidade profunda. Nesse caso, via da sensibilidade profunda inconsciente (diferenciação espacial inconsciente, porém exata, como pré-requisito para a coordenação de movimentos pelo cerebelo) pelo **trato espinocerebelar anterior** (em preto):

- **1º Neurônio** (não cruzado): a partir de receptores (proprioceptores) em músculos, tendões e no tecido conjuntivo, para os núcleos da zona intermédia e para as colunas anteriores (corpos celulares de neurônios nos gânglios sensitivos dos nervos espinais)
- **2º Neurônio** (cruzado duas vezes): dos cornos anteriores como trato espinocerebelar anterior e, em seguida, através do pedúnculo cerebelar superior para o cerebelo (neurônios de projeção, corpos celulares na zona intermédia e no corno anterior).

Via da sensibilidade profunda inconsciente pelo **trato espinocerebelar posterior** (em amarelo):

- **1º Neurônio** (não cruzado): a partir dos órgãos terminais (proprioceptores) em músculos, tendões e no tecido conjuntivo, para os núcleos da coluna posterior e para o núcleo torácico (corpos celulares de neurônios nos gânglios sensitivos dos nervos espinais)
- **2º Neurônio** (não cruzado): do corno posterior e do núcleo torácico como trato espinocerebelar posterior no funículo lateral e, em seguida, pelo pedúnculo cerebelar inferior para o cerebelo (neurônios de projeção, corpos celulares no núcleo torácico e na base da coluna posterior).

Sistema Somatossensitivo

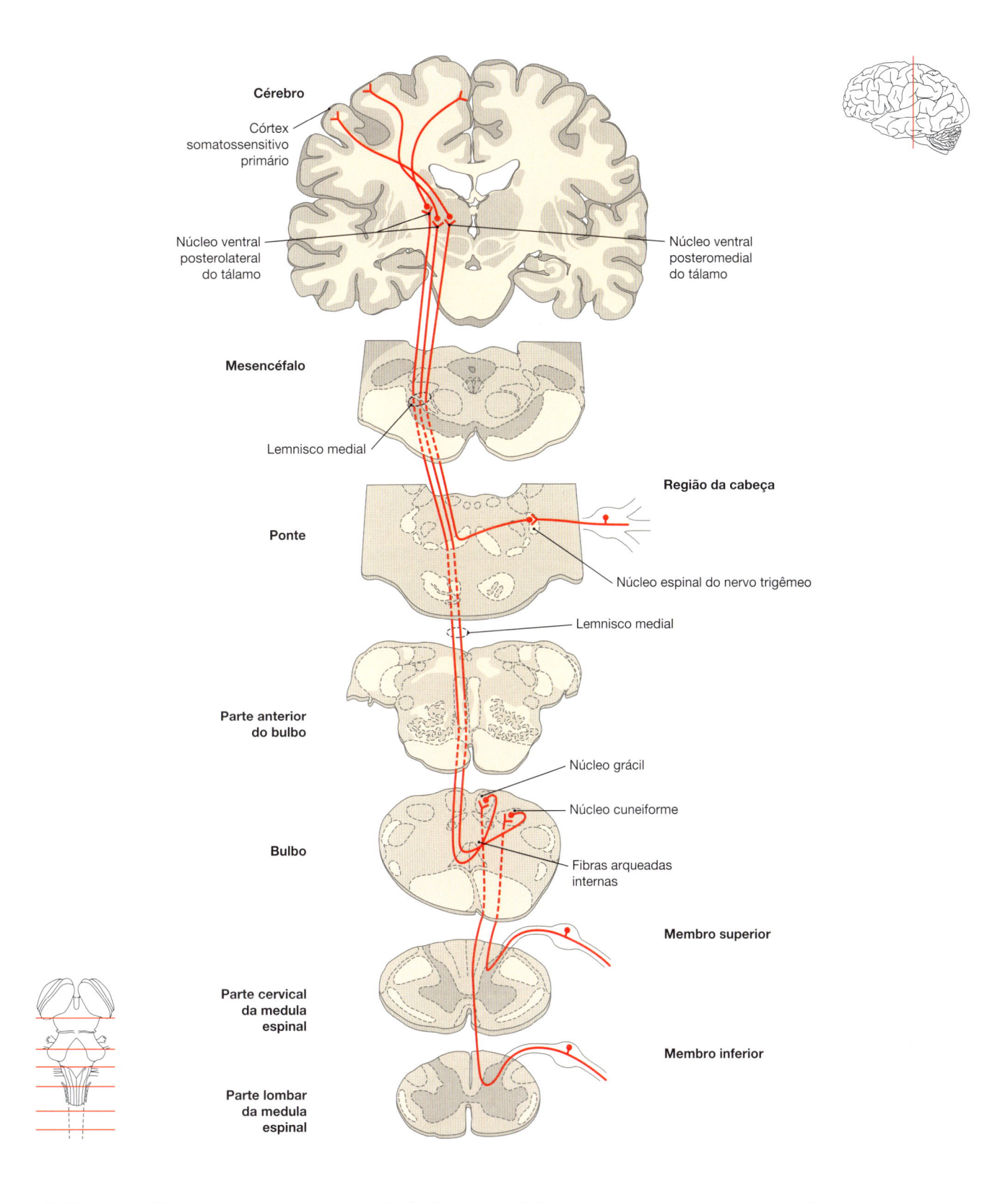

Figura 12.202 Sensibilidade epicrítica do sistema do funículo posterior aferente espinal ou para a região da cabeça do sistema trigeminal aferente. [S702-L127]/[G1081]

O sistema do funículo posterior caracteriza-se pelo fato de que suas fibras seguem cranialmente para os núcleos cuneiforme e grácil sem fazer sinapse e sem atravessar para o lado oposto no funículo posterior. Apenas após a sinapse nas duas regiões nucleares no bulbo, os axônios (do segundo neurônio) cruzam, como **fibras arqueadas internas**, para o lado oposto na decussação do lemnisco medial. Em todo o percurso restante como trato bulbotalâmico no **lemnisco medial** (parte medial) até o núcleo ventral posterolateral no tálamo, na nova sinapse e no curso como fibras talamocorticais (fibras talamoparietais) através do ramo posterior da cápsula interna até região cortical somatossensitiva primária (giro pós-central do lobo parietal), mantém-se o arranjo somatotópico. Para o nervo trigêmeo [V], a primeira sinapse ocorre no **núcleo espinal do nervo trigêmeo** na ponte. As fibras se associam ao trato bulbotalâmico no lemnisco medial e fazem sinapses no **núcleo ventral posteromedial** do tálamo antes de alcançarem as áreas corticais correspondentes como fibras talamocorticais. Aqui também é mantida a somatotopia em todo o trajeto.

445

Medula Espinal

Sistema Somatossensitivo

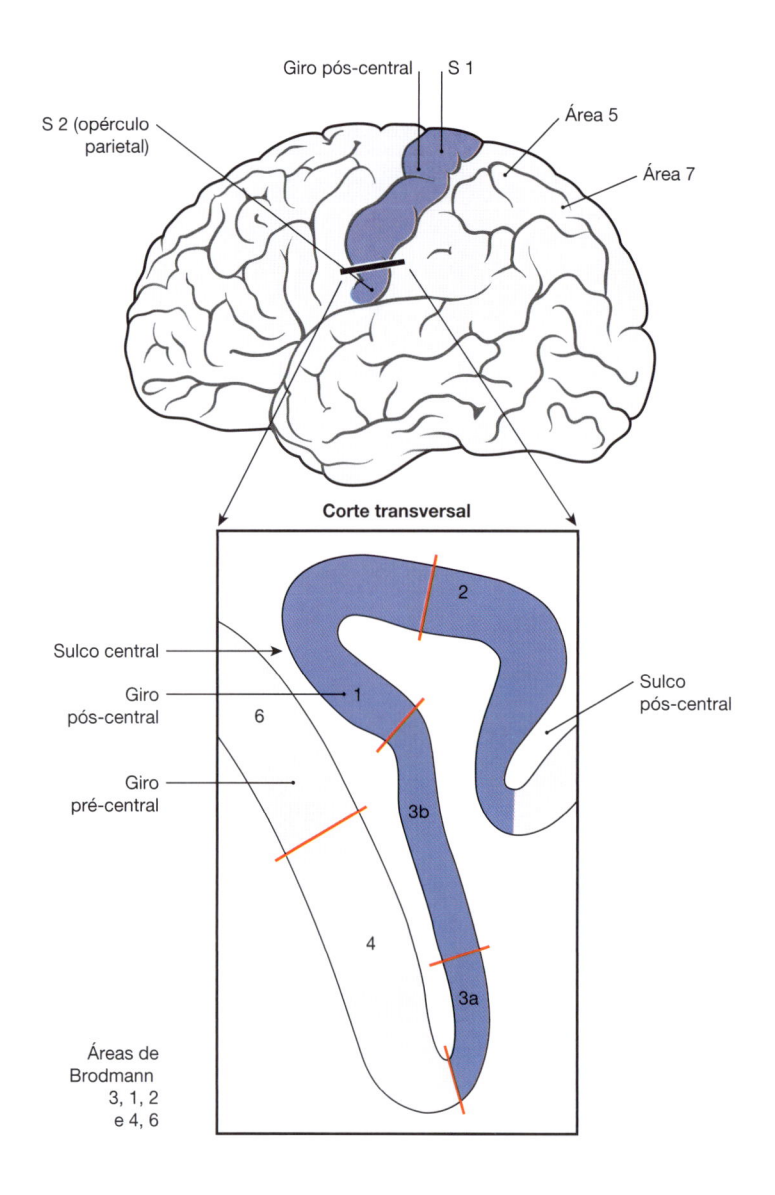

Figura 12.203 Áreas corticais somatossensitivas primárias (S 1: áreas de Brodmann 3, 1, 2), área cortical somatossensitiva secundária no opérculo parietal (S 2) e córtex de associação (áreas de Brodmann 5 e 7) do lobo parietal. [S702-L126]/[(B500~M492-L316)/G1077]

No córtex somatossensitivo primário, além da percepção primária sensitiva, também já ocorre percepção sensitiva subjetiva. No entanto, a interpretação essencial das informações somatossensitivas ocorre apenas no córtex somatossensitivo secundário. Trata-se de uma pequena área do sulco lateral (fissura de Sylvius), o opérculo parietal. Nele, estímulos de ambos os lados do corpo (através do corpo caloso) são associados. Da área cortical somatossensitiva secundária as fibras passam para os campos de associação somatossensitiva (córtex pós-parietal, áreas de Brodmann 5 e 7), bem como para a região insular e o sistema límbico. Os campos de associação incorporam os estímulos somatossensitivos recebidos aos estímulos visuais e assumem a influência sobre o controle motor através de fibras eferentes para a região pré-central.

Correlações Clínicas

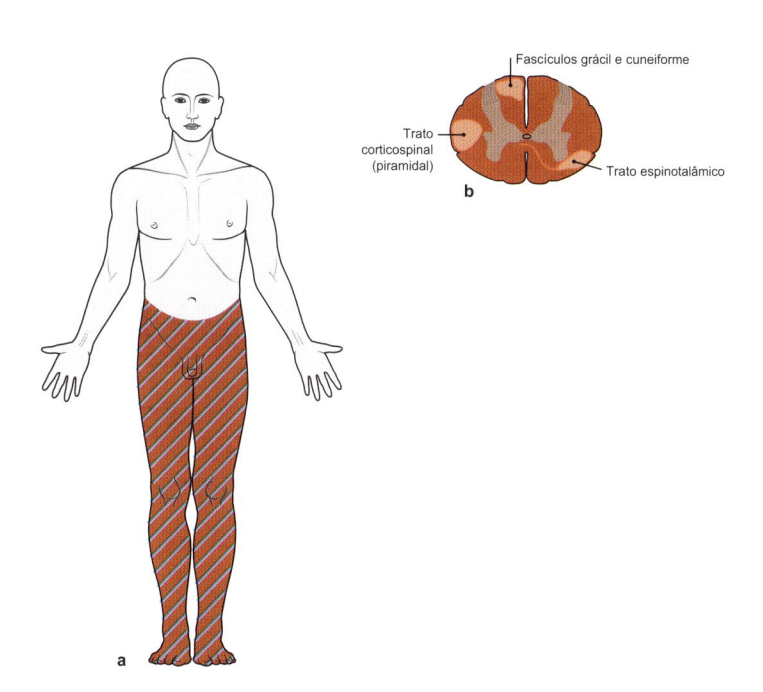

— Correlações clínicas ————————————————

Paraplegia completa no nível do 11º segmento torácico. [S700-L126]

a Há perda de todas as funções motoras e de toda a sensibilidade na área sombreada.
b Corte transversal da medula espinal, lesão destacada.

(Fascículos grácil e cuneiforme; Trato corticospinal (piramidal); Trato espinotalâmico)

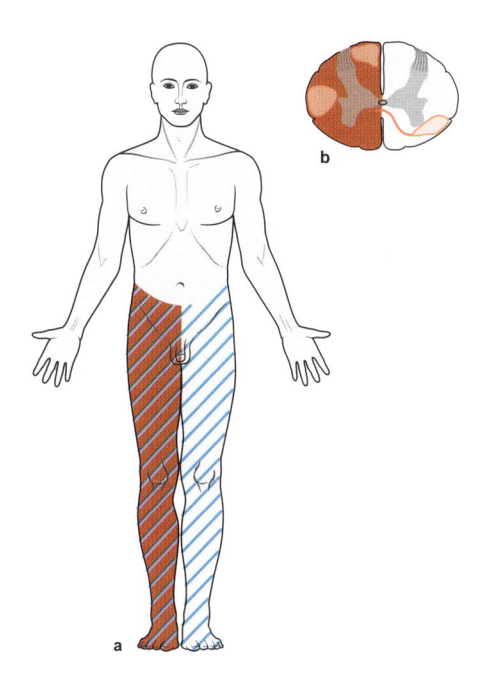

Hemiplegia (de Brown-Séquard), causada por uma interrupção do lado direito (meio) da medula espinal no nível do 11º segmento torácico. [S700-L126]

a No lado direito (homolateral) há uma paralisia da função motora inicialmente flácida, posteriormente espástica. Além disso, o sentido do tato fino, o sentido da posição e o sentido da vibração são perdidos (no entanto, o sentido do toque grosseiro permanece). As sensações de dor e temperatura estão ausentes no lado esquerdo (contralateral) (→ Figura 12.200).
b Corte transversal da medula espinal, lesão destacada.

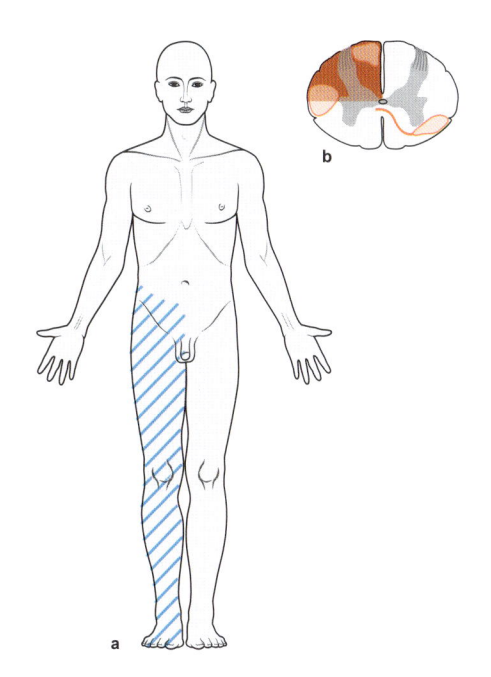

Danos nos tratos do funículo posterior direito no nível do 11º segmento torácico. [S700-L126]

a Os sentidos tátil, posicional e vibracional finos estão ausentes (no entanto, a sensação tátil grosseira é mantida).
b Corte transversal da medula espinal, lesão destacada.

Medula Espinal

Correlações Clínicas

Correlações clínicas

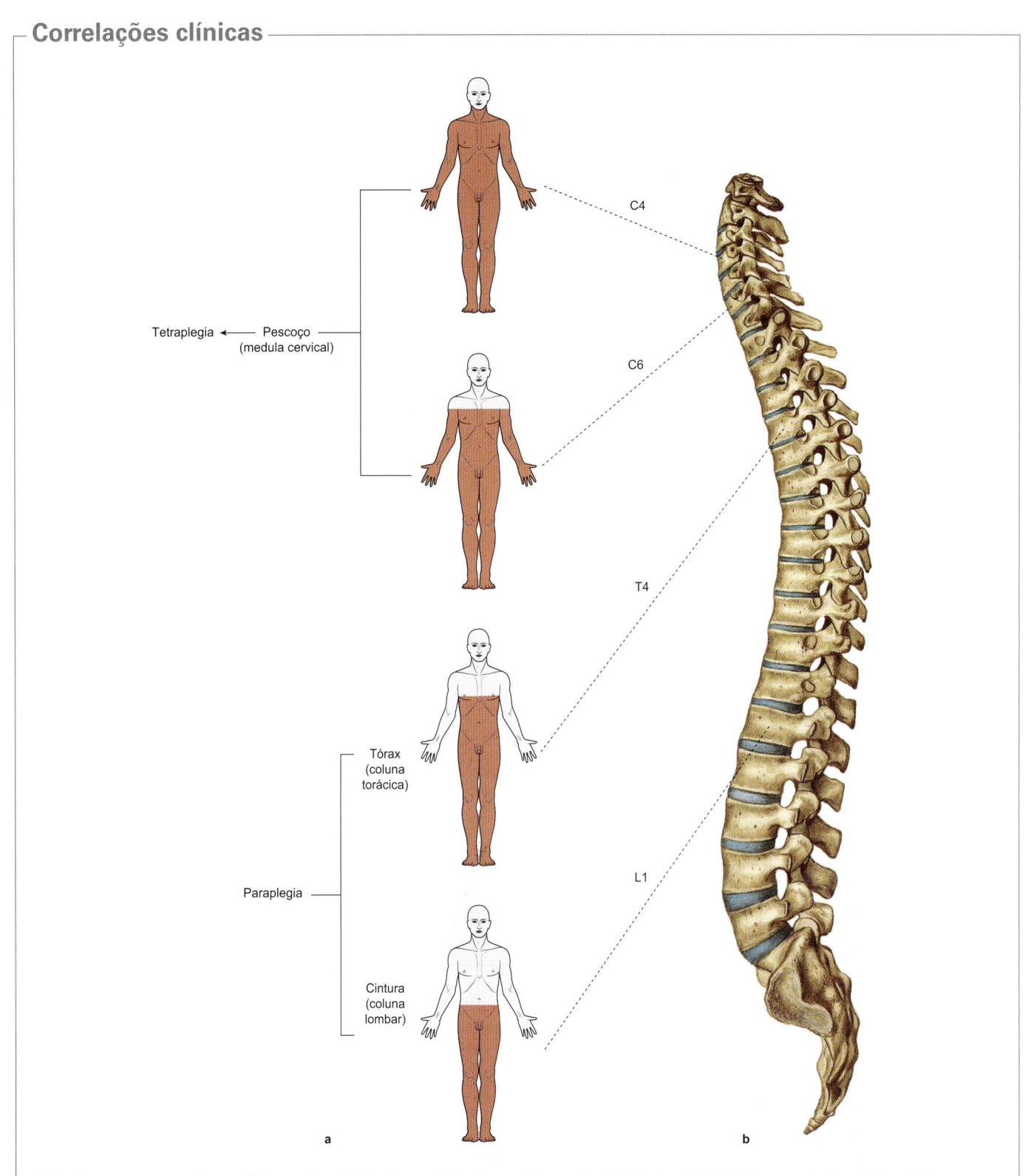

Tetraplegia ← Pescoço (medula cervical)

C4

C6

T4

Paraplegia — Tórax (coluna torácica)

L1

Cintura (coluna lombar)

a   b

Relação entre o grau de paralisia e o local da lesão medular.
a Grau de paralisia. As áreas vermelhas representam regiões do corpo paralisadas. [S701-L126]
b Local correspondente da lesão da medula espinal. [S700]
Tetraplegia ou quadriplegia significa paralisia completa (plegia) de todos os membros, por exemplo, uma paraplegia dos segmentos da medula espinal C1-C7.
Paraplegia é a paralisia completa de ambas as pernas. A tetraplegia e a paraplegia podem ser completas (geralmente com perda das funções motoras e sensitivas) ou incompletas (apenas áreas com comprometimento predominantemente motor ou sensitivo).

A tetraplegia é distinguida da **tetraparesia** (quadriparesia), que ocorre devido a fraqueza muscular espástica ou flácida de todos os quatro membros, por exemplo, em acidente vascular encefálico ou síndrome de Guillain-Barré.
Hemiplegia é a perda das funções motoras e/ou sensitivas de um lado do corpo.
Monoplegia é a paralisia completa de um grupo muscular ou parte do corpo, geralmente paralisia de um braço ou perna.

Correlações Clínicas

Correlações clínicas

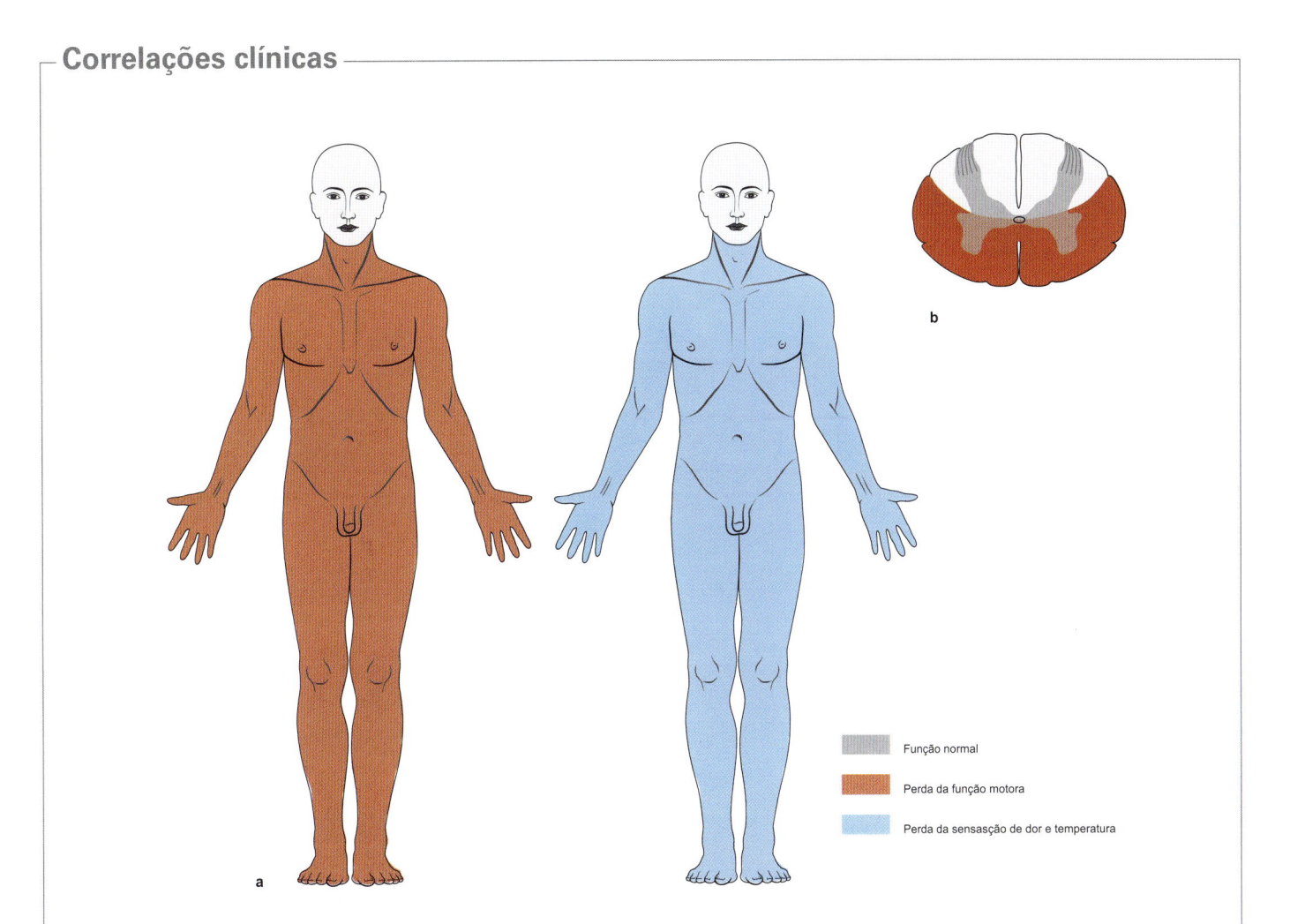

Síndrome espinal anterior. [S701-L126]
a Lesão no nível C4.
b Corte transversal da medula espinal, lesão destacada. A **síndrome espinal anterior** inclui um grupo de sintomas caracterizados por fluxo sanguíneo reduzido através da artéria espinal anterior, por exemplo, em arteriosclerose, trombose, embolia ou traumatismo. As funções motoras são perdidas abaixo da lesão medular (paraparesia com disfunção da bexiga e do reto). Além disso, há um distúrbio sensorial dissociado caudal à lesão com perda da sensação de dor e temperatura (sensibilidade protopática) com sensibilidade epicrítica intacta (posição, vibração e sensação de toque são normais).

Função normal
Perda da função motora
Perda da sensasção de dor e temperatura

Medula Espinal

Gustação e Vias Gustatórias

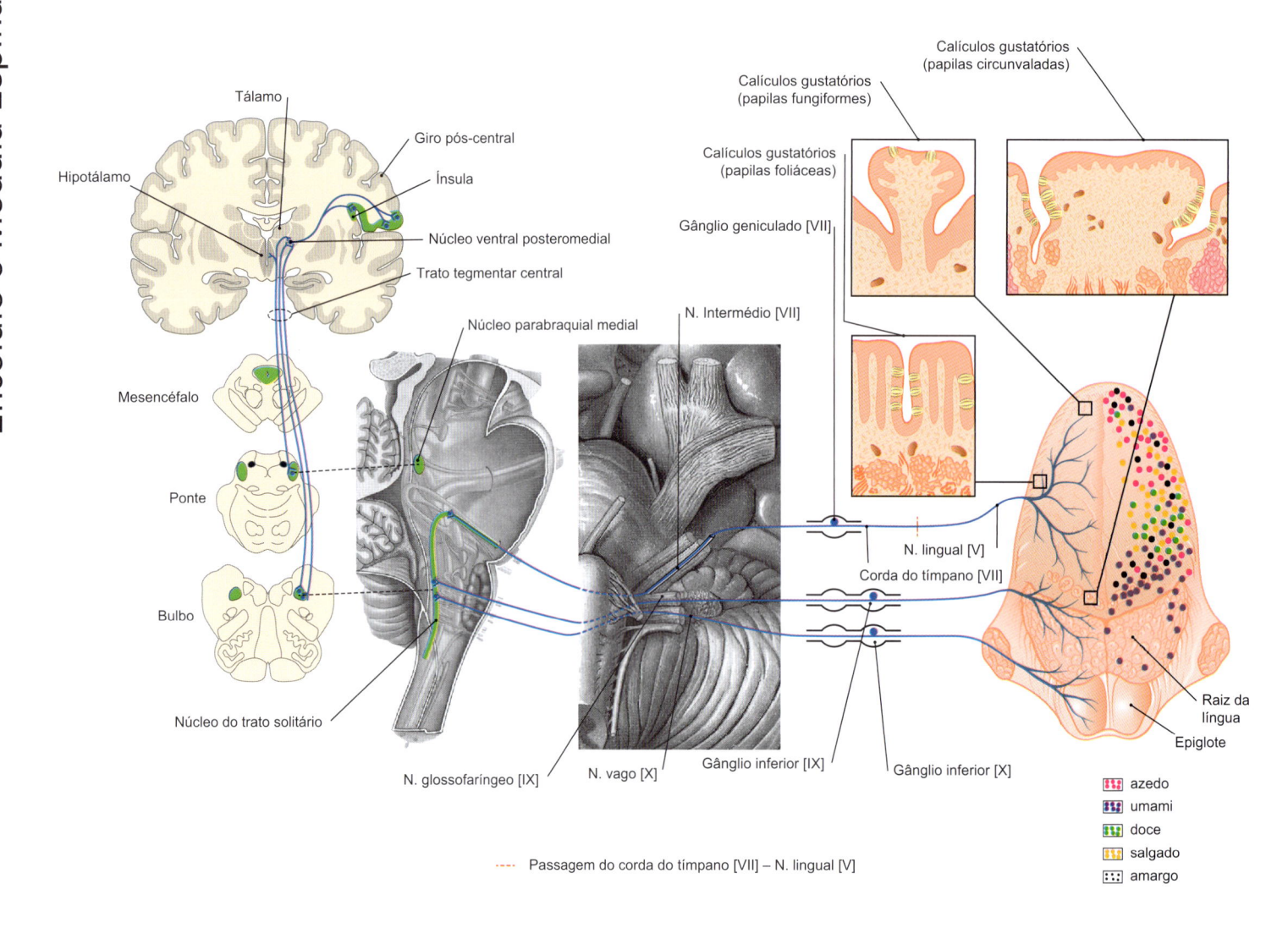

Figura 12.204 Língua do ser humano com epiglote e vias do paladar. [S700-L126]/[B500]

O ser humano tem cerca de 2.000 **calículos gustatórios** na língua (nas **papilas circunvaladas, fungiformes e foliáceas**), no palato mole e na epiglote. Cada calículo gustatório tem diferentes tipos de células. As células receptoras reais são células sensitivas epiteliais, que percebem cinco categorias primárias de sabor (→ Figura 8.172) – doce, azedo, salgado, amargo e umami – (possivelmente ainda gorduroso como o sexto). As células do sentido do paladar fazem sinapses com plexos de axônios no lado basal dos calículos gustatórios. Também se fala de **células sensitivas secundárias**, porque as células sensitivas não provocam nenhum potencial de ação, que ocorre apenas na sinapse com o primeiro neurônio aferente. De acordo com a sua localização, as informações serão transmitidas para o **núcleo solitário**, localizado no bulbo:

- A partir dos dois terços anteriores da língua pelo N. facial [VII] (parte intermédia)
- A partir do terço posterior da língua e do palato mole pelo N. glossofaríngeo [IX]
- A partir da epiglote e do palato mole pelo N. vago [X].

Os pericários (corpos celulares) do 1º neurônio estão localizados, de acordo com o respectivo nervo, no **gânglio geniculado [VII]**, no **gânglio inferior [IX]** (gânglio petroso) ou no **gânglio inferior [X]** (antes denominado gânglio nodoso).

No tronco encefálico, na **parte gustativa do núcleo solitário**, ocorre sinapse com o segundo neurônio. Os axônios do segundo neurônio seguem ipsilateralmente para o **trato tegmental central** (associado ao lemnisco medial) para o **núcleo ventral posteromedial do tálamo**, onde é feita sinapse com o terceiro neurônio. Como fibras talamocorticais, alcançam (de acordo com a localização do homúnculo) os segmentos inferiores, de estrutura estritamente somatotópica, do giro pós-central, assim como as **regiões anteriores do córtex insular** do lobo temporal e o opérculo do lobo frontal. Nessas áreas, ocorre a percepção consciente do paladar. Alguns axônios movem-se diretamente do tálamo ou indiretamente do núcleo solitário, através do **núcleo parabraquial medial**, também para o hipotálamo e a amígdala (influência sobre as funções autônomas do corpo como apetite, saciedade, ligação com as emoções).

Correlações clínicas

Como o limiar de excitação para a formação de um potencial de ação nos receptores de sabor se eleva com a idade, a percepção do gosto é dependente da idade. Quando ocorre comprometimento do paladar, ou até mesmo a sua perda, fala-se de **hipogeusia** e **ageusia**, respectivamente. Um campo cortical secundário comum no córtex orbitofrontal mostra a associação funcional próxima entre os sistemas do paladar e olfatório.

Sistemas Nociceptivos

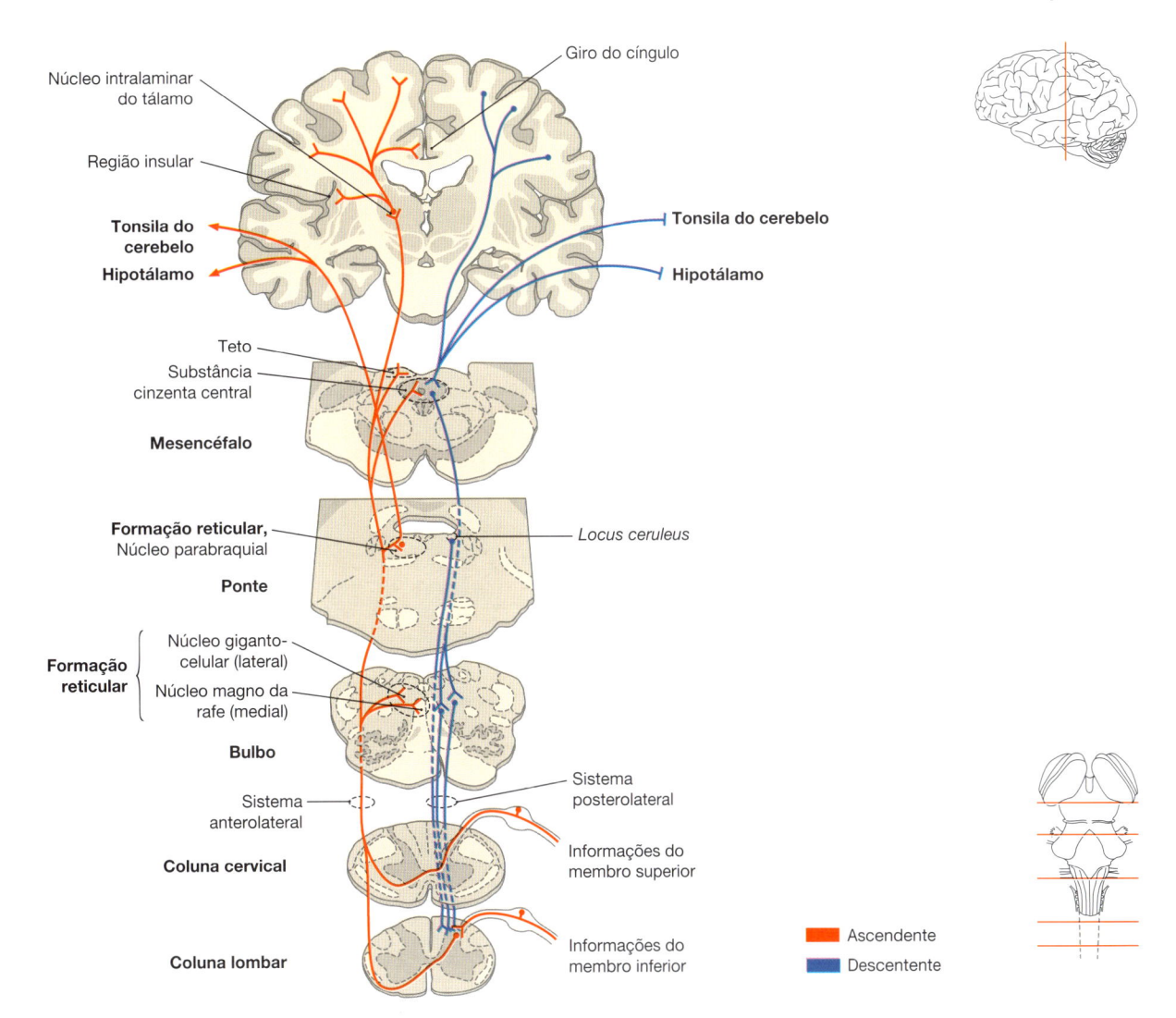

Figura 12.205 Vias ascendentes do trato paleospinotalâmico da condução da dor (metade esquerda) e vias de fibras ascendentes moduladoras da dor (metade direita); representação esquemática simplificada. [S702-L127]

A dor é uma percepção subjetiva, que é determinada por processamento e modulação neuronais complexos. A dor é diferenciada entre **dor aguda e crônica**, **dor desencadeada perifericamente** (superficialmente somática a partir de nociceptores na pele e músculos; profundamente somática a partir das articulações e tendões; visceralmente por estímulos químicos, distensão de órgãos de cavidades viscerais ou espasmo da musculatura lisa) e **dor mediada centralmente** (dor talâmica, dor psicossomática, dor transferida do plano espinal). A dor é indispensável para a sobrevida e para a manutenção do corpo. Existem três vias ascendentes de dor:

- Trato arquiespinotalâmico (→ Tabela) (segue principalmente em sistema próprio da medula espinal, transmite reações de dor visceral, emocional e vegetativa por vias de fibras colaterais para o hipotálamo e sistema límbico)
- Trato paleoespinotalâmico (dor leve, somática e profunda de percepção lenta, que geralmente está ligada a reações autônomas)
- Trato neoespinotalâmico (dor somática clássica, aguda, percebida rapidamente a partir da pele e dos músculos dos membros inferiores e superiores).

Os neurônios centrais terminam no corno posterior (lâmina I) (→ Figuras 12.181 e 12.182) e são direcionados como trato espinotalâmico lateral até o tálamo, após a sinapse e o cruzamento de fibras na comissura anterior. Com a estrutura somatotópica ocorre o redirecionamento através das fibras talamocorticais para o córtex sensitivo (giro pós-central), onde a dor é conscientemente localizada. O estímulo nociceptivo, a partir da cabeça e do pescoço, passa através do gânglio trigeminal para o núcleo espinal do nervo trigêmeo no bulbo e do trato trigeminotalâmico contralateral no lemnisco medial para o núcleo ventral posterior do tálamo. A partir daí, as fibras passam para as regiões do cérebro correspondentes no giro pós-central.

Estações do sistema nociceptivo	
Cadeia de neurônios	**Grupos de neurônios**
1º neurônio	Pericários (corpos celulares) de células ganglionares pseudounipolares no gânglio sensitivo do nervo espinal ou no gânglio trigeminal
2º neurônio	No corno posterior (lâminas II, IV-VIII) ou núcleo espinal do nervo trigêmeo
3º neurônio	Pericários do tálamo: • Núcleo ventral posterolateral ipsilateral (para o trato espinotalâmico) • Núcleo ventral posterolateral contralateral (para o trato trigeminotalâmico) • Pericários de núcleos intralaminares
4º neurônio	• Córtex somatossensitivo primário: giro pós-central • Hipotálamo, sistema límbico • Tronco encefálico (substância cinzenta central, teto, formação reticular)

Medula Espinal

Sistema Nervoso Autônomo

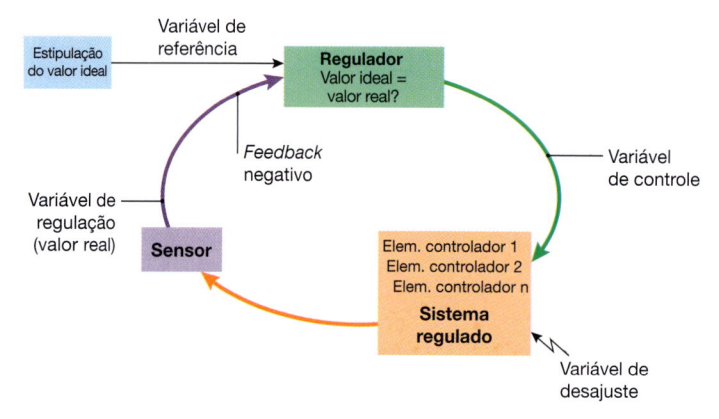

Figura 12.206 Circuito regulatório homeostático; representação esquemática. [S701-L127]/[E984]
O corpo precisa manter um ambiente interno constante (**homeostase**). Para que isso ocorra, um **sensor** (p. ex., quimiorreceptor) mede o valor real e passa essas informações para um regulador (p. ex., centro respiratório no tronco encefálico). O **regulador** compara o valor real com um valor ideal e age por meio de **elementos controladores** apropriados (p. ex., unidade respiratória) contra o desvio medido, para obter um equilíbrio entre os valores real e ideal. Esta forma de regulação é chamada de **feedback negativo**.

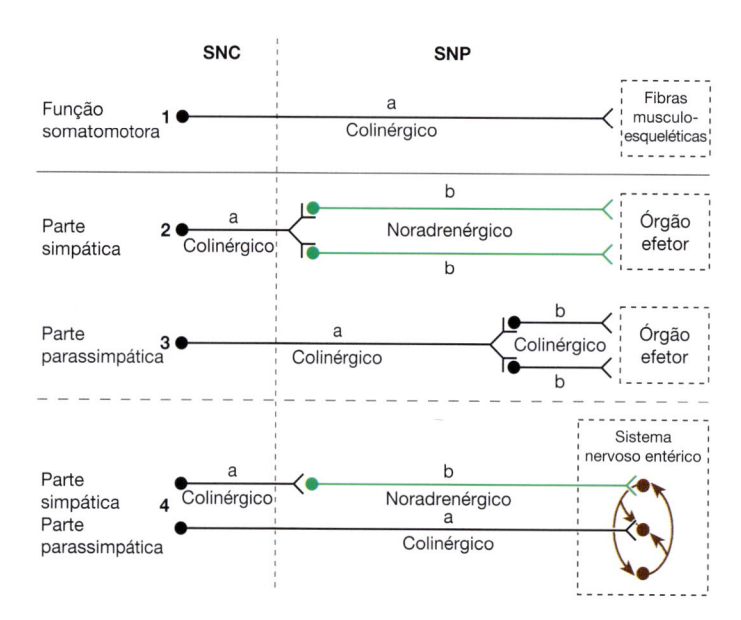

Figura 12.207 Diagrama esquemático da inervação motora periférica no sistema nervoso somático e na divisão autônoma. 1 = neurônio somatomotor, 2 = neurônio visceromotor da parte simpática, 3 = neurônio visceromotor da parte parassimpática, 4 = neurônio visceromotor e sua influência sobre o sistema nervoso entérico. a = primeiro neurônio, b = segundo neurônio. [S701-L141]
A inervação somatomotora de uma fibra musculoesquelética ocorre diretamente (sem conexão adicional) através dos axônios dos neurônios motores α da medula espinal. Em contrapartida, os axônios visceromotores fazem sinapse pelo menos uma vez em um gânglio autônomo (exceção: medula da glândula suprarrenal). Nas partes simpática e parassimpática o primeiro neurônio (**neurônio pré-ganglionar**) está localizado no SNC (tronco encefálico ou medula espinal). O axônio correspondente (**axônio pré-ganglionar**) segue para um gânglio autônomo. Nele ocorre sinapse com o segundo neurônio (neurônio pós-ganglionar). Por fim, prossegue para o órgão-alvo.

Correlações clínicas

O corpo reage ao **estresse negativo (angústia, sofrimento)** com ativação amplificada da parte simpática do sistema nervoso autônomo e aumento da tensão. Situações de estresse prolongado podem fazer com que a parte simpática seja ativada intensamente de forma permanente. Isso é acompanhado por um aumento da secreção de "hormônios do estresse", como glicocorticoides (p. ex., cortisol) e catecolaminas (p. ex., epinefrina). Ocorrem sinais/sintomas associados da função autônoma, como aumento da frequência cardíaca, aumento da pressão arterial, arritmias cardíacas, nervosismo e ansiedade, que são percebidos pelo indivíduo como um estresse adicional. Se essa condição (ativação da parte simpática e aumento prolongado da secreção de hormônios do estresse) persistir, pode resultar em **fadiga física e mental**.

Sistema Nervoso Autônomo

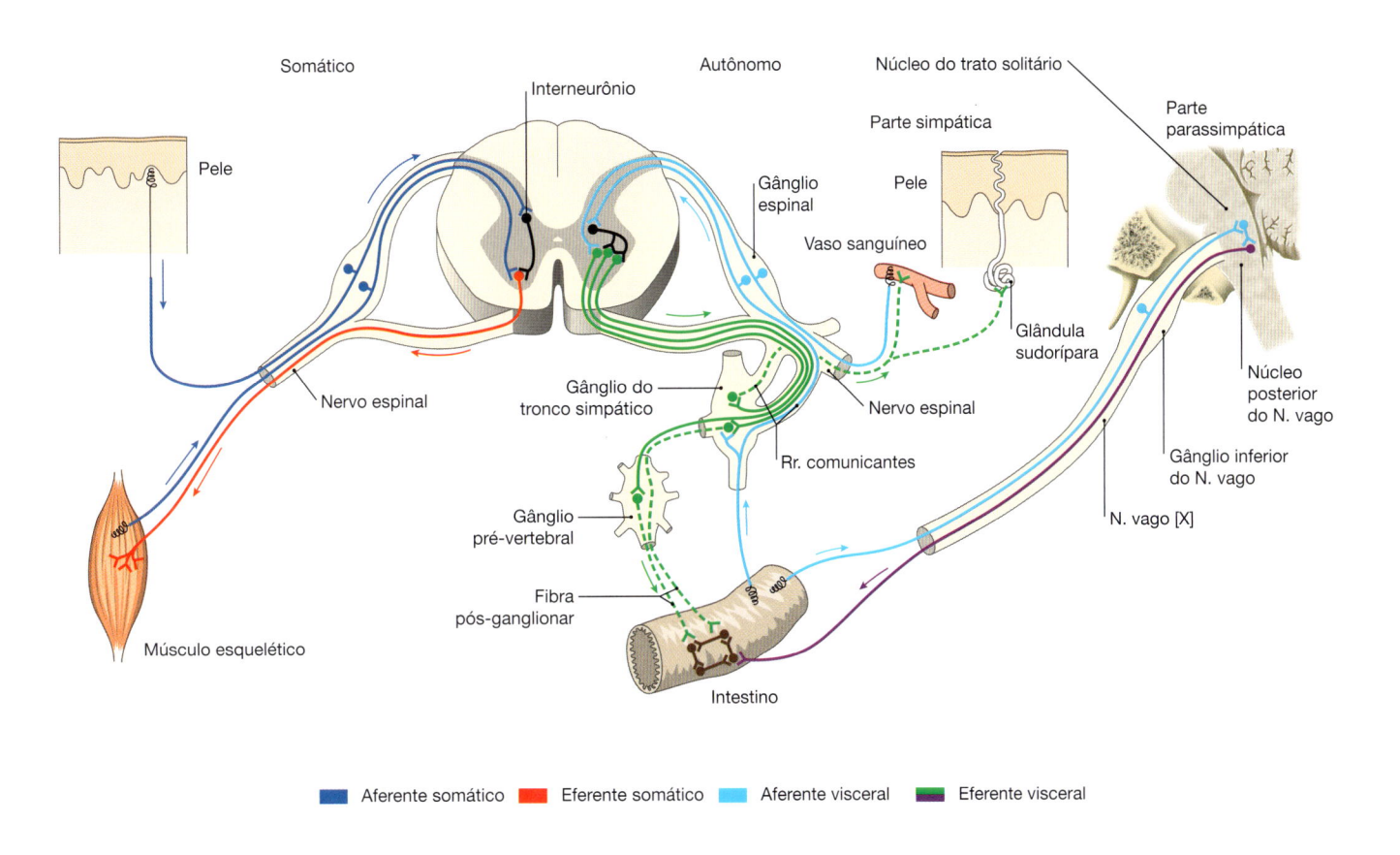

Figura 12.208 Organização comparativa do sistema nervoso somático e do autônomo (medula espinal e SNP); representação esquemática. [S702-L127]/[G1076]

No **sistema nervoso somático** (lado esquerdo) informações aferentes chegam diretamente nas extensões das células ganglionares da raiz posterior (arco reflexo monossináptico) ou indiretamente para os neurônios motores α do corno anterior.

Na **parte simpática** do sistema nervoso autônomo (lado direito) as informações dos aferentes viscerais chegam primeiro para interneurônios da medula espinal através das células ganglionares da raiz posterior. Elas chegam através de uma ou mais sinapses para neurônios eferentes viscerais do corno lateral. A partir daqui, axônios eferentes viscerais pré-ganglionares (linha sólida verde) alcançam o gânglio paravertebral do tronco simpático ou os gânglios pré-vertebrais perto da aorta. Depois da troca no gânglio, os axônios pós-ganglionares (linha tracejada verde) atingem o seu órgão-alvo. Com a **parte parassimpática** (p. ex., N. vago [X]) as informações aferentes viscerais do gânglio inferior (gânglio nodoso) do N. vago chegam ao núcleo solitário no tronco encefálico e de lá fazem sinapse no núcleo posterior do N. vago. Do NC X voltam fibras motoras viscerais para a periferia do corpo (arco reflexo vasovagal).

Medula Espinal

Sistema Nervoso Autônomo, Visão Geral das Funções

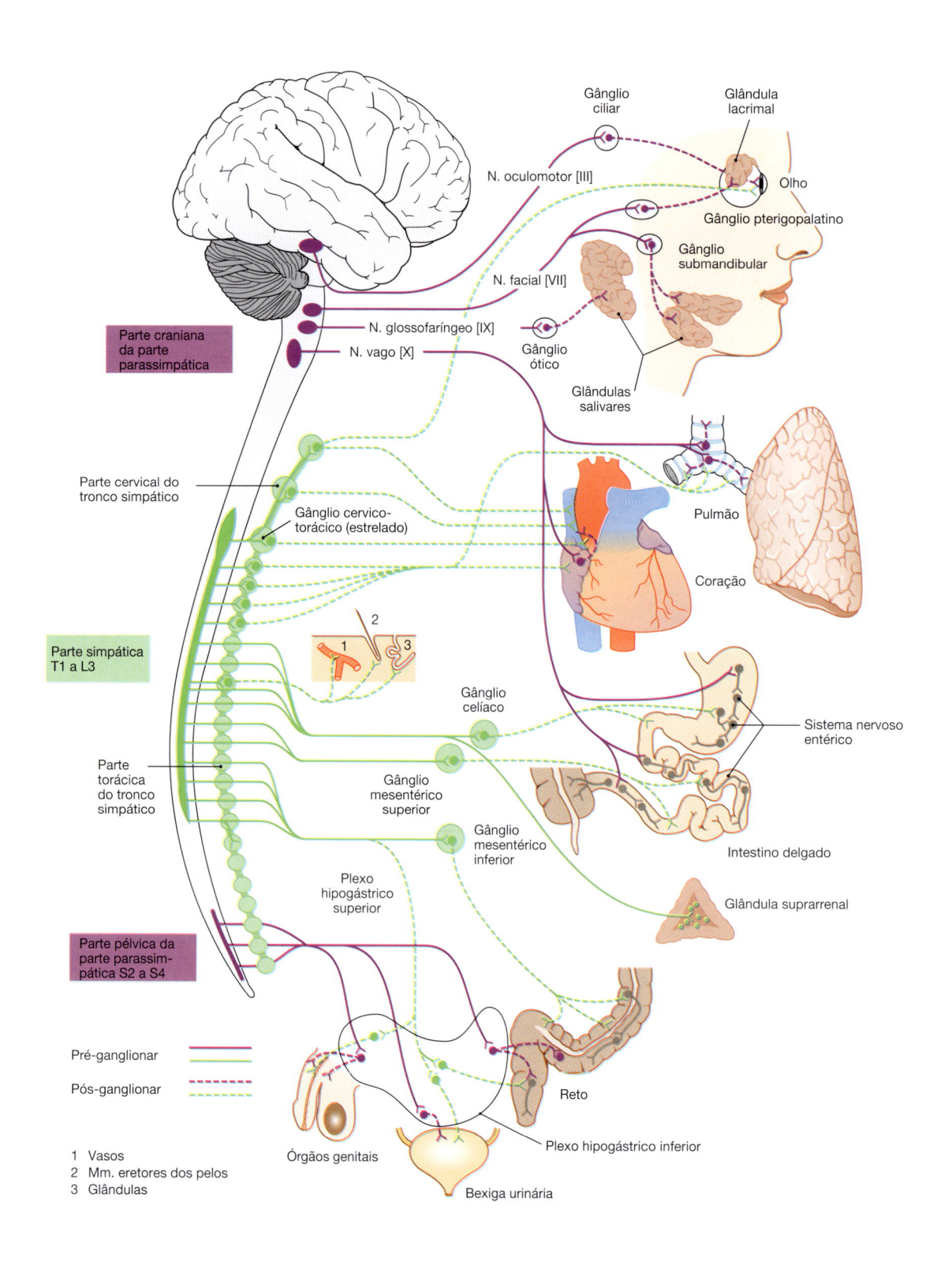

Figura 12.209 Sistema nervoso autônomo (partes simpática e parassimpática). [S130-6-L106]~[L126]

O sistema nervoso autônomo é composta pela parte simpática (em verde), pela parte parassimpática (em roxo) e pelo sistema nervoso entérico (em azul).

Os neurônios da **parte simpática** estão localizados no corno lateral da região toracolombar da medula espinal. Seus axônios se projetam para os gânglios do tronco simpático e para os gânglios do trato gastrintestinal. Aqui ocorrem as conexões sinápticas com neurônios pós-ganglionares, que se projetam para os órgãos efetores. O estímulo simpático ocorre para a mobilização do corpo durante a atividade física e em situações de emergência. A medula da glândula suprarrenal, que libera epinefrina e norepinefrina, também pertence à parte simpática do sistema nervoso autônomo.

As áreas de núcleos da **parte parassimpática** se encontram no tronco encefálico e na região sacral da medula espinal. Os axônios atingem gânglios nas proximidades dos órgãos efetores, encontrados na cabeça, no tórax e na cavidade abdominal. Nesses gânglios, os axônios pré-ganglionares fazem conexões sinápticas com neurônios pós-sinápticos, que chegam aos órgãos efetores por meio de curtos axônios. A parte parassimpática atua na ingestão e no processamento de alimentos, no impulso sexual e tem função antagônica à parte simpática.

O **sistema nervoso entérico** regula a atividade do tubo gastrintestinal e encontra-se sob influência das partes simpática e parassimpática.

Sistema Nervoso Autônomo, Topografia

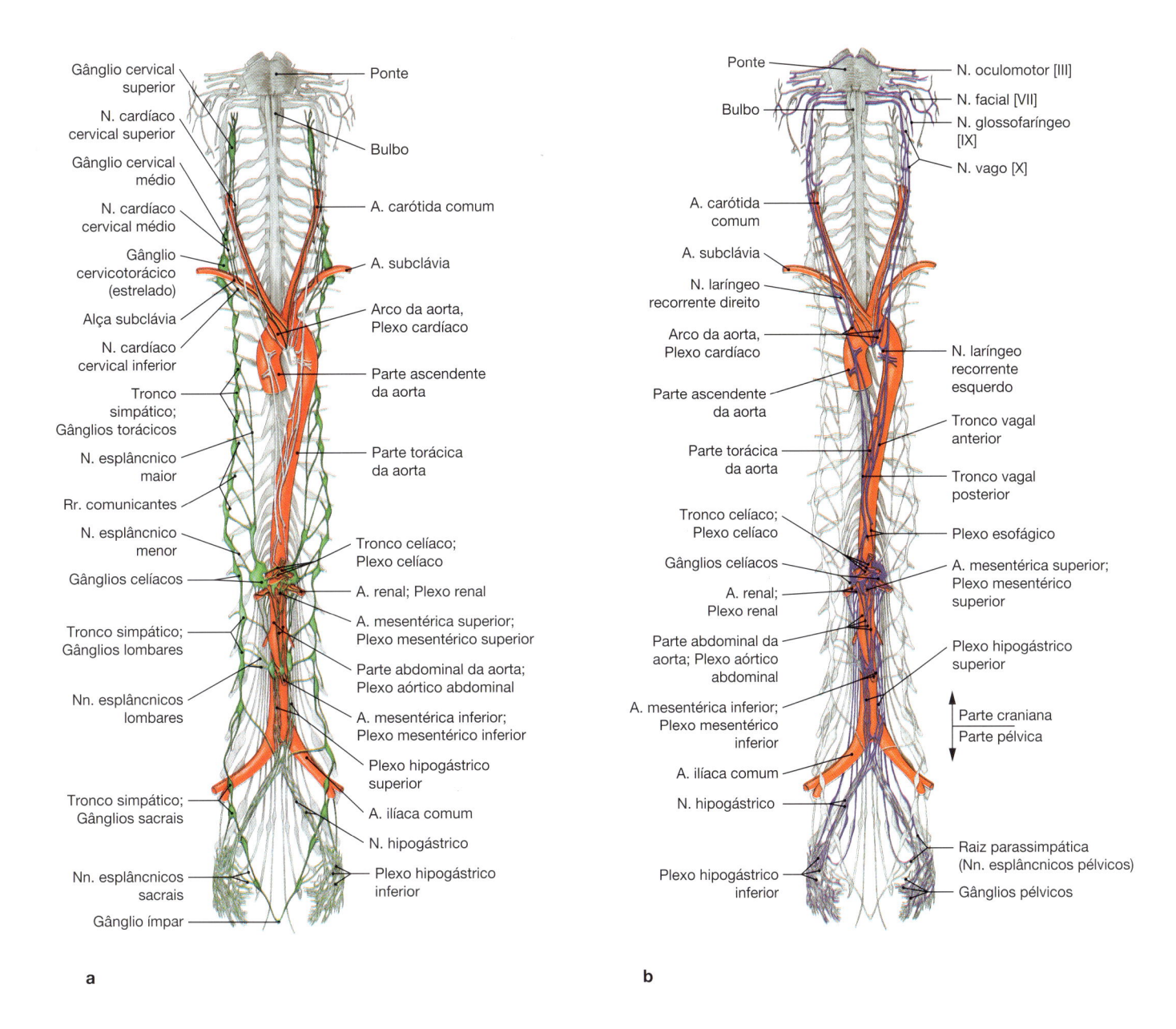

Figura 12.210a e b   Sistema nervoso autônomo – partes simpática e parassimpática.
Representação semiesquemática da correlação anatomotopográfica. [S700]
a Parte simpática. Axônios simpáticos saem com os nervos espinais da medula espinal, atingem o gânglio no tronco simpático e seguem finalmente com vasos ou nervos para os órgãos-alvo.

b Parte parassimpática. Axônios parassimpáticos na região da cabeça chegam com os nervos cranianos nos gânglios parassimpáticos e de lá voltam para os seus órgãos-alvo na cabeça. Os órgãos torácicos e abdominais são inervados predominantemente pelo N. vago [X]. Apenas o último segmento do intestino e os órgãos pélvicos recebem sua inervação parassimpática da medula espinal sacral.

Medula Espinal

Sistema Nervoso Autônomo

Parte parassimpática, parte craniana (nervos cranianos III, VII, IX)

Nervo craniano	Primeiro neurônio	Segundo neurônio	Órgão-alvo
N. oculomotor [III]	Núcleo acessório do N. oculomotor (Edinger-Westphal)	Gânglio ciliar	• M. ciliar • M. esfíncter da pupila
N. facial [VII]	Núcleo salivatório superior	Gânglio pterigopalatino	• Glândula lacrimal • Túnicas mucosas
		Gânglio submandibular	• Glândula submandibular • Glândula sublingual • Túnicas mucosas
N. glossofaríngeo [IX]	Núcleo salivatório inferior	Gânglio ótico	• Glândula parótida • Túnicas mucosas

Parte parassimpática

Nervo craniano	Primeiro neurônio	Segundo neurônio	Órgão-alvo
Parte craniana			
N. vago [X]	Núcleo ambíguo (formação externa)	Gânglios intramurais	Vísceras cervicais, coração e pulmões
	Núcleo posterior do N. vago	Gânglios intramurais	Glândulas abdominais
		Gânglios do sistema nervoso entérico	Intestino
Parte pélvica			
Parte pélvica		Gânglios pélvicos	Órgãos genitais
		Gânglios intramurais	Colo distal, reto, bexiga urinária, partes do ureter

Aferentes viscerais sensitivos para o tronco encefálico

Nervo	Gânglio	Núcleo central	Órgãos de origem
N. glossofaríngeo [IX]	Gânglio inferior	Núcleo do trato solitário	• Glomo carótico • Seio carótico
N. vago [X]	Gânglio inferior (gânglio nodoso)	Núcleo do trato solitário	• Glomos nas regiões cervical e torácica • Vísceras torácicas • Sistema digestório

Áreas do hipotálamo e suas funções homeostáticas

Área	Núcleo	Função
Área hipotalâmica anterior	Núcleo supraquiasmático	Ritmo circadiano
	Núcleos pré-ópticos	Controle da liberação de gonadotropina na adeno-hipófise
	Núcleo supraóptico	Secreção de ocitocina, hormônio antidiurético
	Núcleo paraventricular	Hormônio antidiurético, secreção de ocitocina, ingestão de alimentos, regulação da secreção de hormônios de estresse via CRH (hormônio liberador de corticotrofina)
Área hipotalâmica intermediária	Núcleo infundibular (arqueado), neurônios periventriculares	Controle da adeno-hipófise, comportamento de ingestão dos alimentos
	Núcleo anteromedial do hipotálamo, núcleo posteromedial do hipotálamo	Regulação do comportamento de ingestão dos alimentos sólidos e líquidos
Área hipotalâmica posterior	Núcleo hipotalâmico posterior, corpos mamilares	Termorregulação, controle autônomo
Área hipotalâmica lateral		Comportamento alimentar

Sistema Nervoso Autônomo, Regiões dos Núcleos

Regiões/Núcleos do sistema nervoso autônomo | **Função**

- Giro do cíngulo
- Ínsula
- Hipotálamo
- Corpo amigdaloide

→ Processamento emocional, reação ao estresse, reação ao medo, homeostase

- Substância cinzenta central

→ Integração das funções autônomas e processamento da dor

- Formação reticular pontina (núcleo de Barrington)
- Núcleo parabraquial

→ Centro miccional pontino, reação de luta e fuga

- Núcleo posterior do N. vago
- Núcleo solitário
- Núcleo ambíguo
- Região anterolateral do bulbo

→ Centro cardiovascular, centro respiratório, centro do vômito, funções gastrintestinais

- Coluna intermediolateral
- Núcleo parassimpático sacral
- Núcleo de Onuf

→ Arcos reflexos vegetativos

Legenda:
- Centros/Vias "superiores"
- Parte parassimpática
- Parte simpática
- Núcleos/Vias sensitivas viscerais
- Núcleos/Vias motoras somáticas

b — Hipotálamo; Córtex (giro do cíngulo, ínsula); Corpo amigdaloide; Núcleo ambíguo (formação externa); Região anterolateral do bulbo; Células do gânglio parassimpático (intramural); Coração; Núcleo posterior do N. vago; Coluna intermediolateral; Gânglio do tronco simpático.

c — Substância cinzenta central; Núcleo parabraquial; Núcleo posterior do N. vago; Núcleo do trato solitário; Gânglio sensitivo; Coração.

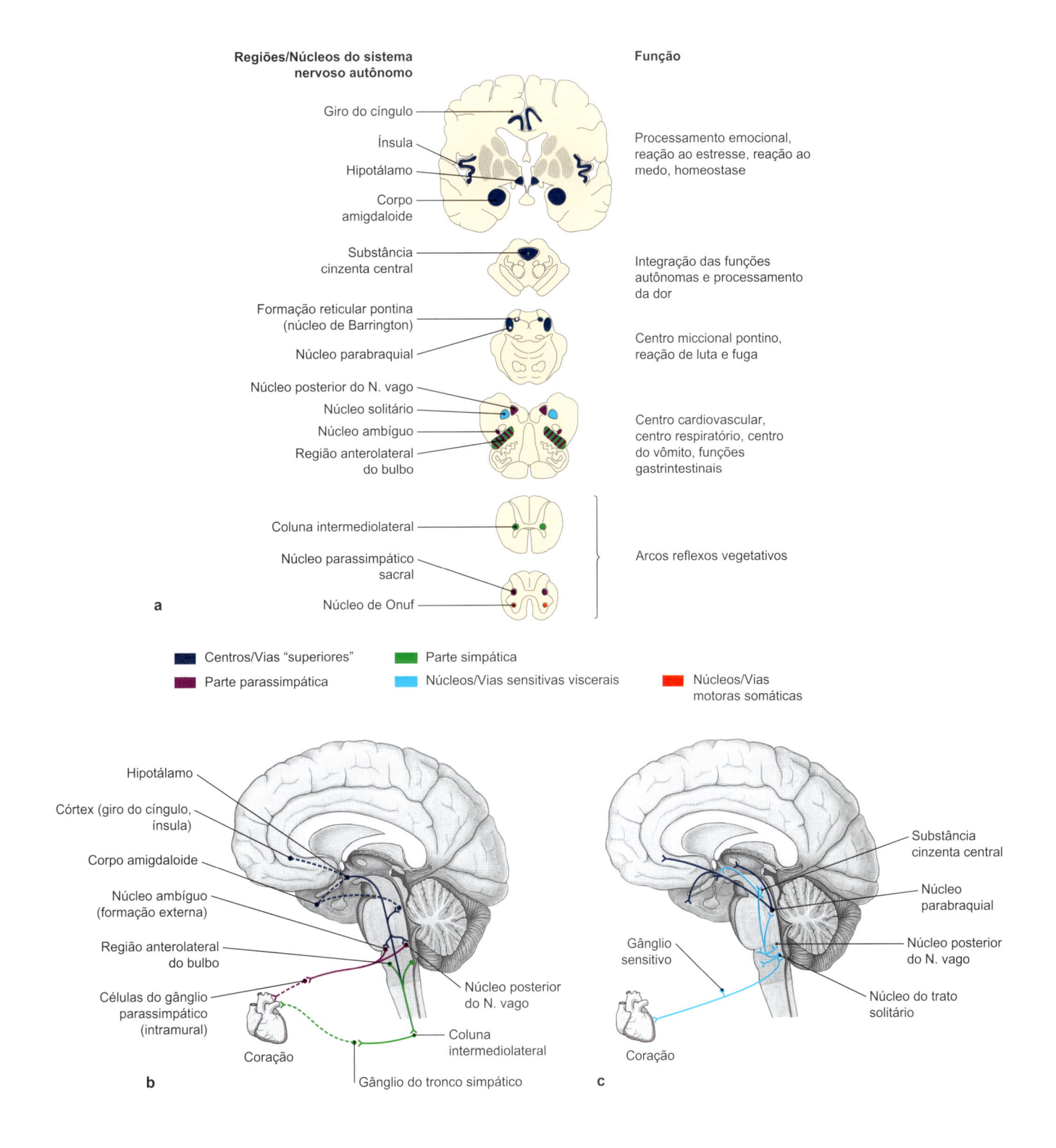

Figura 12.211a-c Regiões cerebrais autônomas centrais e áreas dos núcleos. [S702-L127]/[G1091]

Em vários níveis do SNC se localizam núcleos e grupos de células nervosas que estão envolvidos no controle central da divisão autônoma do sistema nervoso e estão intimamente interligados.

a Existem células nervosas autônomas tanto na medula espinal, no tronco encefálico e no diencéfalo, quanto no prosencéfalo. Até o nível do tronco encefálico inferior é possível a diferenciação entre os neurônios das partes simpática e parassimpática; em níveis superiores ambas as partes já não são mais tão distinguíveis uma da outra.

b Exemplo da interação dos neurônios motores viscerais no controle dos órgãos internos. Neurônios no hipotálamo, o ponto de sinapse autônoma do SNC mais importante, e neurônios em áreas de núcleo no tronco encefálico atingem, com seus axônios, o centro autônomo no bulbo ou na medula espinal diretamente ou por uma cadeia de neurônios intermediários. Daqui os axônios parassimpáticos pré-ganglionares atravessam os nervos cranianos (no exemplo, N. vago [X]) e chegam nos seus órgãos-alvo. Esses mesmos centros podem influenciar também os neurônios simpáticos no corno lateral da medula espinal por meio de fibras descendentes. Dessa forma, o sistema nervoso autônomo é guiada em duas direções.

c Exemplo de aferente sensitivo visceral para as áreas dos núcleos centrais. Informações sensitivas viscerais atingem o encéfalo através do núcleo solitário. Fazem sinapse no núcleo do trato solitário e seguem ou diretamente para os centros na parte inferior do tronco encefálico (arco reflexo autônomo no nível do tronco encefálico) ou seguem em cadeias de neurônios ascendentes para regiões cerebrais situadas mais centralmente.

Medula Espinal

Correlações Clínicas

Correlações clínicas

As lesões nervosas da parte simpática do sistema nervoso autônomo estão associadas à **síndrome de Horner** (tríade de Horner, síndrome de Bernard-Horner) no lado afetado. É caracterizada pela tríade de:
- Fissura palpebral estreita (insuficiência do músculo tarsal)
- Miose (pupila estreita devido à insuficiência do músculo dilatador da pupila)
- (Pseudo)enoftalmia (insuficiência do músculo orbital) (→ Figura b).

Dependendo da localização da lesão, é feita uma distinção (→ Figura a):
- Lesões centrais (lesões ao 1º neurônio, que se estendem do hipotálamo, através do tronco encefálico, medula cervical e medula espinal até o centro ciliospinal), por exemplo, em infartos do tronco encefálico, como síndrome de Wallenberg ou lesões traumáticas da medula cervical. Também estão associadas a déficits neurológicos, anidrose da face e do braço
- Lesões pré-ganglionares (lesões entre o centro ciliospinal através do gânglio estrelado até o gânglio cervical superior), por exemplo, em carcinomas brônquicos, carcinomas de mama, tumores de Pancoast. As lesões pré-ganglionares também estão frequentemente associadas à anidrose da face e do braço
- Lesões pós-ganglionares (lesões entre o gânglio cervical superior e o músculo dilatador da pupila), por exemplo, em dissecções da A. carótida interna e tumores. Um sintoma adicional pode ser anidrose facial.

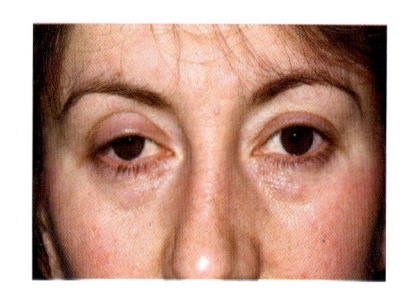

Síndrome de Horner

Lesão simpática
Miose (estreitamento das pupilas)
Fissura palpebral estreita
Enoftalmia (aprofundamento do olho na órbita)

a Quadro clínico.
[F276-007]

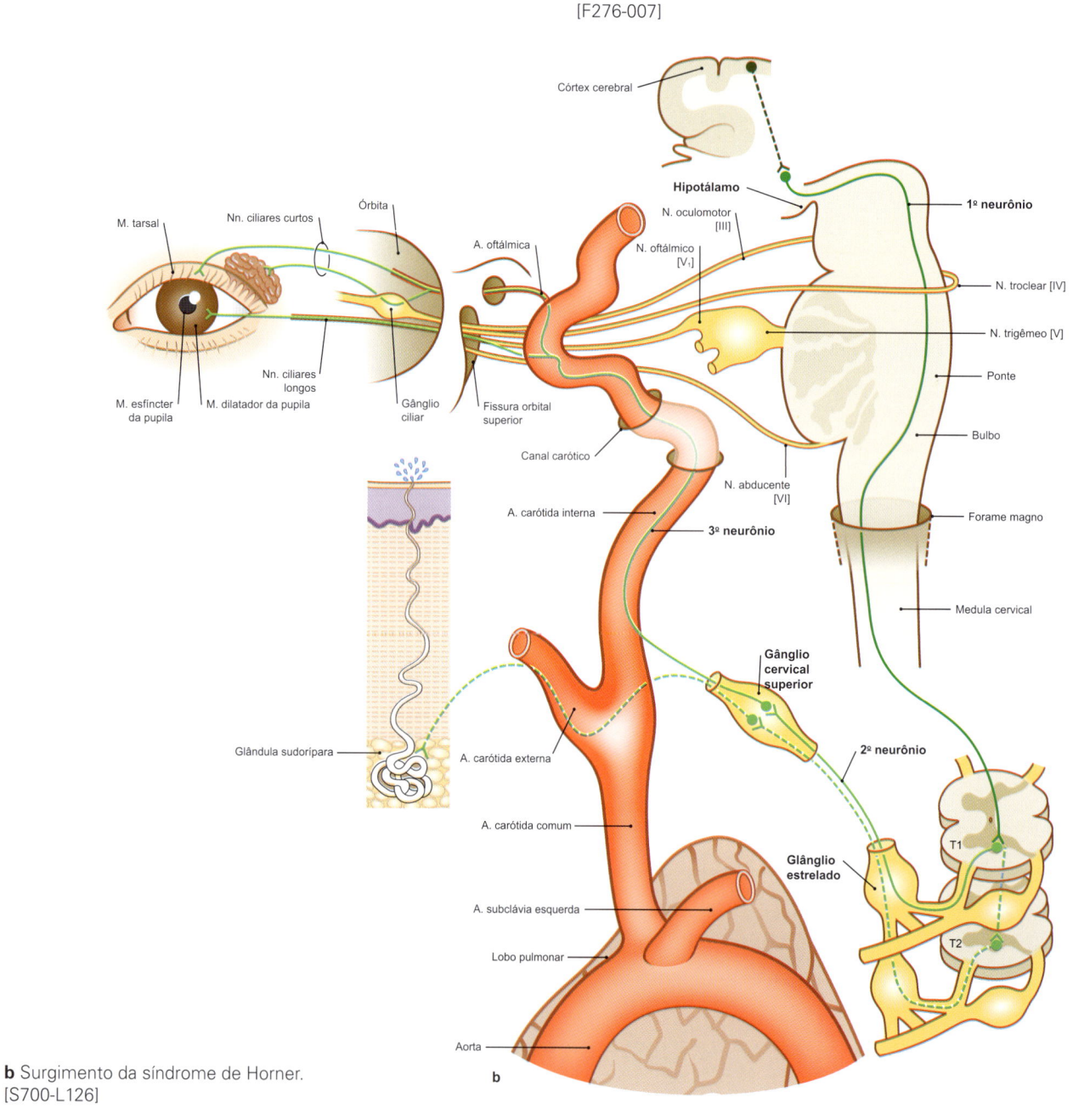

b Surgimento da síndrome de Horner.
[S700-L126]

Cortes

Encéfalo, RM

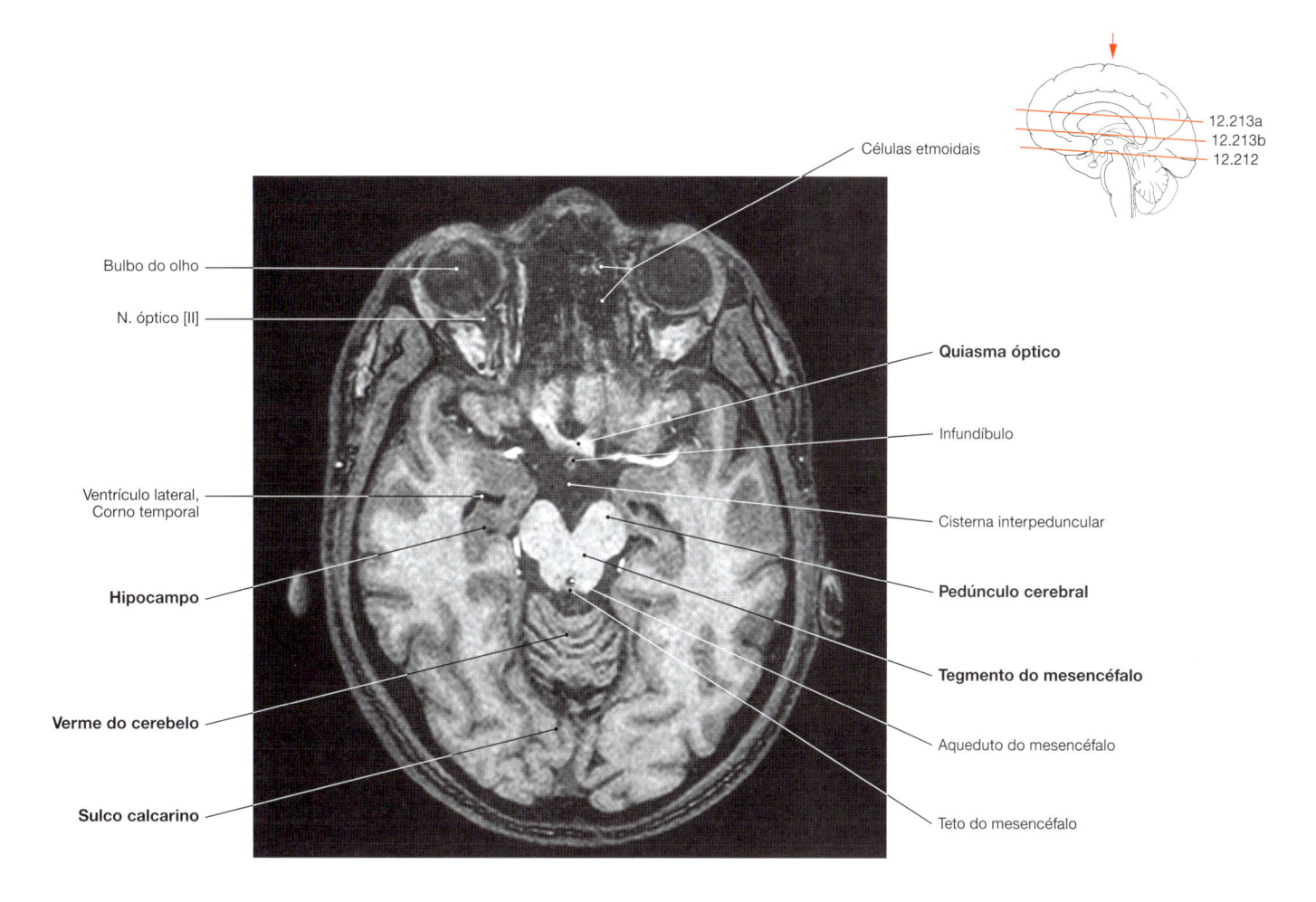

Figura 12.212 **Encéfalo;** corte transversal (axial), ressonância magnética (RM) na altura do mesencéfalo e dos cornos inferiores dos ventrículos laterais; vista superior. [S700-T906]

São observados o quiasma óptico e os pedúnculos cerebrais do mesencéfalo. O verme do cerebelo também se encontra no plano de corte. No lobo occipital observa-se o sulco calcarino.

Labels (Figura 12.212):
- Bulbo do olho
- N. óptico [II]
- Ventrículo lateral, Corno temporal
- Hipocampo
- Verme do cerebelo
- Sulco calcarino
- Células etmoidais
- **Quiasma óptico**
- Infundíbulo
- Cisterna interpeduncular
- **Pedúnculo cerebral**
- **Tegmento do mesencéfalo**
- Aqueduto do mesencéfalo
- Teto do mesencéfalo

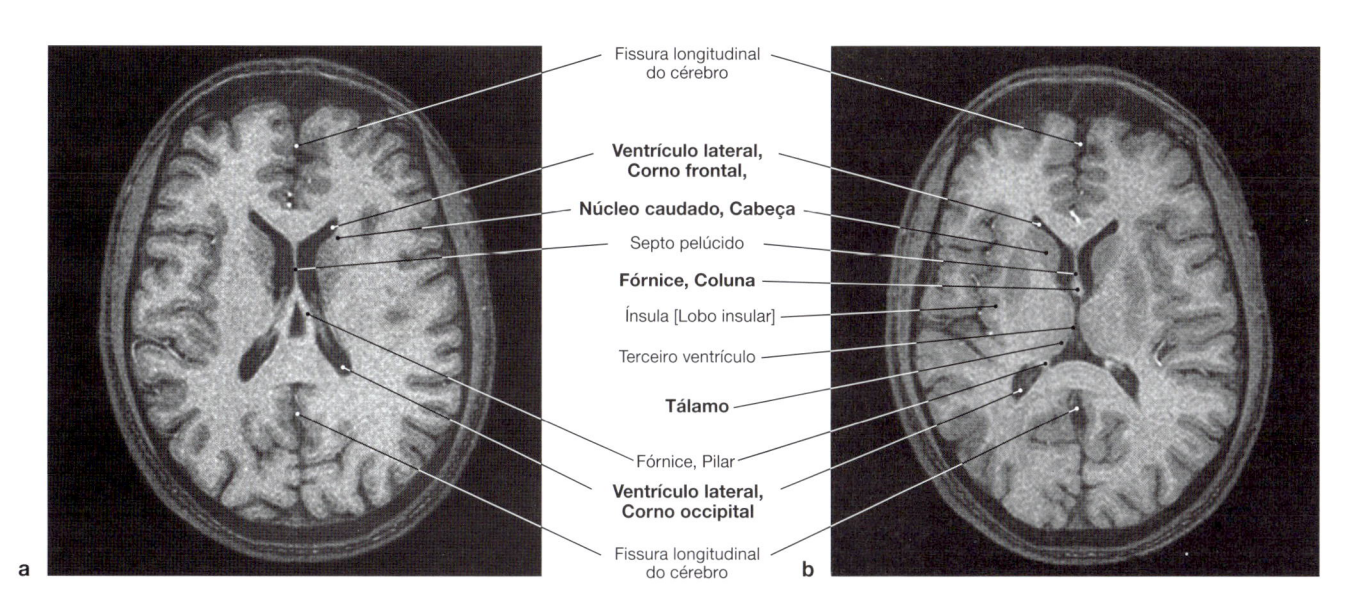

Labels (Figura 12.213a e b):
- Fissura longitudinal do cérebro
- **Ventrículo lateral, Corno frontal,**
- **Núcleo caudado, Cabeça**
- Septo pelúcido
- **Fórnice, Coluna**
- Ínsula [Lobo insular]
- Terceiro ventrículo
- **Tálamo**
- Fórnice, Pilar
- **Ventrículo lateral, Corno occipital**
- Fissura longitudinal do cérebro

Figura 12.213a e b **Encéfalo.**
a Corte transversal (axial), ressonância magnética (RM) na altura do assoalho das partes intermediárias dos ventrículos laterais; vista superior. Podem ser observados os cornos frontais e occipitais, o septo pelúcido e o pilar do fórnice. No lado esquerdo da figura pode-se observar também o lobo insular. [S700-T906]

b Corte transversal (axial), ressonância magnética (RM) na altura do terceiro ventrículo e da saída dos cornos inferiores dos ventrículos laterais; vista superior. Além dos lobos insulares e das estruturas já mencionadas em **a**, são observados o tálamo e a coluna do fórnice. [S700]

Cortes

Encéfalo, RM

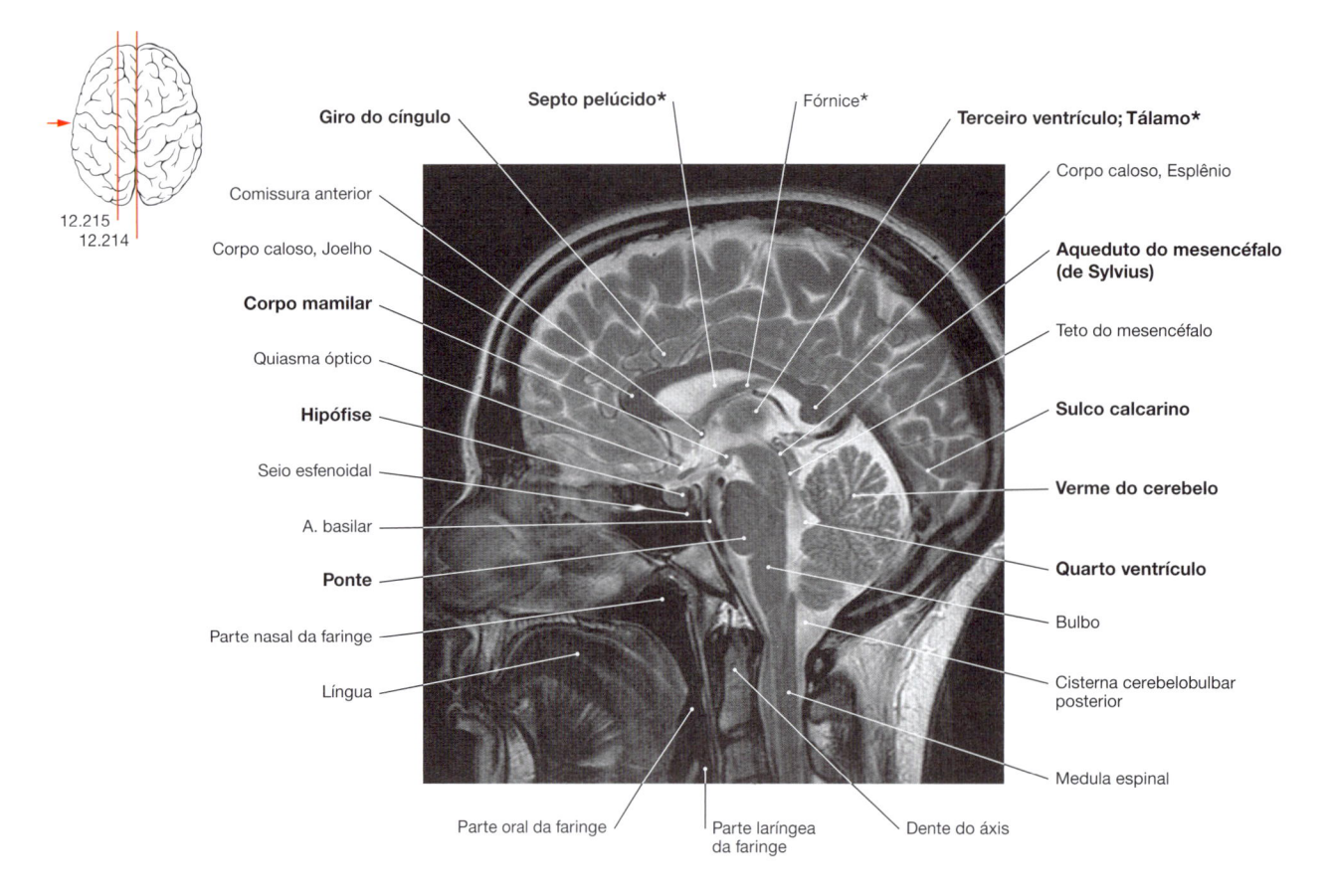

Figura 12.214 Encéfalo; corte mediano, ressonância magnética (RM). [S700]
Por meio da RM, todas as estruturas encefálicas podem ser bem delimitadas, como, por exemplo, o giro do cíngulo, o septo pelúcido, o terceiro ventrículo, o tálamo, o aqueduto do mesencéfalo (de Sylvius), o corpo mamilar, o hipotálamo, a hipófise, o mesencéfalo, a ponte, o cerebelo e o bulbo.
Devido ao "efeito de volume parcial", o contorno das estruturas indicadas com um asterisco (*) apresenta-se um tanto distorcido.

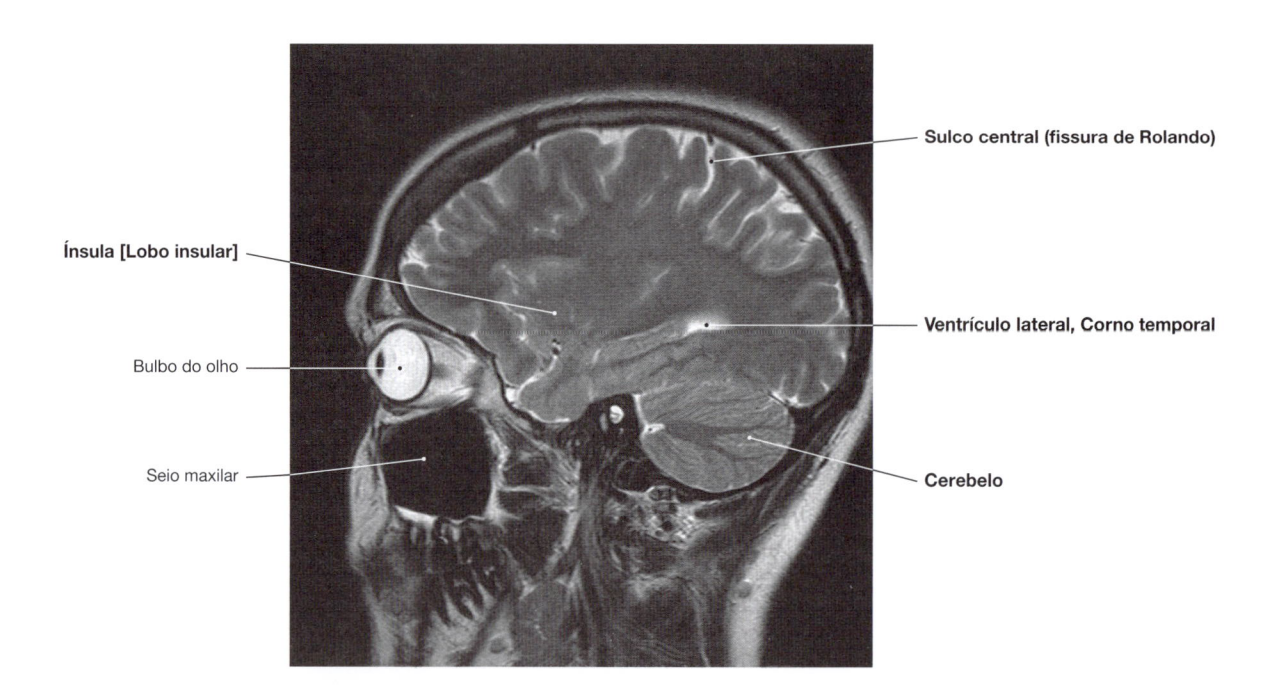

Figura 12.215 Encéfalo; corte sagital, ressonância magnética (RM) na altura do mesencéfalo e dos cornos inferiores do ventrículo lateral; vista pelo lado esquerdo. [S700]
O corte sagital passa pelo cerebelo e pelo sulco central. Um pequeno segmento do corno temporal do ventrículo lateral também se encontra no plano de corte da imagem.

Encéfalo, RM

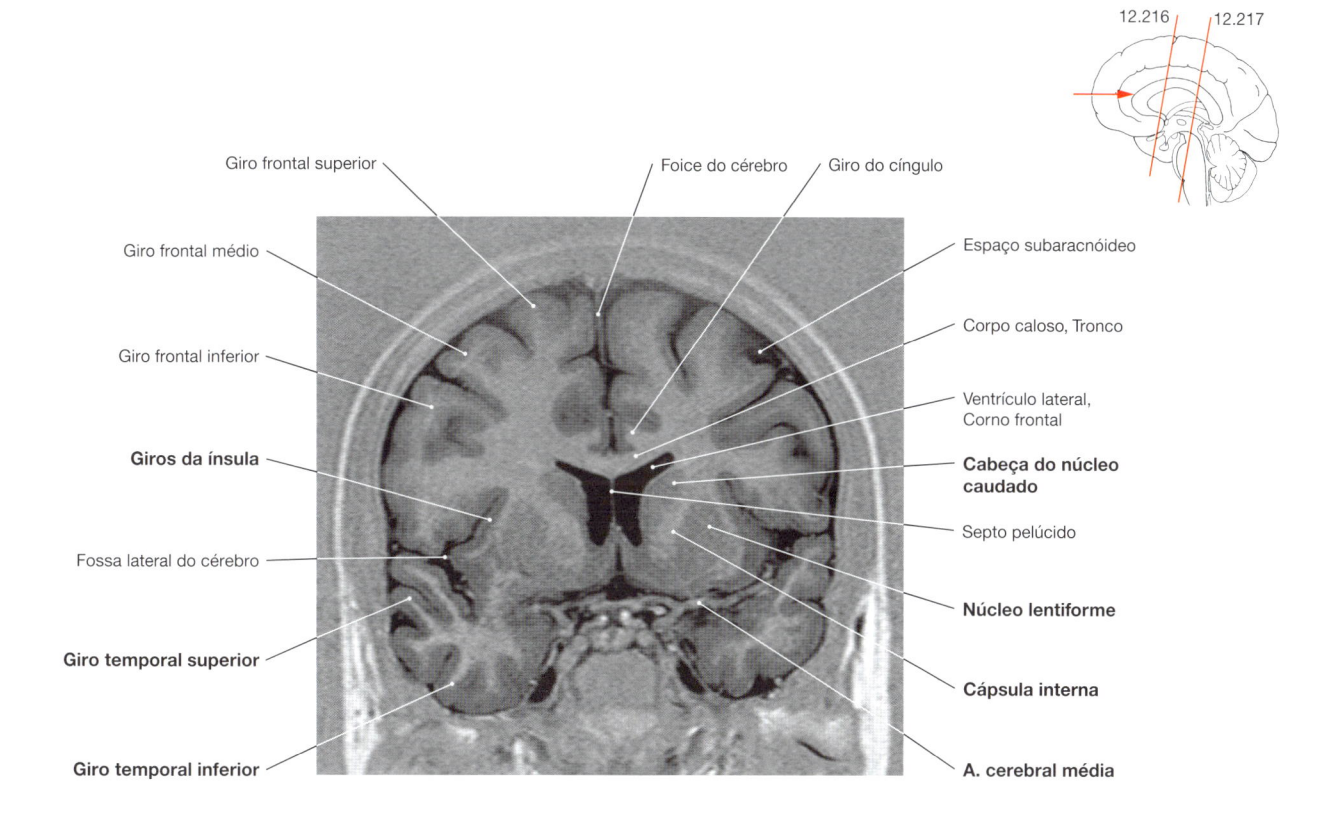

Figura 12.216 Encéfalo; corte frontal, ressonância magnética (RM) na altura da parte anterior do terceiro ventrículo; vista anterior. [S700-T906]
O trajeto da A. cerebral média em direção ao sulco lateral é observado à direita. Em ambos os lados, os grandes giros do lobo frontal e do lobo temporal podem ser observados. Na região dos núcleos da base, com esta técnica de imagem, podem ser delimitados o núcleo caudado, a cápsula interna e o núcleo lentiforme.

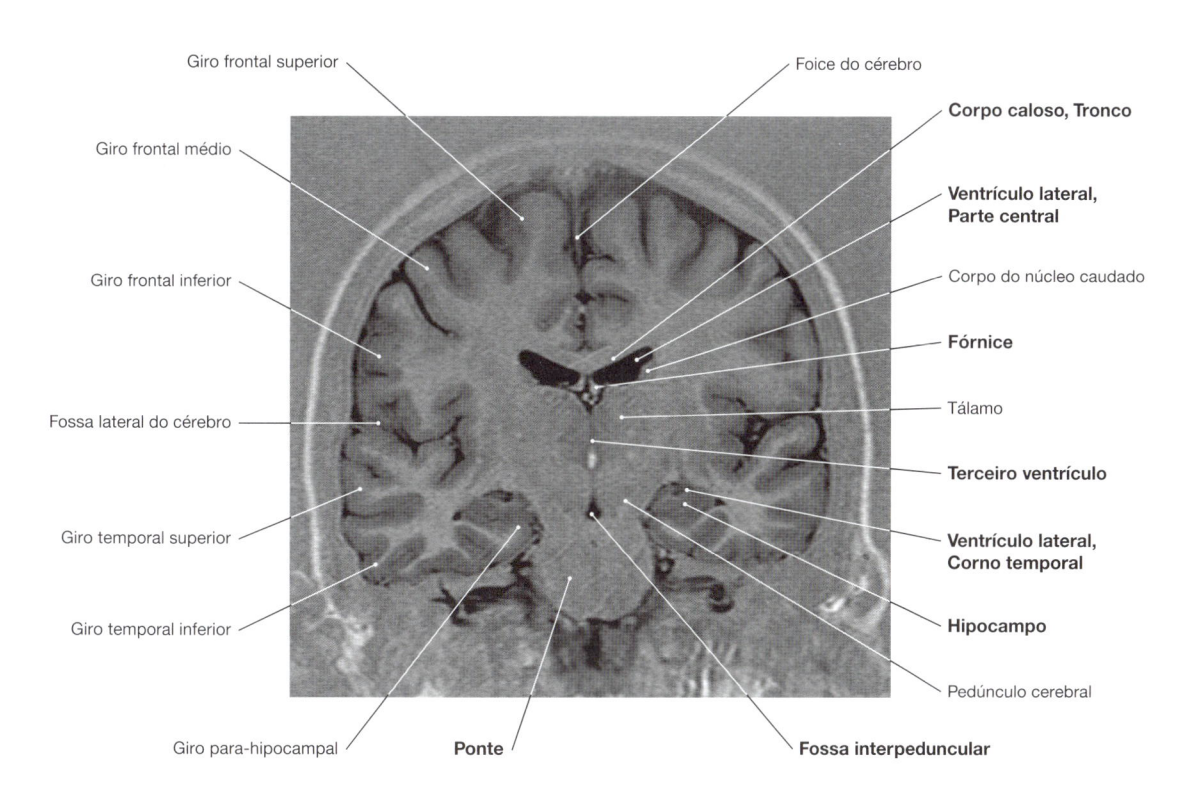

Legendas da figura 12.216:
- Giro frontal superior
- Giro frontal médio
- Giro frontal inferior
- Giros da ínsula
- Fossa lateral do cérebro
- Giro temporal superior
- Giro temporal inferior
- Foice do cérebro
- Giro do cíngulo
- Espaço subaracnóideo
- Corpo caloso, Tronco
- Ventrículo lateral, Corno frontal
- Cabeça do núcleo caudado
- Septo pelúcido
- Núcleo lentiforme
- Cápsula interna
- A. cerebral média

Figura 12.217 Encéfalo; corte frontal, ressonância magnética (RM), na altura do tálamo; vista anterior. [S700-T906]
A imagem mostra o corno temporal do ventrículo lateral e o hipocampo. Mais acima, foi seccionada a parte central do ventrículo lateral. Na linha média, de cima para baixo, podem ser delimitados o tronco do corpo caloso, o fórnice, o terceiro ventrículo, a fossa interpeduncular do tronco encefálico e a ponte.

Legendas da figura 12.217:
- Giro frontal superior
- Giro frontal médio
- Giro frontal inferior
- Fossa lateral do cérebro
- Giro temporal superior
- Giro temporal inferior
- Giro para-hipocampal
- Ponte
- Foice do cérebro
- Corpo caloso, Tronco
- Ventrículo lateral, Parte central
- Corpo do núcleo caudado
- Fórnice
- Tálamo
- Terceiro ventrículo
- Ventrículo lateral, Corno temporal
- Hipocampo
- Pedúnculo cerebral
- Fossa interpeduncular

Cortes

Encéfalo, Cortes Frontais

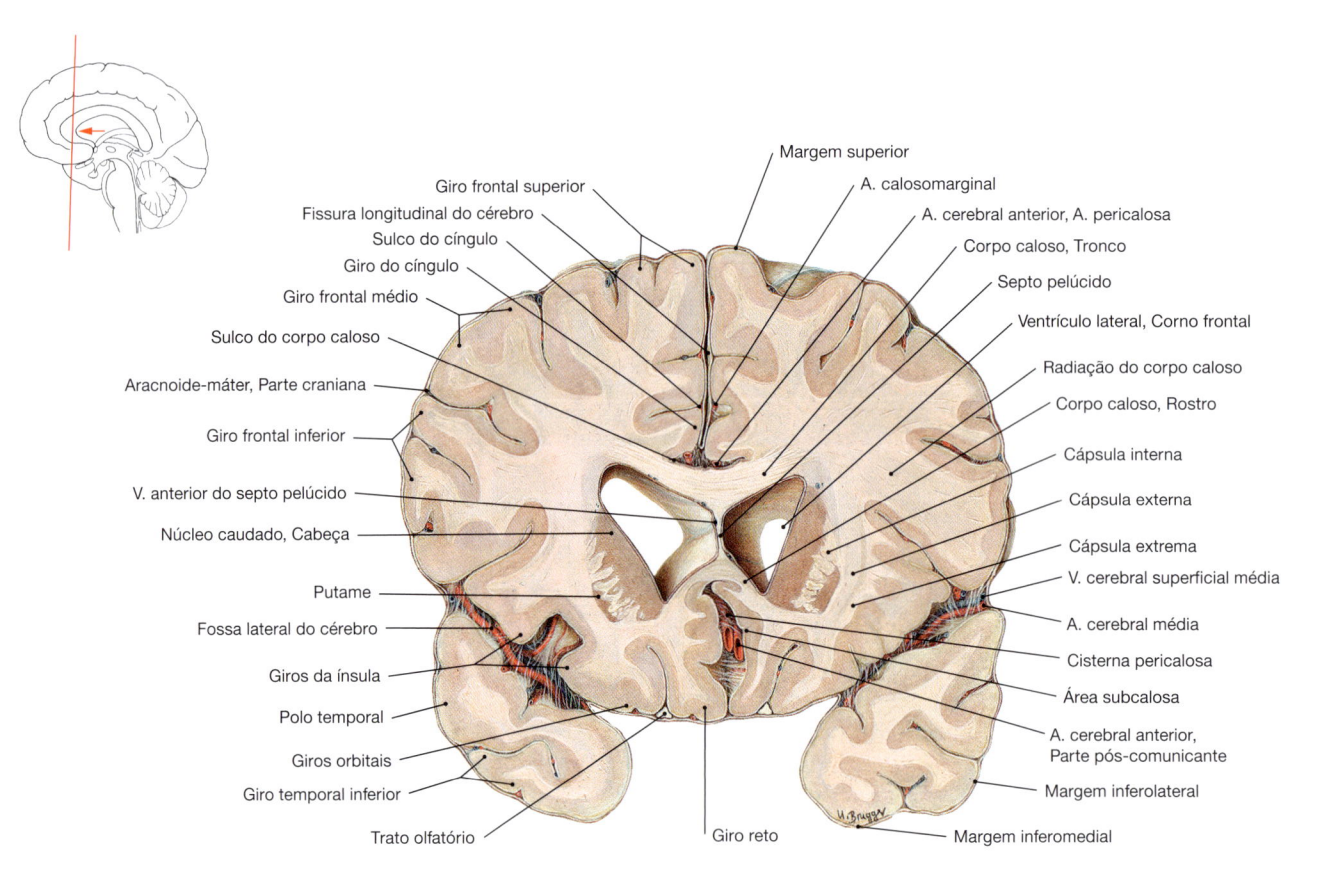

Figura 12.218 **Encéfalo;** corte frontal na altura da parte anterior dos cornos anteriores dos ventrículos laterais; vista posterior. [S700]

São observados os dois ventrículos laterais, mais acima o corpo caloso, e, lateralmente aos ventrículos laterais, observam-se a cabeça do núcleo caudado e o putame.

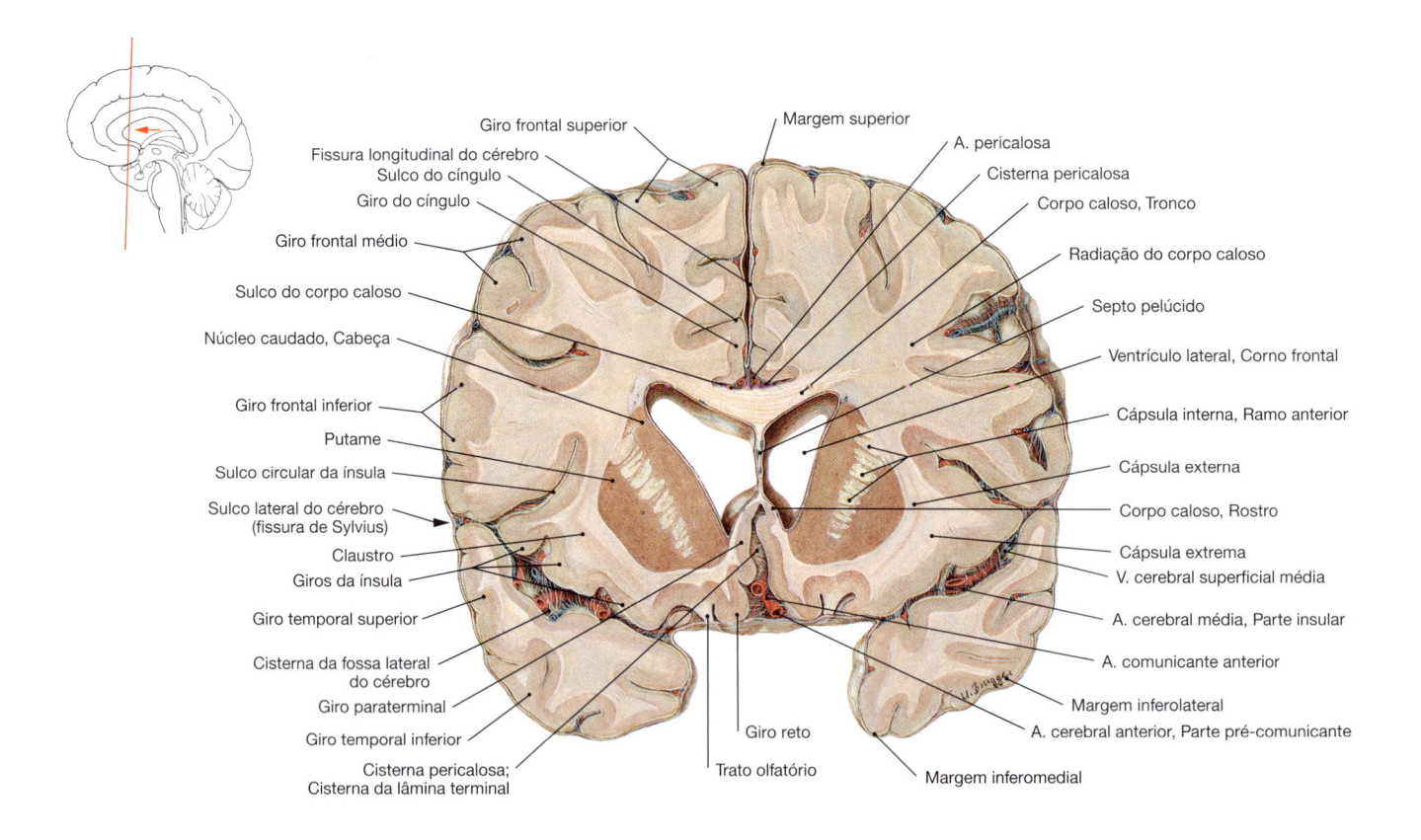

Figura 12.219 **Encéfalo;** corte frontal na altura da parte posterior dos cornos anteriores dos ventrículos laterais; vista posterior. [S700]

Sobre os ventrículos laterais observa-se o tronco do corpo caloso; lateralmente aos ventrículos laterais observam-se a cabeça do núcleo caudado e o putame e, entre estes, o ramo anterior da cápsula interna.

Encéfalo, Cortes Frontais

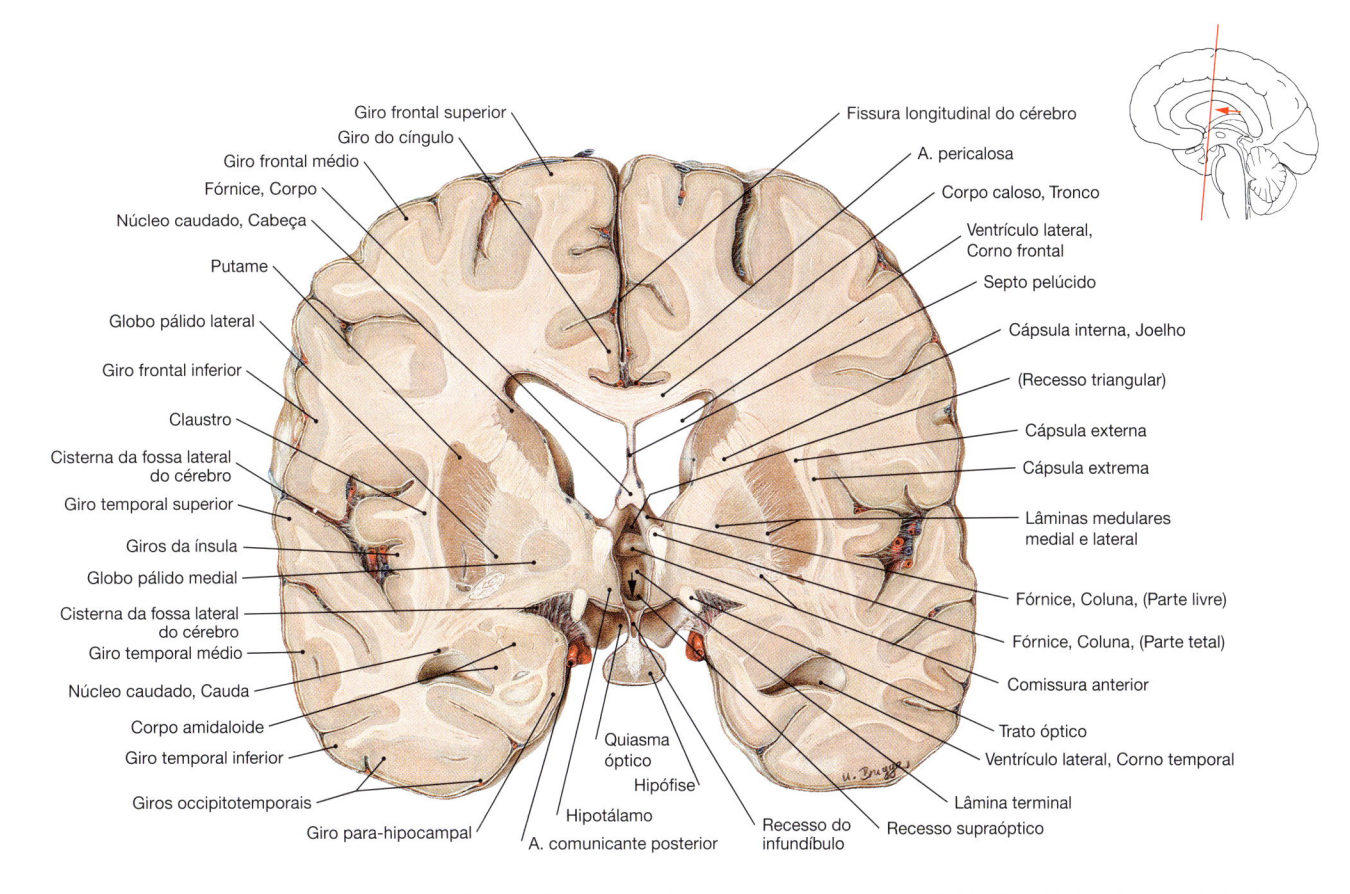

Figura 12.220   Encéfalo; corte frontal na altura dos forames interventriculares; vista posterior. [S700]

O corte passa exatamente pela hipófise. Abaixo dos ventrículos laterais são observados a cabeça do núcleo caudado, a cápsula interna, o globo pálido, o putame, o claustro e alguns giros da ínsula.

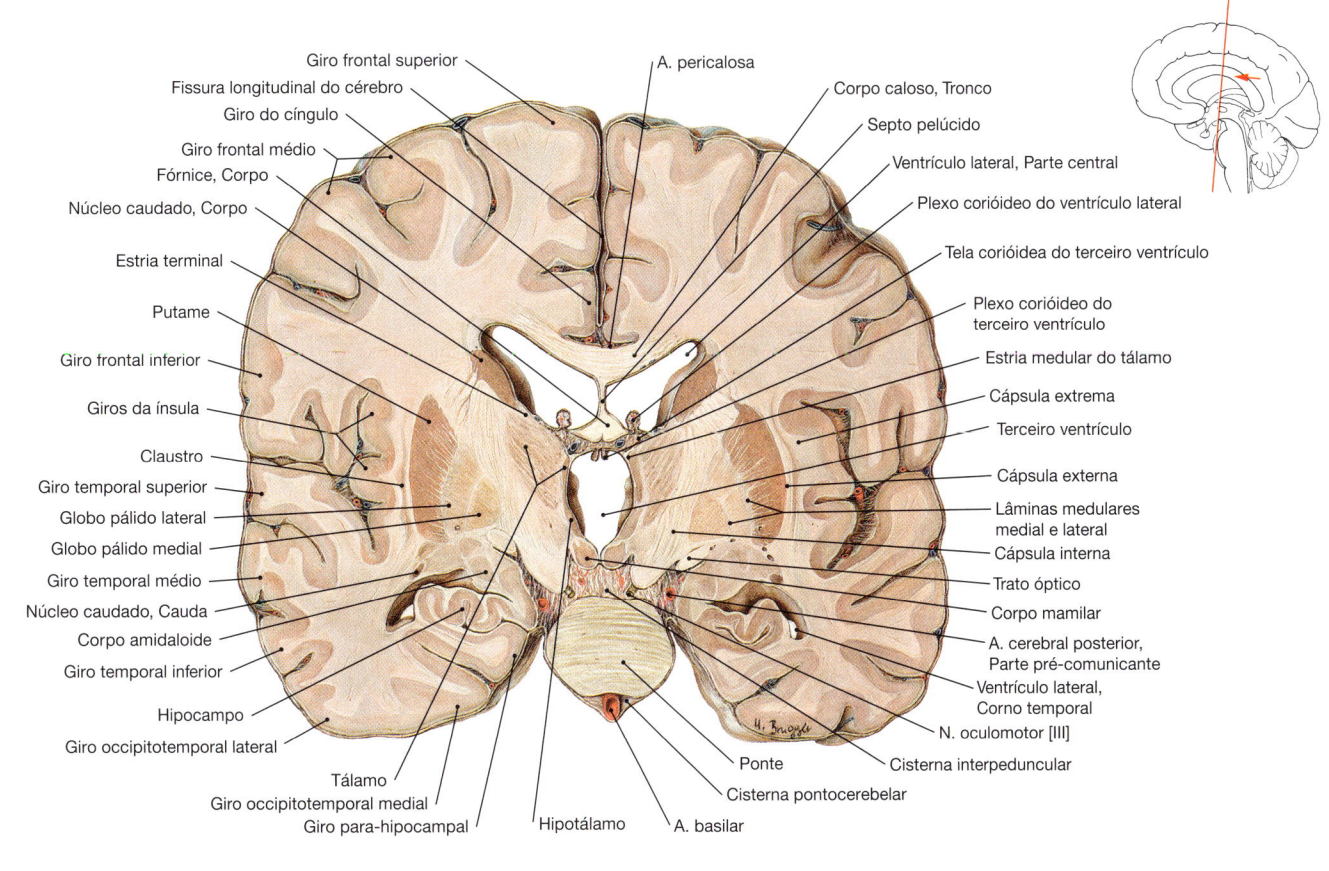

Figura 12.221   Encéfalo; corte frontal na altura dos corpos mamilares; vista posterior. [S700]
Na altura dos corpos mamilares, abaixo dos ventrículos laterais, observa-se a cavidade do terceiro ventrículo. Lateralmente, de medial para lateral, são observados o tálamo, a cápsula interna, o globo pálido, o putame, a cápsula externa, o claustro, a cápsula extrema e os giros da ínsula.

Cortes

Encéfalo, Cortes Frontais

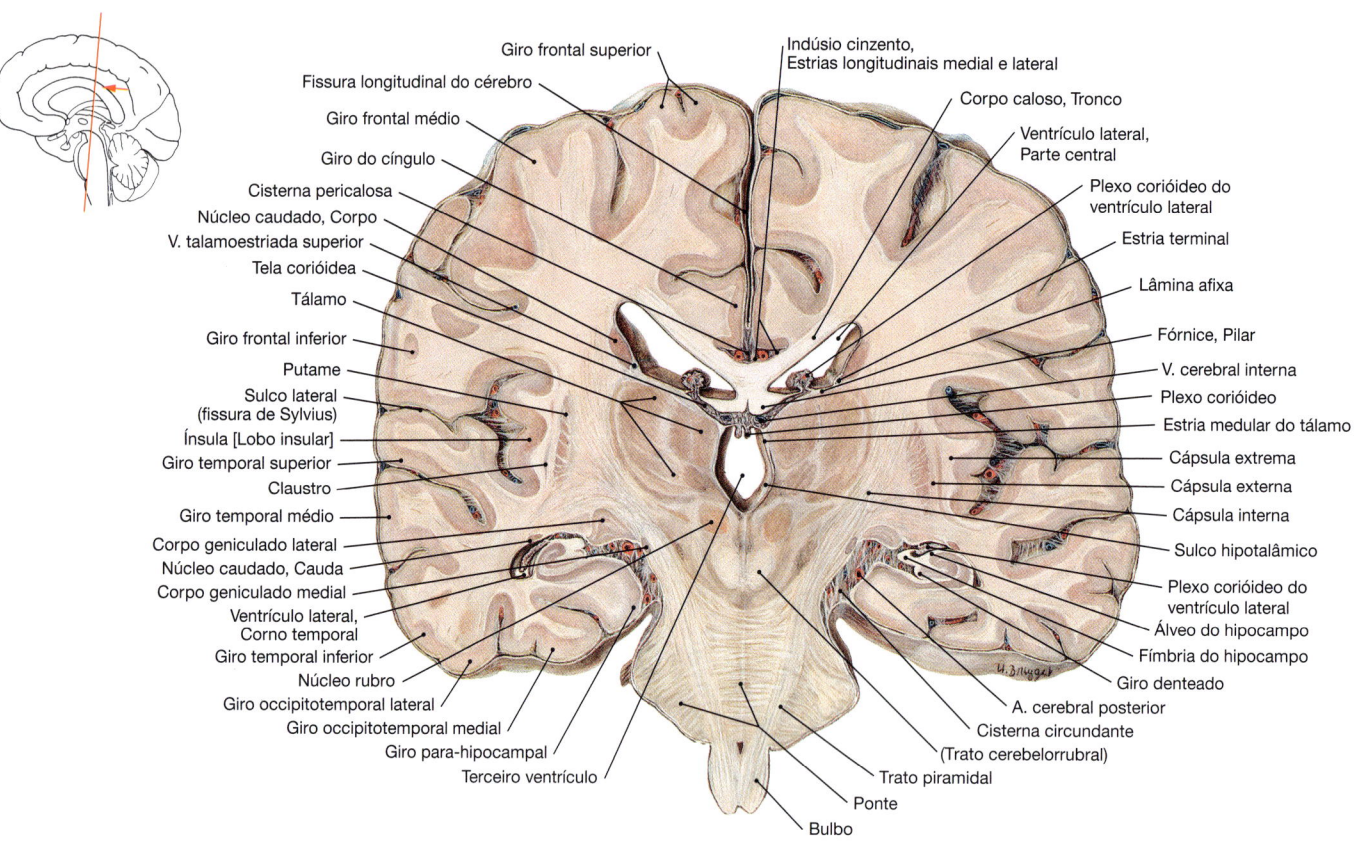

Figura 12.222 Encéfalo; corte frontal na altura do meio do terceiro ventrículo; vista posterior. [S700]
Em muitos casos, neste nível, os tálamos direito e esquerdo estão unidos um ao outro transversalmente pela aderência intertalâmica. Abaixo do tálamo, observa-se nitidamente o núcleo rubro. No tronco encefálico, destaca-se, na ponte, o trato piramidal.

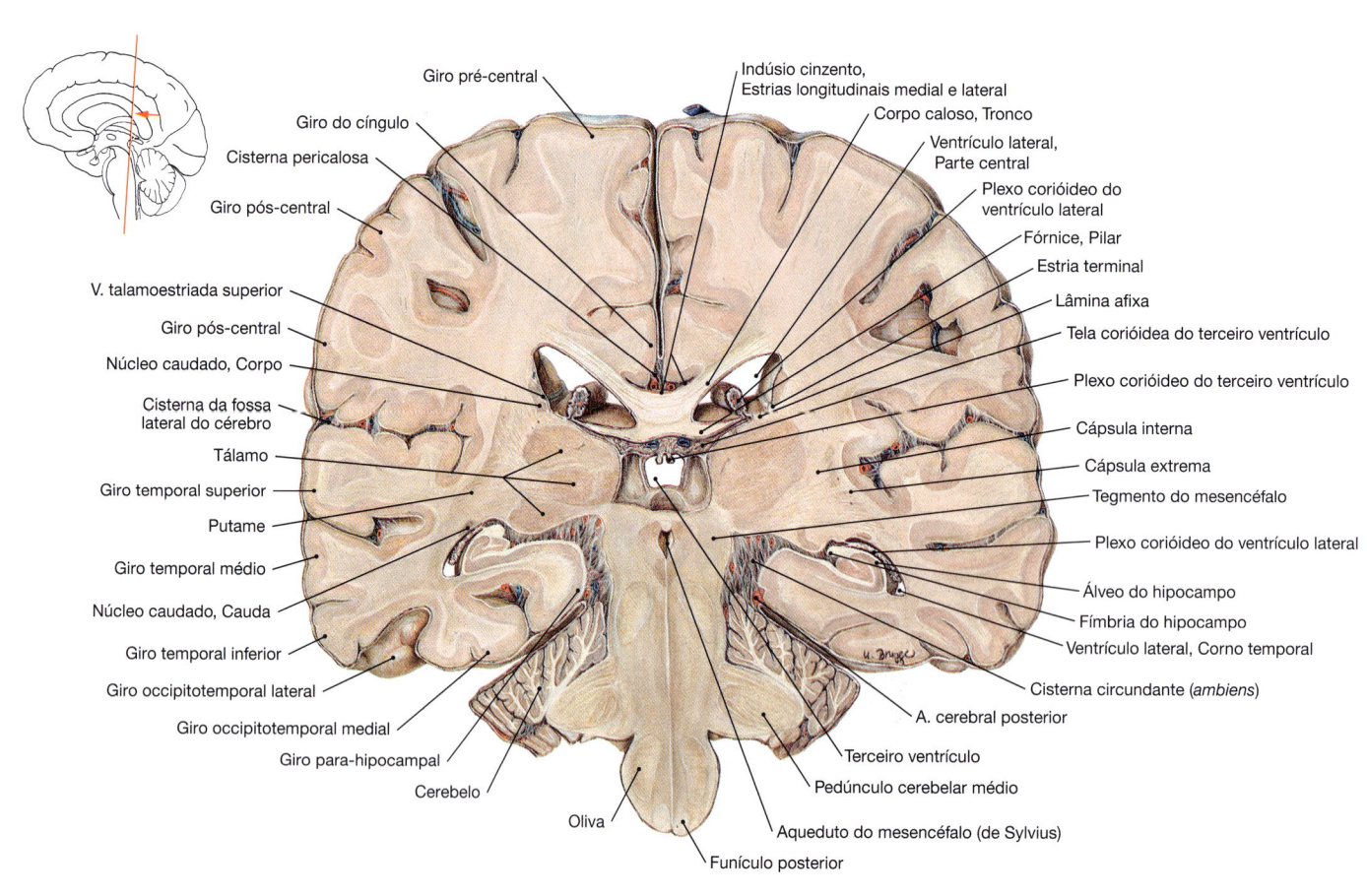

Figura 12.223 Encéfalo; corte frontal na altura da parede posterior do terceiro ventrículo; vista posterior. [S700]
Abaixo dos ventrículos laterais são observados vários núcleos talâmicos e, mais abaixo, o segmento occipital do hipocampo está visível. O tronco encefálico está seccionado na altura do aqueduto do mesencéfalo.

Encéfalo, Cortes Frontais

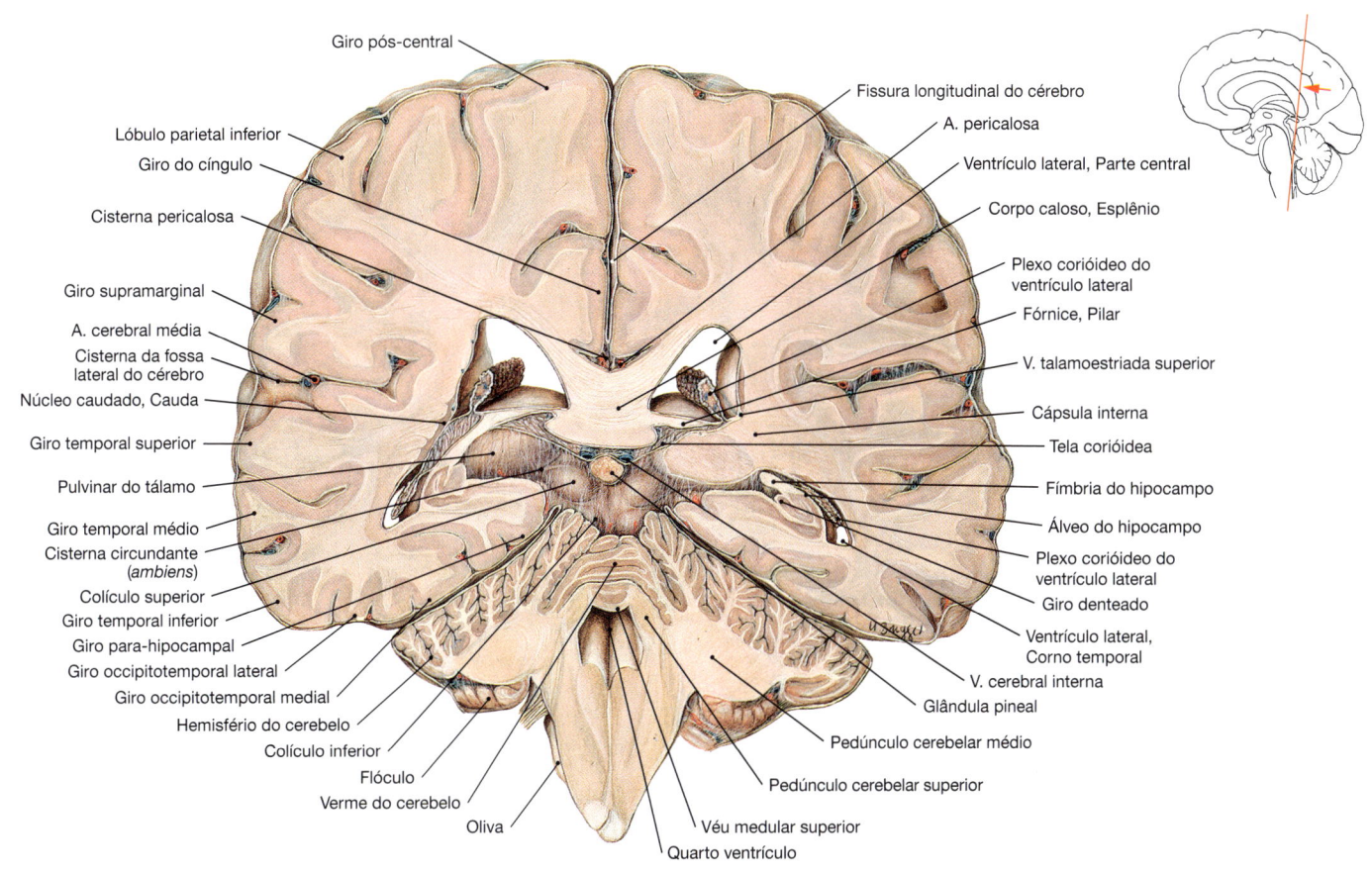

Figura 12.224 Encéfalo; corte frontal na altura da glândula pineal e do quarto ventrículo; vista posterior. [S700]
Centralmente na figura se destacam o esplênio do corpo caloso, a glândula pineal e, mais lateralmente, os colículos superiores e o pulvinar do tálamo. No tronco encefálico, lateral e ligeiramente acima do quarto ventrículo, são observados os pedúnculos cerebelares superiores.

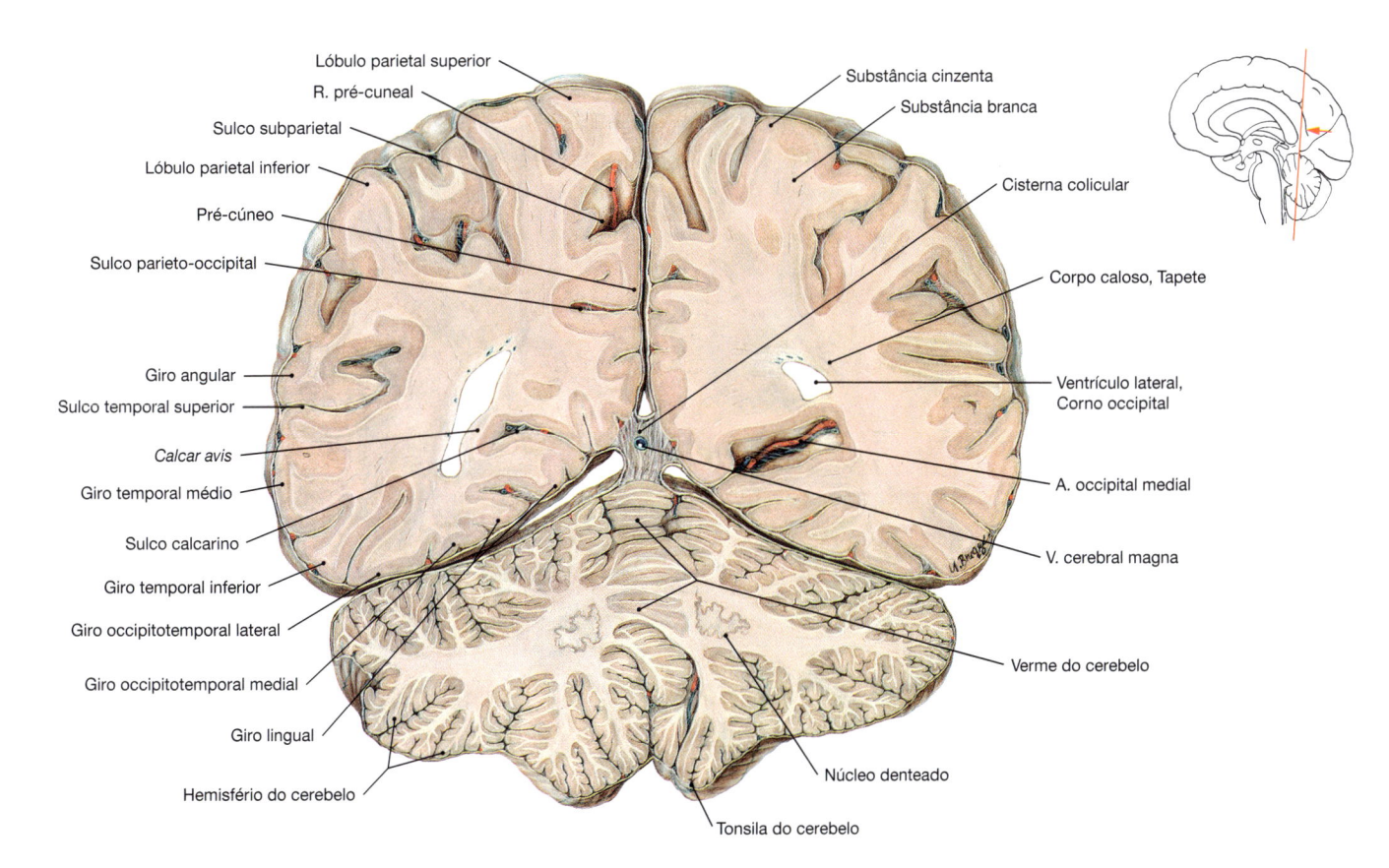

Figura 12.225 Encéfalo; corte frontal na altura dos cornos posteriores dos ventrículos laterais; vista posterior. [S700]
No cerebelo são observados o núcleo denteado e grande parte do verme.

Cortes

Encéfalo, Corte Horizontal

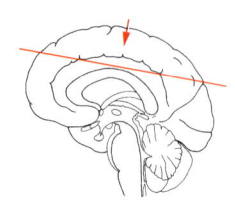

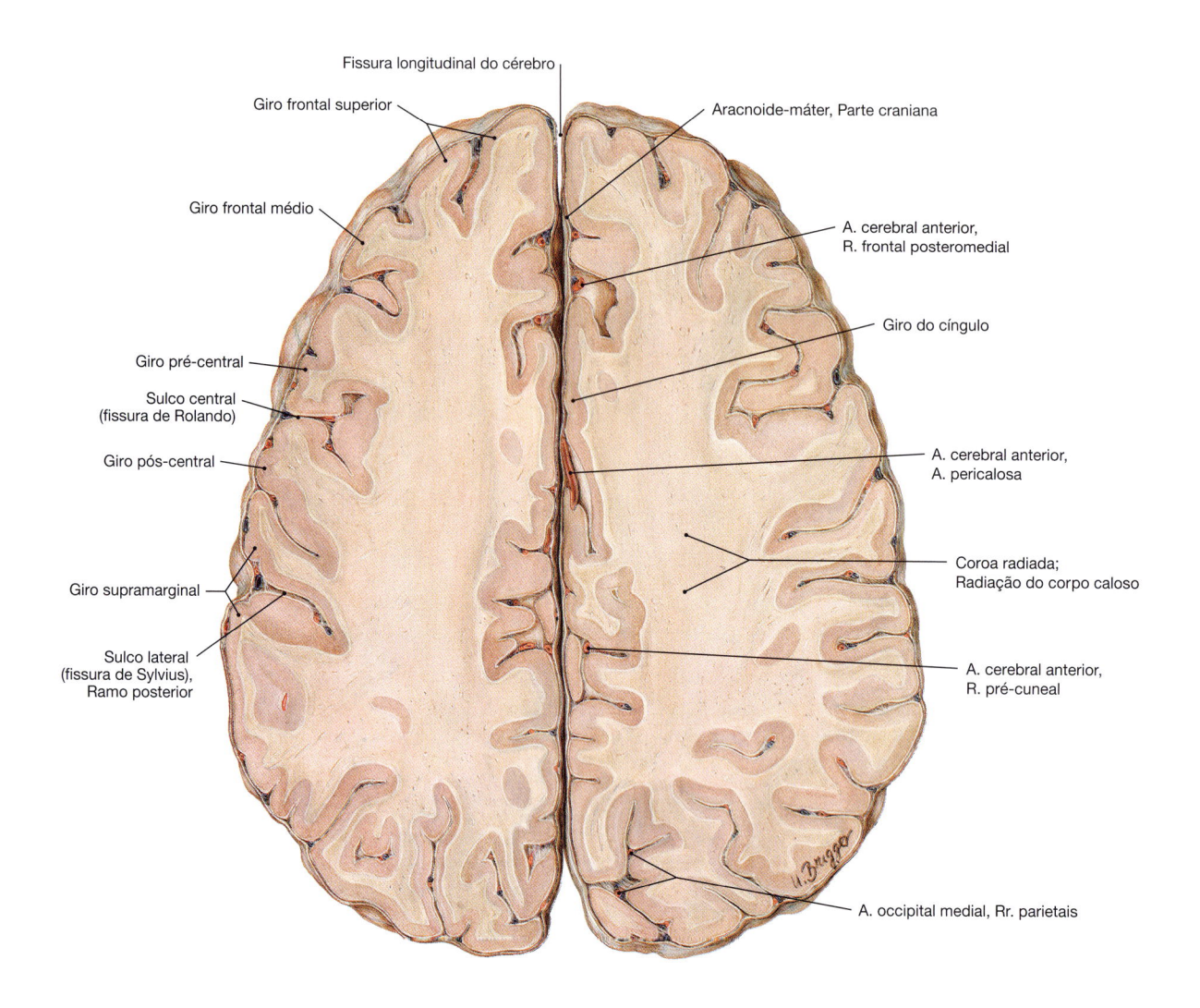

Figura 12.226 Encéfalo; corte horizontal um pouco acima do corpo caloso; vista superior. [S700]
O corte é diretamente acima do corpo caloso. Neste plano, os núcleos não estão visualizados. Na abundante substância branca, tratos da coroa radiada que se irradiam do tálamo para o córtex cerebral se misturam com as fibras do corpo caloso que conectam os dois hemisférios (radiação do corpo caloso) e daí seguem para baixo, em direção à cápsula interna (→ Figuras 12.28 e 12.29). Devido à atrofia do encéfalo associada à idade, o espaço subaracnóideo se apresenta dilatado (→ Figuras 12.227 a 12.236).

Encéfalo, Corte Horizontal

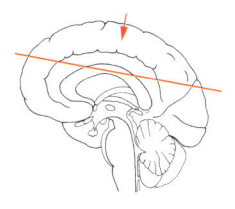

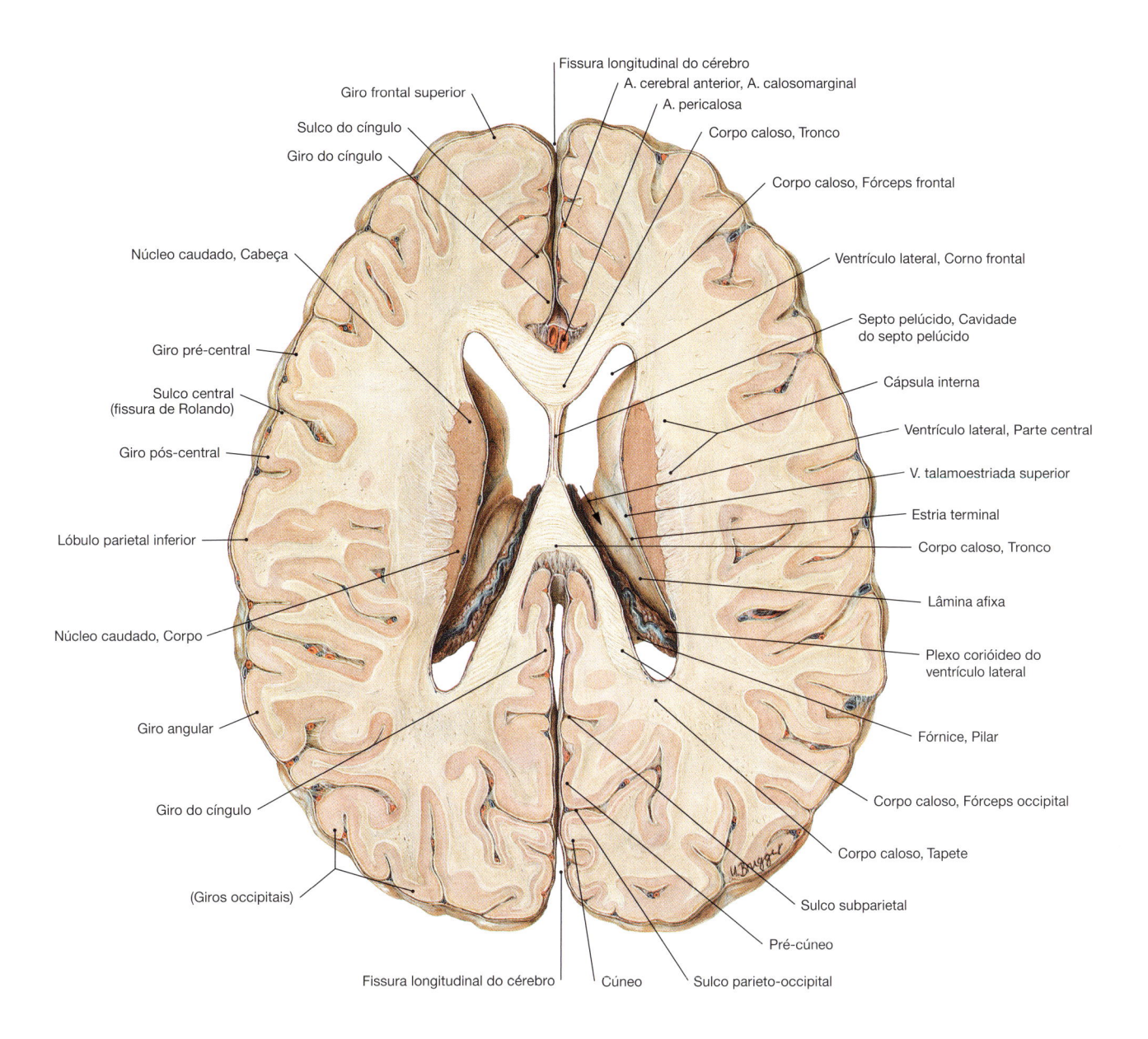

Figura 12.227 Encéfalo; corte horizontal na altura da parte intermediária dos ventrículos laterais; vista superior. [S700]
Os ventrículos laterais estão separados pelo septo pelúcido, que se estende entre o tronco do corpo caloso e o fórnice (não visualizados). Lateralmente aos ventrículos laterais, a cabeça e o corpo do núcleo caudado estão seccionados e, mais lateralmente, se encontra a cápsula interna.

Labels (no particular order):
- Fissura longitudinal do cérebro
- Giro frontal superior
- Sulco do cíngulo
- Giro do cíngulo
- A. cerebral anterior, A. calosomarginal
- A. pericalosa
- Corpo caloso, Tronco
- Corpo caloso, Fórceps frontal
- Ventrículo lateral, Corno frontal
- Núcleo caudado, Cabeça
- Septo pelúcido, Cavidade do septo pelúcido
- Giro pré-central
- Cápsula interna
- Sulco central (fissura de Rolando)
- Ventrículo lateral, Parte central
- Giro pós-central
- V. talamoestriada superior
- Estria terminal
- Lóbulo parietal inferior
- Corpo caloso, Tronco
- Lâmina afixa
- Núcleo caudado, Corpo
- Plexo corióideo do ventrículo lateral
- Giro angular
- Fórnice, Pilar
- Giro do cíngulo
- Corpo caloso, Fórceps occipital
- Corpo caloso, Tapete
- (Giros occipitais)
- Sulco subparietal
- Pré-cúneo
- Fissura longitudinal do cérebro
- Cúneo
- Sulco parieto-occipital

Cortes

Encéfalo, Corte Horizontal

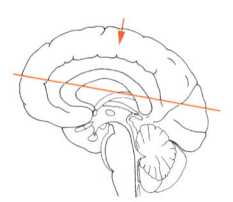

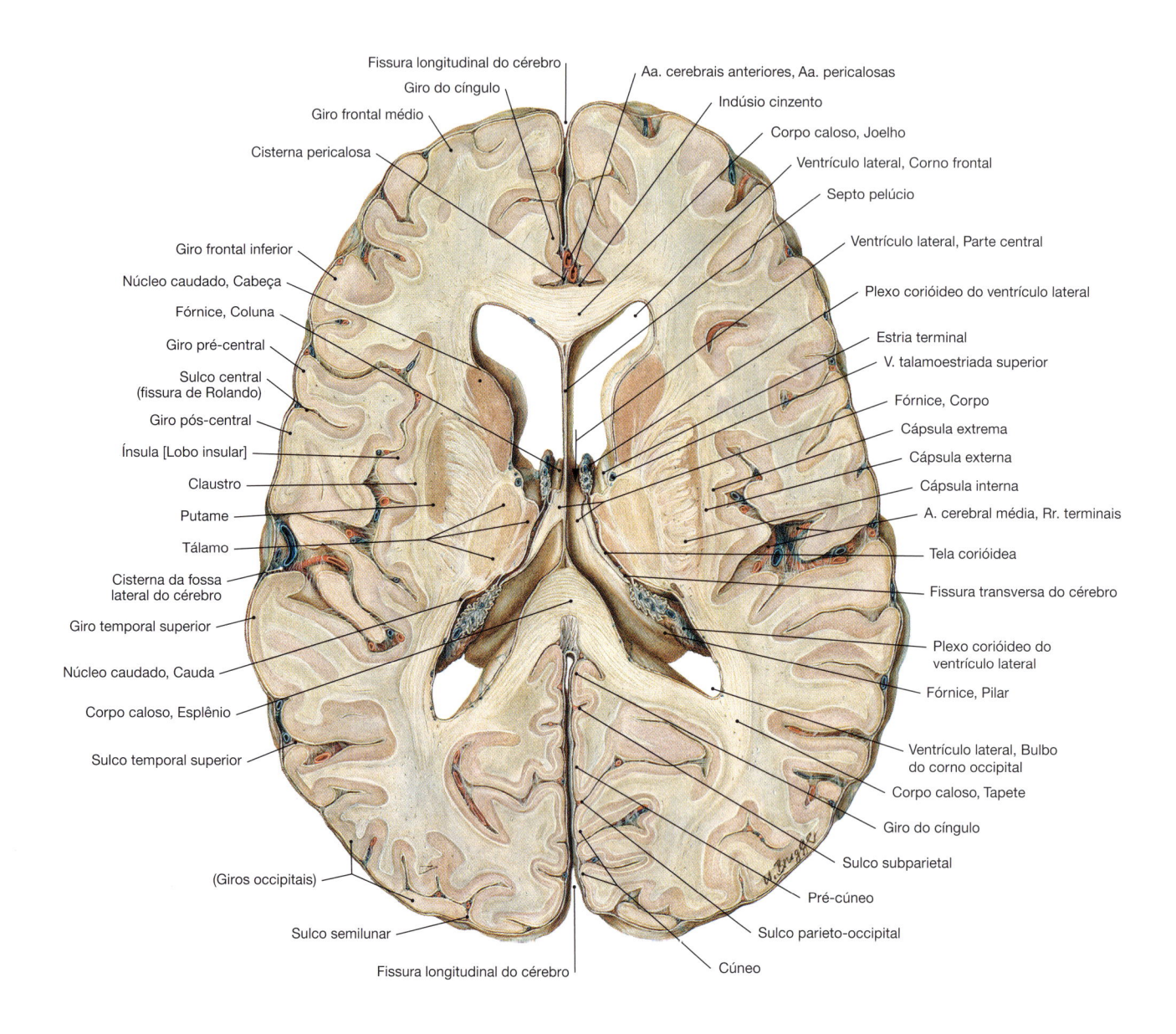

Figura 12.228 Encéfalo; corte horizontal na altura do assoalho da parte intermediária dos ventrículos laterais; vista superior. [S700]
O corte centralmente posicionado mostra partes do tálamo situadas lateralmente aos ventrículos laterais. À frente do tálamo observa-se a cabeça do núcleo caudado e, posteriormente ao tálamo, como uma pequena área, observa-se a cauda do núcleo caudado. Lateralmente ao tálamo seguem – da região medial para a lateral – a cápsula interna, o putame, a cápsula externa, o claustro, a cápsula extrema e os giros da ínsula. Do corpo caloso são observados, anteriormente, o joelho e, posteriormente, o esplênio, ambos no plano mediano.

Encéfalo, Corte Horizontal

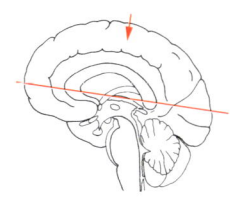

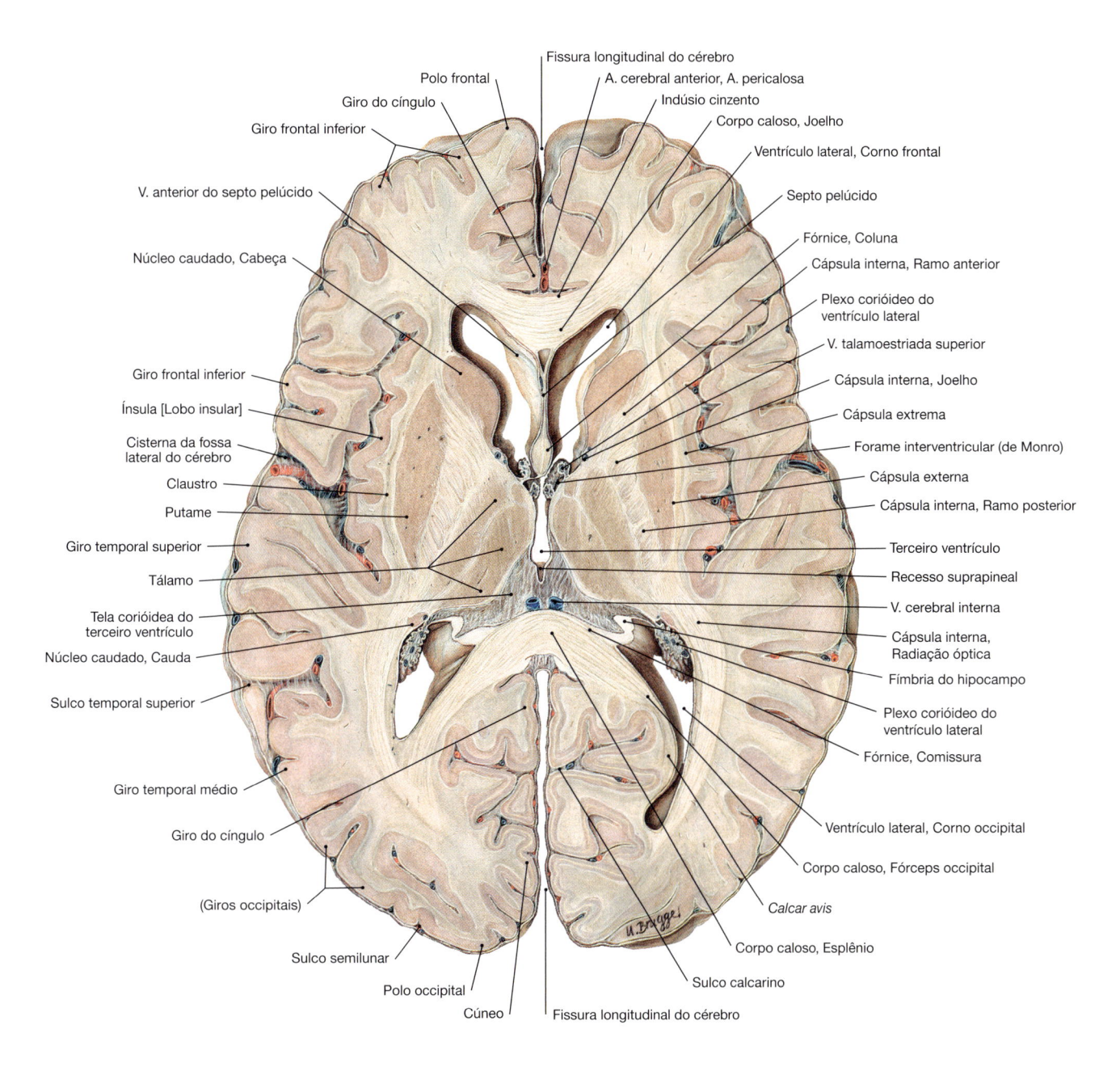

Figura 12.229 Encéfalo; corte horizontal na altura da zona superior do terceiro ventrículo; vista superior. [S700]
Centralmente na figura se encontra o terceiro ventrículo, e anterior e posteriormente são observados segmentos dos ventrículos laterais, além do joelho e do esplênio do corpo caloso. As **áreas centrais** são a cabeça e a cauda do núcleo caudado, o tálamo, o putame e o claustro. Entre os grandes núcleos segue a cápsula interna, com seu joelho característico. Além disso, observa-se a radiação óptica da cápsula interna.

Cortes

Encéfalo, Corte Horizontal

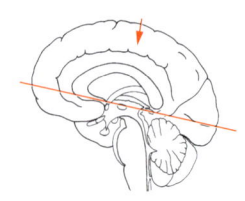

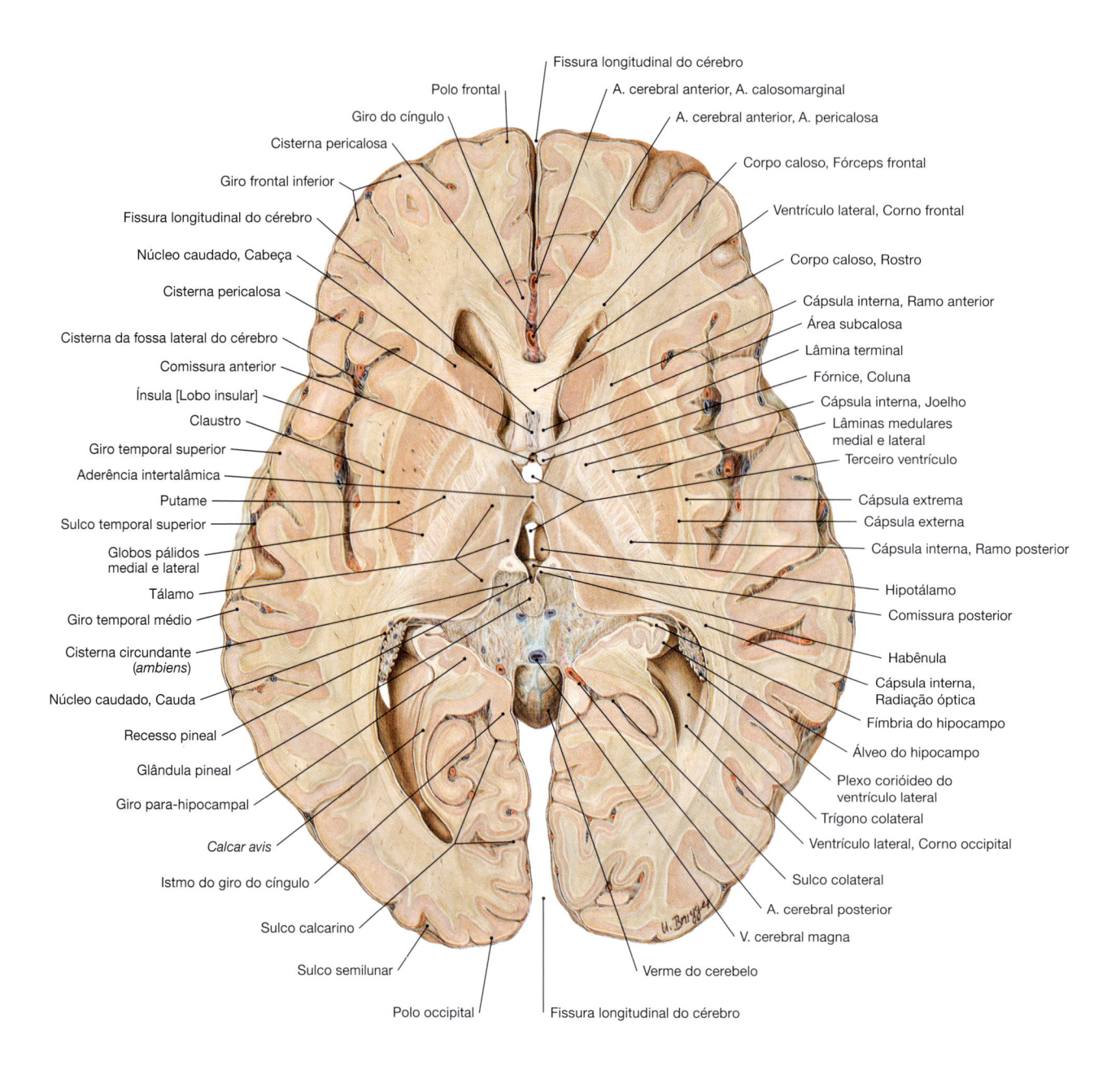

Figura 12.230 **Encéfalo;** corte horizontal através do meio do terceiro ventrículo, na altura da aderência intertalâmica; vista superior. [S700] O corte passa exatamente pela glândula pineal e pela aderência intertalâmica. Mais lateralmente se encontram o tálamo, a cápsula interna, o globo pálido, o putame, a cápsula externa, o claustro, a cápsula extrema e o lobo insular. São observados, ainda, a fímbria do hipocampo, o álveo do hipocampo e o giro para-hipocampal.

Encéfalo, Corte Horizontal

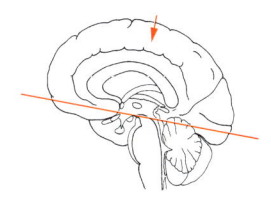

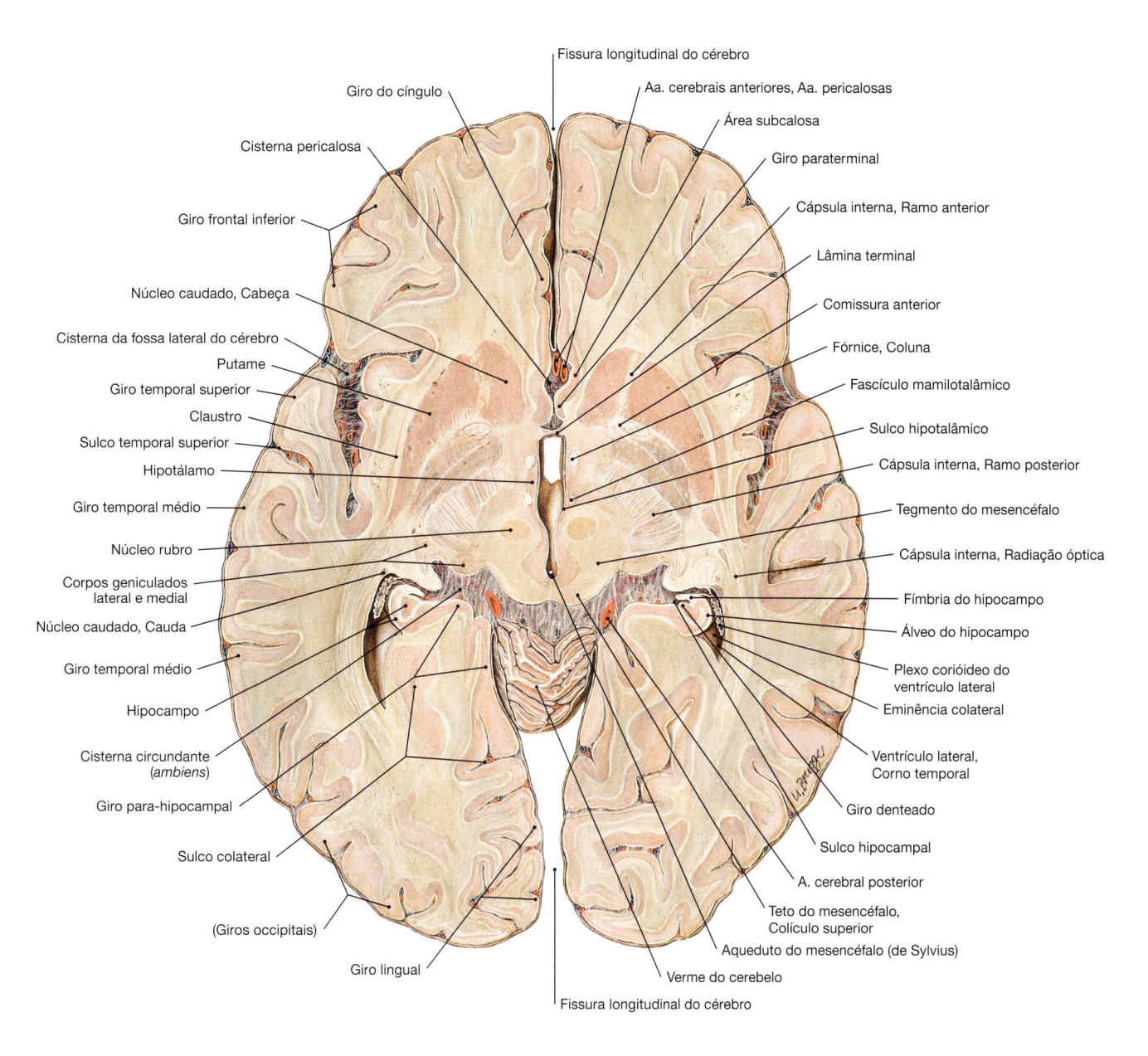

Figura 12.231 Encéfalo; corte horizontal através do terceiro ventrículo, na altura da saída do aqueduto do mesencéfalo; vista superior. [S700]
Neste plano de corte, devido à sua tonalidade avermelhada, o núcleo rubro se destaca de forma proeminente. Observa-se, ainda, a proximidade entre o núcleo caudado e o putame. Entre os dois segue o ramo anterior da cápsula interna. O corte é na transição do terceiro ventrículo para o aqueduto do mesencéfalo (de Sylvius). Ambas as estruturas estão seccionadas. Além disso, o corte passa pela margem superior do verme do cerebelo.

Cortes

Encéfalo, Corte Horizontal

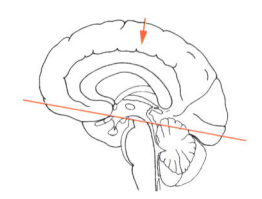

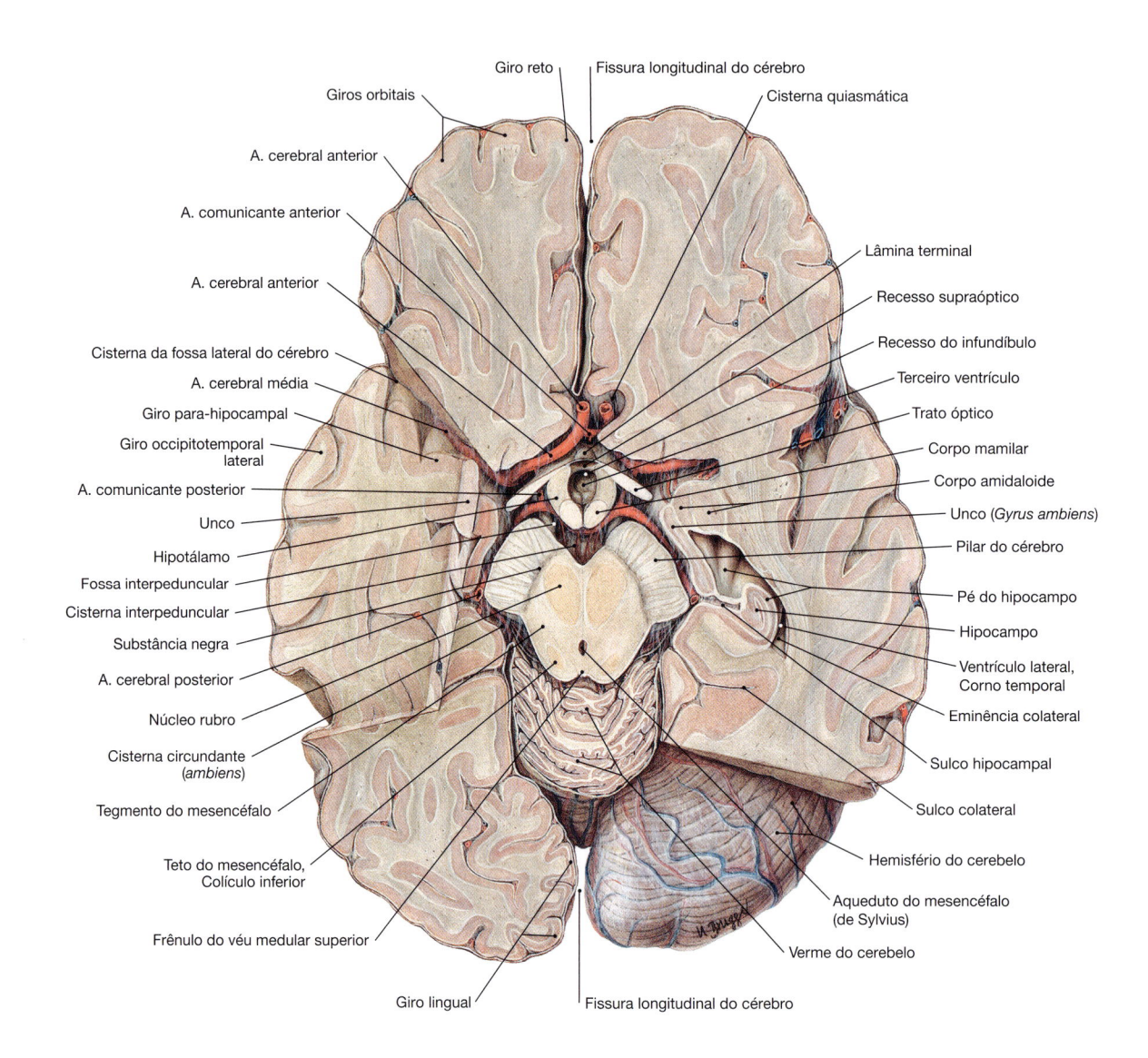

Figura 12.232 Encéfalo; corte horizontal em camadas através do assoalho do terceiro ventrículo, na altura dos corpos mamilares; vista superior. [S700]
O corte passa pelo trato óptico, hipotálamo, corpos mamilares, pilares do cérebro, núcleos rubros e colículos inferiores do teto do mesencéfalo. No lado direito observa-se o hipocampo e, à esquerda, são observados cortes das substâncias cinzenta e branca dos lobos temporal e occipital. A remoção do polo occipital no lado direito permite a visualização do hemisfério do cerebelo.

Encéfalo, Cortes Sagitais

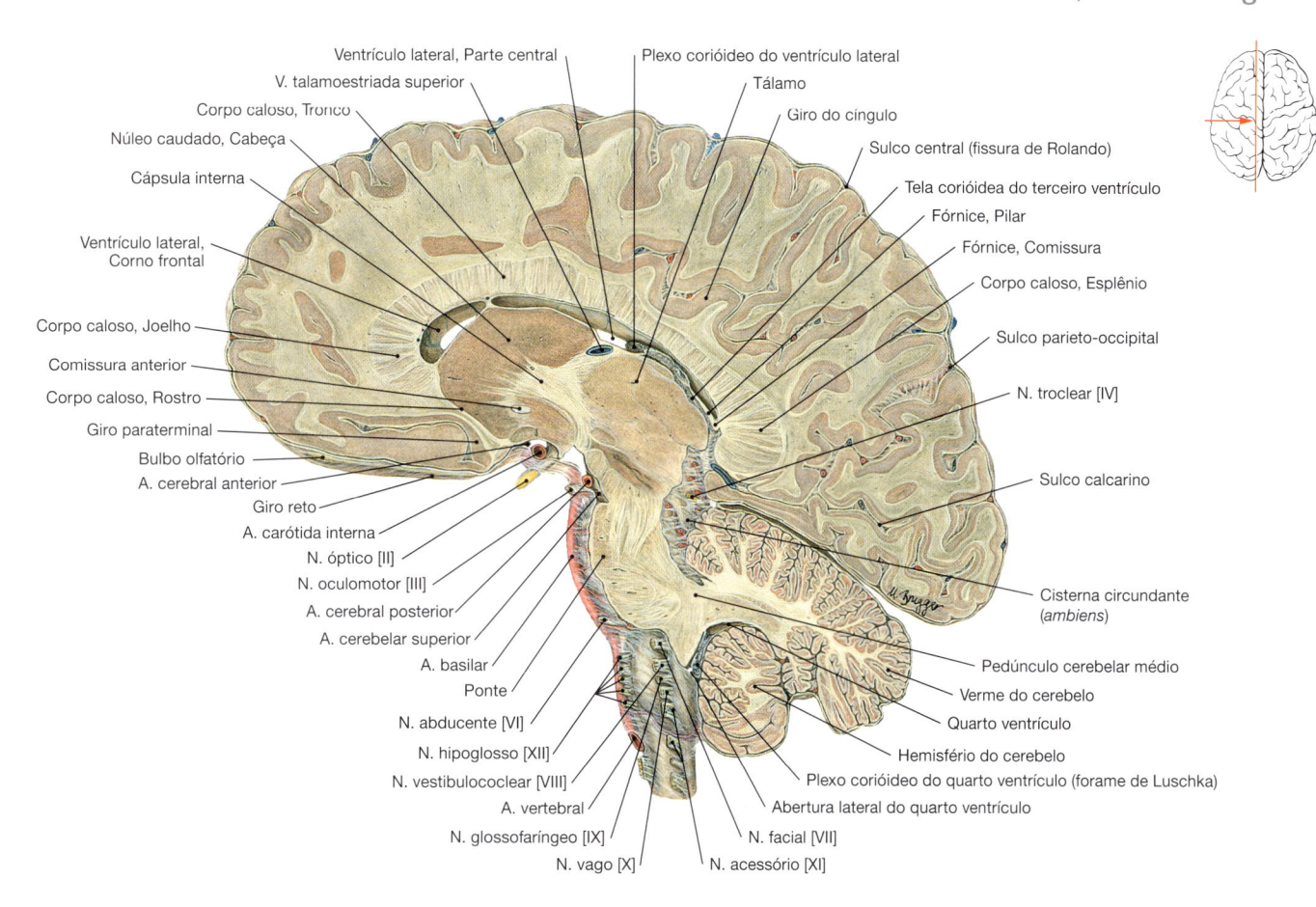

Figura 12.233 Encéfalo; corte sagital através do hemisfério esquerdo, na altura da cabeça do núcleo caudado; vista pelo lado esquerdo. [S700]

O corte situado próximo ao plano mediano mostra o corpo caloso em completa extensão rostro-occipital. Abaixo do corpo caloso se encontra o ventrículo lateral e, um pouco mais abaixo, são observados o núcleo caudado, o tálamo, a cápsula interna e o N. óptico [II]. A A. basilar segue anteriormente ao tronco encefálico. Observa-se o pedúnculo cerebelar médio, na conexão entre a ponte e o cerebelo.

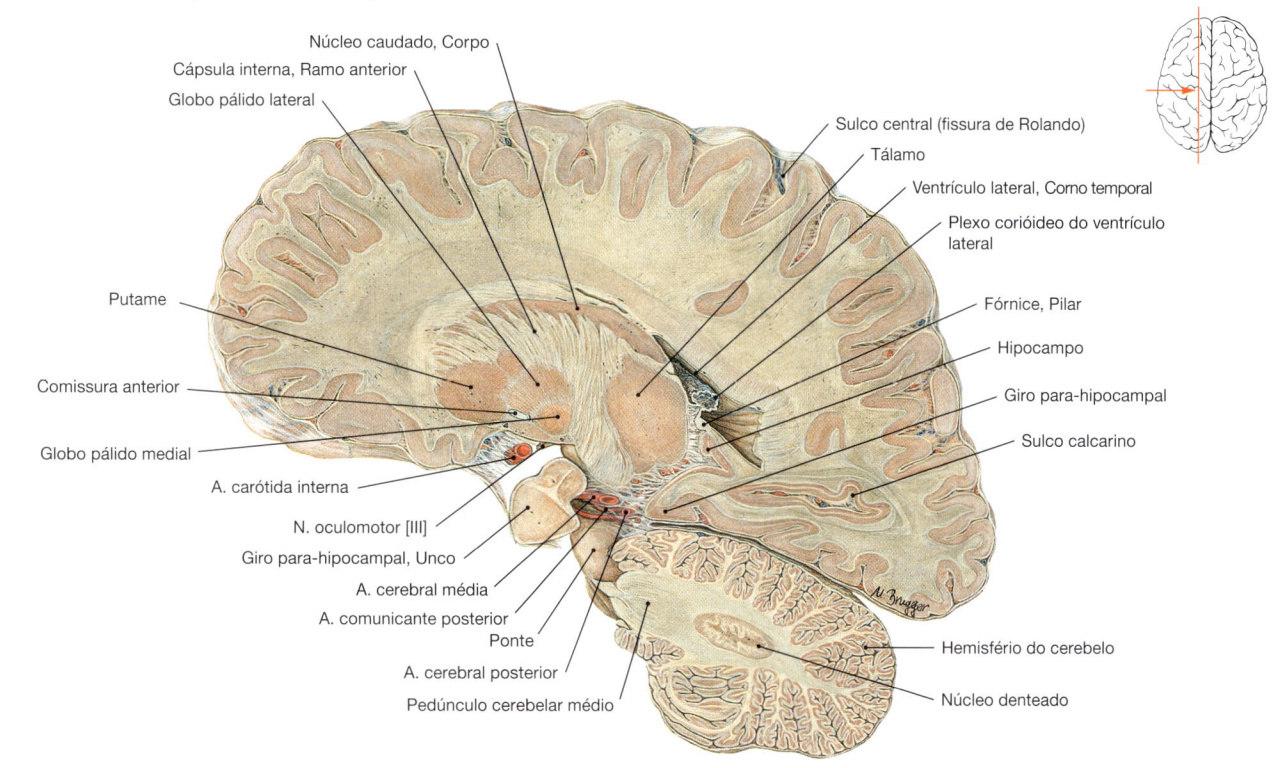

Figura 12.234 Encéfalo; corte sagital através do hemisfério esquerdo, na altura do corpo do núcleo caudado; vista pelo lado esquerdo. [S700]

Além do corpo do núcleo caudado, estão seccionados o ramo anterior da cápsula interna, o tálamo, o putame, o globo pálido e o unco do giro para-hipocampal. No cerebelo, o plano de corte passa pelo núcleo denteado.

Cortes

Encéfalo, Cortes Sagitais

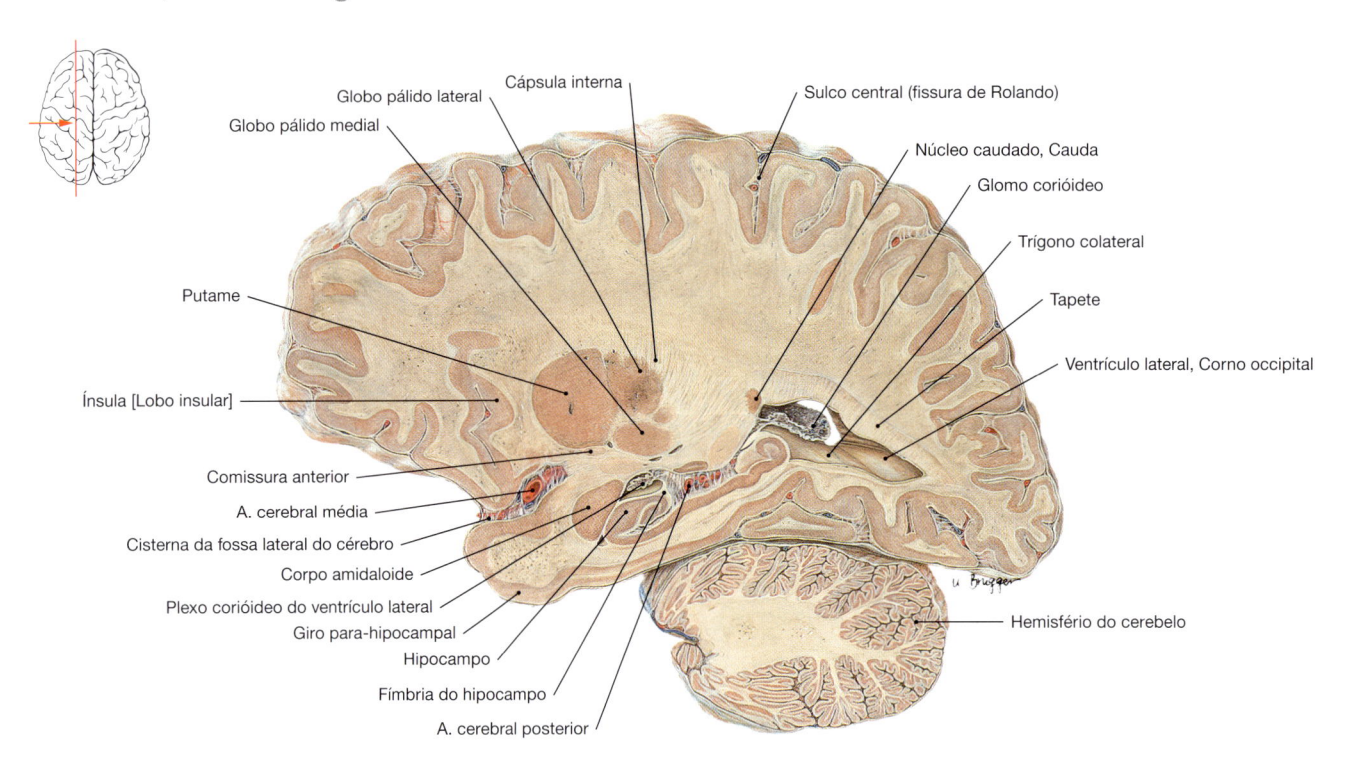

Figura 12.235   Encéfalo; corte sagital através do hemisfério esquerdo, na altura do corpo amidaloide; vista pelo lado esquerdo. [S700] Posteriormente ao corpo amidaloide, o hipocampo, a fímbria do hipocampo e a cauda do núcleo caudado estão seccionados. São observados ainda o putame, o globo pálido e a cápsula interna. Abaixo, o corte segue pelo hemisfério do cerebelo.

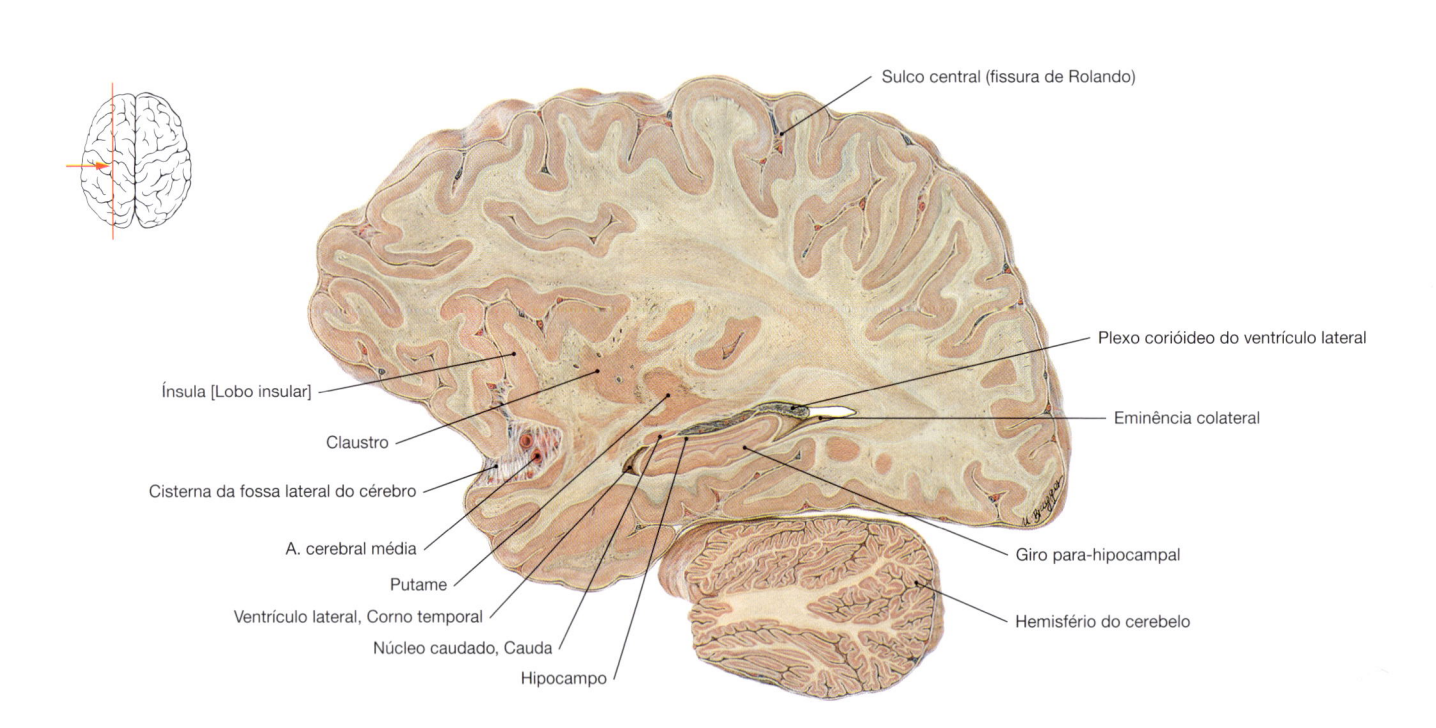

Figura 12.236   Encéfalo; corte sagital através do hemisfério esquerdo, na altura da extremidade do corno temporal do ventrículo lateral; vista pelo lado esquerdo. [S700]

O corte representado se encontra em posição bastante lateral, de modo que o lobo insular foi seccionado. São observados, ainda, o hipocampo com o giro para-hipocampal, o claustro e o putame.

Questões de autoavaliação

Para testar se você assimilou o conteúdo deste capítulo, apresentamos a seguir questões preparatórias úteis para exames orais de Anatomia.

Explique o desenvolvimento do sistema nervoso:

- De quais camadas germinativas se desenvolvem o SNC e o SNP?
- O que caracteriza especificamente o SNC?
- O que caracteriza especificamente o SNP?
- Descreva o desenvolvimento do mesencéfalo
- Como a hipófise se desenvolve?
- O que se desenvolve a partir do prosencéfalo?
- Onde se localiza o espaço interno do LCS?
- Explique o desenvolvimento da medula espinal.

Descreva a estrutura do sistema nervoso:

- O encéfalo é composto por quais segmentos?
- Como se divide o sistema nervoso morfológica e funcionalmente?
- Quais lobos fazem parte do telencéfalo? Cite-os
- Descreva os limites do diencéfalo; quais segmentos correspondem ao diencéfalo?
- Descreva a função do tálamo
- Como a substância cinzenta é distribuída no encéfalo e na medula espinal?
- Quais são as funções do hipotálamo?
- Quais são as partes do tronco encefálico?
- Nomeie os tratos mais importantes do SNC.

Descreva a estrutura das meninges:

- Onde a dura-máter se conecta ao crânio? O que são o tentório do cerebelo e a foice do cérebro?
- Como é a irrigação sanguínea das meninges?
- O que é o espaço subaracnóideo?
- Quais nervos estão envolvidos na inervação das meninges?
- O que se entende por veias cerebrais superficiais?
- Como se diferenciam hemorragias epidural, subdural e subaracnóidea?

Explique a estrutura do sistema de ventrículos:

- Quais são os espaços internos de líquido cerebrospinal?
- Descreva o fluxo do líquido cerebrospinal
- Onde se forma o líquido cerebrospinal?
- O que é o plexo corióideo de Bochdalek?
- Quais estruturas formam as paredes dos ventrículos laterais?
- Onde existem pontos de constrição fisiológicos no sistema do líquido cerebrospinal?
- Onde ocorre a reabsorção do líquido cerebrospinal?
- Quanto líquido cerebrospinal é formado e reabsorvido diariamente?
- Onde se encontram as cisternas contendo o líquido cerebrospinal externo?
- Onde normalmente se realiza uma punção do líquido cerebrospinal? Por que lá?
- Quais são os órgãos circunventriculares?
- O que são os tanícitos e onde eles ocorrem?

Explique o trajeto dos vasos sanguíneos do encéfalo:

- Mostre o círculo arterial do cérebro (círculo de Willis) típico
- Descreva o curso das Aa. cerebrais anterior, média e posterior
- Nomeie as artérias finais que se originam a partir da A. basilar ou de seus ramos
- Quais são os segmentos da A. carótida interna?
- Um paciente refere hemiparesia em membro inferior. Distúrbios circulatórios em quais artérias cerebrais poderiam ser a causa?
- Quais são os segmentos da A. vertebral?
- O que é um aneurisma? Onde aneurismas são particularmente comuns?
- Descreva a irrigação sanguínea do cerebelo
- Que artéria cerebral é responsável, com seus ramos, pela irrigação sanguínea da cápsula interna? Como são chamados os vasos sanguíneos que a irrigam?
- Quais vasos irrigam a medula espinal?
- Descreva a A. radicular magna; onde normalmente está localizada? Qual a grande importância clínica de conhecê-la?
- Mostre a área de irrigação das Aa. cerebrais posterior, média e anterior
- Como é drenado o sangue venoso da superfície do cérebro?
- Onde estão as ligações das veias intracranianas com as extracranianas? Onde ocorrem as ligações venosas entre a drenagem do encéfalo e da face?
- Como são denominadas as veias cerebrais profundas? Aponte-as.

Descreva a estrutura do telencéfalo:

- Como se divide o telencéfalo?
- Que sistemas de tratos existem no telencéfalo?
- Mostre e nomeie as áreas corticais funcionais dos hemisférios cerebrais
- Onde se localizam o córtex auditivo primário e o secundário?
- O que é a ínsula? Aponte-a
- O que é a formação hipocampal? Onde ela se localiza?
- Com quais estruturas o hipocampo está conectado? Nomeie as ligações da formação hipocampal
- O que é o circuito de Papez?
- O que você sabe sobre o centro olfatório cortical?
- A que pertencem o giro ambiente e o giro semilunar?
- Onde se encontra a área pré-piriforme?
- O que são os núcleos da base? Mostre as áreas dos núcleos correspondentes
- Como os núcleos da base se comunicam uns com os outros?
- Qual é a causa da doença de Parkinson? Como a doença se manifesta? Qual é o correlato anatomopatológico nesse contexto?

Explique a estrutura do diencéfalo:

- Como é dividido o diencéfalo?
- Quais estruturas pertencem ao epitálamo? Aponte-as
- Descreva as ligações aferentes e eferentes do tálamo
- Exemplifique os núcleos do tálamo com suas projeções corticais correspondentes
- Quais regiões fazem parte do epitálamo?
- Quais núcleos hipotalâmicos importantes e conexões neuronais você conhece
- Cite os hormônios da adeno-hipófise e da neuro-hipófise
- O que é acromegalia? Qual pode ser a causa?

Explique a estrutura de mesencéfalo, ponte e bulbo:

- Onde se localiza o mesencéfalo? Quais estruturas fazem parte do mesencéfalo? Aponte-as

- Identifique cortes horizontais através do mesencéfalo, da ponte e do bulbo
- Quais núcleos de nervos cranianos encontram-se no mesencéfalo, na ponte e no bulbo?
- Que sistemas funcionais estão localizados no tronco encefálico?
- Onde se localiza a fossa romboide? Mostre-a
- O que se entende por reflexos do tronco encefálico?

Explique a estrutura do cerebelo:
- Descreva a estrutura do cerebelo
- Quais núcleos cerebelares você conhece? Mostre-os.
- Que conexões aferentes e eferentes o cerebelo apresenta?
- Qual é a principal função do cerebelo?
- Explique a irrigação sanguínea do cerebelo

Explique as áreas dos núcleos, o trajeto, as características das fibras, os órgãos-alvo e as funções dos 12 nervos cranianos:
- Onde os nervos cranianos individuais ou seus ramos atravessam a base do crânio?
- Onde se localiza(m) a(s) área(s) do(s) núcleo(s) de cada nervo craniano?
- Descreva os déficits causados por lesão de cada nervo craniano
- Quais nervos cranianos têm componentes parassimpáticos?

Explique a estrutura da medula espinal:
- O que são as intumescências?
- Em que altura a medula espinal termina?
- Como a medula espinal está fixada no canal vertebral?
- Em quais segmentos da medula espinal encontram-se partes do sistema simpático e em quais se encontram partes do sistema parassimpático?
- Como a substância cinzenta e a substância branca estão distribuídas na medula espinal?
- Como a propriocepção inconsciente está interconectada?
- O que é o espaço epidural? O que há nele?
- Quais reflexos são coordenados no nível da medula espinal?
- Qual é a diferença entre um reflexo intrínseco e um reflexo externo?

Explique o sistema somático motor:
- Cite e aponte as áreas corticais envolvidas na coordenação da atividade motora
- Descreva o trajeto do trato piramidal. Que tratos formam o trato piramidal?
- Explique a organização funcional da cápsula interna
- O que é o sistema motor extrapiramidal?
- O que são placa motora terminal e unidade motora?
- Como um movimento voluntário é planejado e executado?

Explique o sistema somático sensitivo:
- Descreva a condução da sensibilidade tátil epicrítica do sistema do funículo posterior aferente espinal e da região da cabeça do sistema aferente do trigêmeo
- Como é conduzida a sensibilidade profunda inconsciente?
- Descreva a síndrome de Brown-Séquard na hemissecção da medula espinal no nível de T11, por exemplo

Explique os sistemas olfatório, gustativo e nociceptivo:
- Descreva as estações do trato olfatório
- Explique o sistema gustativo e suas interconexões
- Explique a cadeia neuronal do sistema nociceptivo
- Quais vias ascendentes e descendentes pertencem ao sistema nociceptivo?

Explique o sistema nervoso:
- Onde estão localizadas as partes simpática e parassimpática do sistema nervoso?
- Como está organizado o sistema nervoso?
- Descreva as interconexões, incluindo os respectivos neurotransmissores
- Explique a parte cranial da parte parassimpática
- Explique a parte pélvica da parte parassimpática
- O que é o tronco simpático?
- Cite as regiões cerebrais autônomas centrais e seus núcleos.

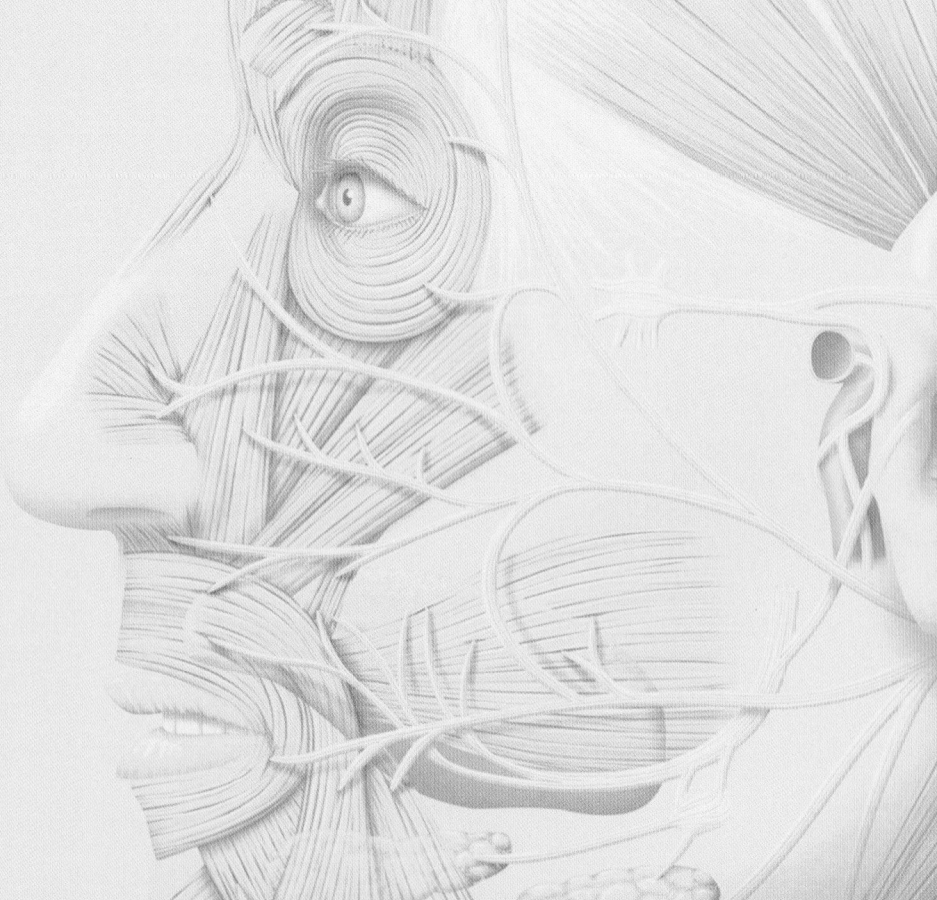

Apêndice

Glossário de conceitos anatômicos 479

Índice Alfabético 490

Glossário

Esclarecimentos para o uso do Glossário

Abreviaturas:
(gr) grego
(l.) latim

Prefixos gerais (isto é, inespecíficos):
a- *(gr)* prefixo de negação
a-, ab-, abs- *(l.)* de... para, afastar
ac-, ad-, af- *(l.)* em direção a, aproximar
anfi- *(gr)* ao redor, circum(n)-, para ambos os lados
ana- *(gr)* acima, para cima
ante- *(l.)* à frente, para frente
anti- *(l.)* contra
ap(o)- *(gr)* à frente, próximo a
bi- *(l.)* duas vezes, duplicado, em dobro
circum- *(l.)* em todo o redor, ao redor
co-, col-, con-, com- *(l.)* com, juntamente
de- *(l.)* longe, fora, para baixo
dia- *(gr)* através, em separado
di-, dis- *(gr)* dois, duas
e-, ex- *(l.)* fora, para fora
en- *(gr)* dentro, para dentro, interno, no interior
end(o)- *(gr)* dentro, interno, no interior
ep(i)- *(gr)* sobre, por sobre
hemi- *(gr)* metade, meio
hiper- *(gr)* sobre, por sobre, acima, superior
hip(o)- *(gr)* sob, abaixo, inferior
infra- *(l.)* abaixo de, inferior, pequeno, menor
in-, im- *(l.)* dentro
inter- *(l.)* entre
intra-, intro- *(l.)* dentro de
meso- *(gr)* no meio, entre
meta- *(gr)* após, depois, subsequente
ob-, op- *(l.)* contra, contrário a
par-, para- *(gr)* ao lado de, próximo a
per- *(l.)* através, total, todo, completo
peri- *(gr)* ao redor, periférico
post- *(l.)* após, atrás, posterior
prae-, pré- *(l.)* à frente, anterior, de... para
pro- *(l.)* à frente, para frente, anterior
pro-, pros- *(gr)* para frente, anterior
quadri- *(l.)* quatro, quatro vezes
re- *(l.)* após, depois, posterior
retro- *(l.)* para trás, posterior
semi- *(gr)* meio, metade
sub- *(l.)* abaixo, debaixo de
super- *(l.)* acima, para cima
supra- *(l.)* acima, sobre, por sobre
sin-, sim- *(gr)* junto, ao mesmo tempo
tri-, tris- *(l.)* três, três vezes
tetr(a)- *(gr)* quatro, quatro vezes

Sufixos gerais (isto é, inespecíficos):
-ar *(l.)*,-eo,-a,-o *(l.)*: referente à origem ou associação
-ídeo *(l.)*: referente à semelhança
-ivo *(l.)*: relativo a
-oso,-osa *(l.)*: rico ou abundante em alguma coisa
-ulo *(l.)*: forma reduzida ou diminutiva

Glossário

Glossário de conceitos anatômicos

Abdome *(l.)* = parte do corpo humano entre o tórax e a pelve, separada da cavidade torácica pelo diafragma; ventre.

Abducente *(l.)* = 1. que afasta ou abduz. 2. nervo craniano abducente (NC VI).

Abdutor *(l.)* = que afasta uma parte do corpo do plano mediano, como os músculos abdutores.

Aberrante *(l.)* = diferente do normal ou do padrão.

Abertura *(l.)* = entrada para uma estrutura ou canal, por exemplo, abertura do seio frontal.

Acessório *(l.)* = 1. suplementar, adicional, anexo. 2. referente ao nervo craniano acessório (NC XI).

Acetábulo *(l.)* = cavidade no osso do quadril cujo nome deriva do cálice usado para servir vinagre pelos antigos romanos.

Acromial *(l.)* = relativo ao acrômio.

Acrômio *(l.)* = extremidade da espinha da escápula, do ombro.

Acústico *(l.)* = relativo à orelha ou à audição.

Aden(o)- *(gr)* forma combinante que indica relação com glândula, por exemplo, adenoblasto, adenocarcinoma.

Aderência *(l.)* = adesão ou união de duas partes ou superfícies, por exemplo, aderência intertalâmica.

Adiposo *(l.)* = que contém ou é formado por gordura.

Ádito *(l.)* = abertura, acesso, entrada, por exemplo, ádito ao antro mastóideo, ádito da laringe.

Adminículo *(l.)* = que proporciona suporte, por exemplo, os adminículos da linha alba.

Adutor *(l.)* = que aproxima uma parte do corpo em direção ao plano mediano, por exemplo, os músculos adutores da coxa.

Aferente *(l.)* = que se dirige para o centro; influxo.

Afixo *(l.)* = unido, preso.

Alantoide *(gr)* = em forma de linguiça ou tripa.

Albicante *(l.)* = esbranquiçado, por exemplo, corpo albicante do ovário.

Albugíneo *(l.)* = branco e brilhante, por exemplo, a túnica albugínea do corpo esponjoso.

Alça *(l.)* = qualquer estrutura com formato de alça, por exemplo, a alça cervical e a alça de Haller.

Alvéolo *(l.)* = pequena cavidade, por exemplo, alvéolo pulmonar, alvéolo dental.

Ambíguo *(l.)* = 1. que admite mais de uma interpretação. 2. referente ao núcleo ambíguo.

Amidaloide *(l.)* = semelhante à amígdala, de formato aproximado ao de uma amígdala.

Âmnio *(gr)* = membrana extraembrionária mais interna que envolve o feto no útero.

Ampola *(l.)* = dilatação sacular de um ducto ou de um canal, por exemplo, as ampolas ósseas dos canais semicirculares, as ampolas das tubas uterinas.

Anal *(l.)* = relativo ao ânus.

Anastomose *(l.)* = fusão ou ligação entre duas estruturas, podendo ser natural ou cirúrgica, por exemplo, anastomose arteriovenosa.

Anatomia *(l.)* = a arte de dissecar para estudo e aquisição de conhecimento da organização morfológica interna de um ser vivo.

Ancôneo *(l.)* = relativo ao cotovelo ou ao músculo ancôneo.

Anel *(l.)* = órgão, linha ou figura de forma circular, por exemplo, anel femoral, anel inguinal, anel maior da íris.

Anfiartrose *(l.)* = articulação na qual a união de dois ossos é feita por fibrocartilagem, por exemplo, sínfise intervertebral, sínfise púbica, sínfise xifosternal.

Angi(o)- *(gr)* = forma combinante referente aos vasos sanguíneos e linfáticos.

Angiologia *(l.)* = ciência que estuda os vasos sanguíneos e linfáticos.

Angul(i/o)- *(l.)* = elemento de composição indicando a existência de ângulos e/ou de formação de ângulos, por exemplo, ângulo da boca, ângulo da costela, ângulo da mandíbula.

Antélice *(l.)* = crista de cartilagem aproximadamente paralela à parte posterior da hélice da orelha externa.

Anterior *(l.)* = situado antes ou à frente.

Antitrago *(l.)* = pequeno tubérculo em posição oposta ao trago.

Antro *(l.)* = cavidade, espaço.

Aorta *(l.)* = artéria de grande calibre, do tipo elástico.

Apêndice *(l.)* = parte acessória de um órgão, por exemplo, apêndices omentais do colo.

Apical *(l.)* = relativo ao ápice.

Ápice *(l.)* = ponto mais alto, por exemplo, ápice da cartilagem aritenóidea.

Aponeurose *(l.)* = lâmina fibrosa ou tendão expandido achatado, por exemplo, aponeurose epicrânica.

Aqueduto *(l.)* = conduto ou canal, por exemplo, aqueduto do mesencéfalo e aqueduto do vestíbulo.

Aquiles *(l.)* – herói grego na guerra contra Troia. Foi mortalmente ferido no calcanhar por uma flecha atirada pelo príncipe Páris e guiada pelo deus Apolo.

Aquileu *(l.)* relativo ao tendão de Aquiles (tendão do calcâneo), por exemplo, reflexo aquileu).

Aracnoide-máter *(l.)* = revestimento (meninge) da parte central do sistema nervoso; delicada e comparada à uma teia de aranha (do grego *arákhné,és*, 'aranha').

Arco *(l.)* = qualquer estrutura curva, por exemplo, arco alveolar da maxila.

Área *(l.)* = espaço, território, superfície, por exemplo, área coclear, área intercondilar, área nua do fígado.

Aréola *(l.)* área ou espaço pequeno, por exemplo, aréola da mama.

Aritenóideo *(l.)* = referente à cartilagem aritenóidea.

Glossário

Arqueado *(l.)* = curvado em forma de arco.

Artéria *(l.)* = vaso sanguíneo com paredes musculares que conduz o sangue do coração para os órgãos do corpo.

Articulação *(l.)* = união de duas partes com graus variáveis de movimento.

Asa *(l.)* = Projeção de um órgão ou estrutura, por exemplo, asa da crista etmoidal, asa do ílio e asa maior do esfenoide.

Ascendente *(l.)* = aquilo que sobe ou vai para uma posição mais elevada.

Atlas *(l.)* = 1. primeira vértebra cervical. 2. titã mitológico grego que sustentava os céus em seus ombros.

Átrio *(l.)* = vestíbulo ou compartimento que se conecta com outras estruturas, por exemplo, os átrios do coração e o átrio do meato médio (nariz).

Atrioventricular *(l.)* = relativo ao átrio e ao ventrículo.

Auditivo *(l.)* = relativo à audição ou à orelha.

Aurícula *(l.)* = estrutura em forma de concha, por exemplo, as aurículas dos átrios.

Autônomo *(l.)* = independente.

Axilar *(l.)* = relativo à axila.

Áxis *(l.)* = segunda vértebra cervical.

Ázigo *(gr)* = ímpar, não ligado, por exemplo, a veia ázigo.

Base *(gr)* = a parte inferior ou o fundo de uma estrutura, por exemplo, base da cóclea, base do pulmão, base do sacro, base do crânio.

Basilar *(l.)* = relativo à base, situado na base, por exemplo, artéria basilar.

Basílica *(l.)* = principal. Exemplo de seu uso é a veia basílica.

Bíceps *(l.)* = com duas cabeças, por exemplo, o músculo bíceps braquial.

Bifurcação *(l.)* = divisão ou separação de uma estrutura em duas partes, por exemplo, bifurcação da aorta, bifurcação da artéria carótida comum.

Bolha *(l.)* = 1. grande vesícula preenchida com líquido. 2. estrutura arredondada, a bolha etmoidal.

Bolsa *(l.)* = invaginação sacular, por exemplo, a bolsa subtendínea do músculo tibial anterior.

Braço *(l.)* = 1. braço. 2. qualquer estrutura parecida com um braço, por exemplo, braço do colículo inferior.

Braqui- *(gr)* = elemento de composição, que significa curto, por exemplo, braquicefalia.

Braqui(o)- *(gr)* = elemento de composição, que significa braço, por exemplo, braquiotomia, artéria braquial.

Bregma *(l.)* = local de união ou de fusão das suturas coronal e sagital.

Bronc(o)- *(gr)* = relativo aos brônquios, por exemplo, broncotraqueal, broncopneumonia.

Bronquial *(gr)* = relativo aos brônquios, por exemplo, árvore bronquial, glândulas bronquiais.

Brônquico *(l.)* = bronquial, relativo ao brônquio.

Brônquio *(l.)* = uma das duas subdivisões da traqueia.

Bucinador *(l.)* = músculo facial que achata a bochecha e retrai o ângulo da boca.

Buco- *(l.)* = elemento de composição que significa boca, por exemplo, bucofaríngeo, bucolabial, bucomaxilofacial.

Bucofaríngeo *(l.)* = referente à bochecha (boca) e à faringe.

Bulbo *(l.)* = dilatação ou espessamento com formato arredondado ou semelhante a uma cebola.

Bulboesponjoso *(l.)* = relativo ao tecido erétil do corpo esponjoso do pênis.

Bulbouretral *(l.)* = relativo à glândula bulbouretral.

Cabeça *(l.)* = extremidade superior, anterior ou arredondada de uma estrutura anatômica, por exemplo, cabeça da ulna, cabeça longa do músculo tríceps braquial.

Cálamo *(l.)* = tubo, ponta, talo, pedículo.

Calcâneo *(l.)* = 1. calcanhar. 2. relativo ao calcanhar.

Calcar *(l.)* = esporão, estrutura do ventrículo lateral — *calcar avis*.

Cálice *(l.)* = estrutura em forma de funil, por exemplo, os cálices renais maiores.

Caloso *(l.)* = 1. endurecido. 2. relativo ao corpo caloso.

Calvária *(l.)* = abóbada craniana, calota craniana.

Câmara *(l.)* = estrutura abobadada, por exemplo, a câmara anterior do bulbo (olho).

Canal *(l.)* = estrutura tubular, em formato de tubo, por exemplo, canal carótico, canal da mandíbula, canal dos adutores.

Canalículo *(l.)* = diminutivo de canal, por exemplo, canalículo caroticotimpânico.

Canino *(l.)* = relativo a cão.

Capital *(l.)* = relativo à cabeça.

Capítulo *(l.)* = cabeça pequena, por exemplo, capítulo do úmero.

Cápsula *(l.)* = estrutura que envolve um órgão, uma articulação ou outra estrutura do corpo, como cápsula da lente, cápsula da tonsila, cápsula prostática; pequeno recipiente.

Cárdia *(l.)* = área do estômago próxima à abertura esofágica.

Carina *(l.)* = crista que se projeta para a frente, por exemplo, carina da traqueia, carina uretral da vagina.

Carótico *(l.)* = referente à artéria carótida, por exemplo, glomo carótico.

Carpo *(l.)* = punho, conjunto de oito ossos que se articulam com o antebraço.

Carúncula *(l.)* = *(l.)* pequena protuberância carnosa, por exemplo, as carúnculas lacrimais, as carúnculas himenais.

Cauda *(l.)* = segmento terminal, por exemplo, cauda equina.

Caudado *(l.)* = que apresenta cauda.

Caudal *(l.)* = 1. em direção à cauda. 2. oposto de cranial.

Caverna *(l.)* = cavidade anatômica com várias câmaras interconectadas, por exemplo, cavernas do corpo esponjoso, cavernas dos corpos cavernosos.

Cavernoso *(l.)* = relativo a uma caverna ou espaço.

Cavidade *(l.)* = espaço oco delimitado no interior de um organismo ou de seus órgãos, por exemplo, cavidade abdominal, cavidade própria da boca, cavidade pulpar.

Glossário

Ceco (l.) = fundo de saco após o íleo terminal; primeira parte do intestino grosso.

Cefálico (l.) = relativo à cabeça.

Celíaco (l.) = relativo à cavidade abdominal.

Central (l.) = situado no ponto médio, encontrado no meio.

Cerat- (l.) = elemento de composição, significando corno, chifre. Exemplo: ceratectomia.

Cerebelo (l.) = massa encefálica posterior, dorsal à ponte e ao bulbo e inferior ao tentório do cerebelo e à parte posterior do cérebro.

Cérebro (l.) = telencéfalo.

Cerúleo (l.) = 1. azul, azulado. 2. relativo ao céu.

Ciliar (l.) = relativo à pálpebra ou aos cílios, semelhante aos cílios.

Cílio (l.) = pelo que se projeta da margem palpebral.

Cimba (l.) = depressão em formato de barco na concha da orelha externa.

Cinéreo (l.) = de coloração cinzenta, por exemplo, tênia cinérea do quarto ventrículo.

Cíngulo (l.) = estrutura com o formato de cinturão ou cinta, por exemplo, cíngulo do membro superior, cíngulo do membro inferior.

Círculo (l.) = em anatomia, estrutura, ou grupo de estruturas, anular formada por anastomose de artérias ou veias ou por nervos comunicantes, por exemplo, círculo arterial do cérebro, círculo vascular do nervo óptico.

Circunferência (l.) = linha curva fechada cujos pontos são equidistantes de um ponto fixo (centro), por exemplo, circunferência articular da cabeça do rádio.

Circunflexo (l.) = arqueado.

Cisterna (l.) = cavidade ou espaço fechado que serve como reservatório, por exemplo, cisterna cerebelobulbar, cisterna da fossa lateral do cérebro.

Cístico (l.) = 1. relativo a um cisto. 2. referente à bexiga urinária ou à vesícula biliar.

Claustro (l.) = divisão anatômica semelhante a uma barreira, por exemplo, o claustro da parte basilar do telencéfalo.

Clavícula (l.) = osso longo que faz parte do cíngulo do membro superior.

Clinoide (l.) = disposição semelhante a um leito, por exemplo, os processos clinoides do esfenoide que circundam a fossa hipofisial.

Clitoridiano (l.) = referente ao clitóris.

Clivo (l.) = superfície em declive, por exemplo, clivo da fossa posterior do crânio.

Cóano (l.) = abertura nasal posterior.

Coccígeo (l.) = relativo ao cóccix.

Cóclea (l.) = cavidade cônica, por exemplo, a cóclea do labirinto ósseo da orelha interna.

Coclear (l.) = relativo à cóclea.

Colateral (l.) = que está situado ao lado, por exemplo, ligamento colateral fibular.

Cólico (l.) = referente ao colo do intestino grosso.

Calículo (l.) = pequena proeminência, por exemplo, colículo seminal (uretra masculina).

Coluna (l.) = estrutura anatômica na forma de um pilar, por exemplo, colunas anais, coluna do fórnice.

Comissura (l.) = designação genérica das margens de aberturas semelhantes a fendas, como a comissura labial e a comissura medial das pálpebras.

Concha (l.) = estrutura cujo aspecto, configuração e/ou finalidade lembra o de uma concha, por exemplo, concha da orelha, concha esfenoidal, conchas nasais.

Condilar (l.) = referente a um côndilo.

Côndilo (l.) = estrutura arredondada na extremidade de um osso, geralmente na articulação com outro osso, por exemplo, côndilo do occipital, côndilo lateral do fêmur.

Condiloide (l.) = semelhante a um côndilo.

Condro- (gr) = elemento de composição que significa cartilagem.

Confluência (l.) = que se dirige para um mesmo ponto, por exemplo, confluência dos seios da dura-máter.

Cônico (l.) = em formato de cone.

Conjuntivo (l.) = que serve para unir, por exemplo, o tecido conjuntivo.

Conoidal (l.) = em formato de cone.

Constritor (l.) = que constringe, por exemplo, músculos constritores da faringe.

Contorcido (l.) = muito torcido ou dobrado, por exemplo, os túbulos seminíferos contorcidos.

Coracobraquial (l.) = relativo ao processo coracoide da escápula e ao braço.

Coracoide (l.) = de formato semelhante ao bico de um corvo.

Corda (l.) = estrutura filamentar em forma de corda, por exemplo, cordas tendíneas (coração).

Cório (l.) = pele, derme, córion.

Corioidal (l.) = relativo ou pertinente à corioide.

Corioide (l.) = túnica vascular média do olho.

Coriônico (gr) = relativo ao cório.

Córnea (l.) = tecido transparente na parte anterior do olho.

Corniculado (l.) = semelhante a um corno.

Corno (l.) = qualquer estrutura em forma de chifre de animal, por exemplo, os cornos coccígeos que se articulam com os cornos sacrais, o corno menor do hioide.

Coroa (l.) = qualquer estrutura circular que se assemelhe a uma grinalda, por exemplo, coroa do dente, coroa radiada.

Corpo (l.) = parte principal de uma estrutura anatômica, por exemplo, corpo da órbita, corpo da fíbula.

Corrugador (l.) = aquilo que cria rugas ou pregas, por exemplo, músculo corrugador do supercílio.

Córtex (l.) = parte externa de um órgão, por exemplo, córtex da glândula suprarrenal, córtex do linfonodo.

Costal (l.) = relativo à ou pertinente à costela.

Costoclavicular (l.) = relativo às costelas e à clavícula.

Costodiafragmático (l.) = referente às costelas e ao diafragma.

Glossário

Costomediastinal (l.) = que se refere às costelas e ao mediastino.

Cranial (l.) = em direção à cabeça.

Crânio (l.) = o esqueleto da cabeça.

Crasso (l.) = muito espesso, denso.

Cremaster (l.) = que suspende, por exemplo, o músculo cremaster (responsável pela tração reflexa dos testículos para cima no escroto).

Cribriforme (l.) = semelhante a um crivo (peneira), por exemplo, lâmina cribriforme do etmoide.

Cricoaritenoide (l.) = referente às cartilagens cricóidea e aritenóidea.

Cricoide (l.) = em formato de anel.

Cricofaríngeo (l.) = referente à cartilagem cricóidea e à faringe.

Cricotireóidea (l.) = referente às cartilagens cricóidea e tireóidea.

Cricotireoidectomia (l.) = incisão transversal através do ligamento cricotireóideo mediano, entre as cartilagens tireóidea e cricóidea. Também denominada tireocricotomia, laringotomia inferior e coniotomia.

Cricotraqueal (l.) = referente à cartilagem cricóidea e à traqueia.

Crista (l.) = elevação na superfície de uma estrutura, por exemplo, crista coanal do vômer, crista da cabeça da costela, crista do nariz.

Cruciforme = em formato de cruz ou semelhante a uma cruz, por exemplo, ligamento cruciforme do atlas.

Cruzado (l.) = disposto na forma de cruz, por exemplo, ligamento cruzado da articulação do joelho.

Cuboide (l.) = em formato de cubo, cúbico.

Cúlmen (l.) = ponto mais alto, por exemplo, cúlmen do cerebelo.

Cuneiforme (l.) = em formato de cunha.

Cúneo (l.) = lóbulo cuneiforme na parte medial do lobo occipital.

Cúpula (l.) = estrutura em forma côncava internamente (abóbada) e convexa externamente (domo), por exemplo, cúpula da córnea, cúpula do diafragma.

Curvatura (l.) = arqueamento, normal ou anormal, por exemplo, as curvaturas secundárias da coluna vertebral (lordose cervical e lordose lombar).

Cúspide (l.) = extremidade aguda, ponta, vértice, por exemplo, cúspide do dente.

Cutâneo (l.) = relativo à pele.

Decíduo (l.) = transitório, efêmero, por exemplo, os dentes decíduos (primeira dentição) dos seres humanos.

Declive (l.) = inclinação acentuada, por exemplo, o declive do lobo posterior do cerebelo.

Decussação (l.) = disposição ou interseção em forma de cruz, sobretudo de partes simétricas entre si. Um exemplo é a decussação das pirâmides.

Deferente (l.) = que leva para fora, por exemplo, ducto deferente.

Deltoide (l.) = em formato de delta (triangular), como o músculo deltoide.

Dental (l.) = relativo ao dente, dentário.

Denteado (l.) = provido com dentes ou endentações, por exemplo, núcleo denteado do cerebelo.

Denticulado (l.) = finamente serrilhado, como o ligamento denticulado da pia-máter (parte espinal).

Dentina (l.) = o tecido calcificado que circunda a cavidade pulpar de um dente, representando sua maior parte.

Diáfise (l.) = parte média e cilíndrica de um osso longo.

Diafragma (l.) = 1. divisão musculomembranosa entre as cavidades torácica e abdominal. 2. diafragma da pelve.

Diagonal (l.) = inclinado obliquamente em relação a uma linha de referência.

Diâmetros pélvicos (conjugados) = medidas da pelve menor, importantes em Obstetrícia.

Diartrose (l.) = articulação sinovial.

Digástrico (l.) = com dois ventres, por exemplo, músculo digástrico (músculo supra-hióideo).

Digital (l.) = relativo aos dedos.

Dígito (l.) = dedo da mão ou do pé.

Dilatador (l.) = músculo cuja função é abrir orifícios no corpo, por exemplo, o músculo dilatador da pupila.

Díploe (l.) = tecido ósseo esponjoso entre duas finas lâminas de tecido compacto do crânio.

Diploico (l.) = relativo à díploe.

Distal (l.) = situado mais distante do tronco; oposto a proximal.

Divertículo (l.) = evaginação circunscrita de parte da parede de um órgão oco.

Dorsal (l.) = 1. relativo ao dorso. 2. em direção posterior.

Dorso (l.) = a parte posterior do corpo ou de uma parte do corpo, por exemplo, dorso da mão, dorso da escápula, dorso da língua.

Ducto (l.) = estrutura tubular por onde escoam líquido e matéria orgânica, por exemplo, ducto cístico, ducto colédoco, ducto lacrimonasal.

Ducto colédoco (l.) = união dos ductos hepático comum e cístico.

Duodeno (l.) = primeiro segmento do intestino delgado.

Eferente (l.) = que leva líquido, secreção ou impulsos nervosos para fora do órgão produtor.

Ejaculatório (l.) = relacionado com ejaculação, por exemplo, ducto ejaculatório.

Emboliforme (l.) = com o formato de um êmbolo.

Eminência (l.) = elevação circunscrita acima do nível da superfície circundante, por exemplo, eminência arqueada do temporal, eminência cruciforme do occipital.

Eminência hipotenar (l.) = massa carnosa na face medial da palma da mão.

Eminência tenar = massa carnosa na face lateral da palma da mão.

Encefálico = relacionado com o encéfalo.

Encéfalo (l.) = as estruturas contidas na cavidade do crânio, a saber, rombencéfalo, mesencéfalo e prosencéfalo.

Glossário

Endocárdio (l.) = túnica mais interna do coração.

Endolinfa (l.) = líquido no interior do labirinto membranáceo da orelha interna.

Endométrio (l.) = mucosa que forma a camada interna da parede uterina.

Endotorácico (l.) = situado na cavidade torácica.

Entérico (l.) = relativo aos intestinos.

Epêndima (l.) = membrana que reveste o canal central da medula espinal e os ventrículos encefálicos.

Epicárdio (l.) = lâmina visceral do pericárdio seroso.

Epicôndilo (l.) = projeção óssea situada sobre o côndilo ou acima do mesmo.

Epicrânio (l.) = o músculo, a aponeurose e a pele que recobrem o crânio.

Epiderme (l.) = epitélio de revestimento da pele.

Epidídimo (l.) = estrutura alongada ligada à face posterior do testículo.

Epidural (l.) = situado sobre ou externamente à dura-máter; peridural; extradural.

Epífise (l.) = extremidade articular dos ossos longos.

Epigástrico (l.) = encontrado sobre o estômago; relativo à parede do abdome.

Epiglote (l.) = lâmina de cartilagem elástica presa à raiz da língua.

Epiglótico (l.) = relativo à epiglote.

Epiploico (l.) = relativo ao omento maior ou epíploo.

Episcleral (l.) = situado sobre a esclera.

Epitálamo (l.) = parte do diencéfalo, constituído pela habênula e pela glândula pineal.

Epitimpânico (l.) = localizado sobre a cavidade timpânica.

Eponíquio (l.) = lâmina de epiderme fina aderida à parte proximal da unha.

Epoófaro (l.) = conjunto de túbulos rudimentares na mesossalpinge entre o ovário e a tuba uterina.

Equino (l.) = relativo ou semelhante a um cavalo, por exemplo, cauda equina.

Eretor (l.) = promotor de ereção, por exemplo, músculo eretor do pelo.

Escavação (l.) = cavidade ou recesso, por exemplo, escavação do nervo óptico, escavação retouterina.

Escrotal (l.) = relativo ao escroto.

Esfenoidal (l.) = referente ao esfenoide (osso).

Esmalte (l.) = substância brilhante e dura que recobre a parte exposta do dente.

Espermático (l.) = relativo a sêmen (esperma).

Espinal = relativo à coluna vertebral.

Esplâncnico (l.) = relativo às vísceras.

Estapédico (l.) = relativo ao estribo.

Esternal (l.) = referente ao esterno.

Esternoclavicular (l.) = relativo ao esterno e à clavícula.

Esternocleidomastóideo (l.) = referente ao esterno, à clavícula e ao processo mastoide do osso temporal, por exemplo, músculo esternocleidomastóideo.

Esternocostal (l.) = relativo ao esterno e às costelas.

Estilofaríngeo (l.) = que segue do processo estiloide à faringe.

Estiloglosso (l.) = referente ao processo estiloide e à língua.

Estilo-hióideo (l.) = relativo ao processo estiloide do temporal e ao osso hioide, como o músculo estilo-hióideo.

Estrato (l.) = camada de tecido diferenciado, por exemplo, estrato basal da epiderme.

Estria (l.) = listra ou faixa que se diferencia do tecido onde se encontra por sua coloração, textura, depressão ou elevação, por exemplo, estrias medulares do quarto ventrículo.

Estriado (l.) = que apresenta estrias ou sulcos.

Estribo (l.) = o menor dos três ossículos da orelha média.

Etmoidal (l.) = relativo ao etmoide.

Excretor (l.) = que serve para excretar.

Extensor (l.) = aquilo que estende, por exemplo, músculo extensor curto do hálux.

Externo (l.) = do lado de fora de uma estrutura.

Extremidade (l.) = ponto mais externo de uma estrutura alongada.

Face (l.) = 1. parte frontal da cabeça. 2. superfície, por exemplo, face articular aritenóidea (cartilagem cricóidea), face articular tireóidea (cartilagem cricóidea).

Facial (l.) = relativo à face.

Falângico = relativo às falanges dos dedos.

Falciforme (l.) = em forma de foice, por exemplo, ligamento falciforme do fígado.

Faríngeo (l.) = relativo à faringe.

Fáscia (l.) = lâmina de tecido fibroso que envolve músculos e separa suas camadas, por exemplo, fáscia deltóidea.

Fascículo (l.) = feixe de fibras musculares ou nervosas, por exemplo, fascículo anterior do músculo palatofaríngeo.

Fasciolar (l.) = relativo ao giro fasciolar.

Fastígio (l.) = ápice do teto do quarto ventrículo do encéfalo.

Fauces (l.) = espaço entre a cavidade da boca e a faringe.

Femoral (l.) = relativo ao fêmur.

Fêmur (l.) = osso longo da coxa.

Ferrugíneo (l.) = ferruginoso, que apresenta a coloração vermelho-alaranjada da ferrugem. Substância ferrugínea era a antiga denominação do *locus ceruleus*.

Fibrocartilagem (l.) = cartilagem fibrosa.

Fibroso (l.) = que contém fibroblastos ou é constituído por fibroblastos ou fibras colágenas, por exemplo, as articulações fibrosas (sutura, sindesmose e gonfose).

Fíbula (l.) = menor dos dois ossos da perna, situado lateralmente.

Fibular (l.) = relativo à fíbula.

Filiforme (l.) = semelhante a um fio.

Fímbria (l.) = estrutura semelhante a uma franja, por exemplo, fímbria do hipocampo.

Fimbriado (l.) = semelhante a franja, relativo à fímbria.

Fissura (l.) = abertura longitudinal rasa em uma superfície, por exemplo, fissura esfenopetrosa.

Glossário

Flexor *(l.)* = músculo que flexiona ou curva um membro ou parte do corpo, por exemplo, músculo flexor curto do dedo mínimo, músculo flexor profundo dos dedos.

Flexura *(l.)* = curvatura, por exemplo, flexura direita do colo do intestino grosso.

Flóculo *(l.)* = lóbulo do cerebelo.

Foice *(l.)* = qualquer estrutura em formato de foice, por exemplo, foice do cerebelo, foice inguinal.

Foliáceo *(l.)* = semelhante a uma folha.

Folículo *(l.)* = pequena cavidade sacular, por exemplo, folículo de Graaf (denominado folículo ovárico vesiculoso, segundo a Terminologia Anatômica).

Fontículo *(l.)* = espaço obliterado por membrana entre os ossos do crânio infantil, antes conhecido como fontanela, por exemplo, fontículo anterior.

Forame *(l.)* = orifício, abertura perfurada, por exemplo, forame palatino maior, forame obturado.

Formação *(l.)* = estrutura com formato ou arranjo celular definido, por exemplo, formação reticular.

Fórnice *(l.)* = estrutura em forma de arco, por exemplo, fórnice da vagina, fórnice do hipotálamo.

Fossa *(l.)* = depressão localizada de uma superfície, por exemplo, fossa do acetábulo.

Fóssula *(l.)* = pequena fossa, por exemplo, fóssula da janela da cóclea.

Fóvea *(l.)* = depressão em forma de taça, por exemplo, fóvea costal do processo transverso.

Frênico *(l.)* = relativo ao diafragma.

Frênulo *(l.)* = pequeno freio, por exemplo, frênulo da língua.

Frontal = 1. relativo ao plano frontal (coronal), ao frontal (osso) ou à fronte. 2. na parte anterior do corpo.

Fundiforme *(l.)* = em formato de alça ou de funda.

Fundo *(l.)* = parte inferior de um órgão oco, por exemplo, fundo da bexiga, fundo do meato acústico interno.

Fungiforme *(l.)* = fungiforme, em formato de fungo ou cogumelo.

Funículo *(l.)* = filamento curto, por exemplo, funículo espermático.

Gálea *(l.)* = estrutura semelhante a um capacete; denominação antiga da aponeurose epicrânica (gálea aponeurótica).

Gânglio *(l.)* = agregado de corpos celulares de neurônios no sistema nervoso periférico, por exemplo, gânglio cervicotorácico.

Gástrico *(l.)* = relativo ao estômago.

Genitofemoral *(l.)* = relativo à genitália e à coxa.

Giro *(l.)* = elevação arredondada proeminente formada nos hemisférios cerebrais, por exemplo, giro do cíngulo, giro fasciolar.

Glabela *(l.)* = proeminência no frontal acima da raiz do nariz, mais acentuada no sexo masculino.

Glomo *(l.)* = pequeno corpo globular, por exemplo, glomos para-aórticos.

Grácil *(l.)* = delgado, por exemplo, músculo grácil (compartimento medial da coxa).

Granulação *(l.)* = massa granular na superfície de um órgão, por exemplo, granulações aracnóideas.

Habênula *(l.)* = estrutura encefálica filogeneticamente muito antiga, sendo encontrada em quase todas as espécies de vertebrados; provavelmente atua como elo entre o prosencéfalo e o mesencéfalo na regulação do comportamento emocional.

Hálux *(l.)* = primeiro dedo do pé.

Hamato *(l.)* = osso do carpo.

Hâmulo *(l.)* = estrutura em forma de gancho, por exemplo, hâmulo do osso hamato, hâmulo lacrimal.

Helicotrema *(l.)* = união entre a rampa do vestíbulo e a rampa do tímpano.

Hemisfério *(l.)* = metade de uma estrutura esférica, por exemplo, hemisfério do cerebelo.

Hepático *(l.)* = relativo ao fígado.

Hiato *(l.)* = abertura ou solução de continuidade em uma superfície, por exemplo, hiato do canal do nervo petroso maior.

Hilo *(l.)* = pequena proeminência, abertura ou depressão no local onde atravessam vasos ou nervos em um órgão, por exemplo, hilo do pulmão.

Hi(o)- *(gr)* = elemento de composição, relativo ao hioide.

Hioepiglótico *(l.)* = relativo ao osso hioide e à epiglote.

Hióideo *(l.)* = em formato de ípsilon (Y); relativo ao hioide.

Hiotireóideo *(l.)* = relativo ao osso hioide e à glândula tireoide.

Hipocôndrio *(l.)* = região no abdome abaixo das cartilagens costais.

Hipoglosso *(l.)* = situado abaixo da língua; nervo craniano (NC XII).

Hiponíquio *(l.)* = região situada abaixo da extremidade distal da unha.

Hipotálamo *(l.)* = parte do diencéfalo situada abaixo do tálamo.

Horizontal *(l.)* = localizado em, relativo ou paralelo ao horizonte, por exemplo, plano horizontal.

Íleo *(l.)* = terceira parte do intestino delgado.

Ileocecal *(l.)* = relativo ao íleo e ao ceco.

Ilíaco *(l.)* relativo ao ílio.

Ílio = parte larga do osso do quadril.

Impressão *(l.)* = marca feita pela compressão de um órgão sobre outro, por exemplo, impressão cardíaca, impressão do ligamento costoclavicular.

Incisivo *(l.)* = cortante; relativo aos dentes incisivos.

Incisura *(l.)* = endentação na margem de uma estrutura, por exemplo, incisura cardíaca do pulmão esquerdo.

Inclinação *(l.)* = ângulo formado por uma superfície em relação a outra, por exemplo, inclinação da pelve.

Indúsio *(l.)* = revestimento, por exemplo, indúsio cinzento no corpo caloso.

Infundíbulo *(l.)* = estrutura em forma de funil, por exemplo, infundíbulo da neuro-hipófise.

Inguinal *(l.)* = relativo à virilha.

Ínsula *(l.)* = qualquer estrutura circunscrita, por exemplo, ínsulas olfatórias.

Glossário

Interseção *(l.)* = local de cruzamento de duas estruturas, por exemplo, interseções tendíneas.

Intumescência *(l.)* = tumefação localizada, por exemplo, intumescência timpânica.

Isquiático *(l.)* = relativo ao ísquio.

Isquioanal *(l.)* = relativo ao ísquio e ao ânus.

Istmo *(l.)* = parte estreita que une duas partes maiores, por exemplo, istmo da próstata, istmo das fauces.

Janela *(l.)* = abertura anatômica, por exemplo, janela da cóclea (janela redonda).

Jejunal *(l.)* = relativo ao jejuno.

Jugo *(l.)* = crista ou sulco que liga dois pontos, por exemplo, jugo esfenoidal no esfenoide.

Jugular *(l.)* = relativo às veias jugulares, à garganta ou ao pescoço.

Lábio *(l.)* = qualquer estrutura em formato de lábio, por exemplo, lábio do acetábulo, lábio interno da crista ilíaca.

Lacrimal *(l.)* = relativo aos órgãos lacrimais.

Lacuna *(l.)* = espaço; especificamente, uma depressão ou um recesso preenchido com líquido, por exemplo, lacuna dos vasos.

Lago *(l.)* = pequena coleção de líquido, por exemplo, lago lacrimal.

Lambdóidea *(l.)* = semelhante à letra grega lambda, sutura lambdóidea.

Lamela *(l.)* = uma lâmina fina, por exemplo, lamela timpânica (cóclea).

Lâmina *(l.)* = estrutura fina e relativamente plana, por exemplo, lâmina cribriforme do etmoide.

Lanugem *(l.)* = pelo fetal fino e macio, pouco pigmentado.

Latíssimo *(l.)* = muito largo, por exemplo, o músculo latíssimo do dorso.

Lemnisco *(l.)* = feixe de fibras nervosas, por exemplo, lemnisco lateral.

Lenticular *(l.)* = que se assemelha a uma lente ou uma lentilha.

Lentiforme = em formato de lente ou lentilha, por exemplo, núcleo lentiforme.

Ligamento *(l.)* = bainha de tecido fibroso que conecta dois ou mais ossos, cartilagens ou outras estruturas, por exemplo, ligamento talofibular, ligamento talocalcâneo.

Ligamentoso = semelhante a ligamento.

Limbo *(l.)* = margem, por exemplo, limbo anterior da pálpebra.

Linfa *(l.)* = líquido opalescente coletado dos tecidos do corpo que flui nos vasos linfáticos, passa pelos linfonodos e drena para a circulação venosa.

Linfático *(l.)* = relativo à linfa.

Língula *(l.)* = estrutura semelhante a uma língua, por exemplo, língula da mandíbula.

Linha *(l.)* = crista óssea que separa tecidos adjacentes, por exemplo, linha do músculo sóleo, linha pectínea do fêmur.

Lobar *(l.)* = relativo a lobo.

Lobular *(l.)* = relativo a lóbulo.

Lóbulo *(l.)* = pequeno lobo ou subdivisão de um lobo.

Lombar *(l.)* = relativo à região lombar.

Longitudinal *(l.)* = que está na direção do eixo principal de um órgão, por exemplo, plano longitudinal.

Lúnula *(l.)* = estrutura semilunar na parte proximal da lâmina ungueal.

Mácula *(l.)* = área plana circunscrita com características diferentes do tecido adjacente, por exemplo, mácula lútea, mácula do sáculo.

Malar *(l.)* = relativo ao zigomático (antigo malar), à bochecha ou aos ossos da bochecha.

Maleolar *(l.)* = relativo ao maléolo (tornozelo).

Mamilotalâmico *(l.)* = relativo ao corpo mamilar e ao tálamo.

Mandibular *(l.)* = relativo à mandíbula.

Masseterino *(l.)* = o mesmo que massetérico, relativo ao músculo masseter (músculo da mastigação).

Meato *(l.)* = canal, passagem, por exemplo, meato acústico externo, meato nasal.

Medial *(l.)* = relativo ao meio ou centro, mais próximo do plano mediano.

Mediano *(l.)* = situado na linha mediana.

Mediastino *(l.)* = espaço entre os pulmões direito e esquerdo. Especificamente, duas lâminas em posição vertical (pleura), as quais dividem a cavidade torácica em metades direita e esquerda e que contêm o coração entre elas.

Médio *(l.)* = encontrado no meio, relativo ao meio, situado entre duas estruturas.

Medula *(l.)* = região mais interna de uma estrutura, por exemplo, medula da glândula suprarrenal.

Meníngeo *(l.)* = relativo à meninge.

Menisco *(l.)* = fibrocartilagem em forma de crescente na articulação do joelho.

Mentual *(l.)* = relativo ao mento (queixo).

Mesentério *(l.)* = camada dupla de peritônio fixada à parede do abdome que envolve parte das vísceras abdominais.

Metacarpal *(l.)* = relativo ao metacarpo.

Metatarsal *(l.)* = relativo ao metatarso.

Mi(o) *(gr)* = elemento de composição, que significa músculo.

Mioentérico *(l.)* = relativo à musculatura intestinal.

Modíolo *(l.)* = estrutura em forma de S, por exemplo, modíolo do ângulo da boca.

Molar *(l.)* = próprio para moer, triturar, por exemplo, dente molar.

Multífido *(l.)* = multifendido, por exemplo, músculo multífido.

Muscular *(l.)* = relativo a músculo.

Musculocutâneo *(l.)* = relativo ao músculo e à pele.

Musculotubário *(l.)* = relativo ao músculo tensor do tímpano e à tuba auditiva.

Nasal *(l.)* = relativo ao nariz.

Glossário

Óbex (l.) = ponto na linha média da face dorsal do bulbo.

Occipício (l.) = parte inferoposterior da cabeça; nuca.

Occipital (l.) = relativo ao occipício, ao occipital (osso) ou à parte posterior da cabeça.

Oftálmico (l.) = relativo ao olho.

Olfatório (l.) = relativo ao olfato.

Oliva (l.) = proeminência ovalada e lisa no bulbo.

Omental (l.) = relativo ao omento.

Omento (l.) = dobra do peritônio que vai do estômago até outro órgão.

Omoclavicular (l.) = relativo ao ombro e à clavícula.

Opercular (l.) = relativo ao opérculo.

Opérculo (l.) = estrutura semelhante a uma tampa ou pálpebra, por exemplo, opérculo frontal.

Oponente (l.) = que age ou atua no sentido oposto, por exemplo, músculo oponente do polegar.

Óptico (l.) = relativo à visão.

Orbicular (l.) = em formato circular, por exemplo, músculo orbicular da boca.

Óstio (l.) = pequeno orifício, sobretudo na abertura de um órgão oco ou canal.

Ótico (l.) = relativo à orelha.

Palat(i/o)- (l.) = elemento de composição referente ao palato.

Palatino (l.) = relativo ao palato, palatal.

Palmar (l.) = relativo à palma da mão.

Palpebral (l.) = relativo à pálpebra.

Papila (l.) = qualquer estrutura semelhante a um pequeno mamilo, por exemplo, papila do ducto parotídeo.

Parênquima (l.) = tecido específico de determinado órgão, por exemplo, parênquima da glândula tireoide.

Parietal (l.) = relativo à parede de qualquer cavidade; osso lateral e par da cabeça.

Parotídeo (l.) = relativo à glândula salivar parótida.

Patela (l.) = osso sesamoide que cobre a face anterior do joelho.

Pécten (l.) = estrutura com prolongamentos ou projeções semelhantes a um pente, por exemplo, pécten anal.

Pedúnculo (l.) = haste de sustentação, por exemplo, pedúnculo do flóculo.

Peitoral = relativo ao tórax.

Pelúcido (l.) = transparente, translúcido, por exemplo, septo pelúcido.

Pélvico (l.) = relacionado com a pelve.

Perfurante (l.) = que atravessa estruturas, por exemplo, veias perfurantes.

Pericárdico = relativo ao pericárdio.

Perilinfa (l.) = o líquido que banha externamente o labirinto membranáceo da orelha interna.

Perimétrio (l.) = revestimento peritoneal do útero.

Perineal (l.) = relativo ao períneo.

Periosteal (l.) = relativo ao periósteo.

Peritoneal = relativo ao peritônio.

Perpendicular (l.) = que forma um ângulo reto com uma linha ou um plano.

Piel(o)- (gr) = elemento de composição referente à pelve renal.

Pilórico (l.) = relativo ao piloro.

Piramidal (l.) = em formato de pirâmide; osso do carpo que se articula com o rádio e com os ossos pisiforme, hamato e semilunar. Anteriormente denominado osso triqueral.

Piriforme = em formato de pera.

Pisiforme (l.) = em formato de ervilha.

Placentário (l.) = relativo à placenta.

Plano (l.) = superfície, nível.

Pleural (l.) = relativo à pleura.

Pontino = relativo à ponte.

Poplíteo (l.) = relativo à fossa poplítea.

Poro (l.) = abertura de um meato, por exemplo, poro acústico externo.

Pós-central (l.) = situado posteriormente ao sulco central do telencéfalo (cérebro).

Pré-central (l.) = situado anteriormente ao sulco central do telencéfalo (cérebro).

Processo (l.) = projeção em uma estrutura anatômica, por exemplo, processo coronoide da mandíbula.

Proeminência (l.) = elevação, protuberância, por exemplo, proeminência estiloide da cavidade timpânica.

Promontório (l.) = proeminência, projeção, por exemplo, promontório da base do sacro.

Pronador (l.) = músculos que posicionam a palma da mão para baixo ou posteriormente por meio da rotação do antebraço.

Prostático (l.) = relativo à próstata.

Protuberância (l.) = proeminências em forma de botão, protuberância mental.

Proximal (l.) = situado mais próximo ao tronco, em direção ao tronco.

Pterigóideo (l.) = em formato de asa.

Pudendo (l.) = relativo à região genital.

Pulmonar (l.) = relativo ao pulmão.

Pulvinar (l.) = que tem forma de almofada, por exemplo, núcleo pulvinar.

Putame (l.) = um dos núcleos da base; parte mais externa do núcleo lentiforme.

Quadrado (l.) = na forma de quadrado, por exemplo, músculo quadrado do lombo.

Quadríceps (l.) = quatro cabeças, como o músculo quadríceps femoral.

Quiasma (l.) = sinal de uma cruz oblíqua, semelhante à letra grega chi. Uma estrutura conhecida é o quiasma óptico.

Quilo (l.) = linfa intestinal.

Radial (l.) = relativo ao rádio (osso).

Radicular (l.) = relativo à raiz.

Glossário

Recesso (l.) = pequeno sulco, por exemplo, recesso anterior da membrana timpânica.

Recorrente (l.) = que reaparece, circular, por exemplo, nervo laríngeo recorrente.

Renal (l.) = relativo ao rim.

Respiratório (l.) = relativo à respiração.

Retal (l.) = relativo ao reto.

Retroperitoneal (l.) = situado posteriormente ao peritônio.

Rima (l.) = fenda, por exemplo, rima da glote.

Romboide (l.) = de formato semelhante a um losango.

Rotador (l.) = relacionado com a rotação.

Sacral (l.) = relativo ao sacro (osso).

Sagital (l.) = da direção anterior para a posterior, plano que separa o corpo em duas partes, direita e esquerda.

Salivatório (l.) = relativo à saliva.

Segmentar (l.) = relativo a segmento.

Segmento (l.) = seção, área parcial.

Seio (l.) = depressão.

Semiespinal (l.) = relativo ao músculo semiespinal.

Septal (l.) = relativo a septo.

Sinartrose (l.) = articulação óssea quase sem mobilidade.

Sincondrose (l.) = articulação cartilagínea na qual os dois ossos são unidos por cartilagem hialina, por exemplo, sincondrose esfenoccipital.

Sindesmose (l.) = articulação fibrosa na qual as superfícies opostas são unidas por ligamentos, por exemplo, união fibrosa distal entre a tíbia e a fíbula.

Sínfise (l.) = articulação feita por fibrocartilagem, por exemplo, sínfise intervertebral, sínfise púbica.

Sinoatrial (l.) = relativo ao seio venoso e ao átrio do coração.

Sinostose (l.) = fusão de dois ou mais ossos no local onde existia uma articulação.

Subcutâneo (l.) = situado abaixo da pele.

Submucoso (l.) = situado abaixo da mucosa.

Substância (l.) = matéria com características definidas, por exemplo, substância cinzenta do tálamo.

Sulco (l.) = depressão estreita e longa, por exemplo, sulco ampular do labirinto vestibular.

Supercílio (l.) = pelos em disposição arqueada acima da órbita.

Superficial (l.) = situado na superfície.

Supinador (l.) = músculo supinador do compartimento posterior do antebraço, que posiciona a palma da mão para cima ou anteriormente, por meio de rotação do antebraço.

Sural (l.) = relativo à sura; panturrilha; fíbula.

Sustentáculo (l.) = estrutura que serve como alicerce para outra, por exemplo, sustentáculo do tálus.

Sutura (l.) = articulação fibrosa entre dois ossos do crânio.

Talâmico (l.) = referente ao tálamo.

Tálamo (l.) = subdivisão do diencéfalo.

Talar (l.) = relacionado com o tálus.

Talocalcâneo (l.) = referente ao tálus e ao calcâneo.

Talocrural (l.) = que se refere ao tálus e aos ossos da perna.

Talonavicular = referente ao tálus e ao navicular.

Tálus (l.) = osso do pé que se articula com a tíbia e a fíbula, formando a articulação do tornozelo.

Tapete (l.) = lâmina delgada de fibras no corpo caloso, conhecida como tapete da radiação do corpo caloso.

Tarsal (l.) = referente ao tarso.

Tarsometatarsal (l.) = referente ao tarso e ao metatarso.

Teca (l.) = bainha, por exemplo, teca do folículo.

Tegmental (l.) = relacionado com tegmento.

Tegmento (l.) = estrutura de revestimento, por exemplo, tegmento do mesencéfalo.

Tela (l.) = qualquer tecido delicado, por exemplo, tela corióidea, tela subcutânea do períneo.

Telencéfalo (l.) = divisão anterior do prosencéfalo.

Tênar (l.) = referente a qualquer estrutura na base do polegar.

Tendíneo (l.) = relacionado com tendão.

Tendo- (l.) = elemento de composição que significa tendão.

Tênia (l.) = estriação, por exemplo, tênia cinérea (corpo caloso), tênia corióidea, tênia livre do colo.

Tensor (l.) = estrutura que promove o tensionamento de uma estrutura, por exemplo, músculo tensor da fáscia lata.

Tentório (l.) = revestimento membranáceo horizontal, por exemplo, tentório do cerebelo.

Terminal (l.) = referente ao limite, caracterizado como no limite ou no fim.

Testicular (l.) = referente ao testículo.

Teto (l.) = estrutura que faz o revestimento da parte superior de uma estrutura, por exemplo, teto do mesencéfalo.

Tibial (l.) = relativo à tíbia.

Tímico (l.) = relativo ao timo.

Timo (gr) = órgão linfoide primário localizado no mediastino superior.

Timpânico (l.) = relativo ao tímpano (membrana timpânica) ou à cavidade timpânica.

Tímpano (l.) = membrana fina e tensa entre a orelha média e a orelha interna; semelhante a um pequeno tambor.

Tireoaritenóideo (l.) = relativo às cartilagens aritenóidea e tireóidea.

Tireoepiglótico (l.) = relativo à cartilagem tireóidea e à epiglote.

Tireofaríngeo (l.) = relacionado com a glândula tireoide e a faringe.

Tíreo-hióideo (l.) = referente à cartilagem tireóidea e ao osso hioide.

Tireóideo (l.) = em formato de escudo, relacionado à tireoide.

Tonsila (l.) = estrutura semelhante a uma amêndoa, por exemplo, tonsila palatina, tonsila do cerebelo.

Torácico (l.) = referente ao tórax.

Toracoacromial (l.) = referente ao tórax e ao acrômio.

487

Glossário

Toracolombar *(l.)* = referente às partes torácica e lombar da coluna vertebral.

Tórax *(l.)* = parte superior do tronco entre o pescoço e o abdome.

Toro *(l.)* = crista, eminência, por exemplo, o toro frontal e o toro mandibular.

Trabécula *(l.)* = faixa de apoio ou sustentação constituída por tecido fibroso ou muscular, por exemplo, trabéculas esplênicas.

Trago *(l.)* = pequena elevação situada anteriormente ao óstio do meato acústico externo.

Transverso *(l.)* = situado no sentido horizontal.

Trapez(i/o)- *(l.)* = em forma de trapézio, por exemplo, músculo trapézio.

Traqueobronquial *(l.)* = relativo à traqueia e aos brônquios principais.

Trato *(l.)* = via ou trajeto de feixe de fibras, por exemplo, o trato corticospinal anterior.

Triangular *(l.)* = que tem três ângulos; trigonal.

Tríceps *(l.)* = com três cabeças, por exemplo, o músculo tríceps braquial.

Tricúspide *(l.)* = que tem três cúspides, como a valva atrioventricular direita.

Trigêmeo *(l.)* = composto por três partes, por exemplo, o nervo craniano trigêmeo (NC V).

Trígono *(l.)* = que tem três ângulos; triângulo.

Tríquetro *(l.)* = que apresenta três ângulos.

Tritíceo *(l.)* = semelhante a um grão de trigo.

Trocanter *(l.)* = proeminência óssea, por exemplo, o trocanter maior do fêmur.

Tróclea *(l.)* = estrutura que atua como uma roldana ou polia, por exemplo, tróclea do tálus, tróclea do úmero.

Tronco *(l.)* = parte mais volumosa do corpo na qual se articulam os membros superiores e inferiores.

Tuba *(l.)* = estrutura cilíndrica oca, por exemplo, as tubas uterinas.

Tubário *(l.)* = relativo à tuba.

Túber *(l.)* = protuberância localizada, por exemplo, túber cinéreo o túber parietal.

Tubérculo *(l.)* = pequena protuberância na superfície dos ossos, por exemplo, tubérculo anterior da vértebra cervical.

Tuberosidade *(l.)* = protuberância em ossos, por exemplo, a tuberosidade do calcâneo e a tuberosidade para o músculo deltoide.

Túnica *(l.)* = lâmina de tecido que envolve uma estrutura, por exemplo, a túnica adventícia e a túnica albugínea dos corpos cavernosos.

Túnica dartos *(gr)* = camada de tecido muscular liso no tegumento do escroto.

Ulna *(l.)* = um dos ossos do antebraço.

Umbigo *(l.)* = 1. ponto que se projeta de uma superfície, por exemplo, o umbigo da membrana do tímpano. 2. depressão no centro da parede anterior do abdome.

Umbilical *(l.)* = relativo ao umbigo.

Úmero *(l.)* = osso do braço.

Uncinado *(l.)* = que tem forma de gancho, recurvado.

Unco *(l.)* = qualquer estrutura em forma de gancho, por exemplo, unco do giro para-hipocampal, unco do corpo da primeira vértebra torácica.

Ungueal *(l.)* = relativo ou pertinente a unha, garra ou casco.

Unguiculado *(l.)* = ungueal.

Úraco *(l.)* = no período pré-natal, é a parte do pedículo alantoico entre o ápice da bexiga e o umbigo.

Ureter *(l.)* = estrutura pareada pela qual flui a urina dos rins para a bexiga urinária.

Uretra *(l.)* = canal que leva a urina da bexiga urinária para fora do corpo.

Uretral *(l.)* = relativo à uretra.

Urinário *(l.)* = relativo à urina.

Urogenital *(l.)* = relativo aos órgãos urinários e genitais; geniturinário.

Uterino *(l.)* = relativo ao útero.

Útero *(l.)* = órgão muscular oco no qual o óvulo fecundado se desenvolve.

Utrículo *(l.)* = estrutura semelhante a um odre pequeno, por exemplo, o utrículo prostático e o utrículo do labirinto vestibular.

Úvula *(l.)* = pequena massa carnosa pendente, como a úvula do cerebelo e a úvula palatina.

Vagina *(l.)* = o canal genital feminino que se estende da vulva (pudendo feminino) até o útero.

Valado *(l.)* = estrutura limitada por um sulco, como as papilas linguais valadas.

Valécula *(l.)* = depressão ou fenda em qualquer superfície, por exemplo, a valécula do cerebelo.

Válvula *(l.)* = uma valva pequena, por exemplo, válvula anterior da valva atrioventricular direita.

Vascular *(l.)* = relativo aos vasos sanguíneos ou que contém esses vasos.

Vasto *(l.)* = grande, largo, por exemplo, músculo vasto lateral.

Veia *(l.)* = vaso sanguíneo que conduz o sangue de volta ao coração.

Ventral *(l.)* = 1. relativo ao abdome ou a outro ventre. 2. anterior.

Ventre *(l.)* = 1. abdome. 2. a parte média e mais volumosa dos músculos, por exemplo, ventre anterior do músculo digástrico.

Ventrículo *(l.)* = cavidade normal, por exemplo, ventrículo direito do coração, ventrículo da laringe.

Verme *(l.)* = segmento médio do cerebelo.

Vermiforme *(l.)* = que tem a forma de um verme.

Vértebra *(l.)* = um dos segmentos da coluna vertebral.

Vertical *(l.)* = perpendicular ao plano do horizonte ou ao solo.

Vesical *(l.)* = relativo a qualquer vesícula, mais frequentemente à bexiga urinária.

Glossário

Vesícula *(l.)* = pequena bexiga de paredes delgadas.

Vestibular *(l.)* = relativo ao vestíbulo do labirinto ósseo.

Vestíbulo *(l.)* = cavidade que dá acesso a um órgão oco, por exemplo, vestíbulo da aorta, vestíbulo da laringe.

Vestibulococlear *(l.)* = relativo aos órgãos da audição e do equilíbrio.

Véu *(l.)* = qualquer estrutura semelhante a um véu, por exemplo, véu medular inferior.

Vibrissa *(l.)* = pelos no vestíbulo do nariz.

Vilosidade *(l.)* = projeção a partir de uma superfície, sobretudo de uma mucosa, por exemplo, vilosidades intestinais.

Viloso *(l.)* = relativo às vilosidades ou vilos.

Vínculo *(l.)* = aquilo que liga, cria uma restrição.

Víscera *(l.)* = principais órgãos internos.

Visceral *(l.)* = relativo às vísceras.

Vítreo *(l.)* = semelhante a vidro, por exemplo, corpo vítreo no bulbo do olho.

Vocal *(l.)* = relativo à voz.

Vômer *(l.)* = osso plano que forma a parte inferoposterior do septo nasal.

Vomeronasal *(l.)* = relativo ao vômer e ao osso nasal.

Vulva *(l.)* = genitália externa feminina, denominada também pudendo feminino.

Xifóideo *(l.)* = em formato de espada, por exemplo, processo xifoide.

Zigomático *(l.)* = relativo ou pertinente ao zigomático (osso).

Zona *(l.)* = área ou espaço em forma de cintura ou de banda, sobre uma superfície esférica, por exemplo, zona orbicular, zona medial hipotalâmica.

Zônula *(l.)* = diminutivo de zona, como zônula ciliar.

Índice Alfabético

A

Abaixamento do eixo visual, 153
Abdução, 44, 153
Abertura(s)
- da rima da glote, 246
- de uma célula etmoidal posterior, 78
- de uma fístula no ducto tireoglosso, 261
- do canalículo
- - da cóclea, 37
- - posterior, 207
- do(s) seio(s)
- - esfenoidal, 29, 34, 74
- - frontal, 29, 74
- - paranasais, 78
- dos canalículos do vestíbulo, 37
- externa do canal carótico, 20, 37, 202, 324
- interna do canal carótico, 21, 324
- lateral do quarto ventrículo (forame de Luschka), 304, 312-3, 367, 473
- mediana do quarto ventrículo (forame de Magendie), 308, 312-3, 367-8, 379
- piriforme, 9, 22, 30
Abscesso
- migratório, 229
- parafaríngeo, 229
- retrofaríngeo, 229
Abuso crônico do consumo de álcool etílico, 371
Aceleração linear, 213
Acesso(s)
- cirúrgicos para a abertura da traqueia, 224
- intravenoso, 272
Acidente vascular encefálico, 330, 336, 439
Ácido acetilsalicílico, 319
Acomodação, 170, 176
Acrocefalia, 25
Acromegalia, 362
Acrômio, 226, 266
Adenectomia, 242
Adeno-hipófise, 303, 324, 357, 361, 393
Adenoide, 242
Aderência intertalâmica, 313, 316, 318, 330, 355, 359, 368, 379, 470
Ádito
- da laringe, 111, 115, 242, 256
- do antro mastóideo, 193
- orbital
- - com irrigação e inervação, 142
- - com veias e inervação, 143
Adução, 44, 153
Afasia
- de Broca, 347
- de Wernicke, 347
Aferente(s)
- somáticos, 286, 453
- visceral(is), 453
- - gerais, 286
Afonia, 249
Agenesia do corpo caloso, 307
Agentes neurolépticos, 319
Ageusia, 450
Agnosia visual, 347
Alça(s)
- carótica de alto risco, 243
- cervical
- - profunda, 116, 266-70, 272, 422-3
- - - raiz inferior, 270, 423
- - - raiz superior, 270, 273, 276, 423
- - superficial, 265
- de Galeno, 256
- subclávia, 277, 279, 455
Alterações
- arterioscleróticas da parede vascular, 325
- benignas e malignas nas pregas vocais, 248
- vasculares, 320
Álveo, 352
- do hipocampo, 315, 317, 464-5, 470-1
Alvéolo(s) dental(is), 33
- do molar III, 113
Amargo, 450
Amaurose
- cortical, 174
- fugaz, 331
Amículo olivar, 437
Ampola, 213
- do canalículo lacrimal, 141, 150
- membranácea, 209
- - anterior, 209, 211, 408
- - lateral, 209, 211, 408
- - posterior, 209, 211, 408
- óssea
- - anterior, 208
- - lateral, 208
- - posterior, 208
Anastomose
- de Labbé, 339
- de Trolard, 339
Anel
- de Waldeyer, 239
- de Zinn, 152, 154-5, 388
- fibrocartilagíneo, 188, 191-2, 195-6
- linfático da faringe, 239
- maior da íris, 169
- menor da íris, 169
- tendíneo comum, 152, 154-5, 388
- timpânico, 22
Anencefalia, 284, 293
Anestesia
- de condução, 101
- epidural, 435
- peridural, 308
- por infiltração, 101
Aneurisma cerebral, 325
Ângulo
- cerebelopontino, 365
- da boca, 86
- da mandíbula, 38, 39, 41, 55
- de Bennet, 44
- escalenovertebral, 279
- iridocorneal, 166, 168
- lateral do olho, 136, 138
- medial do olho, 136-8, 141
- nasolabial, 72
- palpebral nasal, 137
Anoftalmia, 133
Anosmia, 85, 385
Antélice, 185
Antitrago, 185
Antro, 199
- mastóideo, 193-4, 199
Aorta, 432
Aparelho(s)
- lacrimal, 130, 148-51
- ortodônticos, 101
Ápice, 115, 250
- da língua, 110, 114-5
- da parte petrosa, 37, 207, 328
- da raiz do dente, 92
- do nariz, 72
Aplasia, 80
Aponeurose
- da língua, 111
- epicrânica, 49-53, 80, 309, 314
- estilofaríngea, 240
- palatina, 106, 202
Aproximação das pregas neurais, 284
Aqueduto
- do mesencéfalo (de Sylvius), 286-7, 301, 303, 305, 312-3, 318, 330, 357, 360, 364, 368, 372, 459, 460, 464, 471-2
- do vestíbulo, 207
Aracnoide-máter, 286, 291, 308-9
- encefálica, 291
- parte
- - craniana, 309-11, 328, 462, 466
- - espinal, 432
Arcada(s) dentária(s), 90, 91
- maxilar, 91
Arco(s)
- alveolar, 38, 39
- cartilagíneo da cartilagem cricóidea, 258
- da aorta, 277, 325, 413, 455
- da cartilagem cricóidea, 225, 234, 244-8, 252
- de rotação, 44
- palatino(s), 104
- palatofaríngeo, 89, 104, 107, 234, 238
- palatoglosso, 89, 104, 107, 110
- palpebral
- - inferior, 142
- - superior, 142
- superciliar, 9
- - face temporal, 26
- venoso jugular, 265, 272
- vertebral, 308
- zigomático, 9, 18-9, 31, 52, 53-4, 79, 99

Índice Alfabético

Área(s)
- coclear, 207, 208
- corticais funcionais do hipocampo, 348
- da cóclea, 210
- de Brodmann, 346, 446
- de inserção e suprimento sanguíneo da faringe, 232
- de Kiesselbach, 83, 84
- de motivação, 442
- de perfusão da(s) artéria(s)
- - carótidas, 329
- - vertebral, 329
- do cérebro, 362
- do nervo facial, 207
- estriada, 173, 176
- hipotalâmica lateral, 361
- postrema, 304, 318
- pré-piriforme, 353
- pré-tetal, 176
- subcalosa, 303, 329, 357, 384, 462, 470-1
- vestibular
- - inferior, 207
- - superior, 207

Armazenamento de coloide, 288
Arquicórtex, 345
Artéria(s)
- alveolar, 103
- - inferior, 60, 62, 65-6, 80, 100, 116, 122, 240
- - - parte intraóssea, 60
- - superior
- - - anterior, 100
- - - posterior, 60, 65-6, 100, 103
- angular, 57, 64-6, 142
- auricular posterior, 57, 59, 60, 62, 65-6, 186, 264, 267
- - ramo(s)
- - - auriculares, 186
- - - occipital, 66
- - - perfurantes, 186
- axilar, 269, 271
- basilar, 311, 320, 322-3, 325, 327-30, 333, 335, 357, 368, 379, 460, 463, 473
- bucal, 59-60, 65-6
- calosomarginal, 320, 334, 341, 462, 470
- caroticotimpânica, 324
- carótida
- - comum, 53, 60, 65-6, 70-1, 116, 225, 228, 237-8, 260, 266-9, 271-4, 277, 279, 320, 376, 410, 413, 422, 455
- - - direita, 227, 323, 325
- - - esquerda, 227, 323, 325
- - externa, 57, 59-60, 62, 64-6, 100, 108, 117, 186, 237, 240, 243, 266-9, 276, 320-1, 323, 410
- - interna, 60, 62, 65-6, 103, 119, 126, 148, 158-60, 162, 173, 193, 197-8, 200, 204-5, 232, 237-8, 240, 243, 268-9, 309, 311, 322, 326-31, 333-5, 337, 388, 401, 410, 422, 473

- - - direita, 325
- - - esquerda, 325
- - - parte
- - - - cavernosa, 320, 322-4, 326, 392-3
- - - - cerebral, 155, 320, 323-4, 326, 392-3
- - - - cervical, 320, 322-3
- - - - petrosa, 320, 322-3
- - timpânica interna, 401
- central(is)
- - anterolaterais, 327, 334-5
- - anteromediais, 334-5
- - da retina, 80, 167, 173
- - longa [de Heubner], 327, 334
- - posterolaterais, 327, 335
- - posteromediais, 327, 335
- cerebelar
- - inferior
- - - anterior, 320, 322-3, 327-9, 333, 335
- - - posterior, 320, 322-3, 327-9, 333, 335
- - superior, 322-3, 327-9, 333, 335, 473
- cerebral
- - anterior, 320, 322-5, 327, 329-33, 335-36, 379, 392, 462, 466, 468-73
- - - artéria calosomarginal, 467
- - - direita, parte pós-comunicante, 393
- - - parte pós-comunicante, 334
- - - parte pré-comunicante, 334, 462
- - média, 320, 322-5, 327-9, 331-6, 461-2, 465, 472-4
- - - parte insular, 462
- - - ramos terminais, 468
- - posterior, 173, 320, 322-3, 325, 327-30, 332-3, 335, 357, 392, 463-4, 470-4
- cervical
- - ascendente, 267-9, 271, 279, 431
- - profunda, 271, 277, 279, 431
- - superficial, 267, 269, 271
- - - tronco jugular, 279
- - transversa, 266, 273
- - - do pescoço, ramo superficial, 266
- - - ramo profundo, 267
- - - - ou artéria dorsal da escápula, 266
- - - ramo superficial, 267, 269
- ciliar(es), 160, 173
- - anterior, 167
- - posterior curta, 156, 167
- - posterior longa, 156, 167
- coclear, 210
- comunicante
- - anterior, 322-3, 325, 327-30, 334-5, 462, 472
- - posterior, 320, 322-5, 327-9, 333, 335, 463, 472-3
- conjuntival anterior, 167
- corióidea
- - anterior, 173, 324, 327, 329, 332-3, 335
- - posterior, 327
- - - lateral, 332, 333
- - - medial, 333

- da base do encéfalo, 326
- da cabeça, 64, 66
- da ponte, 327, 333
- do canal pterigóideo, 103, 324
- do encéfalo, 328, 329
- do labirinto, 210, 327, 328, 329, 333
- do sulco, 341
- - central, 331, 341
- - pós-central, 331, 341
- - pré-central, 331, 341
- dorsal
- - da escápula, 279
- - do nariz, 64, 160
- e nervos
- - da laringe, 256
- - da órbita, 156, 158, 160
- - da região lateral da cabeça, 60
- episcleral, 167
- escapular descendente, 271
- esfenopalatina, 60, 65, 66, 83, 85, 103
- - ramo septal posterior, 83
- espinal
- - anterior, 327, 329, 333, 431-3
- - posterior, 327, 333, 431-3
- espiral do modíolo, 210
- estilomastóidea, 65, 66
- estriada medial distal, 327, 334
- etmoidal
- - anterior, 83, 156, 158, 160, 161
- - - ramo nasal externo, 83
- - - ramo septal anterior, 83
- - posterior, 83, 156, 160, 161
- - - ramo septal, 83
- facial, 57, 59-60, 62, 64-6, 80, 108, 118, 121, 142, 225, 237, 268, 272-3, 276
- - transversa, 57, 65, 66, 142
- faríngea ascendente, 65, 66, 108, 237, 321
- frontobasilar, 331
- - lateral, 329
- - medial, 329, 332
- hipofisária, 156
- - superior, 326, 327
- hipofisial
- - inferior, 324
- - superior, 324
- ilíaca comum, 455
- infraorbital, 59, 60, 64-6, 100, 103, 140, 142, 161, 165
- infratroclear, 142
- intercostal
- - posterior, 271, 431
- - - direita, 432
- - - esquerda, 432
- - suprema, 271, 279
- labial
- - inferior, 64-6
- - superior, 64-6
- - - ramo do septo nasal, 83
- lacrimal, 156, 158-60
- laríngea

491

Índice Alfabético

-- inferior, 256
-- superior, 115, 123, 220, 233, 238, 256, 257, 266-8, 276, 279
- lenticuloestriadas, 335
- lingual, 60, 62, 65-6, 80, 108, 116-7, 121, 123, 237, 266-7, 276
- maxilar, 59-61, 65-6, 100, 103, 108, 321
- medular segmentar, 431, 432
- meníngea
-- média, 65, 66, 125, 156, 158, 326, 328
--- da artéria maxilar, 321
--- ramo frontal, 314, 321
--- ramo parietal, 314, 321
-- posterior, 237, 328
--- da artéria faríngea ascendente, 321
- mentual, 59, 60, 100
- mesentérica
-- inferior, 455
-- superior, 455
- nasal(is) posterior(es)
-- inferior, 85
-- laterais, 83
-- superiores, 85
- nasopalatina, 83
- occipital, 57, 59, 65, 66, 116, 119, 238, 264-6, 268-9, 321
-- medial, 465
--- ramos parietais, 466
-- ramo(s)
--- esternocleidomastóideo, 116
--- occipitais, 65, 66
- oftálmica, 155-6, 158-62, 164-5, 173, 320, 322-8, 333, 335, 379, 392-3
-- ramo meníngeo recorrente, 155
- palatina
-- ascendente, 65, 66, 108, 237
--- ramo tonsilar, 256
-- descendente, 65, 66, 103, 108
-- maior, 83, 103, 104, 105
--- superior anterior, 103
-- menor, 105
- palpebrais
-- laterais, 64
-- mediais, 64
- parietal posterior, 331, 341
- pericalosa, 330, 334, 462-3, 465-71
- pericardicofrênica, 279
- pré-frontal, 331
- profunda da língua, 117
- radicular magna, 431
- renal, 455
- sacral lateral, 431
- subclávia, 238, 266-9, 271, 273, 277, 279, 413, 431, 455
-- direita, 227, 323, 325, 414
-- esquerda, 227, 262, 323, 325
- sublingual, 117, 123
- submentual, 65, 66, 121, 267-9
- supraescapular, 266, 268-9, 271, 279

- supraorbital, 57, 60, 64, 142, 156, 158-60, 165
- supratroclear, 57, 60, 64, 142, 156, 160
- temporal(is)
-- média, 62, 65, 66
-- profunda
--- anterior, 59, 60, 62, 65, 66
--- posterior, 59, 60, 62, 65, 66
-- superficial, 53, 59, 60, 62, 65, 66, 142, 186
--- ramo frontal, 57, 64, 65, 66
--- ramo parietal, 57, 62, 64, 65, 66
- timpânica
-- anterior, 199
-- posterior, 191
- tireóidea
-- inferior, 237-8, 256, 260, 262, 268-9, 271, 279
-- superior, 65, 66, 121, 234, 237, 262, 266-9, 273, 276, 279
--- ramo cricotireóideo, 279
--- ramo glandular
---- anterior, 279
---- posterior, 279
- torácica interna, 268, 269, 271, 277, 279
- toracoacromial, 269
- vertebral, 119, 260, 271, 279, 311, 320, 322-3, 327-30, 333, 335, 368, 431, 473
-- parte
--- atlântica, 271
--- intracraniana, 271
--- pré-vertebral, 268, 271
--- transversária, 271, 277
-- direita, 323, 325
-- esquerda, 323, 325, 379
- vestibular anterior, 210
- zigomático-orbital, 57, 65, 66
Arteríola(s)
- macular
-- inferior, 171
-- superior, 171
- medial da retina, 171
- nasal
-- inferior da retina, 171
-- superior da retina, 171
- temporal
-- inferior da retina, 171
-- superior da retina, 171
Articulação, 36, 44
- atlantoaxial lateral, cápsula articular, 227
- cricoaritenóidea, 244, 246, 257
- cricotireóidea, 247, 250
- da fala e do canto, 2
- incudoestapedial, 190, 191, 199
- incudomalear, 190, 191, 199
- temporomandibular, 11, 40, 41, 42, 43, 43, 44, 45, 46
-- cápsula articular, 53, 63
--- ligamento lateral, 52
-- técnicas de imagem, 46
Artrose da articulação temporomandibular, 43

Asa(s)
- da crista etmoidal, 16
- do nariz, 72, 73
- do vômer, 18, 28
- maior, 34, 134
-- crista infratemporal, 54
-- face
--- cerebral, 34
--- orbital, 34, 78
--- temporal, 34
-- margem
--- escamosa, 35
--- frontal, 35
--- parietal, 35
- menor, 32, 34, 35, 78
Assoalho
- da boca e músculos supra-hióideos, 113
- da órbita, 31
Associação do campo de visão, 347
Atlas, 227
Átrio do meato médio, 82
Atrofia do encéfalo, 300
Audição e equilíbrio, 212, 214, 216
Aumentos da glândula salivar parótida, 53
Aurícula (orelha), 185, 187
Ausência da barreira hematencefálica, 319
Autismo, 371
Azedo, 450

B

Bainha
- carótica, 228, 229, 237
- do bulbo do olho, 164
- do processo estiloide, 37
- externa, 155
-- do nervo óptico, 164, 166
- interna, 155
Banda de Giacomini, 349, 353
Base
- da cóclea, 208
- da mandíbula, 38
- do diencéfalo, 288
- do estribo, 190
Bastonetes, 387
BERA (*brainstem-evoked response audiometry*), 215
Bexiga urinária, 454
Bifurcação da artéria carótida, 65, 66
Bigorna, 180, 184, 197, 198, 199, 201, 212, 401, 408
- processo lenticular, 196
- ramo
-- curto, 195
-- longo, 189, 195, 196
Blefarite, 144
- seborreica, 144
Bloqueio(s)
- da drenagem do líquido cerebrospinal, 319

Índice Alfabético

- interescalênico, 278
- subaracnóideo, 435
Boca, 86, 100, 108
Bochecha, 86, 89
Bócio, 262
Bolha etmoidal, 75, 78, 81-3
Bolsa
- hipofisial, 288
- infra-hióidea, 247, 252, 258
Bossa serossanguínea (caput succedaneum), 49
Braço do colículo
- inferior, 215, 304, 363, 364, 367
- superior, 304, 363, 367
Bregma, 12
Brotamento do ducto tireoglosso, 261
Bulbo, 211, 217, 286, 287, 290, 311, 312, 328, 330, 338, 408, 427, 438, 440, 445, 450, 451, 455, 460, 464
- do corno occipital, 468
- do olho, 130, 152, 160, 162, 168, 170, 172-3, 390, 459-60
- - corte horizontal, 166
- - e músculos extrínsecos do bulbo do olho, 172
- - esclera, 165
- - humor vítreo, 172
- inferior da veia jugular, 237, 238, 267
- olfatório, 76, 85, 288-9, 301, 311, 329, 350-1, 353, 384-5, 473
- rostral, 215
- superior da veia jugular, 237-8, 339
- - interna, 340
- ventrolateral rostral, 366

C

Cabeça, 2, 349
- da mandíbula, 38-9, 43, 54-5, 93, 187
- do estribo, 195
- do martelo, 190, 192, 195, 408
- do núcleo caudado, 337, 461
- superior, 54
Cabo do martelo, 189-92, 195-6, 204
Cadeia intrarretiniana, 386
Calázio, 144
- na pálpebra superior, 144
Calcar avis, 315-7, 349-50, 465, 469-70
Cálice óptico, 132, 285
Calículos gustatórios
- papilas
- - circunvaladas, 450
- - foliáceas, 450
- - fungiformes, 450
Calosotomia, 307
Calvária, 308, 309
Camada(s)
- de revestimento timpânico, 212
- do epitélio pavimentoso cornificado da córnea e da túnica conjuntiva, 139
- gelatinosa, 213

- limitante interna, 386
Câmara
- anterior, 130, 172
- - do bulbo do olho, 166, 168
- articular
- - inferior, 42
- - superior, 42
- posterior, 130
- - do bulbo do olho, 166, 168
- postrema, 130, 172
- - do bulbo, 166
Campo
- frontal do olho, 347
- visual
- - comum, 387
- - nasal, 387
- - temporal, 387
Canal(is)
- carótico, 18, 37, 192-5, 199, 205, 207, 328
- - abertura externa, 19, 106, 202
- - abertura interna, 17
- central, 284, 292, 305, 308, 312-3, 330, 368, 426, 429
- condilar, 16, 18-21
- da mandíbula, 98, 99
- da raiz do dente, 92
- de Schlemm, 166, 168
- do nervo
- - facial, 193-5, 197, 207, 211, 408
- - hipoglosso, 14, 16-21, 41, 328
- espiral
- - da cóclea, 207
- - do modíolo, 207
- incisivo, 14, 28, 29, 73-4
- infraorbital, 32, 33, 99, 134
- lacrimonasal, 30, 134
- longitudinal do modíolo, 207
- musculotubário, 37
- neural, 292
- óptico, 16, 21, 32-5, 134, 155, 158, 161-2, 172, 328
- palatino maior, 33, 102
- palatovaginal, 102
- pterigóideo, 33, 34, 102
- semicircular(es), 180, 184, 210
- - anterior, 206-8, 210
- - lateral, 195, 201, 206-8
- - posterior, 206-8
Canalículo(s)
- lacrimal
- - inferior, 141, 149
- - - parte horizontal, 150
- - - parte vertical, 150
- - superior, 141, 149
- - - parte horizontal, 141, 150
- - - parte vertical, 141, 150
- mastóideo, 18, 20
- timpânico, 20
Capilares, 286
Cápsula, 54, 439

- articular, 41, 42, 54
- - cricoaritenóidea, 245
- - cricotireóidea, 245, 248, 249
- - e ligamento lateral, 55
- - de tecido conjuntivo, 130
- - de Tenon, 164
- - externa, 305, 355, 357, 437, 439, 462-4, 468-70
- - extrema, 305, 355, 437, 439, 462-4, 468-70
- - interna, 305, 315-6, 332, 334, 337, 354-5, 357, 359, 392, 437, 439, 461-5, 467-70, 473-4
- - joelho, 307, 337, 355, 439, 463, 469, 470
- - radiação óptica, 471
- - ramo
- - - anterior, 307, 355, 439, 462, 469-71, 473
- - - posterior, 307, 337, 469-71
Caquexia tumoral, 53
Carcinoma(s)
- de laringe, 252
- espinocelular(es), 254
- - supraglótico, 221
Carótida interna, artéria, parte cavernosa, 206
Cartilagem(ns)
- alar(es)
- - maior
- - - ramo lateral, 72, 73
- - - ramo medial, 72, 73
- - menores, 73
- aritenóidea, 244-51, 257
- corniculada (de Santorini), 244-5, 247, 249-52
- cricóidea, 123, 241, 246, 248, 250-1, 255, 259, 279
- - lâmina, 249, 251
- - ossificada, 251
- cuneiforme, 249, 251, 252
- da laringe, 244
- da orelha, 119
- da traqueia, 231
- da tuba auditiva, 106, 202, 204, 238
- - lâmina lateral, 205
- - lâmina medial, 205
- do septo nasal, 72, 73, 76, 81
- - processo posterior, 73
- epiglótica, 111, 234, 244-7, 252, 259
- lateral do nariz, 119
- nasais acessórias, 72
- tireóidea, 111, 123, 225, 234, 241, 246-8, 250-2, 255, 258-9, 261, 273, 279
- - corno
- - - inferior, 245, 248, 249, 256
- - - superior, 238, 245, 247-9, 251, 256, 258
- - lâmina
- - - direita, 245, 247, 258
- - - esquerda, 233, 248, 256, 257

Índice Alfabético

-- parte tireofaríngea, 115
-- ossificada, 251
- traqueal, 233, 241, 245-6, 248-9, 251-2, 259-60
- tritícea, 245, 248, 249, 251, 258
Carúncula, 122
- lacrimal, 136, 149, 150
- sublingual, 120, 122, 123
Catarata senil, 170
Cauda, 349, 355
- da hélice, 187
- do núcleo caudado, 305
- equina, 294, 424, 425, 427, 436
Cavidade(s)
- articular, 40
-- inferior, 45
-- superior, 45
- da concha, 185
- da coroa, 92
- da faringe, 257
- do cálice óptico, 132, 133
- do dente, 92
- do septo pelúcido, 316-8, 467
- infraglótica, 252, 259
- nasal, 28, 29, 76, 79, 81, 119, 163, 172, 242
-- cóano, 41
-- meato nasal inferior, 32
- oral, 2, 86, 88, 100, 108
-- primitiva (estomodeu), 288
- própria da boca, 87, 88, 107
- timpânica, 126, 180, 182-4, 187, 191-2, 194-6, 207, 408, 410
-- com ossículos da audição, 211
-- topografia, 195
Cegueira cortical, 347
Célula(s)
- amácrina, 386
- bipolar, 175
-- de bastonete, 386, 387
-- de cones, 386
--- do tipo off, 386
--- do tipo on, 386
- caliciformes da túnica conjuntiva, 139
- ciliar(es), 213
-- externa, 212, 214
-- interna, 212, 214
- de Böttcher, 212
- de Claudius, 212
- de Haller, 81, 82
- de Hensen, 212
- de Ónodi-Grünwald, 82
- de sustentação, 213
- em tufo, 385
- epiteliais da córnea, 139
- etmoidais, 31, 32, 77-8, 80-1, 135, 151, 154, 162-3, 165, 172, 459
-- anterior, 78-9, 140, 156
-- infraorbital, 81
-- interlamelar, 81
-- posteriores, 79

- falângica(s)
-- externas, 212
-- interna, 212
- fotorreceptoras, 175
- ganglionar, 175, 386, 387
-- grande do tipo off, 386
-- grande do tipo on, 386
-- pequena do tipo off, 386
-- pequena do tipo on, 386
- granulares, 385
- horizontal, 386
- interdentais, 212
- limitante
-- externa, 212
-- interna, 212
- mastóideas, 180, 193-4, 201, 204
- mitral, 385
- neuroepiteliais, 292
-- em divisão, 292
- olfatórias, 384, 385
- periglomerular, 385
- sensitivas, 213, 384, 385
- timpânicas, 193, 207
Cemento, 92
Cenencefalocele, 291
Centro
- cardiovascular, 366
- motor da fala (área de Broca), 347
- respiratório, 366
- sensitivo da fala (área de Wernicke), 347
Cerebelo, 287-90, 303, 312, 336-7, 442, 460, 464
Cérebro, 282, 438, 440, 445
Cerumen obturans, 189
Ciclo nasal, 76
Ciclopia, 133
Cílio(s), 136, 138, 164
- longo com estereocílios, 213
Cimba da concha, 185
Cíngulo, 306, 352
Circuito
- de Papez, 352
- para a regulaçao/controle da glândula pineal, 358
- regulatório homeostático, 452
Círculo arterial, 325
- do cérebro (de Willis), 325
- maior da íris, 167, 169
- menor da íris, 167, 169
Cirurgia(s)
- da glândula tireoide, 260
- endonasal dos seios paranasais, 75
Cisterna(s)
- cerebelobulbar, 308
-- posterior, 311, 313, 460
- circundante (ambiens), 311, 392, 464-5, 470-3
- colicular, 465
- da fossa lateral do cérebro, 311, 462-5, 468-72, 474
- da lâmina terminal, 462

- interpeduncular, 311, 313, 357, 459, 463, 472
- lombar, 436
- pericalosa, 313, 462, 464-5, 468, 470-1
- pontocerebelar, 311, 313, 463
- quiasmática, 311, 313, 472
- subaracnóideas, 308
Cisto(s)
- cervical(is)
-- laterais, 261
-- mediano, 261
- do ducto tireoglosso, 261
- no pescoço, 261
Claustro, 305, 354-5, 357, 437, 439, 462-4, 468-71, 474
Clavícula, 222, 225-6, 229-30, 266, 269, 271, 273
Clivo, 16, 17, 29, 35, 41
Cóano, 19, 24, 242
Cóclea, 180, 183-4, 201, 206-8, 210-2, 215
Colaterais de Schaffer, 352
Colículo(s), 244
- do nervo trigêmeo inferior, 287
- facial, 304, 313, 365
- inferior, 215, 287, 304, 360, 363, 367, 379, 465, 472
- superior, 173, 287, 301, 304-5, 360, 363-4, 367, 465
-- esquerdo, 379
Colo
- da mandíbula, 39, 40
- do dente, 92
- do martelo, 190, 196
Columela, 72
Coluna(s)
- anterior, 426, 429
- cervical, 451
- do fórnice, 333, 337
- intermédia, 426, 429
- lombar, 451
- posterior, 426, 429
Coma, 297
Comissura
- anterior, 246, 254, 289, 302-3, 306, 313, 318, 330, 337, 351-2, 357, 367-8, 379, 384, 460, 463, 470-1, 473-4
- branca anterior, 426
- do colículo inferior, 215
- do fórnice (hipocampo), 289
- habenular, 289, 303, 306, 318, 357
- lateral das pálpebras, 136, 138
- medial das pálpebras, 136, 138
- posterior, 176, 289, 303, 306, 318, 330, 357, 367, 470
Compartimento(s)
- da laringe, 253
- de tecido adiposo, 48
-- cervical, 48
-- mandibular, 48
-- mentual, 48

Índice Alfabético

- - nasolabial, 48
- - submentual, 48
- - zigomático
- - - laterotemporal, 48
- - - medial, 48
- - - médio, 48
Complexo
- olivar superior, 214
- osteomeatal, 75, 82
- pré-Bötzinger, 366
Componente
- aquoso, 139
- lipídico (de Meibomio), 139
Compressão
- inferior, 369
- superior, 369
Comprometimento do corda do tímpano, 198
Concha
- bolhosa, 81
- da orelha, 185
- esfenoidal, 34
- nasal
- - inferior, 9, 29, 30, 32, 55, 74-8, 80, 83, 149, 242
- - - processo etmoidal, 29
- - média, 10, 29, 32, 55, 76-8, 80-1, 83, 119, 149, 165
- - superior, 29, 74-5, 78, 83
Côndilo
- em movimento, 44
- em repouso, 44
- occipital, 11, 18-9, 202, 233, 422
Condução dos sons, 212
Cone
- elástico, 246-7, 251-2, 259
- medular, 426, 427, 436
Conexão(ões)
- com o plexo braquial, 418
- neuronais na retina, 175
Confluência dos seios, 309, 313, 339-40, 379
Constrição superior, 363
Contração pupilar, 176
Convergência, 176
Coração, 454
Corda
- do tímpano, 63, 116, 124-5, 191-3, 195-200, 211, 376, 394, 401-3, 408, 450
- dorsal, 288
Coreia de Huntington, 356
Corioide, 133, 166, 167, 168
Córnea, 164, 166, 168
- face posterior, 169
Corno(s)
- anterior, 292, 305, 426, 429, 440, 444
- de Ammon, 348, 350
- frontal, 312, 313, 354, 459, 461, 463, 473
- inferior, 244

- lateral, 429
- maior, 63, 258
- menor, 88, 258
- occipital, 291, 312-3, 315, 349, 350, 354, 459, 465
- posterior, 292, 305, 426, 429
- superior, 244, 250
- temporal, 313, 349-50, 355, 392, 437, 459, 461, 463-5, 472
Coroa
- ciliar, 169
- do dente, 92
- radiada, 307, 466
Corpo(s), 134, 349
- adiposo
- - da bochecha, 50, 52, 56, 118
- - da órbita, 80, 130, 146, 151-2, 155, 158, 164-5, 172
- - pré-epiglótico, 234, 245, 247, 249, 252
- - temporal, 59
- amigdaloide, 305, 350-1, 354, 355, 384, 463, 472, 474
- caloso, 289, 298, 302, 306, 316, 333, 336-7, 349, 352, 354, 357, 368
- - esplênio, 301, 307, 317, 330, 350-1, 379, 460, 465, 468-9, 473
- - fórceps
- - - frontal, 467, 470
- - - occipital, 467, 469
- - joelho, 316-8, 330, 351, 379, 460, 468-9, 473
- - rostro, 316-7, 330, 351, 462, 470, 473
- - tapete, 465, 467-8
- - tronco, 315, 330, 350-1, 367, 379, 437, 461-4, 467, 473
- ciliar, 166, 168, 172, 176
- da bigorna, 190, 192, 195
- da língua, 110, 114
- da mandíbula, 10, 38-9, 112
- da maxila, 134
- - face anterior, 27
- da vértebra lombar
- - I, 436
- - V, 436
- do fórnice, 303
- do núcleo caudado, 305, 461
- estranhos deglutidos, 234
- estriado, 289, 337
- geniculado
- - lateral, 173, 176, 303-4, 307, 333, 360, 363, 367, 387, 464, 471
- - medial, 173, 215, 303-4, 333, 360, 363, 367, 464, 471
- mamilar, 288-9, 301, 303, 305, 348, 350-2, 357, 360, 363, 368, 437, 460, 463, 472
- - esquerdo, 330, 357
- - medular do cerebelo, 371
- trapezoide, 215
- vertebral, 308
- vítreo, 130, 133, 166

Córtex
- auditivo
- - primário, 347
- - secundário, 347
- cerebral, 289, 309
- - substância branca, 308
- - substância cinzenta, 308
- do cerebelo, 371
- entorrinal, 348, 350
- motor
- - primário, 442
- - suplementar, 442
- - - somatomotor secundário, 347
- - - somatossensitivo secundário, 347
- parietal posterior de associação, 347
- parietoinsular, 216
- pré-frontal de associação, 347
- pré-motor (somatomotor secundário), 347
- sensitivo, 442
- somatomotor primário, 347
- somatossensitivo
- - primário, 347, 445
- - secundário, 347
- visual
- - primário, 347
- - secundário, 347
Costela I, 271, 273, 277
Couro cabeludo, 49
Coxa, 439
Coxim venoso retroarticular, 43
Crânio, 2, 9, 309
Cranioestenoses, 25
Craniofaringeoma, 242
Criptas tonsilares, 110
Crista
- ampular, 209, 213
- arqueada, 244
- conchal, 27
- da janela da cóclea, 208
- do vestíbulo, 208
- esfenoidal, 28, 34
- etmoidal, 14, 16, 27, 28, 29, 32, 74, 78, 81, 309, 321
- frontal, 15, 16
- infratemporal, 18, 34
- lacrimal
- - anterior, 27, 32, 134
- - posterior, 32, 33, 134
- nasal, 30, 76, 82
- - vômer, 9
- neural, 284
- occipital
- - externa, 19
- - interna, 16, 35
- supramastóidea, 36
- transversa, 207, 208
- zigomaticoalveolar, 27, 31
Cúlmen, 368, 372
Cúneo, 298, 351, 467, 468, 469
Cúpula, 213
- da cóclea, 207, 208

Índice Alfabético

D

Dacriocistite, 151
Dacrioestenose, 151
Dacriolitíase, 151
Declive, 368, 372
Decussação
- das fibras do pedúnculo cerebelar superior, 287
- das pirâmides, 304, 365, 427, 437
- do lemnisco
- - lateral, 215
- - medial, 443
- dos pedúnculos cerebelares superiores, 368, 371
Defeito
- do crânio no forame magno, 291
- do fontículo posterior do crânio, 291
Degeneração macular associada à idade, 171
Deglutição, 236
Dente(s), 91, 98
- canino, 90, 91, 93, 99, 104, 120
- - decíduo, 98, 99
- - permanente, 92, 98, 99
- decíduo, 22, 39, 94
- do áxis, 460
- do siso, 101
- incisivo(s), 90, 93
- - decíduo, 99
- - I, 99, 120, 241
- - II, 99, 120
- - lateral, 91, 104
- - medial, 91, 104
- - permanente(s), 98
- - - I, 99
- - - II, 99
- molar(es), 32, 78, 93, 104
- - decíduos, 98, 99
- - I, 90, 91, 99, 120
- - II, 80, 87, 90, 91, 99, 120
- - III, 90, 91, 120
- - permanente(s), 99
- - - I, 98
- - - II, 98
- permanentes, 93, 95, 96
- pré-molar, 90, 93, 104
- - I, 91, 120
- - I, 99
- - II, 91, 99, 120
- - permanente, 98
- - raízes, 90
Dentição
- 1ª geração, 93
- 2ª geração, 93
Dentina, 92
Depressão lacrimal, 8
Derme [cório], 309
Descolamento
- da dura-máter do osso do crânio, 343
- de retina, 166, 171, 173

Desembocaduras das glândulas salivares, 120
Desenvolvimento
- da aurícula a partir dos seis tubérculos da orelha, 182
- da glândula tireoide e correlações clínicas, 261
- da medula espinal, 292
- da orelha, 182
- do crânio, 22, 24
- do encéfalo, 285, 286, 288
- do mesencéfalo, 287
- do olho
- - 4ª a 5ª semana, 132
- - 5ª semana, 132
- - 6ª semana, 133
- - 8ª semana, 133
- do sistema nervoso geral e do encéfalo, 284
- dos dentes, 96, 98
- dos ductos lacrimais eferentes, 151
- irrigação sanguínea e inervação do palato, 105
Deslocamento da linha central, 343
Desmodonto, 92
Desvio
- conjugado do olhar, 347
- de septo, 28, 80
Diabetes insípido central, 362
Diafragma
- da boca, 112
- da sela, 324, 326, 393
Diartroses, 245
Diástases, 12
Diencéfalo, 282, 285, 288, 290, 298, 316, 362
Diferenciação dos ossículos da orelha, 182
Digitações
- do hipocampo, 349
- hipocampais, 350
Dilatação pupilar, 176
Díploe, 15, 49, 309, 314
Disco
- articular, 42, 43, 45, 46, 54, 55
- do nervo óptico, 166, 171, 319
- intervertebral, 277, 436
- - entre a vértebra lombar V e o sacro, 435
Disfonia, 249
Disseminação de um tumor, 253
Distúrbios
- circulatórios
- - das artérias da ponte, 333
- - do tronco encefálico, 112
- da irrigação sanguínea da artéria cerebral posterior, 332
- da sensibilidade, 135
- do desenvolvimento, 133
Divertículo
- de pulsão, 231

- de Zenker, 231
Divisão
- autônoma, 294
- somática, 294
Doce, 450
Doença(s)
- de Alzheimer, 350
- de Basedow, 263
- de Huntington, 441
- de Ménière, 210
- de Parkinson, 355, 441
- neurodegenerativas, 353
- neurovegetativas, 350
- no seio esfenoidal, 161
Dor
- central, 363
- referida, 425
Dorso
- da língua, 89, 104, 107, 114
- - parte anterior, 110
- - parte posterior, 110, 238
- da sela, 14, 16, 17, 28, 34, 41
- do nariz
- - cartilagem, 72
- - osso, 72
Ducto(s)
- coclear, 209, 210, 212
- de Stenon, 50
- de união (ductus reuniens), 209
- endolinfático, 180, 209, 210
- lacrimonasal, 149, 150
- - no canal lacrimonasal, 81
- parotídeo (de Stenon), 50, 52, 53, 56, 118, 121, 233, 240
- semicircular, 183, 210
- - anterior, 206, 209
- - lateral, 195, 206, 209
- - posterior, 206, 209
- sublingual
- - maior, 122, 123
- - menor, 122, 123
- submandibular (de Wharton), 80, 121-3
- tireoglosso, 261
- torácico(s), 220, 279
- - anteriores profundos, 71
- utriculossacular, 209
Dúctulos excretores, 149
Dura-máter, 156, 209, 308-9, 314
- parte craniana, 155, 205, 309, 324, 328, 341
- parte encefálica, 80, 291, 384, 385, 393
- parte espinal, 234, 427, 432, 433, 435, 436

E

Ectoderma
- da cavidade oral, 288
- superficial, 182
Ectrópio, 144

Índice Alfabético

- paralítico, 51
- senil, 51, 144

Edema
- agudo na região do ádito da laringe, 256
- cerebral, 344
- de glote, 251
- de Reinke, 251

Eferente(s)
- somático, 286, 453
- visceral(is), 453
- - especiais, 286

Eixo
- de Forel, 296
- de Meynert, 296
- de rotação da articulação cricotireóidea, 248
- externo do bulbo, 166
- interno do bulbo, 166
- óptico, 166

Elementos controladores, 452
Elevação do eixo visual, 153

Eminência(s)
- alveolares, 27, 38, 90
- arqueada, 14, 37
- articular, 40
- colateral, 315, 471, 472, 474
- cruciforme, 35
- mediana, 288
- piramidal, 195, 196

Encéfalo, 281, 282, 294, 296
- e suprimento vascular da via visual, 173
- RM, 461

Encefalocele, 291
Encefalocistocele, 291
Endolinfa, 213
Endoscopia e artérias da cavidade nasal, 83
Endotélio, 308
Envelhecimento da face, 8
Epêndima, 286, 288, 317, 381
- do terceiro ventrículo, 289
Epicrânio, 47, 308
Epiderme, 309
Epífise (corpo pineal), 289
Epífora, 51, 151
Epiglote, 88, 107, 110, 115, 238, 241, 249, 251, 254-6, 450

Epilepsia
- grave do lobo temporal, 352
- temporal, 348

Epitálamo, 288, 303

Epitélio
- anterior, 133, 166
- da rampa do tímpano, 212
- neural da retina, 133
- olfatório, 385
- pigmentar, 133, 175, 386

Equador, 166
Equimoses, 101
Escafa, 185, 187
Escafocefalia, 25

Escala
- de coma de Glasgow, 297
- timpânica, 211
- vestibular, 211

Escama
- frontal
- - face externa, 26
- - face interna, 28, 33
- frontal, parte orbital, 134
- occipital, 14, 22, 35

Escavação do disco, 166
Esclera, 133, 164, 166-8
Esclerose lateral amiotrófica, 441
Esfenoide, 28-9, 32-4, 40, 78, 134
- asa
- - maior, 10, 18, 22, 31, 35, 102, 134-5, 152, 154, 162
- - - face orbital, 10, 134
- - - face temporal, 202
- - menor, 10, 16, 134
- corpo, 29, 33, 41
- processo pterigoide, 24, 31, 134, 202

Esmalte, 92
Esôfago, 115, 228, 233, 234, 237, 242, 255, 260
- túnica muscular, 231, 238

Espaço(s)
- de Nuël, 212
- de Reinke, 251, 259
- epidural, 308, 309, 435, 436
- episcleral, 164
- esofagotraqueal, 234, 252
- glótico, 253
- intervaginal subaracnóideo, 166
- intervertebral, 436
- laterofaríngeo, 116, 240
- parafaríngeo, 116, 240
- pericorióideo, 166
- perifaríngeo, 240
- perivisceral, 228
- retroesofágico, 234
- retrofaríngeo, 228, 234
- subaracnóideo, 291, 308-9, 313, 328, 432, 435, 461
- subdural, 309
- subglótico, 253
- sublingual, 116
- submandibular, 116
- supraesternal, 228, 230, 260
- supraglótico, 253
- zonulares, 169

Espinha(s)
- bífida, 293
- - aberta, 293
- - cística, 293
- - oculta, 293
- do esfenoide, 16, 18, 34, 41, 199, 202
- geniana, 38, 39
- - superior, 113
- nasal, 26
- - anterior, 10, 11, 27, 29, 30, 73, 74

- - posterior, 18, 27, 28, 29, 30, 74
- palatinas, 30
- suprameática, 36
- timpânica
- - maior, 196
- - menor, 196

Esplênio, 306

Esqueleto
- da laringe, 246, 247
- do nariz, 72
- - e septo nasal, 73

Estenose, 325

Estrato(s)
- de orientação, 348, 352
- granular, 352
- granuloso, 371
- lacunar e molecular, 348, 352
- molecular, 352, 371
- piramidal, 348, 352
- radiado, 348, 352

Estreitamento ou dilatação da rima das pálpebras, 136
Estresse negativo, 452

Estria
- longitudinal, 352
- - lateral, 307, 349, 351, 464
- - medial, 307, 349, 351, 464
- malear, 188
- medular
- - do quarto ventrículo, 304, 313, 365
- - do tálamo, 303, 357, 361, 463-4
- olfatória
- - lateral, 353, 384
- - medial, 353, 384
- terminal, 316-8, 349, 367, 463-4, 467-8

Estriado, 345
- núcleo caudado, 356
- putame, 356

Estribo, 180, 184, 189, 192, 196-8, 209, 212, 401
Estrutura dos dentes, 92
Etmoidal anterior, 85
Etmoide, 10, 26, 28-9, 77, 135, 151, 155, 165
- lâmina
- - cribriforme, 384, 385
- - - e seus forames, 135
- - orbital, 31-3, 134
- - perpendicular, 14, 28, 32, 41, 73, 76, 135

Exame calórico do nistagmo, 217
Exoftalmia, 263
Extremidade da medula espinal, 426

F

Face(s)
- anterior, 166
- - da pálpebra, 138
- - da parte petrosa, 16, 37
- articular, 40, 54

Índice Alfabético

- - aritenóidea, 244
- - tireóidea, 244, 246
- - - parte oblíqua, 249
- inferior da língua, 111, 115
- infratemporal, 27
- maxilar, 34
- nasal, 27
- orbital, 27, 134, 135
- - margem lateral, 134
- posterior, 166
- - da pálpebra, 138
- - da parte petrosa, 37
Fadiga física e mental, 452
Faixa diagonal de Broca, 353
Faringe, 2, 234, 238
- túnica mucosa, 247
Fáscia(s)
- cervical, 228, 229, 230
- - lâmina
- - - pré-traqueal, 225, 230, 234, 259, 260
- - - pré-vertebral, 234, 260
- - - superficial, 50-2, 118, 121, 230, 234, 241, 260
- esofágica, 228
- faringobasilar, 231, 232, 233, 238
- massetérica, 118, 121, 230, 240
- musculares do pescoço, 228, 229
- parotídea, 51, 118, 229, 240
- temporal
- - lâmina profunda, 52, 59
- - lâmina superficial, 52, 59
- visceral(is), 228
- - geral, 229
Fascículo(s)
- anterolateral, 429, 443
- cuneiforme, 304, 367, 443
- grácil, 304, 367, 443
- interfascicular, parte cervical, 429
- longitudinal
- - inferior, 306
- - medial, 217, 368, 371, 437
- - - com trato vestibulospinal lateral, 429
- - superior, 306
- mamilotalâmico, 351, 361, 437, 471
- mamilotegmental, 361
- medial, 269
- muscular, 231
- próprios
- - anteriores, 429
- - laterais, 429
- - posteriores, 429
- septomarginal, parte torácica, 429
- uncinado, 306
Fastígio, 313, 368
Fechamento da rima da glote, 246
Feedback negativo, 452
Feixe olivococlear, 215
Fenda(s)
- do cálice óptico com artéria hialóidea, 133
- labiomaxilopalatinas, 104

- palatina(s), 203
- - isoladas, 104
Fenômeno de Bell, 140
Fibras
- aferentes
- - sensitivas, 403
- - vindas do bulbo olfatório, 385
- arqueadas
- - do cérebro, 306
- - internas, 445
- circulares, 166
- corticonucleares, 360, 406
- corticorreticulares, 360
- corticorrubrais, 360
- corticospinais, 360
- corticotalâmicas, 360
- da lente, 133
- de projeção da cápsula interna, 289
- do nervo vestibular, 213
- eferentes (motoras), 403
- - para o bulbo olfatório, 385
- meridionais, 166
- musgosas, 352
- nervosas, 212, 376
- - espinais, 403
- - parassimpáticas pré-ganglionares, 103
- - simpáticas pós-ganglionares, 103
- olivoespinais, 429
- parassimpáticas, 403
- parieto-occipitopontinas, 360
- pós-comissurais, 352
- pós-ganglionar(es), 453
- - parassimpáticas, 162
- - simpáticas, 162
- pré-comissurais, 352
- simpáticas, 403
- - noradrenérgicas, 358
- talamoparietais, 360, 443
- temporopontinas, 360
- zonulares, 169
Filamento(s)
- do nervo olfatório, 85
- olfatórios, 384, 385
- radicular, 436
- terminal, 426, 427, 436
- - parte dural, 427
Filme lacrimal, 139, 140
Filtro, 86
Fim
- do espaço subaracnóideo, 426
- do saco dural, 436
Fímbria, 352
- do hipocampo, 315, 317, 348-51, 384, 464-5, 469, 470-1, 474
Fissura(s)
- de Glaser, 40
- do cerebelo, 371
- esfenopetrosa, 17, 19-21, 40, 198-9, 205, 326, 401
- horizontal, 364, 369
- infraorbital, 102

- longitudinal do cérebro, 298, 300, 301, 305, 310, 316, 337, 437, 459, 462-72
- mediana
- - anterior, 292, 304-5, 426-7
- - posterior, 426
- óptica, 133
- orbital
- - inferior, 9, 18-20, 31, 32, 102-3, 134-5, 148, 152, 155
- - superior, 9, 16-7, 21, 32, 34-5, 134, 154-5, 328, 390
- petro-occipital, 16
- petroescamosa, 16, 36, 40
- petrotimpânica, 36, 37, 40
- posterolateral, 370
- primária, 286, 369, 370, 372
- pterigomaxilar, 134
- secundária, 372
- timpanoescamosa, 40
- timpanomastóidea, 36
- transversa do cérebro, 468
Fístula
- cervical
- - lateral, 261
- - mediana, 261
- liquórica, 308
- quilosa, 275
Flexura
- cervical, 285
- mesencefálica, 285
Flóculo, 367, 370, 465
Fluoroapatita, 97
Fluorose dentária, 96
Foice do cérebro, 309, 332, 334, 343, 379, 461
Folha do verme, 368, 372
Fontanela, 82
Fontículo
- anterior, 22, 23
- anterolateral, 22
- posterior, 22, 23, 24
- posterolateral, 22, 24
Forame(s)
- alveolares, 27, 31, 102
- cego, 16, 261
- - da língua, 107, 110, 111
- da lâmina cribriforme, 14, 16, 21, 26, 28, 328
- da mandíbula, 38, 39, 91, 113
- da veia basivertebral, 436
- do ápice do dente, 92
- esfenopalatino, 29, 33, 74, 85, 102, 134
- espinhoso, 16-21, 31, 35, 206, 328
- estilomastóideo, 18-20, 37, 194, 197-8, 401, 402
- etmoidal
- - anterior, 32, 33, 134
- - posterior, 32, 33, 134
- incisivo, 18-20, 27, 30, 91, 105
- infraorbital, 10, 22, 27, 32, 79, 134

498

- interventricular (de Monro), 289-90, 308, 312-3, 316-8, 330, 339, 342, 351, 357, 367-8, 379, 469
- intervertebral, 436
- jugular, 16-21, 206-7, 237, 328, 410-1, 413-4, 418
- lacerado, 16-21, 202, 206-7, 328
- lingual, 39
- magno, 16-21, 24, 35, 309, 328
- mastóideo, 13-4, 16, 18, 20, 36, 37
- mentual, 10, 22, 38-9, 50, 90-1, 98-9, 113
- oval, 16-21, 31, 35, 202, 206-7, 328
- palatino
- - maior, 18-20, 30, 91, 104
- - menor, 19, 20, 30
- parietal, 12, 13, 14
- redondo, 16-7, 21, 33-5, 102, 328
- singular, 207
- supraorbital, 9, 22, 134, 135
- zigomático, 148
- zigomático-orbitais, 33, 134
- zigomaticofacial, 9, 31, 32, 134

Fórceps
- frontal, 306, 307
- occipital, 306

Formação
- incipiente da fissura longitudinal superior, 289
- reticular, 451

Fórmula dentária, 94

Fórnice, 302, 352, 354, 357, 379, 460-1
- coluna, 316-7, 350-1, 354, 367-8, 437, 459, 463, 468-71
- - parte livre, 351
- - parte tetal, 351
- - recesso triangular, 318
- comissura, 350, 351, 469, 473
- corpo, 317, 330, 350, 351, 357, 463, 468
- do saco lacrimal, 141, 149, 151
- inferior da conjuntiva, 136, 149, 164
- pilar, 315, 317, 350-1, 368, 459, 464-5, 467-8, 473
- superior da conjuntiva, 149, 164

Fórnix, 352

Fossa
- anterior do crânio, 17, 163
- canina, 27
- cerebelar, 17, 35
- condilar, 19
- da bigorna, 193, 195
- da glândula lacrimal, 26, 134, 135
- digástrica, 38, 39
- do saco lacrimal, 11, 31, 33, 134-5, 141
- escafóidea, 34
- hipofisial, 16, 28, 35, 41
- incisiva, 18, 19, 20, 73
- - forame incisivo, 30
- infratemporal, 19, 31, 152
- interpeduncular, 287, 301, 304-5, 348, 368, 437, 461

- jugular, 18, 37
- lacrimal, 151
- lateral, 315
- - do cérebro, 298, 301, 461, 462
- mandibular, 19, 37, 40, 43, 45, 54, 55, 106, 202
- - face articular, 36, 54
- média do crânio, 17, 201
- posterior do crânio, 17, 201
- pterigóidea, 14, 34, 73
- pterigopalatina, 31, 33, 102, 103, 134
- retromolar, 38
- romboide, 305, 368
- - sulco mediano, 304, 367
- subarqueada, 16, 37
- supraclavicular
- - lateral, 4
- - maior, 4
- - menor, 4, 230
- supratonsilar, 89, 107
- temporal, 163
- triangular, 185

Fóssula(s)
- da janela
- - da cóclea, 193, 194, 196, 208
- - do vestíbulo, 194
- petrosa, 18, 37
- tonsilares, 110

Fóvea
- central, 166, 171, 386
- oblonga, 244
- pterigóidea, 38
- sublingual, 38, 39
- submandibular, 38, 39
- superior, 304
- triangular, 244
- troclear, 134

Fovéola(s), 171
- granulares, 15
- suprameática, 36

Fratura(s)
- cominutivas, 12
- cranianas, 15
- da base do crânio, 12, 15, 20
- da calota craniana, 343
- da mandíbula, 101
- da região central mediana, 9
- deprimidas, 15
- diastáticas, 15
- do colo da mandíbula, 43
- do crânio, 12
- - na área da artéria meníngea média, 343
- do esqueleto da laringe, 244
- do osso nasal ou da estrutura do nariz, 10
- explosiva, 135
- Le Fort
- - do tipo I, 9
- - do tipo II, 9
- - do tipo III, 9
- lineares, 12, 15

- orbital explosiva (blow-out), 131
- por flexão, 15

Frênulo
- da língua, 111, 115, 120, 123
- do lábio
- - inferior, 87, 89
- - superior, 87, 89
- do véu medular superior, 367, 472

Frontal, 9, 26, 33, 135, 148, 154, 164, 165
- escama frontal, 9, 23, 26, 135
- fossa lacrimal, 33
- linha temporal, 53
- parte orbital, 9, 32
- - face orbital, 134
- processo zigomático, 9, 134
- túber frontal, 22

Fronte, 9

Fundo
- de olho, 171, 319
- do meato acústico interno, 207

Funículo
- anterior, 426, 427
- lateral, 426, 427
- posterior, 426, 427, 464

G

Gânglio(s)
- celíaco, 454, 455
- - e mesentérico superior, 414, 415
- cervical
- - inferior, 220
- - - ramos comunicantes para C7, C8 e T1, 279
- - médio, 220, 237, 238, 269, 277, 455
- - - ramo comunicante para C5, 279
- - superior, 103, 176, 237-8, 269, 358, 376, 410, 455
- cervicotorácico (estrelado), 237-8, 277, 454, 455
- ciliar, 124, 159, 160, 162, 176, 376, 388, 390, 394, 395, 454
- do tronco simpático, 453
- espinal, 453
- espiral, 214, 215
- - da cóclea, 211, 408, 409
- geniculado, 103, 126, 197, 198, 200, 206, 401, 402, 406, 450
- ímpar, 428, 455
- inferior, 237, 238, 410-411, 413-416, 450
- - do nervo vago, 453
- lombares, 455
- mesentérico
- - inferior, 454
- - superior, 454
- ótico, 124, 125, 376, 394, 395, 410, 411, 454
- pélvicos, 455
- pré-vertebral, 453
- pterigopalatino, 59-60, 85, 102, 103, 124, 126, 148, 162, 200, 376, 388, 394-5, 402-3, 454

Índice Alfabético

- sacrais, 455
- sensitivo do nervo espinal, 308, 425, 427, 428, 434, 443-4
- simpático, 376
- - acessório, 269
- - paravertebral, 428
- sublingual, 124, 376
- submandibular, 63, 116, 121, 123-4, 376, 394-5, 402-3, 454
- superior, 237, 410, 411, 413-6
- torácicos, 455
- trigeminal, 100, 126, 156, 158-9, 197, 200, 205, 326, 376, 392-4
- vestibular, 211, 408, 409

Gengiva, 87, 89, 91, 120, 122
- marginal
- - mandibular, 87
- - maxilar, 87
- própria
- - mandibular, 87
- - maxilar, 87

Gigantismo, 362
Giro(s), 290, 463
- *ambiens*, 349, 353
- angular, 299, 300, 465, 467
- curtos da ínsula, 299
- da ínsula, 305, 355, 437, 461-3
- denteado, 317, 349-51, 384, 464-5, 471
- - fáscia denteada, 348, 350
- do cérebro, 309
- do cíngulo, 298, 301, 305, 317, 348, 350, 451, 460-71, 473
- dos hemisférios cerebrais, 302
- fasciolar, 350, 351
- frontal
- - inferior, 299, 461-4, 468-9, 470-1
- - - parte opercular, 299, 347
- - médio, 299, 300, 461-4, 466, 468
- - superior, 299, 300, 461-4, 466, 467
- intralímbico, 349, 353
- lingual, 301, 465, 471, 472
- longo da ínsula, 299
- occipitais, 467, 468, 469, 471
- occipitotemporal(is), 463
- - lateral, 301, 348, 463, 464, 465, 472
- - medial, 301, 317, 348, 463, 464, 465
- orbitais, 301, 462, 472
- para-hipocampal, 298, 301, 317, 348-51, 353, 384, 461, 463-5, 470, 471-4
- paraolfatório, 384
- paraterminal, 302-3, 357, 384, 462, 471, 473
- pós-central, 299-300, 347, 443, 446, 450, 464-8
- pré-central, 299-300, 307, 347, 406, 446, 464-8
- reto, 301, 350, 462, 472, 473
- semilunar, 349, 353
- supramarginal, 299, 300, 465, 466
- temporal
- - inferior, 299, 301-2, 348, 461-5

- - médio, 299, 463-s5, 469-71
- - superior, 299, 461-5, 468-71
- - transversal, 215
- - transverso, 347

Glabela, 9, 26, 72
Glândula(s)
- da boca, 86
- de Meibomio, 138, 141
- faríngeas, 231
- labiais, 86, 88
- lacrimal(is), 80, 103, 124, 130, 139, 146-9, 156, 162, 165, 454
- - acessórias, 139
- - e inervação, 148
- - localização e correlações clínicas, 147
- - parte orbital, 152, 158, 159, 160
- laríngeas, 251, 257
- lingual, 111, 123, 124, 376
- - anterior (ápice da língua) (de Nuhn e Blandin), 124, 376
- nasal, 76, 124, 376
- palatinas, 104, 124, 376
- paratireoide
- - inferior, 231, 238, 256, 259, 260, 262
- - superior, 231, 256, 262
- parótida, 50, 52, 68, 121, 124, 187, 224-6, 229, 231, 264, 272-3, 276, 376, 410
- - acessória, 52, 56, 118, 121
- - parte profunda, 56, 119, 240
- - parte superficial, 56, 118, 119, 240
- pineal, 303, 304, 316, 318, 330, 337, 357-8, 363-4, 367-8, 379, 383, 465, 470
- salivar, 118, 120, 454
- - parótida, corte horizontal, 119
- sublingual, 80, 87, 116-7, 121-4, 376, 402
- submandibular, 52, 116, 121-4, 225, 231, 266-7, 272, 276, 402
- sudorípara, 453
- suprarrenal, 454
- tarsais, 138, 139, 141
- tireoide, 71, 225, 228, 237, 241, 256, 258-9, 261, 263, 267-8, 273
- - corte horizontal, 260
- - lobo direito, 123, 231, 258
- - lobo esquerdo, 226, 231, 258, 260

Glaucoma, 168
- de ângulo aberto, 168
- de ângulo fechado, 168

Globo pálido, 337
- lateral, 305, 355, 357, 437, 439, 463, 470, 473-4
- medial, 305, 355, 357, 437, 439, 463, 470, 473-4

Glomérulo, 385
Glomo
- carótico, 410
- corióideo, 317, 332, 474

Glote, 253
Gnátio, 9

Granulações aracnóideas (de Pacchioni), 282, 308-10, 313-4, 341
Granulomas de intubação, 254
Grupo respiratório anterior, 366

H

Habênula, 470
Hâmulo da lâmina espiral, 208
Hâmulo pterigóideo, 14, 18, 28-9, 31, 33-4, 41, 55, 63, 73, 88, 104-6, 115, 202-3, 233
Hélice, 185
Helicotrema, 209
Hematoma(s)
- cefálico, 49
- epidural, 15, 343
- subaracnóideos, 344
- subdural, 344
- - agudo, 344
- - com hemorragia intracerebral no lobo temporal, 344
- - crônico, 341

Hemianopsia, 387
- bitemporal, 174, 387
- homônima, 174
- - do lado esquerdo, 387
- nasal direita, 387

Hemibalismo, 356, 441
Hemilaringectomia, 244
Hemiplegia (de Brown-Séquard), 447
Hemisfério
- cerebral, 287, 288, 290
- do cerebelo, 311, 329, 338, 364, 369-70, 465, 472-4

Hemorragias, 334
- intracranianas, 344

Hérnia
- da tonsila do cerebelo, 343
- do lobo temporal, 343
- orbital, 135

Hiato
- do canal do nervo petroso
- - maior, 328
- - menor, 328
- esofágico, 413
- maxilar, 29, 74, 82
- semilunar, 29, 74, 75, 78, 81, 82, 83
- - superior, 81

Hidrocefalia
- ex-vácuo, 319
- externa, 319
- interna, 319

Hilo do núcleo
- denteado, 371
- olivar inferior, 437

Hioide, 53, 63, 88, 99, 107, 111-2, 116, 118, 122-3, 222, 225-6, 234, 241, 243, 246-7, 249, 251-2, 258-9, 261, 273, 276, 279

Índice Alfabético

- corno
- - maior, 55, 88, 113-5, 122, 231, 233, 245, 248-9, 251, 256
- - menor, 113-5, 245, 248, 251
- corpo, 113-4, 248, 258
- e esqueleto da laringe, 245

Hiperacusia, 195
Hiperparatireoidismo primário, 260
Hipertireoidismo, 263
Hipocampo, 305, 315-7, 348-50, 352, 459, 461, 463, 471-4
Hipófise, 155-6, 303, 309, 311, 324, 326, 328, 330, 362, 368, 393, 460, 463
- da faringe, 242
Hipogeusia, 450
Hiposmia, 385
Hipotálamo, 288-9, 303, 305, 330, 352, 357, 362, 368, 450-1, 463, 470-2
Hipotireoidismo, 263
Hordéolo, 144
Hormônio antidiurético, 362
Humor vítreo, 166

I

Impressão(ões)
- dos giros, 16
- trigeminal, 193, 194
Incapacidade de fechar a boca, 55
Incisura
- anterior, 185
- da mandíbula, 46
- do tentório, 309
- esfenopalatina, 27
- frontal, 26, 32, 134
- interaritenóidea, 254, 256
- intertrágica, 185
- jugular, 35, 222
- lacrimal, 27, 134
- - mandibular, 38
- mastóidea, 13, 19, 36, 37
- nasal, 27
- parietal, 36, 37
- pré-occipital, 298, 299, 302
- pterigóidea, 34
- supraorbital, 26, 135
- timpânica, 196
- tireóidea
- - inferior, 244
- - superior, 244, 245, 247, 248
Indúsio cinzento, 349, 351, 464, 468, 469
- parte do arquicórtex, 345
Inervação
- cutânea, 69
- parassimpática das glândulas da cabeça, 124
Infarto encefálico, 331
Infecções
- bacterianas agudas da epiglote, 256
- fúngicas, 87
Inflamação(ões), 112

- da(s) glândula(s)
- - lacrimal, 147
- - salivares, 120
- das células etmoidais, 32
- e os tumores da órbita, 163
- na região da face, 67
- purulenta da orelha média, 189
- unilaterais do seio maxilar, 81
Informações sensitivas, 442
Infundíbulo, 288, 290, 301, 303, 324, 326, 330, 360, 379, 393, 459
- etmoidal, 81, 82
Ingestão de alimentos e orientação, 2
Ínio, 13
Inserção e localização da concha nasal média, 75
Ínsula, 290, 315-7, 329, 331, 334, 337, 355, 439, 450, 459-60, 464, 468-70
Interneurônio, 441, 453
Intestino delgado, 454
Intumescência
- cervical, 425, 426, 427
- lombossacral, 425, 426, 427
Íris, 133, 136, 166, 168-9, 176
- face posterior, 169
Irrigação sanguínea e inervação dos dentes, 100
Isocórtex, 348
- e regiões de transição, 348
Istmo
- da glândula tireoide, 234, 252, 258, 260, 272
- das fauces, 88, 89, 104
- do giro
- - caloso, 349
- - do cíngulo, 301, 302, 348, 470

J

Janela
- da cóclea, 193, 194, 208, 209, 212
- do vestíbulo, 192, 193, 194, 207, 208, 212
Joelho, 195, 306
- da cápsula interna, 360
Jugo esfenoidal, 35

L

Lábio
- inferior, 107, 111, 86, 88
- rômbico, 288
- superior, 86, 88, 107
Labirintite, 213
Labirinto
- coclear, 180, 184, 209
- etmoidal, 26, 135
- membranáceo, 182, 209
- ósseo, 180, 206, 207
- vestibular, 180, 184, 209

Lacrimal, 10, 28, 29, 31, 33, 74, 134, 135, 151, 155
Lacunas laterais, 282, 309, 314, 341
Lado
- de balanço, 44
- de trabalho, 44
Lago lacrimal, 136, 149
Lagoftalmia, 140
Lagoftalmo paralítico, 51
Lambda, 12
Lamelas basais, 75, 82
Lâmina(s), 212
- afixa, 316, 317, 332, 367, 464, 467
- albas, 371
- basal, 381
- basilar, 211
- corioideocapilar, 167
- cribriforme, 14, 16, 17, 21, 26, 28, 32, 156
- - e forames da lâmina cribriforme, 29, 73
- - e seus forames, 135
- crivosa da esclera, 166
- da cartilagem cricóidea, 234, 244-7, 252, 257
- direita, 244
- do assoalho, 292
- do isocórtex (neocórtex), 345
- do modíolo, 207, 208
- do teto (quadrigeminal), 289, 292, 304
- espiral
- - da cóclea, 201
- - óssea, 207, 208, 211, 212
- - secundária, 207, 208
- esquerda, 244
- externa, 15, 49, 309, 314
- interna, 15, 309, 314
- lateral, 14, 30, 202
- - do processo pterigoide, 105
- limitante
- - anterior, 166
- - posterior, 166
- medial, 14, 30, 41, 202
- - do processo pterigoide, 105
- medular(es), 463
- - lateral, 355, 437, 463, 470
- - medial, 355, 437, 463, 470
- membranácea da tuba auditiva, 204
- orbital, 77, 135
- perpendicular, 26
- pré-traqueal, 228, 229
- pré-vertebral, 228, 229
- - da fáscia cervical, 240
- superficial, 228, 229
- tectória, 381
- terminal, 289, 303, 330, 351, 357, 368, 379, 463, 470-2
- vascular (úvea), 167
Largura
- da fenda palpebral no olho, 137
- palpebral, 137
Laringe, 248, 251, 255

Índice Alfabético

- corte transversal, 257
Laringomalacia, 244
Laringoscopia, 254
Laterotrusão, 44
Lemnisco
- lateral, 215, 364, 366
- medial, 364, 366, 443, 445
Lente, 168, 172
- face anterior, 169
Lesão(ões)
- central (supranuclear), 406
- central do nervo facial, 405
- completa(s)
- - do nervo vago, 413
- - ou parcial periférica do nervo facial, 68
- da radiação óptica do lado direito, 387
- de áreas corticais do cíngulo, 352
- de toda a radiação óptica do lado direito, 387
- do cerebelo
- - espinal, 370
- - vestibular, 370
- do córtex
- - auditivo primário, 347
- - visual primário, 347
- do(s) nervo(s)
- - abducente, 154
- - acessório, 419
- - facial, 140, 197
- - glossofaríngeo, 411
- - individuais dos músculos oculares, 389
- - laríngeo superior, 256
- - oculomotor, 153
- - óptico direito, 387
- - - na altura do quiasma óptico, 387
- do núcleo
- - da base, 334
- - rubro, 371
- - subtalâmico, 356
- do trato
- - óptico direito, 387
- - piramidal, 437
- infranuclear, 405
- mediana do quiasma óptico, 387
- na região dos núcleos talâmicos inespecíficos, 359
- nas veias cerebrais superficiais, 341
- no cerebelo cortical, 370
- parcial do nervo óptico [II] esquerdo, 387
- periférica, 399
- - do nervo
- - - facial, 68, 405
- - - hipoglosso, 116
- - infranuclear, 406
- por escalpelamento, 49
- pré-cancerosas, 112
- supranuclear, 405
Leucoplasia, 87
Lifting facial, 48
Ligamento
- anterior do martelo, 191, 199

- anular, 245, 247
- - estapedial, 191
- corniculofaríngeo, 247
- cricoaritenóideo, 245, 246, 247
- - posterior, 244
- cricofaríngeo, 245, 246, 247
- - mediano, 225, 234, 241, 245-8, 252, 255, 258, 279
- cricotraqueal, 245, 259
- denticulado, 308, 432
- esfenomandibular, 41, 63, 88, 231
- espiral, 211, 212
- estapedial anular, 199
- estilo-hióideo, 88, 113, 115, 226, 230, 231, 233
- estilomandibular, 41, 63, 88, 231
- hioepiglótico, 234, 241, 247, 249, 249, 252
- interespinal, 436
- lateral, 41, 42, 53
- - do martelo, 191, 192
- longitudinal
- - anterior, 277, 436
- - posterior, 436
- medial, 63
- palpebral
- - lateral (de Whitnall), 130, 138, 145, 146
- - medial, 50, 52, 130, 138, 141, 145, 146, 149, 151
- posterior da bigorna, 191, 195, 199
- pterigoespinal, 41
- superior
- - da bigorna, 191, 195, 199
- - do martelo, 191, 192, 195, 199
- suspensor do bulbo do olho, 165
- tíreo-hióideo
- - lateral, 245, 248
- - mediano, 225, 234, 241, 245-8, 252, 255, 258
- tireoepiglótico, 234, 245-7, 252
- transverso, 145
- vestibular, 247, 251, 259
- vocal, 244, 246-8, 250-1, 255, 257, 259
Limbo
- anterior da pálpebra, 136, 138
- da córnea, 166
- espiral, 212
- posterior da pálpebra, 136, 138
Límen da ínsula, 299
Limiar do nariz, 76
Linfonodo(s)
- bucinatório, 70, 274
- cervicais, 71
- - laterais, 70, 71, 186, 265, 274, 275
- da face, 70
- do pescoço, 71
- faciais, 71, 274
- inferiores profundos, 70
- júgulo-omo-hióideos, 70, 274
- jugulodigástrico, 70, 71, 274
- mastóideos, 70, 71, 186, 274

- occipitais, 70, 274
- paratraqueais, 275
- parotídeos, 186
- - superficiais, 70, 71, 274
- pré-laríngeos, 275
- pré-traqueais, 275
- profundos, 275
- - inferiores, 274
- - superiores, 274
- retrofaríngeos, 71
- submandibulares, 70, 71, 121, 274, 275
- submentuais, 70, 71, 274, 275
- superficiais, 70, 265, 274
- superiores profundos, 70
- tireóideos, 71
Língua, 79, 80, 88, 261, 460
- face inferior, 120
- músculos extrínsecos, 114
- na cavidade oral, 107
Língula
- da mandíbula, 38, 39, 41
- do cerebelo, 368, 371, 372
- esfenoidal, 16, 34, 35
Linha(s)
- arqueada
- - inferior, 251, 259
- - superior, 251, 259
- concêntricas de Sölder, 399
- de tensão da pele facial, 7
- frontomedial, 72
- labiomentual, 86
- milo-hióidea, 38, 39, 41
- nasolabial, 72, 86
- nucal
- - inferior, 13, 18, 19
- - superior, 13, 18
- oblíqua, 38, 244, 248
- primitiva, 284
- temporal, 11
- - inferior, 11, 12
- - superior, 11, 12
Lobectomia, 258
Lobo, 1/2
- anterior, 288
- - do cerebelo, 369, 372
- - paleocerebelo, 286
- - parte tuberal, 288
- da glândula tireoide, 258
- do cérebro, 298
- frontal, 289, 290, 298, 312, 349
- - giro orbital, 172
- insular, 298, 439, 459-60, 464, 468-9, 474
- límbico, 298
- occipital, 289-91, 298, 312, 349, 351
- parietal, 289-90, 298, 312, 437
- piramidal, 123
- posterior
- - do cerebelo, 369, 372
- - neocerebelo, 286
- - neuro-hipófise, 288

Índice Alfabético

- temporal, 172, 290, 298, 312, 349
Lóbulo(s)
- biventre, 369
- central, 368, 370, 372
- da orelha, 185
- floculonodular, 286, 372
- parietal
-- inferior, 299, 300, 465, 467
-- superior, 299, 300, 465
- quadrangular
-- anterior, 369
-- posterior, 369
- semilunar
-- inferior, 369
-- superior, 369
- simples, 369
Locais de passagem da base
- externa do crânio, 20
- interna do crânio, 21
Localização
- da fístula na orelha, 261
- do orifício
-- externo de fístula cervical, 261
-- interno de fístula cervical, 261
Locus ceruleus, 366, 451
Luxação das cartilagens aritenóideas, 246

M

Mácula
- amarela
-- anterior, 257
-- posterior, 257
- crivosa
-- média, 208
-- superior, 208
- do sáculo, 209, 213
- do utrículo, 209, 213
- lútea, 166, 171
Mal das montanhas, 340
Malformações
- da aurícula, 183
- no sistema de ductos excretores, 120
Mandíbula, 9, 10, 22, 24, 38, 54, 88, 107, 111, 114-6, 222, 226, 229-31
- processo condilar, 42
- processo coronoide, 42, 45
Manúbrio
- do esterno, 271
- do martelo, 190
Margem
- ciliar, 169
- da língua, 110
- de corte do âmnio, 284
- escamosa, 34
- esfenoidal, 36, 37
- gengival, 92
- inferolateral, 462
- inferomedial, 302, 462
- infraorbital, 10, 27, 134
- lacrimal, 27

- lambdóidea, 35
- mastóidea, 35
- medial, 134
- occipital, 36, 37
- parietal, 26, 34, 36, 37
- pupilar, 169
- superior, 462
-- da parte petrosa, 16, 37, 79
- supraorbital, 9, 26, 134, 135
- zigomática, 34
Martelo, 180, 184, 197, 198, 201, 212, 401
- processo lateral, 196
Mastoidite, 194
Maxila, 9, 22, 27, 40, 42, 45, 77, 78, 102, 107, 119, 134, 151, 164, 234, 241
- com dentes
-- decíduos e os primeiros dentes permanentes, 97
-- permanentes, 97
- crista lacrimal anterior, 33
- e mandíbula, radiografia dos dentes, 99
- face orbital, 134, 135
- lâmina horizontal, 28
- processo
-- alveolar, 10, 32, 33, 78
-- frontal, 10, 22, 28, 73, 134, 149, 150
-- palatino, 18, 24, 30, 32, 73, 76, 77
-- zigomático, 18, 30, 33
Meato
- acústico
-- externo, 18, 20, 37, 43, 46, 99, 180, 183-4, 192-3, 196, 201, 212
--- cartilagíneo, 53
--- parede posterior, 188
--- parte timpânica, 36
-- interno, 14, 201, 207, 210, 211, 402, 408
- nasal
-- inferior, 29, 74, 76, 77, 119, 149
-- médio, 29, 74
-- superior, 165
Medicina forense, 95
Mediotrusão, 44
Medula espinal, 216, 281, 282, 290, 294, 296, 367, 372, 379, 437, 438, 440, 460
Melatonina, 358
Membrana, 401
- basilar, 212
- de Bowman, 166
- de Descemet, 166
- de Shrapnell, 188
- dos estatocônios, 213
- estapedial, 191, 195
-- canal musculotubário, 195
- limitante
-- externa, 292
-- interna, 292s
- quadrangular, 251, 259
- tectória, 212
- timpânica, 180, 182-4, 187-9, 191-2, 195, 198-9, 210, 212

- tíreo-hióidea, 115, 123, 233, 245-9, 251, 256, 258-9
- tireóidea, 279
- vestibular (de Reissner), 211
Membro
- inferior, 445, 451
- superior, 445, 451
Meninge(s), 309, 314
- e suprimento sanguíneo, 324
- parte espinal, 292
Meningioma, 283, 314
Meningismo, 314
Meningo-hidroencefalocele, 291
Meningocele, 291
Meningoencefalocele, 291
Mesencéfalo, 173, 217, 282, 285-8, 290, 298, 303, 338, 348, 438, 440, 445, 450-1
- caudal, 215
- rostral, 215
Mesênquima, 292
Mesotímpano, 191
Metástases nos linfonodos, 275
Metatálamo, 303, 360
Metencéfalo, 285, 290
Microcefalia, 25
Midríase, 390
Mielencéfalo, 285
Mielografia da transição lombossacral, 436
Modíolo, 233
- da cóclea, 207, 211
Monoplegia, 448
Morfologia interna da laringe, 251, 252
Morfometria e proporções da face, 6
Morte por sufocamento, 234
Movimento do filme lacrimal, 140
Mucinas ligadas à membrana como parte do componente mucoso, 139
Mucosa
- da boca, 87, 91, 114, 115
- da língua, 111
Músculo(s), 442
- abaixador
-- do ângulo da boca, 47, 50-3, 56, 118, 402
-- do lábio inferior, 47, 50-3, 86, 402
-- do septo nasal, 50, 402
-- do supercílio, 50-3, 56
- antitrágico, 187
- aritenóideo, 250, 256
-- oblíquo, 238, 249, 251, 257
--- parte ariepiglótica, 249
-- transverso, 238, 241, 249, 251-2, 257
- auricular(es), 402
-- anterior, 51, 56, 187
-- posterior, 51, 187
-- superior, 51, 187
- bucinador, 50, 52-3, 59, 80, 86-9, 104, 118, 233, 402

503

Índice Alfabético

- ciliar, 124, 166, 168, 376, 388, 390
- compressor nasal menor, 56
- condroglosso, 114, 115
- constritor da faringe, 204
- - inferior, 53, 106, 115, 121, 123, 226, 231, 233, 237, 241, 257, 269, 414
- - - parte cricofaríngea, 231
- - - parte tireofaríngea, 231
- - - parte transversa, 231
- - médio, 106, 114, 231, 233, 237, 241, 243, 257, 410, 414
- - - parte ceratofaríngea, 114, 115
- - - parte condrofaríngea, 114, 115
- - superior, 63, 106-7, 116, 233, 237-8, 240, 241, 243, 410, 414
- - - parte glossofaríngea, 104, 114, 115
- corrugador do supercílio, 50, 52, 53, 140, 402
- cricoaritenóideo, 257
- - lateral, 249, 250, 251, 259
- - posterior, 238, 249, 250, 251, 256
- - - parte reta, 249
- cricotireóideo, 123, 225, 233, 248-9, 251, 255, 259, 414
- - parte oblíqua, 248
- - parte reta, 248, 258
- da bexiga urinária, 439
- da expressão facial, 2
- da face, 50, 51, 52, 439
- - e da mastigação, 53
- da faringe, 115, 439
- da laringe, 248, 249, 250, 439
- da língua, 114, 115, 439
- da mão, 439
- da mastigação, 52, 54, 55, 439
- da úvula, 104, 106, 202, 203, 204, 238
- de Horner, 140, 141
- de Riolan, 138, 140
- deltoide, 226, 266, 268, 269
- digástrico, 88, 113, 240, 275
- - alça tendínea, 112, 113
- - tendão intermédio, 112, 113, 276
- - ventre anterior, 52-3, 70-1, 80, 87, 112, 121-3, 222, 225-6, 230, 233, 266-8, 273-4, 276
- - - tendão, 272, 273
- - ventre posterior, 53, 71, 112, 121, 197-8, 223, 225-6, 230, 231, 233, 237, 243, 267, 401, 402
- - - e ramo digástrico, 200
- dilatador
- - da pupila, 168, 169, 388
- - nasal anterior, 56
- do abdome, 439
- do antebraço, 439
- do braço, 439
- do bulbo do olho, 439
- do cíngulo do membro superior, 439
- do membro inferior, 439
- do palato, 106
- - e das fauces, 439
- do pescoço, 224, 225, 226, 439
- do reto, 439
- do tórax, 439
- dos dedos
- - da mão, 439
- - do pé, 439
- epicrânico, 50, 51, 52, 53, 264
- epicrânio, 56, 164
- escaleno(s), 228
- - anterior, 70, 225-7, 266, 267, 269, 274, 277, 279
- - médio, 70, 225-7, 274, 277, 279
- - posterior, 70, 226-7, 274, 277, 279
- esfíncter da pupila, 124, 166, 168-9, 376, 388, 390
- esplênio
- - da cabeça, 51, 70, 226, 265-6, 268, 274
- - do pescoço, 225
- esquelético, 453
- estapédio, 193, 197-8, 200, 401, 402
- - tendão, 191, 195-6, 198-9, 401
- esterno-hióideo, 115, 123, 225-6, 230, 260, 266, 270, 273, 422
- esternocleidomastóideo, 50-3, 70, 118, 222, 224-6, 228-9, 230, 240, 260-1, 264-8, 270, 272-4, 276, 418
- - inserção na clavícula, 222
- - inserção no esterno, 222
- - tendão, 222
- esternotireóideo, 123, 225-6, 234, 260, 266, 269, 270, 422
- estilo-hióideo, 53, 112-3, 121, 123, 197-8, 200, 223, 225-6, 230-1, 233, 243, 267, 272, 276, 401-2
- - tendão, 230
- estilofaríngeo, 114-6, 200, 226, 231, 233, 237, 410, 414
- estiloglosso, 114-6, 121, 123, 200, 230-1, 233, 422
- extrínsecos do bulbo do olho, 130, 152-4, 172
- - vascularização e inervação, 155
- gênio-hióideo, 55, 63, 80, 87-8, 111, 114-6, 121-3, 234, 241, 270, 422
- genioglosso, 55, 63, 80, 87-8, 111, 113-7, 121-3, 234, 241, 422
- hioglosso, 63, 88, 112, 114-7, 121-3, 225, 233, 272-3, 276, 422
- hióideos, 112
- infra-hióideos, 228
- levantador
- - acessório do véu palatino, 231
- - da escápula, 70, 224, 225-7, 264, 265, 268, 274
- - da pálpebra superior, 80, 130, 145-6, 152, 154-6, 158-61, 164-5, 172, 388, 390
- - - aponeurose, 145
- - - tendão, 147
- - do ângulo da boca, 50, 52-3, 86, 402
- - do lábio superior, 50-3, 56, 86, 402
- - - e da asa do nariz, 50-3, 56, 233, 402
- - do véu palatino, 88, 106, 115, 202-5, 233, 414
- - - origem, 202
- - - - semicanal da tuba auditiva, 106
- longitudinal
- - inferior, 111, 114, 115, 422
- - superior, 111, 422
- longo
- - da cabeça, 88, 225, 227, 240, 277, 279
- - do pescoço, 227, 240, 260, 277, 279
- maior da hélice, 187
- masseter, 50, 52, 55, 56, 59, 118, 121, 225-6, 230, 240
- - parte profunda, 53, 54
- - parte superficial, 53, 54
- menor da hélice, 187
- mentual, 50-3, 56, 86, 402
- milo-hióideo, 55, 80, 87-8, 111-3, 116, 121-3, 226, 230, 233-4, 241, 267-8, 272-3, 276
- nasal, 47, 50-3, 56, 402
- oblíquo
- - da orelha, 187
- - inferior, 130, 146-7, 149-54, 157, 161, 164, 390
- - superior, 80, 130, 146-7, 151-61, 165, 172, 388
- - - tendão, 152, 160, 161
- occipitofrontal, 51, 52, 264, 402
- - ventre frontal, 50, 52-3, 59, 140, 402
- - ventre occipital, 51, 53
- omo-hióideo, 225, 272-3, 275
- - ventre inferior, 70, 225-6, 230, 265-8, 272, 274, 422
- - ventre superior, 70, 123, 222, 226, 230, 266-7, 270, 274, 422
- orbicular
- - da boca, 51-3, 86, 88, 233, 402
- - - parte
- - - - labial, 50, 86, 233, 241
- - - - marginal, 50, 86
- - do olho, 47, 52, 53, 140-1, 149-50, 164, 402
- - - com o olho aberto, 140
- - - fascículo ciliar, 140
- - - no fechamento da pálpebra, 140
- - - parte
- - - - orbital, 50, 51, 56, 138, 140, 141
- - - - palpebral, 50, 51, 56, 138, 140, 141
- - - - - profunda da parte papebral, 140, 141, 151
- orbital superior, 154
- palatofaríngeo, 104, 106-7, 110, 115, 203, 238, 240, 414
- palatoglosso, 104, 106-7, 110, 114-5, 203-4, 240, 414
- peitoral
- - maior, 272, 273
- - - parte esternocostal, 226

Índice Alfabético

- - menor, tendão, 269
- pré-vertebrais, 227
- prócero, 50, 51, 52, 402
- pterigóideo
- - lateral, 43, 54, 59, 88, 119, 231
- - - cabeça inferior, 42, 45, 54-5
- - - cabeça superior, 42, 45, 54-5
- - medial, 55, 63, 88, 122, 231, 240
- - - parte lateral, 54
- - - parte medial, 54
- reto, 154
- - anterior da cabeça, 227
- - inferior, 80, 130, 146-7, 151-7, 161, 164-5, 172, 388, 390
- - lateral, 80, 130, 146-7, 151-5, 157-62, 165, 172, 217, 388
- - - da cabeça, 227
- - - tendão, 165
- - medial, 80, 152-5, 160-2, 165, 172, 217, 388, 390
- - superior, 80, 151-61, 164-5, 172, 388, 390
- risório, 50-2, 86, 118
- salpingofaríngeo, 106, 204, 238, 414
- semiespinal da cabeça, 51, 226
- tarsal superior, 141
- temporal, 43, 53, 54, 119
- - tendão, 63
- temporoparietal, 50, 51, 52, 56, 59
- tensor
- - do tímpano, 189, 192-3, 195-6, 198-200, 204-5, 401
- - - fáscia, 205
- - - tendão, 191-2, 195-6, 198-9, 401
- - do véu palatino, 88, 106, 115, 202-5, 233, 238
- - - origem, 106, 202
- tíreo-hióideo, 115, 121, 123, 225-6, 233, 243, 262, 270, 273, 422
- tireoaritenóideo, 249, 250, 257
- - parte externa, 251, 259
- - parte interna, 251, 259
- - parte tireoepiglótica, 249, 259
- tireoepiglótico, 259
- trágico, 187
- transverso
- - da língua, 111, 422
- - da orelha, 187
- trapézio, 51, 70, 222, 224-6, 228-9, 264-5, 267, 270, 272, 274, 418
- vertical da língua, 111, 422
- vocal, 251, 257, 259
- zigomático
- - maior, 50-2, 56, 86, 118, 402
- - menor, 50-2, 56, 233, 402

N

Narinas, 73
Nariz, 2, 72, 86
Násio, 9, 72
Neocórtex, 345
Nervo(s)
- abducente [VI], 155-6, 158-61, 165, 197, 304, 311, 324, 326, 328-9, 333, 365, 373, 378, 383, 388-9, 392-3, 400, 473
- acessório [XI], 70, 197, 238, 264-70, 273-4, 276, 304, 311, 328-9, 333, 373, 378, 383, 414, 427, 473
- - raiz
- - - craniana, 418, 419
- - - espinal, 383, 418, 419
- - ramo
- - - externo, 237, 238
- - - interno, 237
- alveolar
- - inferior, 59, 62, 63, 69, 80, 100, 116, 122, 125, 240, 394, 395
- - superior, 85
- - - anterior, 102, 126
- - - médio, 102, 126
- - - posterior, 102, 126
- ampular
- - lateral e anterior, 209
- - posterior, 209
- angulares, 142
- auricular
- - anterior, 394
- - magno, 56, 58, 186, 264, 265, 270
- - - ramo anterior, 264
- - - ramos posteriores, 264
- - posterior, 58, 68, 198, 200, 264, 401, 402, 403, 406
- - - nervo facial, 267
- - - ramo auricular, 402
- auriculotemporal, 56, 59-60, 62-3, 69, 124, 142-3, 265, 376, 394, 410-1
- - ramo do nervo mandibular, 186
- bucal, 59, 60, 63, 69, 105, 125, 394
- cardíaco cervical, 279
- - inferior, 279, 455
- - médio, 237, 269, 455
- - superior, 237, 269, 455
- carótico interno, 103, 160, 237
- caroticotimpânico, 410
- cervical
- - [C1], 116, 304, 418
- - - ramo anterior, 422, 423
- - - ramo meníngeo, 422, 423
- - [C2], 418, 419
- - - ramo anterior, 267, 422, 423
- - [C3], 418, 419
- - - ramo anterior, 267, 422, 423
- - [C4], 418, 419
- - - ramo anterior, 267
- - [C5], ramo anterior, 268
- - [C6], ramo anterior, 268
- - [C7], ramo anterior, 268
- - transverso, 56, 58, 265, 270
- - - ramos inferiores, 264
- - - ramos superiores, 264
- ciliar(es)
- - curtos, 124, 160, 176, 376, 388-9, 394
- - longo, 160, 388-9, 394
- coclear, 206, 209-11, 409
- cranianos, 290, 294, 295
- da cabeça e do pescoço, 56, 58
- da cavidade nasal, 85
- da órbita, 162
- da região lateral da cabeça, 58
- do canal pterigóideo, 85, 102-3, 126, 148, 200, 394, 402-3
- do espaço laterofaríngeo, 238
- do meato acústico externo, 394
- espinal, 295, 443, 444, 453
- - cervical I, 379
- esplâncnico(s), 428
- - lombares, 428, 455
- - maior, 455
- - menor, 455
- - pélvicos, 428, 455
- - sacrais, 428, 455
- estapédio, 198-9, 401-2, 406
- esternocleidomastóideo, 270
- etmoidal
- - anterior, 85, 160-1, 388, 394
- - - ramo nasal externo, 85
- - posterior, 160-1, 388, 394
- facial [VII], 60, 62-3, 68, 124, 126, 148, 193, 195, 197-200, 206, 210, 240, 304, 311, 328-9, 333, 365, 373, 376, 378, 383, 393-4, 401-2, 406, 408, 437, 454-5, 473
- - gânglio geniculado, 211
- - ramo
- - - cervical, 121, 265, 266
- - - cervicofacial, 58
- - - temporofacial, 58
- - - zigomático, 142, 143
- - topografia, 198, 199, 200
- faríngeo, 102, 394
- frênico(s), 267-70, 273, 277, 279
- - acessórios, 277, 279
- frontal, 155, 158, 164, 165, 328, 388, 394, 395
- glossofaríngeo [IX], 116, 124, 126, 197, 200, 235, 237-8, 240, 256, 304, 311, 328-9, 333, 365, 373, 376, 378, 383, 394, 402, 410-1, 414, 450, 454-5, 473
- hipogástrico, 455
- hipoglosso [XII], 53, 116-7, 121-3, 237-8, 240, 267-70, 272-3, 276, 304, 328-9, 365-6, 373, 378, 383, 422-3, 427, 473
- infraorbital, 53, 60, 62, 69, 80, 100, 102, 126, 140, 142-3, 146, 148-9, 154, 161-2, 164-5, 394, 395
- - inferior, 388
- - ramos
- - - alveolares superiores anteriores, 105
- - - labiais superiores, 105
- - - nasais internos, 85
- infratroclear, 60, 69, 142-3, 160-1, 394
- intercostobraquial, 269

505

Índice Alfabético

- - intermédio, 126, 311, 373, 376, 402, 450
- - jugular, 237
- - lacrimal, 69, 103, 142-3, 148, 155, 158-60, 162, 165, 328, 388, 394, 395
- - laríngeo
- - - recorrente, 238, 256, 260, 269, 279, 413
- - - - direito, 262, 414-5, 455
- - - - esquerdo, 262, 273, 414-5, 455
- - - - ramos esofágicos, 256
- - - superior, 115, 123, 233, 237-8, 240, 257, 268, 276, 413-5
- - - - ramo externo, 220, 237, 279
- - - - ramo interno, 117, 220, 237, 256, 257, 279
- - lingual, 59, 60, 62-3, 69, 100, 116-7, 121-5, 200, 273, 376, 394-5, 402-3, 450
- - lombar
- - - [L4], 435
- - - - ramo anterior, 435
- - - [L5], 435
- - - - ramo anterior, 435
- - mandibular [V₃], 59-60, 63, 69, 100, 102, 116, 124-5, 148, 158-9, 161, 197, 200, 205, 266, 326, 328, 376, 388, 392-5, 399, 410
- - - ramo meníngeo, 158
- - massetérico, 394
- - maxilar [V₂], 69, 100, 102, 124, 126, 148, 156, 158-9, 161-2, 197, 200, 235, 266, 324, 326, 328, 376, 388, 392-5, 399
- - - ramos nasais, 85
- - mentual, 59, 60, 62, 69, 100, 394
- - milo-hióideo, 63, 267-9, 276, 394
- - nasociliar, 155, 158-60, 165, 328, 388, 394-5
- - nasopalatino, 85, 105, 394
- - occipital
- - - maior, 58-9, 69, 264-6, 269-70
- - - menor, 56, 58-9, 186, 264-7, 269-70
- - oculomotor [III], 124, 156, 158-61, 176, 197, 290, 304, 311, 324, 326, 328-9, 333, 338, 363-4, 373, 376, 378, 383, 388-90, 392-3, 454-5, 463, 473
- - - ramo inferior, 154-5, 160-1, 165, 388, 389
- - - ramo superior, 155, 159-60, 165, 388
- - oftálmico [V₁], 69, 100, 102, 124, 126, 148, 155, 158-61, 197, 200, 266, 324, 326, 376, 388-9, 392-5, 399
- - olfatório [I], 85, 328, 373
- - - filamentos do nervo olfatório, 76
- - óptico [II], 80, 82, 126, 133, 152, 154-5, 158-62, 164-5, 172-3, 176, 303, 309, 311, 324, 326, 328-9, 333, 350-1, 360, 373, 378, 387, 392-3, 459, 473
- - - bainha externa, 154
- - - parte canalicular, 155
- - - parte intracraniana, 155
- - - parte orbital, 155
- - óptico [III], 156
- - palatino
- - - maior, 85, 102, 104-5, 200, 394
- - - - ramos nasais posteriores inferiores, 85
- - - menores, 85, 102, 105, 200, 394
- - para o músculo tensor
- - - do tímpano, 125, 394
- - - do véu palatino, 125, 394
- - petroso
- - - maior, 103, 124, 148, 195, 197-8, 200, 206, 211, 328, 376, 388, 401-3, 408
- - - - raiz parassimpática, 126
- - - menor, 125-6, 328, 394, 401, 410-1
- - - profundo, 103, 148, 402-3, 410
- - - - raiz simpática, 126
- - pterigóideo
- - - lateral, 60, 63, 394
- - - medial, 63, 125, 394
- - - - ramos musculares, 205
- - sacral [S1], 435
- - sacular, 209
- - simpáticos pré-ganglionares de T1, 103
- - sublingual, 117, 123
- - supraclaviculares, 56, 58, 265
- - - intermédios, 264, 265, 270
- - - laterais, 264, 265, 270
- - - mediais, 264, 265, 270
- - supraescapular, 269
- - supraorbital, 60, 69, 148, 159, 165, 394
- - - ramo lateral, 58, 59, 142, 143, 146, 158, 159
- - - ramo medial, 58, 59, 142, 143, 146, 158
- - supratroclear, 59, 60, 69, 142, 143, 146, 158, 159, 394
- - - ramo medial, 159
- - temporal profundo, 60, 62, 394
- - - anterior, 59
- - - posterior, 59
- - timpânico (de Jacobson), 124, 195, 376, 410, 411
- - torácico longo, 269
- - toracodorsal, 269
- - trigêmeo [V], 63, 100, 124, 126, 148, 158-9, 161, 197, 200, 266, 304, 311, 326, 329, 333, 342, 364-6, 373, 376, 378, 383, 392, 394-5, 397, 399, 443
- - - raiz motora, 393
- - - raiz sensitiva, 160, 393
- - troclear [IV], 155-6, 158-60, 165, 197, 304, 324, 326, 328, 333, 363, 367, 373, 378, 383, 388-9, 392-3, 473
- - utricular, 209
- - utriculoampular, 209
- - vago [X], 53, 126, 197, 220, 228, 235, 237-8, 240, 260, 266-9, 273, 276, 304, 311, 328-9, 333, 365-6, 373, 378, 383, 410, 413-6, 418, 450, 453-5, 473
- - - direito, 262
- - - esquerdo, 262
- - - gânglio
- - - - inferior, 418, 419
- - - - superior, 418
- - - ramo
- - - - auricular, 414, 415
- - - - cardíaco cervical superior, 279
- - - - comunicante com o ramo para o seio carótico (IX), 414, 415
- - - - faríngeo, 410, 414, 415
- - - - meníngeo, 414, 415
- - vestibular, 206, 209-11, 408, 409
- - - parte inferior, 409
- - - parte superior, 409
- - vestibulococlear [VIII], 184, 197, 206, 209-12, 304, 311, 328-9, 333, 365, 373, 378, 383, 393, 408-9, 473
- - - parte coclear, 215
- - zigomático, 102-3, 148, 161-2, 165, 388, 394
- - zigomaticotemporal, 148

Neuralgia
- do nervo trigêmeo, 69, 399
- do vago, 412
- glossofaríngea, 412

Neurinoma
- do acústico, 409
- do nervo vestibulococlear (acústico), 405
- do VIII nervo craniano, 207

Neurite
- do nervo óptico, 386
- retrobulbar, 386

Neuro-hipófise, 303, 318, 324, 357, 361, 393

Neuroblastos
- aferentes no gânglio espinal, 292
- motores, 292

Neurocrânio, 9

Neurônio
- espinal, 442
- motor, 292, 428
- pós-ganglionar, 428

Nistagmo, 217

Níveis e inervação da faringe, 235

Nó primitivo, 284

Nódulo(s), 286, 368, 370-2
- elástico
- - anterior, 248, 250, 257
- - - mácula amarela anterior, 246, 254
- - posterior, 248, 250, 257
- - - mácula amarela posterior, 246, 254
- nas pregas vocais, 254

Notocorda, 284

Núcleo(s)
- abducente [VI], 217
- acessório do nervo oculomotor, 176, 376, 382, 383, 389-90
- ambíguo, 382, 383, 411, 415, 419
- - parte compacta, 366
- anterior, 359
- - do hipotálamo, 361

Índice Alfabético

- - do tálamo, 352
- caudado, 289, 316, 334, 355
- - cabeça, 316-8, 349, 354-5, 437, 439, 459, 462-3, 467-71
- - - recesso triangular, 367
- - cauda, 316, 318, 354, 463-5, 468-71, 474
- - corpo, 315-8, 354-5, 360, 367, 463-4, 467, 473
- central, 443
- centromediano, 359
- cerúleo (noradrenérgico), 358
- coclear(es), 383
- - anterior, 211, 215, 409
- - posterior, 211, 215, 382, 409
- cuneiforme, 443, 445
- da base, 442
- da rafe
- - do bulbo, 366
- - posterior (serotoninérgico), 358
- de Edinger-Westphal, 376, 389
- de Kölliker-Fuse, 366
- denteado, 286, 371, 465, 473
- do cerebelo, 371
- do corpo
- - geniculado
- - - lateral, 359
- - - medial, 359
- - mamilar, 361
- do fastígio, 371
- do lemnisco lateral, 215
- do metatálamo, 359
- do nervo
- - abducente, 382-3, 389, 438
- - acessório, 382-3, 419
- - facial, 382-3, 403, 406
- - hipoglosso, 366, 382-3, 423, 438
- - oculomotor, 287, 364, 382-3, 389, 390
- - trigêmeo, 358, 443
- - troclear, 287, 382-3, 389
- do trato solitário, 366, 383, 403, 415, 450, 453
- dorsal(is), 359
- - do hipotálamo, 361
- dorsomedial, 361
- e trato espinal do nervo trigêmeo [V], 411
- emboliforme, 371
- espinal do nervo trigêmeo, 366, 382, 383, 403, 445
- gigantocelular lateral, 451
- globoso, 371
- grácil, 443, 445
- intermediolateral, 358, 429
- intralaminar do tálamo, 451
- lateral do trato olfatório, 384
- lentiforme, 437, 461
- magno da rafe medial, 451
- marginal, 429
- mediais, 359
- - do corpo trapezoide, 214

- medianos, 359
- mesencefálico do nervo trigêmeo, 287, 364, 366, 382-3, 395
- motor do nervo trigêmeo, 382, 383, 395
- oculomotor, 217
- olfatório anterior, 384, 385
- olivar
- - inferior, 305, 437
- - superior, 215
- - - lateral, 214
- - - medial, 214
- para-ambíguo (formação externa), 366
- parabraquial, 451
- - medial, 366, 450
- parafascicular, 359
- paraventricular, 358, 361
- periolivares, 214
- pontino, 286, 305
- - da rafe, 366
- - do nervo trigêmeo, 382, 383, 395
- posterior, 359
- - da rafe, 364
- - do hipotálamo, 361
- - do nervo vago, 366, 382, 383, 415, 453
- pré-ópticos, 361
- pulvinares, 359
- reticulares, 359
- rubro, 287, 303, 305, 360-1, 364, 383, 464, 471-2
- salivatório
- - inferior, 124, 376, 382, 383, 411
- - superior, 124, 376, 382, 383, 403
- septais, 352
- solitário, 366, 382, 411
- subtalâmico, 355, 356, 357, 437
- supraóptico, 361
- supraquiasmático, 358, 361
- talâmicos específicos, 359
- tegmental, 361
- tegmentares (colinérgicos), 358
- torácico posterior, 429, 444
- tuberais e arqueados, 361
- ventral(is), 359
- - anterior, 359
- - intermédio, 359
- - posterolateral, 359, 445
- - posteromedial, 359, 445, 450
- ventromedial do hipotálamo, 361
- vestibular(es), 382, 383
- - inferior (de Roller), 211, 382, 409
- - lateral (de Deiters), 211, 382, 409
- - medial (de Schwalbe), 211, 217, 366, 382, 409
- - superior (de Bechterew), 211, 382, 409
- visceral do nervo oculomotor (III) (de Edinger-Westphal), 124

O

Óbex, 304, 365, 427
Obstrução da abertura da tuba auditiva, 191

Occipital, 29, 55, 291
- escama occipital, 13, 23, 24
- parte
- - basilar, 18, 35
- - lateral, 22, 24, 35
Occipúcio, 12
Oclusão(ões), 334
- trombótica da artéria do labirinto, 210
- vasculares, 439
Oftalmopatia, 263
Olho(s), 2, 129
- direito, 217
- esquerdo, 217
Oliva, 304, 381, 464, 465
- inferior, 365, 366
Opérculo
- frontal, 290, 299
- parietal, 290, 299
- temporal, 290
Ora serrata, 166, 167
Orbículo ciliar, 166, 169
Órbita, 9, 79, 130, 134
- corte(s)
- - frontais, 165
- - sagital, 164
- parede inferior, 77
- RM, 172
- topografia, 163
Orbitopatia endócrina, 164
Orelha, 2, 179, 184
- média, 182, 184, 192, 201
Organização
- do sistema nervoso, 294
- dos gânglios sensitivos dos nervos cranianos, 375
Órgão(s)
- da audição e do equilíbrio, 180
- de Corti, 209
- efetores, 380
- espiral, 209, 211, 212
- genitais, 454
- justaoral, 52
- subcomissural, 318
- subfornicial, 318
- vascular da lâmina terminal, 318
Ossículos
- da audição, 180, 184, 190
- da orelha, 182
Osso(s), 36, 44
- do crânio, 10, 12, 14, 15
- hioide, 255
- incisivo, 24, 30
- interparietal, 13
- nasal, 9, 22, 28, 29, 32, 33, 72, 73, 134, 135, 151
- sutural, 13
Óstio, 81
- faríngeo, 410
- - da tuba auditiva, 76, 202, 234, 238, 242
- timpânico da tuba auditiva, 193, 194, 195

507

Índice Alfabético

Otite
- externa, 184
- média, 192, 242
- - aguda, 181
Otoliquorreia, 308
Otosclerose, 190

P

Palatino, 14, 27, 28, 29, 74, 78, 134, 155
- lâmina
- - horizontal, 18, 24, 27, 29, 30, 74, 202
- - perpendicular, 27, 29, 31, 74, 102
- processo
- - orbital, 31, 32, 33, 134, 135
- - piramidal, 18, 30, 31
Palato
- duro, 19, 88, 99, 104, 204
- - rafe do palato, 89
- e músculos do palato, 104
- mole, 88-9, 99, 102, 104, 107, 203, 234, 241-2
- primário, 105
- secundário, 105
Paleocórtex, 345
Pálido lateral, 356
Pálio, 289
Pálpebra, 130, 137, 144, 146
- e região externa do olho, 136
- inferior, 136, 139, 141, 164, 172
- superior, 136, 138, 139, 141, 164, 172
Panículo adiposo, 51
Papila(s)
- circunvalada, 107, 110, 114, 256
- do dente, 92
- do ducto parotídeo, 120, 240
- filiformes, 110
- folhadas, 110, 114, 115
- fungiformes, 110
- gengival, 87
- incisiva, 104
- lacrimal, 149
- - inferior, 136
- - superior, 136
Papiledema, 171
Paralisia
- bulbar, 366
- do músculo
- - da laringe, 262
- - inervado pelo nervo troclear, 154
- - levantador da pálpebra superior, 152
- - orbicular
- - - da boca, 51
- - - do olho, 51
- espástica, 441
- facial, 3
- flácida, 441
Paraplegia, 448
- completa, 430
Parassimpático, 428
Parede

- anterior, 193
- carótica, 192, 193
- inferior, 172, 193
- jugular, 192, 193
- labiríntica, 192, 194
- lateral, 172
- - da órbita direita, 33
- - do nariz, 75
- mastóidea, 192, 193
- medial, 172, 193
- - da órbita esquerda, 33
- membranácea, 260
- - membrana timpânica, 192
- posterior, 193
- superior, 172, 193
- tegmental, 192, 193
- - parte cupular, 192
- - recesso epitimpânico, 192
Parênquima cerebral, 309
Paresia, 336
- do nervo abducente, 400
- oculomotora, 390
- troclear, 391
Parietal, 22, 24, 33, 309
- ângulo esfenoidal, 10
- face externa, linha temporal inferior, 53
- túber parietal, 22, 23
Parótida, 118
Parotidite epidêmica, 118
Parte
- abdominal da aorta, 455
- alar do músculo nasal, 56
- alveolar, 38
- anterior do bulbo, 445
- ascendente da aorta, 273, 455
- basilar
- - da ponte com núcleo da ponte, 366
- - do mesencéfalo, 287
- central, 313, 461
- - do sistema nervoso, 2
- ceratofaríngea, 231
- - da faringe, 233
- cervical da medula espinal, 445
- ciliar da retina, 166, 169
- compacta, 360
- condrofaríngea, 231, 233
- craniana (encefálica), 314
- cricofaríngea, 233
- cuneiforme do vômer, 28
- descendente da aorta, 238
- do cerebelo, 291
- do lobo occipital, 291
- escamosa, 36
- - face cerebral, 37
- - face temporal, 36
- esfenoidal, 329
- fibrocartilagínea, 187
- flácida, 188
- infraclavicular, 269
- laríngea da faringe, 235, 460
- lombar da medula espinal, 445

- nasal, 26
- - da faringe, 235, 460
- óptica da retina, 166
- oral da faringe, 89, 235, 460
- orbital, 299
- - face orbital, 26
- óssea, 187
- petrosa, 36
- pós-comunicante, 462
- pré-comunicante, 463
- remanescente da bolsa hipofisial na cavidade craniana, osso ou teto da faringe, 288
- reticular, 360
- tensa, 188
- timpânica, 24, 36
- - do temporal, 199
- tireofaríngea, 233
- torácica da aorta, 413, 455
- triangular, 299
Pavilhão
- auditivo, 180
- auricular, 183, 186
Pé, 439
- do hipocampo, 317, 350, 351, 437, 472
Pecíolo da epiglote, 244, 245, 246
Pedículo
- do arco vertebral, 425, 426
- do cálice óptico, 132
- hipofisial (infundíbulo), 288
Pedúnculo
- cerebelar, 379
- - inferior, 304, 305, 365-7, 370, 408, 444
- - médio, 304, 307, 365-7, 370, 437, 464-5, 473
- - superior, 304, 365-7, 370, 371, 444, 465
- cerebral, 173, 301, 303-5, 307, 360, 364, 367, 379, 383, 392-3, 437, 459, 461
- do flóculo, 367, 370
- olfatório, 379
Pele, 49, 291, 309, 453
Perda
- auditiva neurossensitiva, 213
- de consciência, 114
- dos dentes, 39
Pericondrite da orelha, 187
Pericrânio, 52, 53
Periodontite, 97
Periodonto, 92
Periodontopatias, 97
Períodos de erupção dos dentes, 97
Periórbita, 152, 154-6, 164, 165
Periósteo (pericrânio), 49, 308, 309
Perna, 439
Persistência da artéria hialóidea, 133
Pescoço, 219, 220, 278
Pia-máter, 308, 309
- parte
- - craniana, 309, 311, 328

Índice Alfabético

- - espinal, 432, 433
Pilar
- do cérebro, 287, 303, 360, 363, 364, 383, 393, 437, 472
- membranáceo
- - comum, 209
- - simples, 209
- ósseo
- - comum, 207, 208
- - simples, 208
Pirâmide, 304, 305, 307, 365, 366
- do verme, 368, 372
Placa
- alar, 287, 288, 292, 381
- basal, 287, 288, 292, 381
Placoide
- da lente, 132
- ótico, 182
Plagiocefalia, 25
Plano
- horizontal de Frankfurt, 11
- oclusal, 11
- ou linha de Camper, 11
- trago-ângulo ocular, 11
Platisma, 47, 50-1, 80, 87, 89, 116, 118, 121, 224, 228, 230, 233, 260, 264-5, 268, 402
- ramo cervical (do NC VII), 56
Pleura parietal, 277
Plexo
- aórtico
- - abdominal, 428, 455
- - torácico, 428
- basilar, 309, 340, 357
- braquial, 265, 269, 277, 294, 428
- - parte supraclavicular, 70, 225, 266, 273, 274
- - tronco superior, 266, 267, 418
- cardíaco, 413-5, 428, 455
- carótico
- - comum, 237, 238
- - interno, 103, 126, 148, 193, 328, 388, 402, 403, 410
- cavernoso, 76, 119, 388
- celíaco, 414, 415, 455
- cervical, 69, 266, 268, 269, 272, 273, 294, 428
- corióideo, 286, 289, 308, 316, 332, 349, 354, 464
- - do quarto ventrículo, 313, 318, 329, 338, 367-8, 379, 473
- - do terceiro ventrículo, 289, 303, 313, 316, 318, 330, 357, 368, 379, 463-4
- - do ventrículo lateral, 173, 313, 317, 333, 463-5, 467-71, 473-4
- dental
- - inferior, 100, 394
- - superior, 100, 126
- esofágico, 413, 414, 415, 428, 455
- esplênico, 414, 415
- faríngeo, 410, 414, 415
- hepático, 414, 415
- hipogástrico
- - inferior, 454, 455
- - superior, 454, 455
- intraparotídeo, 58
- lombar, 428
- lombossacral, 294
- mesentérico
- - inferior, 455
- - superior, 455
- pterigóideo, 62, 65, 67, 100, 103, 339
- pulmonar, 413, 414, 415
- - e ramos bronquiais, 414
- renal, 414, 415, 455
- sacral, 428
- somático, 428
- suprarrenal, 414, 415
- timpânico, 126, 193, 199, 410, 411
- tireóideo ímpar, 260, 273, 279
- venoso
- - carótico interno, 205
- - do forame oval, 339, 340
- - faríngeo, 257
- - pterigóideo, 157
- - vertebral interno, 433
- visceral, 428
Poliomielite, 430, 441
Pólipos, 254
Polo
- anterior
- - da lente, 166
- - do bulbo, 166
- frontal, 298-301, 351, 355, 469, 470
- occipital, 298-301, 351, 469, 470
- posterior
- - da lente, 166
- - do bulbo, 166
- temporal, 298, 299, 301, 315, 348, 350, 462
Polpa
- coronal, 92
- do dente, 92
- radicular, 92
Ponte, 215, 217, 286-7, 289-90, 303, 305, 307, 312, 330, 338, 357, 363-4, 368, 383, 413, 427, 438, 440, 445, 450-1, 455, 460-1, 463-4, 473
- rostral, 215
Ponto(s)
- cefalométricos mais comuns da face, 7
- de Erb, 265
- lacrimal, 136, 140, 149
Poro, 14
- acústico
- - externo, 11, 19, 40, 41, 42, 45
- - interno, 16, 17, 21, 37, 206, 328
Posição da antes membrana orofaríngea, 288
Potenciais acústicos evocados (PAE), 215
Pré-cúneo, 465, 467, 468

Pré-subículo e parassubículo, 348
Prega(s)
- ariepiglótica, 238, 254
- ciliares, 169
- da íris, 169
- do nervo laríngeo superior, 238
- franjada, 111, 115, 120, 123
- glossoepiglótica
- - lateral, 110
- - mediana, 110
- labiomentual, 8
- lacrimal, 149
- malear
- - anterior, 188, 189, 192, 195, 196
- - posterior, 188, 189, 195, 196
- - superior, 189
- mentolabial, 8
- nasolabial, 8
- neural, 284
- palatinas transversas, 104
- petroclinóidea anterior, 379, 393
- salpingofaríngea, 107, 234, 238
- salpingopalatina, 234
- semilunar da conjuntiva, 136, 149
- sublingual, 120, 122, 123
- triangular, 110
- vestibular, 234, 251, 252, 254, 257, 259
- vocal, 234, 251, 252, 254, 257, 259
Presbiopia, 170
Primeiro dente molar permanente, 92
Primórdio(s)
- da neuro-hipófise, 288
- da ponte e do bulbo, 286
- do cerebelo, 286
- do colículo mesencefálico, 287
- do esfenoide, 288
- do gânglio espinal, 292
- do lobo anterior do cerebelo, 286
Processo
- adesivo, 203
- alveolar, 27, 77
- anterior do martelo, 199
- ciliar, 168, 169
- clinoide
- - anterior, 16, 34, 35, 328
- - médio, 35, 326
- - posterior, 16, 34, 35, 328
- cocleariforme, 192-5, 199
- condilar, 38-41, s46, 79, 99, 119
- coronoide, 38-41, 46, 79, 119
- esfenoidal do palatino, 85
- espinhoso (L IV), 436
- estiloide, 11, 13-4, 18, 36, 37, 40-2, 45, 53, 63, 88, 115, 119, 184, 193, 230-1, 233
- - com músculos estilofaríngeo, estiloglosso e estilo-hióideo, 240
- etmoidal, 74
- frontal, 27
- inferior do tegme timpânico, 199
- intrajugular, 35, 37

Índice Alfabético

- jugular, 35
- lateral, 190
- - da cartilagem do septo nasal, 72, 73
- lenticular, 190, 195
- mastoide, 13, 18, 19, 36, 37, 119, 184, 193, 197, 198, 227, 233, 401
- muscular, 244
- orbital, 134
- palatino, 27, 28, 29, 78
- - crista nasal, 14
- piramidal, 134, 198, 199, 401
- pterigoide, 14, 30, 31, 33, 40, 41, 63, 102, 106, 202
- - lâmina lateral, 18, 28, 33, 34, 41, 233
- - lâmina medial, 18, 28, 29, 34, 88
- uncinado, 29, 74, 75, 78, 81, 82, 83
- vaginal, 34
- vocal, 244, 246, 248, 250
- zigomático, 26, 27, 36, 37, 135

Proeminência
- do canal
- - do facial, 193
- - semicircular lateral, 193
- laríngea, 222, 244, 258
- malear, 188

Projeção no lobo occipital
- direito, 386
- esquerdo, 386

Prolapso do tecido adiposo
- da pálpebra inferior, 8
- do supercílio, 8

Prolongamento(s)
- centrais do gânglio espiral, 409
- do músculo reto lateral, 154

Prominência laríngea, 272
Promontório, 192-6, 201, 436
Propagação dos microrganismos, 157
Proporções oculares, 137
Prosencéfalo, 132, 285, 290
Protrusão, 44
Protuberância
- mental, 10, 38, 113
- occipital
- - externa, 13, 14, 19, 266
- - interna, 16, 35

Ptose, 152, 390
Pulmão, 454
Pulso jugular, 67
Pulvinar do tálamo, 342, 360, 363, 367, 465
Punção lombar, 435
Pupila, 136, 169
Putame, 289, 305, 334, 337, 354-5, 357, 437, 439, 462-4, 468-71, 473-4

Q

Quadrantopsia, 387
- superior do lado esquerdo, 387
- temporal esquerda superior, 387

Quarto ventrículo, 285, 286, 312, 313, 330, 338, 368, 371, 372, 379, 381, 460, 465, 473
Queimaduras químicas e térmicas, 112
Queratite, 51
Quiasma óptico, 152, 155, 173, 288-9, 301, 303, 313, 324, 329-30, 336-7, 350, 353, 357, 360, 368, 379, 387, 393, 459-60, 463

R

Radiação(ões)
- acústica, 215, 360, 439
- anteriores do tálamo, 360, 439
- centrais do tálamo, 360
- de Gratiolet, 387
- do corpo caloso, 306, 307, 437, 462, 466
- óptica, 173, 176, 355, 360, 386, 387, 439, 469, 470
- posteriores do tálamo, 360

Radiculopatia, 428
Rafe
- da faringe, 231, 233
- do palato, 104, 105
- milo-hióidea, 112, 113
- palpebral lateral, 136
- pterigomandibular, 63, 88, 104, 233, 240

Raiz(ízes)
- anterior, 308, 433
- clínica, 92
- craniana, 414
- - do nervo acessório [XI], 365
- da língua, 110, 111, 114, 122, 203, 252, 450
- do dente, 92
- dos nervos
- - coccígeos, 424
- - lombares, 424
- - sacrais, 424
- - torácicos, 424
- espinais, 378
- ınterıor, 422
- motora, 126, 304
- nervosa espinal anterior, 292
- parassimpática, 124, 455
- - do gânglio pterigopalatino, 403, 408
- - oculomotora (III), 160, 376
- - - do gânglio ciliar, 388, 389
- posterior(es)
- - C1, 427
- - C8, 427
- - L1, 427
- - L1-5, S1-5, 427
- - T1, 427
- - T12, 427
- sensitiva, 304
- - do gânglio ciliar, 388, 389, 394
- - V1, 160
- simpática, 125, 160
- - do gânglio ciliar, 388, 389

- - do gânglio pterigopalatino, 403, 410
- superior, 116, 266, 422
Ramificações da artéria hialóidea, 133
Ramo(s)
- alveolares superiores, 100, 394
- - anteriores, 126
- - médios, 105, 126
- - posteriores, 126
- anterior, 190, 299, 308, 337, 428
- - C2–C4, 266
- - da cápsula interna, 360
- - do nervo espinal, 294
- articulares, 432
- ascendente, 299
- auricular(es), 237, 403, 413
- - anteriores, 186
- bronquiais, 413, 415
- bucais, 58, 68, 403, 406
- - do NC VII, 56
- calcarino, 173, 333
- cardíaco, 428
- - cervical
- - - inferior, 413, 414, 415
- - - médio, 279
- - - superior, 237, 238, 269, 413, 414, 415
- - torácico, 413, 414, 415
- celíacos, 414, 415
- cervical, 58, 68, 403, 406
- cervicofacial, 68
- comunicante, 124, 269, 376, 453, 455
- - branco, 428
- - centro ciliospinal, 176
- - cinzento, 428
- - com nervo
- - - auriculotemporal, 125
- - - do canal pterigóideo, 125
- - - facial, 124, 265, 394
- - - glossofaríngeo, 413
- - - zigomático, 148, 162
- - com ramo auricular do nervo vago, 410, 411
- - profundo para C4 e C5, 279
- cricotireóideo, 234
- curto, 190
- cutâneo peitoral anterior, 272
- da antélice, 185
- da hélice, 185
- da mandíbula, 10, 38, 39, 41, 42, 45, 53, 54, 88, 113, 230
- digástrico, 197, 198, 401
- do estribo, 195
- do fórnice, 349
- do giro angular, 331, 341
- do(s) nervo(s)
- - facial, 405
- - infraorbital, 58
- - mentual, 58
- - occipital maior, 58
- - supratroclear, 58
- - temporais, 58
- do tentório, 158, 394

Índice Alfabético

- dorsais da língua, 107, 108
- espinal, 431, 432, 433
- esternocleidomastóideo, 65, 66, 267, 268
- estilo-hióideo, 197, 198, 200, 401
- externo, 414, 415, 418, 419
- faríngeo, 103, 237, 410, 411, 413
- - artéria palatina descendente, 107, 108
- frontal posteromedial, 466
- ganglionares, 126
- - e gânglio pterigopalatino, 102
- - trigeminais, 324
- gástricos anteriores, 413, 414, 415
- hepático (omento menor), 414, 415
- infra-hióideo, 266
- interganglionar, 277, 428
- interno, 414, 415, 418
- intestinais, 414, 415
- lingual, 256, 410, 414, 415
- longo, 190
- mandibular, 40
- marginal da mandíbula, 56, 58, 68, 276, 403, 406
- mastóideo, 65, 66, 269
- meníngeo(s), 308, 324, 328, 394, 413, 428, 432
- - anterior, 158, 160, 161
- - da artéria
- - - faríngea ascendente, 321
- - - occipital, 321
- - - vertebral, 321
- - recorrente, 394
- mentual, 65, 66
- musculares, 270
- nasal
- - externo, 69, 394
- - interno, 394
- - posterior superior, 102, 394
- occipital, 65, 402
- orbitais, 102
- para o músculo estilofaríngeo, 410, 411
- para o seio carótico, 410, 411
- paracentrais, 341
- parieto-occipital, 333, 341
- parotídeos, 124, 394
- - e comunicantes com o nervo facial, 376
- perfurantes (artéria e veia torácicas internas), 272
- posterior, 190, 308, 355, 428, 439, 466
- - da cápsula interna, 360
- pré-cuneal, 341, 465, 466
- pulmonar, 428
- radicular
- - anterior, 432, 433
- - posterior, 432, 433
- simpático, 176
- supra-hióideo, 266
- temporal(is), 56, 58, 68, 403, 406
- - anterior, 331
- - médio, 331
- - posterior, 331

- - superficiais, 394
- temporofacial, 68
- terminais
- - do nervo facial, 68
- - inferiores, 331
- tonsilares, 107, 256, 410
- - artéria
- - - faríngea ascendente, 107, 108
- - - palatina ascendente, 107, 108
- - e linguais, 411
- - nervo glossofaríngeo, 107
- traqueais, 256
- - e esofágicos, 414, 415
- tubário, 410
- zigomaticofacial, 58, 69, 102, 394
- zigomáticos, 56, 58, 68, 403, 406
- zigomaticotemporal, 58, 69, 102, 103, 394

Rampa
- do tímpano, 207, 208, 209, 212
- do vestíbulo, 207, 208, 209, 212

Ranhuras fasciais para ancoragem do músculo orbicular do olho, 145
Raquianestesia, 435
Raquitismo, 96
Reabsorção da parte alveolar, 39

Reação(ões)
- alérgicas, 112
- de convergência, 176

Recesso(s)
- coclear, 208
- da membrana timpânica
- - anterior, 189
- - superior, 189
- do infundíbulo, 313, 318, 357, 368, 463, 472
- do meato acústico inferior, 187
- elíptico, 208
- epitimpânico, 189, 191, 195, 199
- esfenoetmoidal, 78
- esférico, 208
- faríngeo, 76, 205, 238
- frontal, 82
- hipotimpânico, 191
- lateral do quarto ventrículo, 313
- pineal, 313, 318, 357, 470
- piriforme, 238, 254, 257
- superior da membrana timpânica, 192
- supraóptico, 313, 318, 357, 463, 472
- supraorbital, 80
- suprapineal, 313, 318, 357, 469
- triangular, 463

Rede venosa subepitelial, 117

Reflexo(s)
- corneano, 393
- da deglutição ou o do vômito, 112
- de acomodação, 176
- de Babinski, 437, 441
- de Oppenheim, 441
- patológico, 441
- pupilar à luz, 169, 176

- vestíbulo-ocular, 217

Região(ões)
- auricular, 4, 5
- cervical, 4, 222
- - anterior, 4
- - lateral, 4, 5
- - posterior, 4, 5
- cutâneas próximas ao olho, 137
- da bochecha, 4, 5
- da cabeça e do pescoço, 4, 5, 445
- de drenagem, 308
- do pescoço, 222
- entorrinal, 352
- esternocleidomastóidea, 4, 5
- externa do olho, 137
- frontal, 4
- infraorbital, 4, 5
- - mentual, 4
- infratemporal, 4
- insular, 451
- lombar, 225
- mastóidea, 4, 5
- mentual, 4, 5
- nasal, 4
- occipital, 4, 5
- oral, 4, 5
- orbital, 4
- parietal, 4 5
- parotideomassetérica, 4, 5
- pré-óptica, 352
- temporal, 4, 5
- zigomática, 4, 5

Relações de orientação e de posição, 297
Resíduo da ligação da bolsa hipofisial com a cavidade oral, 288
Restos de um arco faríngeo, 261
Retículo trabecular, 166, 169
Retina, 166, 167, 171, 175, 176, 358
- nasal do olho
- - direito, 387
- - esquerdo, 387
- temporal do olho
- - direito, 387
- - esquerdo, 387

Retináculo
- lateral, 165
- medial, 165

Retinopatia diabética, 165
Reto, 436, 454
Retrusão, 44

Rigidez pupilar
- absoluta, 176
- amaurótica, 176
- reflexa, 176

Rima
- da boca, 86
- da glote, 254, 257, 259
- - parte intercartilagínea, 257
- - parte intermembranácea, 257
- das pálpebras, 136, 138
- do vestíbulo, 259

511

Índice Alfabético

Rinoliquorreia, 308
Rinorreia, 85
Ritidoplastia, 48
RM da coluna lombar, 430
Rombencéfalo, 282, 285, 287, 290, 297
Rostro, 306, 368
- esfenoidal, 34
Rugas de expressão, 8

S

Saco
- endolinfático, 183, 209
- lacrimal, 130, 140, 141, 145, 146, 149, 150, 151
- - lúmen, 151
Sacro, 435, 436
Sáculo, 180, 183, 209, 211, 408
- da laringe, 257, 259
- vestibular, 209
Salgado, 450
Sangramento(s)
- na cápsula interna, 336
- nasais, 83
Schwannoma do nervo vestibular, 409
Secreção na tuba, 202
Segmentos
- cervicais [C1–C8], 424, 427
- coccígeos [CO1–CO3], 424
- da medula espinal, 424
- lombares [L1–L5], 424, 427
- sacrais [S1–S5], 424
- torácicos [T1–T12], 424, 427
Segundo dente molar decíduo, 92
Seio(s)
- carótico, 323, 410
- cavernoso, 155, 157, 309, 324, 339, 340, 392, 393
- da dura-máter, 308
- do tímpano, 193, 195
- esfenoidal, 14, 28-9, 33, 41, 73, 74, 76-9, 82, 162, 172, 204, 324, 393, 460
- esfenoparietal, 309, 339, 340
- frontal, 14, 28-9, 32, 73-4, 77-81, 163, 172
- intercavernoso, 309, 324, 340, 393
- marginal, 309, 339, 340
- maxilar, 27, 30, 32-3, 77-81, 99, 119, 126, 134, 140, 150, 152, 163-5, 172, 460
- - túnica mucosa, 149
- occipital, 309, 328, 339, 340
- paranasais, 77
- - radiografia, 79
- petroso
- - inferior, 309, 339, 340
- - superior, 309, 339, 340, 392
- posterior, 193
- reto, 309, 313, 339, 340, 379
- sagital
- - inferior, 309, 332, 339, 340, 379
- - superior, 80, 282, 309, 313-4, 332, 339-41, 379
- sigmoide, 237, 238
- sigmóideo, 309, 328
- - da dura-máter, 339, 340
- superior do saco lacrimal, 150
- transverso, 197, 237, 238, 309, 339, 340
- venoso, 309
- - da esclera, 166, 167, 168
Sela turca, 35, 74, 76, 78
- fossa hipofisial, 324, 393
- sutura escamosa, 14
Semicanal
- da tuba auditiva, 195, 202, 204, 205, 207
- do músculo tensor do tímpano, 193, 195, 198, 205, 401
Septo(s)
- da língua, 111, 115, 123
- do canal, 195
- - musculotubário, 193, 195, 205
- lacrimal, 141, 151
- mediano posterior, 292
- nasal, 28, 77, 79, 80, 81, 88, 242
- - parte óssea, 10, 22, 28, 41
- - órbita, 99
- - ósseo, 81
- orbital, 138, 145, 146, 151, 164
- - corno lateral, 145
- - corno medial, 145
- pelúcido, 302, 316-8, 330, 334, 351, 354, 367, 379, 437, 459, 460-3, 467-9
- sagital, 240
Sialólitos, 120, 122
Sifão carótico, 320, 322-4, 333
Sinal
- de Brudzinski positivo, 314
- de Kernig, 314
Sincondrose
- esfenopetrosa, 206, 207
- petro-occipital, 207, 231
Sindesmoses, 245
Síndrome
- Brown-Séquard, 430
- da "boca seca", 120
- da artéria
- - corióidea anterior, 332
- - espinal anterior, 431
- - radicular magna, 431
- da cauda equina, 424
- de Cushing, 362
- de encarceramento, 333
- de Frey, 118
- de Guillain-Barré, 441
- de Horner, 458
- de Marfan, 168
- de Wallenberg, 329
- de Wernicke-Korsakoff, 351
- do ápice da órbita, 155
- do cone medular, 424
- do desfiladeiro torácico, 278
- do roubo da subclávia, 268, 325
- do seio
- - carótico, 276, 320
- - cavernoso, 389
- dos escalenos, 278
- espinal anterior, 449
- mesencefálica, 363
Sínfise da mandíbula, 22, 39
Sinusite, 79
- crônica, 81
Sistema
- anterolateral, 451
- extrapiramidal, 429
- límbico/córtex associativo, 442
- motor extrapiramidal, 440
- nervoso
- - autônomo, 282, 453, 456
- - entérico, 454
- - somático, 282
- - visão geral, 294
- piramidal, 429
- posterolateral, 451
- somatossensitivo, 446
SMAS (sistema muscular aponeurótico superficial), 48
SNC, 294
Somito, 284
Sonolência, 297
Subglote, 253
Subículo, 348
- do promontório, 193, 194
Substância
- branca, 292, 309, 317, 426, 465
- cinzenta, 305, 317, 426, 465
- - central, 360, 364, 451
- - intermédia central, 429
- esponjosa, 429
- gelatinosa, 429
- negra, 287, 301, 303, 305, 356, 358, 360, 364, 379, 393, 472
- - parte compacta, 437
- perfurada
- - anterior, 303, 360, 384
- - posterior, 301, 303, 329, 348, 360, 363, 364
Sudorese gustatória, 118
Sulco(s)
- alar, 72
- anterolateral, 426, 427
- arterial, 14, 15, 16, 34, 37
- basilar, 304, 365
- bulbopontino, 304, 365, 368
- calcarino, 173, 298, 301, 307, 330, 336, 346-7, 349-51, 386, 387, 459-60, 465, 469-70, 473
- carótico, 16, 34, 35, 328
- central (fissura de Rolando), 290, 298-300, 302, 312, 330, 336, 346, 446, 460, 466-8, 473-4
- - da ínsula, 299
- circular da ínsula, 299, 462

512

Índice Alfabético

- colateral, 298, 301, 317, 348-9, 353, 470-2
- da artéria
- - meníngea média, 15
- - temporal média, 36
- da esclera, 136
- da tuba auditiva, 19, 34
- do cíngulo, 298, 300, 346, 351, 462, 467
- do corpo caloso, 349, 462
- do nervo petroso
- - maior, 16, 207
- - menor, 16
- do promontório, 193, 194
- do seio
- - petroso
- - - inferior, 16, 207
- - - superior, 16
- - sagital superior, 15, 16
- - sigmoide, 14, 16, 17, 35, 37, 206, 207
- - sigmóideo, 328
- - transverso, 14, 16, 17, 35
- epitalâmico, 288
- espiral interno, 212
- frontal inferior, 300
- hipocampal, 298, 301, 317, 348-50, 353, 471, 472
- hipotalâmico, 288, 303, 318, 330, 357, 464, 471
- infraorbital, 27, 31, 32, 33, 134, 135
- intermédio posterior, 304, 426
- intraparietal, 299, 300, 302
- intrarrinal, 349, 353
- lacrimal, 27, 134
- lateral (fissura de Sylvius), 290, 298-9, 312, 336-7, 346, 462, 464, 466
- - e fossa lateral, 302
- - do mesencéfalo, 363
- - ramo posterior, 299
- limitante, 288, 292, 304, 381
- mediano, 110, 304, 305, 313, 381
- - posterior, 304, 305, 426, 427
- milo-hióideo, 38, 39, 41
- neural, 284
- occipitotemporal, 301
- olfatório, 82, 301
- orbitais, 301
- palatinos, 30
- palpebral superior, 136
- palpebromalar, 8
- palpebronasal, 136
- parieto-occipital, 298-300, 302, 307, 330, 336, 346, 351, 465, 467-8, 473
- pós-central, 299, 300, 446
- posterolateral, 304, 426, 427
- pré-central, 299, 300
- pré-quiasmático, 35, 326
- retro-olivar, 365, 413
- rinal, 349
- semianular, 349, 353
- semilunar, 299, 468, 469, 470
- subparietal, 465, 467, 468
- temporal
- - inferior, 299, 301
- - superior, 299, 465, 468-71
- terminal, 110, 238
- timpânico, 193
- venosos, 15
Supercílio, 136, 164
Supraglote, 253
Suprimento sanguíneo e inervação do labirinto membranáceo, 210
Surdez
- congênita, 183
- de condução, 190
Sutura
- coronal, 10, 11, 12, 14, 15, 22, 23, 340
- escamosa, 11, 13
- esfenoescamosa, 11, 16, 40
- esfenofrontal, 10, 11, 16, 33
- esfenoparietal, 10
- esfenozigomática, 10, 11
- etmoidolacrimal, 33
- frontal, 22, 23
- frontolacrimal, 10, 11
- frontomaxilar, 32, 73
- frontonasal, 9, 28, 73
- frontozigomática, 10, 11, 79
- incisiva, 30
- intermaxilar, 10
- internasal, 9
- lacrimomaxilar, 11
- lambdóidea, 11-5, 22, 23
- lâmina interna, 49
- nasomaxilar, 10, 11, 73
- occipital transversa, 13, 24
- occipitomastóidea, 11, 13, 16
- palatina
- - mediana, 18, 30, 105
- - transversa, 18, 27, 30, 73
- parietomastóidea, 11, 13
- sagital, 12, 13, 23, 309, 340
- temporozigomática, 11
- vomeromaxilar, 73
- zigomaticofrontal, 32
- zigomaticomaxilar, 10, 11, 31, 32, 135
Swab da membrana mucosa da boca, 87

T

Tálamo, 216, 288-90, 302-3, 305, 318, 330, 337, 342, 351, 354-7, 360, 367-8, 439, 442-3, 450, 459-61, 463-4, 468-70, 473
- recoberto pela lâmina fixa, 349
Tarso
- inferior, 138, 145, 146, 164
- superior, 138, 145, 146, 164
TC de crânio, 330
Tecido
- adiposo, 47
- - extradural, 433
- - subcutâneo, 47
- - temporal superficial, 47
- conjuntivo
- - do septo orbital, 145
- - frouxo, 49
- erétil, 149
Tegmento, 287
- do mesencéfalo, 301, 303, 357, 364, 368, 459, 464, 471, 472
Tela
- corióidea, 286, 465, 468
- - do quarto ventrículo, 367
- - do terceiro ventrículo, 316-8, 330, 332, 357, 368, 463-4, 469, 473
- subcutânea, 49
Telencéfalo, 215, 282, 285, 290, 316
- córtex cerebral, 298, 299
Tempo de ruptura do filme lacrimal, 144
Temporal, 22, 36, 184
- fossa mandibular, 46
- parte
- - escamosa, 11, 14, 16, 22, 24, 32, 33
- - petrosa, 16, 22, 24, 202
- processo
- - mastoide, 11, 45
- - zigomático, 18, 41, 54
- tubérculo articular, 46
Tendão
- central, 205
- das pregas vocais, 248, 250, 257
- de Broyle, 246, 248, 250, 257
Tênia
- corióidea, 318, 349, 367
- do fórnice, 316, 349, 351
- do tálamo, 316, 318
Tentório do cerebelo, 308, 309, 332, 343, 379
Terceiro ventrículo, 285, 288-9, 308, 312-3, 316, 330, 354-5, 357, 367-8, 379, 437, 459-61, 463-4, 469, 470, 472
Teste
- de Romberg, 217
- de Schirmer, 144
- de Unterberger, 217
Teto, 287, 451
- colículo superior, 364
- da faringe, 288
- do mesencéfalo, 173, 301, 330, 333, 357, 368, 459-60, 472
- - colículo superior, 471
- - lâmina do teto, 372
Tetraciclinas, 96
Tetraparesia, 448
Tetraplegia, 448
Tic douloureaux, 69
Tinido, 212
Tipos de fibras (dos núcleos) dos nervos cranianos, 380
Tolerância à isquemia, 320

Índice Alfabético

Tomografia computadorizada da cabeça, 319
Tonsila
- do cerebelo, 368, 369, 451, 465
- faríngea, 76, 204, 234, 238, 241, 242
- - aumentada (adenoide), 191
- lingual, 107, 110, 234
- palatina, 88, 89, 104, 106-7, 110, 115, 203, 234, 238, 240, 256, 261
- - localização e irrigação, 108
Tonsilectomia, 109
Tonsilite, 109
Topografia dos seios paranasais, 80, 81, 82
Toro
- do levantador, 234, 242
- mandibular, 38
- tubário, 76, 88, 234, 238, 242
Torpor, 297
Trabécula aracnóidea, 308
Trago, 185
Trajeto do leite materno, 242
Transmissão dos sinais no bulbo olfatório, 385
Transplante de córnea, 166
Transtornos
- afetivos, 368
- de consciência, 297
Traqueia, 228, 231, 234, 242, 252, 255-6, 258-60, 269
- parede membranácea, 238, 247, 249, 252
Traqueotomia, 224
Trato(s)
- cerebelorrubral, 464
- comissurais, 306
- corticomesencefálico, 438
- corticonuclear, 438
- corticospinal, 366, 438
- - anterior, 429, 438, 441
- - lateral, 429, 438, 441
- de associação, 306
- de projeção, 307
- e núcleo espinal do nervo trigêmeo, 395, 415
- espinal do nervo trigêmeo [V], 366
- espino-olivar, 429, 443, 444
- espinocerebelar, 429
- - anterior, 429, 444
- - posterior, 429, 444
- espinorreticular, 443
- espinotalâmico
- - anterior, 429, 443
- - lateral, 429, 443
- espinotetal, 443
- espiral foraminoso, 207
- frontopontino, 360, 439
- hipotálamo-hipofisial, 361
- olfatório, 76, 301, 311, 329, 350-1, 353, 379, 384-5, 462

- óptico, 155, 173, 303-5, 307, 348, 350, 353, 360, 363, 379, 387, 437, 463, 472
- - raiz lateral, 173
- - raiz medial, 173
- paraventrículo-hipofisial, 361
- perfurante, 352
- piramidal, 464
- - fibras corticospinais, 307
- reticulospinal, 429, 440, 441
- retino-hipotalâmico, 358
- rubrospinal, 429, 440, 441
- supraóptico hipofisial, 361
- tegmentar central, 450
- tetospinal, 440, 441
- vestibulospinal
- - lateral, 216, 440, 441
- - medial, 216, 429
Triângulo
- de Killian, 231
- de Laimer, 231
- do "sussurro", 249
Trígono
- carótico, 4, 5, 222, 223
- cervical
- - anterior, 222
- - posterior, 222
- colateral, 315, 316, 317, 350, 470, 474
- do lemnisco lateral, 363
- do nervo
- - hipoglosso, 304
- - vago, 304
- habenular, 367
- muscular, 4, 5, 222
- olfatório, 301, 303, 350, 360
- - tubérculo olfatório, 384
- omoclavicular, 4, 230
- retromolar, 38
- submandibular, 4, 5, 222
- submentual, 4, 5, 222
Trismo mandibular, 55
Tróclea, 151, 161
- do músculo oblíquo superior, 146, 152
Trombólise, 330
Trombose
- do seio cavernoso, 157
- venosa central, 165
Tronco(s), 306
- braquiocefálico, 227, 238, 271, 277, 325, 413
- celíaco, 455
- costocervical, 271
- do corpo caloso, 305
- do nervo
- - acessório, 418
- - - ramo interno, 238
- - espinal, 292, 428
- encefálico, 282, 297, 336
- inferior, 277
- linfático
- - broncomediastinal, 279
- - subclávio, 279

- médio, 277
- principal dos ramos terminais superiores, 331
- simpático, 103, 237, 237, 238, 240, 269, 277, 410, 455
- - ramo comunicante para C4, 279
- superior, 277
- tireocervical, 238, 262, 268, 269, 271, 277, 431
- vagal, 428
- - anterior, 413, 414, 415, 455
- - posterior, 413, 414, 415, 455
Tuba auditiva, 106, 180, 182-4, 189, 193, 195, 200, 202-5, 210, 410
- parte cartilagínea, 198, 199, 401
- parte óssea, 198, 205, 401
Túber
- cinéreo, 173, 301, 303, 348, 360
- da maxila, 27, 102
- do verme, 368, 372
- frontal, 12, 26
- parietal, 11, 12
Tubérculo
- anterior do tálamo, 367
- articular, 19, 36, 37, 40, 43, 45, 54, 99
- carótico, 279
- corniculado, 234, 238, 252, 254
- cuneiforme, 234, 238, 249, 251, 252, 254, 304, 365, 367, 379
- da orelha, 182, 185
- da sela, 16, 35
- do lábio superior, 86
- epiglótico, 251
- faríngeo, 18
- grácil, 304, 365, 367, 379
- jugular, 35
- mentual, 38, 113
- olfatório, 353
- tireóideo
- - inferior, 244
- - superior, 244
Tuberosidade
- massetérica, 38, 41
- pterigóidea, 38, 39, 41
Tubo
- de timpanostomia, 189
- de traqueostomia, 255
- neural, 132, 284, 292
Tumor(es)
- de Pancoast, 278
- malignos da glândula salivar parótida, 118
Túnel
- de Corti, 212
- externo, 212
Túnica
- conjuntiva, 130
- - da pálpebra, 136, 138
- - do bulbo, 136, 166
- fibrosa externa, 130
- interna, 130
- mucosa, 205, 257

Índice Alfabético

U

Ultrassonografia com Doppler, 333
Umami, 450
Umbigo da membrana
  timpânica, 188, 192
Unco, 298, 348, 349, 350, 353, 384, 472
Utrículo, 180, 183, 201, 209, 211, 408
Úvula, 107
- bífida, 104
- do verme, 368, 372
- palatina, 88, 89, 104

V

Valécula epiglótica, 110, 256
Variações
- da artéria carótida interna, 243
- dos trajetos da artéria maxilar, 61
Vasopressina, 362
Vaso(s)
- e nervos
- - da glândula tireoide, 262
- - da língua e da laringe, 123
- - do pescoço, 264-8
- - - e da região axilar, 269
- espiral, 212
- infraorbitais, 146
- infratrocleares, 146
- linfáticos e linfonodos
- - da cabeça, 70
- - do pescoço, 274, 275
- sanguíneos, 453
- - da cabeça, 57, 65
- - da retina, 167
- - do bulbo do olho, 167
- - do espaço laterofaríngeo, 238
- - e nervos
- - - da aurícula, 186
- - - da região lateral da cabeça, 59, 62
- - - do espaço laterofaríngeo, 237
- supraorbitais, 146
- supratrocleares, 146
Veia(s)
- acompanhante do nervo hipoglosso, 65, 67, 123
- alveolares
- - inferiores, 80, 100, 116, 240
- - superiores
- - - anteriores, 100
- - - posteriores, 100, 103
- anastomótica superior, 282, 341
- angular, 57, 59, 62, 65, 67, 142, 143, 157, 339
- anterior do septo pelúcido, 332, 342, 462, 469
- auricular posterior, 57, 62, 264, 265, 266
- axilar, 269, 272
- basilar (de Rosenthal), 339, 342
- braquiocefálica, 279
- - direita, 238, 273, 277
- - esquerda, 227, 238, 268, 269, 273, 277
- cava superior, 227, 238, 273, 277
- cefálica, 269, 272, 273
- central da retina, 80, 167
- cerebral(is)
- - interna, 316, 318, 332, 339, 342, 464, 465, 469
- - magna (de Galeno), 173, 309, 316, 318, 330, 332, 339, 340, 342, 368, 379, 465, 470
- - profunda média, 342
- - superficial, 282, 341
- - - média, 341, 462
- - superiores, 282, 309, 310, 339, 340, 341
- cervical
- - profunda, 65, 67, 277, 279
- - superficial, 272
- - transversa, 265, 272, 273
- ciliar anterior, 167
- conjuntival anterior, 167
- corióidea
- - inferior, 342
- - superior, 342
- da cabeça, 67
- da cavidade nasal, 84
- da órbita, 157
- da rampa
- - do tímpano, 210
- - do vestíbulo, 210
- diploica(s), 309
- - frontais, 65, 67, 340
- - occipitais, 65, 67, 340
- - temporais
- - - anteriores, 65, 67, 340
- - - posteriores, 65, 67, 340
- do aqueduto
- - da cóclea, 210
- - do vestíbulo, 210
- do labirinto, 210
- do pescoço, 272
- dorsal da língua, 116
- emissária(s), 100
- - frontal, 339
- - mastóidea, 65, 67, 339
- - occipital, 339
- - parietal, 65, 67, 309, 339
- episcleral, 167
- esfenopalatina, 84, 103
- espinal
- - anterior, 433
- - posterior, 433
- etmoidal
- - anterior, 84
- - posterior, 84
- facial, 57, 59, 62, 65, 67, 80, 100, 103, 118, 121, 142-3, 157, 225, 265-7, 272-3, 276, 339
- - transversa, 142, 143
- faríngea, 65, 67, 237
- frontais, 282, 341
- infraorbital, 100, 103, 140, 142, 143, 157, 165
- infratroclear, 142, 143
- jugular
- - anterior, 260, 265, 272, 273
- - externa, 65, 67, 100, 121, 230, 264-9, 272-3, 276
- - interna, 53, 62, 65, 67, 70-1, 100, 116, 186, 204, 225, 228, 232, 237, 240, 260, 266, 268-9, 272-6, 279, 339, 422
- labial
- - inferior, 65, 67
- - superior, 65, 67, 84
- laríngeas superiores, 115, 123, 233, 238, 257
- lateral do ventrículo lateral, 342
- lingual, 80, 116, 117
- maxilar, 62, 65, 67, 100
- meníngea média, 314
- mentuais, 59, 100
- nasofrontal, 65, 67, 157
- nasopalatina, 84
- occipital, 57, 59, 65, 67, 264-6, 272, 273, 339, 341
- oftálmica
- - inferior, 155, 157, 339
- - superior, 155, 157, 165, 328, 339, 340
- palatina
- - descendente, 103
- - maior, 84
- palpebrais
- - inferiores, 142, 143
- - superiores, 142, 143
- parietais, 310, 341
- profunda da língua, 116, 117
- retroarticulares, 43
- retromandibular, 57, 59, 62, 65, 67, 100, 240, 265-8, 272-3, 339
- subclávia, 225, 238, 267, 273, 279
- - direita, 227
- sublingual, 116, 117, 121, 123
- submentual, 62, 65, 67, 121, 267, 272
- supraorbital, 142, 143, 157
- supratroclear, 65, 67, 142, 143, 157
- talamoestriada superior, 315-8, 332, 339, 342, 349, 464-5, 467-9, 473
- temporal(is)
- - profundas, 62
- - superficial, 62, 65, 67, 142, 143
- - - ramo frontal, 57
- - - ramo parietal, 57, 59
- tímicas, 273
- tireóidea
- - inferior, 262, 269, 272, 273
- - média, 262, 273
- - superior, 65, 67, 121, 234, 262, 267, 269, 272, 273
- torácica interna, 273, 277, 279
- toracoacromial, 272
- toracoepigástricas, 269

Índice Alfabético

- vertebral, 260, 277, 279
-- parte pré-vertebral, 269
- vestibulares, 210
- vorticosa, 157, 167

Ventre occipital, 52, 264, 402

Ventrículo
- da laringe, 111, 251, 252, 254, 257, 259
- de Morgagni, 251
- lateral, 289, 291, 312-3, 315, 337, 349-50, 354-5, 357, 392, 437, 459, 461, 463-5, 468, 472-3
-- corno frontal, 312-3, 316-8, 332, 349, 354-5, 359, 367, 392, 462, 467-70
-- corno occipital, 316-7, 354, 359, 469-70, 474
-- corno temporal, 312-3, 315, 317, 354, 460, 463, 464, 471, 473-4
-- glândula pineal, 354
-- parte central, 312-3, 315-7, 354-5, 437, 463-8, 473

Vênula
- macular
-- inferior, 171
-- superior, 171
- medial da retina, 171
- nasal
-- inferior da retina, 171
-- superior da retina, 171
- temporal
-- inferior da retina, 171
-- superior da retina, 171

Verme do cerebelo, 316-7, 338, 364, 367, 369-70, 379, 444, 459, 460, 465, 470-3

Vértebra(s)
- cervical
-- III, 277
-- VI, 227
-- VII, 271
--- processo transverso, 277
- lombar
-- III, 435, 436
-- IV, 435
-- V, 435
- proeminente (C VII), 5
- torácica I, 271

Vértice, 12
- da córnea, 166

Vertigem, 217

Vesícula(s)
- da lente, 132, 133
- encefálicas
-- primitivas, 285
-- secundárias, 285
- óptica, 132
- ótica, 182
- telencefálica, 287, 288

Vestibular, 91

Vestíbulo, 210
- da boca, 87, 88, 89, 107, 111
- da laringe, 252, 259
- do labirinto, 208
- do nariz, 76

Vestibulocerebelo, 216

Véu
- medular
-- inferior, 304, 370, 379
-- superior, 304, 357, 368, 370, 371, 379, 465
- palatino, 89, 99, 104

Via(s)
- óptica, 174
- piramidal, 442
- respiratórias superiores, 255
- vestibulares, 216
- visual, 175
-- e vasos sanguíneos, 173

Vibrissas, 88
Viscerocrânio, 9, 32
Vômer, 10, 14, 18, 24, 28, 32, 41, 55, 73, 76, 78, 105

X

Xeroftalmia, 103

Z

Zigomático, 22, 31, 32, 33, 102, 134, 135, 165
- arco zigomático, 40, 42, 45
- face lateral, 9
- face orbital, 9, 32, 134
- processo frontal, 9, 79
-- margem lateral, 134
- processo temporal, 54

Zona(s)
- bilaminar, 42
-- estrato inferior, 45
-- estrato superior, 45
- ciliar, 168
- de fusão entre o diencéfalo e o telencéfalo, 289
- de Head, 425
- incerta, núcleos dos campos perizonais, 357
- intermediária (manto), 292
- marginal, 292
- paravermiana, 370
- ventricular, 292

Zônula ciliar, 166
Zóster oftálmico, 399